Klinische Chemie für den Einstieg

Jürgen Hallbach

322 Abbildungen
119 Tabellen

Georg Thieme Verlag
Stuttgart · New York

Dipl. Biochemiker Dr. rer. nat. Jürgen Hallbach
Registrierter europäischer Klinischer Chemiker (EC4)
Leitender Klinischer Chemiker am
Institut für Klinische Chemie
Krankenhaus München-Bogenhausen
Englschalkinger Str. 77
81925 München

Die Deutsche Bibliothek – CIP-Einheitsaufnahme

Hallbach, Jürgen:
Klinische Chemie für den Einstieg / Jürgen Hallbach. –
Stuttgart ; New York : Thieme, 2001
  ISBN 3-13-106341-6

Wichtiger Hinweis: Wie jede Wissenschaft ist die Medizin ständigen Entwicklungen unterworfen. Forschung und klinische Erfahrung erweitern unsere Erkenntnisse, insbesondere was Behandlung und medikamentöse Therapie anbelangt. Soweit in diesem Werk eine Dosierung oder eine Applikation erwähnt wird, darf der Leser zwar darauf vertrauen, dass Autoren, Herausgeber und Verlag große Sorgfalt darauf verwandt haben, dass diese Angabe **dem Wissensstand bei Fertigstellung des Werkes** entspricht.

Für Angaben über Dosierungsanweisungen und Applikationsformen kann vom Verlag jedoch keine Gewähr übernommen werden. **Jeder Benutzer ist angehalten,** durch sorgfältige Prüfung der Beipackzettel der verwendeten Präparate und gegebenenfalls nach Konsultation eines Spezialisten festzustellen, ob die dort gegebene Empfehlung für Dosierungen oder die Beachtung von Kontraindikationen gegenüber der Angabe in diesem Buch abweicht. Eine solche Prüfung ist besonders wichtig bei selten verwendeten Präparaten oder solchen, die neu auf den Markt gebracht worden sind. **Jede Dosierung oder Applikation erfolgt auf eigene Gefahr des Benutzers.** Autoren und Verlag appellieren an jeden Benutzer, ihm etwa auffallende Ungenauigkeiten dem Verlag mitzuteilen.

© 2001 Georg Thieme Verlag,
Rüdigerstraße 14, D-70469 Stuttgart
Unsere Homepage: http://www.thieme.de

Printed in Germany

Satz: Mitterweger & Partner, Plankstadt
Druck: Appl aprinta Druck, Wemding
Umschlaggestaltung: Thieme Verlagsgruppe
Zeichnungen: Stefanie Gay, Bremen

ISBN 3-13-106341-6

Geschützte Warennamen (Warenzeichen) werden **nicht** besonders kenntlich gemacht. Aus dem Fehlen eines solchen Hinweises kann also nicht geschlossen werden, dass es sich um einen freien Warennamen handele.

Das Werk, einschließlich aller seiner Teile, ist urheberrechtlich geschützt. Jede Verwertung außerhalb der engen Grenzen des Urheberrechtsgesetzes ist ohne Zustimmung des Verlages unzulässig und strafbar. Das gilt insbesondere für Vervielfältigungen, Übersetzungen, Mikroverfilmungen und die Einspeicherung und Verarbeitung in elektronischen Systemen.

Widmung

für meine Eltern und meinen Lehrer Prof. Walter G. Guder

Vorwort

Die Befunde der Klinischen Chemie spielen im medizinischen Alltag eine bedeutende Rolle. Doch die Vielfältigkeit von Methoden und Messgrößen und die gleichzeitig nahezu fehlende Systematik bereiten erfahrungsgemäß beim Lernen Schwierigkeiten. Beim Einstieg soll deshalb dieses völlig neu konzipierte und didaktisch optimierte Lehrbuch helfen.

Mehr als 10 Jahre Erfahrung des Autors in der Alltagssituation eines großen Krankenhauslabors, Unterricht in der MTLA-Ausbildung und die Beteiligung an der PJ-Studentenausbildung haben die Auswahl und Ausgestaltung von Gesamtkonzept und Inhalten dieses Buches wesentlich bestimmt.

Das Buch berücksichtigt alle Lernziele und Inhalte nach der Ausbildungsverordnung für MTLA. Es vermittelt insbesondere die examensrelevanten theoretischen Kenntnisse und vertieft die in der praktischen Ausbildungsphase erlernten Methoden. Notwendiges Wissen aus Biochemie und Pathophysiologie wird dabei integrativ mit der klinisch-chemischen Methodik und Diagnostik verbunden.

Medizinstudenten sollen mit diesem Buch frühzeitig an dieses für den medizinisch/klinischen Alltag so wichtige Fach herangeführt werden.

Außerdem wendet sich die vorliegende Einführung an Pharmazeuten und Naturwissenschaftler im Grenzbereich zur Medizin, sowie an alle an diesem äußerst spannenden Fach Interessierten.

Didaktisch ist der Stoff in Studieneinheiten, die eine gute Portionierung der komplexen Materie erlauben, gegliedert. Anwendungsbeispiele, Falldarstellungen, Merksätze und viele schematisierte Abbildungen erleichtern den Lernprozess. Aufbau und Umfang des Buches sind auf das Ziel ausgerichtet, eine methodisch solide Basis zu schaffen. Dies wird es den interessierten Lesern erlauben, gut vorbereitet anhand umfangreicherer Lehrbücher tiefer in die klinisch-chemische Diagnostik einzudringen.

Auf eine in anderen Büchern oft zusätzlich vorhandene knappe Darstellung der Hämatologie und Hämostaseologie wurde bewusst zugunsten einer breiteren Darstellung der eigentlichen Klinischen Chemie verzichtet. Literaturempfehlungen zur Hämatologie und Hämostaseologie finden sich im Anhang.

Ich hoffe, dass sich viele Leser gerne durch dieses Buch und seine Studieneinheiten führen lassen.

Mein Dank gilt in erster Linie meiner Familie für das große Verständnis für meine langdauernde Beschäftigung mit diesem Buchprojekt, zudem verdanke ich meiner Frau Roberta und meinen Töchtern Melanie und Natalie wertvolle didaktische Anregungen. Seitens des Verlags fand ich erstklassige Unterstützung durch Frau M. Hieber, Herrn Dr. med. habil. J. Lüthje und Herrn G. Rodriguez. Frau S. Gay schließlich hat aus meinen oft rudimentären Vorlagen ansehnliche Abbildungen geschaffen.

Wichtige Anregungen zu einzelnen Kapiteln habe ich besonders in der letzten Entstehungsphase von meinem Lehrer, Herrn Professor Dr. W. G. Guder (Präanalytik) sowie von Frau Dr. E. Früchtl-Unterholzner und Frau B. Fischer (Immunologische Techniken; weitere Messverfahren; Autoantikörper), Herrn Dr. M. Ivandic (Proteine; Proteine im Urin; Enzyme), Frau L. von Chiari (Tumormarker; Elektrolyte; Spurenelemente), Frau Dr. R. Hiefinger-Schindlbeck (Blutgase; Durchflusszytometrie), Herrn Dr. B. Rolinski (Kohlenhydrate; Qualitätssicherung), Frau Dr. E. Fuchs (Stoffwechselmetabolite), Frau A. Ossowicki (Lipide; Hormone), Herrn Professor Dr. L. von Meyer (Therapeutisches Drug Monitoring; Vergiftungen; Drogen), Frau I. Mießen (Urinuntersuchung) und Herrn PD Dr. M. Schmolke (Liquor; Punktate) erhalten. Allen Vorgenannten bin ich für ihre große Unterstützung ausgesprochen dankbar.

München, im August 2001   Jürgen Hallbach

Inhalt

I Grundlagen

1 Präanalytische und analytische Phase 2

1.1 Untersuchungsablauf im Überblick 2
- 1.1.1 Was ist Klinische Chemie? 2
- 1.1.2 Der Weg der klinisch-chemischen Untersuchung 2

1.2 Untersuchungsanforderung 3
- 1.2.1 Definition der Messgröße 4
- 1.2.2 Einheiten in der Klinischen Chemie 4

1.3 Untersuchungsmaterialien 5
- 1.3.1 Blutentnahmen 5
- 1.3.2 Gewinnung von Urin 9
- 1.3.3 Gewinnung von Liquor cerebrospinalis 9
- 1.3.4 Gewinnung weiterer Untersuchungsflüssigkeiten 9
- 1.3.5 Probenversand 10

1.4 Präanalytik (Einflussgrößen und Störfaktoren) ... 10
- 1.4.1 Einflussgrößen 10
- 1.4.2 Störfaktoren 12

1.5 Analytik im Überblick 14
- 1.5.1 Nachweisgrenze 15
- 1.5.2 Linearitätsgrenze 16
- 1.5.3 Analytische Sensitivität 16
- 1.5.4 Analytische Spezifität 17

2 Postanalytische Phase 18

2.1 Qualitätskontrolle im Überblick 18

2.2 Ergebnismitteilung 19
- 2.2.1 Zuordnung zum Patienten und zur Untersuchungsprobe 19
- 2.2.2 Angaben zur Analysenprobe und zum Messergebnis 19
- 2.2.3 Übermittlung zeitkritischer Ergebnisse 20

2.3 Befunderstellung 20
- 2.3.1 Befundvoraussetzungen 20
- 2.3.2 Inhalte des Befundes 21

2.4 Dokumentation im Überblick 22
- 2.4.1 Dokumentation der Analysenresultate 22
- 2.4.2 Dokumentation der Qualitätskontrolle 23
- 2.4.3 Dokumentation der Mitteilung von Ergebnissen und Befunden 23
- 2.4.4 Qualitätshandbuch 23

II Physikalische Untersuchungsverfahren

3 Verfahren zur Trennung von Substanzgemischen 26

3.1 Einfache Trennverfahren 26
- 3.1.1 Zentrifugation 26
- 3.1.2 Filtration und Fällung 27
- 3.1.3 Flüssig/flüssig- und Festphasenextraktion 28

3.2 Elektrophorese 30
- 3.2.1 Allgemeines Prinzip der Elektrophorese 30
- 3.2.2 Elektrophorese auf Celluloseacetat 31
- 3.2.3 SDS-Gradientengelelektrophorese (SDS-PAGE) 32
- 3.2.4 Isoelektrische Fokussierung 33
- 3.2.5 Kapillarelektrophorese 34

3.3	**Chromatographische Trennverfahren** . 34	3.3.4	Flüssig-Säulen-Chromatographie 38
3.3.1	Grundlagen 34	3.3.5	Ionenaustauschchromatographie 41
3.3.2	Dünnschichtchromatographie (DC) 35	3.3.6	Gel(permeations)chromatographie 41
3.3.3	Gaschromatographie (GC) 36		

4 Photometrie 43

4.1	**Prinzip der Photometrie und Geräte** . 43	**4.3**	**Näher betrachtet:**
4.1.1	Physikalische Grundlage 43		**Bichromatische Messtechnik** 51
4.1.2	Anwendung der Photometrie 44	4.3.1	Problemfälle
4.1.3	Lambert-Beer-Bouguer-		bei der Photometrie 51
	(Lambert-Beer-)Gesetz 44	4.3.2	Die elegantere Lösung ist die bichromatische
4.1.4	Messtechnik der Photometrie 45		Messtechnik 51
4.1.5	Fehlervermeidung 47	4.3.2	Vor- und Nachteile der bichromatischen
			Messtechnik 53
4.2	**Photometrische Quantifizierung**		
	von Substanzen	**4.4**	**Photospektrometrische**
	(Absorptionsphotometrie) 49		**Identifizierung von Substanzen**
4.2.1	Direkte Photometrie 49		**(Absorptionsspektroskopie)** 54
4.2.2	Indirekte Photometrie 50	4.4.1	Aufnahmetechnik für UV-/vis-Spektren 54
		4.4.2	Verfahren zur Substanzidentifikation 55

5 Immunchemische Messverfahren 56

5.1	**Grundlagen** 56	**5.4**	**Immunchemische Untersuchungs-**
5.1.1	Antigen-Antikörper-Reaktion 56		**verfahren mit nicht radioaktiven**
5.1.2	Gewinnung von Antikörpern 57		**Tracertechniken** 67
		5.4.1	ELISA-Verfahren
5.2	**Immunchemische Untersuchungs-**		(enzyme linked immunoadsorbent assay) . . . 67
	verfahren durch direkte Antigen-	5.4.2	MEIA-Verfahren
	Antikörper-Reaktion 60		(Mikropartikel-Enzymimmunoassay) 69
5.2.1	Immunfluoreszenzverfahren 60	5.4.3	LIA-Verfahren
5.2.2	Immunturbidimetrie und		(Lumineszenzimmunoassay) 69
	Immunnephelometrie 60	5.4.4	EMIT-Verfahren (enzyme multiplied
5.2.3	Immundiffusion 62		immunoassay technique) 70
5.2.4	Immunfixation (Kombination von	5.4.5	CEDIA-Verfahren 70
	Immundiffusion und Elektrophorese) 62	5.4.6	FPIA-Verfahren
			(Fluoreszenzpolarisationsimmunoassay) 71
5.3	**Immunchemische Untersuchungs-**		
	verfahren mit radioaktiven	**5.5**	**Näher betrachtet:**
	Tracertechniken 64		**Störfaktoren bei Immunoassays** 72
5.3.1	Kompetitiver Radioimmunoassay (RIA) 65	5.5.1	Matrixeinflüsse 72
5.3.2	Nicht kompetitver immunoradiometrischer	5.5.2	Kreuzreaktivitäten 72
	Assay (IRMA) 66	5.5.3	Rheumafaktoren 73
		5.5.4	Heterophile Antikörper 73
		5.5.5	Hook-Effekt 73

6 Weitere Messverfahren und Mechanisierung der Analytik ... 74

- 6.1 **Spektroskopische Verfahren** ... 74
  - 6.1.1 Photometrie-ähnliche Verfahren zur Absorptionsmessung ... 74
  - 6.1.2 Fluorimetrie ... 75
  - 6.1.3 Flammen(emissions)photometrie ... 76
  - 6.1.4 Atomabsorptionsspektrometrie(-photometrie) (AAS) und ICP ... 77
  - 6.1.5 Lumineszenzmessung ... 78
- 6.2 **Elektrochemische und radioaktive Messverfahren** ... 79
  - 6.2.1 Potentiometrische Messungen ... 79
  - 6.2.2 Amperometrische Bestimmung des pO_2 ... 80
  - 6.2.3 Coulometrische Chloridbestimmung ... 80
  - 6.2.4 Ionensensitive Elektroden (ISE) ... 81
  - 6.2.5 Radioaktivitätsmessung ... 81
- 6.3 **Mechanisierung der Analytik** ... 82
  - 6.3.1 Überblick über die Funktionsprinzipien von Analysensystemen ... 82
  - 6.3.2 Einbeziehung der Labor-EDV ... 87

III Proteine

7 Plasmaproteine ... 90

- 7.1 **Aufbau und Funktion der Proteine im Überblick** ... 90
  - 7.1.1 Aminosäuren ... 90
  - 7.1.2 Peptide ... 92
  - 7.1.3 Proteine ... 93
- 7.2 **Gesamtprotein (Totalprotein) und Albumin** ... 95
  - 7.2.1 Methodik der Gesamtprotein- und Albuminbestimmungsverfahren ... 96
- 7.3 **Immunglobuline und Komplementsystem** ... 99
  - 7.3.1 Immunglobuline ... 99
  - 7.3.2 Komplementsystem ... 101
- 7.4 **Elektrophoretische Trennung der Proteine** ... 103
  - 7.4.1 Serumelektrophorese ... 103
    Bestimmungsindikationen und diagnostische Bedeutung ... 103
  - 7.4.2 Immunfixationselektrophorese ... 104
    Bestimmungsindikationen und diagnostische Bedeutung ... 105
- 7.5 **Bedeutung von Proteinen im Entzündungsgeschehen** ... 107
  - 7.5.1 Das Entzündungsgeschehen ... 107
  - 7.5.2 CRP (C-reaktives Protein) ... 108
  - 7.5.3 Weitere im Entzündungsgeschehen wichtige Proteine ... 109

8 Proteine im Urin ... 110

- 8.1 **Nierenphysiologische Grundlagen und Überblick** ... 110
  - 8.1.1 Der Weg der Proteine vom Blutplasma in den Urin ... 110
  - 8.1.2 Ursachen einer pathologischen Proteinurie ... 110
  - 8.1.3 Bestimmungsindikationen ... 111
- 8.2 **Methoden zur Proteinbestimmung und Differenzierung** ... 112
  - 8.2.1 Messung von Gesamtprotein ... 112
  - 8.2.2 Messung von Albumin ... 113
  - 8.2.3 Untersuchung der Urinproteinzusammensetzung (Urinproteindifferenzierung) ... 113
- 8.3 **Diagnostische Bedeutung der Urinproteindifferenzierung** ... 114
  - 8.3.1 Ausschluss einer Proteinurie ... 114
  - 8.3.2 Differenzierung der Proteinurie ... 114
  - 8.3.3 Verlaufskontrolle von Nierenerkrankungen ... 116

9 Tumormarker 117

9.1 Definition und Überblick 117

9.2 Medizinischer Stellenwert und Analytik 118

9.2.1 Medizinische Bedeutung 118
9.2.2 Messung der Tumormarker 118

9.3 Näheres zu einigen häufig untersuchten Tumormarkern 119

9.3.1 CEA (Carcinoembryonales Antigen) 119
9.3.2 AFP (Alpha-Fetoprotein) 119
9.3.3 PSA (Prostata-spezifisches Antigen) 120
9.3.4 HCG (Choriongonadotropin) 120
9.3.5 CA 19–9 120
9.3.6 CA 125 120
9.3.7 CA 15–3 121
9.3.8 Nukleinsäurenachweis (Molekularbiologische Erfassung von Mikrometastasen) 121

9.4 Wertigkeit der Tumormarker in der Verlaufskontrolle maligner Erkrankungen 121

IV Enzyme

10 Methoden der enzymatischen Analyse 124

10.1 Funktion der Enzyme 124

10.1.1 Definition 124
10.1.2 Wirkungsweise 124
10.1.3 Spezifität 125
10.1.4 Klassifikation (Nomenklatur) 125

10.2 Grundlagen der Enzymkinetik 126

10.2.1 Enzymeinheit 126
10.2.2 Reaktionsbedingungen 126
10.2.3 Optimierte Methoden 128
10.2.4 Theorie (der Enzymkinetik) von Michaelis-Menten 128

10.3 Messung der Enzymaktivität 130

10.3.1 Ermittlung der Reaktionsgeschwindigkeit 130
10.3.2 Testprinzipien 132
10.3.3 Berechnung der Enzymaktivität in der Untersuchungsprobe 134

10.4 Quantifizierung von Isoenzymen 136

11 Messverfahren für diagnostisch wichtige Enzyme und organspezifische Enzymdiagnostik 138

11.1 Aspartat-Aminotransferase 138

11.2 Alanin-Aminotransferase 140

11.3 Glutamat-Dehydrogenase 141

11.4 Gamma-Glutamyltransferase 142

11.5 Cholinesterasen 143

11.6 Alkalische Phosphatase 145

11.7 Pankreas-α-Amylase (P-Amylase) 146

11.8 Lipase 148

11.9 Gesamt-Creatinkinase (Gesamt-CK) 150

11.10 Creatinkinase Isoenzym MB 152

11.11 Lactatdehydrogenase 153

11.12 Zielsetzung der Enymdiagnostik und organspezifische Enzymdiagnostik im Überblick 155

11.12.1 Grundlagen der Enzymdiagnostik 155
11.12.2 Organspezifische Enzymdiagnostik 157
Erkrankungen der Zellen des Blutes 157
Erkrankungen der Leber 158
Erkrankungen des Knochens 158
Erkrankungen des Pankreas und Magen-Darmtraktes 159
Erkrankungen des ZNS 160

11.13 Näher betrachtet: Erkrankungen der Herzmuskulatur (Schädigungen des Myokards) 160

11.13.1 Herzinfarkt 160
11.13.2 Instabile Angina pectoris 162
11.13.3 Kardiochirurgische Eingriffe 163

11.14 Näher betrachtet: Defekt der Phenylalaninhydroxylase (Phenylketonurie) und Porphyrie 163

11.14.1 Phenylketonurie 163
11.14.2 Porphyrie 164

V Stoffwechselmetabolite

12 Kohlenhydrate 168

12.1 Aufbau, Eigenschaften und Stoffwechsel von Kohlenhydraten ... 168
12.1.1 Aufbau und Eigenschaften 168
12.1.2 Glucosestoffwechsel 169

12.2 Diabetes mellitus 171
12.2.1 Typ-I-Diabetes 172
12.2.2 Typ-II-Diabetes 173
12.2.3 Besondere Diabetesformen 173

12.3 Blutglucosebestimmung, Glucosetagesprofil und Glucosetoleranztest .. 174
12.3.1 Glucosebestimmung im Blut 174
12.3.2 Diagnostische Bedeutung der Blutglucose ... 176
12.3.3 Glucosetagesprofil 176
12.3.4 Oraler Glucosetoleranztest (oGTT) 176

12.4 Glykosiliertes Hämoglobin (HbA$_{1c}$) .. 177
12.4.1 Bestimmungsmethodik 177
12.4.2 Diagnostische Bedeutung 178

12.5 Hypoglykämiediagnostik 179

12.6 Bedeutung von Lactat 180
12.6.1 Messmethodik 180
12.6.2 Diagnostische Aussage 180

12.7 Beispiele für Genetische Defekte im Kohlenhydratstoffwechsel 181
12.7.1 Defekte im Galactosestoffwechsel 181
12.7.2 Lactoseintoleranz/Lactasemangel 182
12.7.3 Glykogenosen 182

13 Lipide 184

13.1 Aufbau von Lipiden und Lipoproteinpartikeln 184
13.1.1 Einfache Lipidbausteine 184
13.1.2 Zusammengesetzte, komplexe Lipide: Lipoproteinpartikel 185

13.2 Lipoproteinstoffwechsel im Blut 187
13.2.1 Physiologischer Lipoproteinstoffwechsel ... 187
13.2.2 Störungen des Lipoproteinstoffwechsels .. 189

13.3 Basisdiagnostik der Störungen des Lipoproteinstoffwechsels 190
13.3.1 Strategie der Lipidbasisdiagnostik 190
13.3.2 Bestimmung von Triglyceriden 191
13.3.3 Gesamt-Cholesterinbestimmung 192

13.4 Differenzierung von HDL-, LDL- und VLDL-Cholesterin 193
13.4.1 HDL-Cholesterin 193
13.4.2 Anwendung der Friedewald-Formel zur Berechnung von VLDL- und LDL-Cholesterin 194
13.4.3 Messung der LDL-Cholesterinkonzentration und Berechnung von VLDL-Cholesterin ... 194

13.5 Spezielle Lipidanalytik 195
13.5.1 Lipidelektrophorese 195
13.5.2 Weitere Methoden für die Lipidanalytik ... 197

14 Stoffwechselendprodukte 198

14.1 Bilirubin 198
14.1.1 Bilirubinstoffwechsel 198
14.1.2 Bestimmungsmethoden 201
14.1.3 Beurteilung der Bilirubinmesswerte 202

14.2 Ammoniak und Harnstoff 204
14.2.1 Ammoniak 204
14.2.2 Harnstoff 205

14.3 Creatinin und Cystatin C 206
14.3.1 Creatinin 206
14.3.2 Cystatin C 208

14.4 Clearanceuntersuchungen 208
14.4.1 Grundlagen der Clearanceuntersuchungen .. 208
14.4.2 Messung der renalen Clearance 209

14.5 Harnsäure 210

15 Nukleinsäuren 214

15.1 Grundlagen der Biochemie von Nukleinsäuren 214

15.1.1 Aufbau der DNA 214
15.1.2 Genetischer Code und Proteinbiosynthese 214
15.1.3 Replikation 215
15.1.4 Mutationen 216

15.2 Molekularbiologische Techniken in der Genanalytik 216

15.2.1 Polymerase-Kettenreaktion (PCR) 216
15.2.2 Nachweis der PCR-Produkte 217
    1. Restriktionsenzym-Verdau (RFLP-Analyse) 217
    2. Fragmentgelanalyse 218
    3. Sequenzierung 218
    4. DNA-Polymorphismus-Nachweis 218
    5. Mikro-Satelliten-DNA-Analyse 218
15.2.3 Restriktionsanalyse durch Hybridisierung nach Southern 219
15.2.4 Klonierung 219

15.3 Beispielhafter Einsatz der Molekularbiologie in der Diagnostik 220

15.3.1 Fragiles X-Syndrom 220
15.3.2 Heterozygoten Screening 220
15.3.3 Hippel-Lindau-Syndrom 220
15.3.4 Molekularbiologische Erfassung von Mikrometastasen 222
15.3.5 Molekularbiologischer Dysplasienachweis . . 222

VI Anorganische Stoffe

16 Elektrolyte und Osmolalität 224

16.1 Natrium 224
16.2 Osmolalität 226
16.3 Kalium 228
16.4 Erdalkalimetalle 230
16.4.1 Calcium 230
16.4.2 Magnesium 232
16.5 Anionen 233
16.5.1 Chlorid 234
16.5.2 Phosphat 234

17 Spurenelemente und Vitamine 236

17.1 Lebenswichtige, indifferente und toxische Spurenelemente 236

17.1.1 Lebenswichtige Spurenelemente 236
    1. Eisen 236
    2. Kupfer 238
    3. Zink 239
17.1.2 Weitere nützliche und indifferente Spurenelemente 239
17.1.3 Schädliche (toxische) Spurenelemente . . . 241

17.2 Vitamine 242
17.2.1 Bedeutung und Analytik 242
17.2.2 Vitamine im Einzelnen 243

18 Säure-Basen-Status/Blutgase 247

18.1 Blut-pH-Wert und Puffersysteme im Blut 247

18.1.1 pH-Wert und Zellstoffwechsel 247
18.1.2 Puffersysteme 247
18.1.3 Messung der Grundgrößen der Blutgasanalytik 248

18.2 Transport und Ausscheidung von Säuren 249

18.2.1 Ausscheidung von CO_2 249
18.2.2 Ausscheidung von nicht flüchtigen Säuren . . 249

18.3 Oxigenierung und Sauerstofftransport 250
18.3.1 Sauerstoffaufnahme 250
18.3.2 Sauerstofftransport und Sauerstoffgehalt im Blut 250

18.4	Berechnung der abgeleiteten Messgrößen 251	18.6.1	Ursachen der Blutgasstörungen 253
18.5	Ablauf der Blutgasanalyse 251	18.6.2	Interpretation der Messwerte 253
18.6	Pathobiochemie und Interpretation der Messwerte 253	18.7	Näher betrachtet: Beispiele aus der Praxis 255

VII Immun- und Hormonsystem

19 Spezielle Diagnostik des Immunsystems 258

19.1 Nachweis und Bedeutung von Autoantikörpern 258

19.1.1 Grundlagen 258
19.1.2 Interpretation des Autoantikörper-Nachweises 260

19.2 Labordiagnostische Untersuchungen bei Allergien 263

19.2.1 Grundlagen der allergischen Reaktion 263
19.2.2 Labordiagnostischer Nachweis von atopischer Veranlagung und Allergie ... 265

19.3 Einsatz der Durchflusszytometrie zur Messung des sog. Immunstatus 266

19.3.1 Methodik der Durchflusszytometrie 266
19.3.2 Durchführung der Lymphozytendifferenzierung 267
19.3.3 Interpretation der Lymphozytendifferenzierung 267

20 Hormone 269

20.1 Funktion der Hormone im Überblick 269

20.1.1 Definition des Hormonbegriffes 269
20.1.2 Aufbau und Einteilung der Hormone 271
20.1.3 Störungen des Hormonsystems 271

20.2 Näher betrachtet: Wirkungsweise und Regulation von Hormonen 272

20.3 Prinzipien der endokrinen Diagnostik 274

20.3.1 Hormonbestimmung im Blut 274
20.3.2 Hormonbestimmung im Urin 275
20.3.3 Funktionsdiagnostik 276

20.4 Hypothalamus-Hypophysen-Nebennierenrinde-System 276

20.4.1 Hypercortisolismus (Cushing-Syndrom) 277
20.4.2 Hypocortisolismus 277
20.4.3 Cortisolbestimmung 277

20.5 Hypophysen-Schilddrüsen-System ... 279

20.5.1 Biosynthese der Schilddrüsenhormone 279
20.5.2 Regulation der Schilddrüsenfunktion 279
20.5.3 Wirkung der Schilddrüsenhormone 280

20.5.4 Pathologische Veränderungen der Schilddrüsenfunktion 281
20.5.5 Schilddrüsenüberfunktion (Hyperthyreose) 282
20.5.6 Schilddrüsenunterfunktion (Hypothyreose) 282

20.6 Strategie der Schilddrüsenlabordiagnostik 283

20.6.1 Schilddrüsen-Erstuntersuchung (Suchdiagnostik) 283
20.6.2 Weiterführende Untersuchungen bei auffälligem TSH 285
20.6.3 Therapiekontrolle bei Schilddrüsenerkrankungen 286

20.7 Pankreashormone 287

20.7.1 Insulin und C-Peptid 287
20.7.2 Diagnostische Fragestellungen 287
20.7.3 Untersuchungsverfahren 289
20.7.4 Glucagon 290

20.8 Gonadenhormone 290

20.8.1 Sexualhormone 291
20.8.2 Bedeutung der Sexualhormone bei der Frau 293
20.8.3 Bedeutung der Sexualhormone beim Mann 295

20.8.4 Prolactin bei hypophysären und hypothalamischen Erkrankungen und als Marker cerebraler Krampfanfälle 295

20.9 Näher betrachtet: Bedeutung der HCG-Bestimmung (Schwangerschaftsnachweis) 296

20.9.1 Schwangerschaftsnachweis und Überwachung 296
20.9.2 HCG-Bestimmung bei Verdacht auf gonadale Tumoren 297

20.10 Renin-Angiotensin-Aldosteron-System 298

20.10.1 Untersuchung von Renin und Aldosteron ... 298
20.10.2 Captopriltest 298

20.11 Bedeutung von Adrenalin und Noradrenalin 299

20.11.1 Grundlagen 299
20.11.2 Phäochromozytom 300
20.11.3 Abklärung von Synkopen/Kreislaufdys-regulation 301

VIII Körperfremde Substanzen

21 Bestimmung der Plasma-, Serumkonzentration von Medikamenten Therapeutic Drug Monitoring (TDM) 304

21.1 Grundzüge der Pharmakokinetik und Pharmakodynamik 304

21.1.1 Pharmakokinetik: Begriffe und Vorgänge ... 304
21.1.2 Pharmakokinetik: Berechnungsmodelle 306
21.1.3 Pharmakodynamik 309

21.2 Voraussetzung für ein sinnvolles TDM 310

21.2.1 Indikationen für das TDM 311
21.2.2 Probennahme für das TDM 311
21.2.3 Bestimmungsmethoden 312

21.2.4 Funktionstests auf der Basis des TDM 312

21.3 Interpretation: Dosisanpassung und Dosisvorhersage 312

21.3.1 Beurteilung der gefundenen Plasma-Arzneistoffkonzentrationen 312
21.3.2 Methoden der Dosisanpassung und Dosisvorausberechnung 313

21.4 Näher betrachtet: TDM einer Auswahl wichtiger Arzneistoffe 315

22 Vergiftungen 320

22.1 Vergiftungsursachen und Untersuchungsstrategie 320

22.1.1 Vergiftungsursachen 320
22.1.2 Strategie der Vergiftungsanalytik 320

22.2 Einfache Methoden der Vergiftungsanalytik 324

22.2.1 Schnelltest zur Erfassung basischer Substanzen (TBPE) 324
22.2.2 Chromometrische Atemluftanalyse 325
22.2.3 Nachweis und Quantifizierung von Salicylaten 325
22.2.4 Nachweis von Paraquat 325
22.2.5 Bestimmung des Methämoglobin-Gehaltes im Blut 325
22.2.6 Kohlenmonoxid-Hämoglobin 326
22.2.7 Ethanol (enzymatische Bestimmung) 326
22.2.8 Immunchemische Gruppentests 327

22.3 Näher betrachtet: Die Vergiftung mit Paracetamol 329

22.3.1 Toxikokinetik von Paracetamol 329
22.3.2 Bedeutung des Paracetamolblutspiegels ... 330

22.4 Chromatographische Verfahren in der Vergiftungsanalytik 331

22.4.1 Einsatz der Gaschromatographie-Massenspektrometrie zum General-unknown-Screening 331
22.4.2 Einsatz der HPLC/DAD-Technik zum General-unknown-Screening 335

22.5 Bedeutung klinisch-chemischer Messgrößen bei Vergiftungen 336

22.5.1 Allgemeine Messgrößen des Routinelabors . 336
22.5.2 Spezielle Messgrößen des Routinelabors ... 337
22.5.3 Die späte Phase der Vergiftung: Klinisch-chemische Messgrößen als Marker von Organschäden 337

23 Drogen … 339

23.1 Drogenscreening … 339
- 23.1.1 Was wird warum und wie beim Drogenscreening untersucht? … 339
- 23.1.2 Messgrößen der immunchemischen Drogensuchtests … 342
- 23.1.2 Strategie und postanalytische Phase … 343

23.2 Bestätigungsverfahren und Ausweitung der Analytik auf weitere Suchtstoffe … 344
- 23.2.1 Bestätigungsverfahren … 344
- 23.2.2 Nachweis des Alkoholkonsums (Alkoholismusmarker) … 345
- 23.2.3 Nachweis weiterer Suchtmittel … 347

IX Weitere Körperflüssigkeiten

24 Harnuntersuchung … 350

24.1 Harnstatus … 350
- 24.1.1 Makroskopische Harnbeurteilung … 350
- 24.1.2 Teststreifenuntersuchungen … 350
- 24.1.3 Mikroskopische Sedimentuntersuchung … 352

24.2 Harnsteinanalyse und Steinmetaphylaxe … 354
- 24.2.1 Grundlagen … 354
- 24.2.2 Methoden der Harnsteinanalyse und der Steinmetaphylaxe … 354

25 Liquoruntersuchung … 356

25.1 Liquorbildung und Liquorstatus … 356
- 25.1.1 Grundlagen … 356
- 25.1.2 Durchführung des Liquorstatus … 356

25.2 Bewertung der Liquormessgrößen … 357

25.3 Weiterführende Liquoruntersuchungen … 358
- 25.3.1 Albumin- und IgG-Liquor/Serum-Quotient … 358
- 25.3.2 Oligoklonale Banden (Isoelektrische Fokussierung) … 359

26 Untersuchung von Stuhl und Punktionsflüssigkeiten … 360

26.1 Klinisch-chemische Stuhlanalytik … 360
- 26.1.1 Okkultes Blut im Stuhl … 360
- 26.1.2 Stuhlgewicht, fäkales Chymotrypsin, Stuhlfettbestimmung … 361

26.2 Punktionsflüssigkeiten … 361
- 26.2.1 Unterscheidung Transsudat und Exsudat … 362
- 26.2.2 Untersuchungen zur Klärung der Herkunft unbekannter Körperflüssigkeiten … 362

X Qualitätssicherung

27 Qualitätssicherung … 366

27.1 Qualitätsmanagement im Überblick … 366
- 27.1.1 Anforderungen an ein Qualitätsmanagementsystem im Labor … 366
- 27.1.2 Standardarbeitsanweisungen (SOP) … 368
- 27.1.3 Zertifizierung und Akkreditierung … 368

27.2 Interne Qualitätssicherung … 369
- 27.2.1 Grundlagen der internen Qualitätssicherung … 369
- 27.2.2 Statistische Qualitätskontrolle quantitativer Verfahren nach RILIBÄK … 370
- 27.2.3 Laborinterne Qualitätssicherung qualitativer Verfahren … 375
  - Durchführung der Qualitätskontrolle bei qualitativen Untersuchungsverfahren … 375

27.3 Laborexterne Qualitätssicherung (Ringversuche) … 376
- 27.3.1 Grundlagen … 376
- 27.3.2 Bewertung der Ringversuchsergebnisse … 376

27.3.3 Vorgehen bei nicht bestandenem Ringversuch 376
27.3.4 Besondere und nicht zertifikatpflichtige Ringversuche 377

27.4 Validierung der Messergebnisse und Befunde 377
27.4.1 Referenzbereiche 377
27.4.2 Technische (analytische) Validierung 378
27.4.3 Medizinische Validierung 379

28 Methoden- und Geräteevaluierung 382

28.1 Evaluierung einer Analysenmethode (Reagenz, Testkit) 382
28.1.1 Adaptierung einer Analysenmethode 383
28.1.2 Validierung einer Analysenmethode 384
28.1.3 Beispiel einer Methodenvalidierung: Mechanisierte Ethanolbestimmung 385

28.2 Geräteevaluierung 388
28.2.1 Evaluierung insbesondere offener Analysensysteme (Photometerprinzip) 388
28.2.2 Evaluierung geschlossener Analysensysteme für heterogene immunchemische Messverfahren 389

29 Hinter den Kulissen von Laborwerten 390

Lösungen 391

Literatur 394

Abbildungsnachweis 395

Sachregister 397

I Grundlagen

Kapitel 1   Präanalytische und analytische Phase
Kapitel 2   Postanalytische Phase

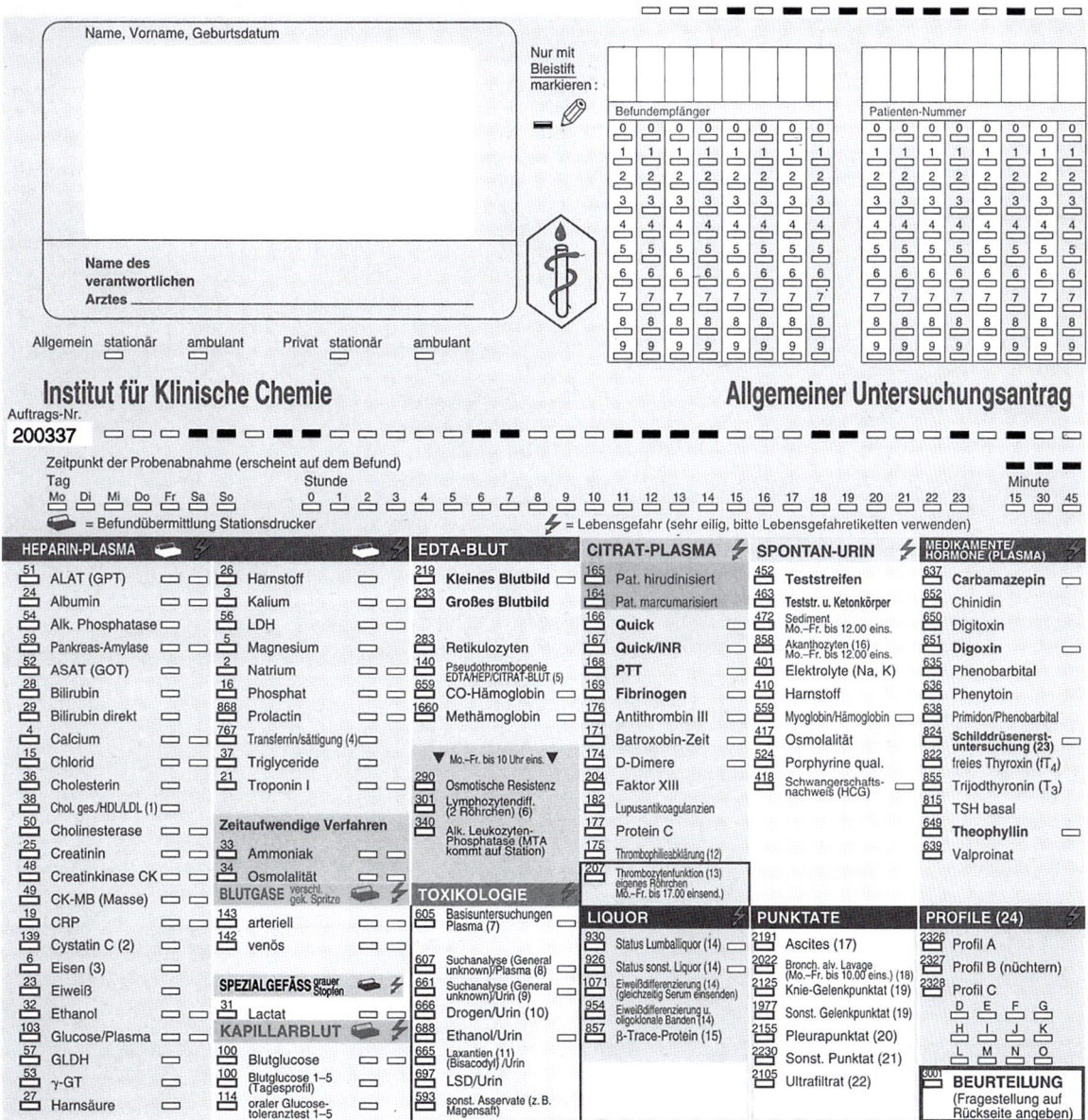

1 Präanalytische und analytische Phase

1.1 Untersuchungsablauf im Überblick

Die Klinische Chemie umfasst die so genannte Routineanalytik, die heute einen hohen Automationsgrad besitzt und die Untersuchung einer Vielzahl von speziellen Fragestellungen, die bis an die Aufklärung pathobiochemischer Zusammenhänge heranreichen. Wichtige Stationen des klinisch-chemischen Untersuchungsganges sind die
- Untersuchungsanforderung,
- Probengewinnung, Probentransport und -vorbereitung,
- Analytik,
- Qualitätssicherung und
- Befunderstellung (s. Kapitel 2).

1.1.1 Was ist Klinische Chemie?

Die Klinische Chemie beschäftigt sich mit der Untersuchung von Körperflüssigkeiten zur Erkennung, Differenzierung und Verlaufskontrolle von Krankheiten. Die hierbei angewendeten Untersuchungsverfahren reichen von der klassischen anorganischen und organisch-chemischen Analyse über vielfältige physikalische Messmethoden und enzymanalytische Verfahren bis zu immunologischen und genanalytischen Nachweis- und Bestimmungsverfahren.

Wichtige Funktionen nimmt die Klinische Chemie auch im Bereich der Grundlagenforschung wahr. Ziele sind die Aufklärung biochemischer Mechanismen bei der Entstehung und Entwicklung von Krankheiten, wir sprechen hier von Pathobiochemie und die Etablierung neuer Messgrößen und Analysenmethoden, um diese Erkenntnisse dann in die Diagnostik einfließen zu lassen.

Eine klare Abtrennung von anderen Labordisziplinen wie Serologie, Immunpathologie, Immunhämatologie usw. ist in vielen Fällen nicht möglich und heute auch nicht mehr zeitgemäß, da diese Laborfächer vor allem aufgrund der methodischen Entwicklungen immer mehr zusammenwachsen.

Dort, wo die Klinische Chemie ein großes Probenaufkommen zu bewältigen hat – nämlich bei den so genannten Routineuntersuchungen –, ist ein sekundäres Merkmal dieses Fachgebietes der hohe Grad der Mechanisierung bzw. Automatisation.

Eindeutig definieren können wir das Fachgebiet nicht und wollen es auch gar nicht versuchen. Ein Charakteristikum ist vielleicht gerade das Fehlen bestimmter Merkmale. Denken wir z. B. an die Bakteriologie, so ist hier ein wichtiges Merkmal die Systematik der Mikroorganismen. Eine derartige Systematik gibt es allerdings auf dem Gebiet der Klinischen Chemie in weiten Bereichen nicht. Dies macht die Auseinandersetzung mit diesem Fach erfahrungsgemäß für den Anfang schwieriger, andererseits stellt es aber auch seinen Reiz dar, da wir immer wieder auf neue Fragestellungen und diagnostische Ansätze stoßen werden.

1.1.2 Der Weg der klinisch-chemischen Untersuchung

Ziel der klinisch-chemischen Untersuchung ist es, auf eine ärztliche Fragestellung zum Wohl des einzelnen Patienten eine Antwort zu finden. Trotz aller Flut von Laborwerten müssen wir von Anfang an immer daran denken, dass es um den einzelnen Patienten geht. Untersuchungsanforderung, Probengewinnung und Probentransport gehen der Analytik im Labor voraus. Die Schnittstelle zwischen Anforderer und Labor ist in der Regel die Probenannahme. Nach Vorbereitung der geeigneten Laborprobe und Durchführung der Laboranalysen gelangen wir zu einer weiteren Schnittstelle. Zwischen der analytischen Phase und der postanalytischen Phase (s. Kapitel 2) lässt sich die Qualitätskontrolle ansiedeln. In der postanalytischen Phase erfolgt zur Qualitätssicherung die Plausibilitätskontrolle und die Zusammenfassung der Ergebnisse im klinisch-chemischen Befund (Abb. 1.**1**).

Untersuchungsanforderung. Der behandelnde Arzt formuliert aufgrund der Erhebung der Krankheitsgeschichte in der Anamnese, aufgrund seiner klinischen Untersuchungen und unter Berücksichtigung bereits bekannter Vorbefunde seine Fragestellung. Die so gefundenen Indikationen werden von ihm in konkrete Untersuchungsanforderungen auf dem Untersuchungsantrag umgesetzt.

Probengewinnung. Diese umfasst die Patientenvorbereitung, die Auswahl des richtigen Untersuchungsmaterials und dessen Gewinnung, sowie den Probentransport und gegebenenfalls auch die Lagerung von Untersuchungsmaterialien.

Einflussgrößen und Störfaktoren. In-vivo-Besonderheiten des Patienten wie z. B. das Vorliegen einer Schwangerschaft oder Besonderheiten bei der Probengewinnung selbst wie z. B. die Körperlage des Patienten werden als Einflussgrößen bezeichnet. Veränderungen der Untersu-

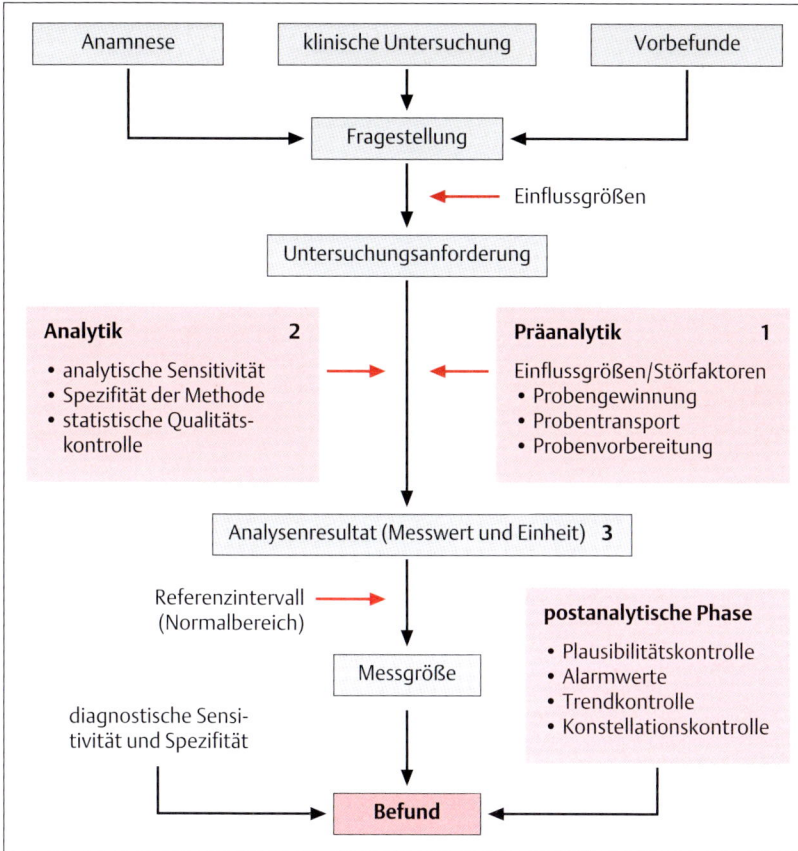

Abb. 1.1 Der Weg der klinisch-chemischen Untersuchung.

chungsgröße (Messgröße), die sich erst außerhalb des Körpers auf die Analytik auswirken, zählen wir dagegen zu den Störfaktoren.

Analytik. Die Analytik erfordert die Anwendung einer geeigneten Untersuchungsmethode. Die Durchführung der Analyse muss genau festgelegt und gut nachvollziehbar sein. Vor allem Routinemethoden sollten einfach durchführbar, zuverlässig und wenig störanfällig sein.

1.2 Untersuchungsanforderung

Aufgrund der ärztlichen Untersuchungsanforderung, die heute meist auf vorgefertigten Anforderungsbelegen erfolgt, erstellen wir die entsprechende Messgröße im Labor. Diese umfasst die
- Beschreibung von Probe und Bestimmungsmethode
- genaue Angabe des gemessenen Analyten
- Messwertangabe
- Einheit.

Die Untersuchungsanforderung sollte schriftlich mit einem vorgefertigten durchnummerierten Beleg, dem Untersuchungsantrag (Abb. 1.2) erfolgen, um eine eindeutige Zuordnung der Proben und des Untersuchungsauftrages zum Patienten zu gewährleisten.

Aus dem Untersuchungsantrag müssen mindestens der Zu- und Vorname des Patienten, sein Geburtsdatum, Geschlecht, Abnahmezeitpunkt, Art des Untersuchungsmaterials (z. B. Lumballiquor), Identitätskennzeichen (Fallnummer des Patienten und Belegnummer = Auftragsnummer) unverwechselbar hervorgehen.

Die Datenschutzbestimmungen sind hierbei zu beachten; gegebenenfalls können alle Daten auch in codierter Form übermittelt werden.

Anstelle eines schriftlichen Untersuchungsantrages können die Patientendaten und der Untersuchungsauftrag z. B. in einem Krankenhausinformationssystem elektronisch an das Labor geleitet werden. Auch hierbei ist eine

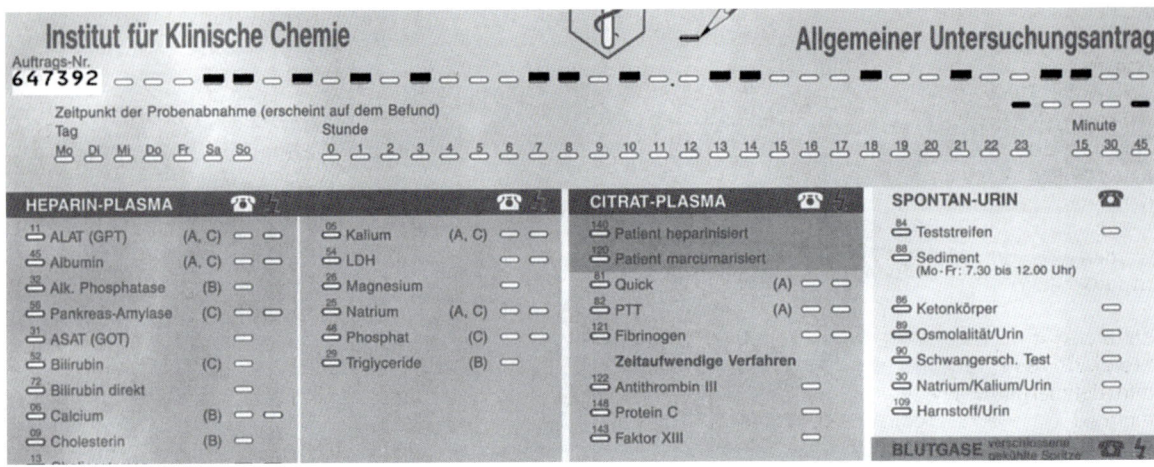

Abb. 1.2 Ausschnitt eines Untersuchungsantrags.

eindeutige Verbindung von Auftrag und Proben unabdingbar. Standard ist heute die Identifizierung der Proben über einen Barcode, der bei der Probennahme auf das Untersuchungsröhrchen (Primärgefäß) geklebt wird und meistens die Belegnummer codiert enthält. Wesentlich mehr Informationen können mit 2-dimensionalen Barcodes (Abb. 1.3) weitergegeben werden. Hier können neben der Auftragsnummer auch die Untersuchungsanforderungen und die Patientenstammdaten mitgeteilt werden, sodass sich u. U. die Verwendung eines zusätzlichen Beleges erübrigt.

Falls der Name des Patienten noch nicht bekannt ist, sind andere unverwechselbare Angaben erforderlich, z. B.:
- Unbekannt weiblich, ca. 60 Jahre.
- Eine Fallnummer sollte unabhängig davon sofort vergeben werden.

Auch die Angabe des Kostenträgers (Krankenkasse, Selbstzahler, usw.) ist erforderlich. Die Untersuchungsanforderungen müssen eindeutig aus dem Beleg hervorgehen, daneben sind ggf. eine Fragestellung und Angaben zur Dringlichkeit der Untersuchungen notwendig. Für Rückfragen und zur Sicherung des Untersuchungsauftrages wird die namentliche Erfassung des anfordernden Arztes benötigt. Schließlich werden für die telefonische Befundübermittlung eine Rufnummer und genaue Angaben (Name, Station, ggf. postalische Absenderadresse) für die schriftliche Übermittlung benötigt.

Abb. 1.3 Ein- und zweidimensionaler Barcode (oben) zur Probenidentifikation.

1.2.1 Definition der Messgröße

Der von uns untersuchte Analyt muss immer eindeutig benannt sein. Dies gilt insbesondere z. B. für Zählgrößen wie sie in der Harnanalytik, Hämatomorphologie oder Immunhämatologie existieren, oder wie in der Toxikologie, wo Untersuchungsauftrag und Befund oft nicht die gleiche Analytbezeichnung aufweisen, z. B.:
- Untersuchung auf Benzodiazepine und Mitteilung des Nachweises von Flunitrazepam (Rohypnol).

Das Analysenresultat besteht immer aus dem numerischen Wert und einer zugehörigen Einheit. Beziehen wir das Analysenresultat dann noch auf ein Referenzkollektiv durch Anwendung eines Normalbereiches und benennen Probenmaterial und Analysenmethode, dann sprechen wir von einer Messgröße.

Zur Erläuterung soll folgendes Beispiel einer Messgröße dienen:

> - Analyt: Glucose;
> - System: Kapillarblut, Hämolysat;
> - Methode: enzymatisch mit Glucose-Dehydrogenase;
> - Messwert: 90;
> - Einheit: mg/dl.

1.2.2 Einheiten in der Klinischen Chemie

Nach Möglichkeit soll das Internationale Einheitensystem (SI = Système Internationale d' Unités) angewendet werden. Dessen Basisgrößen sind

> Meter (m), Kilogramm (kg), Sekunde (s), Ampere (A), Kelvin (K), Candela (cd) und Mol (mol).

Einheiten anorganischer Analyte. Die Konzentration anorganischer Analyte sollte bevorzugt als Stoffmengenkonzentration in mol/l; mmol/l oder μmol/l angegeben werden. Dies trifft z. B. üblicherweise für die Elektrolyte zu, Beispiel 140 mmol/l Natrium im Plasma. Anstelle der Osmolarität (mosmol/l) wird sehr häufig die Osmolalität (mosmol/kg), bei der auf 1 kg Blutplasma bezogen wird, verwendet. Die weit verbreitete Einheit mg/dl darf ausnahmsweise verwendet werden, zu bevorzugen wäre aber der Bezug auf 1 Liter (mg/l; µg/l). Früher übliche Einheiten wie mg% (entsprechend mg/dl) sind dagegen nach dem SI-System keinesfalls mehr statthaft.

Prozentangaben sollten so weit möglich vermieden werden, da oft der 100%-Wert nicht eindeutig definiert ist und daher leicht Irrtümer auftreten.

Einheiten von Analyten mit definierter relativer Molekülmasse. Analyte definierter Molekülmasse M(r) und definierter Erscheinungsform sollten bevorzugt in mol/l oder mol/kg angegeben werden.

Einheiten organischer Analyte ohne definierte Molekülmasse. Die Konzentration wird dann als Massenkonzentration in g/l, mg/l, µg/l usw. angegeben, gegebenenfalls auch als Massengehalt in g/kg. Angaben bezogen auf dl sind auch zulässig, während mg% wiederum nicht mehr statthaft sind.

Einheiten von Enzymen. Die katalytische Aktivität von Enzymen wird als volumenbezogene Enzymaktivität angegeben. Ein Unit (U) liegt vor, wenn ein Mikromol Substrat in einer Minute (1 µmol/min = 1 U) durch die Wirkung des katalysierenden Enzyms umgesetzt wird. Die vor allem in der Biochemie gebräuchliche SI-Einheit ein Katal liegt vor, wenn ein Mol Substrat in einer Sekunde (1 mol/s = 1 katal) umgesetzt wird. Wichtig ist auch die Angabe der Messtemperatur. Enzyme können nicht nur durch Messung ihrer katalytischen Aktivität bestimmt werden, sondern es ist auch die Bestimmung ihrer Stoffmenge wie bei sonstigen Proteinen möglich, wir sprechen dann von der **Enzymmasse**.

Einheiten korpuskulärer Teilchen. Die Konzentration korpuskulärer Teilchen, z.B. Blutzellen, wird in Entitäten pro Liter oder in Vielfachen oder Teilen dieser Einheiten angegeben, beispielsweise 5.2×10^6/l.

Einheiten von Arzneimittelkonzentrationen. Üblicherweise wird die Dosis von Arzneimitteln als Substanzmasse in mg oder g angegeben, daher ist es sinnvoll die Blutkonzentration von Arzneimitteln auch in Massenkonzentrationen (beispielsweise mg/l) anzugeben.

Einheiten bei der Stoffausscheidung. Angegeben wird entweder der Substanzflux als Exkretionsrate in mmol/s oder die Gesamtexkretion als Substanzmasse pro 24 Stunden. Bei Messungen im Urin ist auch der Bezug auf die nur geringen täglichen Schwankungen unterliegende Creatininausscheidung möglich. Es wird hierbei die pro Gramm Creatinin ausgeschiedene Substanzmasse angegeben, beispielsweise Protein im Urin: 240 mg/g Creatinin.

Willkürliche (arbiträre) Einheiten. Ist die Angabe der Messgröße in gebräuchlichen Einheiten nicht möglich, bleibt nur die Verwendung so genannter arbiträrer Einheiten (U/l; E/l; Inhibitory Units/l usw.).

Hier gilt allerdings Vorsicht: Arbiträre Einheiten können bei verschiedenen Herstellern unterschiedlich definiert oder auf verschiedene Kalibrationsverfahren bezogen sein, sodass wir mit sehr großen Unterschieden zwischen verschiedenen Testverfahren rechnen müssen.

1.3 Untersuchungsmaterialien

Häufig kommen in der Klinischen Chemie folgende Untersuchungsmaterialien zum Einsatz:
- venöses Blut, bzw. Serum oder Plasma
- Kapillarblut
- Spontan- und Sammelurin
- Liquorflüssigkeit
- Punktionsflüssigkeiten.

1.3.1 Blutentnahmen

Venöses Blut nach Zentrifugation in Form von Serum oder Plasma (s.u.) ist das am häufigsten gebrauchte Untersuchungsmaterial in der Klinischen Chemie.

Gewinnung von venösem Blut. Zur Gewinnung von venösem Blut inspizieren wir eine Vene – meist in der Ellenbeuge –, desinfizieren die betreffende Hautstelle, legen eine Stauung mit einem Staudruck wenig oberhalb des venösen Rückflussdruckes (ca. 30 mmHg – viel kleiner als der diastolische Blutdruck!) an und punktieren die Vene steril.

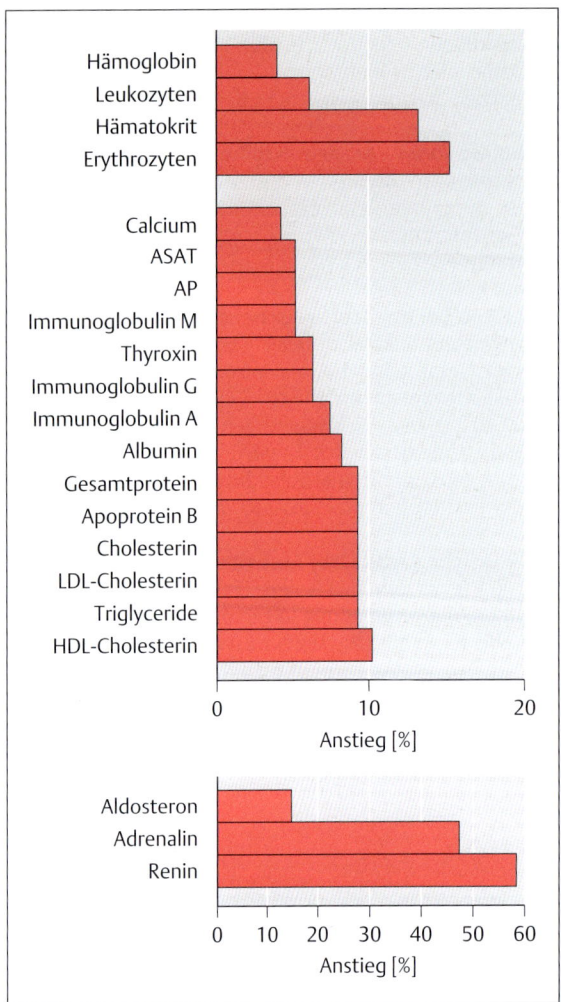

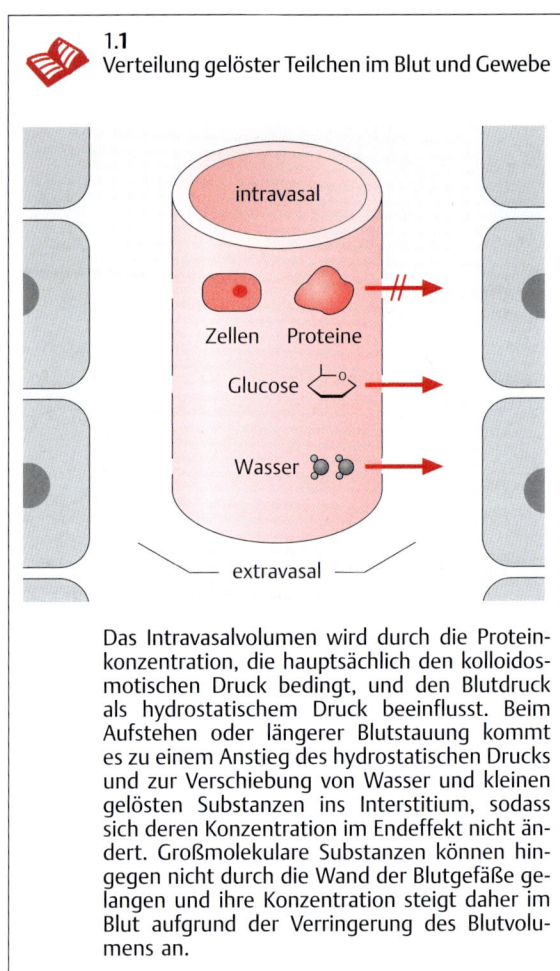

1.1 Verteilung gelöster Teilchen im Blut und Gewebe

Das Intravasalvolumen wird durch die Proteinkonzentration, die hauptsächlich den kolloidosmotischen Druck bedingt, und den Blutdruck als hydrostatischem Druck beeinflusst. Beim Aufstehen oder längerer Blutstauung kommt es zu einem Anstieg des hydrostatischen Drucks und zur Verschiebung von Wasser und kleinen gelösten Substanzen ins Interstitium, sodass sich deren Konzentration im Endeffekt nicht ändert. Großmolekulare Substanzen können hingegen nicht durch die Wand der Blutgefäße gelangen und ihre Konzentration steigt daher im Blut aufgrund der Verringerung des Blutvolumens an.

Abb. 1.4 Anstieg der Blut- bzw. Plasmakonzentration verschiedener Messgrößen bei Änderung der Körperlage von liegender zu aufrechter Position.

Folgende Punkte sollten unbedingt beachtet werden:
- Die Blutentnahme soll am liegenden Patienten nach 15 min. Ruhe vorgenommen werden, da bei aufrechter Körperlage ein Anstieg vieler Messgrößen zu erwarten ist (Abb. 1.4), s. auch 1.1.
- Die Stauzeit muss kurz gehalten werden (möglichst unter 2 Minuten), da sich die gelösten Teilchen im Blut und der Gewebsflüssigkeit umverteilen können (1.1).
- Probenröhrchen für Blutgerinnungsuntersuchungen dürfen nie als erstes abgenommen werden, da in der ersten Probe bereits teilaktivierte Gerinnungsfaktoren vorliegen können.

 Die Körperlage bei der Blutentnahme ist nicht nur wegen der Verschiebungen des Plasmawassers wichtig (1.1), sondern auch die Ausschüttung bestimmter Hormone wird beim Wechsel zur aufrechten Körperlage erheblich stimuliert (Abb. 1.4).

Die Verwendung geschlossener Abnahmesysteme (Abb. 1.5) vermindert die Infektionsrisiken beim Umgang mit dem abgenommenen Blut und erhöht den Komfort bei der Blutentnahme, vor allem wenn evakuierte und damit sich selbstfüllende Röhrchen verwendet werden. Wegen der Bruchsicherheit sind Kunststoffgefäße zu bevorzugen. Allerdings muss geprüft sein, dass keine Probenbestandteile an die Gefäßoberfläche absorbieren.

Serumgewinnung: Hierzu wird das venöse Vollblut ohne irgendwelche gerinnungshemmende Zusätze gewonnen. Die Gerinnung setzt zwar nach kurzer Zeit ein, bis das Blut jedoch voll durchgeronnen ist, kann mehr als eine halbe Stunde Zeit vergehen. Vorteilhaft ist daher die Beschichtung der Abnahmeröhrchen mit gerinnungsaktivierenden Hilfsstoffen. Die Serumgewinnung erfolgt durch Zentrifugation bei ca. 2000 g und 10 Minuten Zentrifugationsdauer. Separationshilfen wie z. B. Trenngele erleichtern die Serumgewinnung und den Umgang mit dem Probenmaterial, indem wir Sekundärproben durch einfaches Abgießen des Serums gewinnen können. Zusätzlich erlauben es Trenngele das Serum über dem Blutkuchen im Originalabnahmegefäß, was für die Sicherung der Probenidentität vorteilhaft ist, aufzubewahren.

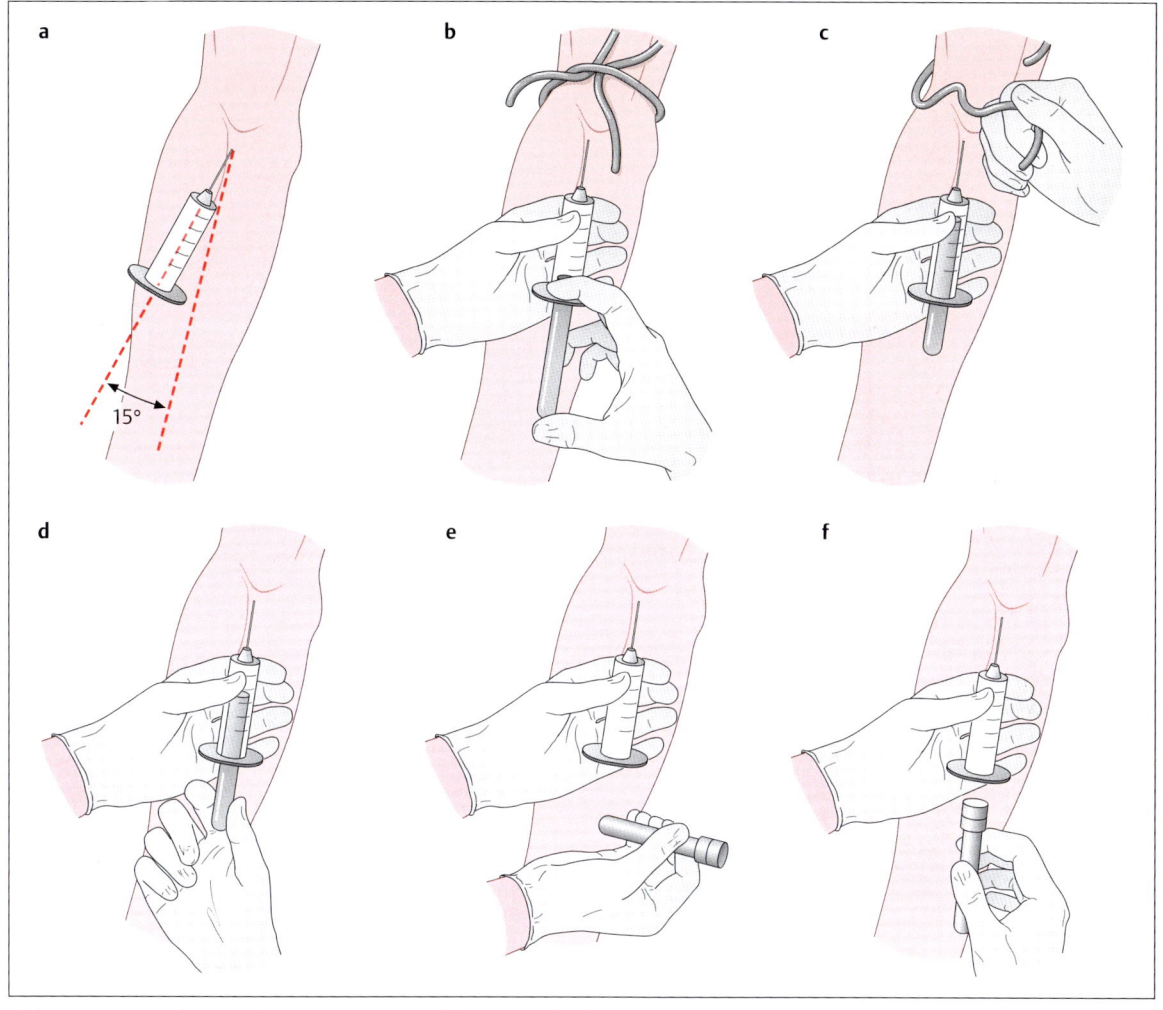

Abb. 1.5 Venöse Blutentnahme mit einem geschlossenen Abnahmesystem (Ablauf a–f).

Gewinnung von Plasma: Zur Gewinnung von Blutplasma benötigen wir bei der Blutentnahme den Zusatz eines gerinnungshemmenden Stoffes (Antikoagulanz), als Antikoagulanz verwenden wir im Bereich der Klinischen Chemie Lithium- oder Ammoniumsalze des Heparins. Die gerinnungshemmende Funktion des Heparins beruht auf der Blockierung der kaskadenartigen Blutgerinnungsvorgänge, insbesondere durch Antithrombin III (AT-III) vermittelte Hemmung des Thrombins. Für hämatologische oder hämostaseologische Untersuchungen, bzw. in Spezialfällen sind weitere Antikoagulanzien (1.2) im Einsatz.

Das Antikoagulanz muss bereits im Abnahmeröhrchen vorgelegt werden, wobei die Heparinsalze von den Röhrchenherstellern meist auf die Röhrchenwandung aufgedampft werden. Nach der Blutentnahme soll das Röhrchen zur Verteilung des Heparins kurz geschwenkt werden und kann dann sofort bzw. nach dem Probentransport zentrifugiert werden. Der Zentrifugationsüberstand ist dann das Heparinplasma. Die Verwendung von Separationshilfen wie Trenngelen erleichtert uns die Plasmagewinnung. Im Unterschied zu Serum enthält Heparinplasma noch die an der Blutgerinnung beteiligten Stoffe, z. B. das Fibrinogen. Deswegen ist die Gesamtproteinkonzentration im Plasma etwas höher als im Serum. Die Serum- und Plasmakonzentrationen der meisten anderen klinisch-chemischen Messgrößen sind nahezu gleich (Abb. 1.6). Die z. B. etwas höheren Konzentrationen von Kalium und Lactatdehydrogenase im Serum lassen sich dadurch erklären, dass diese bei der Zentrifugation des geronnenen Blutes leichter aus den Blutzellen (hauptsächlich Thrombozyten und Erythrozyten) freigesetzt werden.

Gewinnung von Kapillarblut. Für die Blutgewinnung bei Kleinkindern oder z. B. die isolierte Blutzuckerbestimmung wird Kapillarblut gewonnen. Die Entnahmestelle (z. B. seitliche Fingerbeere oder Ferse bei Kleinkindern, wobei die Verletzung des Ansatzes der Achillessehne unbedingt ausgeschlossen werden muss) wird hyperämisiert, desinfiziert, trocken abgewischt und steril punktiert (Abb. 1.7). Der erste Blutstropfen wird abgewischt und dann Blut in eine Kapillare oder Spezialgefäß aufgenommen. Auch hier lässt sich durch Heparinzusatz und Zentrifugation Plasma gewinnen oder durch Verdünnung mit einer detergenzhaltigen Lösung ein Hämolysat z. B. für die Blutzuckerbestimmung anfertigen.

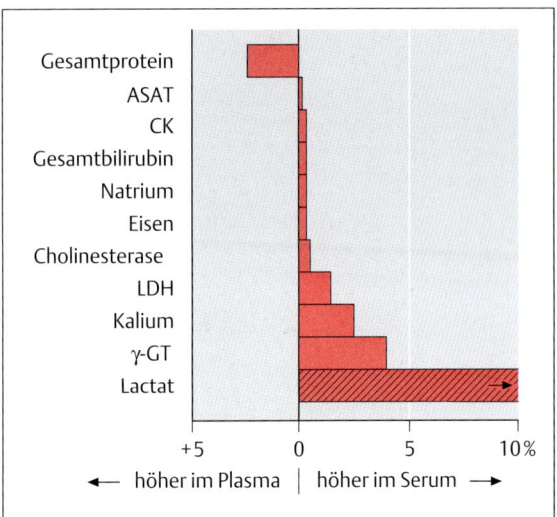

Abb. 1.6 Serum/Plasma-Konzentrationsunterschiede klinisch-chemischer Messgrößen.

 Lactatmessungen sind nur aus Plasmaproben mit Zusatz von Glykolysehemmstoffen möglich. Im Serum entsteht durch Glucoseabbau mit Hilfe freigesetzter Zellenzyme rasch weiteres Lactat.

1.2
Bedeutung weiterer Antikoagulanzien

EDTA als Feststoff wird als Antikoagulanz für hämatologische Untersuchungen verwendet, da es die Morphologie von Blutzellen stabilisieren kann. EDTA komplexiert die für die Blutgerinnung notwendigen Calciumionen. Diese Komplexierung von Calciumionen muss reversibel sein, wenn hämostaseologische Untersuchungen durchgeführt werden sollen, dies gelingt uns durch Einsatz einer Citratlösung (1 Teil einer 0.1 mol/l Lösung zu 9 Teilen Blut). Für die Messung der Blutsenkung wird ebenfalls Citrat als Antikoagulanz eingesetzt, allerdings im Verhältnis 1 Teil Citrat zu 4 Teilen Blut. EDTA und Citrat sind für klinisch-chemische Untersuchungen höchstens eingeschränkt als Antikoagulanzien brauchbar, da sie z. B. Calcium komplexieren (wird unmessbar) und andere Bestimmungsverfahren stören können.
Fluorid und Jodoacetat haben zusätzlich Bedeutung als Glykolysehemmstoffe und verhindern den in-vitro-Abbau der Blutglucose; sie verfälschen aber wiederum andere Messgrößen.
Für die Stabilisierung von manchen Analyten sind sehr spezielle Zusätze nötig, z. B. für die Bestimmung von ACTH (adrenocorticotropes Hormon) EGTA als Komplexbildner und ein Proteaseinhibitor (Aprotinin) oder ein spezielles Inhibitorgemisch für die Probenentnahme zur Homocysteinbestimmung.

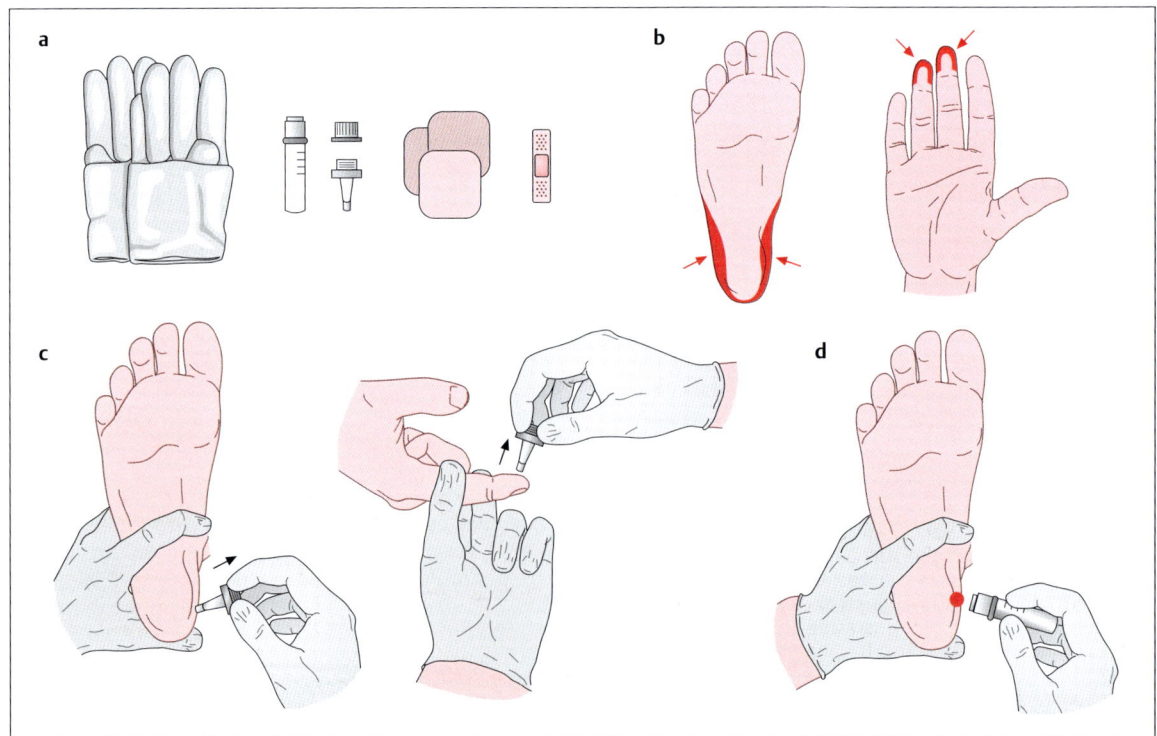

Abb. 1.7 Gewinnung von Kapillarblut bei Erwachsenen und Kindern (an der Ferse) (Ablauf a–d).

1.3.2 Gewinnung von Urin

Für die meisten Urinuntersuchungen genügt Spontanurin. Dabei eignet sich für die Teststreifen- und Sedimentuntersuchung (Urinstatus) besonders der erste Morgenurin, da dieser meistens hoch konzentriert ist und damit pathologische Bestandteile leichter nachweisbar sind. Wollen wir die Proteinausscheidung im Urin untersuchen, dann wird aus Standardisierungsgründen der 2. Morgenurin empfohlen.

Um Kontaminationen zu vermeiden, wird Spontanurin immer als sog. Mittelstrahlurin, d. h. die mittlere Harnfraktion, gewonnen. Wollen wir aus der Untersuchung des Spontanurins quantitative Ergebnisse erstellen, so benötigen wir wegen der aufgrund unterschiedlicher Diurese wechselnden Urinkonzentration eine Bezugsgröße für den Vergleich z. B. mit Referenzbereichen oder um im Verlauf vergleichbare Ergebnisse zu erzielen. Diese Bezugsgröße ist die Creatininkonzentration im Urin. Creatinin ist ein Endprodukt des Muskelstoffwechsels und seine tägliche Ausscheidungsmenge ist beim einzelnen Menschen sehr konstant. Die momentane Creatininkonzentration in einer Spontanurinprobe spiegelt jeweils die momentane Diurese wieder. Daher ist die Creatininkonzentration im Urin geeignet, um Diureseeffekte auf die Konzentration anderer Urinmessgrößen zu korrigieren. Hierzu wird ein Quotient aus der Konzentration der betreffenden Messgröße selbst und der Creatininkonzentration gebildet. Die Angabe z. B. der Proteinausscheidung erfolgt daher in mg Protein pro g Creatinin.

Sammelurin: Nur für wenige Messgrößen im Urin ist die Sammlung von Urin unverzichtbar. Hierzu gehören vor allem solche Messgrößen, die nicht kontinuierlich, sondern in wenigen Stößen (Peaks) je Tag ausgeschieden werden. Beispiele sind die Catecholamine, deren Messung u. a. zur Diagnose eines Phäochromozytoms (s. S. 299) dient.

Weitverbreitet ist die Sammlung von 24-Stunden-Urin, wobei dies nicht für alle Messgrößen erforderlich ist. Oft reicht auch eine deutlich kürzere Sammelperiode, z. B. von 4 Stunden für die Bestimmung der Creatininclearance (s. S. 208) aus. Wichtig ist, dass die Sammelzeit exakt festgehalten wird und die Sammlung vollständig gemäß nachfolgendem Protokoll (hier für 24-Stunden-Urin) durchgeführt wird:

> Dem Patienten ist ein ausreichend großes, sauberes Sammelgefäß auszuhändigen. Zur Startzeit (meist beliebig) entleert der Patient die Blase ins WC und hält die Uhrzeit fest. Alle folgenden Urinportionen müssen vollständig im Sammelgefäß aufgefangen werden. Abschließend entleert der Patient nach genau 24 Stunden die Blase zwangsweise ins Sammelgefäß. Das Gesamtvolumen und gegebenenfalls eine kürzere Sammelzeit werden vermerkt, der aufgefangene Urin gründlich gemischt und eine Probe von 20 bis 100 ml je nach gewünschter Untersuchung unter Angabe von Gesamtvolumen und Sammelzeit ins Labor geschickt. Sollte ein Sammelgefäß nicht ausreichen, so müssen vor der Entnahme der Laborprobe alle Teilfraktionen vereinigt und gut gemischt werden. Sollen lichtempfindliche Substanzen, z. B. Porphyrine (s. S. 164) untersucht werden, müssen lichtundurchlässige Sammel- und Probengefäße verwendet werden.

1.3.3 Gewinnung von Liquor cerebrospinalis

Die Liquorflüssigkeit bettet als Schutz- und Versorgungslösung das Zentralnervensystem (Gehirn und Rückenmark) ein. Der Liquor cerebrospinalis (kurz als Liquor bezeichnet) wird in den Ventrikeln und im Subarachnoidalraum gebildet. Beim Gesunden ist der Liquor wasserklar und farblos.

Als Untersuchungsprobe wird Liquor in der Regel durch Lumbalpunktion zwischen den Lendenwirbeln L3 und L4 gewonnen, wo keine Verletzungsgefahr mehr für das Rückenmark besteht. Der Liquor sollte möglichst in mehreren getrennten Einzelportionen aufgefangen werden. Dies gilt insbesondere bei blutigem Liquor, wo eine unterschiedlich intensive Rotfärbung der einzelnen Fraktionen auf eine frische Einblutung aufgrund einer Gefäßverletzung bei der Punktion hinweist. Das Entnahmevolumen soll beim Erwachsenen 5 – 10 ml nicht überschreiten. Eine Wiederholung der Punktion sollte frühestens nach einigen Tagen vorgenommen werden und ist nur unter relativ großer Belastung des Patienten möglich.

> **Liquor ist eine besonders kostbare Untersuchungsprobe. Umgang und Planung der Untersuchungen erfordern daher große Aufmerksamkeit.**

Geeignete Probenröhrchen sind steril, durchsichtig, beschriftbar und aus Plastik mit dichtem Schraubverschluss. Grundsätzlich sollte gleichzeitig mit der Liquorpunktion immer auch eine Blutentnahme durchgeführt werden.

Die Gewinnung mehrerer Liquorfraktionen bei der Punktion ist auch erforderlich, da der Liquor typischerweise in mehreren Labors untersucht wird: Liquorstatus und Proteinanalytik erfolgen in der Klinischen Chemie; Untersuchungen auf Bakterien und Viren in der Mikrobiologie/Serologie und die Differenzierung atypischer Zellen in der Pathologie. Der Liquorstatus umfasst die Bestimmung der Zellzahl (Erythrozyten und Leukozyten), die Messung der Glucose-, Lactat- und Gesamtproteinkonzentration sowie die Anfertigung eines Zellausstriches mittels Zytozentrifugation. Aufgrund der Empfindlichkeit der Liquorbestandteile gegenüber Lagerung sollte der Liquorstatus grundsätzlich innerhalb einer Stunde nach der Liquorgewinnung durchgeführt werden.

In seltenen Fällen wird durch Subokzipitalpunktion im Bereich des 2. Halswirbels oder bei neurochirurgischen Patienten über ein Ventil im Schädelbereich Liquor gewonnen. Da die Zusammensetzung des Liquors von der Entnahmestelle abhängt, sollte es auf dem Untersuchungsschein vermerkt werden, wenn es sich nicht um Lumballiquor handelt.

1.3.4 Gewinnung weiterer Untersuchungsflüssigkeiten

Punktionsflüssigkeiten: Bei pathologischer Vermehrung gelangen Pleuraflüssigkeit (bettet die Lungen ein), Ascites (Bauchwasser), Pericardflüssigkeit (bettet das Herz ein) und verschiedene Gelenkflüssigkeiten zur Untersuchung. Weitere Untersuchungsmaterialien sind Sekrete (z. B. Wundsekret) und Flüssigkeiten unklarer Herkunft (z. B. Fistelflüssigkeiten). Günstig ist es auch hier, sterile Probengefäße zu verwenden und durch Heparinzusatz mögliche Gerinnselbildungen zu vermeiden. Art und Herkunft des Punktats, sowie die gewünschten Untersuchungen müssen auf dem Begleitschein genau angegeben werden.

Verdauungssäfte: Für spezielle Fragestellungen werden mittels Sonde Magen-, Pankreas und Duodenalsaft gewonnen.

Stuhlproben: Hier ist insbesondere auf die Gewinnung einer repräsentativen Probe zu achten, d. h., es muss eine Mischprobe gewonnen werden. Ferner ist für manche Fragestellungen die Tagesmenge festzustellen. Im Labor ist eine ausreichende Homogenisierung des Untersuchungsmaterials erforderlich.

Speichel: Eine Alternative zur Untersuchung im Blut ist z. B. für die Bestimmung von manchen Hormonen die Untersuchung im Speichel. Um die Speichelsekretion zu stimulieren, können gegebenenfalls mit Zitronensäure vorbehandelte Wattebällchen gekaut werden. Nach der Zentrifugation kann der Speichel bei vielen Bestimmungsverfahren wie Serum eingesetzt werden.

Haare: In besonderen Fällen bei der Drogenanalytik oder Fragen einer chronischen Vergiftung können gegebenenfalls Haare als Untersuchungsmaterial dienen. Damit Aussagen zu verschiedenen Zeitabschnitten möglich sind, muss ein Haarbüschel mehrfach fixiert werden (z. B. mit Tesafilm) und dann möglichst nahe der Kopfhaut abgeschnitten werden.

1.3.5 Probenversand

Der Probenversand erfordert besondere Beachtung. Müssen Proben abgefüllt werden, so ist auf eine genaue Beschriftung der Sekundärproben zu achten. Die Proben sollten in geeigneten Gefäßen, ggf. gekühlt oder auf Trockeneis tiefgefroren, verschickt werden. Die Probengefäße müssen sich in einer fest verschlossenen und mit saugfähigem Material gefüllten Umverpackung befinden. Der Sendung ist immer der Untersuchungsantrag verschlossen beizulegen. Bei Postversand ist die Sendung als menschliches Untersuchungsmaterial zu kennzeichnen. Bei bekannter Infektiösität sind zusätzlich entsprechende Begleitpapiere beizulegen.

1.4 Präanalytik (Einflussgrößen und Störfaktoren)

Präanalytisch bedingt können sich Messgrößen verändern. Wir unterscheiden
- in vivo wirksame oder auftretende Einflussgrößen und
- in vitro wirksame Störfaktoren, bzw. Störgrößen
- Einflüsse und Fehler bei der Blutentnahme wollen wir zu den Störfaktoren rechnen, obwohl es sich zumindest zum Teil um in-vivo-Vorgänge handelt.

Im Labor brauchen wir vor allem genaue Kenntnisse über die möglichen Störfaktoren, da wir bei der Probenvorbereitung und Analytik ggf. auf diese reagieren können.

1.4.1 Einflussgrößen

Zuerst wollen wir kurz auf die Einflussgrößen eingehen, welche wir weiter in endogene und exogene Faktoren unterteilen können.

Endogene Einflussgrößen. Hierunter verstehen wir im Allgemeinen unabänderliche individuelle Eigenschaften des Patienten oder unabänderliche biologische Gegebenheiten. Permanente Größen sind hierbei das Geschlecht (1.3) oder genetische Gegebenheiten (🕮 1.4).

> **🕮 1.3**
> **Geschlechtsabhängige Einflüsse**
>
> Der Referenzbereich für die Erythrozytenzahl und den Hb-Wert liegt bei Frauen etwas niedriger als bei Männern. Unterschiede finden sich auch bei den Cholesterinwerten, bei der γ-GT, der CK, beim Eisen, Creatinin und der Harnsäure. Sehr deutliche Unterschiede finden sich außerdem bei den Sexualhormonen und einer Reihe weiterer Hormone.

1.4
Genetische Einflüsse

Monogen vererbt werden die verschiedenen Formen der familiären Hypercholesterinämie mit erhöhtem Herzinfarktrisiko, die Duchenne'sche Muskeldystrophie mit ausgeprägtem Muskelschwund, der Pseudocholinesterasemangel mit verlängerter Muskelrelaxation bei Narkosebehandlung, der Glucose-6-Phosphatdehydrogenasemangel mit verkürzter Erythrozytenlebensdauer durch einen Membrandefekt, die β-Thalassämie, die Hämophilie A als Bluterkrankheit, der Lactasemangel mit Milchzucker-Unverträglichkeit, die Glykogenspeicherkrankheiten mit oft tödlichem Ausgang. Multifaktoriell bedingt sind der Diabetes mellitus oder die Gicht. Chromosomale Defekte während der Embryonalentwicklung führen meist zu so schweren Schäden, dass es zu Fehlbildungen oder Fehlgeburt kommt.
Auch rassenspezifische Unterschiede lassen sich häufig auf genetische Differenzen zurückführen. Ein Beispiel ist die Alkoholunverträglichkeit bei vielen Asiaten, die gegenüber z.B. Europäern Abweichungen bei den alkoholabbauenden Enzymen aufweisen.

In größeren Zeitabständen hat das Patientenalter einen deutlichen Einfluss (1.5), manche kurzfristigen Änderungen sind durch Biorhythmen (1.6) bedingt.

1.5
Altersabhängige Einflüsse

In verschiedenen Lebensphasen können wir altersabhängige Einflüsse beobachten. Begleitend zur Geburt kommt es aufgrund raschen Abbaus des fetalen Hämoglobins (HbF) zum Bilirubinanstieg beim Neugeborenen. Während kindlicher Wachstumsschübe kommt es aufgrund des verstärkten Wachstums zum Anstieg der alkalischen Knochenphosphatase. Im Alter kommt es ebenfalls zu vielfältigen Veränderungen, z.B. zur Verminderung der Creatininclearance als Folge einer physiologisch nachlassenden Nierenfunktion. Diese Beispiele demonstrieren uns die Notwendigkeit altersabhängiger Referenzwerte.

1.6
Bedeutung von Biorhythmen

Eine ganze Reihe von Messgrößen unterliegen regelmäßig wiederkehrenden Schwankungen. Dabei handelt es sich häufig um einen 24-Stunden oder circadianen Rhythmus. Deutliche Schwankungen um 300% sind beim Wachstumshormon, um 100% beim Cortisol und immerhin um 70% beim Eisen zu finden.
Um Messgrößen, die einem deutlichen Biorhythmus unterliegen, richtig beurteilen zu können, müssen wir getrennt Minimal- und Maximalwerte untersuchen. Mit mehreren Messungen über den Tag hinweg lässt sich z.B. beim Cortisol klären, ob ein Biorhythmus überhaupt vorhanden ist (s.S. 274).

Eine besondere Situation mit Veränderungen einer Vielzahl von Messgrößen stellt z.B. auch die Schwangerschaft dar (1.7).

1.7
Veränderungen in der Schwangerschaft

Typische Verlaufsparameter für die Schwangerschaft sind HCG, Estriol und AFP, typische Verläufe zeigen auch Progesteron, Prolactin und Oxitocin. Desweiteren kommt es aufgrund vermehrter Bildung von Plazenta-AP zum Anstieg der alkalischen Phosphatase, zur Abnahme des Hämatokrit und Serumeisens und zum Abfall von Gesamtprotein und Magnesium. Vorübergehende Anstiege finden sich bei Cholesterin und Triglyceriden.

Exogene Einflussgrößen. Hierunter verstehen wir eher solche Einflüsse, auf die zumindest langfristig eine Einflussnahme durch den Patienten oder den behandelnden Arzt möglich ist. Hierzu zählen ganz einfach die Lebensgewohnheiten einschließlich z.B. der klimatischen Gegebenheiten (1.8), die Ernährung (1.9), Muskelmasse und Körpergewicht (1.10), der Grad der körperlichen Aktivität (1.11), psychisch und stressbedingte Veränderungen (1.12), durch den Arzt (iatrogen) verursachte Veränderungen (1.13), und schließlich die Folgen behandelbarer Erkrankungen (1.14).

1.8
Erythropoetin als Musterbeispiel für einen klimatischen Einfluss

Mit der Höhe über dem Meeresniveau nimmt die Erythrozytenzahl zu. Der Anstieg wird durch das Hormon Erythropoetin stimuliert. Aus diesem Grund trainieren Leistungssportler gerne in großer Höhe (z.B. Fußballmannschaften in Mexiko).

1.9
Ernährungseinflüsse

Bei verstärkter Proteinzufuhr kommt es zum Anstieg von Harnstoff und Creatinin. Bei verstärkter Fettzufuhr zum raschen Anstieg der Triglyceride und mittelfristiger Cholesterinerhöhung. Kohlenhydratzufuhr führt vor allem zu einem Anstieg der Blutglucose. Beim Fasten dagegen kommt es zu einem Proteinabfall bei gleichzeitig vorübergehendem Creatininanstieg aufgrund der katabolen Stoffwechsellage. Vorübergehend steigen auch die Transaminasen und die Harnsäure an. Übermäßige Alkoholzufuhr führt zu einem Anstieg von γGT, Transaminasen, MCV und Carbohydrate-Deficient-Transferrin (CDT) und Abnahme von Folsäure und Magnesium. Rauchen bewirkt einen Anstieg des CO-Hämoglobins und des Carcinoembryonalen Antigens (CEA).

1.10
Einflüsse von Muskelmasse und Körpergewicht

Creatinin, Lactatdehydrogenase und Creatinkinase nehmen mit der Muskelmasse zu. Anstieg des Körpergewichts führt zu erhöhten Werten bei Cholesterin, Triglyceriden, Gesamtprotein und Blutzuckeranstieg vor allem nach der Mahlzeit (postprandial).

1.11
Einfluss von körperlicher Aktivität bzw. Inaktivität

Bei körperlicher Anstrengung kommt es zu einer physiologischen Abnahme des Intravasalvolumens und damit zum Anstieg von Zellen, Proteinen und an Makromoleküle gebundenen Substanzen (z. B. Bilirubin), zusätzlich steigen die Creatininkinase (muskuläres Isoenzym CK-MM), Lactatdehydrogenase und HDL-Cholesterin an. Längerdauernde Bettruhe (Immobilisation) führt dagegen zur Abnahme der Blutmenge insgesamt und aufgrund des Abbaus der Muskulatur zu einem Absinken von Creatinin und CK.

1.12
Psychisch oder stressbedingte Veränderungen

Die Catecholamine (Adrenalin und Noradrenalin) sowie das Cortisol werden regelrecht als Stress- oder Emergency Hormone bezeichnet und steigen dementsprechend in Stresssituationen deutlich an.

1.13
Iatrogene Einflüsse

Nach i.m. Injektionen lässt sich ein Anstieg der Creatinkinase beobachten. Die rektale Prostatauntersuchung führt zu einem PSA-Anstieg aufgrund mechanisch stimulierter vermehrter Sekretion. Beim Einsatz von Zytostatika kommt es zu einem deutlichen Anstieg der Harnsäure aufgrund der Zellnekrose. Einflüsse von Medikamenten sind überhaupt sehr zahlreich und in verschiedenen Nachschlagewerken zusammengestellt (s. Literaturhinweise). Beispiele sind der Anstieg der γGT bei Narkose, Thrombopenie durch Zytostatika, Anstieg der renalen Proteinausscheidung bei Therapie mit Aminoglykosiden und Abfall der Blutglucose bei Therapie mit Sulfonamiden.

1.14
Diabetes mellitus als Beispiel für die Auswirkungen einer bestimmten Grunderkrankung

Der Diabetes mellitus äußert sich nicht nur in Veränderungen der Blutglucose sondern führt sekundär auch zu Veränderungen des Fettstoffwechsels. Bei guter Blutglucoseeinstellung verbessert sich auch die Fettstoffwechselsituation.

1.4.2 Störfaktoren

Störfaktoren können in vielen Fällen durch spezielle Probenvorbereitung oder Wahl einer geeigneten Analysenmethode eliminiert werden.

Störfaktoren können zu einer deutlichen Abweichung zwischen dem Wert einer Messgröße im Analysenresultat und dem tatsächlichen in-vivo-Wert führen. Unsere Aufgabe im Labor besteht darin, mögliche Störfaktoren zu erkennen und soweit als möglich auszuschalten.

Zu den Störfaktoren rechnen wir Veränderungen der Messgröße bei Probennahme, Transport, Probenverteilung, Interferenzen bei der Messung z. B. durch störende Medikamenteneinflüsse und Effekte der Probenlagerung.

Blutentnahme. Zu beachten sind die Körperlage, Lokalisation der Entnahmestelle, Dauer der Stauung und die Tageszeit der Probennahme. Da die Probengewinnung meist nicht vom Laborpersonal durchgeführt wird, müssen wir zumindest Angaben hierzu vom Antragschein auf unsere Befundmitteilung übernehmen. Auffälliges Aussehen des Untersuchungsmaterials muss von uns auf jeden Fall bemerkt und auf dem Befund vermerkt werden (Tab. 1.1). Von ganz besonderer Bedeutung ist das hämolytische Aussehen von Plasma oder Serum, da bei Hämolyse alle Messgrößen betroffen sind, die intrazellulär eine höhere Konzentration als im Blutplasma besitzen (Tab. 1.2). Zusätzlich bewirkt das freigesetzte Hämoglobin eine Reihe von analytischen Interferenzen. Da Hämoglobin bis in den UV-Bereich hinein Licht absorbiert, kommt es bei einer Reihe von Messgrößen zu falsch hohen Werten. Die Störung der photometrischen Messung lässt sich allerdings oft durch Probenleerwertmessungen oder die bichromatische Messtechnik (s. S. 51) beseitigen. Daneben kann Hämoglobin aber auch den chemischen Ablauf der Bestimmungsreaktion beeinflussen, was bei manchen Farbreaktionen wie Bilirubin- oder Cholesterinbestimmungsverfahren auftritt.

Treten auffällige Trübungen oder Verfärbungen unbekannter Natur auf, so hilft meistens nur die Rücksprache mit dem behandelnden Arzt weiter, es könnte z. B. die

Tab. 1.1 Auffälligkeiten von Aussehen oder Farbe bei Plasma- oder Serumproben.

Aussehen/Farbe	Ursache	Auswirkungen
rosa bis rot (hämolytisch)	Hämolyse	Konzentrationsanstieg verschiedener Substanzen, messtechnische Interferenzen
rot	Porphyrie	messtechnische Interferenzen
tiefgelb (ikterisch)	Bilirubinerhöhung	messtechnische Interferenzen
trübweiß (lipämisch)	Lipämie (Triglyceriderhöhung)	Volumenverdrängungseffekte, Interferenzen durch die Trübung
sonstige Trübungen, Verfärbungen	Einzelfallabklärung nötig	

Tab. 1.2 Typische Konzentrationsunterschiede zwischen Blutplasma und Intrazellulärflüssigkeit des Erythrozyten.

Messgröße	Vielfaches im Erythrozyt
Magnesium	2.5
GPT (ALT)	5
GOT (AST)	20
Kalium	24
Lactatdehydrogenase	160

Gabe eines gefärbten Kontrastmittels der Blutentnahme vorausgegangen sein.

Auch bei anderen Proben als Blut (z. B. Liquor oder Punktionsflüssigkeiten) sind Aussehen und Farbe festzuhalten und mögliche Auswirkungen auf die Messungen von uns zu berücksichtigen.

Probentransport. Alle Vorgänge, die zur Hämolyse (von Erythrozyten und besonders Thrombozyten) führen können, müssen unbedingt vermieden werden, z. B. die Beförderung in einer ungeeigneten Rohrpostanlage. Gegen eine Reihe von Umwelteinflüssen müssen entsprechende Vorkehrungen getroffen werden, wobei besonders die thermische Empfindlichkeit der Probenmaterialien berücksichtigt werden muss: Die geeignete Temperatur für einen Transport von bis zu einigen Stunden beträgt 15–25 °C, dies bedeutet, dass Transportfahrzeuge über eine Klimaanlage verfügen sollten. Für einen längeren Transport können auch Kühlung auf 4 °C (nicht Vollblutproben!) oder Tieffrieren erforderlich sein. Trockeneis erlaubt einen Probentransport bei -70 °C. Da eine ganze Reihe von Messgrößen Lichtempfindlichkeit zeigen, z. B. Porphyrine, Bilirubin oder Creatinkinase, sollten die Proben auf dem Transport nicht dem vollen Tageslicht und schon gar nicht direkter Sonneneinstrahlung ausgesetzt werden.

Konservierende Maßnahmen: Solche sind besonders bei Urin erforderlich, aus dem bestimmte quantitative Untersuchungen durchgeführt werden sollen: Ansäuern verhindert die chemische Instabilität von Porphyrinen oder die Ausfällung von Calciumsalzen. EDTA ist nötig zur Komplexierung von Spurenelementen und der Zusatz bakteriostatischer Mittel, um den proteolytischen Abbau von Proteinen und die Verstoffwechslung von Aminosäuren zu vermindern.

Veränderungen durch in-vitro-Metabolismus und Gasaustausch: Die Blutglucose nimmt in vitro aufgrund des Glucoseabbaus in den Erythrozyten (Glykolyse) ständig ab. Daher muss Heparinblut möglichst rasch zentrifugiert und analysiert werden (innerhalb einer, aller höchstens zwei Stunden) oder es müssen Spezialröhrchen für die Bestimmung der Blutglucose verwendet werden, die einen Glykolysehemmstoff (Maleinimid oder Jodoacetat) enthalten. Im gleichen Ausmaß wie die Blutglucose (oder Liquorglucose) in vitro weniger wird, nimmt das Lactat zu. Dies sogar mit dem Faktor zwei, da aus einem Molekül Glucose zwei Moleküle Lactat entstehen. Für Lactatmessungen ist daher unbedingt die Verwendung von Probenröhrchen mit Zusatz eines Glykolysehemmstoffes notwendig.

Der Ammoniakgehalt nimmt durch proteolytische Vorgänge, insbesondere Gerinnungsvorgänge in der Probe ständig zu, weshalb wir nicht Serum, sondern nur Heparinplasma als Probe einsetzen dürfen. Um Kontaminationen der Probe von außen zu vermeiden, müssen wir die Proben verschlossen halten und spätestens innerhalb 60 Minuten analysieren.

Der Blut-pH-Wert ändert sich durch in-vitro-Metabolismus der Blutzellen und Gasaustausch, wobei Kohlendioxid durch Diffusion entweicht, während sich Sauerstoff anreichern, aber auch abnehmen kann. Proben für die Blutgasanalytik müssen daher verschlossen und am besten gekühlt transportiert und innerhalb weniger Minuten analysiert werden.

Probenvorbereitung. Hier wollen wir auf die Zentrifugation von Blutproben eingehen. Störend im Sinne verstärkter Hämolyse ist eine zu lange oder zu hochtourige Zentrifugation. Maximal sollte daher 15 Minuten bei 3000 g in der üblichen Kühlzentrifuge oder 5 Minuten bei 10000 g in der Mikrozentrifuge zentrifugiert werden. Die optimale Temperatur liegt bei 15 °C.

Probenverteilung. Wegen der Verdunstungsgefahr müssen wir es vermeiden, dass die Laborproben längere Zeit unverschlossen stehen. Auch im Analysengerät kann die Probenverdunstung eine Rolle spielen, vor allem wenn die Probengefäße eine ungünstige Oberflächen/Volumen-Relation aufweisen. Zu erkennen sind Verdunstungseffekte in Analysengeräten am Anstieg der Messwerte von Kontrollproben, wenn diese unverschlossen im Gerät verbleiben.

 Bei der Bestimmung von Ethanol im Plasma (Blutalkohol) müssen wir besonders auf mögliche Probenverdunstung achten.

Neben der Berücksichtigung von Verdunstungseffekten müssen wir auch darauf achten, dass wir vor jeder Entnahme einer Laborprobe aus der ursprünglichen Primärprobe diese gut durchmischen, um Effekte z. B. durch Flotieren (Aufsteigen) von Lipiden zu vermeiden.

Analytische Interferenzen. Die Einflüsse von Hämolyse und Trübungen haben wir im Zusammenhang mit dem Aussehen von Laborproben schon besprochen.

Medikamente: Diese wirken nicht nur als Einflussgrößen, sondern sie besitzen auch große Bedeutung als Störfaktoren. In der Tat sind die medikamentenbedingten Störmöglichkeiten kaum überschaubar. Nahezu ideale Ergebnisse der Qualitätskontrolle im Labor dürfen uns daher nicht darüber hinweg täuschen, dass vermutlich eine große Zahl unserer Messungen in Patientenproben nicht erkannten Beeinflussungen durch in der Probe enthaltene Medikamente unterliegen. U.a. können Medikamente das Ausmaß der Proteinbindung anderer Substanzen beeinflussen, den Ionisationsgrad von Spurenelementen verändern und oxidierend oder reduzierend in Reaktionsabläufe eingreifen. Sie können photometrische Messungen durch mit dem Auge nicht erfassbare Trübungen oder bei einer ähnlichen chemischen Struktur mit der Messgröße durch Bildung gefärbter Reaktionsprodukte

1 Präanalytische und analytische Phase

Tab. 1.3 Maßnahmen bei auffälligen Laborproben.

Beobachtung	Maßnahmen
Hämolyse	Benachrichtigung des Anforderers (auch im Befund) Bei gleichzeitig hämolytisch aussehendem Heparin- und Citratplasma auf die Möglichkeit einer intravasalen Hämolyse hinweisen Bei nur teilweiser Hämolyse mehrerer Proben die Wiederholung der Blutentnahme empfehlen Eilig erforderliche Messwerte auf jeden Fall erstellen und mit Hinweis auf die Hämolyse versehen Gegebenenfalls Probenleerwertmessungen durchführen
Lipämie	Rücksprache, ob Patient gerade gegessen oder eine Lipidinfusion erhalten hat. Ggf. erneute Blutentnahme nach ca. 4 Stunden Wartezeit Eilig erforderliche Messwerte aus entfettetem Plasma nach Extraktion mit Fluorkohlenwasserstoff erstellen, beachten, dass Triglyceride und Lipase aus der unbehandelten Probe gemessen werden Das hämatologische Labor auf Störmöglichkeiten der Hb- und Zellzahlbestimmungen hinweisen
Porphyrie oder ikterische Proben	Messungen durchführen und Anforderer benachrichtigen
Trübungen	Erneut zentrifugieren, ggf. Probenleerwertmessung und Rücksprache mit dem Anforderer
Verfärbungen	Probenleerwertmessung und Rücksprache mit dem Anforderer
Nachgerinnung	Proben erneut hochtourig zentrifugieren

stören. Dextrane als Bestandteile vieler Infusionslösungen stören so z.B. die Proteinbestimmung mit der Biuretmethode oder das Schmerzmittel Metamizol die Creatininbestimmung mit der Jaffé-Methode.

Maßnahmen bei auffälligen Laborproben. In vielen Fällen können wir fehlerhafte Befunde durch Erkennung und entsprechende Reaktion auf Störfaktoren vermeiden (Tab. 1.3). Insbesondere bei der Feststellung von Hämolyse oder Lipämie ist eine laborübergreifende Reaktion nötig. Sind verschiedene Proben eines Patienten alle hämolytisch, so muss dies an eine intravasale Hämolyse denken lassen, während eine intravasale Hämolyse natürlich sicher ausgeschlossen ist, wenn zur gleichen Zeit abgenommene Proben nur zum Teil hämolytisch sind. Bei Lipämie muss das klinisch-chemische Labor – nur mit der Plasmaprobe erkennt man die Lipämie – das hämatologische Labor informieren, da es dort durch Trübungseffekte zu falsch hohen Hb-Bestimmungen und Mitzählung von Lipidtröpfchen zu falsch hohen Zellzahlen kommen kann.

Ein häufiges Problem im Krankenhaus stellt die Nachgerinnung besonders von Serumproben dar. Ursache ist der therapeutische Einsatz von Heparin. Erkennbar wird die Nachgerinnung an einem Gelieren der Proben, was zu Fehlpipettierungen führen kann. Zur Abhilfe überführt man das Serum am besten aus dem Primärgefäß in ein Kunststoff-Miniprobengefäß und zentrifugiert mit 10000 g in der Mikrozentrifuge nach.

Aufbewahrung von Proben. Aufbewahrung der Proben für mehr als einige Stunden sollte in der Klinischen Chemie grundsätzlich in dicht verschlossenen Gefäßen bei 4 °C im Kühlschrank erfolgen. Niedrigere Temperaturen (-20 °C, -70 °C (Trockeneis) oder -190 °C (flüssiger Stickstoff)) sind nur bei sehr empfindlichen Messparametern oder langer Lagerzeit erforderlich.

 Tiefgefrorene Proben müssen nach dem Auftauen durch intensives mischen wieder gut resuspendiert werden.

Empfehlenswert ist es, im Routinelabor die Proben für die Klinische Chemie noch eine Woche im Kühlschrank und die Proben für die Gerinnungsanalytik bzw. Blutbilduntersuchung nach der Messung 12 Stunden bei Raumtemperatur aufzubewahren.

1.5 Analytik im Überblick

Den Stichproben stehen die Funktionstests in der Klinischen Chemie gegenüber. Eingesetzt werden heute sehr unterschiedliche Analysenmethoden, wobei wir bei den Bestimmungsverfahren qualitative, halbquantitative und quantitative Verfahren unterscheiden.

Die häufigste Form von klinisch-chemischen Laboruntersuchungen sind die Stichproben, d.h. Einzelmessungen der zu untersuchenden Messgröße. Screeningtests sind eine Sonderform von Stichproben, die ohne gezielten Krankheitsverdacht bei einer größeren Personenzahl angewendet werden. Beispiele sind Bestimmungen der Blutglucose als Suchtest für den Diabetes mellitus oder Cholesterinbestimmungen als Suchtest für Fettstoffwechselstörungen, bei auffälligen Ergebnissen sind in der Regel Weiteruntersuchungen notwendig.

Stichproben werden zum Teil auch mehrfach hintereinander durchgeführt, z. B. beim Glucosetagesprofil, und erlauben eine Verlaufsbeobachtung.

Von den Stichproben zu unterscheiden sind die Funktionstests, bei denen eine biologische Reaktion des Organismus getestet wird. Beim oralen Glucosetoleranztest wird z. B. die Reaktion der Blutglucose auf die Gabe einer größeren Glucoseportion getestet. Die Funktionstests bedienen sich dabei der gleichen Messmethoden wie Stichproben, das bedeutet sie besitzen dieselbe analytische Sensitivität, aber ihre diagnostische Sensitivität (1.15) ist in der Regel größer als die einfacher Stichproben. Mit dem Glucosetoleranztest lässt sich z. B. eine gestörte Glucosetoleranz von einem manifesten Diabetes mellitus abgrenzen.

> **1.15**
> Diagnostische Sensitivität und Spezifität
>
> Die diagnostische Sensitivität ist das Vermögen der Untersuchungsmethode möglichst alle Erkrankten zu erfassen. Diagnostische Spezifität ist dagegen das Vermögen der Untersuchungsmethode gezielt ein Krankheitsbild zu erfassen und somit Fehlzuordnungen gering zu halten.

Unabhängig von der Analysentechnik (Photometrie, Chromatographie, Elektrophorese, Enzymtest oder Immunologie) lassen sich die Analysenverfahren prinzipiell in bestimmte Teilschritte unterteilen (Tab. 1.4).

Der Analysenablauf entsprechend Tab. 1.4 wird heute in der Routinediagnostik durch verschiedene Maßnahmen deutlich erleichtert. Für alle Routineanalysen werden heute komplette Testbestecke (Schritt 1) von der Industrie angeboten. Schon seit Jahrzehnten lassen sich Pipettierschritte durch Dilutoren (3) und Messung / Berechnung (5 – 6) durch programmierbare Digitalphotometer vereinfachen. Üblicherweise finden wir in der Routineanalytik heute für die Schritte (2 – 7) eine komplett automatisierte Durchführung durch Vollmechanisierung. Die entsprechenden Analysenautomaten zeigen dabei meist nur noch eine geringe Personalbeanspruchung. Die Messwertfreigabe (8), beruhend auf der analytischen Beurteilung (7) und den Qualitätssicherungsmaßnahmen, ist dagegen zu einem Arbeitsschwerpunkt für das hochqualifizierte Laborpersonal (MTLA) geworden.

Tab. 1.4 Teilschritte des Analysenablaufs.

1	Reagenzienherstellung
2	Probenvorbereitung
3	Pipettierschritte (Probe, Reagenzien)
4	Inkubation
5	Messung
6	Berechnung
7	Analytische Beurteilung
8	Messwertfreigabe

1.5.1 Nachweisgrenze

Die Nachweisgrenze gibt uns die Mindestkonzentration eines Analyten an, die wir sicher von Null unterscheiden können. Die Ermittlung der Nachweisgrenze unterscheidet sich grundsätzlich, je nachdem, ob wir ein qualitatives oder ein quantitatives Testverfahren benutzen. Da die quantitativen Methoden in der Klinischen Chemie die größere Rolle spielen, wollen wir mit deren Betrachtung beginnen.

Quantitative Messverfahren. Die Nachweisgrenze wird durch Vielfachbestimmungen von analytfreien Proben ermittelt. Das Ergebnis ist unterschiedlich je nach Art der eingesetzten Untersuchungsprobe. Wird Wasser oder Reagenz als Probe eingesetzt, erhält man den Reagenzleerwert als scheinbare Nachweisgrenze; wird eine analytfreie und matrixhaltige Probe eingesetzt, erhält man den entsprechenden Probenleerwert; setzen wir für jede der Vielfachbestimmungen eine analytfreie Probe einer anderen Person ein, d. h. sorgen wir auch für eine Variation der Probenmatrix, so erhalten wir das realitätsnaheste Ergebnis für die Nachweisgrenze. Bei jedem der Verfahren ist mindestens eine 20-fach, besser eine 30-fach Bestimmung erforderlich.

Die Berechnung der „Nachweisgrenze" erfolgt bei allen drei Vorgehensweisen mit der gleichen Formel:

> Nachweisgrenze = Mittelwert + 3 × Standardabweichung (MW + 3 SD)

Mit dem letzten Verfahren wird in der Regel der höchste, aber auch realistischste Wert, für die Nachweisgrenze erhalten (1.16). Die Nachweisgrenze hat die Dimension (Einheit) der jeweiligen Messgröße. Vergleichen wir die Angaben zu verschiedenen Messverfahren bezüglich der Nachweisgrenze, dann müssen wir genau darauf achten, wie diese jeweils ermittelt wurde.

> **1.16**
> Beispiel für die Abhängigkeit der Nachweisgrenze von der Verfahrensweise
>
> Als Beispiel betrachten wir die Ermittlung der Nachweisgrenze für ein Bestimmungsverfahren für das C-reaktive Protein (CRP):
> 1. Mit Wasser als Probe und 30-facher Bestimmung wurden ein Mittelwert von 0.3 mg/l und eine Standardabweichung von 0.04 mg/l erhalten. Damit berechnet sich als Nachweisgrenze 0.42 mg/l.
> 2. Mit einer CRP-freien Probe, erhalten durch vorausgehende Chromatographie über eine anti-CRP-Antikörper-Affinitätschromatographie, und ebenfalls 30-facher Messung ergab sich ein Mittelwert von 0.7 mg/l und eine Standardabweichung von 0.05 mg/l. Dies ergibt 0.85 mg/l als Nachweisgrenze.
> 3. Mit 30 CRP-freien Proben wurde schließlich ein Mittelwert von 1.2 mg/l und eine Standardabweichung von 0.15 mg/l und damit eine Nachweisgrenze von 1.65 mg/l ermittelt.

Qualitative Untersuchungsverfahren. Hier wird die Nachweisgrenze in einem Aufstockungsexperiment ermittelt (Abb. 1.**8**). Mindestens 30 analytfreie Proben mit unterschiedlicher Matrix werden schrittweise in kleinen Konzentrationsstufen mit dem Analyt versetzt. Als maximale Empfindlichkeit E_{10} bezeichnen wir die Substanzkonzentration, bei der bereits 10% der Proben positiv reagieren. E_{90} ist die sog. praktische Empfindlichkeit, bei der 90% der Proben positiv reagieren. Diese Konzentration können wir als Nachweisgrenze des qualitativen Verfahrens auffassen.

1.5.2 Linearitätsgrenze

Der Messbereich quantitativer analytischer Bestimmungsverfahren liegt zwischen der Nachweisgrenze und der Linearitätsgrenze (Verdünnungsgrenze). Im Gegensatz zur Nachweisgrenze kann die Linearitätsgrenze nicht mathematisch ermittelt werden. Es müssen Verdünnungs- oder Aufstockungsversuche gemacht werden und daraus der Linearitätsbereich zeichnerisch ermittelt werden. Die Verdünnungsgrenze, ab der in der praktischen Alltagsarbeit eine Probenverdünnung durchgeführt wird, wird in der Regel etwas niedriger als die Linearitätsgrenze festgelegt.

Wenn zwischen Konzentration und Messsignal keine lineare Beziehung besteht, d.h. wir ein nicht-lineares Verfahren vor uns haben, muss die Verdünnungsgrenze intuitiv festgelegt werden. Bei S-förmigen Standardkurven in der Regel dort, wo ein deutlicher Konzentrationsanstieg nur mehr zu einem geringen Signalanstieg führt.

1.5.3 Analytische Sensitivität

Die analytische Sensitivität ist ein Maß für das Nachweisvermögen einer Methode. Die analytische Sensitivität muss den medizinisch notwendigen Erfordernissen genügen. Zu unterscheiden ist sie von der diagnostischen Sensitivität (1.**15**).

Quantitative Methoden. Beim quantitativen Messverfahren bedeutet die analytische Sensitivität die kleinste Konzentrationsdifferenz innerhalb des Messbereichs, die sicher unterschieden werden kann. Sie besitzt eine gewisse Vergleichbarkeit zum optischen Auflösungsvermögen der Mikroskopie. Das analytische Auflösungsvermögen ist von der Standardabweichung in der Serie abhängig und durch die kritische Differenz gegeben:

$$\text{kritische Differenz (dk)} = 2 \times \sqrt{2} \times SD \approx 3 \times SD$$

Betrachten wir die Standardabweichung prozentual, dann unterscheiden sich zwei Messwerte erst stichhaltig, wenn ihr Unterschied mehr als das dreifache dieser prozentualen Standardabweichung beträgt. Beträgt die prozentuale Standardabweichung einer Transaminasebestimmung (AST) z.B. 5%, so beträgt die kritische Differenz ungefähr 15%. Wird ein Messwert von 290 U/l und am nächsten Tag von 330 U/l gemessen, dann sind wir verleitet von einem Anstieg (besonders da eine „Hundertergrenze" überschritten wurde) zu sprechen. Dies wäre jedoch nicht stichhaltig, da die kritische Differenz 15% von 290 U/l = 44 U/l nicht erfüllt ist.

Qualitative Methoden. Bei qualitativen Verfahren haben wir es immer mit zwei Entscheidungsalternativen zu tun, z.B. nachweisbar/nicht nachweisbar oder positiv/negativ oder größer/kleiner. Die Entscheidungsgrenze muss immer der Fragestellung und den pathophysiologischen Erfordernissen, die an die Messgröße gestellt werden, entsprechen und sollte zu jedem Ergebnis mitangegeben werden. Da Drogen im Urin nicht natürlicherweise vorhanden sind, kann hier gegebenfalls die Nachweisgrenze als Entscheidungsgrenze verwendet werden, andererseits können legislative Gründe aber auch die Festlegung auf eine bestimmte Entscheidungsgrenze, oft als „cut-off-Wert" bezeichnet, notwendig machen. Geringe Mengen Glucose scheiden alle Menschen physiologischerweise im Urin aus. Daher muss die Entscheidungsgrenze von Urinteststicks für Glucose oberhalb der Normalbereichsgrenze liegen. Gegebenenfalls können auch mehrere Entscheidungsgrenzen zugrunde gelegt werden.

Die Bewertungen lauten 0, +, ++, +++.

Im Zusammenhang mit der Bestimmung der Nachweisgrenze haben wir bereits Aufstockungsversuche benutzt. Auch zur Charakterisierung der analytischen Sensitivität benutzen wir diese Aufstockungsversuche. Anstelle die Empfindlichkeit an der Nachweisgrenze zu prüfen, können wir eine bestimmte Entscheidungsgrenze definieren und im Vergleich mit diesem cut-off-Wert E_{10} und E_{90} ermitteln. Die beiden Punkte E_{10} und E_{90} liegen auf der Empfindlichkeitskurve (Abb. 1.**8**) des Verfahrens, das sie charakterisieren. Ein qualitativer Test ist dann als gut, im Sinne von sensitiv, zu bezeichnen, wenn diese beiden Werte nahe beinander liegen.

Als Beispiel betrachten wir die Empfindlichkeitskurven (Abb. 1.**8**) für den Proteinnachweis im Urin zweier Teststreifenhersteller. Als Entscheidungsgrenze für positive Resultate („Umschlagpunkt") geben beide Hersteller 200 mg/l an. Die Kurve A (Hersteller 1) verläuft relativ flach und erreicht E_{90} erst bei 300 mg/l; während die Kurve B einen viel steileren Verlauf zeigt und E_{90} bereits bei 180 mg/l erreicht. Die Kurve B (Hersteller 2) zeigt eine akzep-

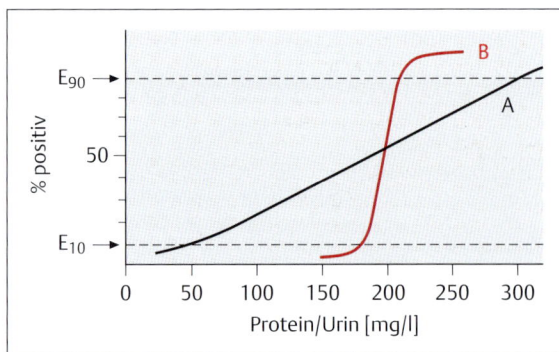

Abb. 1.8 Empfindlichkeitskurven für 2 unterschiedliche Teststreifen für den Proteinnachweis im Urin.

table (geringe) Abweichung der praktischen Empfindlichkeit von der Vorgabe und zeigt eine vergleichsweise geringe Matrixabhängigkeit (steiler Kurvenverlauf); der Teststreifen des Herstellers A zeigt Protein im Urin dagegen in den meisten Fällen erst deutlich oberhalb des vorgegebenen cut-off-Wertes an und weist große Unterschiede von Probe zu Probe trotz gleich hoher zugesetzter Proteinkonzentration auf, was eine deutliche Matrixabhängigkeit des Tests zeigt. Die Ergebnisse sprechen für die Verwendung des Teststreifens B.

Qualitative Tests werden häufig als Screeningtests (Suchtest, Testsieb) verwendet. Hier muss die Entscheidungsgrenze so gewählt werden, dass möglichst alle Erkrankten erfasst werden. Wir müssen die Sensitivität des Verfahrens optimieren. Der normale Teststreifen für Gesamtprotein im Urin besitzt in dieser Hinsicht eine zu geringe Empfindlichkeit, um alle Nierenerkrankten zu erkennen. Leichte Albuminerhöhungen, die bereits deutlich pathologisch sein können, lassen sich nicht ausreichend nachweisen.

Erlaubt das Untersuchungsverfahren die Prüfung an mehreren Entscheidungsgrenzen, so liegt ein semiquantitativer Test vor.

1.5.4 Analytische Spezifität

Analytische Spezifität können wir folgendermaßen definieren:

> Die analytische Spezifität beschreibt, inwieweit die Labormethode nur das misst, was sie vorgibt zu messen und ist daher das Vermögen des analytischen Verfahrens, unter chemisch oder immunologisch ähnlichen Verbindungen oder katalytisch ähnlich wirkenden Enzymen in der Probe nur die gesuchte Komponente (Messgröße) zu erfassen.

Die methodische Fortentwicklung der Analysenverfahren zielt in der Regel neben der Verbesserung der Sensitivität vor allem auf die Erhöhung der analytischen Spezifität (1.17). Probenvorbereitungsschritte sind immer dann notwendig, wenn die analytische Spezifität der Testmethode nicht ausreichend ist.

Bei der Prüfung der analytischen Spezifität eines klinisch-chemischen Verfahrens beginnt man mit in-vitro-Untersuchungen. Dabei wird geprüft, ob dem Analyten ähnliche Substanzen auch erfasst werden. Kommt es zu messbaren Konzentrationen, die das scheinbare Vorliegen des Analyten vortäuschen können, sprechen wir von einer Kreuzreaktion. Diese wird im Allgemeinen in Prozent angegeben. Unter welchem Prozentsatz man eine Kreuzreaktion vernachlässigen kann, hängt vom zu erwartenden Konzentrationsverhältnis der Messgröße zu den störenden Komponenten in unseren Proben ab.

> **1.17**
> **Methodenfortentwicklung und Spezifität am Beispiel der Creatinkinase-Bestimmung**
>
> Sehr häufig stellt sich labordiagnostisch die Frage, ob ein Herzinfarkt vorliegt. Vor 20 Jahren hat man bei dieser Fragestellung die Gesamtaktivität der Creatinkinase (CK) untersucht, die allerdings auch bei Skelettmuskelschäden ansteigt. Dann wurde der Immuninhibitionstest entwickelt, der die selektive Bestimmung der B-Untereinheit erlaubt. Aus dem Ergebnis der CK-B wurde auf die CK-MB-Aktivität geschlossen. Heutzutage stehen nun immunologische Bestimmungsmethoden für die spezifische Messung der CK-MB, die bei Herzmuskelschädigungen ansteigt, zur Verfügung.
> Analytische Sensitivität und Spezifität wurden bei dieser Entwicklung entscheidend verbessert. Dies hat gleichzeitig auch zu einer Verbesserung der diagnostischen Sensitivität und Spezifität geführt.

Betrachten wir ein bestimmtes Messverfahren für die Blutglucose, das 60 % Kreuzreaktion mit Xylose und 1 % Kreuzreaktion mit Galactose aufweist, so sind zur Beurteilung folgende Überlegungen notwendig: Xylose kommt abgesehen von geringen Spuren im Blut physiologischerweise nicht vor, d. h. die Kreuzreaktion hat keine praktische Relevanz; Galactose als Bestandteil des Milchzuckers finden wir sehrwohl im Blut, hier ist allerdings die Kreuzreaktion so niedrig, dass keine nennenswerten Verfälschungen der Blutglucosekonzentration zu erwarten sind.

Nach den in-vitro-Experimenten wird man deren Ergebnisse durch Untersuchung einer großen Zahl gesunder Probanden erhärten. Es dürfen keine nennenswerten Kreuzreaktivitäten auftreten. Dann wird man Proben von möglichst vielen Kranken untersuchen, um zu klären, ob natürliche Inhaltsstoffe in abnormen Konzentrationen oder Inhaltsstoffe, die in der Krankheit neu erscheinen, mitgemessen werden. Ferner ist der Einfluss durch Hämolyse, Lipämie und ähnliches zu untersuchen. Ein besonderes Augenmerk muss auf mögliche Störungen der Analytik durch Nahrungsinhaltsstoffe und Medikamente gerichtet werden. Allerdings werden solche Störungen oft erst im Alltagseinsatz eines neuen Messverfahrens erkannt, sodass wir bei unerklärlichen Ergebnissen immer auch an eine mögliche Kreuzreaktion denken und unsere Beobachtungen z. B. an den Testhersteller weitermelden sollten.

Genauso wie Meldungen über Arzneimittelnebenwirkungen an den Hersteller gemeldet werden müssen, wenn diese noch nicht als bekannt gelten, so ist dieses für Diagnostika nach dem neuen Medizinproduktegesetz ebenfalls vorgesehen.

2 Postanalytische Phase

2.1 Qualitätskontrolle im Überblick

Präzisions-, Richtigkeitskontrolle, Ringversuche und das Befolgen von „Good Analytical Laboratory Praxis" GALP und „Good Laboratory Praxis im medizinischen Labor" GLP/ML garantieren eine gleich bleibend hohe Qualität unserer Laboruntersuchungen.

Die Qualitätskontrollmaßnahmen besitzen im klinisch-chemischen Labor einen ausgesprochen hohen Stellenwert. Zur ständigen Überprüfung der Zuverlässigkeit unserer Analytik setzen wir ein Kontrollprobensystem ein. Grundsätzlich verwenden wir bei quantitativen Verfahren zwei Arten von Kontrollproben:
- Die Präzisionskontrolle überprüft die Reproduzierbarkeit der Messungen. Mit ihr können grobe und zufällige Fehler (2.1) erkannt werden.
- Die Richtigkeitskontrolle lässt uns systematische Fehler (2.1) erkennen, die von relativ kleinen bis zu sehr großen Abweichungen (grobe Fehler) von einem definierten Zielwert reichen können.

Die Präzisionskontrolle begleitet die Analytik der Patientenproben. Ihre Ergebnisse müssen sofort ausgewertet werden und sind eine Voraussetzung für die Messwertfreigabe. Die Präzisionskontrolle ist daher eine offene Arbeitsplatzkontrolle.

Die Richtigkeitskontrolle soll ohne Kenntnis des Zielwertes durchgeführt werden. Ihre Organisation und Auswertung obliegt dem Laborleiter oder speziell beauftragten Mitarbeitern. Außer zur Durchführung der internen Richtigkeitskontrolle sind die medizinischen Laboratorien zur Teilnahme an einer zusätzlichen externen Richtigkeitskontrolle in Form von Ringversuchen verpflichtet. Die Auswertung der externen Richtigkeitskontrolle erfolgt zentral durch den Ringversuchsleiter (z.B. zentrale Referenzinstitution für biomedizinische Analytik der DGKC e.V.).

Die Vorschriften zur Durchführung der Qualitätskontrolle in medizinischen Laboratorien und die Anforderungen für die Güte der Messungen (maximal erlaubte Unpräzision, erlaubte Abweichungen vom Zielwert) sind in den Richtlinien der Bundesärztekammer (RILIBÄK) festgelegt (s. S. 370).

Die Ergebnisse der Qualitätskontrollmessungen und Maßnahmen, die nach der Erkennung von Analysenfehlern ergriffen wurden, müssen dokumentiert werden.

Ebenso sind die Ringversuchs-Zertifikate aufzubewahren. Ziel ist es, dass die Kontrolle der durchgeführten Untersuchungen jederzeit nachvollzogen werden kann.

Mit einer bevorstehenden Novellierung der RILIBÄK ist zu erwarten, dass der internen Richtigkeitskontrolle mehr Gewicht gegeben wird. Insbesondere wird die Richtigkeitskontrolle direkt an den Arbeitsplatz verlagert, wo mit mindestens zwei verschiedenen Richtigkeitskontrollmaterialien gearbeitet werden soll. Grundlage für die Messwertfreigabe wird künftig nicht mehr die Erfüllung der Präzisions-, sondern die Erfüllung der Kriterien der Richtigkeitskontrolle sein. Präzisionsdaten sollen mithilfe der heute weit verbreiteten Labor-EDV aus den Ergebnissen der Richtigkeitskontrolle berechnet werden und am Arbeitsplatz laufend zur Verfügung stehen.

> **2.1**
> **Zufällige und systematische Fehler**
>
> Kopf oder Wappen beim Münzwurf, die Lage der einzelnen Einschüsse beim Schuss mit einer Schrotflinte und auch die Einzelergebnisse von Vielfachmessungen derselben Probe im Labor sind zufällige Ereignisse. Die Folge ist die Unpräzision der Ereignisse, d.h. bei der Erstellung von Laborwerten deren Streuung. Als Ursache wird ein zufälliger Fehler angenommen. Beispielsweise kann eine ausgeleierte Dichtung bei einer Kolbenpipette zu zufälligen Schwankungen des Pipettiervolumens führen. Fällt eine solche Schwankung besonders groß aus, kommt es zu einer groben Abweichung. Ursache ist dann ein grober Fehler, z. B. völliges Brechen des entsprechenden Dichtringes.
> Systematische Fehler sind im Prinzip methodische Fehler, die sich nur durch eine Methodenoptimierung oder gar einen Wechsel der Methode verringern lassen.
> **Beispiel:** Wir zielen mit Wurfpfeilen auf eine Zielscheibe und alle Pfeile landen abseits vom Ziel in einer Ecke. Ursache könnte ein Augenfehler oder ein Fertigungsfehler der Pfeile sein.
> **Laborbeispiel:** Wir messen mehrere Richtigkeitskontrollen für eine Messgröße und erhalten jeweils Abweichungen von den angegebenen Zielwerten, die immer zu erhöhten oder erniedrigten Resultaten führen.

Die Qualitätskontrolle im Labor steht nicht für sich alleine da, sondern sollte in ein umfassendes Bündel von Maßnahmen zur Qualitätssicherung eingebettet sein.

Hierzu gehört vor allem, dass wir konform mit den Forderungen von GLP/ML und GALP (2.2) unsere Laborarbeit durchführen.

>
> **2.2**
> Qualitätssicherung im Labor: GLP-ML, GALP
>
> Neben den Maßnahmen der internen und externen Qualitätskontrolle soll in den Laboratorien ein Regelwerk aufgebaut werden, das eine Qualitätsnachweisführung innerhalb der gesamten medizinischen Laboratoriumsdiagnostik einschließlich der nicht-analytischen Bereiche (z.B. Präanalytik, Reagenzien, Validierung, Befunderstellung) erlaubt. Dieses Regelwerk soll ständig ausgebaut und mit Regelwerken höherer Ordnung (z.B. Akkreditierungsrichtlinien) harmonisiert werden. Damit ein solches Regelwerk zum Gelingen führt, muss es behutsam in allen Laborbereichen eingeführt werden und es müssen die Voraussetzungen für ein solches Qualitätssicherungsprogramm geschaffen werden: Aufbau von Organisationsstrukturen; Bereitstellung von genügend zahlreichen und ausreichend qualifizierten Mitarbeitern und Sicherstellung von deren Aus-, Fort- und Weiterbildung; Bereitstellung geeigneter Räumlichkeiten, Einrichtungen, Analysensysteme, Arbeitsmaterialien, Informations- und Dokumentationssysteme; Sicherstellung der Beachtung von Vorschriften (z.B. Eichgesetz, Unfallverhütung, Arbeitshygiene); Organisation von Ver- und Entsorgung; Sicherstellung der ständigen Qualitätssicherung (QS-Personal, Dokumentation der Prüfungen, innerbetriebliche Transparenz, Fortentwicklung des QS-Programms).

2.2 Ergebnismitteilung

In der Ergebnismitteilung müssen wir
- das Untersuchungsmaterial eindeutig angeben,
- das Resultat unmissverständlich darstellen und
- eine zweifelsfreie Zuordnung zum Patienten sicherstellen.

Zeitkritische Ergebnisse werden vorab telefonisch oder per EDV (Krankenhausinformationssystem) übermittelt. Es folgt ein endgültiger Befund, der zumindest diese Ergebnismitteilung enthält.

2.2.1 Zuordnung zum Patienten und zur Untersuchungsprobe

Zuerst einmal müssen wir bei der Ergebnismitteilung einige wichtige Formalien beachten:

Die Ergebnismitteilung muss eine eindeutige Zuordnung zum Patienten (Name, Fallnummer, Auftragsnummer 2.3), zur Art und Beschaffenheit der Untersuchungsprobe = Primärprobe und zum Untersucher (Absender der Ergebnismitteilung) ermöglichen.

Zur Beschreibung der Primärprobe gehört die Übernahme von Angaben des Anforderers zur Gewinnung der Primärprobe. Solche Angaben betreffen z.B. die Gewinnung von arteriellem, venösen oder kapillären Blut; Angaben über Zusatz und Art eines Antikoagulanz oder Konservierungsmittels (besonders bei Harnproben) und Angaben zu Gesamtmenge und Sammelzeit bei Sammelurin.

Zusätzlich sind für eine korrekte Ergebnismitteilung genaue Datums- und Zeitangaben erforderlich. Der Abnahmezeitpunkt der Primärprobe sollte aus den Angaben des Anforderers übernommen werden.

Desweiteren wird von Labor-EDV-Systemen der Zeitpunkt des Probeneingangs ins Labor festgehalten und schließlich der Zeitpunkt der Ergebnisübermittlung. Erfolgt diese vorweg telefonisch, sollte der Befundempfänger namentlich vermerkt werden.

Bei empfindlichen (instabilen) Messgrößen sollten zusätzlich der Zeitpunkt der Probenaufbereitung (Herstellung der sog. Sekundärprobe) und der Analyse festgehalten werden. Eine ganz genaue zeitliche Dokumentation des Untersuchungsablaufes erfolgt z.B. bei forensischen (gerichtschemischen) Untersuchungen.

>
> **2.3**
> Zuordnung zum Patienten
>
> Bei Krankenhausaufnahme wird heute in der Regel jedem Patienten eine individuelle Fallnummer zugeordnet, sodass Name und Fallnummer den einzelnen Patienten eindeutig identifizieren. Laboratorien arbeiten in der Regel auftragsorientiert. Dies bedeutet, dass jeder Untersuchungsantrag eine individuelle Auftragsnummer besitzt und wir die Patientendaten und Ergebnisse jeweils einem solchen Auftrag zuordnen.

2.2.2 Angaben zur Analysenprobe und zum Messergebnis

Die Art der analytischen Probe, z.B. Serum, Plasma oder Hämolysat, muss angegeben werden, wobei übliche Abkürzungen verwendet werden dürfen, z.B. für Albumin im Serum „Albumin/S". Die Beschaffenheit der Analysenprobe sollte zusätzlich beschrieben werden, z.B. Plasma „unauffällig". Auffälligkeiten sind genau anzugeben. Hierzu gehören visuell erkennbare Eigenschaften der Analysenprobe z.B. Rotfärbung (Hämolyse) oder Gelbfärbung (ikterische Probe) bei Serum oder Plasma und besonders bei Urin Angaben zu Geruch, Färbung und Trübungen, bzw. bei Liquor zu Gerinnselbildungen und Gelbfärbung der zentrifugierten Probe (Xanthochromie) oder Schimmelbildung bei Stuhlproben.

Das eigentliche Untersuchungsresultat wird in Form der Messgröße (s. S. 4) angegeben (s. Beispiel in 2.4). Dabei muss der Analyt völlig eindeutig benannt werden. Abkürzungen müssen üblich, allgemein bekannt und möglichst unmissverständlich sein. Unabdingbar ist auch die Angabe der Einheit, wobei das internationale Einheitensystem zugrunde liegen sollte (s. S. 4).

2.4
Beispiel für die Angabe eines Untersuchungsresultats

PSA gesamt	12.5 μg/l	hoch
freies PSA	0.9 μg/l	
Quotient	0.07	tief

Erläuterung: Beim prostataspezifischen Antigen (PSA) können wir die Gesamtmenge und die freie (im Blut nicht an Makromoleküle gebundene) Konzentration messen. Quotienten von freiem zu Gesamt-PSA unter 0.1 sind verdächtig für malignes Wachstum der Prostata.

Ergänzend sind Hinweise auf eine Über- oder Unterschreitung der Grenzen des Referenzbereiches, auf Mehrfachbestimmungen oder Wiederholungen des Analysenverfahrens zweckmäßig. Bei Schwierigkeiten mit einem Analysenverfahren oder einer speziellen Untersuchungsprobe sind eine Benachrichtigung „Messwert folgt" oder Angaben zur voraussichtlichen Dauer der Betriebsstörung zweckdienlich. Die Angabe der Ergebnisse der statistischen Qualitätskontrolle ist nicht nötig, da ihre Durchführung verpflichtend ist und Ergebnisse abgesehen von eiligen Notfalluntersuchungen nicht ohne gültige (valide) Qualitätskontrolle weitergegeben werden.

Bei Spezialuntersuchungen kann allerdings im Einzelfall die Information über die aktuelle Lage der Qualitätskontrolle für den Anforderer von Bedeutung sein.

2.2.3 Übermittlung zeitkritischer Ergebnisse

> **Zeitkritische Ergebnisse sind solche, die entweder als zeitkritisch angefordert sind oder alarmierende Inhalte besitzen.**

Als zeitkritisch gelten insbesondere die Ergebnisse von Notfall-, Schnell- oder Eilanforderungen. Als alarmierend werden Ergebnisse betrachtet, bei denen auch ohne Kenntnisse über die besondere Situation des Patienten (Erkrankung, Vitalfunktionen, usw.) eine unmittelbare Gefährdung für ihn angenommen werden kann oder muss. Zeitkritische Ergebnisse werden unmittelbar nach ihrer Erstellung mitgeteilt. In der Regel werden alarmierende Ergebnisse nach der analytischen Beurteilung, oft jedoch vor der Durchführung der Qualitätskontrolle und Plausibilitätskontrolle mitgeteilt.

Zeitangaben, insbesondere die Uhrzeit der Anforderung und der Ergebnismitteilung sind obligatorisch. Bei telefonischer Übermittlung, Telefax oder elektronischer Übermittlung auf Stationsdrucker oder Terminal muss ein schriftlicher Befund folgen. Bei telefonischer Ergebnismitteilung ist besonders darauf zu achten, dass dem Empfänger des Ergebnisses, der u.U. zufällig das Gespräch entgegen nimmt, die mögliche Gefahr für den Patienten bewusst ist.

2.3 Befunderstellung

Nach Durchführung der Analytik, der statistischen Qualitätskontrolle und der Plausibilitätskontrolle wird der klinisch-chemische Befund erstellt. Dessen Layout sollte die Bedürfnisse des Anforderers weitmöglichst erfüllen und ein hohes Maß an Flexibilität aufweisen.

2.3.1 Befundvoraussetzungen

Erst wenn die Zuverlässigkeit der Analytik durch die statistische Qualitätskontrolle überprüft wurde, mögliche Störfaktoren berücksichtigt wurden, die Plausibilität des Messergebnisses untersucht wurde und insbesondere eine Vorwert- und Konstellationsbetrachtung durchgeführt wurde, kann ein klinisch-chemischer Befund erstellt werden. Dieser sollte zusätzlich allgemeine medizinische Aspekte und Besonderheiten durch vorliegende Einflussgrößen berücksichtigen.

Plausibilitätskontrolle. Sie prüft, wieweit das Messergebnis mit der speziellen Situation des Patienten und allgemeinen Erkenntnissen zur jeweiligen Messgröße vereinbar ist. Die Mitteilung des Ergebnisses der Plausibilitätskontrolle wird empfohlen; dies gilt besonders bei elektronischer Übermittlung mittels eines Krankenhausinformationssystems.

Longitudinalbeurteilung. Sie betrachtet die zeitliche Folge von Ergebnissen aus Primärproben desselben Patienten (Zeitreihen). Aus biologischen Halbwertszeiten und Erkenntnissen über typische Veränderungen der Messgröße bei definierten Erkrankungen kann die Plausibilität solcher Zeitreihen beurteilt werden.

Transversalbeurteilung. Sie erfolgt durch den Vergleich der Ergebnisse eines oder mehrerer Analysenverfahren aus Primärproben oder Laborproben mit Beurteilungskriterien, die durch Untersuchung einer geeigneten Referenzstichprobe gewonnen wurden. Diese Art der Beurteilung wird angewandt beim Vergleich mit einem Referenzintervall, mit einer Entscheidungsgrenze oder mit einem therapeutischen Bereich.

2.3.2 Inhalte des Befundes

Für verschiedene Messgrößen sind je nach der weiterzugebenden Information unterschiedliche Layouts nötig. Die Befundmitteilung besteht zumindest aus der Ergebnismitteilung. Dies ist für die sog. „Routinebefunde" ausreichend, bei denen die Kenntnis der Referenzbereiche usw. beim Befundanforderer vorausgesetzt werden kann (2.5). Wesentlich ausführlichere Befunde sind bei Spezialuntersuchungen erforderlich. In 2.6 ist als Beispiel ein toxikologischer Befund abgebildet. In speziellen Fällen, z. B. bei Vorliegen widersprüchlicher Ergebnisse, sollten auch Routinebefunde detaillierter erfolgen (2.7). Kumulativbefunde fassen alle Ergebnisse eines Patienten in Zeitreihen und nach Messgrößen geordnet zusammen (2.8).

2.5
Layoutbeispiel Routinebefund

Mustermann, Anton Fallnr. 981237124
Station 15A
Auftrag: 740987 vom 1.4.98 18:42

Auss./Plasma		unauff.	
CK	[U/l]	170	hoch
CKMB-Masse	[µg/l]	18	hoch
Creatinin	[mg/dl]	1.05	
ALT	[U/l]	56	hoch
Glucose	[mg/dl]	85	

Es wird vorausgesetzt, dass der Befundempfänger die verwendeten Abkürzungen und die Lage der Referenzbereiche kennt.

2.7
Beispiel kommentierter Routinebefund

Mustermann, Anton Fallnr. 981237124 Station 15A
Auftrag: 751254 vom 1.4.98 23:45

Aussehen/P		unauff.	
CK	[U/l]	165	hoch
CKMB-Masse	[µg/l]	19	hoch
TnI	[µg/l]	< 0.1	

Kommentar: Der unauffällige Troponin-I-Messwert zusammen mit den gegenüber dem Vorbefund nahezu unveränderten Messwerten für Gesamt-CK und CKMB-Masse schließen eine cardiale Ursache für die Erhöhung von Gesamt-CK und CKMB-Masse aus. Mögliche Ursache: Skelettmuskelschädigung/-erkrankung.

2.6
Beispiel toxikologischer Befund

Mustermann, Anton Fallnr. 981237124
Auftrag: 740988 vom 1.4.98 18:42 Station 15A

TOXIKOLOGISCHER BEFUND

	Einheit	therapeutischer Bereich	Messwert
Barbiturate/Serum	qual.		nicht nachwb.
Benzodiazepine/S	qual.		positiv
Antidepressiva	qual.		fragl. positiv
Ethanol	[g/l]		< 0.15
Salicylate/S	[mg/l]	50 – 300	< 20
Paracetamol	[mg/l]	bis 10	< 10
Carbamazepin	[mg/l]	3.0 – 8.0	29.6
Cocain/Urin	qual.		nicht nachwb.
Amphetamingruppe/U	qual.		nicht nachwb.
Opiatgruppe/U	qual.		nicht nachwb.

Hochdruckflüssigkeitschromatographie (HPLC) / Serum: Carbamazepin mit Metabolit in hoher Konzentration (siehe quantitative Angabe); zusätzlich ein weiterer Peak ohne Identifizierung.
HPLC / Urin:
Lidocain; Promethazin-Metabolit und weitere nicht identifizierbare Peaks. Kein Carbamazepin, kein Perphenacin (Decentan) nachweisbar; kein Hinweis auf Cocain, Opiate, Amphetamine.

Beurteilung:
Die Untersuchungen zeigen eine akute Carbamazepin-Überdosierung bei gleichzeitigem Vorliegen anderer Substanzen. Die nicht identifizierten Peaks im Serum und Urin weisen auf Fluvoxamin hin (Identifizierung unsicher). Das vermutete Cocain konnte mit 2 Untersuchungsmethoden ausgeschlossen werden; auch für das vermutete Vorliegen von Decentan wurden keine Hinweise gefunden. Der positive Benzodiazepin-Nachweis lässt sich auf das verordnete Diazepam zurückführen. Zur weiteren Abklärung haben wir wie tel. besprochen das Untersuchungsmaterial in das Institut für Rechtsmedizin weitergeleitet.

Mit kollegialen Grüßen

2.8
Beispiel Kumulativbefund

Mustermann, Anton Fallnr. 981237124 Station 15A

		Auftrag 752654 02.04.98 08:00	**Auftrag 751254** **01.04.98 23:45**	Auftrag 740987 01.04.98 18:42
Aussehen/Plasma		hämolytisch	unauffällig	unauffällig
CK	[U/l]		165	170
CKMB-Masse	[µg/l]		19	18
TnI	[µg/l]	< 0.1	< 0.1	
Creatinin	[mg/dl]			1.05
ALAT	[U/l]	54	56	
Glucose	[mg/dl]		85	

Kommentar zu **Auftrag 751254**: Der unauffällige Troponin-I-Messwert zusammen mit den gegenüber dem Vorbefund nahezu unveränderten Messwerten für Gesamt-CK und CKMB-Masse schließen eine cardiale Ursache für die Erhöhung von Gesamt-CK und CKMB-Masse aus. Mögliche Ursache: Skelettmuskelschädigung/-erkrankung.

Die größte Flexibilität wird gewonnen, wenn der Anforderer z.B. am PC eines Krankenhausinformationssystems nach Übermittlung der Daten selbst das Layout auswählen kann. Bei elektronischer Befundübermittlung sollte bidirektional eine Eingangsquittierung des Befundempfängers erfolgen.

Der behandelnde Arzt unternimmt schließlich anhand des Befundes die so genannte ärztliche Interpretation. Diese besteht in der Bewertung des Befundes anhand der diagnostischen Sensitivität und Spezifität, der longitudinalen (zeitlichen) und transversalen Beurteilung (Vergleich mit Referenzwerten) und der Zusammenführung mit anderen Untersuchungsergebnissen (Erkennung typischer Befundmuster), der Anamnese und den Befunden der klinisch-körperlichen Untersuchung.

2.4 Dokumentation im Überblick

Dokumentation ist nicht ein notwendiges Übel, sondern eine zentrale Aufgabe in der Klinischen Chemie. Bei dieser Aufgabe werden wir heute durch die Labor-EDV weitgehend unterstützt. Was ist alles zu dokumentieren?

2.4.1 Dokumentation der Analysenresultate

Die Reihenfolge der Messungen, Wiederholungen, Kontrollproben usw. lassen sich bei Bedarf nur rekonstruieren, wenn Geräteausdrucke und Laborjournale aufbewahrt werden. Günstig ist es, wenn zusätzlich der Name der durchführenden Person am Arbeitsplatz und alle relevanten Uhrzeiten protokolliert werden. Bei telefonischer Befundübermittlung soll auch der Befundempfänger festgehalten werden. In der Tabelle (Tab. 2.1) ist als Beispiel ein Laborjournal für die Blutglucosebestimmung gezeigt. Wir erkennen in diesem Journal, dass die Patientenmesswerte von gültigen Kontrollmessungen ummantelt sind und dass der deutlich hohe Messwert von Meyer, D. wiederholt

Tab. 2.1 Glucose im Kapillarblut (EBIO-Analyser) 1.1.1998.

lftd. Nr.	Pat.-Name	Auftrags-Nr.	Station	Messwert (mg/dl)	Markierung	Vorwert (mg/dl)	Zeit zum Vorwert (Tage)
1	Kontrolle A	90061	Labor	225	akzeptiert	27	1
2	Kontrolle B	90062	Labor	96	akzeptiert	94	0
3	Huber, A	4242098	01	78		69	4
4	Meyer, D	6576905	02	476	hoch	45	1
5	Meyer, D	6576905	02	463	hoch	45	1
6	Ziegler, T	2243567	31B	143	hoch	189	2
7	Wanninger, K	8549578	Nothilfe	27	alarm. tief		
8	Wanninger, K	8549578	Nothilfe	24	alarm. tief		
9	Kontrolle B	90062	Labor	101	akzeptiert	96	0

wurde. Der alarmierend tiefe Messwert von Wanninger, K. musste nach Laborvorschrift sofort telefoniert werden, auch dies sollte in der EDV festgehalten werden, und wurde anschließend zur Absicherung wiederholt, gefolgt von einer Kontrolle. Die anderen Patientenwerte können nach dieser Kontrolle dann auch freigegeben werden.

Die Langzeit-Speicherung der Daten in der Labor-EDV macht den Zugriff auf diese Daten zu jeder Zeit möglich und erspart große Mengen an Papierausdrucken.

2.4.2 Dokumentation der Qualitätskontrolle

Die Ergebnisse der internen Präzisions- und Richtigkeitskontrolle und die Zertifikate der externen Qualitätskontrolle (Ringversuche) sollen so aufbewahrt werden, dass jederzeit die Kontrolle der durchgeführten Untersuchungen nachvollzogen werden kann. Als Aufbewahrungszeit sind derzeit 10 Jahre vorgesehen.

2.4.3 Dokumentation der Mitteilung von Ergebnissen und Befunden

Ergebnisse und Befunde müssen in schriftlicher Form oder als Ausdruck eines Datenträgers vorliegen, mitgeteilt und als solche 30 Jahre in der Krankenakte aufbewahrt werden. Die Aufbewahrung auf elektronischen Datenspeichern (elektronische Krankenakte) ist anzustreben, da die Ergebnisse und Befunde dabei zu einem späteren Zeitpunkt leichter zugreifbar und abrufbar sind. Auf die Belange des Datenschutzes ist besonders zu achten.

In speziellen Laborbereichen, z. B. Immunhämatologie und Toxikologie, gibt es besondere Vorschriften für die Aufbewahrung von Untersuchungsmaterialien und die Dokumentation, ggf. müssen auch alle einzelnen Analysenprotokolle und Geräteausdrucke aufbewahrt werden („chain of custody").

2.4.4 Qualitätshandbuch

Ein Qualitätshandbuch (QS) wird heute als eine notwendige Grundvoraussetzung für den Betrieb eines Labors angesehen und ist unabdingbare Voraussetzung z. B. für eine Akkreditierung des Labors. In der Regel werden im QS-Handbuch des Labors folgende Themen behandelt:
– Verantwortung und Befugnisse aller Mitarbeiter, die qualitätsrelevante Tätigkeiten im Labor ausführen,
– schriftliche Durchführungsbestimmungen für qualitätssichernde Maßnahmen (z. B. Verfahrensanweisungen),
– Regeln zur Überprüfung, Aktualisierung und Überwachung des Handbuchs.

Welche Vorteile bringt uns die mühsame Erstellung eines solchen QS-Handbuchs? Die Abläufe und qualitätssichernden Maßnahmen im Labor werden transparent; die Arbeitsabläufe sind geregelt, einsehbar und nachvollziehbar; die Effizienz wird durch den Zwang zur Dokumentation und Aktualisierung ständig überprüft; und schließlich ergibt sich eine positive Außenwirkung in Form eines positiven Qualitätsimage.

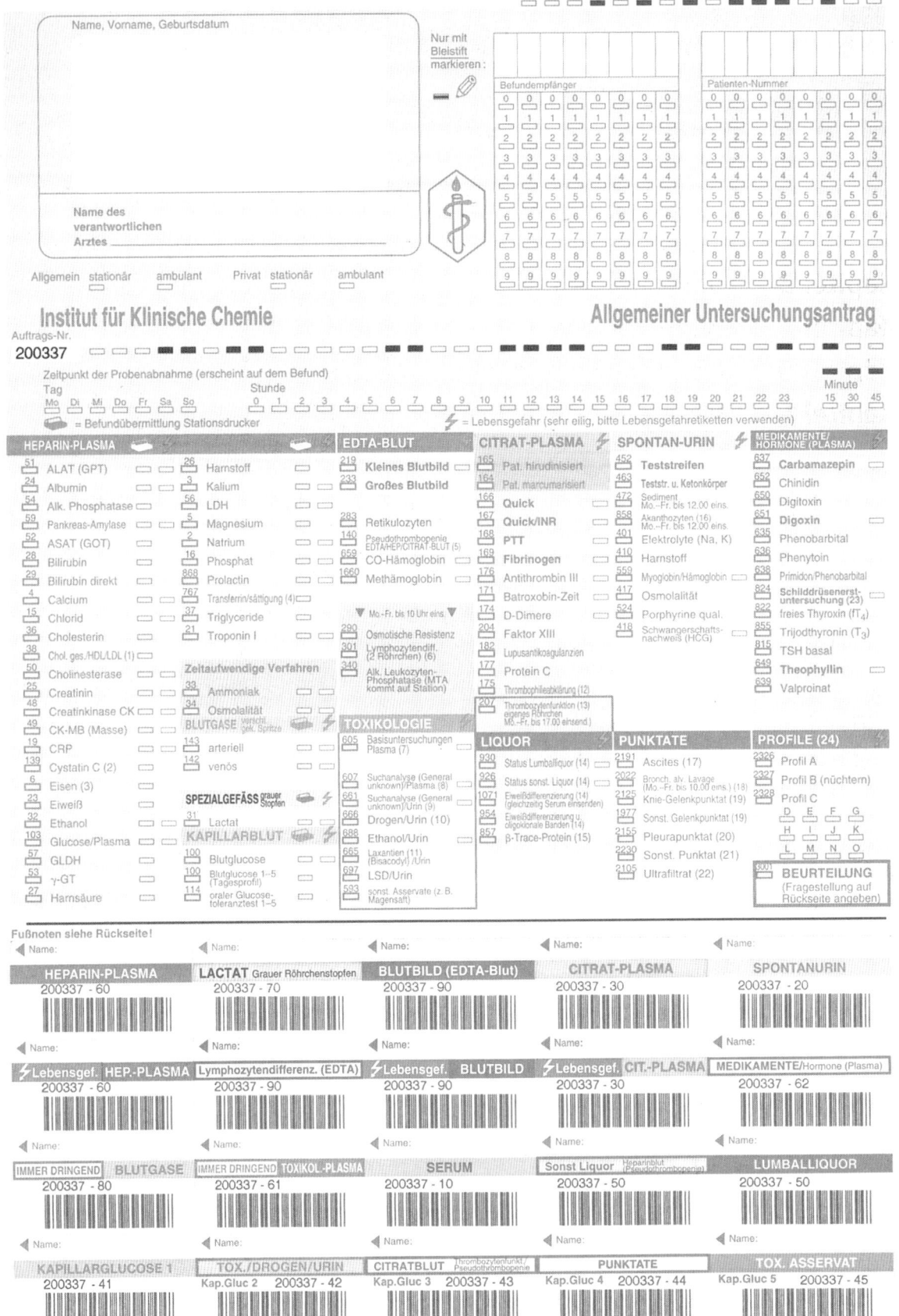

II Physikalische Untersuchungsverfahren

Kapitel 3   Verfahren zur Trennung von Substanzgemischen
Kapitel 4   Photometrie
Kapitel 5   Immunchemische Messverfahren
Kapitel 6   Weitere Messverfahren und Mechanisierung der Analytik

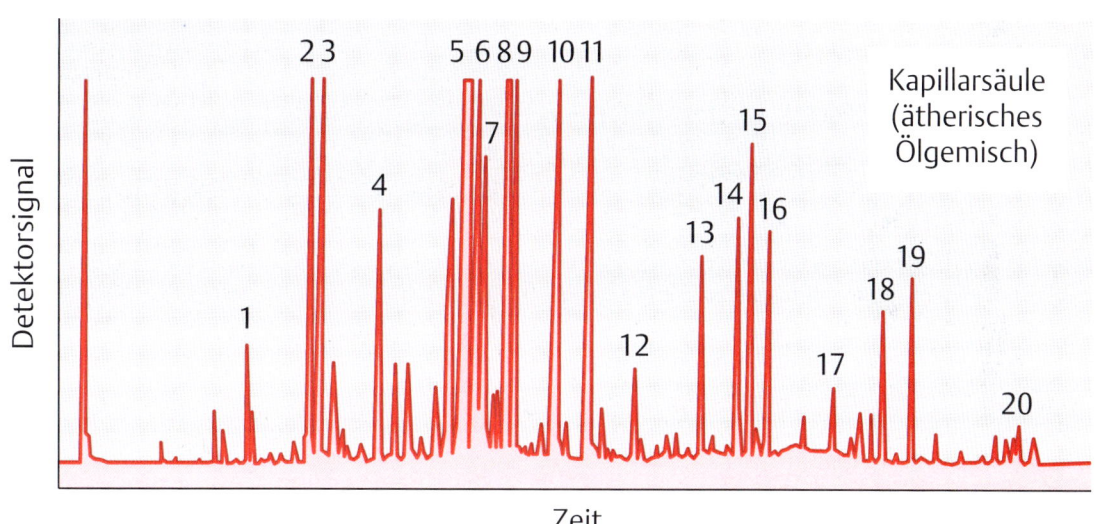

3 Verfahren zur Trennung von Substanzgemischen

3.1 Einfache Trennverfahren

Die einfachen Trennverfahren benutzen wir in der Klinischen Chemie typischerweise für die Probenvorbereitung:
- Mittels Zentrifugation werden z.B. Plasma und Blutkuchen getrennt.
- Mittels Fällung werden proteinfreie Proben hergestellt oder durch Filtration wird der Proteingehalt verändert.
- Mittels Extraktion schließlich werden Substanzen in niedriger Konzentration angereichert und in ein für die anschließende Analytik geeignetes Lösungsmittel gebracht.

Obwohl die Gefriertrocknung (Lyophilisation) kein Trennverfahren ist, soll sie im 3.1 wegen ihrer häufigen Anwendung insbesondere zur Herstellung von haltbaren Standards und Kontrollproben in diesem Zusammenhang erwähnt werden.

3.1 Lyophilisation

Bei der Lyophilisation (Gefriertrocknung) handelt es sich um keine Trennmethode, sondern nur um eine Einengungsmethode bei der das Lösungsmittel Wasser entfernt wird.
Prinzip: Unter Hochvakuum verdampft das Lösungsmittel aus der tiefgefrorenen Probenlösung, ohne dass eine Verflüssigung eintritt (Sublimation). Als Lyophilisat (Pulver) bleiben alle zuvor gelösten Substanzen zurück.
Anwendungsbeispiele:
– Herstellung löslichen Cafes
– Herstellung von lyophilisierten Kontrollproben
Lyophilisate sind viel haltbarer als die Originalflüssigkeiten und können durch Zugabe der vorgeschriebenen Flüssigkeitsmenge wieder rekonstituiert werden. Wichtig ist, dass vor Verwendung der rekonstituierten Probe lange genug die Lösungsvorgänge abgewartet werden und gut geschwenkt wird.

3.1.1 Zentrifugation

Viele klinisch-chemische Untersuchungen beginnen damit, dass zelluläres Material von der zu untersuchenden Flüssigkeit abgetrennt werden muss. Die wichtigste physikalische Methode, die hierzu verwendet wird, ist die Zentrifugation. Hierbei wird der normale Sedimentationsvorgang durch Ausübung einer zusätzlichen Beschleunigung, die die Erdbeschleunigung übertrifft, zeitlich enorm verkürzt. Grundvoraussetzung für Sedimentation und Zentrifugation ist, dass die Teilchen eine unterschiedliche Dichte besitzen.

Prinzip der Zentrifugation. Es gibt Zentrifugen für die unterschiedlichsten Zwecke. Als Bauteile haben wir immer einen Rotor, der die Probengefäße aufnimmt, einen Antriebsmotor und je nach Ausstattung eine Regelelektronik, Kühlung, Vakuumsystem usw..

Das physikalische Grundprinzip der Zentrifugation beruht darauf, dass jedes Objekt, das mit konstanter Winkelgeschwindigkeit kreisförmig bewegt wird, einer nach außen gerichteten Beschleunigung **F** ausgesetzt ist. Die Größe der Beschleunigung hängt von der Winkelgeschwindigkeit **w** und dem Radius der Rotation **r** (cm) ab. Daraus lässt sich ableiten, dass

*die Zentrifugalkraft und die relative Zentrifugalbeschleunigung dem Radius des verwendeten Rotors und dem Quadrat der Umdrehungszahl proportional sind (**3.2):*

$$RZB = \frac{(\pi \times rpm)^2}{30^2} \times r \times \frac{1}{980}$$

$$\mathbf{RZB = 1.119 \times 10^{-5} \times rpm^2 \times r}$$

Mit dieser Formel können wir die relative Zentrifugalbeschleunigung (Vielfaches von g) für jede Zentrifugeneinstellung und jeden verwendeten Rotor berechnen.

Bei gegebenem Radius gilt, dass die Sedimentationsdauer umgekehrt proportional der Zentrifugalbeschleunigung ist:

$$Sedimentationsdauer = \frac{1}{Zentrifugalbeschleunigung}$$

Eine Verdoppelung der RZB verkürzt die Zentrifugationsdauer auf die Hälfte.

Zur Plasmagewinnung müssen wir z.B. 10 Minuten bei 2000 g, fünf Minuten bei 4000 g aber nur 2 Minuten bei 10000 g zentrifugieren. In der Praxis wird die Anwendung hoher Werte für die RZB häufig durch die Empfindlichkeit des Zentrifugiergutes beschränkt, wobei die Geometrie des Probengefäßes und der Rotortyp einen deutlichen Einfluss haben können.

3.2
Herleitung der Formel für die relative Zentrifugalbeschleunigung

$F = w^2 \times r$ mit **w** ist die Winkeländerung pro Zeit. Die SI-Einheit der Winkelgeschwindigkeit **w** ist $1 \times s^{-1}$.
Dividieren wir die Beschleunigung **F** durch die Erdbeschleunigung **g** ($980\, cm \times s^{-2}$), so erhalten wir die relative Zentrifugalbeschleunigung:
$RZB = w^2 \times r / 980$
Berücksichtigen wir ferner den Zusammenhang zwischen der Winkelgeschwindigkeit und der Umdrehungszahl **rpm**, der gegeben ist als $w = (\pi \times rpm) / 30$, dann können wir oben anstelle **w** diesen Ausdruck einsetzen:

$$RZB = \frac{(\pi \times rpm)^2}{30^2} \times r \times \frac{1}{980}$$

Verwendung verschiedener Rotor- und Zentrifugentypen. Entscheidend für einen „runden" Lauf der Zentrifuge ist die gleichmäßige Beschickung gegenüberliegender Probeneinsätze. Bei niedertourig betriebenen Zentrifugen ($<10000\, g$) setzt man gleiche Röhrchen mit entsprechender Füllhöhe einander gegenüber, wobei auf Austarieren (Gewichtskontrolle) in der Regel verzichtet wird.

Festwinkelrotoren: Diese werden meist zur vollständigen Sedimentierung bestimmter Bestandteile verwendet. Ihr größter Vorteil ist ihre hohe Volumenkapazität, nachteilig ist, dass der Radius am Hals und am Boden des Zentrifugationsröhrchens unterschiedlich ist (Abb. 3.**1**). Bei einem Festwinkelrotor mit $r_{min} = 4,8\, cm$ und $r_{max} = 8,0\, cm$ beträgt die RZB beispielsweise bei 12000 rpm oben 7734 g und unten 12891 g (Abb. 3.**1**).

Ausschwingrotoren: Diese besitzen Halterungen, an welche die Zentrifugationsröhrchen enthaltende Becher angehängt werden. In Ruhe hängen sie vertikal, ab 200 bis 800 rpm schwingen sie um 90 Grad aus. Diese Art von Rotoren wurde ursprünglich für die unvollständige Sedimentation in einem Gradienten konstruiert. Das sedimentierende Material kann sich in Form von graden Banden während der Zentrifugation bewegen und es findet bei der Beendigung der Zentrifugation keine Umschichtung statt. Heute verwendet man häufig auch zur Gewinnung von Serum oder Plasma Ausschwingrotoren.

Hochtourige Kühlzentrifugen: Diese können bis 25000 Umdrehungen erreichen und werden zur Gewinnung von Mikroorganismen, Zellbruchstücken, Zellen, großen Organellen, Ammoniumsulfatfällungen und Immunpräzipitaten benutzt. Ihre Zentrifugalbeschleunigung reicht jedoch nicht aus, um Viren, kleine Organellen (z. B. Ribosomen), Lipoproteinkomplexe oder einzelne Makromoleküle (z. B. DNA) zu sedimentieren. Die nötigen Zentrifugalbeschleunigungen bis 500000 g erreichen nur Ultrazentrifugen.

Ultrazentrifugen: Wegen der extrem hohen Beschleunigungskräfte muss peinlich genau austariert werden. Damit es nicht zu Luftreibung kommt, wird gekühlt und im Hochvakuum gearbeitet. Temperatur, Geschwindigkeit und Unwucht werden ständig elektronisch überwacht. An die Rotoren werden hohe Materialanforderungen gestellt. Ultrazentrifugen und zugehörige Rotoren müssen engmaschig technisch überprüft werden.

3.1.2 Filtration und Fällung

Filtration. Die Filtration durch Filterpapier wird im Klinischen Labor kaum mehr angewandt. Typisches Filterpapier hat einen Porendurchmesser von 5 µm und hält alle Zellen aus Körperflüssigkeiten zurück. Das auf dem Filter liegenbleibende Material wird Filtergut oder Rückstand genannt, die Flüssigkeit, die das Filter passiert, ist das Filtrat.
Die einfachste Variante eines Plasmatrenners im Abnahmeröhrchen ist ein entsprechendes Filterpapier. Mit synthetischen Trenngelen werden allerdings bessere Resultate erhalten.
Eine der Filtration verwandte Technik ist die Dialyse, die in der Klinischen Chemie derzeit kaum eine Rolle spielt (3.3).

Membranfiltration (Ultrafiltration). Dieses Verfahren wird gerne zur Probenanreicherung eingesetzt. Celluloseacetatfilter mit einer Porengröße von 0,45 µm halten neben Zellen polyforme Bakterien zurück. Filter mit 0,2 µm Porendurchmesser halten schließlich alle Bakterien zurück. Erst bei 0,025 µm Filtern werden auch die meisten Viren zurückgehalten.

Membranfilter mit sehr kleinen Poren ergeben nur akzeptable Filtrationsraten, wenn eine der folgenden Methoden angewendet wird:
– Überdruck (Spritzenstempel oder Gasdruck)
– Unterdruck
– Zentrifugation (Spitzfilter oder Filterscheibe im Zentrifugationsröhrchen)

Es gibt gesonderte Membranfilter für wässrige und nicht wässrige Flüssigkeiten.

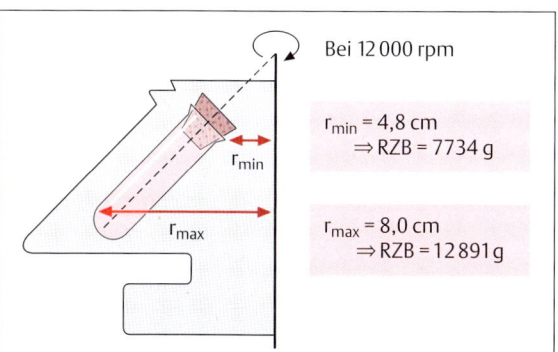

Abb. 3.1 Abhängigkeit der RZB im Zentrifugengefäß vom Abstand zur Zentrifugationsachse bei Festwinkelrotoren.

Eine wichtige Anwendung der Membranfiltration in der Klinischen Chemie ist die Anreicherung von Proteinen in proteinarmen biologischen Flüssigkeiten (Urin, Liquor). Das Wasser wird zusammen mit anderen kleinen gelösten Molekülen durch die Membran teilweise abgepresst, abgesaugt oder zentrifugiert und in der verbleibenden Flüssigkeit reichern sich die großen Moleküle (Proteine) an, die die Membran nicht passieren können. Zur Durchführung von HPLC-Analysen (s. S. 39) ist es nötig, vollkommen proteinfreie Untersuchungslösungen zu haben. Dazu wird nach einer Proteinfällung und Zentrifugation häufig zusätzlich eine Membranfiltration durchgeführt.

3.3 Dialyse

Eine der ältesten Methoden zur Entfernung von Salz und anderen niedermolekularen Substanzen (z. B. Harnstoff) ist die Dialyse: Ein entsprechend langer Schlauch aus einer Acetatfolie wird 30 Minuten in 0,5 mol/l EDTA gekocht, dann bis zu 8-mal in destilliertem Wasser. Der Schlauch darf dann nicht mehr mit bloßen Händen berührt werden, da diese immer mit Proteasen (proteinabbauende Enzyme) kontaminiert (verunreinigt) sind. Wollen wir zum Beispiel eine Proteinlösung entsalzen, so füllen wir den Schlauch mit der entsprechenden Probe und verknoten ihn unter Einschluss einer Luftblase. Der geschlossene Schlauch wird in ein großes Volumen einer kalten Pufferlösung mit niedriger Ionenstärke gehängt. Die Pufferlösung wird langsam gerührt. Der Dialyseschlauch besitzt kleine Poren (er ist semipermeabel), die von Substanzen mit niedriger Molekülmasse (z. B. Salzen), jedoch nicht von größeren Molekülen (Proteine) durchquert werden können. Die Ionenstärke im Schlauch nimmt mit der Zeit ab, nach fünf Stunden empfiehlt sich ein Pufferwechsel.
Andererseits können wir zum Einengen von Flüssigkeiten den gefüllten Dialyseschlauch auf Polyethylenglykol-Pulver (PEG) legen. Dieses zieht Wasser und die Untersuchungslösung im Schlauch wird aufkonzentriert.
Obwohl wir erwarten könnten, dass es sich bei der Dialyse um eine schonende Methode handelt, sind viele Proteine gegenüber einer Dialyse empfindlich.
Ultrafiltration und Dialyse werden medizinisch auch in vivo angewendet. Wir unterscheiden dabei die Hämodialyse (-filtration), die Peritonealdialyse und die chronische Dialyse.
Bei der einfach durchführbaren Peritonealdialyse werden durch einen Katheter etwa zwei Liter Dialyseflüssigkeit in die Bauchhöhle eingebracht (instilliert) und nach einer bestimmten Verweildauer wieder abgelassen. Das Bauchfell übernimmt die Funktion des Membranfilters.
Bei der chronischen Dialyse werden z. B. die Arteria radialis und eine benachbarte Unterarmvene mit Silikonschläuchen, die Teflonspitzen haben, kanüliert. Die freien Schlauchenden können mehrmals an den Dialysator angeschlossen werden. Im Dialysierintervall (d. h. in der Zeit zwischen den Behandlungen) werden sie durch ein Kupplungsstück kurzgeschlossen.

Trennung aufgrund von Fällungsreaktionen. Die gebräuchlichste Methode zur Entproteinierung von Plasma oder Serum ist die Präzipitation der Proteine als unlösliche Salze, die möglichst beim pH des isoelektrischen Punktes durchgeführt wird.
Als Fällungsmittel können wir hierbei einsetzen:

- Trichloressigsäure
- Perchlorsäure
- Ammoniumsulfat
- Alkohole

Angewendet werden solche Fällungsreaktionen zur
- turbidimetrischen Proteinbestimmung mit Trichloressigsäure,
- Konzentrierung von Proben (nach der Fällung Resuspension in einem kleineren Volumen der ursprünglichen Flüssigkeit),
- Entproteinierung um Volumenverdrängungseffekte zu vermeiden. Bei der Glucosebestimmung liegen die Resultate bei direkter Bestimmung im Plasma 5 % und bei der Phosphatbestimmung 6 % niedriger als nach vorausgehender Entproteinierung.

Vielfach eingesetzt werden alkoholische Fällungen zur DNA-Isolierung (s. Kap. 15 Nukleinsäuren).

3.1.3 Flüssig/flüssig- und Festphasenextraktion

Extraktionsverfahren wurden früher in der Biochemie zur Substanzreinigung eingesetzt, dazu mussten die Extraktionsschritte mühsam unzählige Male wiederholt werden. Heute verwenden wir die Extraktionsverfahren in der Regel nur für eine grobe Abtrennung der interessierenden Substanzen bei gleichzeitiger Anreicherung, während die eigentliche Isolation (Trennung) der Stoffe anschließend chromatographisch erfolgt. Grundlage der Extraktion ist die unterschiedliche Verteilung der Untersuchungskomponenten zwischen zwei nicht echt ineinander lösbaren Phasen (z. B. zwei Flüssigkeiten).

Flüssig/flüssig-Extraktion. Aus Serum oder Plasma können z. B. lipophile Substanzen mit organischen Lösungsmitteln extrahiert werden.

Prinzip: In definiertem Volumenverhältnis werden die beiden Flüssigkeiten gut miteinander durchmischt. Die gelösten Substanzen wechseln dabei in das ihren eigenen Eigenschaften ähnlichere Lösungsmittel. Anschließend lässt man die Phasen sich trennen, was durch Zentrifugation beschleunigt werden kann, und arbeitet mit dem Extrakt weiter. Bildet der Extrakt die Oberphase kann er vorsichtig abpipettiert werden, stellt der Extrakt die Unterphase dar, muss er vorsichtig mit einer Pipette abgesaugt werden. Als Anwendungsbeispiel wird in 3.4 die Extraktion des Narkotikums Thiopental aus Blutplasma beschrieben.

Rolle und Bedeutung eines internen Standards: Keine Extraktion ist vollständig. Auch die theoretisch berechenbare Extraktionsausbeute lässt sich praktisch kaum erreichen. Geht eine Extraktion einem quantitativen Bestim-

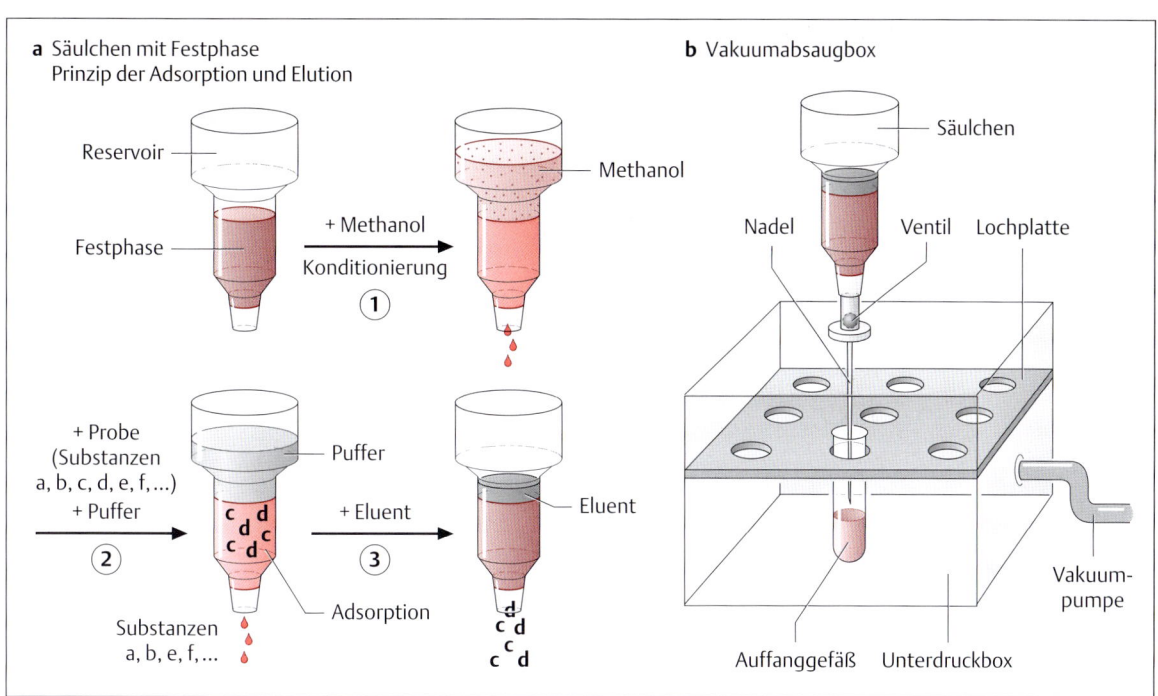

Abb. 3.2 Prinzip der Festphasenextraktion.
a Säulchen mit Festphase: Prinzip der Adsorption und Elution.
1) Im ersten Schritt wird ein neues Extraktionsröhrchen durch Konditionierung vorbereitet.
2) Dann wird die Probe aufgetragen und ein Teil der Substanzen adsorbiert, hier c und d.
3) Nach Waschschritten werden die interessierenden Substanzen mit einem geeigneten Lösungsmittel eluiert.
b Vakuumabsaugbox. Der Durchfluss durch die Säulchen kann erhöht werden, wenn diese auf eine Vakuumbox gesteckt werden.

mungsverfahren voraus, müssten wir daher eigentlich jedes Mal aufwendig die Extraktionsausbeute bestimmen. Ein eleganter Weg ist die Verwendung eines internen Standards. Hierzu wird eine Substanz gewählt, die den interessierenden Probensubstanzen sehr ähnlich ist und aber in den zu untersuchenden Proben nicht vorkommt. Dieser interne Standard wird allen Extraktionsansätzen, also Standardproben, Kontrollproben und Patientenproben in gleicher Menge zugesetzt. Wir gehen davon aus, dass Substanzverluste gleichermaßen unsere nachzuweisenden Substanzen und den internen Standard betreffen. Deshalb können wir nach Durchführung der kompletten Analyse die gefundene Menge der Probensubstanzen entsprechend der Wiederfindung des internen Standards korrigieren.

3.4
Anwendungsbeispiel: Extraktion von Thiopental aus Plasma

Zu Plasma, Standard oder Kontrollprobe wird ein definiertes Volumen einer Secobarbitallösung (interner Standard) gegeben. Die Proben werden 1:1 mit Ether versetzt (z. B. je 1 ml Probe und Ether), 1 Minute mit einem Whirlmischer gemischt und zur Phasentrennung 5 Minuten in einer Tischzentrifuge zentrifugiert. Im Überstand (Ether) befindet sich das extrahierte Medikament und kann anschließend unter Berücksichtigung des internen Standards analysiert werden (z. B. mit der HPLC-Technik, s. S. 39).

Festphasenextraktion. Im Handel sind zahlreiche Festphasenmaterialien erhältlich, die unterschiedlich selektiv verschiedene Substanzklassen adsorbieren können. Die Festphasen befinden sich meist in kleinen Säulchen (Abb. 3.2). Wichtiger erster Schritt ist die Konditionierung der Festphase mit einem geeigneten Lösungsmittel. Dann wird die Probe aufgetragen und mit geeigneten Lösungen nachgewaschen. Die Eluate am Säulenauslauf werden dabei verworfen. Die Bedingungen werden so gewählt, dass die interessierenden Substanzen aus der Probe am Säulenfüllmaterial, also der Festphase, adsorbiert bleiben. Nach Wegwaschen von Matrixbestandteilen werden dann die Probensubstanzen mit einem geeigneten Lösungsmittelgemisch von der Säule eluiert. Das Eluat wird aufgefangen und in der anschließenden Analytik weiterbearbeitet. Die Elution, d. h. der Durchlauf durch die Säulchen kann durch Anlegen eines Unterdrucks beschleunigt werden. Dazu werden die Säulchen auf eine Vakuumabsaugbox gesteckt.

Auch bei der Festphasenextraktion wird ein interner Standard mitgeführt und parallel werden Proben-, Standard- und Kontrollprobenansätze durchgeführt.

3.2 Elektrophorese

Wir wollen unter Elektrophorese die Wanderung in Lösung befindlicher Teilchen (Moleküle) beim Anlegen einer Gleichspannung verstehen. Trennmedium ist eine Pufferlösung, deren Elektrolyte den Stromfluss vermitteln und den pH-Wert sowie die Ionenstärke konstant halten.

Genauer werden wir folgende Elektrophoresetechniken kennen lernen:
- Serumelektrophorese,
- SDS-(PAGE)-Gelelektrophorese,
- Isoelektrische Fokussierung,
- Kapillarelektrophorese.

3.2.1 Allgemeines Prinzip der Elektrophorese

Physikalische Grundlagen: Wirkt in einer Lösung ein elektrisches Feld auf geladene Teilchen, dann bewegen diese sich. Diesen Teilchentransport nennt man bei kleinen Ionen Ionophorese und bei großen Teilchen (Proteine, Nukleinsäuren) Elektrophorese. Die ersten Elektrophoresen wurden in Zuckerlösungen durchgeführt. Doch die Umständlichkeit der Methode und die teure Ausrüstung beschränkten ihre Einsetzbarkeit. Der Gebrauch von Trägermaterialien (Filterpapier, Celluloseacetat, Stärkegelen und Polyacrylamid-Gelen) erweiterte die Möglichkeiten der Elektrophorese in ihrer Anwendung auf biologische Probleme. Die Elektrophorese ist heute ein wichtiges Werkzeug in der Labormedizin insbesondere zur Charakterisierung und Trennung von Proteinen.

Proteine besitzen aufgrund des unterschiedlichen Gehaltes an sauren Aminosäuren (Glutaminsäure und Asparaginsäure) und basischen Aminosäuren (Lysin und Arginin) eine bestimmte, vom pH-Wert der Lösung abhängige Gesamtladung. Deshalb können sie elektrophoretisch getrennt werden.

Wird ein Molekül mit der Gesamtladung **q** in ein elektrisches Feld gebracht, dann wirkt auf das Molekül eine Kraft **F**, die von der Ladung **q** und der Stärke des angelegten elektrischen Feldes mit der Potentialdifferenz **E** und dem Elektrodenabstand **d** abhängt:

$$F = E / d \times q = \text{Feldstärke} \times \text{Gesamtladung}$$

Einflussfaktoren: Fände die Elektrophorese im Vakuum statt, würden sich die geladenen Moleküle auf die Elektroden zu bewegen und schließlich auf diese auftreffen. In Lösung passiert dies nicht, da die Kraft des elektrischen Feldes und die Reibung, die zwischen den wandernden Molekülen und ihrer Umgebung entsteht, entgegengesetzt wirken. Die Reibung, die durch das Stoke-Gesetz beschrieben werden kann, hängt ab von der

- Größe und Form des Moleküls und von der
- Viskosität (Zähigkeit) des durchwanderten Mediums.

Die Geschwindigkeit der Moleküle bei der Elektrophorese ist proportional der Feldstärke und der Molekülladung, aber umgekehrt proportional der Molekülgröße und der Viskosität der Lösung.

Da sich die einzelnen Komponenten eines Gemisches von Proteinen in ihren Ladungen und Größen voneinander unterscheiden, werden sie bei angelegter Gleichspannung (Feld) in einer bestimmten Zeit unterschiedlich weit wandern. Theoretisch könnten wir bei der Untersuchung der Wanderung einer Mischung von Proteinen erwarten, dass die verschiedenen Proteine in schmalen einzelnen Banden mit unterschiedlicher Geschwindigkeit wandern. In der Praxis gilt dies zwar sehr gut für „free-flow" Elektrophoresen in Zuckerlösungen, aber nur sehr beschränkt für die meist üblichen Träger-Elektrophoresen, denn die Wanderung von Makromolekülen durch solche Träger wird zusätzlich von der Struktur des Trägers beeinflusst.

Bedeutung des pH-Wertes: Die Ladung von Proteinmolekülen ändert sich mit dem pH-Wert und – weniger stark - mit der Ionenstärke des umgebenden Milieus. Deshalb muss die Elektrophorese in einer gepufferten Lösung durchgeführt werden. Da die kleineren Ionen des Puffers im elektrischen Feld sehr viel schneller als die großen Proteinmoleküle wandern, müssen sich zwischen der gepufferten Proteinlösung und den Elektroden große Volumina proteinfreier Pufferlösung als Reservoir befinden. Zu- und Abwanderung der Pufferionen halten sich dann in der Proteinzone die Waage und Änderungen des pH-Wertes bleiben während der Proteintrennung auf die Elektrodenräume beschränkt.

Isoelektrischer Punkt: Als isoelektrischen Punkt eines Proteins definieren wir den pH-Wert, bei dem die Moleküle durchschnittlich gleich viele positive und negative Teilladungen besitzen, die Gesamtladung also Null ist. Bei diesem pH-Wert wandert das Protein im elektrischen Feld nicht.

Ist der pH-Wert der Lösung kleiner als der isoelektrische Punkt, wandert das Protein zur Kathode, ist er größer, zur Anode.

Standardbedingungen: Durch die Wahl geeigneter Standardbedingungen können die Einflüsse durch die Feldstärke, die Viskosität und den pH-Wert des Mediums auf die Wanderungsgeschwindigkeit eliminiert werden, sodass diese im Idealfall nur von der Teilchenladung und -größe und Gestalt des Moleküls abhängt.

3.2.2 Elektrophorese auf Celluloseacetat

Als Trägermedium für die Serumprotein-Elektrophorese werden sehr häufig Celluloseacetatfolien benutzt, die gegenüber Filterpapier (3.5) erhebliche Vorteile besitzen. Das Trennmedium ist mechanisch stabilisiert und durch die Veresterung der Hydroxylgruppen ist die unerwünschte Adsorptionsfähigkeit der Cellulose so gering, dass die Verbreiterung der Banden durch Absorption zurückgedrängt wird und die Auftrennung der Serumproteine mit viel kürzeren Laufstrecken und Versuchszeiten als bei der Papierelektrophorese gelingt. Außerdem lassen sich die Folien nach der Färbung transparent machen und die Pherogramme (Absorptionskurven) sind reproduzierbar quantitativ auswertbar.

> **3.5 Papierelektrophorese**
>
> Eine Verschiebung der Proteinzonen und erneute Vermischung von getrennten Komponenten durch Konvektion (Wärmebewegung) und Diffusion muss bei der Elektrophorese verhindert werden. Dies gelingt leicht durch Aufsaugen der Lösung in einen porösen „Träger", wie Filtrierpapier. Die Trennleistung ist bei der Papierelektrophorese allerdings gering.

Durchführung der Serumelektrophorese. Als Puffer wird universell Natrium-diethylbarbiturat/Salzsäure (pH 8,6) mit einer Ionenstärke von 0,06 mol/kg verwendet (Michaelispuffer). Zur praktischen Ausführung werden die Folien in einer Schale vollständig mit Puffer benetzt – ohne sie einzutauchen – und zwischen zwei Filterpapierstreifen anschließend von überschüssiger Pufferlösung befreit. Dann werden die Folien in den Streifenträger eingelegt und ca. 0,1 μl Serum mit einem Auftragsstempel auf die Folie übertragen. Anschließend wird die Kammer verschlossen und mit 18 V/cm (Spannungs-stabilisiertes Netzgerät) in ca. 25 Minuten aufgetrennt. Zur besseren Festlegung des Elektrophoreseendpunktes kann man einen Farbstoff als Probe mitlaufen lassen, der etwas schneller als Albumin wandert. Mit Ponceau S (0,2% in 3% Trichloressigsäure) wird 15 Minuten gefärbt und anschließend mehrmals in 5%iger Essigsäure entfärbt, bis das letzte Entfärbebad farblos bleibt.

Die Wanderungsgeschwindigkeit ist umso größer, je größer die Differenz zwischen dem isoelektrischen Punkt eines Proteins und dem pH des Puffers (8,6) ist. Bei diesem pH wandert das Albumin aufgrund seines isoelektrischen Punkts von 4,6 am schnellsten, die γ-Globuline mit einem isoelektrischen Punkt von 6,4 am langsamsten.

Da bei pH 8,6 alle Proteine, nur mit unterschiedlicher Geschwindigkeit, in Richtung zur Anode wandern, kann in praxi die Probenauftragstelle in Richtung Kathode verschoben werden. Im Trägermedium bewegen sich entgegengesetzt zur Proteinwanderung hydratisierte, positiv geladene Pufferionen in Richtung Kathode (Elektroendosmose).

Auswertung der Serumelektrophorese: Zur Auswertung müssen die angefärbten Membranfolien transparent gemacht werden. Sie werden dazu luftblasenfrei auf eine Glasplatte aufgezogen und einige Minuten in ein Gemisch von 70 ml Dioxan und 30 ml Isobutanol getaucht. Nach Abtropfen werden sie 5 bis 15 Minuten lang bei 105 °C im Trockenschrank getrocknet.

Die quantitative Auswertung des Pherogramms erfolgt mit einem Densitometer. Dabei wird eine Absorptionskurve bei 545 nm mit gleichzeitiger Markierung der Fraktionsgrenzen geschrieben und die Flächenintervalle unter den Kurvenstücken in Prozent ausgedrückt. Die Referenzintervalle sind unter anderem von dem zur Anfärbung verwendeten Farbstoff abhängig. Die Albuminfraktion zeigt analytisch die geringste Variation (VK < 4%) und die α_2-Fraktion die größte Streuung (VK bis 12%).

Tab. 3.1 Häufige Fehler und Fehlerbeseitigung bei der Serumelektrophorese.

A. Präanalytische Fehler	Fehlerbeseitigung
Vergrößerte ß-Fraktion	Kein Plasma wegen Fibrinogengehalt einsetzen
Unscharfe Fraktionen	Serum zu alt (möglichst innerhalb 48h Elektrophorese durchführen)
Unspezifischer „monoklonaler" Gradient	Störung durch Dextrantherapie ausschließen
Verschiebung der Fraktionen, Extragradient	Heparineffekt: daher kein Heparinplasma verwenden, keine artifiziell mit Heparin versehenen Proben verwenden

B. Methodische Fehler	Fehlerbeseitigung
Falsche Wanderungsrichtung	Polung am Netzgerät kontrollieren
Zu kurze Wanderungsstrecken	Puffer und Spannung, Leistung des Netzgerätes überprüfen
Fleckenbildung auf der Folie	Folie muss sich selbst mit Puffer voll saugen, nicht eintauchen
Färbeartefakte	Lösungen genau ansetzen, Proben sofort auf die eingelegte Folie auftragen, vorschriftsmäßige Trocknung der Folie durchführen

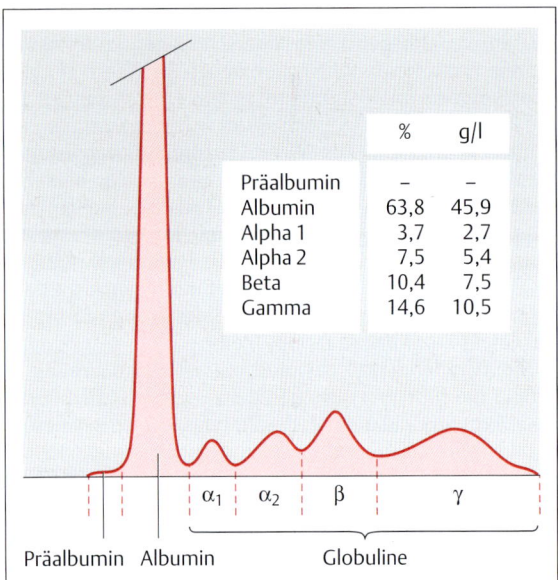

Abb. 3.3 Serumproteinelektrophore auf Celluloseacetatfolie. Normalbefund.

Heutzutage sind automatisierte Elektrophoresegeräte verfügbar, die den Probenauftrag, die elektrophoretische Trennung und die densitometrische Auswertung vollautomatisch durchführen.

Fehlerbetrachtung: Möglich sind präanalytische und methodische Fehler (Tab. 3.1 s. S. 31).

Bewertung der Serumelektrophorese. Bei der Serumelektrophorese unterscheiden wir nach ihrer Wanderungsweite folgende Fraktionen: Präalbumin (falls vorhanden), gefolgt von Albumin, α_1, α_2, β und γ (Abb. 3.3). Während Albumin eine weitaus homogene Fraktion ist, bestehen die übrigen Fraktionen aus zufälligen, jedoch reproduzierbaren Überlagerungen verschiedener Proteine mit Eigenschaften, die zusammengenommen zu gleicher elektrophoretischer Beweglichkeit führen. Heparinplasma anstelle Serum kann nicht verwendet werden, da Heparin eine schmale Extrafraktion (Gradienten) erzeugt und die Wanderungsgeschwindigkeit anderer Proteine verändern kann (s. auch Tab 3.1). Ausführungen zur diagnostischen Bedeutung der Serumelektrophorese finden sich in Kap. 7 (Plasmaproteine).

3.2.3 SDS-Gradientengelelektrophorese (SDS-PAGE)

Prinzip der SDS-PAGE. Eine sehr leistungsfähige Weiterentwicklung der einfachen Elektrophoresemethoden ist die Disk-Elektrophorese (Disk = diskontinuierlich). Bei anderen Elektrophoreseverfahren dient der poröse Träger, der die Pufferlösung aufnimmt, nur zur Verhinderung der Konvektion (Wärmebewegung). Dagegen hat er bei der Disk-Elektrophorese eine entscheidende Bedeutung für die Trennung selbst. Der Träger bei der Disk-Elektrophorese ist ein Gel mit sehr kleinen Poren, das je nach Größe und Gestalt der Proteinmoleküle eine sehr unterschiedliche Wirkung auf deren Beweglichkeit ausübt (Molekülsiebeffekt).

SDS (Natrium-dodecylsulfat): Dies ist eine amphophile Substanz, die sich mit den zu untersuchenden Proteinen komplex verbindet. Diese Komplexe haben nahezu eine kugelförmige Gestalt und sind stark negativ geladen, sodass die Wanderungsgeschwindigkeit nur noch von der Molekülmasse der Proteine abhängt.

Sehr häufig besteht das Gel bei der DISK-PAGE aus zwei Teilen, einem Sammelgel und einem Trenngel (Abb. 3.4). Aus zwei Glasplatten und Kunststoffstäbchen (Spacer) wird ein Rahmen gebaut und darin das Gel aus einer Acrylamidlösung gegossen. Die Polymerisation wird durch Zugabe bestimmter Chemikalien ausgelöst.

Sammelgel: Hier werden die Proben in kleinen Ausstanzungen, die während der Gelpolymerisation mit einem Kamm erzeugt werden, aufgetragen. Beim Probenauftrag wird das spezifische Gewicht der Proteinprobenlösung mit 100 g/l Rohrzucker erhöht, sodass mit Elektrodenpuffer überschichtet werden kann, ohne dass es zur Verdünnung kommt.

Das Sammelgel hat typischerweise einen geringen Vernetzungsgrad, wir können es uns als ein sehr weiches Gel vorstellen, und die Ionenstärke in diesem Gel ist niedrig. Beides führt dazu, dass die Proteine in diesem Gelabschnitt zunächst sehr schnell wandern und Proteinzonen hoher Konzentration und geringer Schichtdicke entstehen. Diese geringe Schichtdicke ist ein entscheidender Vorteil für die Trennschärfe. Das Zustandekommen der Konzentrierung kann wie folgt erklärt werden:

Im Sammelgel werden die Proteine in großem Maße als Ladungsträger verwendet. Da das Gel wenig vernetzt ist, behindert es die Wanderung der Proteine kaum und insgesamt kommen diese im Sammelgel schnell voran.

Sobald das Trenngel erreicht wird, tritt eine doppelte Bremswirkung auf: Das Trenngel ist stärker vernetzt und behindert dadurch die Proteinwanderung, und die Ionenstärke des Puffers ist deutlich höher, wodurch der Ladungstransport nunmehr weniger von den Proteinen übernommen wird. Dadurch ergibt sich an der Grenze zwischen Sammelgel und Trenngel eine Zone hoher Konzentration („Auflaufeffekt").

Trenngel: Im Trenngel wandern die Proteine langsamer weiter und ihre Wanderungsstrecke in der festgelegten Untersuchungszeit ist im Wesentlichen abhängig von der Molekülgröße, da der Effekt der Ladung durch die Vorbehandlung der Proben mit SDS ausgeschaltet wird.

Auswertung: Diese erfolgt wie bei der Serumelektrophorese durch Anfärbung der Proteine. Wenn Molekülmassenmarker mit untersucht werden, lässt sich die Molekülmasse der in der Probe gefundenen Proteine abschätzen.

Anwendungsbeispiel: Urinelektrophorese. Die Urinproben werden eingeengt und mit SDS versetzt. Durch Bindung von vielen SDS-Molekülen an die Harnproteine wird diesen eine globuläre Struktur aufgezwungen mit einem Durchmesser, der proportional zum Logarithmus der Molmasse ist. Aufgrund der negativen Überschussladung und

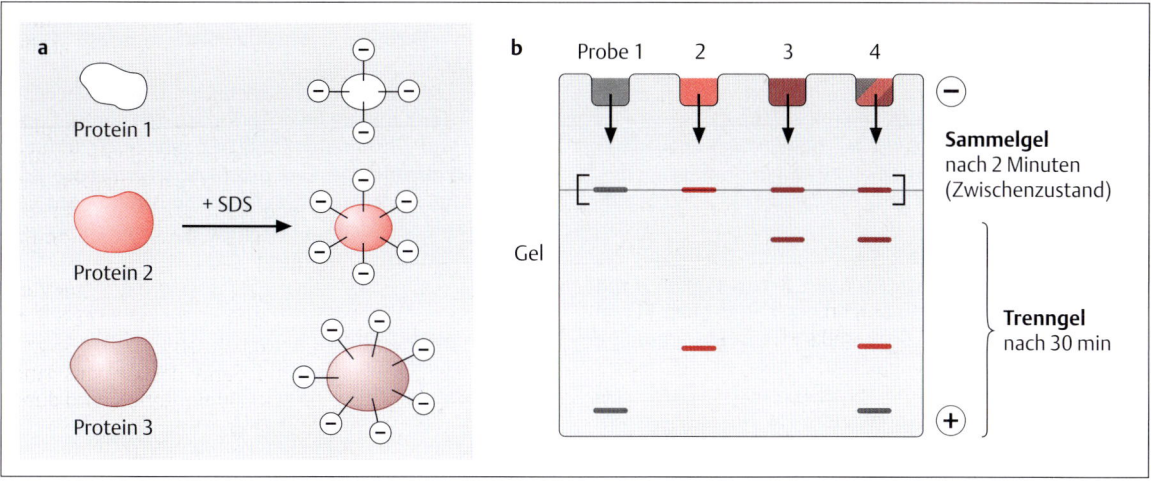

Abb. 3.4 SDS-PAGE-Elektrophorese.
a Die verschiedenen Probenmoleküle (Proteine) bilden mit SDS als Reagenz negativ geladene kugelförmige Komplexe. **b** In den Probentaschen werden von links eingefüllt: Reinprotein 1, 2 und 3, und das Proteingemisch (4). Innerhalb kurzer Zeit werden die Probenlösungen an der Grenze zwischen Sammel- und Trenngel konzentriert und wandern dann langsam in Abhängigkeit von ihrer Größe im Trenngel weiter. Aus der Lage der Proteinbanden im Gemisch nach Beendigung der Elektrophorese können diese den Standardsubstanzen zugeordnet werden.

des Molekülsiebeffektes werden die Proteine entsprechend ihrer Molmasse in Richtung Anode aufgetrennt. Am weitesten wandern die Proteine mit der kleinsten Molekülmasse. Die elektrophoretische Wanderungsstrecke ist dabei umgekehrt proportional dem Logarithmus der Molmasse.

Mittels der sehr sensitiven SDS-PAGE können sowohl das Harnproteinmuster, als auch die Ausscheidung von Einzelproteinen mit definierter Molekülmasse beurteilt werden. Diagnostisch wird ein glomerulärer und ein tubulärer Proteinurietypus unterschieden (s. auch Kap. 8 Proteine im Urin).

3.2.4 Isoelektrische Fokussierung

Prinzip: Die isoelektrische Fokussierung ist ein Trennverfahren, bei dem die Proteine entsprechend ihrem isoelektrischen Punkt aufgetrennt werden. Trennmedium ist ein im elektrischen Feld stabiler pH-Gradient. Zum Aufbau des pH-Gradienten werden so genannte Trägerampholyte (Ampholine) verwendet. Sie bestehen aus einer Vielzahl von Polyamino-polycarbonsäuren mit entsprechend vielen eigenen isoelektrischen Punkten, wobei die Differenz von Ampholyt zu Ampholyt ca. 0,02 pH-Einheiten beträgt. Der pH-Gradient baut sich in einer solchen Mischung im elektrischen Feld selbständig auf. Die zu trennenden Proteine aus der Probe wandern im pH-Gradienten getrieben durch das elektrische Feld, bis sie eine Zone erreichen, wo der pH ihrem jeweiligen isoelektrischen Punkt entspricht (Abb. 3.**5**). Hier wird die Gesamtladung des Proteinmoleküls und damit die Wanderungsgeschwindigkeit im elektrischen Feld gleich Null. In dieser Zone erfolgt daher eine Konzentrierung (Fokussierung) des Proteins, denn sobald es aus dieser Zone heraus diffundieren will, wird es durch das elektrische Feld gleich wieder zurückgeschickt. Aufgrund der Fokussierung ist die Trennleistung dieses Verfahrens sehr hoch und nur von der Feinheit des pH-Gradienten abhänig.

Der Probenauftrag kann an beliebiger Stelle auf dem Gel erfolgen, da die Auftrennung immer entlang des pH-Gradienten stattfindet.

Anwendungsbeispiel: Liquorproteinuntersuchung auf oligoklonale Banden. Es erfolgt die vergleichende Fokussierung von Liquor- und Serum-γ-Globulinen des Patienten. Ziel ist der Nachweis oder Ausschluss einer autochtonen, auf das ZNS beschränkten Immunglobulinbildung (s. auch Kap. 25 Liquor). Technisch werden hierzu Ampholine eingesetzt, die besonders gut den typischen pH-Bereich entsprechend den isoelektrischen Punkten von Immunglobulinen abdecken. D.h. der Immunglobulinbereich wird so weit gespreizt, dass selbst geringe Unterschiede zwischen Liquor und Serum nachweisbar werden.

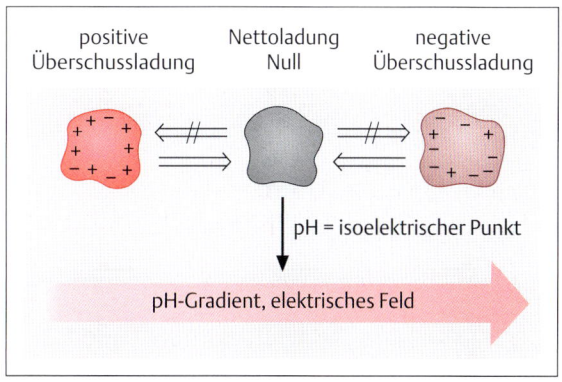

Abb. 3.5 Prinzip der isoelektrischen Fokussierung.
Das Gel weist einen pH-Gradienten auf. Geladene Proteine wandern im elektrischen Feld bis an die Stelle, wo sie keine Nettoladung haben. Dort werden sie fokussiert.

3.2.5 Kapillarelektrophorese

Es handelt sich hierbei zwar um eine Elektrophoresetechnik, wegen der vielen Ähnlichkeiten mit der Chromatographie, insbesondere HPLC, ist es sinnvoll, sich zuerst mit dem nächsten Abschnitt über Chromatographie zu beschäftigen.

Prinzip: Die elektrophoretische Substanztrennung erfolgt ohne oder mit Träger in einer feinen Kapillare mit weniger als 0,1 mm Innendurchmesser und einer Länge bis zu 1 m. An den Enden der Kapillare wird eine Spannung von mehreren 1000 V angelegt, wobei in der feinen Kapillare beträchtliche Ströme fließen, sodass in der Regel eine effiziente Kühlung notwendig ist. Die Probenvolumina betragen nur wenige nl, was dem Volumen z. B. einer einzelnen Zelle entspricht. Anders als bei der klassischen Elektrophorese wird nicht nach der Trennung angefärbt und ausgewertet, sondern die Kapillare ist in der Nähe ihres einen Endes zu einer winzigen Küvette ausgeformt und die interessierenden Substanzen werden dort im Durchfluss detektiert. Notwendig sind hoch sensitive Detektoren, wobei grundsätzlich jedes optische oder massenspektrometrische Detektionsprinzip eingesetzt werden kann. Besonders sensitiv sind gepulste Laser-Fluorimeter.

Die methodische Variabilität durch z. B. eine Micellenbildung in der Kapillare oder das Einbringen von stationären Phasen (s. Chromatographie) ist sehr hoch, die notwendige Probenmenge und der Materialverbrauch sind extrem klein. Andererseits leidet die Sensitivität des Verfahrens unter den kleinen Probenmengen und die Reproduzierbarkeit der Trennungen weist häufiger Probleme auf.

Anwendungsbeispiele: Klassische Untersuchungsproben sind Nukleinsäuren, Peptide und Proteine. Die Verfahrensvarianten mit Micellenbildung oder Verwendung stationärer Phasen erlauben auch die Untersuchung von anorganischen Stoffen, metallorganischen Verbindungen, organischen Substanzen wie z. B. Medikamenten und Drogen usw.. Aufgrund der Technik der Micellenbildung ist nicht einmal eine Eigenladung der zu untersuchenden Stoffe unbedingte Voraussetzung. Ein Anwendungsbeispiel der Kapillarelektrophorese werden wir im Rahmen des Nachweises monoklonaler Gammopathien näher kennen lernen (s. Kap. 7 Proteine).

3.3 Chromatographische Trennverfahren

Grundlage der Chromatographie ist die Verteilung zwischen nicht mischbaren Lösungsmitteln oder die für verschiedene Substanzen unterschiedliche Adsorption an ein Adsorbens. Prinzipiell handelt es sich immer um eine Anreicherung an Phasengrenzflächen. Genauer betrachten werden wir:
- Dünnschichtchromatographie,
- Gaschromatographie,
- Flüssigchromatographie; Beispiel: Hochdruckflüssigchromatographie (reversed phase HPLC),
- Ionenaustauschchromatographie und
- Gelpermeationschromatographie.

3.3.1 Grundlagen

Mobile und stationäre Phase: Für chromatographische Trennungen werden immer zwei Phasen benötigt. In der *mobilen Phase* ist das zu trennende Stoffgemisch gelöst, an der *stationären Phase* erfolgt die Auftrennung.

Die Hintereinanderschaltung einer größeren Anzahl von Adsorptions-/Desorptionsvorgängen oder Verteilungsschritten zwischen zwei unterschiedlichen Lösungsmitteln (wovon eines stationär, d.h. unbeweglich auf einem Träger ist) vervielfacht den einzelnen Trenneffekt und ermöglicht die vollständige Auftrennung von Stoffgemischen.

Diese Auftrennung tritt ein, wenn eine kleine Menge des zu untersuchenden Substanzgemisches von einem geeigneten Lösungsmittel (Laufmittel) über eine längere Strecke der stationären Phase transportiert wird (Entwicklung). Die Substanzen wandern dann, je nach dem substanzcharakteristischen Ausmaß von Adsorption und Verteilung, verschieden schnell und werden getrennt.

Oft lässt sich nicht entscheiden, ob die Adsorption an Phasengrenzflächen oder die Verteilung zwischen der wandernden Flüssigkeit (mobile Phase) und der Solvathülle des Sorptionsmittels (stationäre Phase) für die Trennung maßgeblich ist.

> Unter *Flüssigkeitschromatographie* versteht man Verfahren mit einer flüssigen mobilen Phase und unter *Gaschromatographie* solche mit einer gasförmigen mobilen Phase. Hier müssen die zu trennenden Substanzen gasförmig vorliegen und ein sog. „Trägergas" dient als „Lösungsmittel".

Wechselwirkung zwischen stationärer Phase und Analyten. Die Kräfte zwischen der stationären Phase und den zu trennenden Substanzen sind unterschiedlich stark und lassen sich grob in vier Gruppen einteilen:

1. Schwache Wechselwirkung mit Verteilung als überwiegendes Trennprinzip. Die Probensubstanzen lösen sich unterschiedlich gut in der mobilen und in der stationären Phase und es baut sich ein Verteilungsgefälle auf. Durch die Fortbewegung der mobilen Phase kommt es bei Substanzen mit unterschiedlichem Verteilungsverhalten (-quotienten) zur Auftrennung.

Beispiele:

– Dünnschichtchromatographie (DC)
– Gaschromatographie (GC)
– Hochdruckflüssigkeitschromatographie (HPLC)

2. Mittelstarke Wechselwirkung mit überwiegend Adsorption als Trennprinzip. Die zu trennenden Substanzen werden physikalisch von Oberflächenmolekülen der stationären Phase durch van-der-Waal-Kräfte gebunden. Die stationäre Phase ist hier ein Adsorbens.

Beispiele:

– Adsorption an Aktivkohle
– Adsorption an Glaskugeln (entsprechend kommt es bei Aufbewahrung von verdünnten Proteinlösungen durch Adsorption in Glasgefäßen bei der Lagerung zu Verlusten).

Adsorptionskräfte spielen praktisch bei allen chromatographischen Verfahren eine Rolle, auch wenn die Haupttrennwirkung eine andere Grundlage hat.

3. Starke Wechselwirkung. Das Trennungsprinzip ist wie bei der Absorptionschromatographie (**2.**), aber die Wechselwirkung zwischen stationärer Phase und Analyten ist sehr spezifisch und meist von sehr hoher Affinität.

Beispiele:

– Ionenaustauschchromatographie (Wechselwirkung aufgrund Ladungsunterschieden)
– Affinitätschromatographie (starke van-der-Waal-Wechselwirkung aufgrund passgenauer Moleküloberflächen).

Beispiele für entsprechende Bindungspartner (-paare) sind:
– Metaaminophenylboronsäure und glykosylierte Hämoglobine
– Enzym und Inhibitor
– Protein und Antikörper
– festphasengebundenes NAD(P) und Enzym

Der gebundene (immobilisierte) Bindungspartner wird als Ligand bezeichnet. Die Liganden sind bei der Affinitätschromatographie in die stationäre Phase eingefügt (z.B. kovalent an Silicagel gebunden). Dies führt nach Probenauftrag zu einer festen, selektiven Bindung der entsprechenden Bindungspartner. Die Wiedergewinnung (Elution) erfolgt durch pH-Änderung oder durch Erhöhung der Ionenkonzentration (Ionenstärke) oder durch Ablösung mit anderen spezifischen freien Liganden (3.**6**).

> 3.6
> Anwendungsbeispiel: Antikörperaufreinigung
>
> Nach Immunisierung enthält das Blut eines Versuchstiers ein Gemisch polyklonaler Antikörper. Wir sprechen von einem Antiserum. Hieraus müssen die interessierenden Antikörper isoliert werden: Das Antigen, das zur Immunisierung verwendet wurde und gegen das gerichtete Antikörper angereichert werden sollen, wird als spezifischer Ligand an die Säulenmatrix (Säulenfüllmaterial) gebunden und anschließend das Antiserum aufgetragen. Die spezifischen Antikörper werden gebunden und retardiert (zurückgehalten), während unspezifische Antikörper und andere Bestandteile des Antiserums durch die Säule durchlaufen. Nach einem Waschschritt werden die gewünschten spezifischen Antikörper z.B. mittels Erhöhung der Ionenstärke (Salzkonzentration) eluiert.

4. Chromatographie ohne physikalische Wechselwirkung. Bei der Gel(permeations)-chromatographie oder Ausschlusschromatographie (Molekularsieb) umschließt die stationäre Phase Hohlräume, die für größere Probenmoleküle nicht oder nur teilweise zugänglich sind. Hier haben wir es mit einer Ausnahme zu tun, da eine Grundvoraussetzung der Chromatographie „Wechselwirkung zwischen stationärer Phase und Analyten" im eigentlichen Sinne nicht gegeben ist. Aber der Ausschluss von Substanzen durch die limitierte Porengröße der stationären Phase kann natürlich quasi als eine Extremart der Wechselwirkung betrachtet werden.

3.3.2 Dünnschichtchromatographie (DC)

Anwendungsbeispiele für die Dünnschichtchromatographie in der Klinischen Chemie sind
– Porphyrin-Nachweis
– Drogenscreening

Prinzip: Die stationäre Phase ist meist die „Verbindung" aus einem polaren Adsorbens (z.B. Kieselgel, Aluminiumoxid) und einer dünnen gebundenen Wasserschicht (Solvathülle). Als mobile Phase setzen wir häufig ein Gemisch organischer Lösungsmittel mit einer Spur Wasser und ggf. Ammoniak ein. Die genaue Zusammensetzung der mobilen Phase (Laufmittel, Fließmittel) muss für jedes Trennproblem optimiert werden.

Das Trennprinzip ist meist eine Kombination von Verteilung und Adsorption.

Messgröße zur Auswertung ist der substanzcharakteristische R_f-Wert („retention factor" oder „ratio to front"). Darunter versteht man die Laufstrecke der Substanz relativ zur Laufstrecke der mobilen Phase (Abb. 3.**6**).

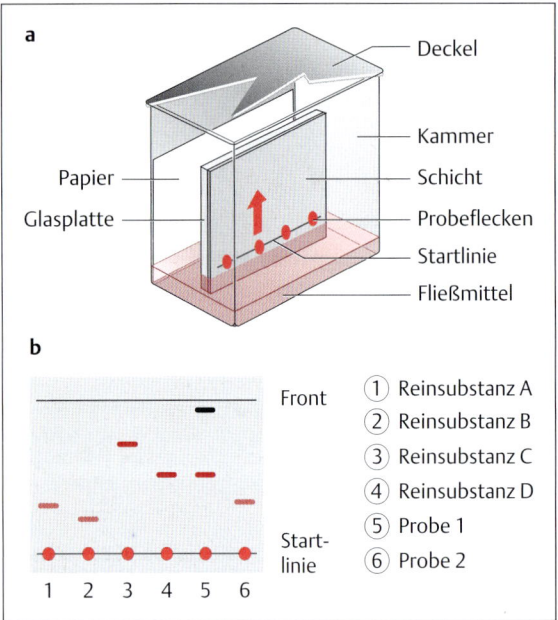

Abb. 3.6 Prinzip der Dünnschichtchromatographie.
a DC Kammer. **b** Schematische Darstellung der Trennung auf der DC-Platte. Markiert sind die Startlinie und die Front. In den Spuren 1 - 4 wurden die Reinsubstanzen A-D untersucht. Spur 5 enthält die Substanz D und eine weitere nicht zuzuordnende Substanz. Spur 6 enthält die Substanz A.

 Weitere wichtige Begriffe sind:
– Reversed-Phase-Chromatographie. Hier ist die stationäre Phase hydrophob und das Fließmittel Wasser oder ein Wasser-Alkoholgemisch.
– HPTLC. Die Verwendung von Kieselgel mit sehr geringer Korngröße als stationäre Phase ergibt eine hohe Auflösung (Trennleistung).

Durchführung. Diese besteht aus folgenden Schritten (s. Abb. 3.6):
1. Extraktion und Konzentrierung der Probe.
2. Auftragen von Probenextrakt und Standards. Jeweils wenige Mikroliter werden an verschiedenen Positionen entlang der Startlinie (Bleistiftstrich, ca. 1 cm vom unteren Plattenrand entfernt) auf die DC-Platte aufgetragen.
3. Vorbereitung der DC-Entwicklungskammer (Trog). Einfüllen des Fließmittels in den Trog nur so weit, dass die Auftragspunkte auf der DC-Platte nicht in das Laufmittel eintauchen. Vor dem Beginn der Entwicklung (Einstellen der DC-Platte) sollte bei den meisten DC-Systemen die Kammersättigung mit dem Lösungsmitteldampf abgewartet werden (ca. 30 min).
4. Entwicklung. Nach Einbringen der DC-Platte in die Kammer wandert das Laufmittel durch die Kapillarwirkung der stationären Phase nach oben. Die einzelnen Substanzen aus der Probe werden während des chromatographischen Laufes voneinander getrennt. Kurz bevor die Lösungsmittelfront die Plattenoberkante erreicht, wird die DC-Platte herausgenommen, die Position der Front markiert und die Platte ggf. mit einem Föhn getrocknet.

Die Substanzflecke (Spots) werden üblicherweise durch Betrachten unter UV-Licht oder durch Derivatisierung mittels Anfärbereagenzien (Besprühen, besonders bei gesundheitlich bedenklichen Reagenzien besser Tauchen) sichtbar gemacht.

Auswertung: Führen wir Parallelansätze dünnschichtchromatographischer Untersuchungen durch, können wir feststellen, dass die Lösungsmittelfront nicht immer gleich weit auf der DC-Platte kommt. Deshalb benutzen wir zur Charakterisierung der Laufstrecke der einzelnen Substanzflecken den jeweiligen R_f-Wert.

$$R_f = \frac{\text{Laufstrecke der Substanz ab der Startlinie}}{\text{Laufstrecke der Lösungsmittelfront ab Startlinie}}$$

 Da die R_f-Werte immer kleiner 1 sind, wird an ihrer Stelle auch gerne der hR_f-Wert verwendet. Dieser ist ganzzahlig und folgendermaßen definiert: $hR_f = R_f \times 100$.

Weitere Verbesserung der Auswertung: Auch wenn bei zwei identischen Ansätzen die Lösungsmittelfront genau den gleichen Abstand von der Startlinie hat, kann man doch öfters feststellen, dass identische Substanzen trotzdem nicht gleich weit auf beiden Platten wandern. Gründe können z. B. kleine Ungleichheiten bei der Solvation des Kieselgels sein. Hier können weitere Korrekturmaßnahmen ergriffen werden:
1) *Korrigierter R_f-Wert.* Dazu wird der ermittelte R_f-Wert der unbekannten Substanz zu dem einer mitlaufenden, definierten Standardsubstanz in Beziehung gesetzt.
2) *Verwendung einer Korrekturkurve.* Unter Einbeziehung des Startflecks (0/0) und der Lösungsmittelfront (100/100) und von 4 Standardsubstanzen, für die selbst korrigierte R_f-Werte ($R_f c$) bekannt sein müssen, wird eine Kurve konstruiert, die aufgrund der gefundenen R_f-Werte das Ablesen der korrigierten R_f-Werte gestattet.

Solche korrigierten R_f-Werte sind notwendig, wenn unbekannte Substanzflecken nicht anhand mituntersuchter Standardsubstanzen identifiziert werden können. Aus Tabellenwerken können wir dann Hinweise auf die mögliche Identität der gefundenen Substanzflecken entnehmen. Verifiziert werden muss dies dann durch eine Wiederholung der DC unter Einbeziehung der vermuteten Substanz als Vergleichsprobe.

3.3.3 Gaschromatographie (GC)

Prinzip: Wir unterscheiden zwischen Gas/fest (Adsorptions)- und der meist angewandten Gas/flüssig (Verteilungs)-Chromatographie. Mobile Phase ist in beiden Fällen ein inerter Trägergasstrom (N_2, H_2 oder He). Stationäre Phase ist ein poröser, adsorptiver Feststoff (Aktivkohle, Kieselgel) oder eine hochsiedende und hochviskose Trennflüssigkeit (Siliconöl, Paraffine, polymere Ether und Ester). Die Trennsäule befindet sich in einem sog. Säulenofen und wird auf eine Temperatur zwischen 70 und 250 °C aufgeheizt. Häufig wird der Trenneffekt durch Ablauf eines Temperaturprogramms unterstützt.

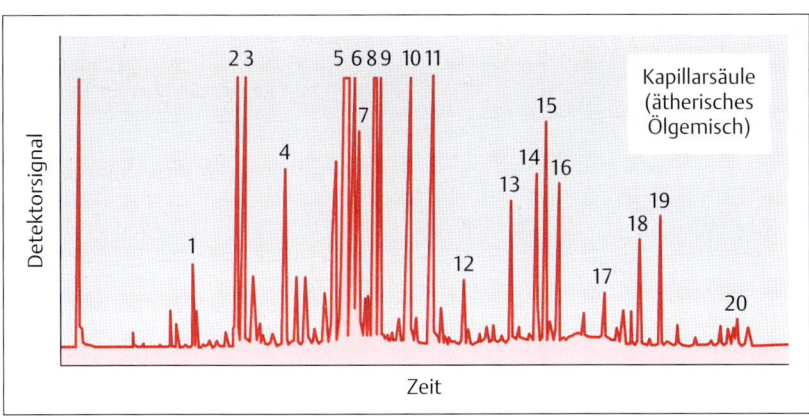

Abb. 3.7 Typisches GC-Chromatogramm: Auftrennung eines Gemisches ätherischer Öle auf einer Kapillarsäule.

Bei sog. gepackten Säulen ist die Trennflüssigkeit (stationäre Phase) auf ein inertes anorganisches Trägermaterial aufgebracht, bei Kapillarsäulen als dünne Schicht auf der Innenwand einer Kapillare (meist flexibles Quarzglas).

Trennleistung und Empfindlichkeit sind sehr hoch. Im Chromatogramm (Abb. 3.**7**) können zahlreiche schmale Peaks nebeneinander eindeutig, d.h. durch Rückkehr des Signals zur Basislinie, voneinander getrennt werden.

Anwendungsbeispiele sind
- forensische Bestimmung von Ethanol und anderen flüchtigen Stoffen
- toxikologisches Screening
- Quantifizierung von Medikamenten und Drogen im Blut
- Wasserstoffnachweis in der Abatemluft
- Quantifizierung von Fettsäuren und Aminosäuren

Durchführung: Das zu trennende Stoffgemisch muss zuerst in ein organisches Lösungsmittel(-gemisch) überführt werden. Hierzu führen wir eine flüssig/flüssig- oder Festphasenextraktion durch. Wenn quantitative Untersuchungen geplant sind, muss allen Proben, Kalibratoren und Kontrollproben ein geeigneter Interner Standard in gleicher Menge zugesetzt werden. Im Injektor, der Einspritzeinheit des Gaschromatographen, wird das Gemisch bei hoher Temperatur verdampft und vom Trägergasstrom an der stationären Phase entlanggeführt, wo es der Trennung unterliegt.

Detektoren am Säulenende liefern ein Signal, das der ankommenden Substanzmenge proportional ist. Gebräuchliche Detektoren sind der Flammenionisationsdetektor (FID), der massenspezifische Detektor (MSD) oder der Stickstoff-Phosphordetektor (NPD).

Substanzcharakteristisch in der GC ist die sog. Retentionszeit, d.h. die Zeit, die ein Stoff zum Durchwandern der Trennsäule benötigt.

Grenzen der Gaschromatographie: Substanzen oder ihre chemischen Derivate sind nur dann gaschromatographisch nachweisbar, wenn sie relativ leicht unzersetzt verdampfbar sind. Thermisch labile Verbindungen zersetzen sich im heißen Injektionsraum oder auf der Trennsäule. Polare Substanzen können sich irreversibel an das Säulenmaterial adsorbieren. Trotz dieser grundsätzlichen Einschränkungen ist die Gaschromatographie für eine Vielzahl von Substanzen eine hervorragende Analysentechnik.

Auswertung: Wir müssen bei chromatographischen Trennungen immer zwischen der Peakzuordnung, d.h. Identifizierung der gefundenen Substanz, und der quantitativen Auswertung unterscheiden. Die Peakidentifizierung erfolgt über sog. Retentionsindices durch Vergleich mit Standards mit bekannter Retentionszeit, vgl. korrigierter R_f-Wert bei der DC.

Zur quantitativen Auswertung ist meist ein innerer (interner) Standard nötig, da die Extraktionsausbeute der zu untersuchenden Substanzen kaum je vollständig sein wird.

Vor der Extraktion wird der Probe, dem Kalibrationsstandardgemisch und den mituntersuchten Kontrollproben eine definierte Menge einer Substanz, die den Probensubstanzen ähnlich ist, aber nicht in der Probe vorkommt, zugesetzt. Nach Durchführung der Analyse wird die gefundene Menge der Probensubstanzen entsprechend der Wiederfindung der inneren Standardsubstanz nach der folgenden Vorgehensweise korrigiert:

1. Messung des inneren Standards ohne Probenvorbereitung.
2. Messung des Probengemisches mit innerem Standard nach Extraktion und anderen Probenvorbereitungsschritten.
3. Berechnung:

$$\text{korr. Messsignal (Probe)} = \frac{\text{Messsignal (Probe)} \times \text{Messsignal (innerer Standard}_{\text{Lauf 1}})}{\text{Messsignal (innerer Standard}_{\text{Lauf 2}})}$$

Gaschromatographie/Massenspektrometrie: Die Gaschromatographie alleine zeichnet sich durch ihre hohe Trennleistung aus, wird sie mit der Massenspektrometrie als GC-MS gekoppelt, so kommt eine sehr sichere Peak- = Substanzidentifizierung hinzu. Das über ein Interface an die GC angeschlossene Massenspektrometer besteht aus einem Hochvakuumsystem, einem Probeneinlasssystem, einer Ionenquelle, dem eigentlichen Massenanalysator und einem Sekundärelektronenvervielfacher. Die Analyte werden im Massenspektrometer ionisiert und in für das jeweilige Molekül charakteristische kleinere Bruchstücke, genauer Fragmentionen, zerlegt. Statistisch gesehen sind die Mengenverhältnisse der Fragmentierungsprodukte sehr gut reproduzierbar. Als Informationen

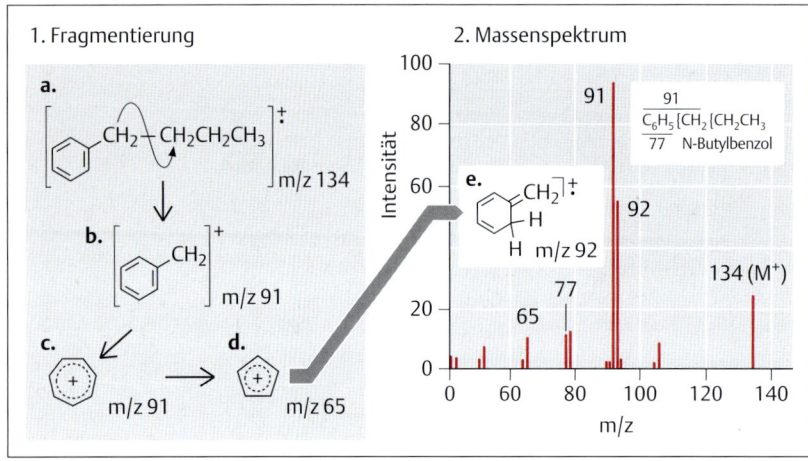

Abb. 3.8 Der Weg vom Analyten zum Massenspektrum.

Wir betrachten als Beispiel N-Butylbenzol. (**a**) Es entsteht durch Elektronenstoß ein positiv geladenes Molekülion. (**b**) Durch Abspaltung des größten Teils der Seitenkette entsteht ein relativ stabiles Benzyl-Kation, das mit einem Isomeren im Gleichgewicht steht (**c**). Wegen der Stabilität ist die Intensität = Häufigkeit der zugehörigen Fragmentmasse 91 im Massenspektrum besonders hoch. Die weitere Zerstörung dieses Fragments liefert das Bruchstück (**d**) mit einer Masse von 65 m/z. Ein anderer (nicht gezeigter Weg) führt zur kompletten Abspaltung der Seitenkette des Ausgangsstoffes, wobei $C_6H_5^+$ mit einer Masse von 77 entsteht (vgl. Massenspektrum). Das Benzylkation (**b**) wird zusätzlich von einem Radikalkation (**e**) mit einer um eins höheren Masse begleitet.

können wir dem Massenspektrum zumeist die Molekülmasse und über spezifische Fragmente Informationen zur Molekülstruktur oder Identität entnehmen (Abb. 3.8). Die Ionisierung erfolgt mittels Elektronenstoßionisation durch Beschuss mit schnellen Elektronen oder durch abgewandelte Techniken. Im Massenanalysator werden die Ionen nach ihrem Masse-Ladungsverhältnis (m/z) selektiert und mit dem Sekundärelektronenvervielfacher registriert.

In der Praxis werden selten Massenspektren wie in Abb. 3.8 gezeigt interpretiert, sondern wir arbeiten mit Sammlungen von Vergleichsspektren in Form elektronischer Bibliotheken.

Bei der GC-MS-Analytik gibt es zwei Arbeitsweisen:

1. Full SCAN Mode (FSM). Hier werden kontinuierlich komplette Massenspektren in einem zuvor festgelegten Massenbereich aufgezeichnet. Dies ist die Verfahrensweise hauptsächlich für die qualitative Analyse.

2. Single/Multi Ion Monitoring (SIM, MIM). Es werden nur wenige Massen analysiert, dadurch erreichen die Geräte eine deutlich höhere Sensitivität. Dieses Verfahren wird für die Quantifizierung benutzt. Untersucht werden dabei eine oder mehrere Fragmentmassen des Analyten für die Quantifizierung nach entsprechender Integration der Signale und zwei oder mehr zusätzliche charakteristische Massen zur Absicherung der Identität des Analyten. Besonders genau wird die Quantifizierung, wenn als interner Standard der Analyt selbst in einer modifizierten Form untersucht wird, sehr häufig werden dazu deuterierte Substanzen benutzt. Sind z. B. 5H gegen 5D Atome ausgetauscht, erhält man für die deuterierte Substanz bis zu 5 Masseneinheiten größere Fragmente bei einem chromatographischen Peak, der fast die gleiche Retentionszeit wie der unveränderte Analyt besitzt.

3.3.4 Flüssig-Säulen-Chromatographie

Trennprinzipien sind Verteilung und/oder Absorption, Ionenaustausch oder Molekularsiebeffekt. Je nach Arbeitsdruck unterscheidet man Niederdruckchromatographie, Mitteldruckchromatographie und Hochdruckflüssigkeitschromatographie (HPLC).

In der Klinischen Chemie wird die Flüssig-Säulen-Chromatographie (3.7) sehr häufig in Form der Hochleistungsflüssigkeitschromatographie (HPLC) eingesetzt, die wir in diesem Abschnitt in den Vordergrund rücken wollen.

> **3.7**
> **Entwicklung der Säulen-Flüssigchromatographie**
>
> Bei vielen Flüssigkeitschromatographischen Trennverfahren unterscheidet man „batch"- und Säulentechniken: Beim „batch"-Verfahren wird beispielsweise die stationäre Phase (gequollenes Gel) mit der mobilen Phase verrührt und nach einer gewissen Inkubationszeit wird zentrifugiert. Die Weiterarbeit erfolgt mit dem Überstand oder mit dem Rückstand, der durch Elution mit einer weiteren mobilen Phase extrahiert wird. Säulentechniken haben ein höheres Trennvermögen, da viele Trennschritte hintereinandergeschaltet ablaufen. Auch die Kombination von „batch"- und Säulentechnik ist möglich: Hier wird zuerst wie beim „batch"-Verfahren vorgegangen, der Zentrifugationsrückstand (stationäre Phase mit gebundenen Probenmolekülen) dann aber in eine Trennsäule eingefüllt und mit einer anderen mobilen Phase eluiert.

Reversed phase Hochleistungsflüssigkeitschromatographie (RP-HPLC)

Stationäre Phase sind hier druckstabile modifizierte Kieselgelpartikel von sehr kleiner Größe, gängig sind 3 oder 5 µm Durchmesser. In mehr als 90 % der Anwendungen wird mit der „reversed-phase-Technik" gearbeitet, bei der die Silicagelpartikel an ihrer Oberfläche Kohlenwasserstoffketten hoher Lipophilie tragen. Diese Partikel sind mit unpolaren 8 bis 18 Kohlenstoffatome langen Kohlenwasserstoffen belegt (modifiziert) und werden entsprechend als RP8 usw. bezeichnet. Diese Partikel werden vom Säulenhersteller unter hohem Druck in eine Trennsäule gepackt, die zumeist 12 bis 25 cm lang ist und einen Innendurchmesser von nur 2 bis 4,6 mm besitzt.

Die Untersuchungsapparatur (HPLC-Anlage) besteht mindestens aus einem Probengeber oder manuellem Einspritzventil (Injektor), der Hochdruckpumpe, der Trennsäule und einem Detektor am Säulenausgang (Abb 3.9).

Da die Säulenpackung aus diesen Partikeln einen großen Widerstand für den Flüssigkeitsstrom darstellt, muss das Laufmittel (Elutionsmittel) mit hohem Druck durch die Trennsäule gepumpt werden. Die Probe wird nach entsprechender Probenvorbehandlung in einem möglichst kleinen Volumen des Laufmittels oder einem damit mischbaren Lösungsmittels in den Eluentenstrom vor der Trennsäule mittels des Injektors eingespritzt. Die Probe verteilt sich während der Analyse ständig zwischen der lipophilen Oberfläche des Säulenfüllmaterials und dem Laufmittel, das üblicherweise aus einem Gemisch von Wasser und Acetonitril oder Methanol besteht. Nach einer für einzelne Substanzen charakteristischen Zeit (Retentionszeit) verlassen die Probensubstanzen die Trennsäule wieder. Im Detektor, der sich nach der Säule befindet, können die Substanzen nachgewiesen werden, bzw. das Eluat wird in Fraktionen aufgefangen und anschließend weiter untersucht.

Als Detektoren werden spezielle Photometer oder Fluorimeter mit Durchflussküvetten von wenigen Mikroliter Volumen, oder für spezielle Anwendungen Refraktometer, Elektrochemische Detektoren und Durchfluss-Radioaktivitätsdetektoren eingesetzt.

Besonders gängig sind heute scannende UV-Detektoren oder Dioden-Array-Detektoren (DAD), die kontinuierlich Spektren im UV- und vis-Bereich aufnehmen können (s. auch Kap. 4 Photometrie). Anhand des Spektrums und der Retentionszeit ist für Routineanwendungen eine ausreichende Substanzidentifizierung möglich. Eingesetzt wird diese Methodik z. B. im sog. Therapeutischen Drug Monitoring (s. Kap. 21 Medikamentenbestimmungen). Hier ist als Beispiel ein Chromatogramm der Bestimmung einer herzwirksamen Substanz, des Amiodarons und dessen Hauptmetaboliten Desethyl-amiodaron gezeigt (Abb. 3.9).

HPLC-Systeme, die nur mit einem Eluenten betrieben werden, werden auch isokratisch genannt. Wird die Eluentenzusammensetzung während der Analyse verändert, sprechen wir von Gradientenanlagen. Wir unterscheiden Niederdruck- und Hochdruck-Gradientenanlagen, je nachdem ob die einzelnen Laufmittelkomponenten zuerst gemischt und dann auf hohen Druck gebracht werden, oder ob mit mehreren Pumpen die einzelnen Komponenten unter hohem Druck zusammengemischt werden.

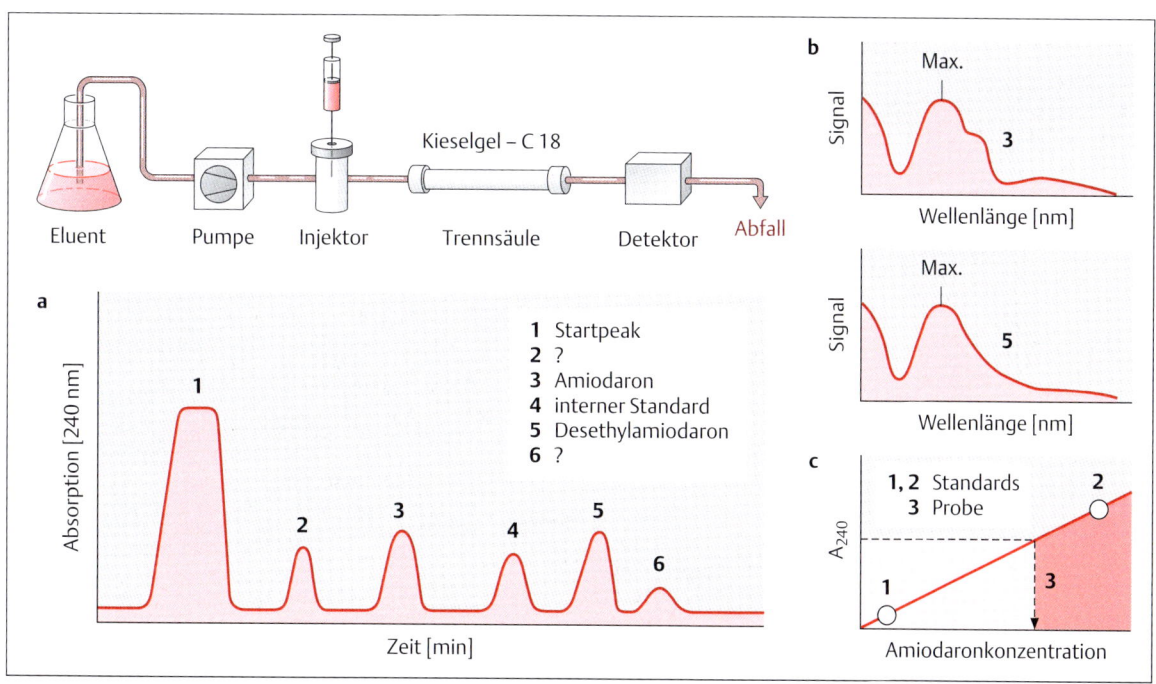

Abb. 3.9 HPLC-Bestimmung von Amiodaron und Metaboliten.
a Die Substanzen werden mittels RP-HPLC getrennt.
b Die Substanzidentifizierung erfolgt mittels UV-Spektren. Die Spektren von Amiodaron und seines Metaboliten sind aufgrund der chemischen Strukturähnlichkeit ebenfalls sehr ähnlich.
c Die Quantifizierung erfolgt durch Auswertung der Peakflächen bei der Wellenlänge im Maximum des Spektrums (**b**).

Flüssigchromatographie-Massenspektrometrie (LC-MS)

Die Identifizierungsleistung (Spezifität) und Sensitivität der Massenspetrometrie ist höher als die entsprechende Leistung der Uv-/vis-Spektrometrie. Daher sollte die Kopplung von HPLC und Massenspektrometrie erhebliche Vorteile bringen. Was in der Tat der Fall ist. Aufgrund der höheren Spezifität ist auch keine vollständige Basislinientrennung der chromatographischen Trennung notwendig, es reicht eine sehr kurze Trennsäule. Das Verfahren wird deshalb auch zumeist als LC-MS bezeichnet.

Allerdings gab es technisch ein großes Realisierungsproblem: Im Massenspektrometer herrscht Hochvakuum und dieses würde zusammenbrechen, wenn ein Flüssigkeitsstrom eingespritzt würde. Deshalb braucht es Interfacetechniken, die das HPLC-Laufmittel nahezu vollständig von den interessierenden Analyten abtrennen und eine Ionisierung der zu untersuchenden Substanzen erlauben. Solche LC-MS-Kopplungen stehen inzwischen von mehreren Herstellern zur Verfügung. Gemeinsam ist ihnen, dass wir in der Auswahl der HPLC-Laufmittel eingeschränkt sind, denn sie müssen aus hinreichend flüchtigen Komponenten bestehen.

Angewendet werden kann die LC-MS insbesondere für solche Analyten, die sich aufgrund geringer Flüchtigkeit oder Thermostabilität nicht mittels GC-MS untersuchen lassen. Eine besondere technische Variante ist die MS/MS-Technik (3.8).

> **3.8 MS/MS-Technik**
>
> In einem ersten Massenspektrometer werden Ionen isoliert, die genau der Molekülmasse der interessierenden Substanz entsprechen. Im nachgeschalteten 2. Massenspektrometer wird die zu untersuchende Substanz dann durch Fragmentierung identifiziert und quantifiziert. Eingesetzt wird diese Technik z. B. für die Untersuchung auf Stoffwechselanomalien bei Neugeborenen mit einer vermuteten genetisch bedingten Stoffwechselstörung.

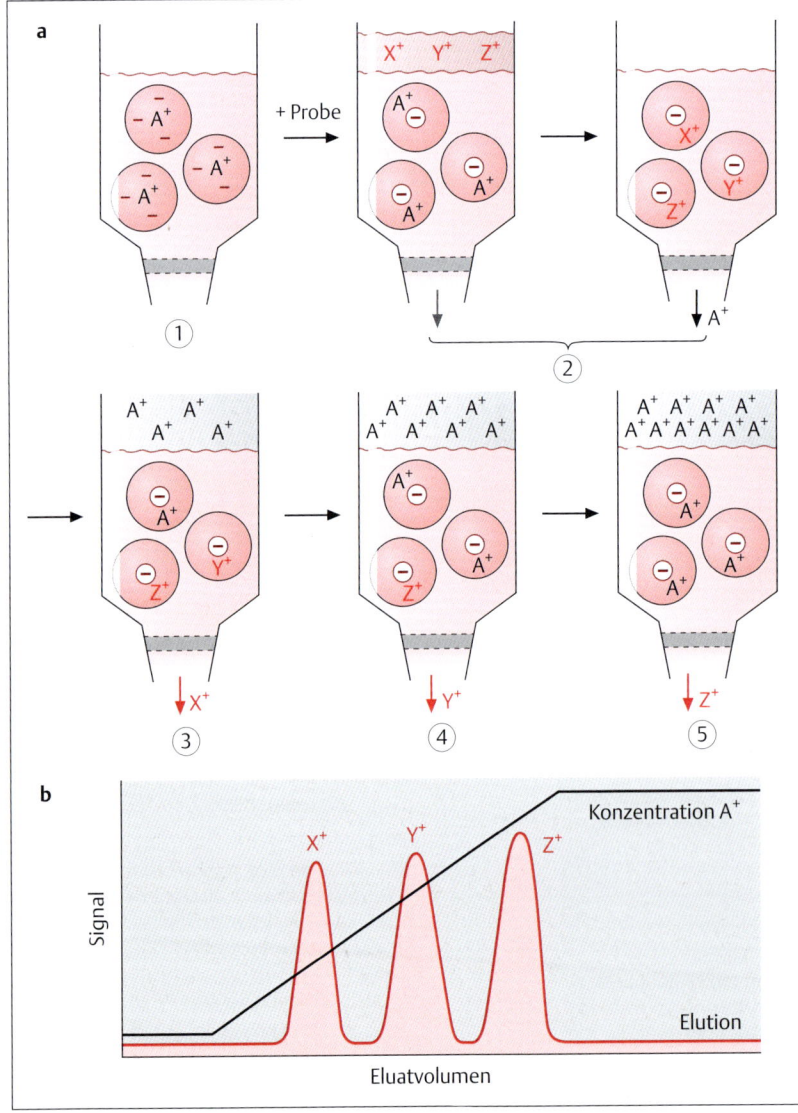

Abb. 3.10 Prinzip der Ionenaustauschchromatographie (Kationenaustauscher).
a. Startpunkt: ① Der regenerierte Austauscher ist mit A^+ als Gegenion beladen. ② Als Probe werden die zu trennenden Kationen X^+, Y^+ und Z^+ aufgetragen. Eine äquivalente Menge A^+ wird vom Austauscher verdrängt. ③ Auf den Austauscher wird eine Lösung mit steigender Konzentration an A^+ gegeben (Gradienten-Elution). X^+ mit relativ geringer Affinität wird verdrängt und eluiert. ④ Bei weiter steigender Konzentration von A^+ wird auch das zweite Ion Y^+ und schließlich ⑤ Z^+ verdrängt. **b.** Darstellung des Chromatogramms und des Konzentrationsgradienten von A^+.

Chromatographische Trennverfahren

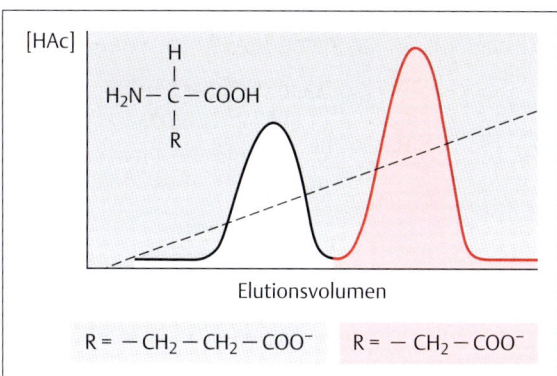

Abb. 3.11 Anwendungsbeispiel der Ionenaustauschchromatographie: Trennung der Aminosäuren Glutamat und Aspartat mithilfe eines Essigsäuregradienten von 0–0,2 mol/l auf einem Dowex-Anionenaustauscher.

3.3.5 Ionenaustauschchromatographie

Mit der Ionenaustauschchromatographie können wir Substanzen trennen, die sich in ihrer Ladung unterscheiden (Abb. 3.**10**). Die Ladungsunterschiede können dabei minimal sein, wie die Trennung des glykosylierten HbA_{1c} und normalen Hämoglobins zeigt (s. Kap. 12 Kohlenhydrate). Weitere Anwendungsbeispiele sind die Trennung von Aminosäuren (Abb. 3.**11**) und Zuckern, oder aber auch die selektive Anreicherung einer Gruppe von Kationen oder Anionen aus Serum oder Urin im Rahmen der Probenvorbereitung.

Man unterscheidet Kationen- und Anionenaustauscher. Als Ionenaustauscher werden organische Harze eingesetzt, die locker gebundene H^+- oder OH^--Ionen tragen, die gegen andere Kationen oder Anionen ausgetauscht werden können (Tab. 3.**2**). Ionen gleicher Ladung aus der Probe können reversibel mit den elektrostatisch an den unlöslichen Träger gebundenen Ionen ausgetauscht werden. Nach Gebrauch werden die Austauscherharze mit Säure oder Lauge wieder regeneriert (Abb. 3.**10**).

Selbstverständlich kann auch die Ionenaustauschchromatographie als HPLC-Methode durchgeführt werden.

3.3.6 Gel(permeations)-chromatographie

Ohne Wechselwirkung der zu trennenden Teilchen mit der stationären Phase verläuft die Gelchromatographie, die weniger eine Chromatographie als eine Filtrationstechnik ist. Nur aufgrund der verwendeten Säulentechnik wird dieses Verfahren, das auch als Gelpermeationsfiltration oder Molekularsieb bezeichnet wird, zu den chromatographischen Techniken gezählt.

Die Auftrennung erfolgt entsprechend der Molekülgröße und damit zumindest näherungsweise entsprechend der Molekülmasse. Die verschiedenen Trägermaterialien (Polydextran, Polyacrylamid, Agarose) bestehen aus kleinen Kügelchen mit schwammartiger Struktur und Poren von ziemlich einheitlichem Durchmesser (Abb. 3.**12**).

Tab. 3.2 Beispiele für Kationen- und Anionenaustauscher.

schwach saurer Kationenaustauscher, Carboxymethyl(CM)-Sepharose	$-OCH_2COO^-\ Na^+$
stark saurer Kationenaustauscher, Sulfopropyl(SP)-Sephadex:	$-C_3H_6(SO_3^-)\ Na^+$
schwach basischer Anionenaustauscher, Aminoethyl(AE)-Cellulose:	$-OCH_2CH_2NH_3^+\ Cl^-$
stark basischer Anionenaustauscher, Diethylaminoethyl(DEAE)-Cellulose:	$-OCH_2CH_2N^+H(C_2H_5)_2\ Cl^-$

Wird eine Mischung verschieden großer Moleküle auf eine solche Gelchromatographie-Säule gegeben, so können die größeren Moleküle nur schwer in die Poren hinein diffundieren und verlassen daher die Säule am unteren Ende relativ schnell. Besonders große Moleküle eluieren bereits mit dem sog. Ausschlussvolumen. Kleinere Moleküle diffundieren dagegen besser in die Poren hinein und werden mehr zurückgehalten (retardiert). Sie verlassen die Säule später, d. h. für ihre Elution ist mehr Flüssigkeit (Elutionsmittel) erforderlich, die auf die Säule gegeben werden muss. Das heißt, der weitere Weg der kleineren Moleküle, der auch durch das Poreninnere führt, ergibt eine längere Elutionsdauer. Sehr kleine Moleküle werden spätestens mit dem Totalvolumen eluiert.

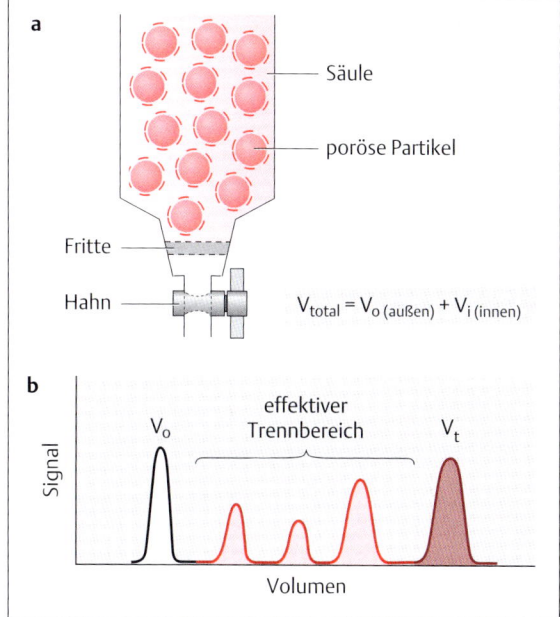

Abb. 3.12 Prinzip der Gelchromatographie. **a** Das Säulenvolumen kann aufgeteilt werden in ein Teilvolumen innen in den porösen Partikeln und ein Teilvolumen außerhalb der Partikel. **b** Wird eine solche Säule mit Probe in einem kleinen Volumen beladen und anschließend mit einem geeigneten Puffer eluiert, kommen alle hochmolekularen Substanzen im Ausschlussvolumen V_0 und alle sehr kleinen Substanzen mit dem Totalvolumen V_t. Dazwischen liegt der eigentliche Trennbereich, dieser wird für die verschiedenen Füllmaterialien vom Gelhersteller angegeben, z. B. 20000 - 500000 Atommassen.

Je größer ein Molekül ist, umso schneller wandert es bei der Gelchromatographie durch die Säule.

Substanzen, die sich in ihrer Molekülmasse um mindestens 25 % unterscheiden, können während eines einzigen chromatographischen Laufes vollständig getrennt werden. Wird die Säule mit einem Gemisch von Eichproteinen bekannter Molekülmasse kalibriert, so kann die Molekülmasse anderer Proteine abgeschätzt werden, wenn sie im dynamischen Trennbereich, d.h. zwischen dem Ausschlussvolumen und dem Totalvolumen die Säule verlassen.

Hochdruckflüssigkeits-Gelchromatographie: Wird die Partikelgröße des Säulenfüllmaterials entsprechend klein gewählt, so ergibt sich ein hoher hydrostatischer Gegendruck. Nur unter Anwendung von Druck passiert die Elutionsflüssigkeit mit den gelösten Substanzen die Säule, man hat eine HPLC-Technik. Sind die Probenmoleküle Proteine, so spricht man von FPLC (Fast Protein Liquid Chromatography).

4 Photometrie

4.1 Prinzip der Photometrie und Geräte

Die Lichtabsorption geht mit der Anregung von Molekülen einher. Chromophore aus konjugierten Doppelbindungen absorbieren im ultravioletten bzw. sichtbaren Bereich des Spektrums. Die Photometrie nutzt diese Eigenschaft vieler Substanzen und den quantitativen Zusammenhang zwischen Lichtabsorption und Substanzkonzentration. Wir beschäftigen uns hier
- mit den physikalischen Grundlagen der Lichtabsorption,
- mit dem Lambert-Beer-Gesetz, welches das Absorptionssignal mit der Konzentration verknüpft und schließlich
- mit der photometrischen Messtechnik.

Die Farbigkeit war eine der am frühesten untersuchten Eigenschaften chemischer Verbindungen. Eine Mischung von Licht aller Wellenlängen zwischen 400 und 760 nm empfinden wir als „weiß". Weißes Licht können wir z. B. mithilfe eines Prismas in seine spektralen Bestandteile zerlegen.

Die Farbe einer Substanz (Tab. 4.1) kommt dadurch zustande, dass sie Licht bestimmter Wellenlängen absorbiert. Roter Wein z. B. absorbiert alle blauen und gelben Spektralanteile des weißen Lichtes.

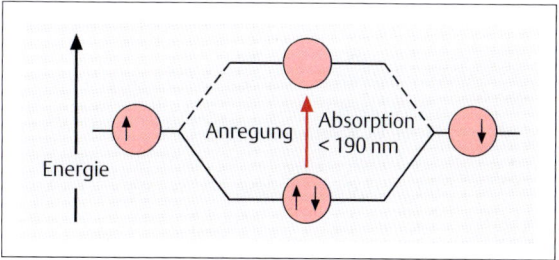

Abb. 4.1 Anregung von Elektronen. Bei der Anregung wechseln die Bindungselektronen aus dem bindenden Orbital (unten) in ein antibindendes Orbital (oben).

Tab. 4.1 Farbe und Lichtabsorption.

Farbe	Wellenlänge (nm)	Energie
(ultraviolett)	< 400	
violett	400 - 450	
blau	450 - 500	
grün	500 - 570	↑
gelb	570 - 590	
orange	590 - 620	
rot	620 - 760	
(infrarot)	> 760	

stande, dass die Anregung von Elektronen immer von Übergängen zwischen ganz bestimmten (diskreten) Energiezuständen (Orbitalen) begleitet ist. Dabei gelangen die Elektronen (gewöhnlich aus einem bindenden Orbital) vorübergehend in ein energiereicheres nichtbindendes oder antibindendes Orbital (Abb. 4.1).

 Meistens ist nur ein ganz bestimmter Teil des absorbierenden Moleküls für die Absorption verantwortlich. Dieses Molekülteil wird als Chromophor bezeichnet.

 Einfarbiges Licht, d.h. Licht von einer definierten Wellenlänge, bezeichnen wir als monochromatisches Licht.

4.1.1 Physikalische Grundlage

Die Lichtabsorption organischer Verbindungen im sichtbaren und ultravioletten Spektralbereich können wir uns vereinfacht so vorstellen, dass Lichtenergie aufgenommen und dazu genutzt wird, im absorbierenden Molekül Elektronen anzuregen. Die spezifische Absorption von Licht einer bestimmten Wellenlänge kommt dadurch zu-

Eine isolierte Doppelbindung oder ein einsames Elektronenpaar, wie sie nahezu in jeder organischen Verbindung vorkommen, absorbieren bei ca. 190 nm. Der Wellenlängenbereich unterhalb 200 nm ist daher nicht charakteristisch für bestimmte Chromophore und für photometrische Messungen ungeeignet.

Im Gegensatz dazu sind Chromophore, in denen eine **Konjugation** vorliegt, von großer Bedeutung für die Photometrie. Ein solches konjugiertes System besteht aus abwechselnd aufeinanderfolgenden Einfach- und Doppelbindungen, wobei zwei Doppelbindungen nur durch eine Einfachbindung voneinander getrennt sind. Konjugierte Systeme erleichtern im Vergleich zu einer einzelnen

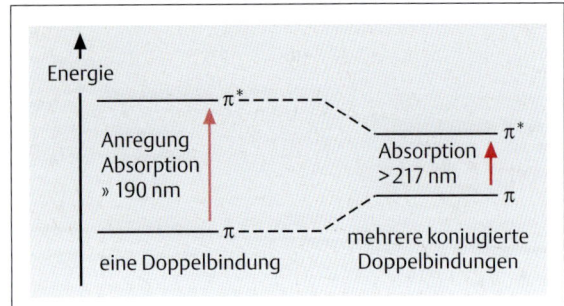

Abb. 4.2 Anregung von konjugierten Systemen.

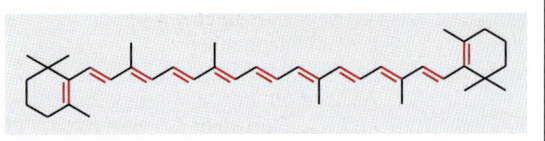

Abb. 4.3 Strukturformel des β-Carotins.

Doppelbindung die Lichtabsorption, da sie energetisch begünstigt sind:

Das Energieniveau des höchsten besetzten Orbitals ist angehoben, das Niveau des niedrigsten unbesetzten antibindenden Orbitals dagegen erniedrigt (Abb. 4.2).

Die Orbitale kommen sich also „energetisch näher", was dazu führt, dass die Anregung der Elektronen bereits mit weniger energiereichem Licht möglich ist. Ein System aus zwei solchen konjugierten Doppelbindungen absorbiert oberhalb 200 nm. Wenn sich die Orbitale von mehr als zwei Doppelbindungen überlappen, reduziert sich der Abstand der Energieniveaus noch weiter, und die Absorption erfolgt bei längerer Wellenlänge. β-Carotin z.B. verfügt über einen besonders langen konjugierten Chromophor (Abb. 4.3) und absorbiert – wie schon an seiner Farbe erkennbar – im sichtbaren Bereich.

Der angeregte Zustand ist gewöhnlich nur sehr kurzlebig, wenn man von den selteneren Erscheinungen der Fluoreszenz (s. S. 75) und der Phosphoreszenz absieht. Unter Wärmeabgabe kehren die angeregten Moleküle daher im Allgemeinen innerhalb von Sekundenbruchteilen in ihren Grundzustand zurück.

4.1.2 Anwendung der Photometrie

Zwei wesentliche Anwendungen der Photometrie werden uns im Folgenden intensiver beschäftigen:

Absorptionsphotometrie. Bei der Absorptionsphotometrie wird die Lichtschwächung bzw. Lichtabsorption (A) gemessen, die das Ergebnis einer Wechselwirkung zwischen Licht einer geeigneten Wellenlänge und der zu bestimmenden gelösten Substanz ist. Anhand der Absorption bei einer definierten Wellenlänge wird die Konzentration der Substanz (c) bestimmt (s. S. 49). Häufig besteht bei der Absorptionsphotometrie ein linearer Zusammenhang zwischen Messsignal und Konzentration, der sich aus dem Lambert-Beer-Gesetz herleitet. Es gilt:

$$A = \text{Faktor} \times c$$

> **Zur photometrischen Bestimmung wird Licht jener Wellenlängenbereiche benutzt, die besonders stark und möglichst spezifisch absorbiert werden.**

Wollten wir z.B. die Lichtabsorption von Rotwein messen, der grünes Licht maximal absorbiert, dann sollten wir dafür eine Messstrahlung mit einer Wellenlänge wählen, die zwischen 500 und 570 nm liegt (s. Tab. 4.1).

Absorptionsspektroskopie. Die Absorption von Strahlung durch eine zu untersuchende Substanz hängt von deren Struktur (Gehalt an Chromophoren) ab, sodass Stoffe häufig anhand ihrer Absorptionsspektren identifiziert werden können (s. S. 53). Hierzu wird die Intensität der Absorption in Abhängigkeit von der Wellenlänge registriert (Abb. 4.4).

> **In der Absorptionsspektroskopie wird die Absorption kontinuierlich oder bei zahlreichen nebeneinanderliegenden Wellenlängen gemessen.**

4.1.3 Lambert-Beer-Bouguer- (Lambert-Beer-)Gesetz

In vielen praktischen Beispielen kann man beobachten, dass die Absorption umso stärker ist, je höher die Konzentration der untersuchten Probenlösung in der Photometerküvette ist. Zur Bestimmung der Konzentration misst man die Lichtschwächung, die durch die Substanz verursacht wird (Abb. 4.5).

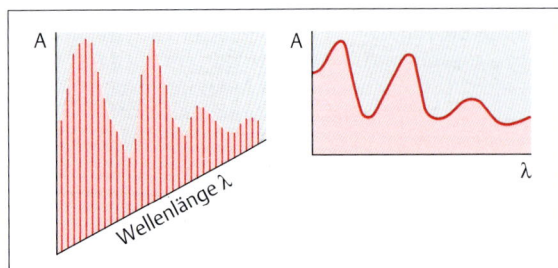

Abb. 4.4 Prinzip der Absorptionsspektrometrie.

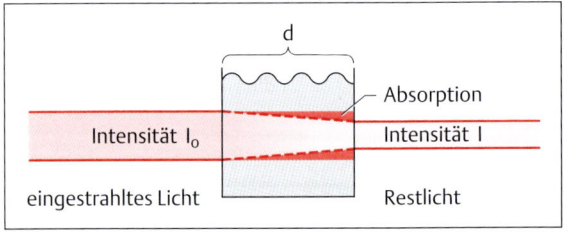

Abb. 4.5 Lichtschwächung durch Absorption.

Bei verdünnten Lösungen und monochromatischer Messstrahlung (Licht einer definierten Wellenlänge oder eines sehr engen Wellenlängenbereiches) besteht eine lineare, von der Strahlungsintensität unabhängige Beziehung zwischen Absorption und Konzentration (4.1). Diese wird durch das Lambert-Beer-Gesetz beschrieben:

$$A_\lambda = a_c \times c \times d$$

- Die Absorption A (internationale Bezeichnung) ist dabei eine dimensionslose Größe.
- Der Proportionalitätsfaktor a_c ist eine substanzspezifische Konstante mit der Dimension cm²/mol.
- d ist die Schichtdicke in cm und
- c ist die Konzentration in mol/cm³.

 Die im deutschen Sprachraum verbreiteten Begriffe Extinktion (E) und Extinktionskoeffizient (ε) sollen nicht mehr verwendet werden.

4.1 Herleitung des Lambert-Beer-Gesetzes

Bouguer stellte eine Reihe gleicher, mit einer absorbierenden Flüssigkeit gefüllte Glasgefäße hintereinander auf und bestimmte das Licht, das auf jedes Glas auftraf, und den Teil des Lichtes, der durch es hindurchging. Der auf das erste Glas auffallenden Strahlung gab er den Wert 1,0. 50 % des auffallenden Lichtes wurden zufällig von der Substanz absorbiert. Der Wert des einfallenden Lichtes bei Glas 2 ist damit 0,5. Werden im nächsten Gefäß wieder 50 % absorbiert, so treten nur mehr 25 % der ursprünglichen Lichtintensität durch. Lambert führte daraufhin den Begriff der *Transmission T* als Quotient der Intensitäten des durchtretenden und des einfallenden Lichtstrahles ein:
$T = I/I_0$
Die Transmission kann maximal den Wert 1,0 haben bzw. 100 % betragen.
Lambert erkannte dann, dass die Transmission von der Schichtdicke (d = Lichtweg) abhängig ist, und formulierte unter Verwendung der Konstante a' (bei konstanter Konzentration):
$T = e^{-a' \cdot d}$
Beer stellte zusätzlich die Abhängigkeit von der Konzentration (c) fest (c war vorher in der Konstante a' enthalten):
$T = e^{-a_c \cdot c \cdot d}$
$T = 10^{-a_c \cdot c \cdot d}$
$\log T = -a_c \cdot c \cdot d$
$-\log T = a_c \cdot c \cdot d$
$\log 1/T = a_c \cdot c \cdot d$

$$A = a_c \times c \times d$$

Dies ist das Lambert-Beer-Bouguer-Gesetz. Früher wurde anstelle von A die Extinktion E verwendet:

$$E = \varepsilon \times c \times d$$

Der Proportionalitätsfaktor a_c gibt die theoretische Absorption für ein Mol Substanz pro Milliliter Lösung bei einer definierten Wellenlänge und definierter Temperatur, z.B. 25 °C, an (4.2). Diese Faktoren (früher Extinktionskoeffizienten) für viele photometrisch messbare Substanzen können in Tabellenwerken nachgeschlagen werden.

4.2 Näher betrachtet: Der Proportionalitätsfaktor a_c

$a_c = A/c \cdot d$
mit
A = dimensionslos
d = cm
c = mol/ml = mol/cm³
Für den Proportionalitätsfaktor a_c ergibt sich folgende Dimension:
$a_c = A/c \cdot d$ (1/mol/cm³ · cm)
$a_c = A/c \cdot d$ (cm²/mol)
Dieser Faktor a_c vieler Substanzen kann experimentell ermittelt werden, wenn die Substanz hochrein zur Verfügung steht:
Beispielsweise liefert eine $1{,}37 \cdot 10^{-4}$ molare Lösung von NADH bei der Wellenlänge 340 nm in einer 1 cm Küvette eine Absorption von 0,850.
Damit ergibt sich:
$a_c = A/c \cdot d = 0{,}850/(1{,}37 \cdot 10^{-4} \text{ mol/l} \cdot 1 \text{ cm})$
$a_c = 0{,}850/(1{,}37 \cdot 10^{-4} \text{ mol} \cdot 1 \text{ cm}/1000 \text{ cm}^3)$
$a_c = 6{,}2 \cdot 10^6 \text{ cm}^2/\text{mol}$

 Häufig wird auch der sog. mikromolare Proportionalitätsfaktor angegeben, der die Absorption von 1 Mikromol Substanz pro Milliliter angibt und die Dimension (cm²/μmol) besitzt.

4.1.4 Messtechnik der Photometrie

Die Absorption messen wir durch Vergleich der Intensitäten des einfallenden und des durchgelassenen (nicht absorbierten) Lichtes (s. Abb. 4.**5**) mithilfe von Photometern, die grundsätzlich aus folgenden Bauteilen aufgebaut sind:
- Lichtquelle
- Kollektor
- Filter oder Monochromator
- Blende
- Küvette mit Analysenlösung
- Strahlungsempfänger (Photodiode, Photomultiplier)
- Elektronik und Messanzeige

Abb. 4.**6** zeigt den Strahlengang eines Einstrahlphotometers mit Prisma als Monochromator. Als Lichtquelle sind eine Wolframlampe (vis-Bereich) und eine Deuteriumlampe (UV-Bereich) eingebaut. Die Verspiegelung einer Prismenfläche bewirkt, dass die Strahlung das Prisma zweimal durchläuft. Die Veränderung der Wellenlänge der Messstrahlung wird durch Drehen des Prismas um eine zur Strahlung senkrechte Achse erreicht. Störungen z.B. durch Nebenlicht werden nach Zerhackung des Messstrahls durch eine gleichmäßig rotierende Blende (Chopper) elektronisch entfernt.

4 Photometrie

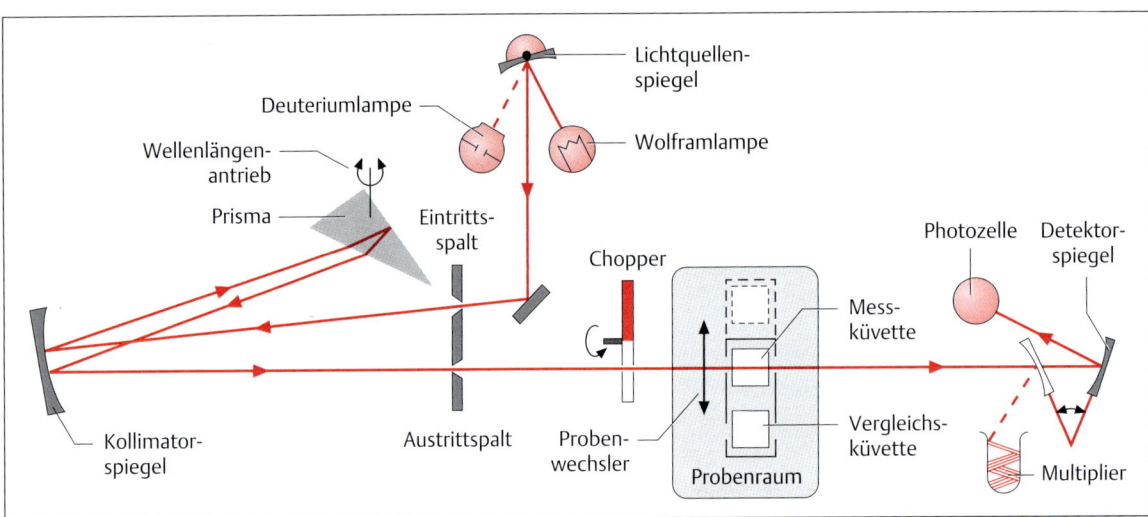

Abb. 4.6 Strahlengang eines Einstrahlphotometers. Mit einem Prisma wird das Messlicht spektral zerlegt und der Messstrahl durch die Mess- bzw. Vergleichsküvette geleitet. Das durchtretende Restlicht wird mit einer Photodiode oder einem Photomultiplier gemessen.

Manuell oder mithilfe eines Probenwechslers wird das Messlicht nacheinander durch die Vergleichsküvette (Leerwertansatz) und die Messküvette (Probenansatz) geleitet. Die Vergleichsküvette dient zum Abgleich (Nullpunkt), wobei als Vergleichslösung z. B. destilliertes Wasser verwendet wird.

Beim Doppel- oder Zweistrahlphotometer (Abb. 4.7) wird durch zwei synchron rotierende Sektorspiegel der Messstrahl nicht nur gleichmäßig unterbrochen, sondern abwechselnd durch die Probenlösung und eine Vergleichslösung geleitet. Solche Photometer erlauben also die gleichzeitige Messung von Proben- und Vergleichslösung. Zweistrahlphotometer sind technisch in der Regel wesentlich höherwertiger als die einfacheren Einstrahlgeräte, die für Routineanwendungen meist ausreichen.

Spektrallinienphotometer. Sie besitzen als Lichtquelle Metalldampflampen (z. B. Quecksilberdampflampe), deren Licht im Gegensatz zur üblichen Glühlampe nicht aus allen möglichen Wellenlängen zusammengesetzt ist, sondern diskontinuierlich ist. Mit einfachen lichtabsorbierenden Filtern kann man aus dem Licht der Metalldampflampen Strahlung von hoher spektraler Reinheit (diskrete Spektrallinien) und oft hoher Intensität isolieren (Abb. 4.8). Spektrallinienphotometer arbeiten daher mit *echt monochromatischem* Licht.

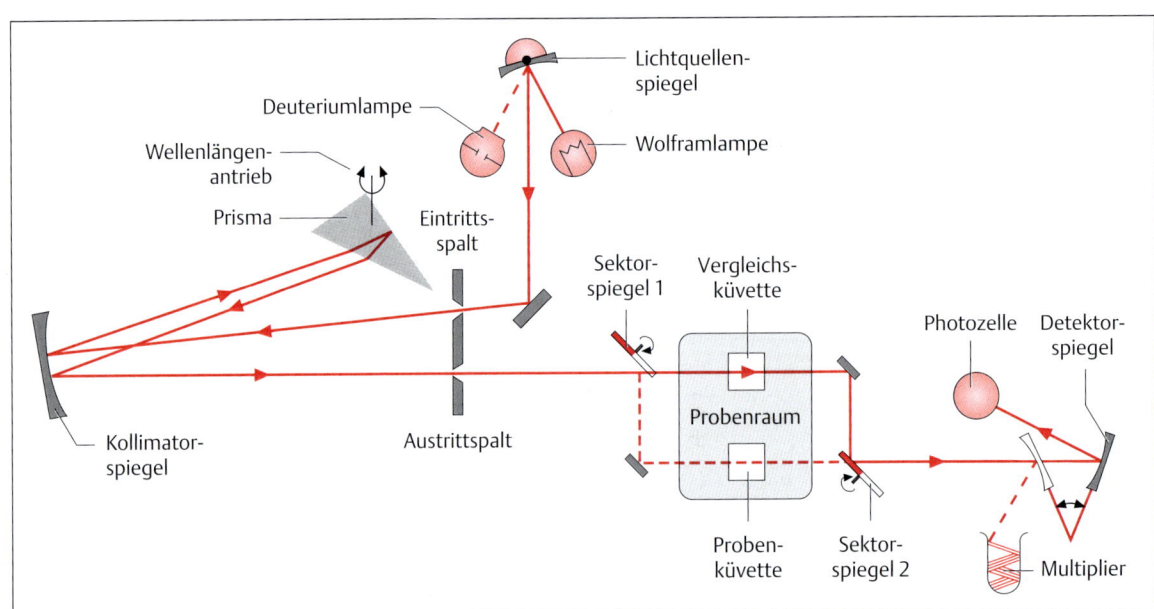

Abb. 4.7 Strahlengang eines Zweistrahlphotometers. Im Unterschied zum Einstrahlphotometer wird der Messstrahl geteilt und geht gleichzeitig durch die Proben- und Vergleichsküvette.

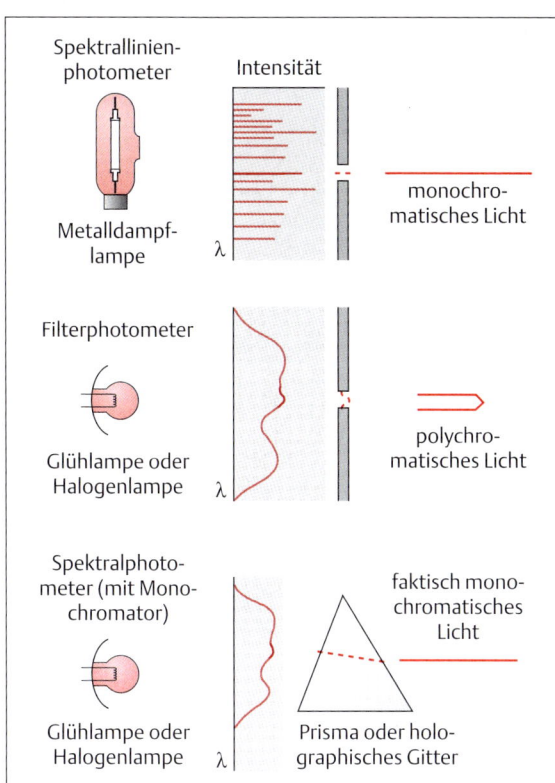

Abb. 4.8 Strahlungsarten bei verschiedenen Photometertypen.

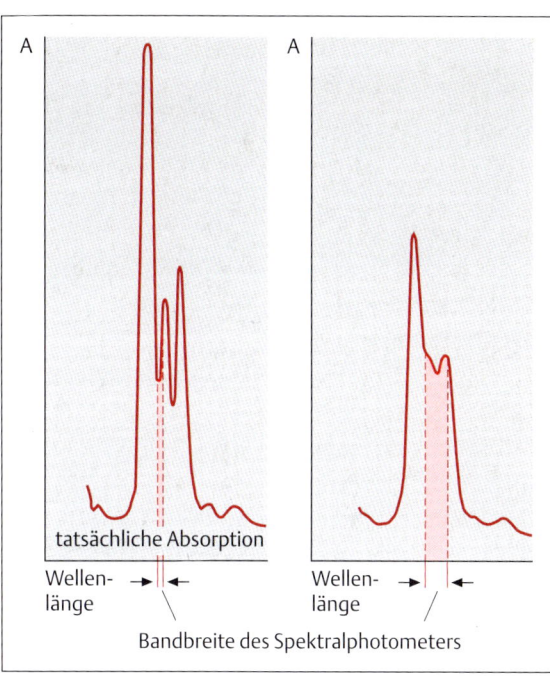

Abb. 4.9 Wellenlängen-Bandbreite und spektrale Auflösung.

Filterphotometer. Auch aus dem weißen Licht einer Glühlampe oder Halogenlampe kann man Licht bestimmter Wellenlängen ausfiltern (einfaches Filterphotometer), dieses Licht ist aber *polychromatisch* (Abb. 4.8).

Gerade heute besitzen viele moderne Analysenautomaten nur einfache Filterphotometer als Messplätze. Mithilfe der bichromatischen Messtechnik (s. S. 51) lässt sich die mangelnde optische Qualität von Filterphotometern „elektronisch" verbessern. U. a. aus diesem Grund wird in Analysenautomaten häufig die bichromatische Messtechnik eingesetzt.

Spektralphotometer. Wird das weiße Licht mittels eines Prismas oder eines optischen Gitters in seine spektralen Bestandteile zerlegt, so erhält man nahezu monochromatisches Licht von geringer Bandbreite (Abb. 4.8). Solche Photometer mit *Monochromator*, d. h. mit Gitter oder Prisma, werden für die Messung von Absorptionsspektren verwendet (s. Abb. 4.4).

In kurzer Zeit wird die Wellenlänge der Messstrahlung kontinuierlich verändert, z. B. durch Drehung des Prismas, und die Intensität der austretenden Strahlung registriert. Dieses Verfahren kann zur Substanzcharakterisierung und -identifizierung (s. S. 53) benutzt werden.

Die meisten Spektralphotometer enthalten zwei Lichtquellen, eine für UV- und eine zweite für sichtbares Licht. Je geringer die Wellenlängen-Bandbreite des Photometers ist (z. B. 0,5 nm), umso höher ist die spektrale Auflösung (Abb. 4.9) und damit die Auflösung der Feinstruktur der Absorptionsspektren. Zusätzlich sind für die Beurteilung der Leistungsfähigkeit eines Spektralphotometers von Bedeutung:

- die photometrische Genauigkeit (z. B. 0,0005 Absorptionseinheiten),
- der Scanbereich (Wellenlängenbereich),
- die Scangeschwindigkeit (Aufzeichnungsgeschwindigkeit der Spektren) und
- der Messbereich (z. B. 0–1 oder 0–3 Absorptionseinheiten).

Zunehmend werden **Diodenarraydetektoren** für die Spektrenaufzeichnung eingesetzt (Abb. 4.10). Bei diesen modernen Spektralphotometern gibt es keine beweglichen Teile mehr, und der Lichtstrahl geht zuerst durch die Küvette und fällt erst dann auf ein holographisches Konkavgitter. Das hierbei spektral zerlegte Licht fällt dann auf eine Photodiodenzeile. Bis zu über 1000 Photodioden – jede für eine bestimmte Wellenlänge – erfassen den gesamten Informationsgehalt eines Spektrums nahezu simultan. Ein Vorteil des Diodenarray ist daher, dass die Spektren unmittelbar aufgenommen werden, während der Aufzeichnung also keine Zeit vergeht. Dies ist günstig, wenn reaktionskinetische Abläufe verfolgt werden oder wenn veränderliche Substanzzusammensetzungen z. B. in einem chromatographischen Trennverfahren gemessen werden. Ein weiterer wesentlicher Vorteil von Diodendetektoren ist ihre messtechnische Präzision.

4.1.5 Fehlervermeidung

Vor der Messung wird das Photometer bei unterbrochenem Lichtweg auf 0% Transmission abgeglichen. Anschließend wird die Absorption (Extinktion) mit einer mit Wasser gefüllten Küvette im Strahlengang auf Null abgeglichen (100% Transmission).

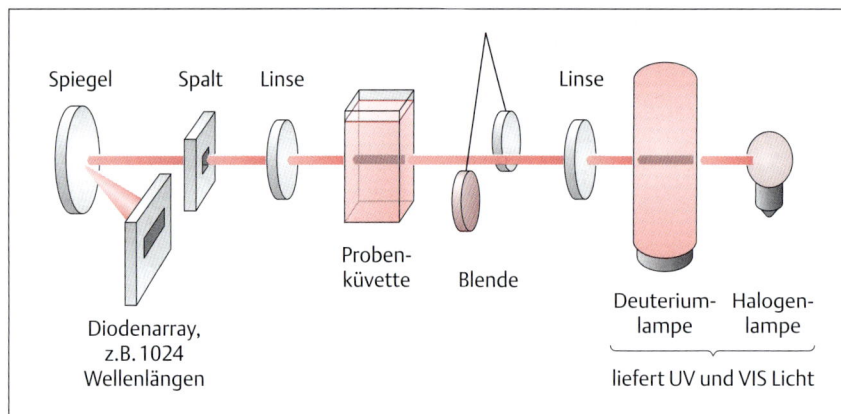

Abb. 4.10 Strahlengang DAD-Photometer.

Der beliebten Messung gegen einen Leerwert, d.h. Photometerabgleich mit dem Reagenzien- oder Probenleerwert, ist die Messung auch von Proben- und Leerwertansätzen gegen Wasser vorzuziehen. Auf diese Weise können Hinweise z. B. auf Trübungen leichter erkannt werden:

> Ergibt sich ein hohes Leerwertsignal, dann muss vom Photometer sehr viel Untergrundsignal kompensiert werden, und die eigentlichen Messungen erfolgen nicht mehr im optimalen photometrischen Messbereich. Wir sollten nämlich beachten, dass in der Regel im Bereich von 0,1 bis 1 Absorptionseinheit die photometrische Messung die höchste Präzision aufweist. Messungen im Grenzbereich (sehr niedrige Absorption oder Absorption >2) sind daher im Allgemeinen weniger zuverlässig. Nur bei Abgleichung gegen Wasser lassen sich Problemfälle erkennen.

Bei den Fehlermöglichkeiten unterscheidet man zwischen Gerätefehlern und Küvettenfehlern.

Gerätefehler: Im Zusammenhang mit dem verwendeten Gerät ist eine richtige und exakte Wellenlängeneinstellung, die Verwendung von sauberen und homogenen Filtern und die Vermeidung von Falschlicht (lichtdichter Küvettenraum) von Bedeutung.

Häufige Küvettenfehler sind Verschmutzungen (Schlieren), flottierendes (aufschwimmendes) Material in der Küvette, ungenügende Küvettenfüllung und falsche Temperierung. Gerade bei der Überprüfung der Temperierung ist es wichtig, dass nicht nur der Thermostat überprüft wird, sondern die Temperatur tatsächlich in der Küvette nachgemessen wird.

 Ganz wichtig ist es, daran zu denken, dass die meisten Analysenautomaten, die wir heute sehr häufig für die Messungen in der Klinischen Chemie einsetzen, auf photometrischen Messverfahren beruhen, sodass auch hier an die oben angesprochenen Fehlermöglichkeiten gedacht werden muss.

Dies bedeutet, dass wir auch beim Einsatz von Analysenautomaten den Messküvetten, der Temperierung usw. große Aufmerksamkeit widmen müssen. Daher sind ständige Überprüfungen und regelmäßige Photometerkontrollen erforderlich (4.3).

4.3 Photometerkontrolle

In vielen Laboratorien werden täglich die Untersuchungsmethoden an den Analysenautomaten neu kalibriert und danach vorschriftsmäßig Kontrollproben gemessen. Nun stellen wir plötzlich eines Tages fest, dass sich die Präzision der Messungen erheblich verschlechtert hat, wobei die Ergebnisse der Kontrollprobenmessungen noch im zulässigen Bereich liegen können. Wir suchen den Fehler und finden ihn bei der Geräteprüfung:
– Die Photometerlampe zeigt ein stark verminderte Lampenenergie, was aufgrund der täglichen Kalibrierung bisher nicht aufgefallen ist.
– Wie hätten wir die Leistungseinbuße der Photometerlampe früher erkennen können? Genau durch Verzicht auf die tägliche Kalibrierung hätten wir wahrscheinlich viel rascher an der Tendenz der Kontrollwerte die Lampendrift erkannt. Von ganz besonderer Bedeutung sind Lampenfehler bei gepulsten Lampen, die nur kurze Lichtblitze für die photometrischen Messungen aussenden. Hier können mit dem Altern der Lampe Ausreißer bei der Messung auftreten.
Die technische Funktion von Photometern – und auch Analysenautomaten sind Photometer! – muss nach dem Eichgesetz und den Richtlinien der Bundesärztekammer (RILIBÄK) zusätzlich regelmäßig durch Photometerkontrollen überprüft werden. Hierzu werden Farblösungen untersucht, die einen Absorptionsmesswert in einem engen Toleranzbereich liefern müssen. Da diese Farbstoffe ein relativ enges Absorptionsmaximum besitzen, lässt sich hierbei auch die Wellenrichtigkeit überprüfen. Diese Kontrollen werden auch extern in Form von Photometerringversuchen von den gleichen Ringversuchveranstaltern wie die nach RILIBÄK vorgeschriebenen Ringversuche (s.S. 376) durchgeführt.

4.2 Photometrische Quantifizierung von Substanzen (Absorptionsphotometrie)

Mithilfe des Lambert-Beer-Gesetzes können wir zahlreiche Substanzen quantitativ bestimmen. Prinzipiell lässt sich die Konzentration von Substanzen dabei bestimmen durch
– direkte Photometrie oder
– indirekte Photometrie
Im ersten Fall absorbiert der Analyt selbst (z. B. Harnsäure), im zweiten Fall wird er durch eine chemische, oft enzymkatalysierte Reaktion in eine absorbierende Substanz umgewandelt (z. B. Glucose). Im Folgenden werden wir verschiedene Beispiele solcher Bestimmungsverfahren näher betrachten.

Grundlage für die photometrische Konzentrationsbestimmung ist das Lambert-Beer-Gesetz, das wir bereits auf S. 44 kennen gelernt haben und nun nach der Konzentration auflösen:

$$c = A/a_c \times d$$

Unter Berücksichtigung von Leerwertmessungen oder bei kinetischen Messverfahren gilt:

$$c = \Delta A/ a_c \times d$$

4.2.1 Direkte Photometrie

Substanzen, die selbst entweder farbig sind oder im UV-Bereich eine deutliche Absorption zeigen, können durch direkte Photometrie bestimmt werden.

Beispiele für farbige Substanzen, die im sichtbaren Bereich absorbieren, sind das Bilirubin oder Cytochrom c, Harnsäure oder Barbiturate absorbieren im UV-Bereich.

Wenn die Schichtdicke und der Absorptionskoeffizient für die Messwellenlänge bekannt sind, kann mithilfe des Lambert-Beer-Gesetzes die Konzentration berechnet werden. Ein Beispiel ist die Bestimmung der Harnsäure (4.4).

Allerdings haben wir zur Berechnung über den molaren Absorptionskoeffizienten eine Alternative: Wir können das Messsignal des Probenansatzes mit dem Standardansatz vergleichen und aus der bekannten Konzentration des Standards (Kalibrators) und dem Absorptionsverhältnis von Probe und Standard berechnen:

$$c\,(\text{Probe}) = A\,(\text{Probe})/A\,(\text{Standard}) \times c\,(\text{Standard})$$

In der Praxis wird dieses Verfahren viel häufiger angewendet als die Berechnung über den molaren Absorptionskoeffizienten. (**4.5**).

4.4
Konzentrationsbestimmung von Harnsäure durch direkte Absorptionsphotometrie

Harnsäure zeigt eine starke Absorption im UV-Bereich mit einem Maximum bei 293 nm. Da Serum- oder Plasmaproben hierbei jedoch eine hohe Hintergrundabsorption zeigen, wird die Harnsäure bei der praktischen Anwendung dieses Verfahrens mit Uricase vollständig zu Allantoin, CO_2 und H_2O_2 umgesetzt:

$$\text{Harnsäure} + 2H_2O + O_2 \xrightarrow{\text{Uricase}} \text{Allantoin} + CO_2 + H_2O_2$$

Gemessen wird die Absorptionsabnahme ΔA bei 293 nm; sie ist der ursprünglich vorhandenen Harnsäuremenge proportional.
Da diese Absorptionsabnahme allerdings gegen eine hohe Hintergrundabsorption gemessen werden muss, werden andere Bestimmungsverfahren für die Harnsäure bevorzugt (s. S. 212).

 Über den molaren Absorptionskoeffizienten kann nur ausgewertet werden, wenn die Messstrahlung zumindest annähernd monochromatisch ist und in ihrer Wellenlänge mit derjenigen übereinstimmt, bei der das a_c ermittelt wurde.

>
> **4.5**
> **Photometrische Bestimmung von Thiopental**
>
> Thiopental, das als Narkotikum und Therapeutikum bei erhöhtem Hirndruck in der Intensivmedizin angewendet wird, absorbiert bei 270 nm. Allerdings gibt es bei dieser Wellenlänge eine Hintergrundabsorption, sodass zuerst eine Probenextraktion erfolgen muss. Dazu schütteln wir die Proben mit Diethylether aus und messen das Thiopental in der organischen Phase.
> Wir wollen ein Rechenbeispiel betrachten:
> – Sei die Absorption der Probe 0,355,
> – die Absorption des Standards 0,74,
> – die Standardkonzentration 50 mg/l,
> dann gilt:
>
> c (Thiopental) = A (Probe)/A (Standard) × c (Standard) = 0,355/0,74 × 50 = 24 mg/l
>
> Exaktere Ergebnisse werden erhalten, wenn wir anhand einer Standardkurve auswerten. Die Spezifität des Verfahrens wird erhöht, wenn man vor der eigentlichen photometrischen Konzentrationsbestimmung das Thiopental durch ein hochdruckflüssigkeitschromatographisches Verfahren isoliert (s. S. 312).

Durch Extraktion des Thiopentals können wir Störungen durch andere Bestandteile aus der Probe großteils vermeiden. Die genannten Störungen schränken im Allgemeinen die Anwendungsmöglichkeiten für die direkte photometrische Bestimmung aus Körperflüssigkeiten ein. Häufig kann hier die bichromatische Messtechnik weiterhelfen (s. S. 51).

4.2.2 Indirekte Photometrie

Eine höhere Spezifität der Photometrie lässt sich erzielen, indem man den Analyten zuerst in einer Messreaktion zu einem photometrisch messbaren Produkt umwandelt und dann aufgrund der bekannten Stöchiometrie dieser Reaktion die Analytkonzentration indirekt bestimmt.

Zahlreiche Substanzen (z. B. Glucose, Pyruvat, Lactat, Ethanol) können nicht direkt photometrisch bestimmt werden. Diese Substanzen lassen sich allerdings mit den Coenzymen (besser Cosubstraten) NAD(H) bzw. NADP(H) enzymatisch umsetzen. Bei diesen von Otto Warburg eingeführten optischen Testverfahren wird eine dem zu bestimmenden Stoff (Substrat) stöchiometrisch äquivalente Menge reduziertes Coenzym (NADH oder NADPH) verbraucht oder gebildet. Die Konzentration des reduzierten Coenzyms wird bei 340 nm vor und nach der enzymatischen Umsetzung gemessen. Aus dem ermittelten ΔA berechnet man Coenzym- und Substratumsatz ohne dass man einen Standard braucht:

$$c = \Delta A / a_c \times d \; [mol/ml]$$

Was uns als Ergebnis interessiert, ist nicht die Konzentration der Substanz in der Messküvette, sondern die ursprünglich in der Patientenprobe (Serum oder Plasma) vorliegende Konzentration. Da in die Messküvette nicht nur die Probe, sondern auch die Reagenzien gegeben werden, erfolgt vor der Messung eine Verdünnung. Erst durch Berücksichtigung der Probenverdünnung als Quotient aus dem Testvolumen (Summe aller Volumenzugaben in die Messküvette) und dem Probenvolumen erhalten wir die gesuchte Konzentration in der Probe selbst:

$$c = \Delta A \times Testvolumen / a_c \times d \times Probenvolumen \; [mol/ml]$$

Rechenbeispiele finden sich in 4.6 und in 4.7.

Wie bei der direkten Photometrie ist die Konzentrationsbestimmung in der Probe auch mithilfe einer parallel gemessenen Standardprobe möglich. Es gilt die Gleichung, die wir bereits bei der direkten Photometrie kennen gelernt haben:

$$c \, (Probe) = A \, (Probe) / A \, (Standard) \times c \, (Standard)$$

>
> **4.6**
> **Messung der Glucosekonzentration**
>
> Bei der Gluc-DH-Methode wird die Glucose zu Gluconsäure oxidiert, während NAD^+ zu NADH reduziert wird. Diese Reaktion katalysiert die Glucosedehydrogenase (Gluc-DH)
>
> Glucose + NAD^+ $\xrightarrow{Gluc-DH}$ Gluconsäure + NADH + H^+
>
> Je Molekül Glucose entsteht ein Molekül NADH, die gemessene NADH-Menge entspricht der ursprünglich vorhandenen Glucosemenge.
> a_c (NADH) = $6,2 \times 10^6 \; cm^2/mol$; d = 1 cm; Probenvolumen 20 µl; Reagenzvolumen 980 µl. Nach vollständigem Umsatz wird die Absorption gemessen: A = 1,2.
>
> c(Glucose) im Plasma =
> $\Delta A \times Testvolumen/a_c \times d \times Probenvolumen$ =
> $1,2 \times 1000 / 6,2 \times 10^6 \times 1 \times 20 \; cm^3/mol$ =
> 0,0097 mol/l = 9,7 mmol/l
>
> Um die Glucosekonzentration in der konventionellen Einheit (mg/dl) zu erhalten, müssen wir die molare Konzentration mit dem Molekülmasse der Glucose (180) multiplizieren und das Ergebnis durch 10 teilen (Umrechnung von Litern auf dl):
>
> c(Glucose) im Plasma = $9,7 \times 180 : 10$ (mg/dl) = 175 mg/dl

> **4.7 Ethanolbestimmung**
>
> Das Enzym Alkoholdehydrogenase (ADH) katalysiert die Oxidation von Ethanol zu Acetaldehyd, während NAD^+ zu NADH reduziert wird:
>
> $CH_3\text{-}CH_2\text{-}OH + NAD^+ \xrightarrow{ADH} CH_3\text{-}CHO + NADH + H^+$
>
> Wir betrachten folgendes Beispiel: An einem Analysenautomat wird in einer Endpunktbestimmung eine Absorption von 1,4 gegen einen Leerwert gemessen. Es gilt:
>
> a_c (NADH) = $6{,}2 \times 10^6$ cm²/mol
> Probenvolumen: 2 µl
> Reagenzvolumen: 398 µl (Testvolumen: 400 µl)
> Schichtdicke: 0,7 cm
> c (NADH) = ($\Delta A \times$ Testvolumen)/($a_c \times d \times$ Probenvolumen)
> = $(1{,}4 \times 400\ \mu l)/(6{,}2 \times 10^6$ cm²/mol $\times 0{,}7$ cm $\times 2\ \mu l)$
> = $(1{,}4 \times 400 \times 10^{-6})/(6{,}2 \times 0{,}7 \times 2)$ [mol/cm³]
> = $(4 \times 1{,}4 \times 10^{-4})/(6{,}2 \times 1{,}4)$ [mol/ml]
> = $6{,}5 \times 10^{-5}$ [mol/ml]
> = $6{,}5 \times 10^{-2}$ [mol/l]
>
> c (NADH) = c (Ethanol)
> (siehe Reaktionsgleichung)
>
> Umrechnung in g/l:
> c (Ethanol) = $6{,}5 \times 10^{-2} \times$ Molekülmasse
> = $6{,}5 \times 10^{-2} \times 46$ [g/l]
> = 2,99 [g/l]
>
> Übrigens, um die bekannten Promille Blutalkohol zu erhalten, muss man die oben gefundene Serumkonzentration durch 1,2 dividieren.

4.3 Näher betrachtet: Bichromatische Messtechnik

Eine wesentliche Erweiterung der photometrischen Bestimmungsmöglichkeiten können wir durch die gleichzeitige Messung bei zwei Wellenlängen erreichen. Diese bichromatische Messtechnik ermöglicht es, brauchbare Ergebnisse selbst dann zu erzielen, wenn
– Photometer relativ schlechter Güte verwendet werden,
– trübe Proben untersucht werden müssen und
– die Probe Nebenkomponenten enthält, die in der Bestimmungsreaktion mitreagieren.

4.3.1 Problemfälle bei der Photometrie

In den vorangegangenen Seiten haben wir erfahren, dass es für die Reproduzierbarkeit und Richtigkeit photometrischer Bestimmungen von besonderer Wichtigkeit ist, dass
– monochromatisches Licht verwendet wird,
– die Messwellenlänge exakt stimmt und
– nur die nachzuweisende Substanz erfasst wird.

Zu ungenauen Ergebnissen kommt es bei der Photometrie demnach, wenn nicht mit monochromatischem Licht gearbeitet wird und/oder die eingestellte Wellenlänge nicht exakt ist. Dies ist z.B. der Fall bei der Verwendung einfacher Filterphotometer.
Weitere Probleme treten auf, wenn
– die Proben trüb sind oder Verfärbungen aufweisen,
– Trübungen bei der Messung entstehen oder
– bei der Messreaktion andere Stoffe als der zu untersuchende Analyt mitreagieren.

Eine teilweise Problemlösung besteht in der Probenleerwertmessung. Diese führt nur im Fall von leichten Probentrübungen oder -verfärbungen zu richtigen Ergebnissen. Hierbei wird ein Leerwertreagenz eingesetzt, das es erlaubt, die Eigenabsorption der Störung zu messen, ohne dass der eigentliche Analyt umgesetzt wird. Dieses Verfahren macht für jede Probe einen zusätzlichen Messansatz mit dem Leerwertreagenz erforderlich. Dieser Probenleerwert wird jeweils vom ursprünglichen Messwert abgezogen.

4.3.2 Die elegantere Lösung ist die bichromatische Messtechnik

Schauen wir uns einen Analysenautomaten bzw. die daran adaptierten, also für das entsprechende Gerät ausgearbeiteten Methodenvorschriften etwas genauer an, dann werden wir sehr häufig feststellen, dass die Messung bei zwei Wellenlängen erfolgt.
Bei den meisten zuvor aufgezählten Problemen in der Photometrie kann uns die bichromatische Messtechnik weiterhelfen. Sie liefert uns richtige Messergebnisse, ohne dass zusätzliche Messansätze erforderlich sind.

Unter bichromatischer Messtechnik versteht man eine Variante der Photometrie, bei der die Absorptionsmessung bei zwei Wellenlängen erfolgt. Meistens wird das Absorptionsmaximum des zu untersuchenden Analyten als Messwellenlänge (Hauptwellenlänge) gewählt. Die zweite Wellenlänge wird als Referenz- oder Nebenwellenlänge bezeichnet.

Wir wollen uns die Funktionsweise der bichromatischen Messtechnik anhand von zwei Fällen ansehen:

Fall 1: Alleinige Messung der nachzuweisenden Substanz bei der Mess- und Referenzwellenlänge

Wird eine Substanz bei zwei Wellenlängen erfasst, dann kann aus den Einzelabsorptionen die Differenz gebildet werden. Deren Betrag ist der Analytkonzentration ebenso proportional wie dies nach dem Lambert-Beer-Gesetz für die Absorption bei jeder der beiden Wellenlängen für sich alleine gilt. Im Unterschied zur Photometrie bei einer Wellenlänge müssen wir hier für die Ergebnisberechnung allerdings immer das Messsignal der Probe mit dem eines Standards bekannter Konzentration vergleichen.

Angewendet wird dieses Verfahren häufig in Analysenautomaten, die oft nur über optisch eher minderwertige Photometer verfügen.

Fall 2: Vorliegen einer Nebenkomponente

Falsch hohe Messwerte werden bei der Photometrie erhalten, wenn bei der Messwellenlänge außer der Substanz, auf die wir untersuchen wollen, weitere Substanzen eine Absorption zeigen, wenn also zur spezifischen Absorption des nachzuweisenden Analyten ein Signalbeitrag durch weitere Substanzen (Nebenkomponenten) hinzukommt.

Lässt sich eine geeignete Referenzwellenlänge finden, bei der die zu messende Substanz (Hauptkomponente) nicht absorbiert (Abb. 4.11 a), so kann durch einfache Differenzbildung das wahre, unverfälschte Messergebnis gefunden werden.

Vor allem beim Vorliegen von Trübungen stellt sich die Situation entsprechend Abb. 4.11 a häufig besonders einfach dar, wenn die Nebenkomponenten bei der Messwellenlänge (MWL) und der Referenzwellenlänge (RWL) eine gleich hohe Absorption zeigen. Diese Situation liegt z. B. häufig bei lipämischen Proben vor. Für die Berechnung des Messergebnisses gilt dann:

$$\text{Messergebnis} = \text{Faktor} \times (A_{MWL} - A_{RWL})$$

Der Berechnungsfaktor wird durch die Auswertung von Standardmessungen gefunden.

In der Praxis können wir allerdings auch häufig sehen, dass die Hauptkomponente selbst einen kleinen Beitrag zur Absorption bei der Referenzwellenlänge ausmacht und dass die Absorption der Nebenkomponente bei der Referenz- und Messwellenlänge unterschiedlich sein kann (Abb. 4.11 b). Dies hat zur Folge, dass in der Berechnung der Absorptionsbeitrag bei der Referenzwellenlänge zusätzlich mit einem experimentell ermittelten „bichromatischen Faktor multipliziert werden muss:

$$\text{Messergebnis} = \text{Faktor} \times (A_{MWL} - \text{bichromatischer Faktor} \times A_{RWL})$$

Manche Bestimmungen lassen sich ohne bichromatische Technik überhaupt nicht durchführen, wie z. B. die routinemäßige Albuminbestimmung im Blutplasma mit Bromcresolgrün (♦4.8).

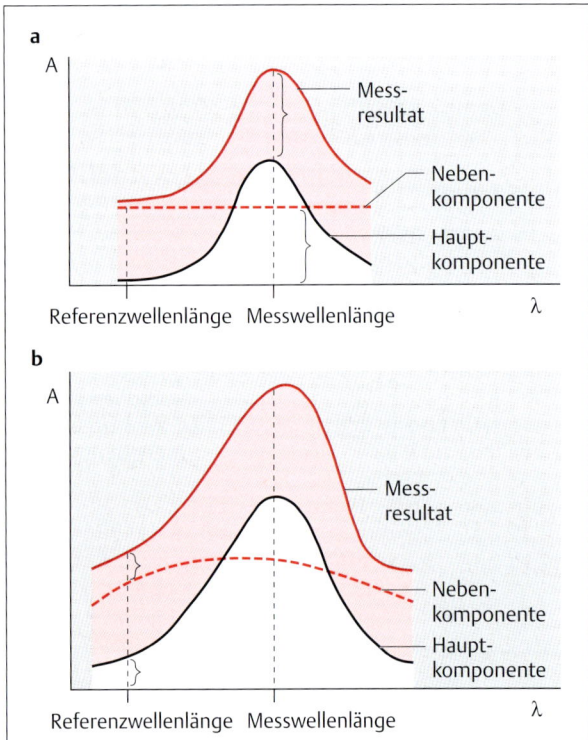

Abb. 4.11 Prinzip der bichromatischen Messtechnik bei Vorliegen einer Nebenkomponente.
a Nebenkomponente hat gleich hohe Absorption bei der Mess- und Referenzwellenlänge.
b Neben- und Hauptkomponente absorbieren unterschiedlich bei der Mess- und Referenzwellenlänge.

4.8
Albuminbestimmung in Gegenwart von Fibrinogen

Zur Bestimmung von Albumin im sog. Farbstoffbindungstest wird die Probe kurze Zeit mit Bromcresolgrün inkubiert. Die Bindung des Albumins führt zu einer konzentrationsabhängig erhöhten Absorption ($\lambda = 625$ nm). Allerdings zeigt Fibrinogen in Gegenwart von Heparin, d.h. in Heparinplasmaproben oder bei heparinisierten Patienten, ein ähnliches Absorptionsverhalten. Nur durch bichromatische Messung lässt sich daher eine Miterfassung des Fibrinogens vermeiden.

Gemessen wird gegen Bromcresolgrün als Reagenzienleerwert (Kurve 1). Albumin ergibt bei einer Referenzwellenlänge von 550 nm gegenüber einer Messwellenlänge von 625 nm ein deutlich niedrigeres Signal (Kurve 3: Bromcresolgrün + Albumin (39 g/l)). Das Signal für Fibrinogen ist dagegen bei beiden Wellenlängen nahezu gleich (Kurve 2: Bromcresolgrün + heparinisiertes Fibrinogen (20 g/l)).

Rechenbeispiel:
Sei für die Albuminbestimmung (g/dl) der Faktor für die Berechnung 40,8 und der gefundene bichromatische Faktor 0,8.
Gemessen wurde gegen den Reagenzienleerwert eine Absorption von $A_{625} = 0{,}380$ (MWL) und $A_{550} = 0{,}320$ (RWL).
Dann gilt:
Albumin (g/dl) = $40{,}8 \times (0{,}380 - 0{,}8 \times 0{,}320)$
Albumin (g/dl) = $40{,}8 \times 0{,}124 = 5{,}06 \approx 5{,}1$
Moderne Analysenautomaten führen solche bichromatischen Messungen und die Ergebnisberechnungen selbständig durch.

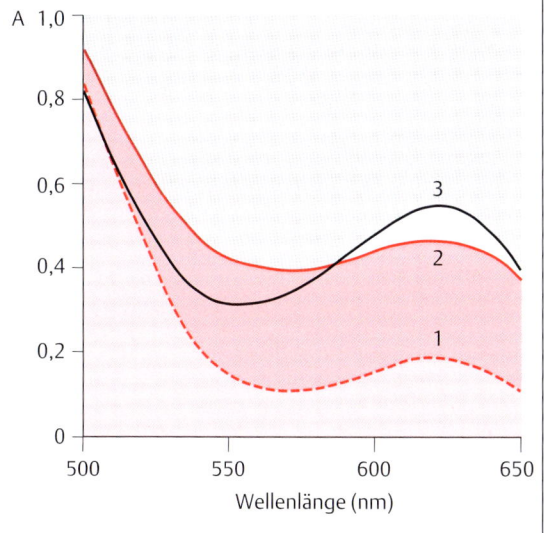

Auch bei der Bilirubinbestimmung muss man so vorgehen, um Fälschungen durch Spuren von freiem Hämoglobin zu vermeiden. Tatsächlich lässt sich die bichromatische direkte Bilirubinbestimmung nur bei Proben von Neugeborenen anwenden, weil bei älteren Säuglingen mit der Nahrung bereits weitere Substanzen, die auch bei 455 nm absorbieren, z.B. Carotine, ins Blut gelangt sind und sich hierfür keine Korrektur mehr durchführen lässt.

4.3.2 Vor- und Nachteile der bichromatischen Messtechnik

Mit der bichromatischen Messtechnik lassen sich Verfälschungen durch Nebenkomponenten minimieren. Auch können Einflüsse durch Wellenlängenunrichtigkeit und eine große Wellenlängen-Bandbreite weitgehend eliminiert werden, sodass gut reproduzierbare Ergebnisse erhalten werden.

Notwendig ist bei dieser Technik jedoch immer die Auswertung der Probenmessung anhand von mitgeführten Kalibratoren. Solange allerdings keine Veränderungen am Gerät auftreten (Lampenleuchtleistung, Filter usw.) kann mit einer einmal vorgenommenen Kalibration über längere Zeiträume bis zu mehreren Monaten gearbeitet werden. Nachteilig ist, dass keine Festfaktoren wie der molare Absorptionskoeffizient verwendet werden können, sondern Berechnungsfaktoren immer durch Kalibration ermittelt werden müssen.

4.4 Photospektrometrische Identifizierung von Substanzen (Absorptionsspektroskopie)

Absorptionsspektren können zur Identifizierung von Substanzen herangezogen werden. Von besonderer Wichtigkeit sind dabei
- der Kurvenverlauf,
- die Maxima und
- Wendepunkte.

Als Absorptionsspektrum bezeichnet man die Darstellung der Absorption in Abhängigkeit von der Wellenlänge. Typischerweise werden solche UV- bzw. vis-Spektren (sichtbarer Wellenlängenbereich) in Lösung aufgenommen. Durch die Wechselwirkung des gelösten Analyten mit den Molekülen des Lösungsmittels ergeben sich charakteristische glatte Absorptionskurven ohne Feinstruktur.

4.4.1 Aufnahmetechnik für UV-/vis-Spektren

Für die Spektrenaufzeichnung benutzt man heute entweder registrierende (scannende) Spektralphotometer - bei denen automatisch die Lage des Prismas oder optischen Gitters so verändert wird, dass der voreingestellte Wellenlängenbereich in jeweils kurzen Zeitintervallen überstrichen wird - oder Diodenarrayphotometer.

Die Qualität der angebotenen Photometer unterscheidet sich dabei insbesondere hinsichtlich der Wellenlängenrichtigkeit und Wellenlängenauflösung (s. Abb. 4.9). Bei konventionellen registrierenden Spektralphotometern hängt die Spektrenauflösung u. a. von der Aufzeichnungsgeschwindigkeit ab. Diodenarraydetektoren haben für jede Wellenlänge einen eigenen Messkanal; hier werden also alle Wellenlängen gleichzeitig gemessen. Die Auflösung wird nur durch die Zahl der vorhandenen Dioden bestimmt.

Charakteristika von UV-/vis-Spektren. Abb. 4.12 zeigt das vis-Spektrum von reduziertem bzw. oxidierten Cytochrom c, einer wichtigen Komponente der Atmungskette. Die UV-Spektren der Coenzyme NAD^+ und NADH sind in Abb. 4.13 gezeigt und lassen erkennen, dass bei 340 nm nur die reduzierte Form des Coenzyms absorbiert und damit in diesem Wellenlängenbereich selektiv gemessen werden kann. Das gleiche gilt für NADPH. In Abb. 4.14 ist das UV-Spektrum von Heroin, einer illegalen Droge, gezeigt.

Aus diesen wenigen Beispielen können wir bereits die Charakteristika solcher Substanzspektren erkennen:
– Lage und Höhe von Absorptionsmaxima,
– Lage von Wendepunkten und
– Kurvenverlauf.

Maxima können wir leicht direkt aus der Absorptionskurve entnehmen. Wendepunkte, an denen sich das Vorzeichen der mathematischen Steigung des Kurvenzugs ändert, können wir ermitteln, indem wir die 2. Ableitung bilden:
Für Wendepunkte ist diese Null.

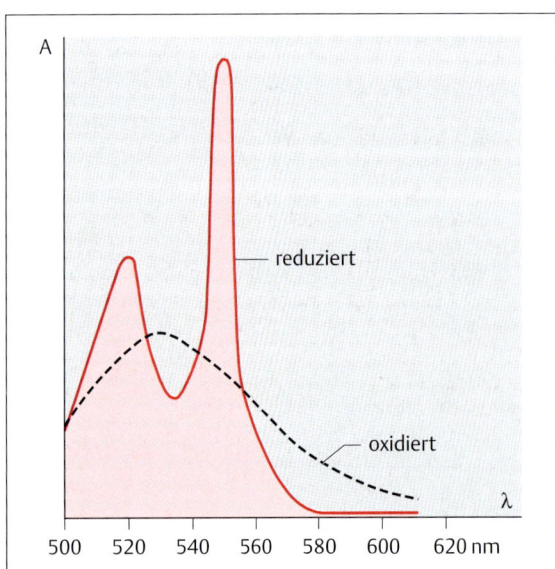

Abb. 4.12 Absorptionsspektren von reduziertem und oxidiertem Cytochrom c.

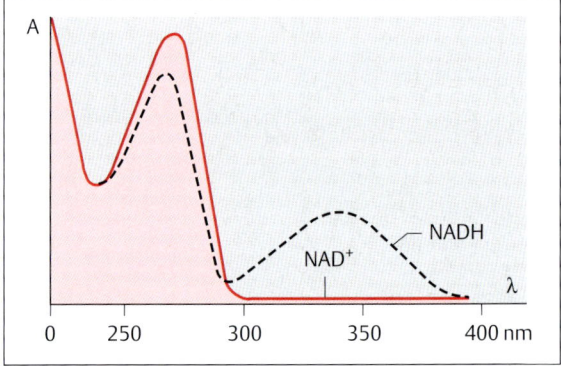

Abb. 4.13 Absorptionsspektren von NAD^+ und NADH.

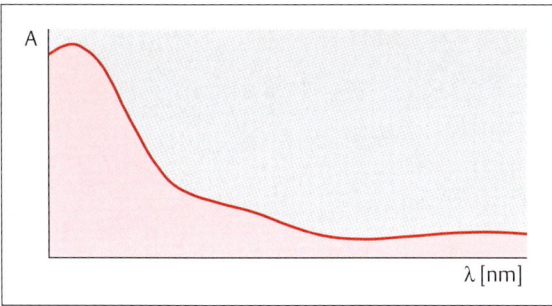

Abb. 4.14 Absorptionsspektrum von Heroin.

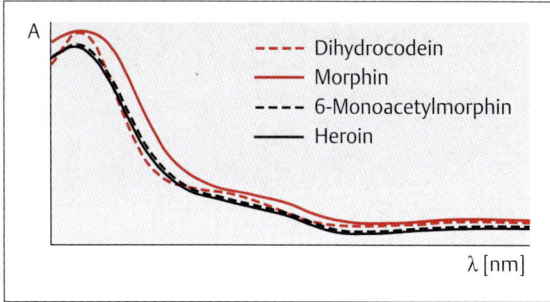

Abb. 4.16 Vergleichende Darstellung der Absorptionsspektren von Heroin, Monoacetylmorphin, Morphin und Dihydrocodein.

Der Kurvenverlauf, der auf den ersten Blick oft wenig informativ ist, wie beim UV-Spektrum von Lidocain (kreislaufaktives Medikament, Abb. 4.**15**), lässt sich durch die Bildung von Wellenlängenquotienten (4.**9**) näher analysieren. Solche Wellenlängenquotienten können sehr gut als Reinheitskriterium für die untersuchten Substanzen herangezogen werden:

Unbekannte Substanzen, die mit einem Standard identisch sein sollen, müssen einen sehr ähnlichen Kurvenzug wie der Standard liefern.

Die Lage der Absorptionskurve kann jedoch konzentrationsabhängig sein. Der Wert von Wellenlängenquotienten liegt daher darin, dass ihre Größe konzentrationsunabhängig ist.

4.9
Bedeutung von Wellenlängenquotienten

Im Gegensatz zur Absorptionsdifferenz von zwei Wellenlängen ist ein Quotient, der aus den Einzelabsorptionen bei zwei Wellenlängen gebildet wird, konstant und konzentrationsunabhängig, solange eine hoch verdünnte Lösung vorliegt. Solche Wellenlängenquotienten sind damit ein Kriterium für die Reinheit der zu untersuchenden Substanz.

4.4.2 Verfahren zur Substanzidentifikation

Im Allgemeinen wird zu diesem Zweck das UV-Spektrum der unbekannten Substanz im Vergleich zu Standardsubstanzen aufgenommen. Die Absorptionsspektren von Vergleichssubstanzen können Spektrensammlungen in Form von Spektrenkatalogen oder auch elektronischen Bibliotheken entnommen werden. Für eine einwandfreie Identitätsprüfung ist aber die gleichzeitige Untersuchung der Vergleichssubstanz und der fraglichen Substanz unter gleichen Messbedingungen erforderlich.

Da das Vorliegen mehrerer absorbierender Substanzen in einer Probe zu einem Mischspektrum führt, muss in den meisten Fällen die zu analysierende Substanz zuerst mithilfe von Trennverfahren, wie z. B. durch HPLC (s. S. 39) von Begleitsubstanzen abgetrennt werden.

Selbst, wenn das UV-Spektrum einen relativ charakteristischen Verlauf hat, wie z.B. beim Heroin, ist damit oft noch keine Festlegung auf eine bestimmte Substanz möglich, wie es Abb. 4.**16** verdeutlicht. In dieser Abbildung sind im Vergleich die Spektren von Heroin (Diacetylmorphin) und seinen Metaboliten Monoacetylmorphin und Morphin sowie einer ähnlichen Substanz, des Dihydrocodeins, gezeigt. Wir können einen sehr ähnlichen Verlauf der Absorptionskurve erkennen, wobei zwischen Heroin und Monoacetylmorphin praktisch kein Unterschied feststellbar ist.

Zusammenfassend lässt sich sagen, dass die zweifelsfreie Identifizierung einer unbekannten Substanz aus einer biologischen Probe in der Regel erst durch die Kombination mehrerer spektroskopischer Techniken (z. B. UV-, IR- und Massenspektrometrie) oder durch die Kombination der Spektrometrie mit chromatographischen Verfahren (z. B. HPLC oder DC) möglich wird. Im Fall der Kombination von HPLC und UV-Spektrometrie kommen zusätzlich zu den spektralen Eigenschaften noch die Retentionszeit bzw. relative Retentionszeiten (s.S. 37) als Identifizierungskriteren hinzu. Dadurch gelingt es dann, z.B. Heroin und Monoacetylmorphin, anhand der Retentionszeit zu unterscheiden.

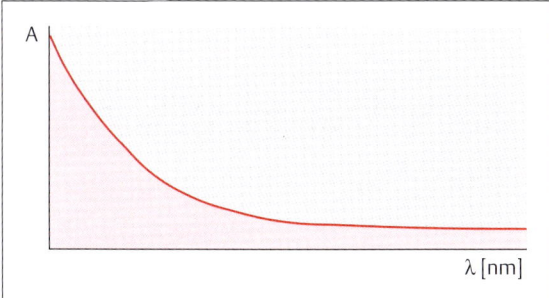

Abb. 4.15 Absorptionsspektrum von Lidocain.

5 Immunchemische Messverfahren

5.1 Grundlagen

Die breite Einsatzmöglichkeit immunologischer Reaktionen zur quantitativen Bestimmung von z. B. Proteinen, Hormonen oder Medikamenten ergibt sich aus der Spezifität der Antigen-Antikörper-Reaktion (Ag-Ak-Reaktion) und der Möglichkeit, diese Reaktion mit verschiedensten Techniken sehr sensitiv nachzuweisen. Die Reaktion von Antigen und Antikörper wird durch die Heidelberger-Kurve beschrieben.
Grundvoraussetzung für Immunologische Bestimmungsverfahren ist die Verfügbarkeit polyklonaler oder monoklonaler Antikörper.

5.1.1 Antigen - Antikörper - Reaktion

Aufbau der Antikörpermoleküle. Der Grundbauplan der Antikörpermoleküle ähnelt einem Y (Abb. 5.1). Die Grundeinheit der Antikörper besteht aus vier Polypeptidketten, zwei schweren und zwei leichten Ketten. Die Ketten werden durch Disulfidbrücken und van-der-Waals-Kräfte zusammengehalten. Enzymatisch kann der Antikörper in charakteristische Bruchstücke zerlegt werden (Abb. 5.2). Der isolierte lange Y-Arm wird als Fc-Fragment und die kurzen Arme werden als Fab-Fragmente bezeichnet.

Als determinante Gruppen (antigenes Epitop) werden die Aminosäureseitenketten des Antikörpermoleküls bezeichnet, welche die Antigenität bedingen. Die Antigenbindungsstellen der Immunglobuline liegen in den sog. variablen Domänen an den beiden oberen Enden der Antikörper-Y-Figur, also auf den Fab-Teilstücken (Abb. 5.1, 5.2). Hier wird durch die besondere Aminosäuresequenz ein Muster von Seitenketten geschaffen, welche die determinanten Gruppen des Antigens binden können.

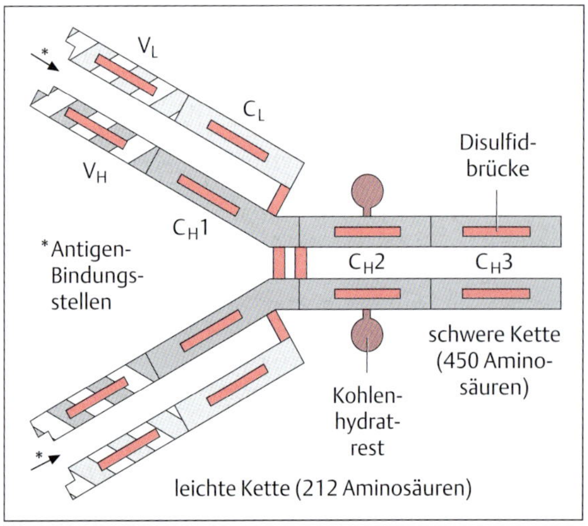

Die Bindung zwischen Antigen und Antikörper erfolgt durch Nebenvalenzen und ist außerordentlich spezifisch. Besonders große van-der-Waals-Kräfte zwischen der pass-

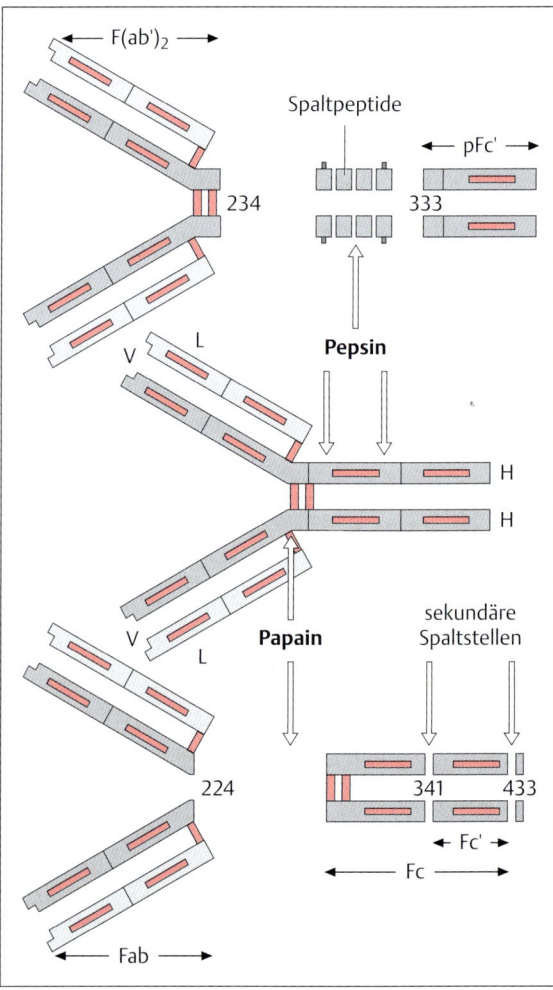

Abb. 5.1 Aufbau der Antikörpermoleküle (Y-Figur).

Abb. 5.2 Detailaufbau der Antikörper und ihr enzymatischer Abbau.

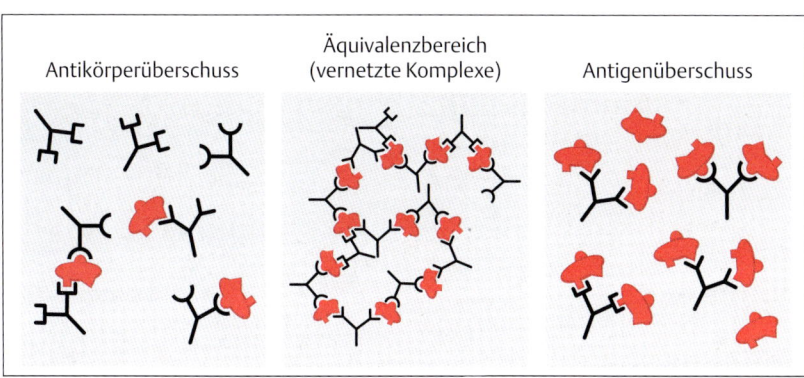

Abb. 5.3 Ausbildung von Antigen-Antikörper-Komplexen in Abhängigkeit von der Antigenkonzentration bei fixer Antikörperkonzentration. Das Antigen muss über 2 Determinanten verfügen, die an den Antikörper binden können.

genauen Antigenoberfläche und der variablen Region des Antikörpermoleküls führen zu der hochspezifischen und hochaffinen Antigen-Antikörper-Bindung. Bei Protein-Antigenen müssen wir wohl annehmen, dass nicht nur eine Seitenkette, sondern die Seitenketten von mehreren Aminosäuren beteiligt sind. Diese Aminosäuren brauchen in der Sequenz (Abfolge der Aminosäuren = Primärstruktur) nicht aufeinander zu folgen, sie müssen nur faltungsbedingt auf der Oberfläche des Proteinmoleküls räumlich benachbart sein.

 Die Antikörpermoleküle sind jeweils aus 2 schweren (H) und 2 leichten Ketten (L) aufgebaut. Disulfidbrücken halten diese Ketten zusammen. Im oberen Bereich der Y-Figur befinden sich die antigenen Determinanten, d. h. die variablen Regionen des Moleküls (v). Der restliche Teil des Moleküls ist bei allen Antikörpern sehr ähnlich und wird als konstante Region (c) bezeichnet.

Antigen-Antikörper-Reaktion und Heidelberger-Kurve. Da die Antikörper zwei Bindungsstellen haben und die Antigene in der Regel mehrere determinante Gruppen aufweisen, kommt es beim Mischen von Antigen und Antikörper zur Vernetzung (Abb. 5.3) und Präzipitatbildung. Bei großem Antikörperüberschuss werden allerdings auf jedem Antigenmolekül alle Bindungsstellen von den Antikörpern besetzt, ohne dass die Antikörper Gelegenheit haben, mit einem zweiten Molekül des Antigens zu reagieren. Die in diesem Fall gebildeten Antigen-Antikörper-Komplexe sind löslich, da sie nicht vernetzt sind. Eine analoge Überlegung gilt auch für den Antigenüberschuss. Tragen wir bei einer fixen Antikörperkonzentration ein für die Bildung der Antigen-Antikörper-Komplexe repräsentatives Messsignal gegen die Antigenkonzentration auf, so erhalten wir die Heidelberger-Kurve (Abb. 5.4). Diese ist letztlich die Grundlage für alle Immunchemischen Messverfahren. Als Messbereich wird der linke aufsteigende Schenkel bis zum Äquivalenzbereich verwendet.

 Da grundsätzlich bei einem Messsignal zwei verschiedene Konzentrationen, entsprechend dem linken und rechten Schenkel der Heidelberger-Kurve, möglich sind, muss bei allen Immunchemischen Messverfahren technisch sichergestellt werden, dass die Ablesung auf dem linken Schenkel korrekt ist.

Die analytische Zuverlässigkeit der Immunchemischen Messverfahren (Immunoassays) hängt ganz besonders von der Spezifität der Antigen-Antikörper-Reaktion ab.

5.1.2 Gewinnung von Antikörpern

In den meisten Fällen der Klinisch-chemischen Diagnostik wollen wir Antigene in Körperflüssigkeiten nachweisen bzw. quantitativ bestimmen. Dazu benötigen wir Antikörper mit entsprechender Antigenspezifität als Reagenz. Um die notwendigen Antikörper zu gewinnen, benötigen wir wiederum das Antigen, mit dem der Antikörper reagieren soll, in möglichst reiner Form. Zwei Arten der Antikörpergewinnung müssen wir grundsätzlich unterscheiden, die Isolierung polyklonaler und monoklonaler Antikörper.

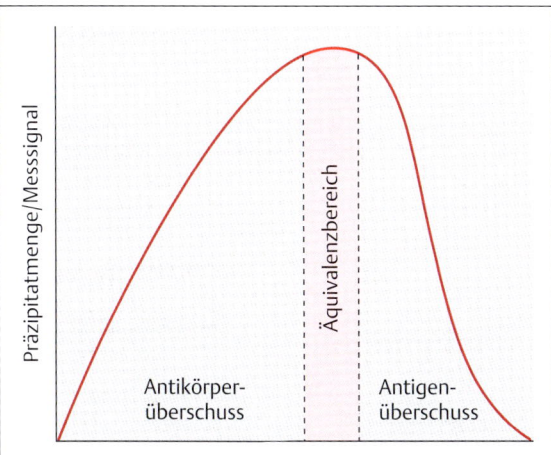

Abb. 5.4 Heidelberger-Kurve: Menge vernetzter Antigen-Antikörper-Komplexe in Abhängigkeit von der Antigenkonzentration.

> Kleine Moleküle (Haptene) können nicht direkt zur Immunisierung eingesetzt werden, sondern müssen zuerst an einen selbst wenig antigenwirkenden großmolekularen Träger (z. B. Albumin oder Ovalbumin) gebunden werden.

Tab. 5.1 Beispiel für Kreuzreaktivitäten.

Antigen	Kreuzreaktivität (%)
Desmethyldiazepam	100
Diazepam	96
Flurazepam	84
Flunitrazepam	21
Secobarbital	0,0

Gewinnung polyklonaler Antikörper. Die klassische Art, Antikörper herzustellen, erfolgt über die Immunisierung von Tieren mit einem hochgereinigten Antigen, gegen das Antikörper gewünscht werden. So erhalten wir ein polyklonales Antiserum und durch anschließende proteinchemische Reinigung der Immunglobulinfraktion polyklonale Antikörper (5.1).

Polyklonale Antiseren sind immer ein Gemisch verschiedenster Antikörpermoleküle, die nebeneinander von unterschiedlichen antikörperproduzierenden Zellen gebildet wurden, denen eine hohe Antigenspezifität gemeinsam ist. Die Spezifität und Stärke der Antigenbindung (Affinität und Avidität) der verschiedenen Antikörper sind nicht absolut einheitlich. Trotz hoher Spezifität beobachten wir deshalb fast immer Kreuzreaktionen eines polyklonalen Antikörpers mit verschiedenen Antigenen (Tab. 5.1). Hierbei reagieren strukturell dem nachzuweisenden Antigen ähnliche Substanzen, aber es können auch unerwartete Kreuzreaktivitäten mit strukturell wenig verwandten Substanzen vorkommen. Werden die kreuzreagierenden Substanzen im Vergleich zum eigentlichen Analyten quantifiziert, so lässt sich die prozentuale Kreuzreaktivität angeben (Tab. 5.1).

Andererseits können in der Forschung Kreuzreaktivitäten auch hilfreiche Hinweise geben, dass bestimmte, noch nicht isolierte Antigene strukturverwandt sind, d.h. übereinstimmende determinante Gruppen besitzen.

Im Beispiel (Tab. 5.1) wurde mit Desmethyldiazepam als Hapten ein gruppenspezifischer Antikörper für Benzodiazepine gewonnen, der keine Kreuzreaktivität z.B. mit dem nicht strukturverwandten Barbiturat Secobarbital zeigt. Die Kreuzreaktivitäten mit den anderen Substanzen, die alle zu den Benzodiazepinen gehören, sind dagegen gewünscht.

 In den Beipackzetteln kommerzieller Immunoassays finden wir immer auch Angaben zur Beurteilung von Kreuzreaktivitäten. Hierbei können wir nicht grundsätzlich festlegen, dass z.B. eine Kreuzreaktivität störender Substanzen kleiner 1% ausreichend ist, sondern wir müssen uns zuerst Gedanken machen, wie das erwartete Konzentrationsverhältnis unseres Analyten und der Störsubstanzen in unseren Proben sein wird. Ziel sollte es sein, den Störeinfluss auf unsere Ergebnisse deutlich unter 10% zu halten.

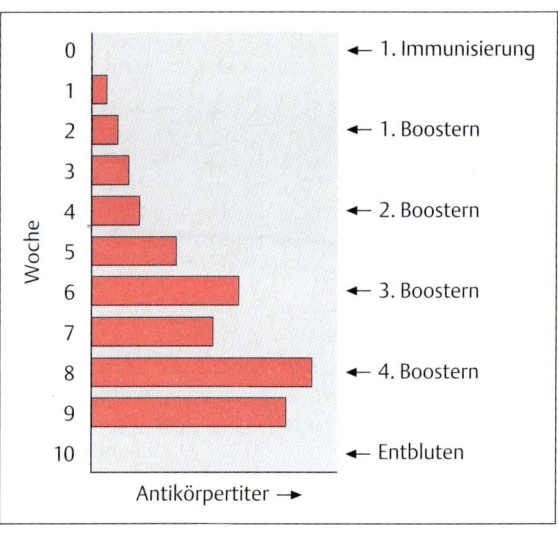

Abb. 5.5 Immunisierungsverlauf. Gemessen wird der Antikörpertiter z.B. durch Immundiffusion (s. Abschnitt 5.2, S. 62).

5.1
Präparation polyklonaler Antikörper

Zur Gewinnung polyklonaler Antikörper werden Versuchstiere (meist Kaninchen oder Ziegen) mit dem durch Säulenchromatographie u.ä. Verfahren gereinigtem Antigen unter Zusatz von Hilfsstoffen (Adjuvantien) durch intrakutane oder i.v. Injektion mit ca. 50 Mikrogramm Antigen je Tier immunisiert. Im zweiwöchigen Abstand wird abwechselnd Blut zur Testung auf Antikörper abgenommen (Abb. 5.5) bzw. das Tier mit dem Antigen nachimmunisiert (Boostern). Nach Erreichen eines entsprechend hohen Antikörpertiters wird das Tier entblutet. Aus dem so gewonnenen Antiserum kann chromatographisch die Immunglobulinfraktion gewonnen und ggf. weiter aufgereinigt werden, und wir erhalten dann polyklonale Antikörper. Im Beispiel ist nach dem 4. Boostern kein weiterer Titeranstieg mehr zu verzeichnen und das Versuchstier wird deshalb zur Gewinnung des Antiserums entblutet.

Gewinnung monoklonaler Antikörper. Monoklonale Antikörper besitzen einheitliche Spezifität, Affinität und Avidität. Obwohl auch mit monoklonalen Antikörpern Kreuzreaktionen beobachtet werden können, macht ihre Anwendung immunchemische Bestimmungen in der Regel viel spezifischer.

Die Idee von Köhler und Milstein (1975) bestand darin, durch Verschmelzung des antikörperproduzierenden B-Lymphozyten mit einer Tumorzelle zu einer Hybridzelle den B-Lymphozyten unsterblich zu machen (Hybridoma-Technik). Die Hybridzelle hat die Eigenschaften beider Elternzellen, die spezifische Antikörperbildung des B-Lymphozyten und die Unsterblichkeit der permanent in Zellkultur wachsenden Tumorzelle (5.2).

5.2
Vorgehensweise zur Erzeugung monoklonaler Antikörper

Als Tumorzelle wird die Myelomzelle von Mäusen oder Ratten verwendet; die B-Zellen stammen aus der Milz immunisierter Tiere. Das Prinzip der Produktion monoklonaler Antikörper umfasst folgende Schritte:
Immunisierung, Hybridisierung, Selektion der Hybridzellen und gewünschten Klone, und schließlich die Vermehrung geeigneter Klone (Abb. 5.6).

Immunisierung: Ein Tier wird mit dem Antigen immunisiert, gegen das Antikörper gewünscht werden, und die Milz, die sensibilisierte B-Lymphozyten enthält, wird entnommen.

Hybridisierung: Das Milzhomogenat wird mit Myelomzellen aus einer Kultur inkubiert, dabei können Myelomzellen mit antigensensibilisierten B-Zellen zu Hybridzellen fusionieren. Gewöhnlich werden eine Vielzahl von Hybridzellen gebildet.

Selektionierung der Hybridzellen: Sie erfolgt mittels eines Kulturmediums (HAT), in dem nur die Hybridzellen, nicht aber unfusionierte Myelomzellen wachsen können.

Testung auf Antikörperbildung: Im Überstand wird untersucht, ob Hybridzellen Antikörper bilden.

Klonierung: Bei positiver Antikörperbildung lässt man Zellfamilien (Klone) in Subkulturen heranwachsen.

Selektionierung der Klone: Durch mehrmaliges Überimpfen der Zellen mit hoher Vereinzelung auf neue Nährböden (Subkulturen) wird erreicht, dass die gewünschten antikörperbildenden Zellen als Zellfamilien (Klone) heraus selektioniert werden. Meist werden mehrere Klone mit unterschiedlicher Antigenspezifität und Affinität erhalten.

Kultur des gewünschten Hybridzellklons: Zur Antikörpergewinnung im größeren Ausmaß, z.B. für die Reagenzienherstellung, wird eine in-vitro-Zellkultur im Fermenter angelegt. Früher wurden auch Zellen aus dem entsprechenden Zellklon Mäusen in die Bauchhöhle injiziert und nach Aszitesbildung aus der Aszitesflüssigkeit die Antikörper isoliert.

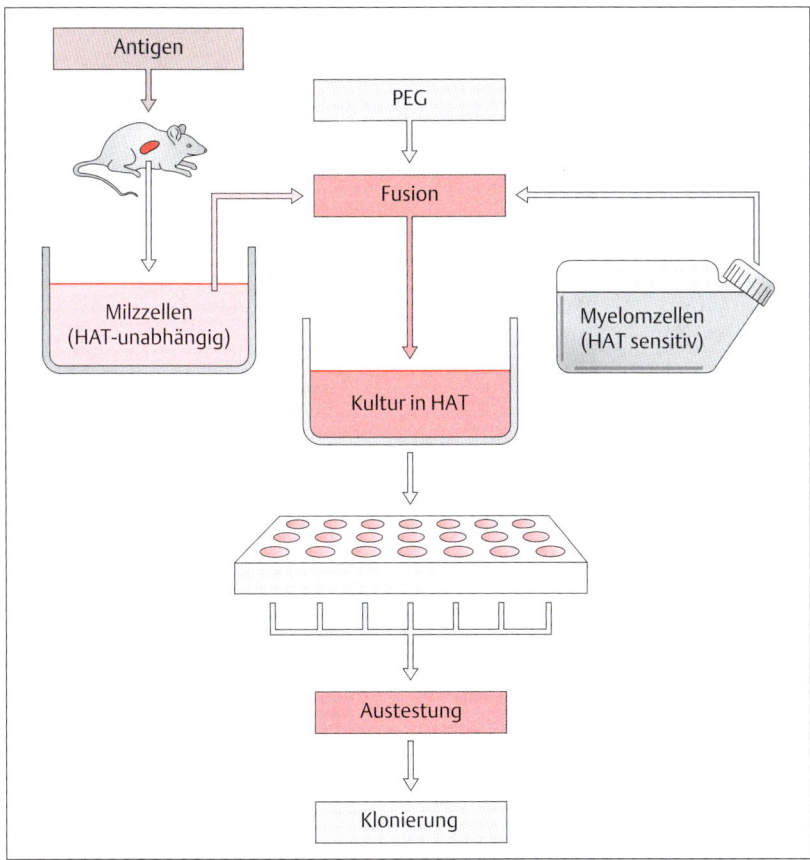

Abb. 5.6 Gewinnung monoklonaler Antikörper.

5.2 Immunchemische Untersuchungsverfahren durch direkte Antigen-Antikörper-Reaktion

Techniken, bei denen wir direkt die Antigen-Antikörper-Reaktion, d. h. die Präzipitatbildung beobachten, sind:
- Immunfluoreszenz
- Immunturbidimetrie und Immunnephelometrie
- Immundiffusion
- Immunfixation
- Western-Blotting

5.2.1 Immunfluoreszenzverfahren

Den mikroskopischen Nachweis von Antigenen oder Antikörpern mithilfe eines fluoreszenzmarkierten Reaktionspartners bezeichnen wir als Immunfluoreszenztechnik.

Nachweis von zell- und gewebeständigen Antigenen. Der auf ein bestimmtes Antigen zu untersuchende Zellausstrich oder eine fixierte Gewebeprobe (Schnitt) wird auf dem Objektträger mit einem spezifischen Antikörper, der z. B. mit Fluoresceinisothiocyanat oder Rhodaminfluorochrom-markiert ist, überschichtet. Nach mehrmaligem Waschen zur Entfernung von überschüssigem ungebundenen oder unspezifisch gebundenem Antikörper wird unter einem speziellen Fluoreszenzmikroskop die Fluoreszenz der Zell- oder Gewebestruktur beurteilt.

Nachweis von Autoantikörpern im Serum und anderen Körperflüssigkeiten. Mittels der sog. Indirekten Immunfluoreszenz wird untersucht, ob im Probenmaterial (z. B. Serum oder Liquor) sog. Autoantikörper (5.3) vorhanden sind, die an Antigenstrukturen von Gewebeschnitten oder Zellausstrichen auf einem Objektträger binden können. Der Nachweis der Antikörperbindung erfolgt mittels eines als Reagenz zugesetzten Fluorochrom-markierten Sekundärantikörpers, der an den zuvor gebundenen Autoantikörper angreift (Abb. 5.7). Die Auswertung geschieht wieder mit dem Fluoreszenzmikroskop. Enthält die Probe Autoantikörper, so ergeben sich typische Strukturmuster. Gewöhnlich werden verschiedene Verdünnungen untersucht. Bei der Austitration wird der Verdünnungsfaktor der höchsten Serumverdünnung, die noch eine deutliche Fluoreszenz zeigt, als Titer angegeben. Zu beachten ist, dass niedrige Titer z.T. auch bei Gesunden gefunden werden (zur Diagnostik s. Kap. 19).

> Bei der Indirekten Immunfluoreszenz lassen sich Antikörper in der Probe durch Reaktion mit einem Testgewebe, das das Zielantigen enthält, nachweisen.

> **5.3**
> **Definition des Autoantikörperbegriffes**
>
> Autoantikörper können im Blut und anderen Körperflüssigkeiten auftreten,
> - wenn die Regulation des Immunsystems gestört ist, z. B. bei Defekten der Suppressorfunktion der T-Lymphozyten, oder
> - wenn krankheitsbedingt Zell- oder Gewebestrukturen mit B-Lymphozyten Kontakt bekommen, die in der embryonalen Phase dem Abwehrsystem nicht zugänglich waren und gegen die daher keine Immuntoleranz besteht (z. B. Antigene aus Zellkernen oder Thyreoglobulin), oder
> - wenn fremde Antigenstrukturen (z. B. Bakterien, Viren, Medikamente) zur Bildung von Antikörpern führen, die mit körpereigenen Antigenen kreuzreagieren können.

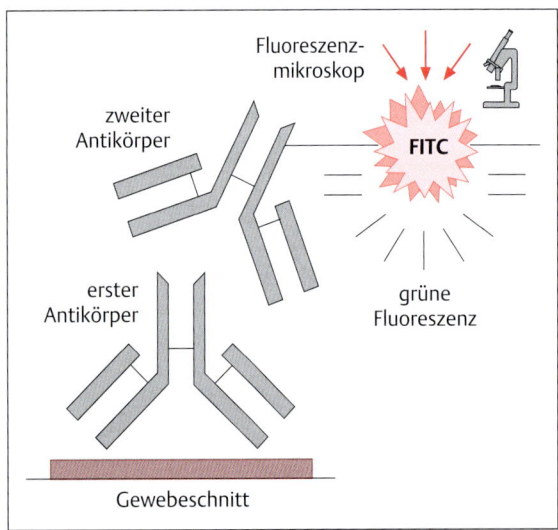

Abb. 5.7 Prinzip der Indirekten Immunfluoreszenz.

5.2.2 Immunturbidimetrie und Immunnephelometrie

Immunkomplexe aus Antigen und Antikörper führen in der Küvette zur Lichtstreuung. Bei der **Turbidimetrie** wird analog zur Photometrie bei ca. 340 nm gemessen, wie groß der Intensitätsrest des eingestrahlten Lichtes nach der Streuung in der Küvette im austretenden Lichtstrahl ist. Dagegen messen wir bei der **Nephelometrie** die Intensität des Streulichtes selbst. In der Regel wird die Vorwärtsstreuung in einem festgelegten Winkel zum eingestrahlten Licht bestimmt und daraus die Teilchenzahl berechnet.

Mit diesen Techniken können wir eine Vielzahl von Serumproteinen quantitativ bestimmen, z. B.: Immunglobulinklassen, Komplementfaktoren, Ferritin oder Transferrin.

Immunturbidimetrie. Zur Bestimmung eines Antigens lässt man Serum mit einer spezifischen Antikörperlösung geeigneter Verdünnung reagieren. Es bilden sich unlösliche Antigen-Antikörper-Komplexe, die eine Trübung des Küvetteninhaltes verursachen. Gemessen wird die maximale Trübung nach festgelegter Reaktionszeit, am besten nach Erreichen des Endpunktes.

Durch Zusatz eines Accelerators, als solcher wird häufig Polyethylenglykol verwendet, erreichen wir, dass anstelle der Endpunktbestimmung auch eine Messung mittels „fixed-time-Kinetik" erfolgen kann. Die Methodik ist sehr gut mechanisierbar. Da kein linearer Zusammenhang zwischen der Reaktionsgeschwindigkeit (Trübungszunahme pro Zeiteinheit) und der zu messenden Antigenkonzentration besteht, muss eine nicht lineare Kalibrationskurve mit mehreren Standards bekannter Antigenkonzentration ermittelt werden (5.4).

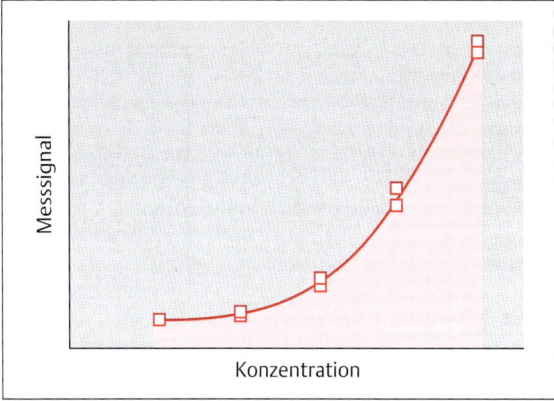

Abb. 5.8 Nicht lineare Standardkurve.

> 5.4
> Nicht lineare Standardkurven
>
> Während die Photometrie einem strikt linearen Zusammenhang zwischen Absorption und Konzentration folgt, haben wir es bei Immunoassays meist mit nicht linearen Kalibrationskurven zu tun. Üblicherweise werden 4 bis 6 Standardproben aufsteigender Konzentration in Doppelbestimmung untersucht und anschließend wird eine Näherungskurve nach verschiedenen mathematischen Modellen konstruiert. Dies übernimmt die Software des Analysengerätes, allerdings müssen wir als Anwender mit den Grundlagen der Kurvenanpassung vertraut sein. Sehr oft ist es günstig, eine kubische-spline-Funktion zu wählen. Denn hierbei wird die Kalibrationskurve optimal durch die Standardmesspunkte gelegt (Abb. 5.8), und wenn ein einzelner Standardmesswert einmal etwas abweicht, beeinflusst dieser Ausreißer den Kurvenverlauf kaum. Die Analytkonzentration unbekannter Proben wird aus der Kalibrationskurve entnommen.

Wie wir bereits wissen, entstehen bei Antigenüberschuss, d. h. bei sehr hoher Analytkonzentration in der Probe, lösliche Antigen-Antikörper-Komplexe. Um dies zu erkennen, ist es nötig, die Probe unverdünnt und nach Vorverdünnung zu messen. Stimmen beide Ergebnisse nach Berücksichtigung des Verdünnungsfaktors überein, ist das Ergebnis valide. Diskrepante Ergebnisse ergeben sich, wenn die Probenkonzentration so hoch ist, dass wir uns auf dem rechten Schenkel der Heidelberger-Kurve bewegen: Paradoxerweise führt dann nämlich die Vorverdünnung zu einem höheren Signal! Eine andere Lösungsmöglichkeit besteht darin, dass wir nach der Messung nochmals Antikörper zugeben, was zu keinem weiteren Signalanstieg führen darf. Denn Voraussetzung für die valide Ergebnisberechnung ist ein Antikörperüberschuss.

Liegen die Antikörper gebunden an Partikel z. B. aus Latex vor, so sprechen wir von „**latexverstärkten Tests**", mit denen wir niedrigere Nachweisgrenzen als bei herkömmlichen immunturbidimetrischen Tests erreichen können. Latexverstärkte Tests dürfen wir nicht mit den früher üblichen Latexagglutinationstests gleichsetzen (5.5).

> 5.5
> Latexagglutinationstest
>
> Einen Sonderfall des turbidimetrischen Messprinzips stellen die Latexagglutinationstests dar, bei denen die Antikörper latexpartikelgebunden vorliegen. Bei Überschreiten einer bestimmten Antigenkonzentration kommt es im Zuge der Antigen-Antikörper-Reaktion zu einer Agglutination der vorher milchig trüben Suspension (Beispiel: Schwangerschaftstests früherer Zeiten).

Immunnephelometrie. Zur nephelometrischen Bestimmung wurden spezielle Lasernephelometer entwickelt, deren Lichtintensität sehr hoch ist, da eng gebündeltes kohärentes Licht verwendet wird. In einer Halbmikroküvette aus Kunststoff, deren Eigenstreulichtsignal im leeren Zustand bereits gemessen wurde, mischen wir die (verdünnte) Probe und die Antiserumlösung. Zusätzlich wird wie bei der Turbidimetrie Polyethylenglykol (PEG) als Beschleuniger der Präzipitatbildung zugegeben. Das Gerät lässt den Ansatz eine definierte Zeit (z. B. 15 Minuten) reagieren, setzt die Küvette wieder in den Strahlengang und misst das Streulichtsignal der gebildeten Antigen-Antikörper-Komplexe. Von diesem Messwert wird der zuvor ermittelte Eigenstreuwert der Küvette abgezogen und anhand einer Kalibrationskurve mit 4 bis 6 Messpunkten die Konzentration des Antigens ermittelt. Wie bei turbidimetrischen Bestimmungsverfahren muss ein Antikörperüberschuss gewährleistet sein.

5.2.3 Immundiffusion

Mancini beschrieb 1965 eine Bestimmungsmethode, die Radiale Immundiffusion, bei der der maximale Diffusionsweg eines Antigens aus der Probe in einer Agarplatte gemessen wird. Der Agar in dieser Platte enthält in gleichmäßiger Verteilung den spezifischen Antikörper.

Die käuflich erhältlichen Immundiffusionsplatten enthalten in der Agargelschicht ein gegen das zu untersuchende Antigen gerichtetes monospezifisches Antiserum. In vorgestanzte Löcher werden Serum oder Standards, meist 5 µl ggf. in Verdünnung, pipettiert, ohne die Agarschicht zu verletzen. Nach dem Eindringen der Probe in den Agar wird die Platte verschlossen und mit der Oberseite nach unten – um die Bildung von Kondenswasser zu vermeiden – bei Raumtemperatur 2 bis 3 Tage inkubiert.

Die Probe (Serum mit seinen sämtlichen Bestandteilen) bzw. die Standards diffundieren dabei gleichmäßig in alle Richtungen in das Agarosegel. Das nachzuweisende Antigen reagiert mit dem im Agar gelösten Antikörper unter Präzipitatbildung. Die kreisförmigen Zonen, in denen Präzipitat gebildet worden ist, sind leicht getrübt (Abb. 5.9). Besonders deutlich können wir die Trübung nahe der Grenze des Diffusionskreises erkennen, da hier im Gegensatz zu der im Inneren des Kreises gelegenen Fläche keine Wiederauflösung der primären Antigen-Antikörper-Komplexe durch nachdiffundierendes Antigen (lokaler Antigenüberschuss!) erfolgen konnte. Wenn schließlich das gesamte vorhandene Antigen ausgefällt ist, hat die getrübte Kreisfläche ihre endgültige Größe erreicht. Je höher die Antigenkonzentration im Serum (oder Standard) ist, umso größer wird der Präzipitatring. Das Quadrat des Durchmessers der Präzipitatringe ist dabei proportional der Antigenkonzentration der Probe (Abb. 5.9). Der Durchmesser wird dazu auf 0,1 mm genau abgelesen. Mithilfe der mitgeführten Standards auf der gleichen Agaroseplatte bzw. einer Wertetabelle erfolgt die Auswertung.

Bei der Radialen Immundiffusion handelt es sich um eine quantitative, einfache und reproduzierbare Methode zur Plasmaproteinbestimmung über einen weiten Messbereich. Nachteile sind der hohe Zeitbedarf und die große Menge Antiserum, die für die Herstellung der Platten erforderlich ist. Durch Anfärben mit Amidoschwarz 10B können die Präzipitate besonders gut sichtbar gemacht werden. Zuvor muss jedoch das überschüssige Antiserum aus der Platte herausgewaschen werden, was ein tagelanges Aufbewahren der Gelplatten in 0,15 mol/l NaCl erfordert.

Eine Variante der Mancini-Technik kann zur Untersuchung der Kreuzreaktivität neu präparierter Antikörper verwendet werden (5.6).

> **5.6**
> Ermittlung der Kreuzreaktivität von Antikörpern mittels Immundiffusion
>
> In Abwandlung der Mancini-Methode können wir leere Agarplatten benutzen, die um eine zentrale Ausstanzung ringförmig angeordnete weitere Ausstanzungen besitzen, um die Kreuzreaktivität zwischen Antigenen und Antikörperlösungen zu untersuchen. Z.B. können wir ein neu hergestelltes Antiserum in die zentrale Vertiefung pipettieren und rundherum verschiedene Antigenlösungen anordnen. Präzipitate gibt es nur mit kreuzreagierenden Antigenen.

5.2.4 Immunfixation (Kombination von Immundiffusion und Elektrophorese)

Ausgangspunkt für diese Entwicklungen war die Immunelektrophorese (5.7). Diese Techniken unterscheiden sich von der Radialen Immundiffusion durch eine deutliche Zeitersparnis, weniger Antikörperverbrauch und höhere Sensitivität.

Immunfixationselektrophorese. Bei der in letzter Zeit häufiger eingesetzten Immunfixation wird unmittelbar nach der elektrophoretischen Auftrennung im Agarosegel, ein zweiter Träger in Form von Celluloseacetatstreifen auf dieses aufgebracht. Diese Streifen sind mit monovalenten Antiseren getränkt. Innerhalb weniger Stunden bildet sich dort, wo die Antigen-Antikörper-Reaktion stattfindet, eine mehr oder minder scharfe Trübungszone aus. Nach Auswaschen von Fremdproteinen und überschüssigen Antikörpermolekülen wird angefärbt.

Beurteilt werden die Antigenspezifität, die elektrophoretische Mobilität und der relative Anteil von Subklassen. Soll z.B. eine monoklonale Immunglobulinvermehrung (Paraproteinämie) nachgewiesen werden, so wird die elektrophoretische Trennung so modifiziert, dass die Immunglobuline über einen weiten Bereich der auf dem Gel verfügbaren Trennstrecke aufgetrennt werden. Üblicherweise werden parallele Spuren mit der gleichen Patientenprobe auf dem Elektrophoresegel mit Anti-human-IgG, -IgA und -IgM und Anti-human-Kappa und -Lambda überschichtet. Abb. 5.10 zeigt das Ergebnis bei einem Patienten mit einer Paraproteinämie. In diesem Beispiel können wir eine vermehrte monoklonale Immunglobulinbildung vom Typ IgG Kappa feststellen.

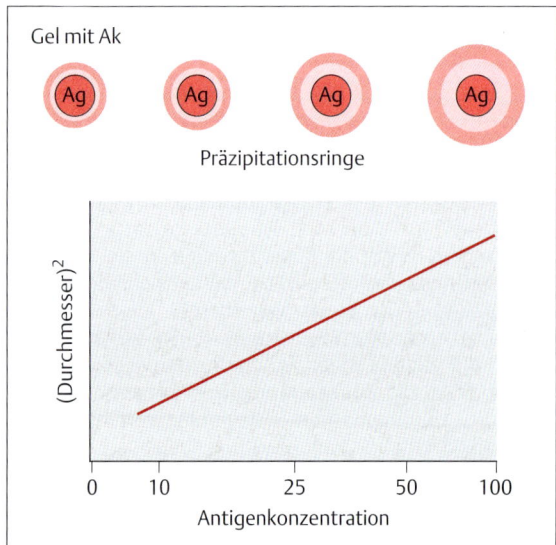

Abb. 5.9 Radiale Immundiffusion.

5.7 Immunelektrophorese

Die Kombination von Elektrophorese und Immundiffusion wird Immunelektrophorese genannt. Als Träger dient ein wenige Millimeter dickes Agarosegel. Zur Aufnahme der Proben werden in Kathodennähe zwei Löcher in das Gel gestanzt. Außerdem wird parallel zur Laufrichtung der Elektrophorese über nahezu die gesamte Länge der Platte eine Rinne geschnitten. Sie wird nach Abschluss der elektrophoretischen Trennung mit dem Antiserum gefüllt. Im Handel gibt es auch Fertiggele, die sich auf biegsamen Plastikstreifen befinden. Da Löcher und Rinne bereits gestanzt sind, erfordert das Arbeiten mit diesen Gelen weniger Geschicklichkeit.

Zuerst wird die elektrophoretische Trennung der Serumproteine durchgeführt. Die weitere Differenzierung der in den einzelnen Fraktionen enthaltenen Proteine erfolgt durch die auf dem selben Träger durchgeführte Immundiffusion. Unmittelbar nach der elektrophoretischen Auftrennung wird ein spezifisches, aber polyvalentes Anti-human-Antiserum (Antikörpergemisch gegen alle humanen Plasmaproteine) in die Rille eingebracht. Die als Antigen wirkenden elektrophoretisch aufgetrennten Serumproteine diffundieren den Antikörpern entgegen, und es entstehen an den Berührungsstellen Präzipitationslinien, von denen jede einer bestimmten Antigen-Antikörper-Reaktion entspricht. Dabei können bis zu 30 Immunpräzipitate beobachtet und bestimmten Plasmaproteinen zugeordnet werden.

Zur besseren Erkennung der Immunpräzipitation wird angefärbt. Dazu werden zuerst die störenden, nicht präzipitierten Plasmaproteine mit 0,15 mol/l NaCl herausgewaschen. Anschließend wird wie bei der normalen Serumproteinelektrophorese gefärbt.

Die Immunelektrophorese kann darüber hinaus in weiteren Varianten durchgeführt werden:
(1) In das zweite Probenloch kann zusätzlich die Lösung eines reinen Proteins, das im Serum des Patienten nachgewiesen werden soll, als Vergleichsprobe eingebracht werden. Dasjenige Immunpräzipitat des Serums, das spiegelbildlich zum Einzelpräzipitat angeordnet ist, kann dem entsprechenden Protein zugeordnet werden. So kann andererseits auch beim Ausbleiben der Präzipitatbildung mit dem Patientenserum das Fehlen eines Plasmaproteins sicher nachgewiesen werden.
(2) Bei Verwendung monospezifischer Antiseren, deren Antikörper nur gegen eine Proteinart oder ein Proteinfragment gerichtet sind, lässt sich das Auftreten pathologischer Serumproteine nachweisen. Beispielsweise lässt sich eine monoklonale Vermehrung von Immunglobulinen an einer stellenweise verdickten Präzipitationslinie im für Immunglobuline typischen elektrophoretischen Auftrennungsbereich erkennen.

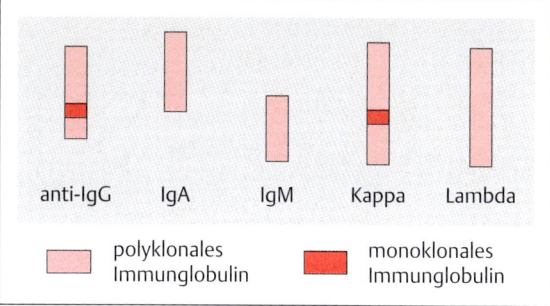

Abb. 5.10 Auswertung der Immunfixation.

Bei einer monoklonalen Immunglobulinbildung erwarten wir im Bereich der betroffenen Immunglobulinklasse eine Zone verstärkter Anfärbung (monoklonale = identische Antikörpermoleküle). Des Weiteren können wir in solchen Fällen normalerweise nur den Leichtkettentyp Kappa oder Lambda vermehrt finden, da bei einer monoklonalen Gammopathie völlig identische Antikörper von einheitlichem Leichtkettentyp vermehrt vorliegen. Daher schließt eine gleichmäßige Anfärbung von Kappa und Lambda eine monoklonale Immunglobulinbildung in der Regel aus, mit der Ausnahme sehr seltener Formen von Doppelparaproteinämien, bei denen zwei Zellklone vermehrt vorliegen.

Urinuntersuchung mit der Immunfixation: Entsprechend der Untersuchung im Serum kann im Urin eine Untersuchung auf sog. Bence-Jones-Proteine (Leichtketten von Immunglobulinen) durchgeführt werden.

Immunfixation mit anschließendem Blotting: Im Agarosegel sind nur die Proteinmoleküle, die sich nahe der Oberfläche befinden, anfärbbar. Die Sensitivität der Immunfixation kann daher verbessert werden, wenn die Proteine nach der Elektrophorese aus dem relativ dicken Agarosegel auf eine sehr dünne Nitrocellulosemembran durch Diffusion (evtl. elektrisch getrieben) übertragen werden (Blotting), bevor die Überschichtung mit den spezifischen Antikörpern erfolgt.

Subtraktionskapillarelektrophorese. Dieses ist das derzeit modernste Verfahren zum Nachweis von monoklonalen Gammopathien. Hierbei wird die sehr hohe Trennleistung und die gute Quantifizierungsmöglichkeit (hier turbidimetrische Durchflussmessung) der Kapillarelektrophorese genutzt.

Zuerst untersuchen wir das Nativserum. Zeigt sich im Immunglobulinbereich eine monoklonale Zacke (M-Gradient), die mit sehr hoher Empfindlichkeit - anders als bei der üblichen Serumelektrophorese - nachgewiesen werden kann, dann werden sehr kleine Probenaliquote mit Anti-human-IgG, IgA, IgM, Kappa und Lambda vorinkubiert und erneut mit der Kapillarelektrophorese untersucht. Bei der Auswertung wird dann untersucht, bei welcher Vorbehandlung (anti G, M, A bzw. Kappa oder Lambda) die monoklonale Zacke im Elektrophoresebild anschließend verschwindet.

Western-Blotting. Mit dieser Technik können Antikörper in einer Probe nachgewiesen werden. Bereits vorgereinigte Zielantigene werden in einer Polyacrylamid-Gel-

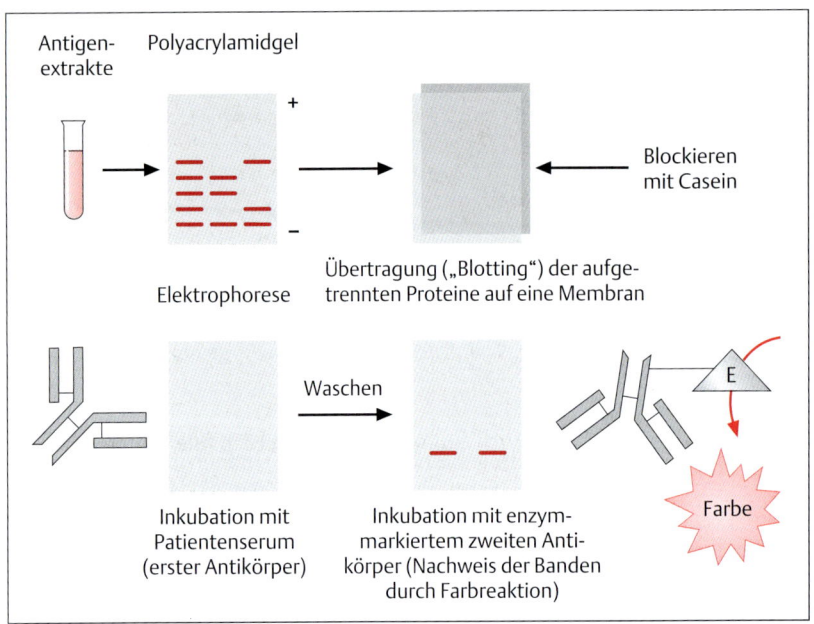

Abb. 5.11 Prinzip des Western-Blotting.

elektrophorese mit und ohne SDS-Zusatz aufgetrennt. Anschließend werden die Antigenbanden durch Elektrotransfer auf Nitrocellulose geblottet. Die verbleibenden Proteinbindungsstellen der Nitrocellulosemembran werden durch Zugabe von Rinderserumalbumin oder Casein blockiert. Anschließend wird z. B. für einen Autoantikörpernachweis mit dem Patientenserum inkubiert.

Nach Waschschritten werden die gebundenen Antikörper durch Reaktion mit Anti-human-Antikörpern, welche mit Peroxidase oder alkalischer Phosphatase markiert sind, inkubiert. Nach erneutem Waschen wird Substrat zugegeben und die positive Farbreaktion zeigt uns das Vorhandensein der gesuchten Antikörper im Patientenserum an (Abb. 5.11).

5.3 Immunchemische Untersuchungsverfahren mit radioaktiven Tracertechniken

Die Verwendung von Radionukliden erlaubt es uns, sehr sensitiv die Antigen-Antikörper-Reaktion quantitativ auszuwerten.
Beim RIA wird das Antigen radioaktiv markiert und als Antigentracer eingesetzt, beim IRMA wird der Antikörper markiert und als Antikörpertracer eingesetzt.

Mit den zuvor aufgeführten Methoden lassen sich Proteine meist nur in Konzentrationen von mehr als 0,1 mg/l nachweisen. Zur Messung geringerer Substanzmengen ist immer eine Signalverstärkung (Amplifikation) erforderlich, **diese wird erreicht durch die Tracertechnik.**

Tracer sind Reaktionspartner, die eine Markierung tragen und die Signalverstärkung bewirken. Bei den radioimmunchemischen Testverfahren werden dazu Radionuklide eingesetzt. Strahlen (Korpuskular- oder Gammastrahlen), die beim Zerfall von Atomen radioaktiver Isotope (Radionuklide) entstehen, können zum Nachweis und zur Bestimmung des betreffenden Isotops, und bei Anwendung der Tracertechnik zur quantitativen Bestimmung des Analyten benutzt werden. Die Radioaktivitätsmessung erfolgt durch γ- oder β-Counting.

Mit radioaktiven Materialien darf nur in zugelassenen Räumlichkeiten nach den Bestimmungen der Strahlenschutzverordnung (Bundesgesetzblatt I, S. 1321/1926, 1989) und bei Vorliegen einer behördlichen Genehmigung gearbeitet werden. Ein Strahlenschutzverantwortlicher und ein Strahlenschutzbeauftragter müssen behördlich bestellt sein und das Personal muss regelmäßig über den richtigen Umgang mit radioaktiven Stoffen unterwiesen werden. Für den Umgang mit dem anfallenden Abfall gelten die Bestimmungen der Strahlenschutzverordnung.

5.3.1 Kompetitiver Radioimmunoassay (RIA)

Der kompetitive Radioimmunoassay (RIA) ist die älteste Methode zur Bestimmung niedriger Konzentrationen von Proteinen und niedermolekularen Substanzen. In der Methodenentwicklung und für selten untersuchte Analyte besitzt er noch heute Bedeutung (5.**8**).

> **5.8**
> Praxisbeispiel: RIA-Bestimmung von Adrenalin und Noradrenalin
>
> Wie bereits gesagt, wird der RIA im Routinelabor heute eher nur mehr in Ausnahmefällen eingesetzt. Ein aktuelles Beispiel, die Bestimmung der Catecholamin-Hormone Adrenalin und Noradrenalin (s. auch Kap. 20 Hormone) in Blutplasma bzw. Sammelurin soll hier kurz beschrieben werden: Dem eigentlichen RIA geht eine affinitätschromatographische Probenvorbereitung voraus, bei der die Catecholamine aus der Probenmatrix extrahiert und angereichert werden. Genutzt wird hierbei ein chemisches Strukturmerkmal der Catecholamine, die cis-Diol-Struktur. Diese bildet mit Festphasen-gebundenem Boronat spezifische Komplexe. Dieser Schritt wird auf einer Makrotiterplatte ähnlich einer Tüpfelplatte durchgeführt. Anschließend werden Adrenalin und Noradrenalin enzymatisch in Metanephrin und Normetanephrin umgewandelt (derivatisiert). Dann schließen sich zwei RIA-Bestimmungen getrennt für Adrenalin (genauer Metanephrin) und Noradrenalin (genauer Normetanephrin) an.

Tracer. Als Tracer wird das Analytmolekül mit radioaktiver Markierung bezeichnet. Die Tracerlösung ist neben dem spezifischen Antikörper eine essentielle Reagenzkomponente. Als Tracer wird meist ^{125}J-markiertes Antigen verwendet, da diese Markierung eine leicht messbare Gammastrahlung von relativ kurzer Halbwertszeit aussendet. Der radioaktive Müll, der nach Durchführung unserer Analytik anfällt, ist bereits nach zwei Jahren so gut wie vollständig abgeklungen.

Prinzip. Die in der Probe bzw. in den Kalibrationsstandards enthaltenen Antigenmoleküle und eine konstante Menge Tracer konkurrieren um eine definierte und *im Unterschuss* vorliegende Menge des für den untersuchten Analyten spezifischen Antikörpers. Hierzu werden Antigen, Tracer und Antikörper für eine bis mehrere Stunden inkubiert. Dabei unterscheidet der Antikörper bei der Antigen-Antikörper-Reaktion nicht zwischen unmarkierten Antigenmolekülen aus der Probe und als Tracer zugesetzten radioaktiv markierten Antigenmolekülen. Je nach der statistischen Verteilung enthält der Antigen-Antikörper-Komplex unterschiedliche Mengen an Radioaktivität. Wir haben einen kompetitiven Immunoassay vor uns. Vor der eigentlichen Radioaktivitätsmessung muss durch einen geeigneten Trennschritt die überschüssige Tracermenge, also die ungebundene Radioaktivität, entfernt werden. Die Ansätze mit geringstem Gehalt an unmarkiertem Antigen weisen die höchste gebundene Radioaktivität auf. Dies verdeutlicht das folgende Zahlenbeispiel in Tab. 5.**2**.

Durchführung. Inkubiert werden die Untersuchungsproben, Standardproben und Kontrollproben mit einer definierten Menge dieses Tracers, der meist in einer Aktivität von ca. 10 000 Zerfällen pro Minute (cpm) eingesetzt wird und dem spezifischen Antikörper. Dessen Konzentration wird so gewählt, dass ca. 50% des radioaktiven Tracers in Abwesenheit von unmarkiertem Probenantigen gebunden werden, d. h. es muss Antikörpermangel vorliegen. In der Minuten bis mehrere Stunden dauernden Inkubationsphase treten Tracer und unmarkiertes Antigen (Probe, Standard oder Kontrolle) in Konkurrenz um die begrenzte Anzahl von Bindungsstellen der Antikörpermoleküle. Je höher die Konzentration des unmarkierten Antigens ist, desto weniger Tracer wird an den Antikörper gebunden. Nach Trennung von freier Radioaktivität (= überschüssiger Tracer) und gebundener Radioaktivität (s. unten) wird die *gebundene Radioaktivität bestimmt* (Abb. 5.**12**). Sie ist umso höher, je niedriger die ursprüngliche Konzentration an unmarkierten Antigenmolekülen im Ansatz war. Im γ-Counter wird die gebundene Radioaktivität gemessen (Zähldauer der Impulse 1 Minute) und anschließend kann die Antigenkonzentration der Proben aus der sigmoidalen Standardkurve entnommen werden (Abb. 5.**12**): Diese Standardkurve muss mit jeder Messserie neu ermittelt werden, da die Zählraten (cpm) aufgrund der kurzen Halbwertszeit des ^{125}J stetig abnehmen. Zur graphischen Auswertung wird häufig nicht die Countzahl der gebundenen Radioaktivität selbst gegen die Antigenkonzentration aufgetragen, sondern ein Quotient aus der Countzahl der gebundenen Radioaktivität und der Gesamtradioaktivität des Tracers (B/T) bzw. ein Quotient aus der Countzahl der gebundenen Radioaktivität und der gebundenen Radioaktivität im Leerwertansatz ohne Probe (B/B$_0$).

Tab. 5.2 Zahlenbeispiel zur Verdeutlichung des kompetitiven Verhaltens beim RIA.

Antigenkonzentration	Null	niedrig	mittel	hoch
Zahl Antigenmoleküle	0	10	50	300
Zahl Tracermoleküle	100	100	100	100
Zahl Antikörpermoleküle	40	40	40	40
Zahl gebundene Tracermoleküle	40	36	26	10

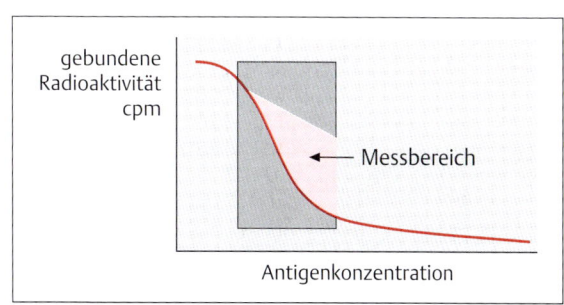

Abb. 5.12 Kalibrationskurve eines kompetitiven Radioimmunoassay (RIA).

Trennung von gebundener und nicht gebundener Radioaktivität. Der RIA ist ein heterogener Immunoassay, weil ein Trennschritt erforderlich ist (5.**9**). Heute benutzen wir fast ausschließlich Verfahren, bei denen der spezifische Antikörper von vornherein an einen festen Träger (Röhrchenwand, Latexkugel oder magnetische Partikel) gebunden ist (**Antikörper-Solid-Phase-Technik**). Nach der Inkubation mit dem Tracer und der Probe besteht der Trennschritt lediglich darin, dass die Inkubationslösung abgesaugt oder abzentrifugiert wird, bzw. die magnetischen Partikel mittels Magnet abgetrennt werden. Die an den festen Träger gebundene Radioaktivität wird gemessen.

Antikörperbeschichtete Röhrchen zeigen zum Teil Stabilitätsprobleme bei der Lagerung. Eine Abhilfe stellen Streptavidin-beschichtete Röhrchen dar, die erst beim Gebrauch mit einem biotinylierten Antikörper beschichtet werden (dieser Schritt kann in eine mechanisierte Bestimmung miteingeschlossen sein). Grundlage ist die extrem hohe Affinität von Biotin zu Streptavidin. Ein weiterer Vorteil ist, dass nicht für jeden Analyten gesonderte Röhrchen im Labor bevorratet werden müssen. Die biotinylierten Antikörper sind jeweils in den Testkits enthalten.

 Ein Immunoassay ist kompetitiv, wenn das Antigen aus der Probe und der Tracer um die Antikörperbindung konkurrieren. Ein Immunoassay ist heterogen, wenn der an den antikörpergebundene Tracer von überschüssigem freien Tracer getrennt werden muss.

> **5.9**
> Weitere Prinzipien zur Trennung von gebundener und ungebundener Radioaktivität:
>
> – Chromatographische oder elektrophoretische Trennung aufgrund der unterschiedlichen Molekülgröße von ungebundenen Tracermolekülen und Antigen-Antikörper-Komplexen, die den Tracer gebunden enthalten. Dieses Verfahren ist sehr aufwendig.
> – Adsorption des ungebundenen Tracers an Aktivkohle, Ionenaustauscher usw.
> – Fällung der Antigen-Antikörper-Komplexe mit Ammoniumsulfat oder Polyethylenglykol (PEG).
> – Doppelantikörpertechnik: Fällung der Antigen-Antikörper-Komplexe mit einem unspezifischen zweiten Antikörper. Bei der früher mit RIA üblichen Bestimmung z. B. von TSH (Schilddrüsen-stimulierendes Hormon) ist der erste Antikörper ein spezifisches anti-TSH-Antiserum aus Kaninchen, der zweite fällende Antikörper ein polyvalentes anti-Kaninchen-Antiserum, das aus dem Blut von Mäusen, die mit Kaninchenserum immunisiert wurden, gewonnen wird. Zur Durchführung wird nach der Inkubation mit dem ersten Antikörper (Konkurrenzschritt) der fällende zweite Antikörper zugegeben und die sich bildenden vernetzten Immunkomplexe werden durch Zentrifugation abgetrennt. Der überschüssige Tracer wird durch Dekantieren des Überstandes entfernt und im verbleibenden Sediment die Radioaktivität gemessen.

5.3.2 Nicht kompetitver immunoradiometrischer Assay (IRMA)

Beim immunoradiometrischen Assay (IRMA) ist nicht wie beim RIA das Antigen, sondern ein ebenfalls gegen den Analyten gerichteter **zweiter** Antikörper radioaktiv markiert (Antikörpertracer). Der erste Antikörper liegt hier *im Überschuss* vor und ist an die Röhrchenwand fest gebunden. Alle Antigenmoleküle aus der Probe (Standard oder Kontrolle) werden im ersten Schritt gebunden. Nach Auswaschen von anderen Serumbestandteilen der Probe wird in einem zweiten Inkubationsschritt der Antikörpertracer (markierter zweiter Antikörper) hinzugegeben. Er bindet an eine weitere antigene Determinante des bereits an den ersten Antikörper gebundenen Antigens unter Ausbildung eines Sandwichkomplexes, wobei das Antigen von beiden Seiten von den zwei Antikörpern umschlossen wird. Nach Auswaschen der ungebundenen Antikörper-Tracer-Moleküle ist die als Sandwichkomplex gebundene, messbare Radioaktivität proportional der Analyt(=Antigen)konzentration der Probe. Es ergibt sich eine aufsteigende Kalibrationskurve.

Die im IRMA eingesetzten Antikörper sind meist monoklonalen Ursprungs. Bestimmbar sind nur Analyte die zwei Antikörper binden können, also mindestens zwei verschiedene antigene Determinanten besitzen (5.**10**). Vorteil des IRMA gegenüber dem RIA ist, dass kein Antigentracer benötigt wird, da beim RIA in manchen Fällen das Antigen durch die radioaktive Markierung (z. B. Jodierung) in seinen Bindungseigenschaften an den Antikörper verändert wird, was die Messergebnisse beeinflussen kann.

Die antikörperbeschichteten Röhrchen beim IRMA sind anders als beim RIA sehr gut lagerbar, da die Antikörperkonzentration nicht limitiert, sondern sehr hoch ist.

> **5.10**
> Praxisbeispiel: IRMA-Bestimmung von Proinsulin
>
> Proinsulin spielt in der Spezialdiagnostik hypoglykämischer Zustände und wissenschaftlich im Zusammenhang mit dem Diabetes eine Rolle (s. Kap. 20 Hormone). Die Teströhrchen sind mit Antikörper gegen Proinsulin beschichtet. Sämtliches Proinsulin aus der Probe wird in der ersten Inkubationsphase daran gebunden. Nach einem Waschschritt wird der zweite radioaktivmarkierte Antikörper zugegeben. Dann wird wieder inkubiert und gewaschen. Schließlich werden die Röhrchen sorgfältig ausgeleert und die Radioaktivität gemessen. Aus der aufsteigenden Kalibrationskurve werden die Probenkonzentrationen abgelesen.

5.4 Immunchemische Untersuchungsverfahren mit nicht radioaktiven Tracertechniken

Analog zur radioaktiven Markierung müssen auch bei den anderen Immunchemischen Tracertechniken „Label" zur Markierung verwendet werden, gebräuchlich sind:
- ❖ Enzymmarkierung und enzymatischer Test;
- ❖ Fluoreszenzmarkierung und Fluoreszenzlichtmessung oder Messung des Grades der Fluoreszenzpolarisation;
- ❖ Lumineszenzmarkierung und Photonenemissionsmessung.

Wir werden hier verschiedene Testprinzipien, die solche Labels verwenden, betrachten:
- ELISA (enzyme linked immunoadsorbent assay),
- MEIA (Mikropartikel-Enzymimmunoassay),
- LIA (Lumineszenzimmunoassay),
- EMIT (enzyme multiplied immunoassay technique),
- CEDIA (genetic engineering based technology),
- FPIA (Fluorezenzpolarisationsimmunoassay).

Nachteile der Verwendung von Radioimmunoassays sind:
- der Umgang mit strahlendem Material,
- die mögliche Radiolyse der Tracermoleküle (Instabilität),
- die kurze Lagerfähigkeit der Bestimmungskits aufgrund der kurzen Halbwertszeit des meist verwendeten ^{125}J-Isotops,
- die relativ langen Inkubationszeiten,
- die Extraanschaffung eines Zählgerätes (Counter) und
- die Problematik der Abfallbeseitigung vor allem beim Einsatz langlebiger Radionuklide.

5.4.1 ELISA- Verfahren (enzyme linked immuno-adsorbent assay)

Enthält beim Immunoassay der Antigen- oder Antikörpertracer anstelle der radioaktiven Markierung ein Markerenzym (z.B.: Peroxidase, alkalische Phosphatase oder ß-Galactosidase), dann handelt es sich um einen Enzymimmunoassay (EIA). Unterschieden werden heterogene und homogene Enzymimmunoassays, der ELISA gehört zu den heterogenen Immunoassays.

Prinzip. Der ELISA ist je nach analytischem Ablauf entweder dem kompetitiven RIA (Abb. 5.**13**) oder dem nicht kompetitiven IRMA vergleichbar. ELISA-Verfahren werden üblicherweise in Röhrchen oder auf Mikrotiterplatten durchgeführt. Die Trennung des freien enzymmarkierten Antigens von der antikörpergebundenen Fraktion erfolgt nahezu ausschließlich durch Solid-Phase-Techniken. An die Trennung schließt sich die Bestimmung der Enzymaktivität in der gebundenen (seltener in der freien) Phase an.

Durchführung. Nach der Antigen-Antikörper-Reaktion im ersten Inkubationsschritt wird die Enzymreaktion durch die Zugabe von Substrat gestartet und das entstehende Reaktionsprodukt photometrisch gemessen (bei Mikrotiterplatten im ELISA-Reader, einem speziellen Photometertyp). Über entsprechende Kalibrationskurven erfolgt die Umsetzung der gemessenen Enzymaktivität in die ihr entsprechende Analytkonzentration.

ELISA-Techniken, die mit Antikörperunterschuss arbeiten, zeigen vergleichbar dem RIA eine umgekehrte Beziehung zwischen Enzymaktivität und Analytkonzentration der Probe (fallende Eichkurve). Techniken, die dem IRMA entsprechen, haben eine direkte Beziehung zwischen Enzymaktivität und Analytkonzentration (steigende Eichkurve).

Zur Bestimmung der Enzymaktivität werden fast immer fixed-time-Kinetiken benutzt, was allerdings zu den dort genannten Fehlern führen kann (s. Kap. 10 Messung der Enzymaktivität).

Als Beispiel für einen ELISA mit Antikörperunterschuss wird die Digoxinbestimmung im Serum beschrieben (🔖 5.**11**). Als Beispiel für einen ELISA mit Antikörperüberschuss betrachten wir die ELISA-Bestimmung des Prostata-spezifischen Antigens (PSA) im Blut (🔖 5.**12**). Zur Antikörpertiterbestimmung kann der ELISA auch so modifiziert werden, dass wir die Antikörperkonzentration in einer Probe (z.B. Immunserum) bestimmen können (🔖 5.**13**).

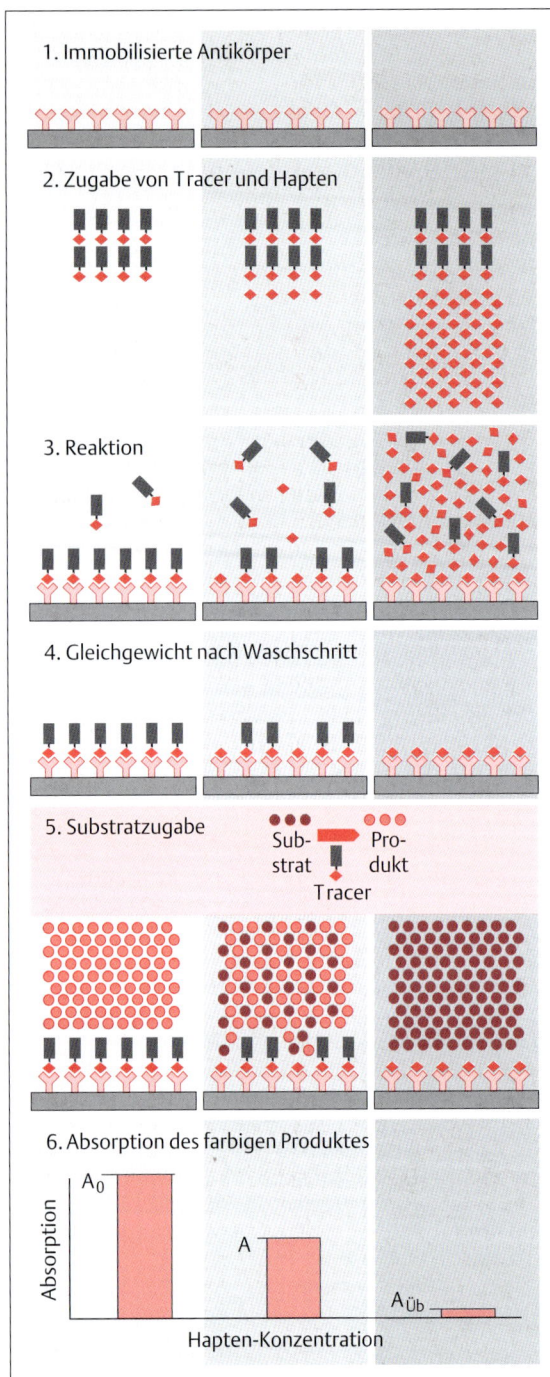

Abb. 5.13 Kompetitiver ELISA.
In der linken Spalte ist die Antigenkonzentration Null, in der mittleren Spalte mittel hoch und in der rechten Spalte hoch. Tracer und niedermolekulares Antigen (= Hapten) konkurrieren um die Bindung an die immobilisierten Antikörper (Schritt 1–3). Nach dem Waschen sehen wir eine unterschiedlich ausgebildete Bindung des Tracers an den Antikörper (4). Nach Substratzugabe erfolgt eine Reaktion zum Produkt nur dort, wo der Tracer mit der Enzymmarkierung an den Antiköper gebunden wurde (5). Entsprechend messen wir im ELISA-Reader bei der Antigenkonzentration gleich Null das höchste Absorptionssignal (6).

5.11
Digoxinbestimmung im ELISA (RIA-Typ)

Digoxin ist ein Medikament, das bei Herzinsuffizienz eingesetzt wird und dessen Konzentration im Blut regelmäßig kontrolliert werden sollte (s. Kap. 21 Medikamentenbestimmungen).
Der an die Röhrchenwand gebundene Antikörper wird mit Serum oder Digoxinstandards und einem Digoxin-Peroxidase-Konjugat als Tracer inkubiert. Je mehr unmarkierte Digoxinmoleküle im Serum (Standard) waren, umso mehr enzymmarkierte Digoxinmoleküle bleiben ungebunden. Nach Ausgießen und Spülen wird mit Substratlösung (Leukofarbstoff und H_2O_2) inkubiert. Das Substrat (Leukofarbstoff = farbloser Stoff in der reduzierten Form) wird umso schneller oxidiert, je mehr Digoxin-Peroxidase-Konjugate (Tracer) vom fixierten Antikörper gebunden wurden, d. h. je weniger Antigenmoleküle (Digoxin) in der eingesetzten Probe waren.

5.12
PSA-Bestimmung im ELISA (IRMA-Typ)

PSA ist ein Sekretionsprodukt der Prostata, das sich bei Prostata-Tumoren erhöht im Serum findet und in der Tumorvorsorgeuntersuchung beim Mann eingesetzt wird (s. Kap. 9 Tumormarker).
Der spezifische PSA-Antikörper ist an den Boden der Mikrotiterplatte (Kavität) gebunden. Alles in der Probe vorhandene PSA wird daran gebunden. Dann wird mit einem zweiten, z. B. mit Peroxidase markierten Antikörper überschichtet. Dort, wo der erste Antikörper PSA gebunden hat, bilden sich Sandwichkomplexe aus: 1. Antikörper-PSA- 2. Antikörper mit Markierung.
Nach einem Waschschritt wird der Substratumsatz des gebundenen Markierungsenzyms gemessen.

5.13
Antikörpertiterbestimmung mittels ELISA

Dazu wird das entsprechende Antigen an die Röhrchenwand gebunden bzw. zur Beschichtung der Kavitäten (Vertiefungen) von Mikrotiterplatten verwendet. Unspezifische Bindungsstellen des Teströhrchens werden anschließend durch Inkubation mit einer albuminhaltigen Lösung abgesättigt. Dann lässt man den Antikörper aus dem zu untersuchenden Immunserum (1. Antikörper in Abb. 5.**14**) an das im Überschuss vorhandene fixierte Antigen binden. Schließlich wird mit einem zweiten unspezifischen und eine Enzymmarkierung tragenden Antikörper, der gegen Immunglobuline der als Versuchstier für die Antikörpergewinnung benutzten Spezies gerichtet ist, inkubiert. Der nach erneutem Waschen gemessene Substratumsatz korreliert mit dem Antikörpertiter.

Immunchemische Untersuchungsverfahren mit nicht radioaktiven Tracertechniken

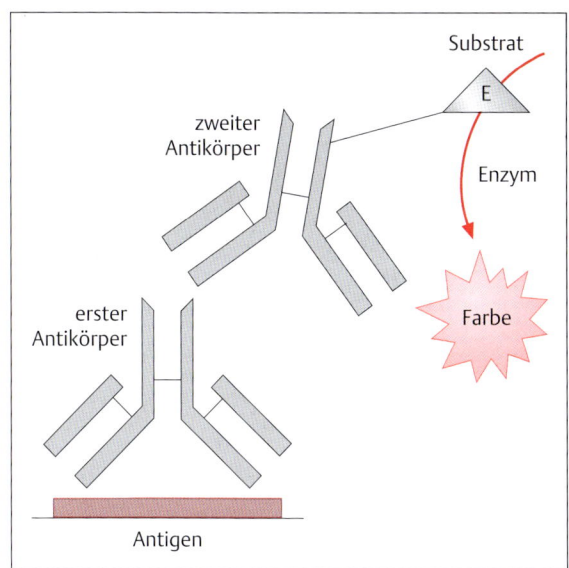

Abb. 5.14 Antikörpertiterbestimmung.

5.4.2 MEIA-Verfahren (Mikropartikel-Enzymimmunoassay)

Dieses heterogene Testverfahren arbeitet wie der IRMA nach dem Sandwichprinzip. Das besondere dieses Testverfahrens ist, dass der spezifische monoklonale erste Antikörper an Mikropartikel gebunden vorliegt. Das zu messende Antigen aus der Probe wird von diesem Mikropartikel-gebundenen Antikörper im ersten Reaktionsschritt eingefangen. Ein Aliquot dieses Ansatzes wird dann auf eine Membran transferiert, die für die Mikropartikel undurchlässig ist, während andere Probenbestandteile mit Hilfe eines Waschpuffers durch die Membran in einen Saugkörper gespült werden (Abb. 5.**15**). Anschließend wird ein enzymmarkierter und ebenfalls spezifischer zweiter Antikörper im Überschuss zugegeben. Dieser bindet an ein anderes Epitop des Analyten unter Ausbildung eines Sandwichkomplexes. Überschüssiger zweiter Antiköper wird ebenfalls in den Saugkörper gewaschen und danach wird nach dem Reflektionsprinzip

eine fluorimetrische Substratbestimmung durchgeführt. Diese Methode lässt sich z.B. für die hochsensitive und hochspezifische Bestimmung des CK-MB-Isoenzyms (CKMB-Masse) oder des kardialen Troponins I (s. Kap. 11 Enzymdiagnostik) sowie die Bestimmung zahlreicher Hormone und Tumormarker verwenden. Voraussetzung ist eine höhere Molekülmasse des Analyten, d.h. die Verfügbarkeit von mindestens zwei spezifischen Epitopen auf dem Antigen.

5.4.3 LIA-Verfahren (Lumineszenzimmunoassay)

Die Markierungstechniken nutzen hier die Freisetzung von Licht anstelle von Reaktionswärme. Prinzipiell kennen wir lichterzeugende Reaktionen aus der Natur (Biolumineszenz) und die Chemilumineszenz bestimmter Reaktionsabläufe aus der organischen Chemie.

Sehr häufig wird in der Routinediagnostik die Luminol-Chemilumineszenz eingesetzt:

$$\text{Luminol} + 2H_2O_2 + OH^- \xrightarrow{\text{Katalysator(Peroxidase)}} \text{Aminophthalat} + N_2 + 3H_2O + \textbf{Licht}$$

In der RIA-ähnlichen Variante konkurrieren der Analyt (Probe, Standard oder Kontrolle) und luminolmarkiertes Antigen um eine limitierte Menge eines an eine Festphase gebundenen Antikörpers.

Das messbare Lichtsignal nach Inkubation mit Wasserstoffperoxid und Meerrettichperoxidase ist umgekehrt proportional der Analytkonzentration in der Patientenprobe. Das Testverfahren ist für Analyten sowohl mit hoher als auch mit niedriger Molekülmasse geeignet.
Nachweise sind mit der LIA-Technik aufgrund der ausgesprochen sensitiven Detektoren im Femtogramm-Bereich möglich, zunehmend arbeiten mechanisierte Gerätesysteme für die immunologische Analytik nach dem Chemilumineszenz-Prinzip. Als Beispiel eines sehr sensitiven LIA in der IRMA-ähnlichen Variante wird der Nachweis des Schilddrüsen-stimulierenden Hormons (TSH) beschrieben (✥5.14).

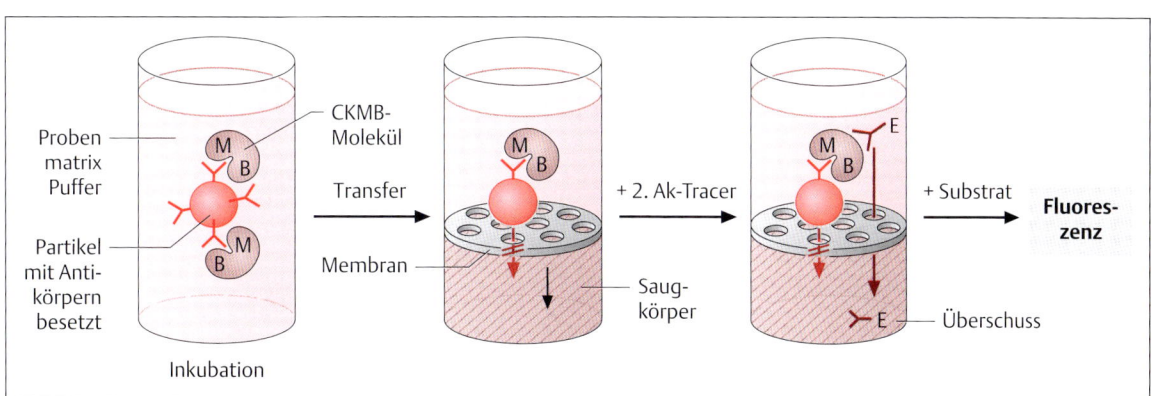

Abb. 5.15 Ablauf der MEIA-Bestimmung von CK-MB.

5.14
Chemilumineszenz-Immunoassay für TSH

Der erste Schritt der Reaktionskette ist die Immunreaktion zwischen TSH aus der Plasma/Serumprobe (bzw. Standard oder Kontrolle) und dem spezifischen monoklonalen Antikörper. Dieser Antikörper liegt gebunden an Magnetpartikel vor. Nach einer definierten Inkubationszeit werden die Partikel elektromagnetisch zurückgehalten, während das Reaktionsgefäß entleert wird. Nach einem Waschvorgang wird ein zweiter Peroxidase-markierter Antikörper zugegeben, sodass sich ein Sandwich mit dem Analyten (TSH) in der Mitte bildet. Es wird nochmals gewaschen und am Ende die Lumineszenzaktivität aufgrund der Umsetzung von Luminol gemessen.

5.15
Bestimmung von Paracetamol mit dem EMIT-Verfahren

Ein spezifischer monoklonaler Antikörper wird mit der Probe und einem Paracetamol-Glucose-6-Phosphat-Dehydrogenase-Konjugat in Gegenwart des Substrats Glucose-6-Phosphat inkubiert. Die Indikatorreaktion (Nachweisreaktion) wird durch die Zugabe des zweiten Substrats (NADP) gestartet. Gemessen wird die Bildung von $NADPH_2$ pro Minute in einem kinetischen Test bei 340 nm. Die Reaktionsgeschwindigkeit ist groß, wenn die Paracetamolkonzentration in der Probe hoch ist.

5.4.4 EMIT-Verfahren (enzyme multiplied immunoassay technique)

Bei diesem kompetitiven homogenen Enzymimmunoassay ist der Tracer ein mit einem Markerenzym modifiziertes Antigen. Das charakteristische der EMIT-Technik (enzyme multiplied immunoassay technique) besteht darin, dass die Aktivität des Markerenzyms am Antigen (Tracer) durch Bindung an den spezifischen Antikörper verändert, in der Regel herabgesetzt wird. Es erübrigt sich der Trennschritt von ungebundenem enzymmarkierten Antigen und antikörpergebundenem Antigen. EMIT-Verfahren können daher gut mechanisiert werden. Das Testverfahren wird deshalb als homogen bezeichnet.

Die nachgewiesenen Antigene sind meist kleinere Moleküle, häufig sind es Arzneimittel im Rahmen des Therapeutic Drug Monitoring (s. Kap. 21 Medikamentenbestimmungen). Je mehr Antigen in der Probe vorliegt, umso mehr enzymmarkiertes Antigen (Tracer) bleibt ungebunden und umso höher ist die messbare Enzymaktivität. Als Markerenzym wird häufig die Glucose-6-Phosphat-Dehydrogenase verwendet. Es resultiert eine aufsteigende Eichkurve.

Dass die Aktivität des Markerenzyms durch Bindung des Tracers an den Antikörper nur herabgesetzt, aber nicht vollständig gehemmt wird, ist ein Nachteil der EMIT-Technik. Denn dadurch ergibt sich eine erhebliche Leerwertreaktion, ohne dass der zu untersuchende Analyt vorhanden wäre.

Als Beispiel wird die Bestimmung des Analgetikums Paracetamol beschrieben (⧈5.15).

Für die Entscheidung zwischen mehreren angebotenen Testverfahren für eine bestimmte Messgröße ist oft die Qualität der Antiköper bedeutsamer als die Technologie des Immunoassays.

5.4.5 CEDIA-Verfahren

Wie beim EMIT-Verfahren handelt es sich hier um einen kompetitiven homogenen Immunoassay. Die Probe enthält das nachzuweisende Antigen. Das Reagenz besteht aus einem *spezifischen Antikörper und zwei Enzymfragmenten*, wobei das eine Fragment mit dem nachzuweisenden Antigen konjugiert ist (*Enzymdonor = Tracer*). Die beiden Enzymfragmente, die erst gemeinsam das enzymatisch aktive Enzym ergeben, wurden gentechnisch hergestellt (Abb. 5.**16**).

Das Antigen aus der Probe und der Tracer *kompetieren* um die Bindung an den Antikörper (Unterschuss). *Bei hoher Antigenkonzentration* bleibt der Enzymdonor (Tracer) im Wesentlichen frei (keine Bindung an den Antikörper) und setzt sich mit dem zweiten Enzymfragment (Enzymakzeptor) zum *aktiven Enzym* zusammen. Das aktive Enzym wird über einen entsprechenden Substratumsatz nachgewiesen. Bei niedriger Antigenkonzentration bindet der Antikörper überwiegend an den Enzymdonor. Auch hier bindet anschließend das zweite Enzymfragment, aber das Enzym bleibt inaktiv, weil es durch den gebundenen Antikörper blockiert wird (Abb. 5.**17**). Eingesetzt wird die CEDIA-Technik für die Bestimmung von Medikamenten und Drogen.

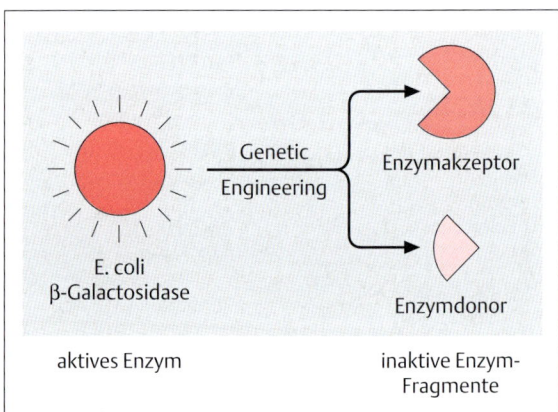

Abb. 5.16 Gewinnung der rekombinanten Enzymfragmente für die CEDIA-Technik.

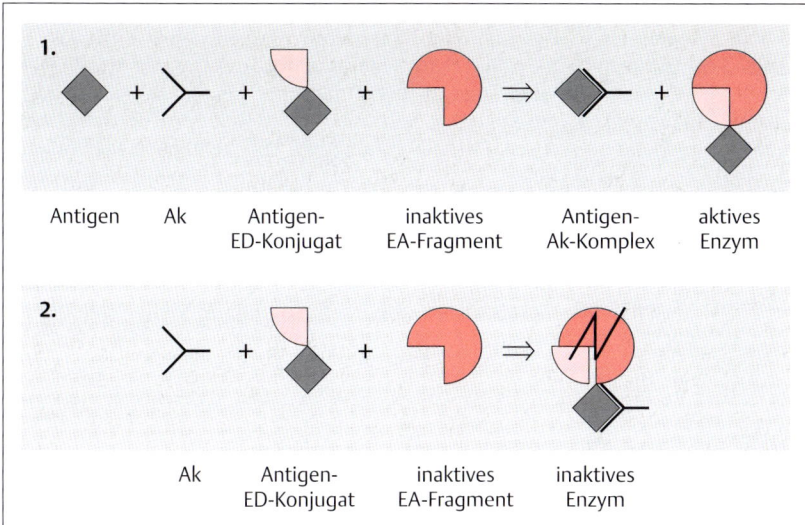

Abb. 5.17 Ablauf der CEDIA-Bestimmung.
1. Bei hoher Antigenkonzentration in der Probe. Es bildet sich das enzymatisch aktive rekombinante Enzym in freier Form.
2. Bei geringer Antigenkonzentration wird der Enzymdonor über seine Antigenkomponente hauptsächlich an den Antikörper gebunden. Anschließend bindet zwar auch der Enzymakzeptor, durch den zusätzlich gebundenen Antikörper wird die enzymatische Aktivität allerdings blockiert.

5.4.6 FPIA-Verfahren (Fluoreszenzpolarisationsimmunoassay)

Zur Markierung von Antigenen bzw. Antikörpern werden Fluorochrome (Fluorescein-isothiocyanat, Tetramethylrhodamin-isothiocyanat oder Umbelliferonderivate) verwendet. Die Bestimmungsreaktionen vieler Fluoreszenzimmunoassays laufen nach dem gleichen Prinzip wie RIA oder IRMA ab, hier wollen wir ein besonders modifiziertes Verfahren genauer ansehen.

Prinzip. Beim Fluoreszenzpolarisationsimmunoassay (FPIA) handelt es sich um einen homogenen kompetitiven Immunoassay. Das Messprinzip nutzt die Tatsache, dass kleine Moleküle in fester Bindung an andere große Moleküle weniger rotieren, als wenn sie frei in der Lösung beweglich wären. Trifft polarisiertes Licht auf ein kleines fluoreszierendes Molekül, so ist die ausgesendete Sekundärstrahlung wegen der zwischenzeitlichen Rotation des Moleküls weitgehend depolarisiert. Wenn dagegen das fluoreszierende Molekül (z.B. ein fluoreszeinmarkiertes Medikament) an einen Antikörper gebunden ist, wird die Sekun-

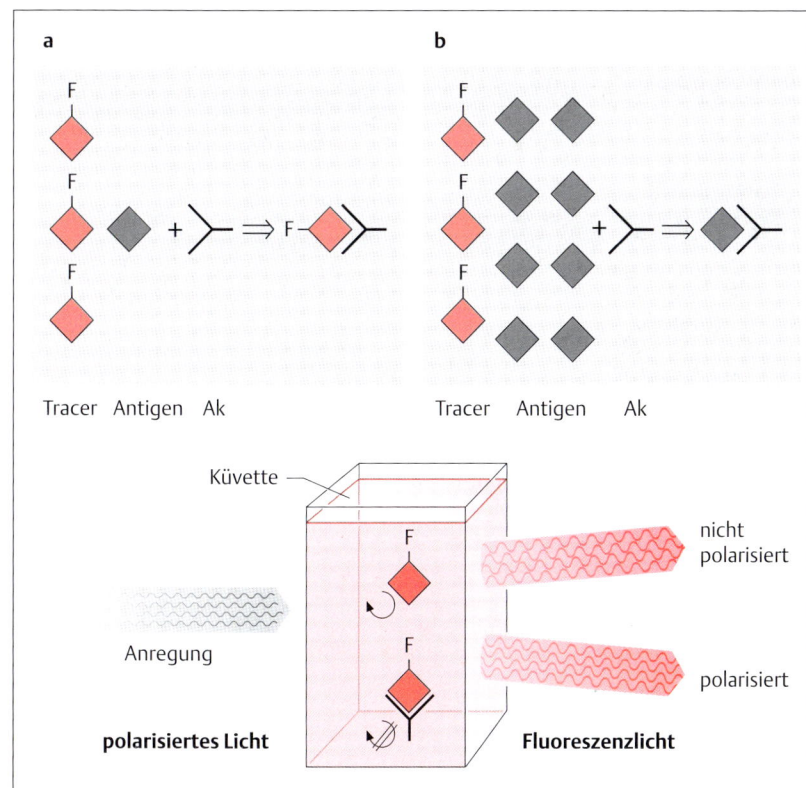

Abb. 5.18 Prinzip des Fluoreszenzpolarisationsimmunoassay.
a Analytkonzentration niedrig in der Probe und entsprechend hohes Maß Tracerbindung an den Antikörper. **b** Analytkonzentration hoch in der Probe und entsprechend geringes Maß Tracerbindung an den Antikörper.

därstrahlung weniger depolarisiert sein. Die Messanordnung entspricht der des Fluorimeters (s. Kap. 6), wobei zusätzlich hinter den Monochromatoren noch Polarisationsfilter eingesetzt sind.

Mit der Standardkurve wird der Zusammenhang zwischen Analytkonzentration und sog. Nettopolarisation erfasst.

Durchführung. Eine definierte Menge mit einer fluoreszierenden Substanz (Fluorophor) markiertes Antigen (Tracer) wird mit dem Analyt und einem im Unterschuss vorliegenden spezifischen Antikörper inkubiert. Registriert wird (ohne dass ein Trennschritt nötig ist) der Effekt der Antikörperbindung auf die Fluoreszenzpolarisation des fluorophormarkierten Antigens (Abb. 5.**18**). Die gemessene Netto-Fluoreszenzpolarisation ist groß, wenn viel Tracer an den Antikörper binden kann, also wenn die Analytkonzentration in der Probe entsprechend niedrig ist. Deshalb erhalten wir eine abfallende Kalibrationskurve.

Für höhermolekulare Analyten ist die Fluoreszenzpolarisation nicht als Testverfahren anwendbar, da diese durch die Trägheit ihrer Masse auch im freien Zustand, wenn sie nicht an den Antikörper gebunden sind, nur langsam rotieren.

5.5 Näher betrachtet: Störfaktoren bei Immunoassays

Interferenzen bei Immunoassays mit der Folge unrichtiger Messergebnisse können bedingt sein z. B. durch
- Matrixeinflüsse,
- Kreuzreaktivitäten,
- Rheumafaktoren,
- Heterophile Antikörper,
- Messtechnische Unzulänglichkeiten (z. B. Hook-Effekt).

5.5.1 Matrixeinflüsse

Übliche Störfaktoren der Analytik (s. auch Kap. 1) durch Matrixeinflüsse müssen wir auch bei Immunologischen Bestimmungsverfahren möglichst ausschalten. Dazu gehören Heparineinflüsse, das Phänomen der Nachgerinnung, Lipämie, Hämolyse, Hyperbilirubinämie und nicht adäquate Vorverdünnungen. Diese Störfaktoren können wir relativ leicht erkennen. Anders verhält es sich mit für Immunoassays typischen Interferenzen. Hier stoßen wir oft erst durch das Auftreten unerwarteter Ergebnisse auf die Möglichkeit einer Interferenz. Dazu wollen wir im weiteren fünf Praxisbeispiele bei der Besprechung von Interferenzmöglichkeiten näher untersuchen und auf die Maßnahmen der Testhersteller und unsere Möglichkeiten zur Interferenzerkennung und -beseitigung eingehen:

1) Bei einem Patienten wird mit einem Immunoassay ein deutlich positives Ergebnis für tricyclische Antidepressiva gefunden, obwohl er glaubhaft noch nie eine solche Substanz eingenommen hat.
2) Bei einem Patienten wird trotz niedriger Dosierung eine unerwartet hohe Digoxinkonzentration gemessen.
3) Bei einem Patienten zeigen mehrere immunologisch gemessene Analyte unerwartete Messergebnisse.
4) Ein Patient zeigt während seines Krankenhausaufenthaltes ständig deutlich hohe Troponin-I-Werte bei gleichzeitig unauffälliger Gesamt-CK und CKMB-Masse, sowie ohne klinische Befunde für eine kardiale Erkrankung.
5) Bei einem Intensivpatienten auf der Schwerbrandverletztenstation wird an einem Tag ein niedriges Ferritin und am Folgetag ein sehr hohes Ferritin bestimmt.

5.5.2 Kreuzreaktivitäten

Den Begriff der Kreuzreaktivität haben wir schon im Abschnitt 5.1 auf S. 58 definiert. Grundsätzlich sind Kreuzreaktivitäten bei allen Immunoassays möglich, besonders anfällig sind solche mit polyklonalen Antikörpern. Im ersten Praxisbeispiel konnte durch eine chromatographische Untersuchung bestätigt werden, dass tatsächlich keine tricyclischen Antidepressiva vorlagen. Gleichzeitig konnte anhand des Nachweises von Diphenhydramin, eines Antihistaminikums und Schlafmittels, die Ursache für den falsch positiven Befund, eine Kreuzreaktivität, nachgewiesen werden. Gerade bei Kreuzreaktivitäten durch Medikamente kommt erschwerend hinzu, dass oft nicht die Substanz selbst, sondern ihre Metabolite die Kreuzreaktivität verursachen. D.h. zur Aufklärung einer möglichen Kreuzreaktivität muss man über Proben verfügen, die solche Metabolite enthalten.

Die Verwendung monoklonaler Antikörper und der Einsatz der Doppelantikörper-Sandwichtechnik vermindern die Anfälligkeit gegen Kreuzreaktivitäten. Aber auch bei einem solchen Testverfahren, z. B. dem LIA, kann die Situation wie im zweiten Praxisbeispiel auftreten. Ursache falsch hoher Digitalismesswerte kann die Interferenz durch sog. Digitalis like factor unbekannter Struktur sein (DLIF). Solche DLIF kann eine Person von Geburt an besitzen, sie können aber auch jederzeit und damit auch unter laufender Digitalistherapie auftreten. Indirekt können wir auf DLIF schließen, wenn wir aus der gleichen Probe mit mehreren Digoxin- oder Digitoxin-Immunoassays stark unterschiedliche Messwerte erhalten. Beweisen lässt sich die Gegenwart von DLIF indem das Probenmaterial „blind" (ohne Detektion) mit HPLC in einzelne Fraktionen aufgetrennt und diese anschließend mit einem sensitiven Immunoassay untersucht werden. Sind mehr als eine Fraktion positiv, dann können wir annehmen, dass neben dem eingenommenen Digitaliswirkstoff auch DLIF vorliegen.

5.5.3 Rheumafaktoren

Rheumafaktoren gehören selbst zur IgG, IgM oder IgA-Immunglobulinklasse und binden als sog. Autoantikörper an alle möglichen Fc-Teile von anderen IgG-Immunglobulinen. Dadurch erklärt sich, dass in Gegenwart von Rheumafaktoren, insbesondere des IgG-Subtyps, alle möglichen Immunoassays wie im dritten Praxisbeispiel gestört sein können. Verwendet der Testhersteller keine kompletten Antikörper, sondern nur Fab-Fragmente für den Testaufbau, dann ist naturgemäß kaum mehr mit einer Störung durch Rheumafaktoren zu rechnen, die definitionsgemäß an den Fc-Teil der Antikörper binden.

5.5.4 Heterophile Antikörper

Unter dem Begriff „heterophile Antikörper" haben wir es mit sehr unterschiedlichen interferierenden Antikörpern zu tun. Häufig sind es anti-Tier-Antikörper, die zu Störungen führen. Im vierten Praxisbeispiel wurde aus der Befundkonstellation und dem klinisch unauffälligem Verlauf geschlossen, dass die Troponin-I-Messwerte trotz der absoluten Herzspezifität dieser Messgröße falsch positiv sein müssten. Als eine wahrscheinliche Ursache wurden heterophile Antikörper in Betracht gezogen. Wenn der heterophile Antikörper mit seinem Fab-Teil aufgrund einer Epitop-Analogie an den Fab-Teil des Assay-Antikörpers bindet, dann kann er die Gegenwart des Analyten vortäuschen. Solchen Interferenzen begegnen die Testhersteller z. B. durch Vorinkubation der Proben mit tierischen Proteingemischen, die anti-Tier-Antikörper wegfangen sollen.

Im vorliegenden Fall hat eine solche Vorinkubation während des Testablaufes nicht ausgereicht. Durch eine längere Vorinkubation der Patientenproben mit Fremdproteinen ließ sich die Interferenz allerdings vermindern. Eine besondere Gruppe der anti-Tier-Antikörper sind Humane-anti-Maus-Antikörper (HAMA). Diese treten auf, wenn der Patient bei Diagnose- oder Therapieverfahren Mäuseantikörper verabreicht bekommen hat. HAMA sind sehr oft gegen das Fc-Stück der Antikörper des Immunoassays gerichtet. Hier ist es vorteilhaft, wenn im Assay anstelle kompletter Antikörper nur F(ab)$_2$-Fragmente verwendet werden, da dann die Angriffsstelle für den interferierenden Antikörper fehlt. Noch wirkungsvoller gegen Interferenzen durch HAMA ist die Verwendung gentechnisch hergestellter chimärer F(ab)$_2$-Fragmente, bei denen nur noch die Antigenbindungsstelle von der Maus ist, während der Rest humanen Ursprungs ist.

5.5.5 Hook-Effekt

Ferritin als Maßeinheit für das Speichereisen unterliegt normalerweise keinen schnellen Konzentrationsveränderungen im Blutplasma. Deshalb lässt die im fünften Praxisbeispiel beschriebene Situation an einen sog. Hook-Effekt denken. Dieser tritt auf, wenn wir uns „irrtümlich und unbemerkt" auf dem rechten Schenkel der Heidelberger-Kurve bewegen. Nachuntersuchungen haben ergeben, dass der hohe Ferritin-Messwert richtig und der niedrige falsch war. In Verdünnung ergab sich hier nach Berücksichtigung des Verdünnungsfaktors ein sogar noch höherer Messwert. Dies bedeutet, der falsch niedrige Messwert ergab sich, da die Analytkonzentration über der „Toleranzgrenze" des Assays lag. Dies ist tückisch für die analytische Beurteilung. Denn im Fall des richtigen hohen Messwertes war vom Gerät automatisch eine Verdünnung durchgeführt worden, im ersten Fall nicht. Sofern man bei der Wertefreigabe hier als Vorwert den ersten niedrigen Wert sieht, müsste man stutzig werden.

6 Weitere Messverfahren und Mechanisierung der Analytik

6.1 Spektroskopische Verfahren

Eng mit der Photometrie (s. Kap. 4) verbunden sind die reflometrische und densitometrische Absorptionsmessung sowie Turbidimetrie und Nephelometrie. Andere wichtige spektroskopische Techniken sind
- Fluorimetrie,
- Flammenphotometrie,
- Atomabsorptionsspektroskopie und ICP,
- Lumineszenzmessung.

6.1.1 Photometrie-ähnliche Verfahren zur Absorptionsmessung

Reflektometrie (Reflometrie). Die Reflektometrie ist eng verbunden mit der Messung bei der sog. Trockenchemie mit Teststreifen oder der Filmtechnologie. Bei der Trockenchemie wird das nötige Lösungsmittel für den Reaktionsablauf von der Probe geliefert.

Trifft ein Strahlenbündel auf das Testfeld mit dem gebildeten Farbstoff, wird ein bestimmter Anteil des Lichtes stets reflektiert. Dieser kann ähnlich wie der absorbierte Anteil für eine Konzentrationsbestimmung verwendet werden. Die zugrunde liegenden physikalischen Gesetzmäßigkeiten sind allerdings etwas komplizierter als bei der Absorptionsphotometrie. Daher wird meist eine Mehrpunktkalibration durchgeführt.

Mit der reflektometrischen Messung können wir eine objektivere Auswertung der Reaktionsfelder eines Teststreifens erreichen als beim einfachen Betrachten, welches stark vom Farbempfinden des Untersuchers und den Lichtverhältnissen abhängig ist.

Densitometrie. Ein Densitometer ist ein spezielles Photometer für die quantitative Auswertung von transparenten Elektrophoresefolien oder DC-Platten. Dabei wird eine Absorptionskurve bei geeigneter Wellenlänge unter gleichzeitiger Markierung der Fraktionsgrenzen geschrieben. Die Flächenanteile unter den Kurvenstücken werden relativ zueinander ausgewertet und als Prozentwerte ausgedruckt.

Turbidimetrie und Nephelometrie. Wenn der Lichtstrahl in einem Medium auf Partikel trifft, deren Brechungsindex anders ist als der des Mediums, so entsteht Streulicht (Abb. 6.1). Sind Teilchen in einer homogenen Lösung dispergiert (z. B. Antigen-Antikörper-Konglomerate) oder emulgiert (z. B. Öltröpfchen), so kann ihre Zahl mit der Turbidimetrie oder Nephelometrie bestimmt werden.

Die Streulichtintensität ist abhängig von der Teilchenzahl, ihrer Größe und Form, von der eingestrahlten Wellenlänge, und der Differenz der Brechungsindices der Partikel und des Mediums. Das Streulicht ist unabhängig von der chemischen Natur der Partikel.

Turbidimetrie: Die Messanordnung bei der Turbidimetrie ist die gleiche wie bei der Photometrie. Es wird aber keine Absorption, sondern die Intensitätsminderung durch Streuung gemessen. Die Intensität des austretenden Lichtstrahles ist um den Streulichtanteil kleiner als die Intensität des eingestrahlten Lichtes. Bei 334 oder 340 nm wird der Intensitätsrestanteil nach der Streuung im austretenden Lichtstrahl gemessen.

Ein linearer Zusammenhang zwischen Partikelzahl und -größe und der „Absorption" ist nur in einem engen Messbereich gegeben. Meistens muss eine Kalibrationskurve für die Auswertung herangezogen werden. Neben der Endpunktbestimmung wird oft auch eine „fixed-time"-Kinetik (s. Kap. 5 Immunologische Bestimmungsverfahren) verwendet.

Anwendungsbeispiel: Gesamtproteinbestimmung im Liquor (6.1).

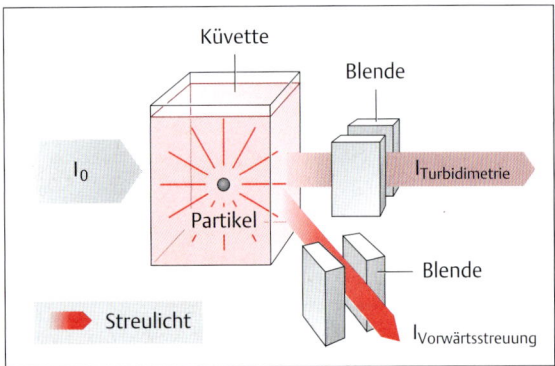

Abb. 6.1 Strahlengang bei Turbidimetrie und Nephelometrie.

Spektroskopische Verfahren

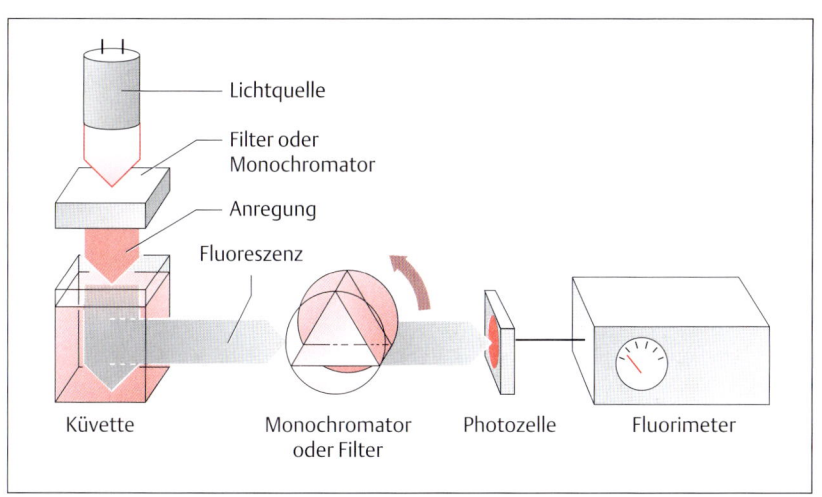

Abb. 6.2 Strahlengang des Fluorimeters.

 6.1 Turbidimetrische Proteinbestimmung im Liquor

Als Reagenz wird eine verdünnte Trichloressigsäurelösung verwendet. Die Proteine aus der Probe werden ausgefällt und bilden einen fein verteilten Niederschlag in der Küvette. Bei 340 nm kann in einem normalen Analysenautomaten durch „Absorptionsmessung" die Liquorproteinkonzentration bestimmt werden. Notwendig ist die gleichzeitige Bestimmung eines Probenleerwertes mit verdünnter Salzsäure als Reagenz. Salzsäure fällt Proteine nicht! Da die Kalibrationskurve nahezu linear ist, reicht es, für den Routineeinsatz mit zwei Kalibrationsstandards zu arbeiten.

Nephelometrie: Bei der Nephelometrie wird die Intensität des Streulichtes in einem definierten Winkel zum Messstrahl als sog. Vorwärtsstreuung bestimmt und daraus die Teilchenzahl berechnet. Sie wird bevorzugt für immunologische Bestimmungen eingesetzt: Zur nephelometrischen Bestimmung werden häufig spezielle Laser-Nephelometer mit hoch kohärentem Licht („parallele Strahlen") verwendet (s. Kap. 5 Immunchemische Bestimmungsverfahren).

 6.2 Fluoreszenzvorgang

Nach der Lichtabsorption wird ein Teil der aufgenommenen Energie immer bei Zusammenstößen mit anderen Molekülen als Wärme frei. Deshalb ist die Energie der Sekundärstrahlung immer etwas geringer als die der Primärstrahlung und die Wellenlänge des Fluoreszenzlichtes größer als die des eingestrahlten (absorbierten) Lichtes. Das Fluoreszenzlicht wird in alle Richtungen abgestrahlt.

Der Aufbau des Spektralfluorimeters ähnelt sehr dem Aufbau eines Spektralphotometers (Abb. 6.2). Damit das Anregungslicht, das eingestrahlt wird, nicht stört, befindet sich die Photodiode des Fluorimeters in einem Winkel von 90° zum einfallenden Lichtstrahl. Um durch Streuung entstandene Reste der Primärstrahlung, also des Anregungslichtes ebenfalls auszuschalten, wird der Photozelle ein Emissionsmonochromator vorgeschaltet, der nur Licht von der Wellenlänge der Sekundärstrahlung durchlässt.

Bei der Fluorimetrie ist keine Referenzküvette oder Leerwertmessung erforderlich. Da aber Konzentration und Fluoreszenz keine lineare Abhängigkeit zeigen, muss mit einer Eichkurve gearbeitet werden (Abb. 6.3).

6.1.2 Fluorimetrie

Verschiedene Moleküle strahlen nach der Absorption von **Lichtteilchen = Photonen** Licht einer längeren Wellenlänge ab (6.2). Dieser Vorgang wird Fluoreszenz bzw. bei zeitlich stärker verzögerter Abstrahlung Phosphoreszenz genannt.

 Das Licht, mit dem die Fluoreszenz angeregt wird, heißt Primärstrahlung, das durch die Fluoreszenz erzeugte Licht ist die Sekundärstrahlung. Die Sekundärstrahlung ist immer energieärmer als die Primärstrahlung und hat daher die längere Wellenlänge.

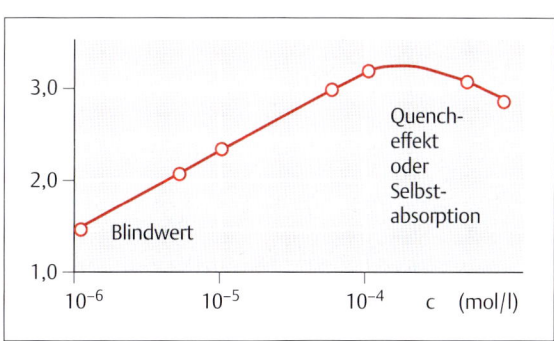

Abb. 6.3 Kalibrationskurve und Quencheffekt bei der Fluorimetrie.

Vorteile der Fluorimetrie – besonders bei der Bestimmung kleinster Substanzmengen gegenüber der Absorptionsphotometrie – sind höhere Genauigkeit, Empfindlichkeit und Reproduzierbarkeit.

Nicht jedes angeregte Molekül fluoresziert jedoch auch tatsächlich. Die entsprechende Energie kann auch in Form von Wärme abgegeben werden. Dieser Fluoreszenzverlust durch Quencheffekte (Abb. 6.3) wird durch Umgebungseinflüsse verursacht (z. B. die Probenmatrix).

6.1.3 Flammen(emissions)-photometrie

Die Flammenphotometrie kann zur Bestimmung von Natrium und Kalium sowie Calcium und Lithium eingesetzt werden. Aufgrund des zunehmenden Einsatzes ionenselektiver Elektroden (s. 6.2, S. 81) ist die Verwendung der Flammenphotometrie im Routinelabor allerdings rückläufig.

Die Färbung einer nicht leuchtenden Flamme durch Salze der Alkali- bzw. Erdalkalimetalle ist lange bekannt. Die Flammenphotometrie nutzt die Tatsache, dass die Valenzelektronen (Elektronen der äußersten Schale) der Alkali- und Erdalkalimetalle durch thermische Energie in der Flamme leicht auf ein höheres Niveau (d. h. entsprechend dem Bohr-Atommodell auf eine weiter außen liegende unbesetzte Schale) angehoben werden können und dass sie von dort augenblicklich auf ihr früheres Niveau „zurückfallen". Die dabei freiwerdende Energie wird als Licht mit elementspezifischen Wellenlängen abgestrahlt (Abb. 6.4).

Das zu bestimmende Element muss in gelöster Form vorliegen, dies trifft für die oben aufgeführten Elemente zu, die in biologischen Flüssigkeiten ionisiert vorliegen. In der Flamme verdampft zunächst das Lösungsmittel (Abb. 6.5a), organische Verbindungen verbrennen und aus den Ionen bilden sich Ionenverbindungen und echte Moleküle (b, c), wie NaCl, die anschließend in freie Atome zerfallen (d). Je mehr Atome in der Flamme vorhanden sind und angeregt werden, umso intensiver ist die Emissionsstrahlung und damit die Flammenfärbung. Unter optimalen Messbedingungen ist die Intensität des abgestrahlten Lichtes proportional der Anzahl der Atome, die als verdünnte Probenlösung in die Flamme gesprüht wurde.

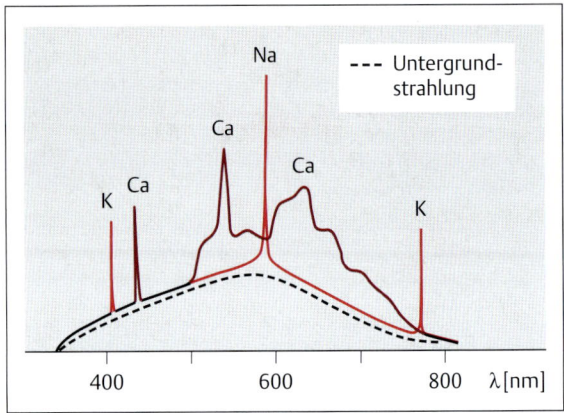

Abb. 6.4 Elementspezifische Emissionsspektren bei der Flammenphotometrie.

Aufbau und Funktionsweise des Flammenphotometers ähneln der Absorptionsphotometrie (Abb. 6.6). Allerdings hat die Absorptionsphotometrie zwei Kalibrationspunkte (100% und 0% Transmission), während bei der Flammenphotometrie nur der Nullpunkt der Skala (Emission des verwendeten Brenngases und des Lösungsmittels) festgelegt ist. Der zweite Punkt muss mit einer Standardlösung ermittelt werden. Die Schwierigkeit der Vergleichsmessung von Standard und Probe liegt darin, dass sich wässrige Kalibrationslösungen und biologische Untersuchungsproben in ihrer Zusammensetzung unterscheiden.

Die heutigen Flammenphotometer haben mindestens drei getrennte Messkanäle für Natrium, Kalium und Lithium, wobei der Lithiumkanal (abgesehen von der Lithiumbestimmung bei Lithiumtherapie) zur Standardisierung dient: Die Probe (Plasma, Serum oder Urin) wird mit einer Lithiumchlorid-haltigen Lösung verdünnt und in die Flamme gesprüht. Das Lithium-Messsignal wird von der Messelektronik als Referenzemissionsstrahlung zum Ausgleich von Schwankungen durch inkonstante Probenzufuhr und Effekte einer unruhigen Flamme benutzt. Ferner unterdrückt das Lithium die unerwünschte Ionisierung der zu bestimmenden Elemente. Es resultiert eine gute Präzision.

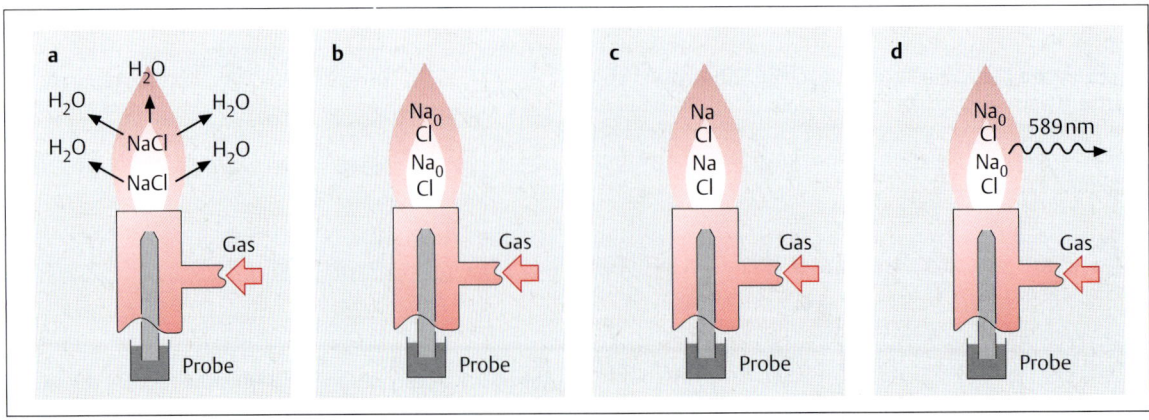

Abb. 6.5 Anregung in der Flamme.

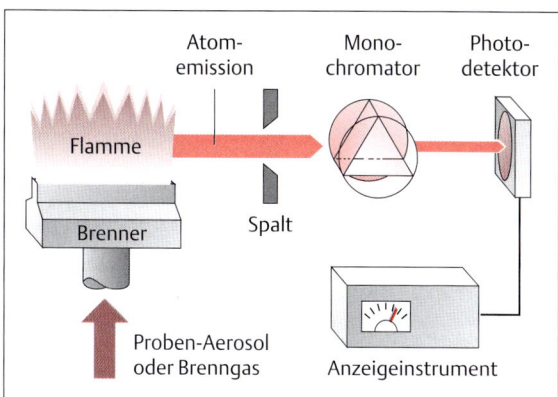

Abb. 6.6 Aufbau des Flammenphotometers.

6.1.4 Atomabsorptionsspektrometrie (-photometrie) (AAS) und ICP

Bei der AAS wird die Probelösung mittels eines Verneblers in eine Flamme oder in ein elektrisch beheiztes Graphitrohr gesprüht. Dabei wird das Probenmaterial atomisiert. Gleichzeitig wird monochromatisches Licht von einer für das zu bestimmende Element charakteristischen Wellenlänge eingestrahlt. Lichtquanten dieser Strahlung werden von den betreffenden Atomen, die sich wegen der geringen Anregbarkeit der Valenzelektronen von Erdalkalimetallen und vielen Schwermetallen weitgehend im Grundzustand befinden, absorbiert. Dadurch wird die Intensität der Messstrahlung geschwächt. Die „Absorption" ist daher ein Maß für die Konzentration der Lösung. Die Messmethode ist analog der Photometrie (Abb. 6.**7**); an die Stelle der Küvette tritt die Flamme oder das Graphitrohr (Abb. 6.**8**).

Um die Länge des optischen Weges der Probe in der Flamme zu steigern, kann man eine Serie von Brennern verwenden. Dies ist allerdings geräuschvoll und verschwendet Probe; alternativ werden 10 cm breite Einzelbrenner verwendet.

Die Strahlung wird durch eine rotierende oder schwingende Blende moduliert. In der Messanordnung wird nur der von der modulierten Strahlung erzeugte Photostrom

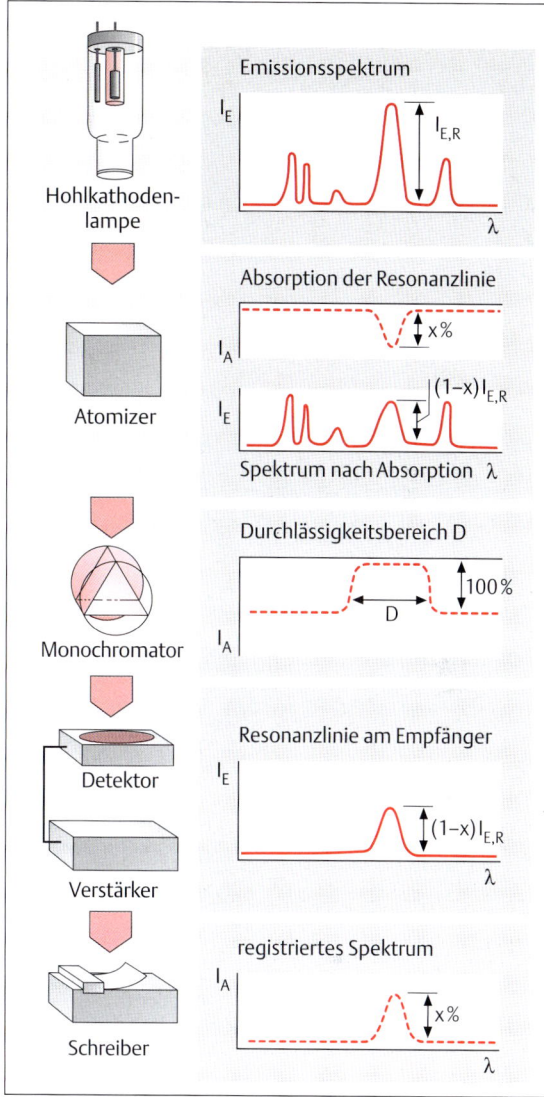

Abb. 6.7 Messprinzip der AAS.

verstärkt und registriert. Die Eigenstrahlung der Flamme und Emission durch Anregung der Atome beeinträchtigen die Messung nicht, da sie nicht moduliert sind. Zusätzlich

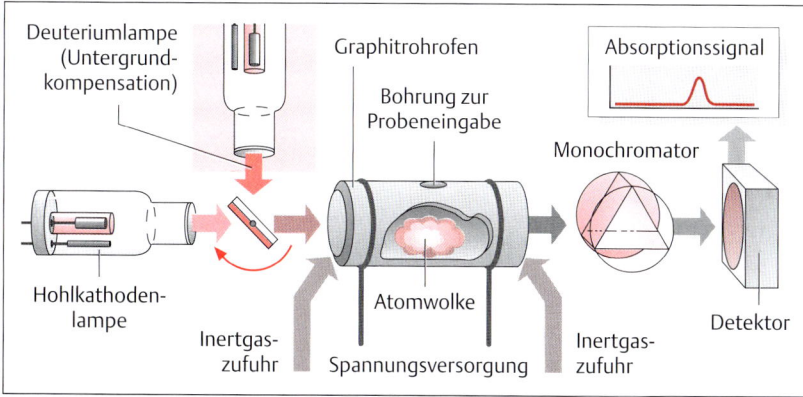

Abb. 6.8 Aufbau eines AAS-Gerätes mit Graphitrohr.

kommt es nach der Lichtabsorption zu einer Resonanzstrahlung mit ca 1% Intensität in Vorwärtsrichtung. Der Fehler ist aber vernachlässigbar, da er Standard- und Probenlösung in gleicher Weise betrifft.

Zur Erzeugung der monochromatischen Messstrahlung werden Hohlkathodenlampen benutzt (6.3). Ihre Kathode ist ein hohler Zylinder, dessen Oberfläche mit dem gleichen Element, dessen Konzentration bestimmt werden soll, überzogen ist. Solche Hohlkathodenlampen stehen heute für mehr als 60 Elemente zur Verfügung.

> **6.3**
> **Näheres zur Hohlkathodenlampe**
>
> Die Lampe ist mit Argon von geringem Druck gefüllt. Durch eine Gleichspannung wird eine Glimmentladung erzeugt. Die dabei entstehenden Argonionen bewirken beim Aufprall auf die Kathode eine teilweise Verdampfung des Metalls und regen dieses zur Strahlenemission an. Die Ausbildung der Kathode als Hohlzylinder bewirkt, dass sich das verdampfte Metall teilweise wieder auf der Kathode niederschlägt, wodurch die Lebensdauer der Lampe verlängert wird.
> Da die Argonatome der Lampe zusätzlich Strahlen emittieren, die auch durch die rotierende Blende moduliert werden, muss eine charakteristische Linie des zu bestimmenden Elements durch Prismen (Monochromator) isoliert werden.

Idealerweise sollten sich Probe- und Standardlösungen nur hinsichtlich der Konzentration des zu messenden Ions unterscheiden. Tatsächlich ist die Matrix meist unterschiedlich. Störend wirkt z. B. Phosphat bei der Bestimmung von Magnesium oder Calcium, da sich in der Flamme schwerlösliches Magnesium- oder Calciumphosphat bilden kann. Deshalb erfolgt vor der Analyse in der Regel eine Probenvorbereitung, z. B. die Ausfällung von Phosphat als Lanthanphosphat.

Induktiv gekoppeltes Hochfrequenzplasma (ICP): Mit der Flammenphotometrie lassen sich nur Natrium, Kalium, Lithium und Calcium aufgrund ihrer Lichtemission messen. Wird allerdings ein Plasmabrenner mit Temperaturen von ca. 8000 Grad verwendet (Abb. 6.9), so lassen sich auch andere Elemente anregen. Die ICP-Emissionsspektrometrie weist aufgrund der Anregungsquelle erheblich weniger Matrixeffekte als die AAS auf. Ein weiterer Vorteil ist, dass verschiedene Elemente simultan bestimmt werden können, indem bei der Messung elementspezifische Emissionslinien ausgewertet werden. Die Nachweisgrenzen dieser Multielement-Analysentechnik sind für viele Elemente ähnlich wie bei der AAS.

6.1.5 Lumineszenzmessung

Bei chemischen Reaktionen wird entweder Energie verbraucht (endotherme Reaktion) oder Wärmeenergie frei (exotherme Reaktion). In seltenen Fällen wird diese Energie nicht nur in Form von Wärme, sondern auch in Form von Licht (Photonen) freigesetzt. Beispiele sind das Leuchten von gelbem Phosphor im Dunkeln (Oxidationsreaktion) und das Leuchten des Glühwürmchens. Diese Vorgänge nennt man Chemilumineszenz bzw. Biolumineszenz. Durch vielfache elektronische Verstärkung lassen sich im Lumineszenzphotometer noch Lichtblitze nachweisen, die von der Reaktion weniger Moleküle herrühren. Die Lumineszenzmessung ist daher das weitaus nachweisstärkste Messverfahren. Beide Techniken können wir als Detektionsverfahren für vorgeschaltete Messreaktionen, die den eigentlichen Analyten umsetzen, nutzen.

Chemilumineszenz: Sie wird erzeugt durch Substanzen, die bei chemischer Oxidation Licht aussenden, z. B. Luminol, Acridiniumester oder bestimmte Oxalate. Für den Start der Chemilumineszenzreaktion sind Katalysatoren notwendig, z. B. Meerrettichperoxidase (HRP) und Wasserstoffperoxid.

In der eigentlichen Messreaktion muss H_2O_2 erzeugt werden, das dann weiterreagiert, oder die Peroxidase ist der limitierende Faktor für die lichterzeugende Reaktion wie beim Lumineszenzimmunoassay.

> Lichterzeugende Reaktion:
>
> Luminol + $2H_2O_2$ + OH^- $\xrightarrow{\text{Peroxidase}}$ Aminophthalat + N_2 + $3H_2O$ + Licht

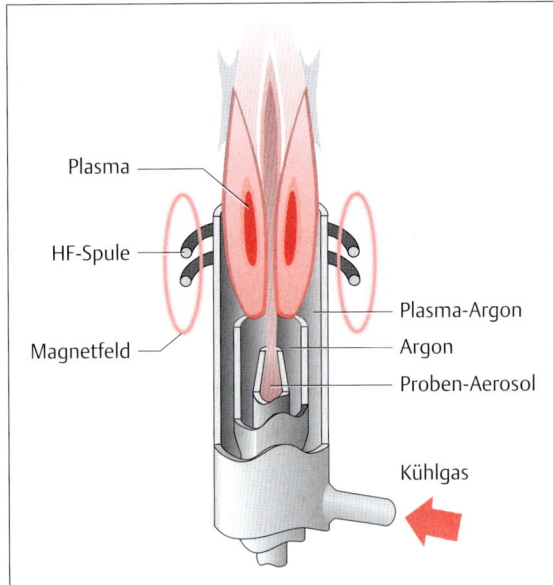

Abb. 6.9 Plasmabrenner für die ICP.
Die konzentrische Anordnung dreier Quarzrohre und ein bestimmter Gasfluss, sowie die Induktionsspule eines Hochfrequenzgenerators führen zur Bildung eines sehr heißen Plasmas. Dorthin wird die vernebelte Probenlösung durch einen Argonstrom gebracht.

Biolumineszenz: Sie wird durch ein lumineszentes System erzeugt, dem eine energieliefernde enzymatische Reaktion, also die Bildung von ATP, vorgeschaltet ist (**6.4**). Zur Lumineszenzerzeugung wird das Luziferin-Luziferase-System eingesetzt.

Lichterzeugende Reaktion:

$$\text{Luziferin} + \text{ATP} \xrightarrow{\text{Luziferase/Mg}^{2+}} \text{Luziferinadenylat}$$

$$\text{Luziferinadenylat} + O_2 \xrightarrow{\text{Luziferase}} (\text{angeregter Komplex})$$

$$\rightarrow \text{Oxyluziferin} + \text{AMP} + PP_i + CO_2 + \text{Licht}$$

6.4
Anwendungsbeispiel: Creatinkinase (CK)-Screening bei Neugeborenen

Zur Erkennung angeborener Muskelerkrankungen wird bei Neugeborenen die CK aus eingetrocknetem Blut auf einer Testkarte bestimmt. Die Bestimmung erfolgt nach folgender Reaktionsgleichung:
Creatin-Phosphat + ADP → Creatin + ATP. Katalysiert wird diese Reaktion durch die CK. Das entstandene ATP kann hochsensitiv mittels Biolumineszenz bestimmt werden.

6.2 Elektrochemische und radioaktive Messverfahren

Zu den elektrochemischen Analysenmethoden, die wir hier betrachten wollen, gehören
- die potentiometrische Messung von pH und pCO_2,
- die amperometrische Messung von pO_2,
- die coulometrische Messung der Chloridkonzentration,
- die Elektrolytbestimmungen mit Festkörperelektroden.

Kurz anführen wollen wir die Radioaktivitätsmessung beschränkt auf das Zählen von γ-Strahlen (γ-Counting).

6.2.1 Potentiometrische Messungen

An der Berührungsstelle zwischen zwei verschiedenen oder zwei unterschiedlich konzentrierten Lösungen, bzw. einem festen Stoff und seiner Lösung bildet sich ein elektrisches Potential aus, das Diffusions- oder Grenzschichtpotential. Es lässt sich unter Zuhilfenahme einer Referenzelektrode mit einer Elektrodenkette messen.

pH-Bestimmung mit der Glaselektrode: Zur pH-Messung werden Glaselektroden verwendet. Sie bestehen aus Spezialgläsern, an deren Oberfläche, die einer Gelschicht entspricht, eine reversible Aufnahme von Wasserstoffionen in Abhängigkeit von ihrer Konzentration in der Lösung (z.B. Blut) erfolgt. Ist die Messlösung (z.B. Blut) durch eine solche Glasmembran von einer Innenlösung anderen pH-Werts getrennt, so entsteht durch das unterschiedliche Ausmaß der Wasserstoffadsorption an den beiden Oberflächen der Glaselektrode zwischen diesen beiden Lösungen eine Potentialdifferenz (Abb. 6.**10**). In der Laborpraxis werden heute zumeist sog. Einstab-Glaselektroden verwendet (Abb. 6.**11**).

Potentialdifferenz = 0,059 × pH-Differenz

Würde man für die Potentialableitung einfache Metalldrähte verwenden, so würden zusätzliche Potentiale an den Grenzflächen zwischen der Metallelektrode und der Lösung auftreten und das Gesamtpotential verfälschen: Man hilft sich, indem durch die Verwendung „unpolarisierbarer" Hilfselektroden an den Grenzflächen zwischen Metall und Elektrolytlösung ein konstantes, leicht reproduzierbares Potential erzeugt wird, das dann messtechnisch durch Gegeneinanderschaltung zweier gleicher Potentiale oder rechnerisch durch die Elektronik des Messgerätes eliminiert wird. Solche „unpolarisierbare" Hilfselektroden sind die Kalomel (Hg/Hg_2Cl_2)- und die Silber/Silberchlorid (Ag/AgCl)-Elektrode (**6.5**).

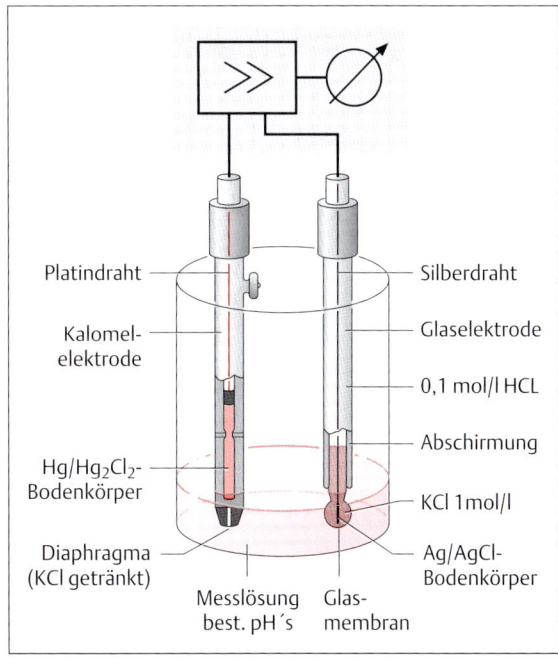

Abb. 6.10 Messanordnung für die pH-Messung.

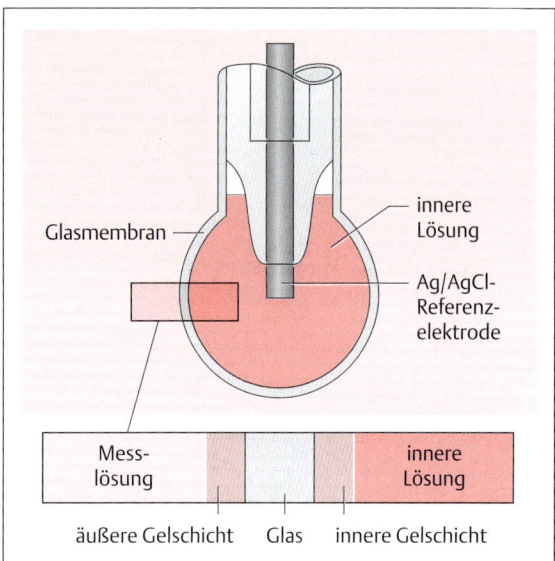

Abb. 6.11 Einstab-Glaselektrode und Feinaufbau der Glasmembran.

Bezugsstandard hat sich für die Blut-pH-Messung eine Pufferlösung pH 7.392 (37 °C) und als zweiter Kalibrator für die Steilheitseinstellung ein Phosphatpuffer gleicher Konzentration pH 6,841 durchgesetzt. Käufliche Pufferlösungen sind an Primärstandards des amerikanischen National Bureau of Standards (NBS) kalibriert.

Messung des CO_2-Partialdrucks: Die Messung des CO_2-Partialdrucks (pCO_2) erfolgt über eine pH-Messung, wobei die Glaselektrode mit einer Kunststoffmembran überzogen ist, die nur für CO_2 (und Ammoniak) durchlässig (permeabel) ist. Zwischen dieser Membran und der Glasmembran befindet sich ein kapillärer Spalt, der mit einer Natriumhydrogencarbonat-Lösung gefüllt ist. Wenn aus der Probe CO_2 in diesen Spalt diffundiert, ändert sich der pH-Wert:

$$CO_2 + HOH \rightarrow H^+ + HCO_3^-$$

Die pH-Änderung ist direkt proportional dem pCO_2 in der Probenlösung. Die Kalibrierung der CO_2-Elektrode erfolgt mit Eichgasen, die z.B. 5 % und 10 % CO_2 enthalten.

6.5 Elektrodenvorgänge bei der pH-Messung

Die Potentialbildung erfolgt bei der Kalomelelektrode an der Quecksilberoberfläche durch den Übergang von Quecksilber in Quecksilber(I)-Ionen und umgekehrt. Dieses Potential ist nur von der Quecksilber(I)-Ionenkonzentration abhängig, die durch Gegenwart von festem Quecksilber(I)-chlorid und Kaliumchlorid (Bodenkörper) konstant gehalten wird (gesättigte Lösung). Veränderungen der Quecksilber(I)-Ionenkonzentration werden durch Auflösen oder Ausfällen von Quecksilber(I)-chlorid sofort ausgeglichen. Die Elektrode besitzt daher ein konstantes Potential, sie ist „unpolarisierbar". Da allerdings die Sättigungskonzentration des Quecksilber(I)-chlorid von der Temperatur abhängt, muss bei festgelegter Temperatur gemessen werden.
Bei der Silber-Silberchlorid-Elektrode bildet entsprechend ein Silberdraht die Ableitung, als Elektrolyt dient 1 mol/l Kaliumchloridlösung und als Bodenkörper ist Silberchlorid vorhanden.

Der Kontakt zwischen der Messlösung und den beiden Hilfselektroden für die Potentialableitung wird durch eine Kaliumchloridlösung (Messbrücke) hergestellt. Da K^+ und Cl^--Ionen praktisch gleich schnell diffundieren, gibt es dabei kein zusätzliches Diffusionspotential.
Die pH-Messung lässt sich nur als Vergleichsmessung durchführen.
  Je nach gewünschtem Messbereich wird die Kalibration des pH-Meters mit 2 exakt definierten Pufferlösungen, z.B pH 2.0 und pH 12.0 vorgenommen.
  Außer für die Herstellung von Pufferlösungen und ggf. die Überprüfung von Reagenzien brauchen wir in der Klinischen Chemie die pH-Messung insbesondere im Rahmen der Blutgasanalytik (s. Kap. 18 Blutgase). Als primärer

6.2.2 Amperometrische Bestimmung des pO_2

Der Sauerstoffpartialdruck (pO_2) lässt sich amperometrisch messen. Die Sauerstoffelektrode (Clark-Elektrode) besteht aus einer Platinkathode und einer Bezugselektrode in einer Elektrolytlösung und ist von der Probe durch eine sauerstoffdurchlässige Teflon-Membran getrennt, die nur nicht-ionisierte Gase in den kapillären Spalt diffundieren lässt. Es liegt eine Polarisationsspannung von 0,7 V zwischen Anode und Platinkathode an, bei der nur Sauerstoff und nicht Stickstoff oder Edelgase reduziert werden:

$$O_2 + 2\ HOH + 4e^- \rightarrow 4\ OH^-$$

Der resultierende Strom (A) ist proportional dem Sauerstoff-Partialdruck in der Probelösung. Geeicht wird mit 2 Gasen mit bekanntem pO_2.
  Weitere Anwendungen: Amperometrische Sauerstoffverbrauchsmessungen bei enzymatischen Substratbestimmungen mit Kleinmessgeräten für die bedside-Diagnostik, z.B. Glucoseoxidase-Methode für Glucosemessung, Uricase-Methode für Harnsäuremessung oder Cholesterinoxidase-Methode für Cholesterinmessung.

6.2.3 Coulometrische Chloridbestimmung

Die Coulometrie ist die Referenzmethode für die Chloridbestimmung.
  Das Prinzip der coulometrischen Titration besteht in der elektrochemischen Freisetzung von Silberkationen aus einer Silberelektrode (Abb. 6.**12**). Die Silberkationen bilden mit den Chloridanionen der Probe ein Präzipitat.

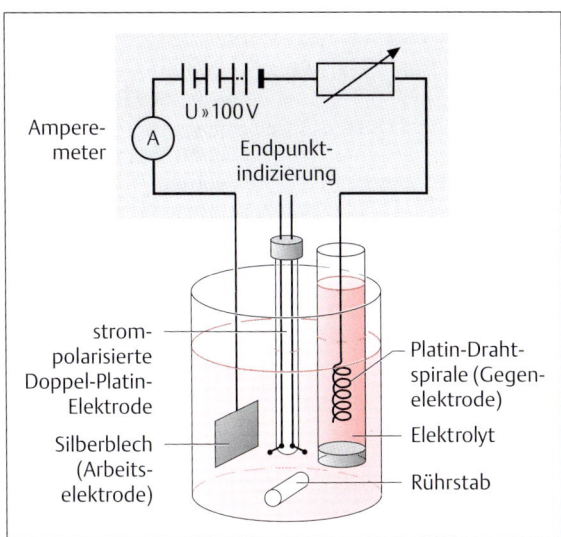

Abb. 6.12 Messeinrichtung zur Chloridbestimmung.

Die Untersuchungsprobe wird in einen sauren Puffer eingebracht, der gleichmäßig gerührt wird. In diese Lösung tauchen zwei Silberelektroden, an denen eine Gleichspannung anliegt (**Generator-Elektroden**). Wird der Stromfluss eingeschaltet beginnt die Fällung von Silberchlorid. Solange freie Chlorid-Ionen in der Lösung vorhanden sind, werden die entstehenden Silberkationen sofort gefällt.

Wenn alle Chlorid-Ionen verbraucht sind, treten freie Silberkationen auf und es kommt zum Stromfluss zwischen zwei **Indikator-Elektroden**. Durch eine Relaisschaltung wird dadurch ein Zeitnehmer gestoppt und die Gleichspannung abgeschaltet.

Da der konstante Strom an den Generator-Elektroden zu einer konstanten Produktion von Silberkationen führt, ist die Zeit, die erforderlich ist, um die Chlorid-Ionen bis zum Endpunkt zu titrieren, ein Maß für die Chloridkonzentration der Probe.

6.2.4 Ionensensitive Elektroden (ISE)

Sog. ISE-Einheiten finden wir heute nahezu in jedem klinisch-chemischen Analysengerät.
Hiermit lassen sich Natrium, Kalium, Chlorid und ggf. Calcium und Lithium bestimmen.

Indirekte ISE: In diesen Geräten kommt im allgemeinen die sog. indirekte ISE zum Einsatz, bei der die Probe zuerst vorverdünnt wird. Die Messung erfolgt an Festkörperelektroden. Dort baut sich ähnlich wie bei der pH-Elektrode auf beiden Seiten einer Membran oder eines Einkristalls ein Diffusionspotential auf, das gemessen wird. Die chemische Struktur der Membran ähnelt häufig einem Ionenaustauscher und entscheidet über die Spezifität der Bestimmung.

Bei modernen Analysensystemen sind die Messelektroden und eine Referenzelektrode zu einem Chip zusammengefasst (Abb. 6.**13**).

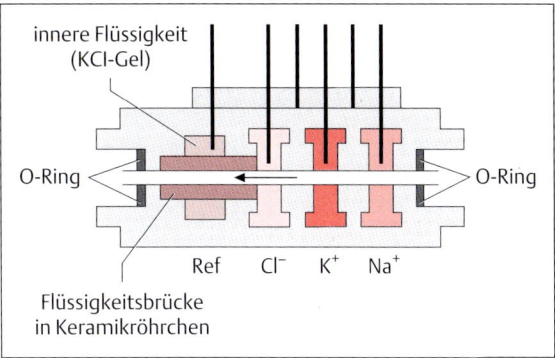

Abb. 6.13 ISE-Chipmodul (Beispiel).

Elektroden: Früher wurde für die Natriummessung eine spezielle Na+-sensitive Glaselektrode verwendet, die allerdings auch pH-sensitiv war. Heute werden organische Ionophore integriert in eine ionenselektive Kunststoffmembran als Elektrode verwendet. Für die Kaliummessung wird genutzt, dass das Antibiotikum Valinomycin spezifisch Kalium binden kann, deshalb wird hier eine ionenselektive Kunststoffmembran verwendet, die Valinomycin enthält. Für die Chloridmessung wird eine feste Silberchloridelektrode verwendet. Als Referenzelektrode dient schließlich eine unpolarisierbare Ag/AgCl-Elektrode wie bei anderen elektrochemischen Messungen auch. Deren innerer Flüssigkeitsraum besteht aus einem Kaliumchloridgel. Dieser ist z. B. durch ein poröses Keramikröhrchen von der Probenflüssigkeit getrennt.

Ablauf der Messung: Die Probe (Plasma, Serum oder Urin ggf. Punktionsflüssigkeit) wird exakt vorverdünnt (Größenordnung 1:20) und durch die Chip-Einheit gepumpt. Die Potentialmessungen erfolgen relativ zu einer Referenzlösung. Anhand dieser Referenzlösung kann das System auch einen Basisliniendrift feststellen. Die Elektroden werden mit 2 Standardlösungen (niedrig und hoch) regelmäßig kalibriert und anhand der Kalibrationsgerade wird die Elektrolytkonzentration in den Proben berechnet. Für Blutproben und Urinproben erfolgen wegen des typischerweise unterschiedlichen Elektrolytgehaltes getrennte Kalibrationen.

Direkte ISE: Diese Messmethodik finden wir typischerweise in Blutgasmessgeräten. Hier erfolgt keine Vorverdünnung, sondern die Messung aus Vollblut. Wesentliche Unterschiede ergeben sich beim Calciummesswert, denn hier messen wir nicht das Gesamtcalcium sondern das **freie Calcium** im Blutplasma.

6.2.5 Radioaktivitätsmessung

Strahlen (Korpuskular- oder γ-Strahlen), die beim Zerfall von Atomen radioaktiver Isotope (Radionuklide) entstehen, können zum Nachweis und zur Bestimmung des betreffenden Isotops, und nach Einbau in ein Analytmolekül (**Tracer-Technik**) zur quantitativen Bestimmung der nicht-markierten Menge der Verbindung benutzt werden (z. B.: **Radioimmunoassay**, vgl. Kap. 5 Immunchemische Messverfahren).

Die Bestimmungsmethoden können außerordentlich empfindlich gemacht werden. Es gelingt sogar der Nachweis und die Registrierung einzelner Elektronen oder γ-Quanten. In der Regel wird aber nur ein Bruchteil der bei den Atomzerfällen insgesamt entstehenden Elektronen und γ-Quanten von der Messanordnung erfasst. Die Maßeinheit der Radioaktivität ist das Bequerel. In der Laborpraxis benutzen wir allerdings häufig nach wie vor die Einheit „Zerfälle / Minute = cpm".

1 Bq = 1 Zerfall pro Sekunde

Zum Nachweis von γ-Strahlung wird in den üblichen γ-Countern, die zur Auswertung von Radioimmunoassays verwendet werden, ein Natrium-Jodid-Kristall verwendet. In diesem erzeugt die von der radioaktiven Substanz (dem Tracer beim RIA) emittierte Strahlung Lichtblitze, die mit Photovervielfachern (Photomultipliern) in Spannungsimpulse verwandelt werden. Die Spannungsimpulse werden elektronisch registriert.

Allerdings ist die Zählausbeute eines solchen Detektors von Größe und Form des individuellen Natriumjodidkristalls, dem umgebenden Abschirmungsmaterial und der Energie der gemessenen radioaktiven Strahlung abhängig. Deshalb müssen diese Detektoren vor jeder Messung kalibriert werden. Da üblicherweise Mehrkanalgeräte verwendet werden, die es erlauben mehrere Ansätze gleichzeitig zu untersuchen, müssen auch die einzelnen Meßplätze gegeneinander abgestimmt werden. Denn den Herstellern gelingt es nur Einzeldetektoren zu bauen, die Differenzen untereinander in der Größenordnung von 3 % Abweichung zeigen. Durch regelmäßige Abstimmung der Detektoren kann diese Abweichung für das von uns verwendete ^{125}J-Isotop auf unter 1 % reduziert werden. Die regelmäßige Abstimmung ist auch notwendig, da die Detektoren mit der Zeit altern (Integrität des Kristalls) und sich dadurch ihre Empfindlichkeit verändert.

6.3 Mechanisierung der Analytik

Mechanisierte Analysensysteme, sog. Analysenautomaten, erledigen heute die größte Zahl der in der Klinischen Chemie anfallenden Analysen. Die rasante Entwicklung dieser Gerätesysteme und ihre unterschiedliche Funktionsweise können hier nicht erschöpfend, sondern allenfalls exemplarisch dargestellt werden.
Ihre volle Leistungsfähigkeit können moderne Analysensysteme nur entfalten, wenn sie mit einer leistungsfähigen Labor-EDV „online" verknüpft sind. Deshalb wollen wir uns an dieser Stelle auch etwas, ebenfalls abrissartig, mit dem Thema Labor-EDV beschäftigen.

6.3.1 Überblick über die Funktionsprinzipien von Analysensystemen

Die Mechanisierung begann damit, dass einige Handgriffe durch Maschinen, wie Rührer, Pipettier- und Verdünnungsgeräte, ersetzt wurden. Vollmechanisierte Analysengeräte kombinieren dagegen den analytischen Prozess, Erstellung des Messwertes und die Messwertverarbeitung. Alle Vorgänge sind in ein System integriert und erfordern einen Transport- und/oder Transfermechanismus nach dem Durchflussprinzip oder durch einen sog. diskreten Transport.

Vollmechanisierte Geräte führen aus jeweils einer Probe entweder immer genau eine Bestimmung durch, dann sprechen wir von Einkanalgeräten oder seriell arbeitenden Analysengeräten oder sie führen gleichzeitig in einem Arbeitsablauf mehrere Analysen durch. Solche Mehrkanalgeräte sind heute für die klinisch-chemische und immunologische Routinediagnostik üblich. Für spezielle Bestimmungen gibt es aber immer noch Einkanalgeräte, z. B. eine automatisierte HPLC-Anlage für die HbA1$_c$-Bestimmung (s. Kap. 12 Kohlenhydrate).

Die technische Entwicklung verlief ansonsten von den seriell arbeitenden Geräten zu den heutigen Selektivanalysatoren, bei denen für jede Probe individuell (d. h. nach Anforderung) aus einer größeren Anzahl von Kanälen ausgewählt werden kann. In der Regel werden diese Anaysensysteme über die Labor-EDV gesteuert.

Einkanal-Analysensysteme: Schon seit längerem wurden von verschiedenen Herstellern mechanisierte Analysatoren angeboten, bei denen der analytische Prozess (Dosieren, Mischen, Inkubation) und die photometrische Messung (Endpunkt oder Kinetik) selbsttätig durchgeführt werden. Ein Beispiel ist der ACP 5040 der Fa. Eppendorf (Abb. 6.14). Das Gerät pipettiert die Probe (aus Probencups) und das Hauptreagenz jeweils in eine Küvette. Nach der Zugabe des Startreagenzes wird die Lösung in der Küvette durch einen Luftstrom berührungsfrei gemischt. Die Reaktion startet genau zu diesem Zeitpunkt (die zeitlich genaue Startreagenzzugabe ist für fixed-time Verfahren besonders wichtig). Dieses Gerät besitzt ein Spektrallinienphotometer mit sehr hoher Empfindlichkeit, was die Messung von Reaktionsgeschwindigkeiten in einem Intervall von nur wenigen Sekunden erlaubt. Die Quarzmessküvetten befinden sich in einem temperierten Rotor, der in einem festen Takt die Reaktionsansätze in die Messposition führt. Der geräteinterne Rechner speichert alle methodenabhängigen Parameter wie Faktoren, Standards, Sollkonzentrationen, Messzeiten, Wellenlängen etc.. Da alle diese Funktionsparameter frei programmierbar sind, kann der Anwender methodische Neuentwicklungen problemlos adaptieren. Das System ist zur Aufarbeitung größerer Serien, nicht aber für die Durch-

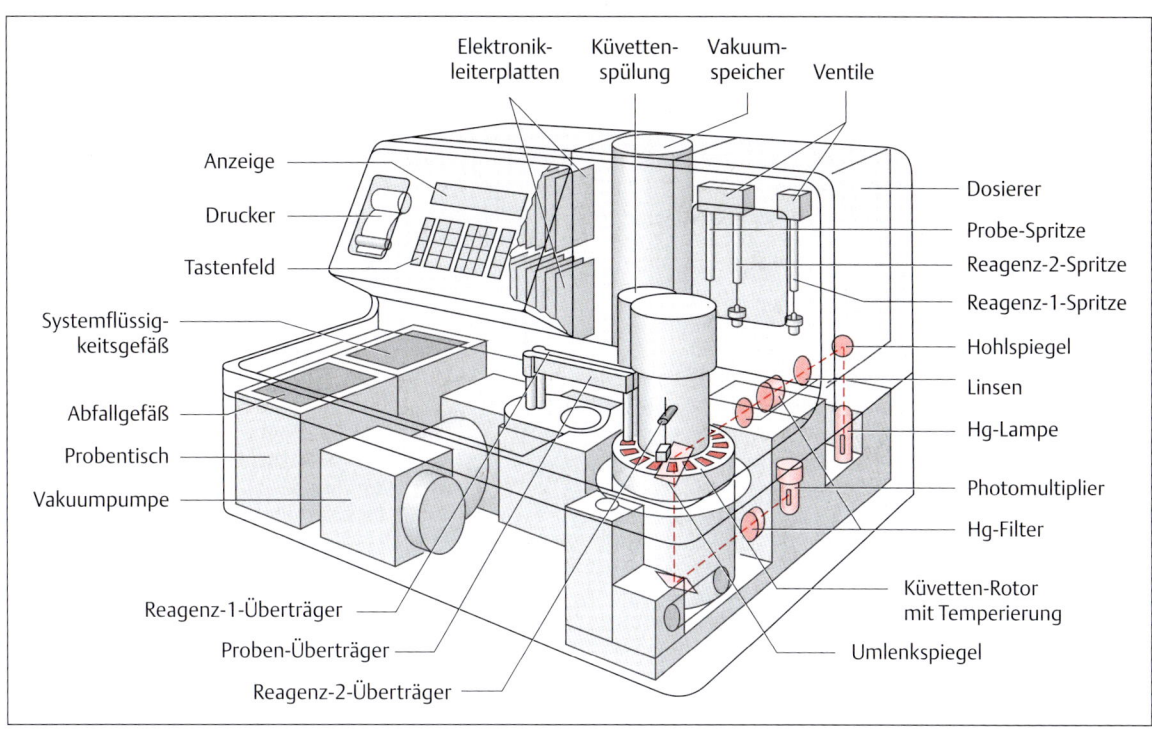

Abb. 6.14 Beispiel für einen diskreten Einkanal-Analysator (ACP 5040).

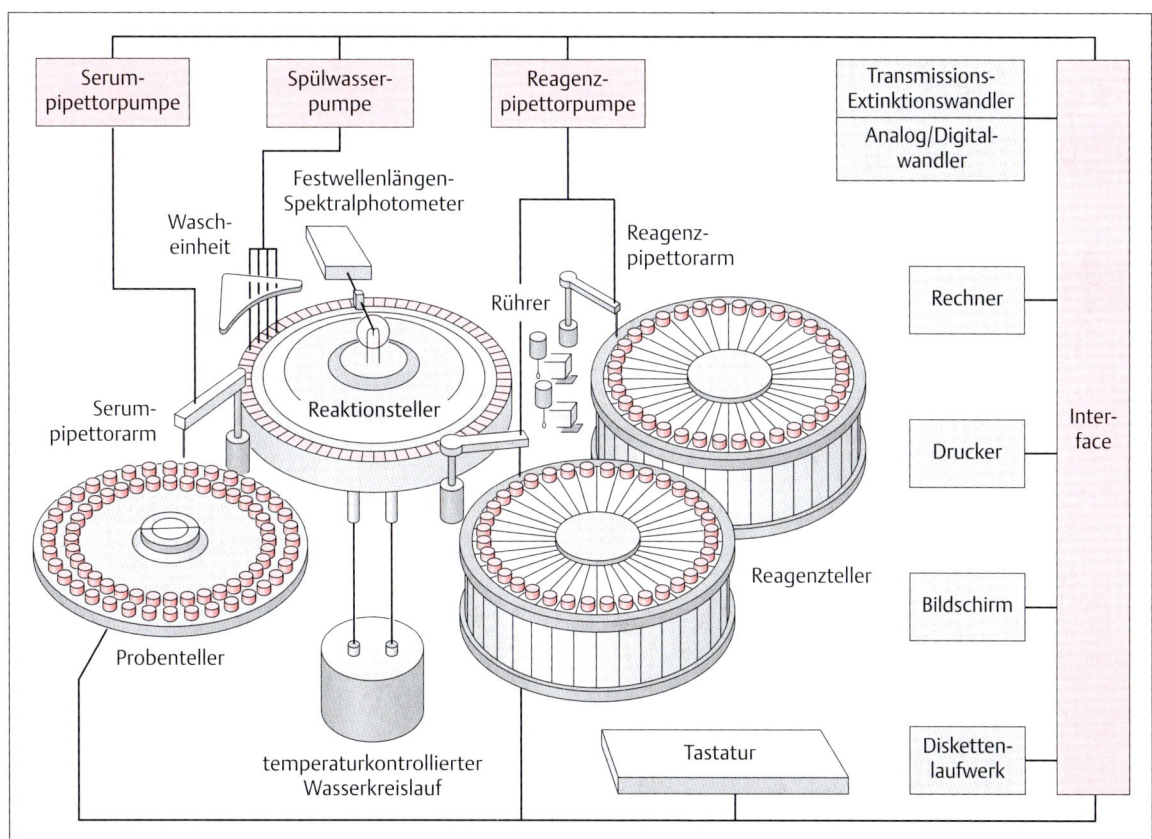

Abb. 6.15 Beispiel für einen diskreten, selektiven Vielkanal-Analysator (Hitachi 717).

führung unterschiedlicher Analysen aus einer Patientenprobe geeignet, da im letzteren Fall jeweils eine Geräteumrüstung (Programm, Reagenzien) notwendig ist.

Mehrkanal-Analysensysteme: Als Beispiel sei zuerst ein in Europa nunmehr seit 10 Jahren verbreitet benutztes selektiv arbeitendes Gerät beschrieben, der Hitachi 717 (Abb. 6.**15**). Das Gerät erlaubt für jede Probe aus einem Programm von ca. 30 Parametern jede beliebige Methodenkombination auszuwählen. Die Proben werden in einen Probenteller gestellt und die gewünschten Parameter an einer Tastatur eingegeben bzw. im sog. „online-Betrieb" wird die Untersuchungsanforderung vom Laborrechner abgefragt. Die Maschine kann mit zwei Reagenzdosierern je nach Testart (Probenstart/ 1 Reagenz; Reagenzstart/ 2 Reagenzien) ein oder zwei Reagenzien pipettieren. Mit einem separaten Probenarm werden die Proben in die Küvetten des thermostatisierten Reaktionsrotors überführt. Zusätzlich ist das Gerät mit Mischstationen ausgestattet. Mit einer Filterphotometereinheit werden Endpunkt- oder kinetische Messungen jeweils bichromatisch durchgeführt. Es werden jeweils 50 Messungen innerhalb 10 Minuten bei jedem Reaktionsansatz durchgeführt, von denen bestimmte Messpunkte im Methodenprogramm für die Testauswertung festgelegt werden. Reagenzienleerwerte und Probenleerwerte können für die Auswertung berücksichtigt werden. Nach der letzten Messung wird die Küvette in der Wascheinheit entleert, gewaschen, getrocknet, abgeglichen und für den nächsten Test bereitgestellt. Der interne Mikroprozessor des Gerätes speichert die Testprogramme, die Messdaten und gegebenenfalls auch Patientendaten. Auf einem Bildschirm können viele Funktionen abgerufen werden, wie Reagenzienvorrat, graphische Darstellung des Reaktionsverlaufs einer bestimmten Probe, Qualitätskontrolle u.v.m.. Das Gerät kann zusätzlich mit einer Einheit zur Messung der Elektrolyte mit ionenselektiven Elektroden (ISE) ausgestattet werden.

Trotz der vielfältigen Mechanik ist das Gerät erstaunlich betriebssicher. Gegenüber manuellem Arbeiten ist der Reagenzienverbrauch deutlich niedriger. Durch direkte Verwendung geeigneter Abnahmeröhrchen als Probengefäße und Anschluss an einen Laborrechner kann ein nahezu vollautomatischer Betrieb erreicht werden. Ein kleiner Nachteil des Geräts ist das relativ lange Zeitintervall zwischen Start und Ausgabe des ersten Resultats (ca. 13 Minuten). Die Analysenkapazität ist für die Zeit der Markteinführung mit ca. 400 Messergebnissen je Stunde bereits relativ groß gewesen.

 Die Kapazität eines Analysensystems wird durch zwei Größen bestimmt: Analysenfrequenz und Probenfrequenz. Die Analysenfrequenz ergibt sich aus dem Produkt Probenfrequenz mal Anzahl der Kanäle, wobei in der Regel die Probenfrequenz von der Anzahl der jeweils angeforderten Analysen abhängt.

Ein wesentlich moderneres System ist z. B. der Aeroset Analyser. Dieses Mehrkanalanalysensystem erlaubt die gleichzeitige Durchführung von mehr als 50 Analysenmethoden bei einer theoretischen Analysenkapazität von 2000 Ergebnissen je Stunde. Der Gesamtaufbau ähnelt vom Prinzip aber weiterhin dem zuvor beschriebenen Hitachi 717, wenn auch wesentliche Komponenten anders gestaltet sind (Abb. 6.**16**).
Typische Merkmale von Geräten neuester Generation sind z. B.
- Probenzufuhr über ein Racksystem,
- verkleinertes Proben- und Reagenzienvolumen in der Küvette,
- verbesserte Pipettoren und Mischsysteme,
- hochwertige Diodenarray-Photometer,
- fortentwickelte ISE-Einheiten in Chiptechnologie,
- anwenderfreundliche Software-Gestaltung.

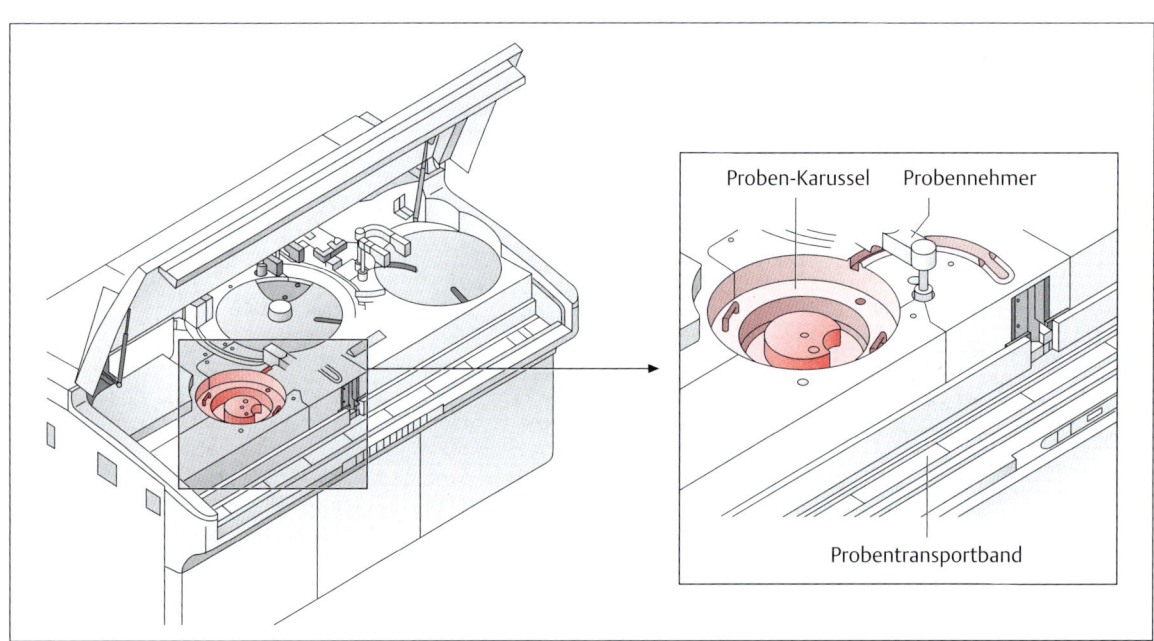

Abb. 6.16 Ansicht eines modernen Vielkanalanalysensystems (Aeroset).

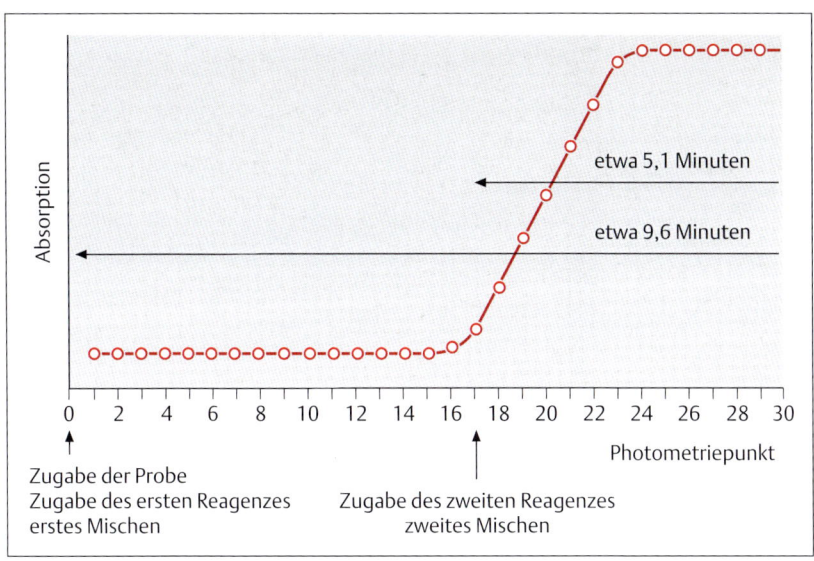

Abb. 6.17 Zeitlicher Ablauf der photometrischen Messung.

Wie bereits gesagt ist die Grundarbeitsweise dieser Geräte aber ansonsten gleich geblieben, insbesondere verbleibt der jeweilige Messansatz eine definierte Zeit in der Küvette und entsprechend der Taktfrequenz des Gerätes werden während dieser Zeit, bei den meisten Geräten sind es ca 10 Minuten, eine größere Zahl von Photometriepunkten vermessen (Abb. 6.17). Im Methodenprogramm ist festgelegt, welche dieser Photometriepunkte dann für die Testergebnis-Berechnung verwendet werden.

Die bis hierhin beschriebenen Gerätesysteme gehören zu den offenen Systemen, mit denen im Prinzip die Reagenzien verschiedenster Hersteller benutzt werden können. Ihnen gegenüber stehen die geschlossenen Analysensysteme (6.6).

> 6.6
> Geschlossene Analysensysteme
>
> Diese Geräte verarbeiten nur Reagenzien des Geräteherstellers, die in besonderen gerätetypischen Verpackungen geliefert werden. Die erste Maschine dieses Typs war der ACA (Du Pont), ein anderes Beispiel ist das TDx (Abbott). Beim TDx handelt es sich um ein vollmechanisiertes Einkanal-Analysengerät zur Bestimmung von Medikamenten- und Hormonkonzentrationen, sowie zur Untersuchung auf Drogen mit der Fluoreszenzpolarisationstechnik und zur fluorimetrischen Bestimmung klinisch-chemischer Messgrößen.
> Insgesamt gehören alle Analysensysteme für immunologische Hormon-, Tumormarker usw. Bestimmungen zu den geschlossenen Systemen, wobei die Messtechnik sich derzeit in Richtung der Lumineszenzimmunoassays fokussiert. Ausnahme sind in gewisser Weise ELISA-Prozessoren, die typischerweise vollautomatisch ELISA-Platten verschiedenster Hersteller pipettieren und auswerten können.

Kontinuierliche-(Flow)-Systeme: Das continous-flow-Prinzip stellt ein Schlauchsystem dar, durch das kontinuierlich ein Strom von Reagenzien fließt, in den diskontinuierlich Proben eingegeben werden. Die Inkubationszeiten werden bei konstanter Fließgeschwindigkeit durch die Schlauchlängen bestimmt. Der Reagenzprobenstrom kann unterschiedlichen Prozessen (z. B. einer Dialyse) unterworfen werden und wird schließlich einem Messinstrument, z. B. Photometer, Fluorimeter, Nephelometer, Flammenphotometer etc. zugeführt. Dieses einfache Prinzip setzt allerdings voraus, dass der Reagenzien- und Probenstrom durch Zugabe von Luftblasen in dichter Folge segmentiert wird (Abb. 6.18). Solche Systeme waren in letzter Zeit kaum mehr am Markt, derzeit sind aber Fortentwicklungen kurz vor der Neueinführung. Vorteil dieser Systeme ist, dass mit winzigen Reaktionsvolumina im Bereich von wenigen Mikrolitern gearbeitet werden kann (s. Kapillarelektrophorese in Kap. 3).

Rotationsanalysatoren. Hierbei enthält ein segmentierter Zentrifugenrotor in jedem Segment je ein oder zwei Kompartimente für Probe und Reagenzien und eine eigene Messküvette. Der Rotor wird manuell oder mit einem Pipettiergerät beschickt und der gefüllte Rotor in das Gerät eingesetzt (Abb. 6.19). Durch Zentrifugalkraft werden Reagenzien und Proben vermischt, wodurch die Reaktion bei allen Ansätzen simultan gestartet wird, und in die äußere Messküvette geschleudert, die bei jeder Umdrehung den Strahl eines Photometers passiert. Es ergibt sich eine hohe Zahl von Einzelmesswerten. Entsprechend der gewählten Testart werden die Prozessparameter ausgewählt: Temperatur, Wellenlänge, Messung mit Reagenz- oder Probenleerwert, Endpunkt- oder kinetische Messung, Zeitintervall bis zur ersten Messung, Messabstände (minimal Zeit einer Rotorumdrehung), etc. Nachteilhaft ist, dass jeweils meist nur eine Methode je Lauf gemessen werden kann. Heute finden wir die Rotationsanalysatoren vorallem in der Blutgerinnungs-Analytik, wo die hohe Zahl an Messpunkten pro Minute ein entscheidender Vorteil für diese Technik ist.

Geräte für spezielle Anwendungen: Hierzu gehören z. B. Flammenphotometer, Atomabsorption, Blutgasgeräte, RIA-Messplätze oder ELISA-Prozessoren, Osmometer usw..

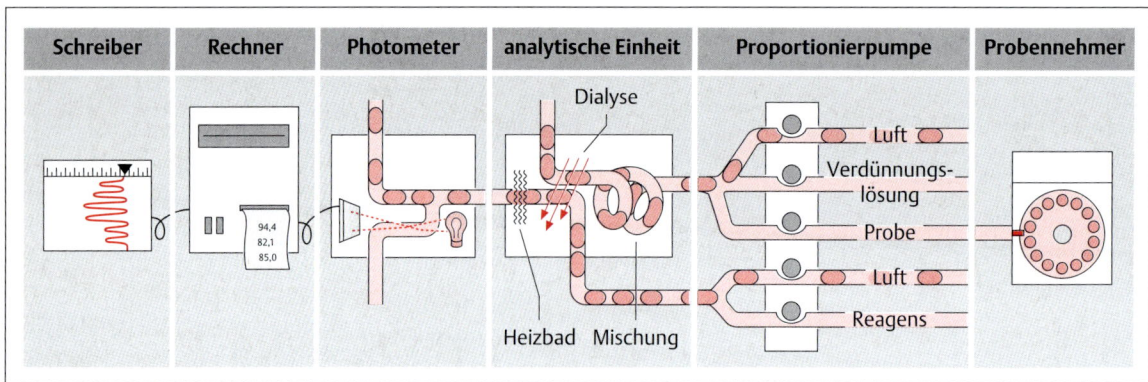

Abb. 6.18 Schema eines Analysators nach dem continuous-flow-Prinzip.

Die Geräteentwicklung insgesamt geht derzeit in Richtung der Modulbauweise, bei der verschiedenste Geräteeinzelkomponenten zu größeren Funktionseinheiten miteinander verknüpft werden können. Ob die sog. totale Laborautomation ein sinnvolles Fernziel ist, bleibt der Zukunft überlassen. Wenn auch in einigen Großlaboratorien bereits heute ein sehr hoher Automationsgrad einschließlich Probenverteilung und anderer präanalytischer Schritte, automatische Gerätebestückung und automatisierte Probenasservierung für die Großzahl der Analysen zu finden sind, führt die rasante Neuentwicklung von Testverfahren z.B. auf dem Gebiet der Molekularbiologie doch dazu, dass für uns Menschen gleichzeitig zur zunehmenden Automation wieder neue interessante Arbeitsplätze entstehen.

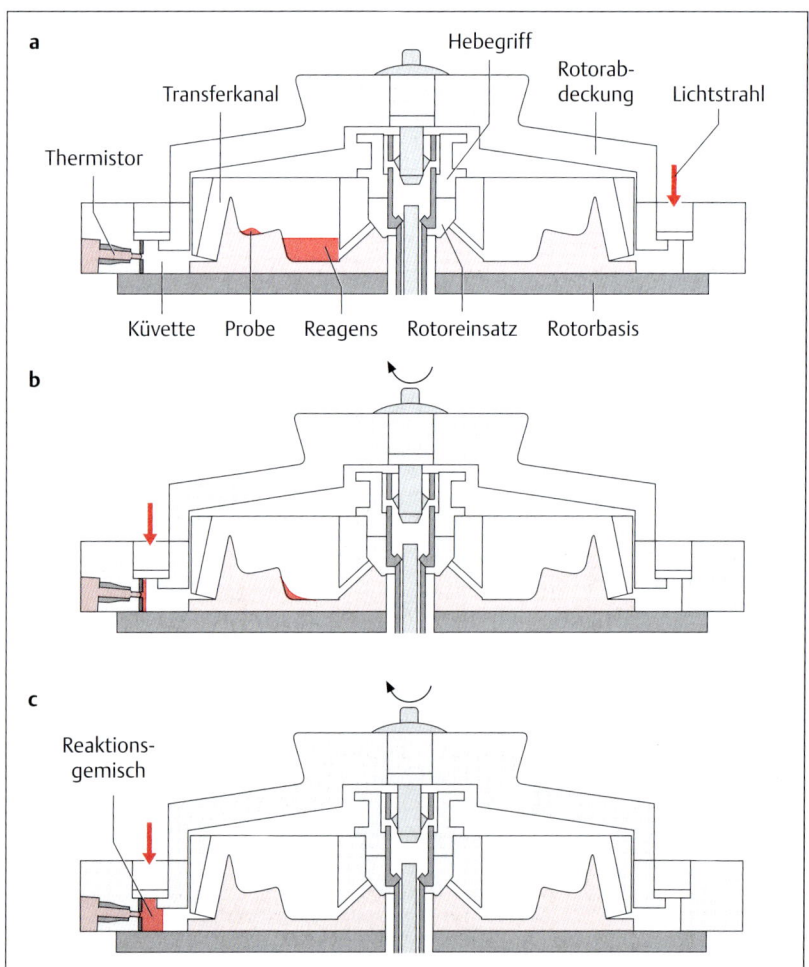

Abb. 6.19 Schematische Darstellung eines Rotationsanalysators. Überführung von Probe und Reagens durch die Zentrifugalkraft in die Küvette (Ablauf a–c).

6.3.2 Einbeziehung der Labor-EDV

Heutige Labor-EDV-Systeme verwalten sämtliche Patientendaten und Befunde, übernehmen die Probenanforderung und Ergebnisübernahme von „online"-angeschlossenen Analysensystemen, erlauben die ständige Qualitätskontrolle der Messverfahren, unterstützen die Messwertfreigabe und Validation, und können aufgrund von Regelwerken bei der Durchführung von Analysenstrategien unterstützen. Zusätzlich können bestimmte Labormanagementaufgaben von der Labor-EDV abgewickelt werden.

Erfassung der Anforderung

Durch Verwendung maschinenlesbarer Untersuchungsanforderungen, die alle notwendigen Daten (Anforderer, Patientenidentifikation, Uhrzeit, gewünschte Untersuchungen usw.) enthalten, oder durch die beleglose Anforderung (6.7) kann der Laborrechner zur Datenverwaltung und zum „Labormanagement" verwendet werden. Z. B. erfolgt die gesamte Auftragsverwaltung einschließlich der Kommunikation mit einem Krankenhaus-Informationssystem durch den Laborrechner, Eilanalysen können nach festgelegten Zeiten angemahnt werden, für die Probenverteilung im Labor benötigte Materialetiketten können erstellt werden, und vieles mehr.

> **6.7**
> **Beleglose Anforderung**
>
> Ziel in vielen Krankenhäusern ist es, die Vielzahl von heute im Stationszimmer vorhanden Formularen möglichst auf Null zu reduzieren. Hierzu gehören auch die Anforderungsscheine für Laboruntersuchungen. Alle Labor-EDV Hersteller bieten derzeit schon Lösungen für das beleglose Anfordern an, allerdings sind gut durchdachte Beleglösungen diesem Verfahren meist noch überlegen, da die Anforderungen über Belege noch bequemer und schneller möglich sind. Allerdings wird die Entwicklung sicher in diese Richtung gehen. Notwendigkeiten hierbei sind, dass das Stationspersonal leicht die Anforderungen in die EDV eingeben kann, möglichst Vorwerte und ähnliches bereits bei der Anforderung berücksichtigt werden, eindeutig die richtigen Probengefäße für die Untersuchungen vom Personal identifiziert werden können, die Zeiten der Anforderung, Probenentnahme und der Weitergabe ans Labor festgehalten werden, möglichst mit Quittierung der erfolgten Probengewinnung.

EDV-Unterstützung von online betriebenen Analysensystemen und manueller Arbeiten

Bidirektionaler Analysatorbetrieb: Zwischen Labor-EDV und Analysensystem besteht eine EDV-Schnittstelle, also eine Kommunikationsmöglichkeit in beide Richtungen. Nach Probenidentifikation durch das Analysengerät (z. B. mittels Barcode-Klebeetikett auf dem Untersuchungsröhrchen) fragt der Analysator beim Laborrechner die angeforderten Untersuchungen ab und übermittelt nach Durchführung der Analyse das Messergebnis an den Laborrechner. Wenn eine wiederholte Kommunikation zwischen Laborrechner und Analysensystem realisiert werden kann, so sind auch von Teilergebnissen abhängige Analysenstrategien automatisiert möglich. Der sog. Rerun = Wiederholungsanalyse in Abhängigkeit vom zuerst ermittelten Resultat, also z. B. einfache Wiederholung, Einsatz einer Probenverdünnung oder eines erhöhten Probenvolumens kann ebenfalls von der Labor-EDV gesteuert weden. Das Ausweichen auf eine alternative Messgröße, z. B. Messung von Harnstoff und/oder Cystatin C anstelle Creatinin bei erhöhten Bilirubinwerten in der Probe, lässt sich ebenfalls über die Labor-EDV steuern.

Unidirektionaler Analysatorbetrieb: Dieser bietet wesentlich weniger Komfort und Flexibilität. Anhand einer Arbeitsliste (Bestückungsliste) wird ein Analysengerät betrieben oder der Barcode auf dem Probenröhrchen wird zuerst einmal nur vom Messgerät gelesen und später zusammen mit den Messergebnissen über die Schnittstelle an die Labor-EDV übertragen. Bei Analysensystemen, die immer nur eine oder eine feste Zusammenstellung von Messwerten übertragen reicht diese Art des EDV-Anschlusses zumeist aus. Beispiele sind Elektrophoresegeräte oder HPLC-Geräte für die $HbA1_c$-Bestimmung.

Unterstützung der manuellen Arbeitsweise: Mithilfe des Laborrechners können Arbeitslisten für die einzelnen Arbeitsplätze erstellt werden. Anhand dieser erfolgt die Abarbeitung der angeforderten Analysen. Zur Weiterverarbeitung der Messwerte werden diese in den Rechner eingegeben. Dafür können für den jeweiligen Arbeitsplatz optimierte Eingabemasken generiert werden.

Unterstützung beim Labormanagement

Hier können Restelisten, Zeitmanagement, Lagerhaltung, Statistik und vieles mehr angeführt werden.

Unterstützung der Qualitätskontrolle: Die ständige Überprüfung der Qualitätskontrolle kann durch den Laborrechner unterstützt werden, z. B. durch Vergleich der aktuellen Kontrollmessungen mit den gespeicherten Vorgaben (Kontrollgrenzen). Die Ergebnisse können jederzeit graphisch auf dem Bildschirm oder als Ausdruck abgerufen werden („elektronische Kontrollkarte"). Auch die Steuerung der Kontrollprobenanforderungen nach festgelegten Zeitintervallen oder Analysenzahlen kann ggf. von der Labor-EDV übernommen werden.

Befunderstellung: Das Zusammenbringen von Messwerten und Patientendaten kann stark vereinfacht werden und die Befunderstellung zum Teil in Form von Standardausdrucken (z. B. Befundetiketten, kumulative Befundausdrucke) automatisiert werden. Die Erstellung komplizierterer ausführlicher Befunde kann durch die Bereitstellung von Ausgabemasken (Anschreiben, etc.) und Textbausteinen erleichtert werden. Schließlich können die Laborbefunde über eine Kommunikationsschnittstelle online an ein Krankenhausinformationssystem abgegeben werden, sodass sie ohne Zeitverzögerung bei entsprechender Zugangsberechtigung auf allen angeschlossenen Bildschirmen im Krankenhaus oder einem Praxisnetz abgerufen werden können.

Archivierung: Patientendaten, Messwerte, Befunde, Qualitätskontrollergebnisse können je nach Speicherumfang des Rechners über längere Zeit gespeichert (archiviert) werden und stehen mittels verschiedener Suchkriterien für spätere Verwendungen wieder zur Verfügung (Vorwertdarstellung, Qualitätskontrollabruf, Erstellung kumulativer Berichte, wissenschaftliche Datenauswertungen etc.).

Unterstützung von Laborstrategien

Dies soll an einem ganz einfachen Beispiel erläutert werden: Zur Abklärung einer prärenalen Proteinurie (s. auch Kap. 8 Proteinurie) gibt es auf dem Anforderungsbeleg die Möglichkeit einer Untersuchung auf Hämaturie/Myoglobinurie. Bei Anforderung wird als erstes der Urin mit einem Teststreifen, der sowohl Hämoglobin als auch Myoglobin mit dem „Bluttestfeld" nachweist, durchgeführt. Ist dieser Test negativ, wird dies als Ergebnis übermittelt. Ist das Ergebnis positiv wird als nächstes Myoglobin im Urin quantitativ bestimmt. Ist dieses nicht nachweisbar, muss der positive Teststreifenbefund durch Hämoglobin verursacht worden sein. Das Befundergebnis lautet dann „Myoglobin im Urin nicht nachweisbar, Hämoglobin positiv". Ist Myoglobin dagegen positiv wird dieses Resultat und ein kommentierender Textbefund ausgegeben „es wurde eine Myoglobinurie festgestellt. Wenn eine möglicherweise gleichzeitige Hämaturie ebenfalls weiteruntersucht werden soll, geben Sie dem Labor bitte Nachricht".

Expertensysteme: Expertensysteme oder besser wissensbasierte Systeme sind Computerprogramme, die das Fachwissen von Experten speichern und für andere abrufbar bereithalten sollen.

Die allgemeinen Programmteile sind dabei:
- die Benutzerschnittstelle, die den Dialog zwischen Mensch und Maschine ermöglicht
- die Wissensbasis, die das eigentliche Fachwissen in Form von Regeln, Entscheidungsbäumen o. ä. enthält
- die Wissenserwerbkomponente, über die das Fachwissen in das System gelangt
- die Interferenzmaschine, die dem Computer vorschreibt, in welcher Form dieses Wissen bearbeitet werden soll
- die Erklärungskomponente, die dem Benutzer auf Anfrage erläutert, wie das System zu einer bestimmten Schlussfolgerung gelangt ist

Wissensbasierte Systeme werden die Arbeitsweise in der klinischen Chemie in der Zukunft möglicherweise ähnlich stark und nachhaltig beeinflussen, wie dies die Entwicklung mechanisierter Geräte in den vergangenen zwei bis drei Jahrzehnten getan hat. Folgende Einsatzgebiete zeichnen sich ab:
- *Analysenanforderung:* Der behandelnde Arzt gibt anstelle eines oft starren Anforderungsprofils eine medizinische Fragestellung an. Der Laborrechner schlägt zur Beantwortung benötigte Untersuchungen vor (ggf. unter Berücksichtigung von Vorbefunden).
- *Analysenbearbeitung:* Die Durchführung und Reihenfolge der Analysen wird vom Ergebnis bereits vorliegender Untersuchungsergebnisse abhängig gemacht (selektiv-sequentielle Anforderung). Die Zahl überflüssiger Untersuchungen wird dadurch reduziert.
- *Befundinterpretation:* In der Wissensbasis enthaltenes ärztliches Fachwissen fließt in den Befundbericht ein. Zusätzlich werden zusammengehörende Teilbefunde (Werte) übersichtlich zusammengefasst, auffällige oder unplausible Befundkonstellationen markiert und kommentiert, ergänzende Untersuchungen vorgeschlagen, usw..

Wichtig ist anzumerken, dass die Verantwortung für den Befund immer beim qualifizierten Befundunterzeichner bleibt.

III Proteine

Kapitel 7 Plasmaproteine
Kapitel 8 Proteine im Urin
Kapitel 9 Tumormarker

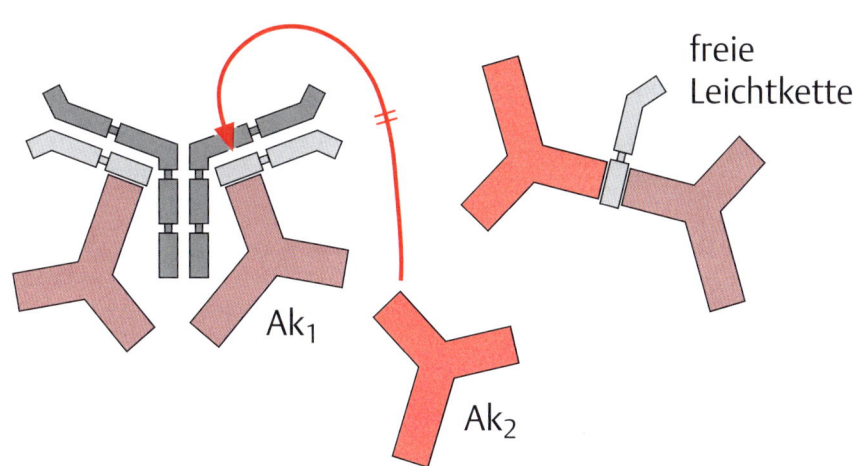

7 Plasmaproteine

7.1 Aufbau und Funktion der Proteine im Überblick

Aminosäuren haben eigenständige Aufgaben im Stoffwechsel und sind Bausteine von Peptiden und Proteinen.
Peptide setzen sich aus 2 bis 50 Aminosäuren zusammen.
Die Proteine sind aus einer größeren Zahl von Aminosäuren aufgebaut und stellen einen wesentlichen Bestandteil aller lebenden Zellen dar. Enthalten Proteine weitere Bestandteile sprechen wir von Proteiden.
Nach ihren biologischen Eigenschaften unterscheiden wir Sphäro- und Skleroproteine.
Die Proteine im Blutplasma haben wichtige allgemeine Aufgaben (osmotische Funktion und Transport anderer Substanzen). Daneben kennen wir sehr spezifische Funktionen einzelner Plasmaproteine z. B. als Enzyme oder in der Infektabwehr.

7.1.1 Aminosäuren

Aminosäuren besitzen am α-C-Atom zwei charakteristische funktionelle Gruppen:
– Aminogruppe und Carbonsäuregruppe (Abb. 7.1).

Der pK-Wert der Säuregruppe liegt meist um 2,2. Die Säuregruppe der Aminosäuren liegt also stärker dissoziiert vor als beispielsweise Essigsäure, die einen pK von 4,65 besitzt. Demgegenüber hat die Aminogruppe, die in ihrer protonierten Form als Säure aufgefasst werden kann, einen pK-Wert von 9,0 bis 9,8.

Die undissoziierte Form der Aminosäuren kommt in Lösung praktisch nicht vor und die momentane Ladung der Aminosäure hängt vom pH-Wert der Lösung ab (Abb. 7.2). Bei einem ganz bestimmten pH-Wert, der als **isoelektrischer Punkt** bezeichnet wird, liegt nahezu ausschließlich die zwitterionische Form vor, die nach außen keine wirksame Gesamtladung besitzt.

Nachweis und Bestimmung von Aminosäuren. Eine wichtige Nachweisreaktion für Aminosäuren ist die Ninhydrinreaktion. Aus zwei Molekülen Ninhydrin und einem Molekül der nachzuweisenden Aminosäure entsteht ein blauer Farbstoff und ein Aldehyd. Letzterer enthält das Grundgerüst der an der Reaktion beteiligten Aminosäure. Die Ninhydrinreaktion wird z. B. zum Nachweis der nacheinander abgespaltenen Aminosäuren bei der Sequenzierung von Proteinen angewendet. Zur Trennung und quantitativen Bestimmung der Aminosäuren setzen wir heute in erster Linie die Hochdruckflüssigkeitschromatographie (HPLC) ein (s. Kap. 3 Verfahren zur Trennung von Substanzgemischen).

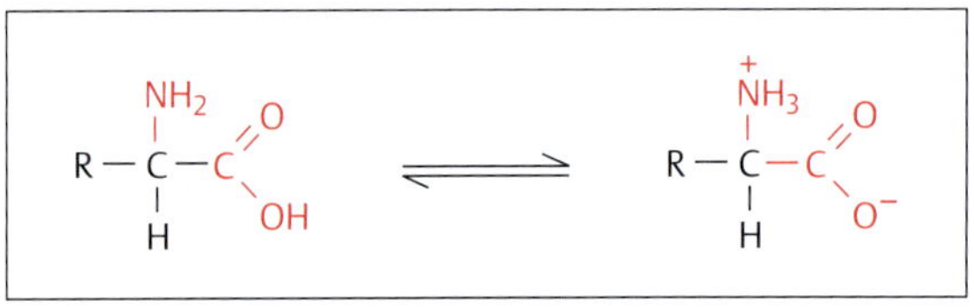

Biochemische und diagnostische Bedeutung von Aminosäuren. 20 Aminosäuren braucht der Mensch als Bausteine für seine Peptide und Proteine (Tab. 7.1). Einige davon kann er im Stoffwechsel nicht selbst aufbauen, sie müssen daher mit der Nahrung zugeführt werden. Diese **essentiellen Aminosäuren** sind:

– Valin, Leucin, Isoleucin, Phenylalanin, Tryptophan, Methionin, Threonin und Lysin.

Neben ihrer Funktion als Proteinbausteine können Aminosäuren im Stoffwechsel in mannigfacher Weise verändert werden und wichtige Vorstufen für andere körpereigene Stoffe liefern (⌾ 7.1). Einige erbliche Enzymdefekte beeinflussen den Aminosäurestoffwechsel und führen zu schweren Krankheiten. Zu diesen zählen die Phenylketonurie (s. Kap. 11 Enzymdiagnostik) und das Fanconi-Syndrom (s. Kap. 8 Proteine im Urin). Eine ganz besonders wichtige Rolle spielt das Homocystein in der Diagnostik.

Bedeutung von Homocystein. Homocystein wird durch Demethylierung aus Methionin gebildet (s. Tab. 7.1), wobei als Zwischenprodukt der hochreaktive Methylgruppendonator S-Adenosylmethionin entsteht, der für viele biochemische Reaktionen benötigt wird. Ein Teil des zellulären Homocysteins gelangt ins Blutplasma. Dort gilt eine

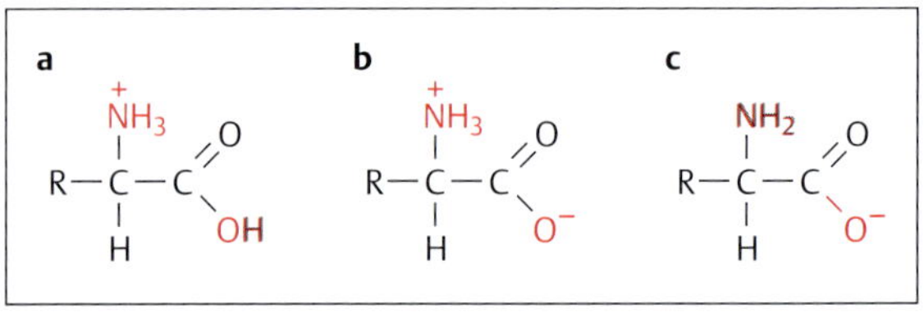

Abb. 7.1 Allgemeine Strukturformel von Aminosäuren.

Abb. 7.2 Dissoziation von Aminosäuren.
a. im sauren pH-Bereich, **b.** Zwitterionenform, **c.** im alkalischen pH-Bereich.

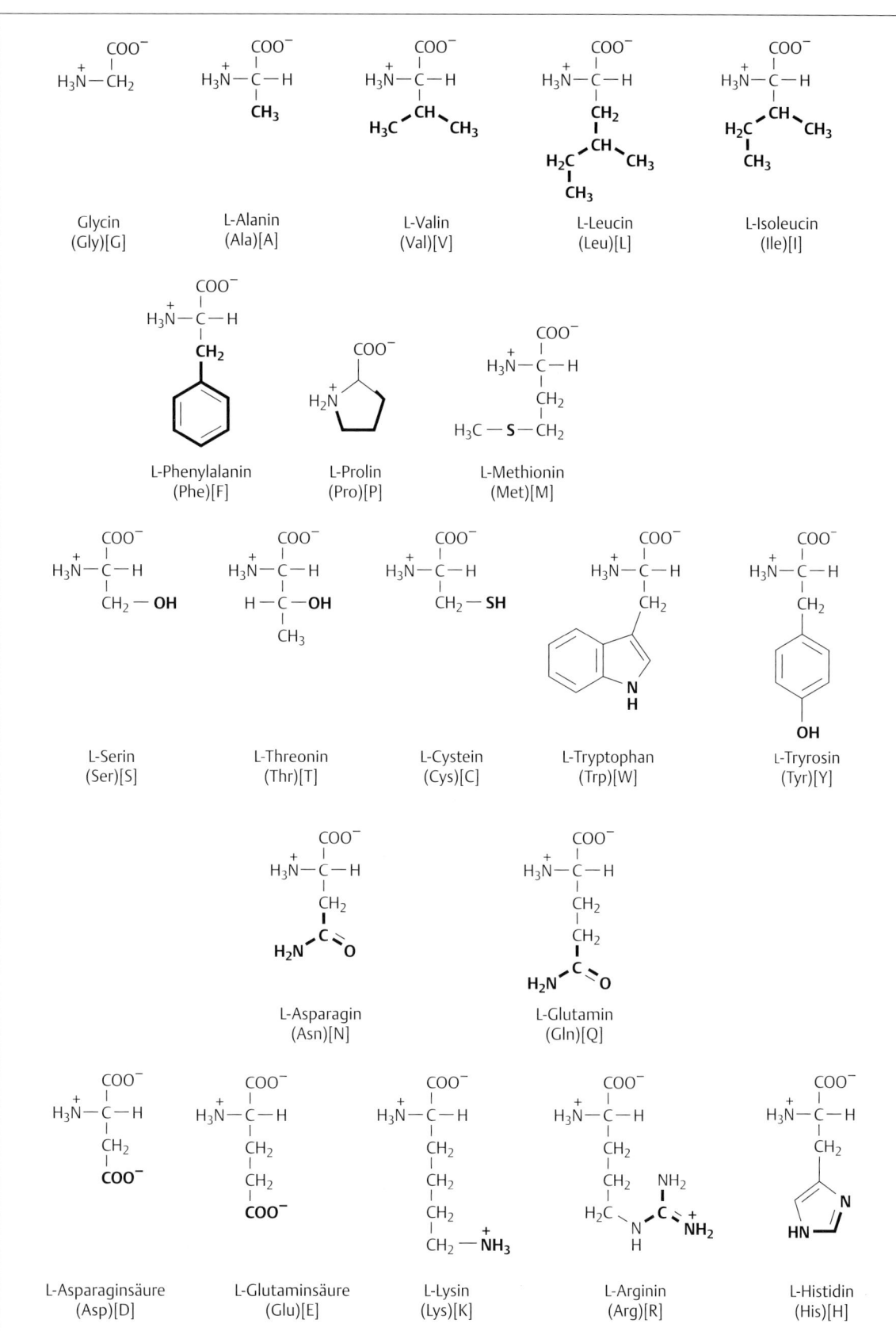

Tab. 7.1 Aminosäuren.
Oben mit unpolarer Seitenkette. Mitte mit polarer, ungeladener Seitenkette. Unten mit geladener Seitenkette.

Konzentration über 12 µmol/l als unabhängiger Risikofaktor für kardiovaskuläre Erkrankungen. Messen können wir die Homocysteinkonzentration im Plasma mittels HPLC oder immunchemisch z. B. mittels Fluoreszenzpolarisation.

Präanalytisch muss die Homocysteinfreisetzung aus Zellen in vitro und die Instabilität beachtet werden, weshalb das Plasma rasch abgetrennt und möglichst bald gemessen werden muss.

Die Homocysteinerhöhung kann beruhen
- auf genetischen Störungen (Enzymdefekte im Homocysteinstoffwechsel),
- Mangel an Vitaminen (B_{12}, B_2, B_6 und Folsäure), die Cofaktoren des Homocysteinstoffwechsels sind und auf
- Niereninsuffizienz oder Arzneimittelinterferenzen (Theophyllin, Antiepileptika).

Wenn der Homocysteinstoffwechsel derart gestört ist, dann tritt Homocystein vermehrt aus der Zelle ins Blutplasma über. Dadurch wird zwar intrazellulär eine toxische Wirkung verhindert, aber andererseits das Gefäßendothel der schädigenden Wirkung des Homocysteins ausgesetzt. Bei der Autoxidation des Homocysteins werden reaktive Sauerstoffspezies (Superoxide, Wasserstoffperoxid) gebildet, die das Endothel schädigen und die Proliferation von glatten Muskelzellen der Gefäßwand anregen. Im Weiteren kommt es zur lokalen Thrombozytenaktivierung und zu einem prokoagulatorischen Zustand des Gerinnungssystems am Ort der Schädigung.

An der Atherombildung (s. Kap. 13 Lipide) scheint das Homocystein über seinen Metaboliten Homocysteinthiolacton ebenfalls beteiligt zu sein (7.2).

Die Therapie der Hyperhomocysteinämie besteht primär in der Substitution von Folsäure und B-Vitaminen.

> **7.1**
> **Wichtige Stoffwechselwege der Aminosäuren**
>
> 1. Aminosäuren gehören zu den Vorstufen des roten Blutfarbstoff (Häm).
> 2. Durch oxidative Desaminierung von Aminosäuren entsteht Ammoniak, der in zu hoher Konzentration für die Zellen toxisch ist. Ammoniak kann durch Verbindung mit Glutaminsäure zu Glutamin vorläufig entgiftet und in dieser Form im Blut transportiert werden. In der Leber wird schließlich in einem komplexen Reaktionszyklus Harnstoff gebildet. Die Niere scheidet schließlich Harnstoff und Ammoniak in den Urin aus.
> 3. Der auf die Desaminierung folgende weitere Abbau von Leucin, Phenylalanin und Tyrosin liefert freies β-Hydroxybutyrat (Acetacetat). Diese Aminosäuren werden daher als **ketoplastische** Aminosäuren bezeichnet. Die Ketonkörper (Acetacetat und Aceton) erscheinen beim Hungerzustand und bei diabetischer Stoffwechselentgleisung im Urin.
> 4. Andere Aminosäuren können zur Neusynthese von Glucose dienen (Gluconeogenese) und werden daher als **glucoplastische** Aminosäuren bezeichnet. Die Gluconeogenese aus Aminosäuren spielt eine große Rolle bei proteinreicher Ernährung und im Fasten, wenn die Proteinreserven des Körpers mobilisiert werden.

> **7.2**
> **Zusammenspiel von Hyperhomocysteinämie und Hyperlipidämie**
>
> Der Homocysteinmetabolit Homocysteinthiolacton soll sich an das Apolipoprotein B der LDL-Partikel binden. Die Oxidation von SH-Gruppen durch reaktive Sauerstoffspezies führt zu einer Aggregation der LDL-Partikel. Das präzipitierte LDL wird schließlich von Makrophagen aus der Gefäßwand unter Schaumzellbildung aufgenommen. Das Homocysteinthiolacton wird im Weiteren ins Blutplasma freigesetzt und trägt dort erneut zur Bildung reaktiver Sauerstoffspezies bei.

7.1.2 Peptide

Zwei miteinander verknüpfte Aminosäuren bilden ein Dipeptid, drei ein Tripeptid; bei bis zu 10 Einheiten spricht man von einem Oligopeptid. Die Verknüpfung von mehr als 10 Aminosäuren ergibt ein Polypeptid.

Die Bindung zwischen der Säuregruppe der einen und der Aminogruppe der anderen Aminosäure (jeweils am α-C-Atom) wird als **Peptidbindung** bezeichnet (Abb. 7.**3**). Die Peptide sind chemisch gesehen Säureamide. Bei der Hydrolyse zerfallen sie wieder in Aminosäuren. Spontan läuft diese Reaktion unmerklich langsam ab. Sie lässt sich durch Säurekatalyse zwar beschleunigen, allerdings dauert die Totalhydrolyse eines Peptids selbst in 6 mol/l Salzsäure und bei erhöhter Temperatur noch mehrere Stunden. Wesentlich eleganter gelingt uns die Hydrolyse enzymatisch unter Verwendung von Peptidasen bzw. Proteasen (7.**3**).

Peptide werden im Organismus nicht als solche synthetisiert, sondern durch enzymatische Spaltung aus größeren Vorstufen, die meist bereits zu den Proteinen gerechnet werden müssen, freigesetzt. Ein Beispiel ist die definierte Spaltung des Proinsulins in Insulin und C-Peptid, welches gewissermaßen als biologischer Abfall gemeinsam mit dem Insulin ins Blut abgegeben wird (s. Kap. 20 Hormone). Peptidhormone aus dem Hypothalamus und der Hypophyse werden oft sogar gleichzeitig zu mehreren aus einem Vorläufer freigesetzt.

> **Zur eindeutigen Beschreibung eines Peptids gehört nicht nur die Kenntnis der Art und Zahl der Aminosäuren, die das Peptid aufbauen, sondern auch deren Sequenz (Reihenfolge).**

> **7.3**
> **Peptidasen und Proteasen**
>
> Exopeptidasen wie z. B. **Amino- und Carboxypeptidasen** lösen jeweils die endständige Aminosäure ab. Die mehrfache Wiederholung dieses Vorganges kann zum Totalabbau des Peptids oder Proteins führen. **Endopeptidasen** spalten Peptide oder Proteine dagegen an bestimmten Stellen im Inneren der Aminosäurekette. Diese Spezifität der Peptidasen beruht auf ihrer Affinität für bestimmte Aminosäuresequenzen in der zu spaltenden Peptidkette.

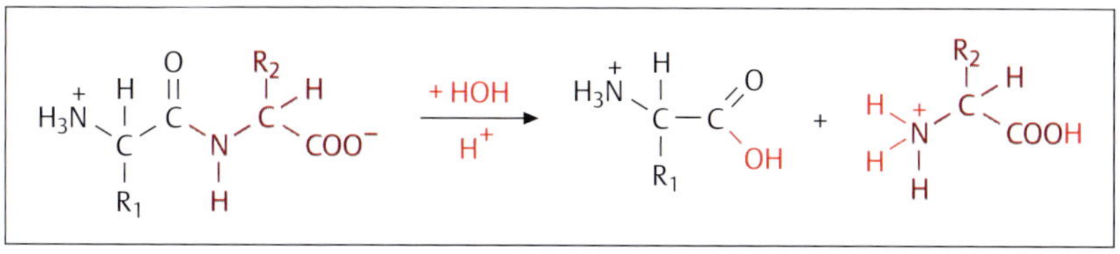

Abb. 7.3 Peptidbindung und hydrolytische Peptidspaltung im sauren pH-Bereich.

Nachweis und quantitative Bestimmung von Peptiden. Hierzu benutzen wir die HPLC oder immunchemische Verfahren (z.B.: RIA, LIA, FPIA, s. Kap. 5). Zur Strukturaufklärung von Peptiden kann unter anderem die Massenspektrometrie eingesetzt werden.

Bedeutung von Peptiden. Peptide können Hormonwirkung besitzen (s. Kap. 20 Hormone). Hierzu gehören z.B. das Parathormon (Nebenschilddrüse), Insulin und Glucagon (Bauchspeicheldrüse), Erythropoetin (Niere), Oxytocin (Neurohypophyse = HHL), Thyrotropin (Adenohypophyse = HVL). Daneben haben Peptide als Gewebshormone mit lokaler Wirkung z.B. als Wachstumsfaktoren und als Neurotransmitter im zentralen Nervensystem wichtige Funktionen.

7.1.3 Proteine

Werden bei der Proteinbiosynthese (7.4) mehr als 100 Aminosäuren durch Peptidbindungen verknüpft, so sprechen wir von Proteinen oder Eiweißen.

Protein bedeutet lateinisch „proteus" = erster Platz, und tatsächlich haben die Proteine neben den Nukleinsäuren eine herausragende Bedeutung für unsere Lebensvorgänge.

Die Proteinbiosynthese (7.4) führt entweder gleich zum endgültigen Protein oder zu größeren Vorstufen (Proenzyme, Prohormone). So wie Peptide durch limitierte Spaltung gewonnen werde, erfolgt auch die proteolytische Aktivierung dieser Vorstufen durch gezielte Spaltung definierter Peptidbindungen durch Endopeptidasen. Dabei entstehen als quasi Abfallprodukte die sog. Spaltpeptide, die allerdings auch selbst noch biologische Funktionen erfüllen können.

Die totale hydrolytische Spaltung der Peptidbindungen des Proteins im sauren pH-Bereich liefert wie bei den Peptiden die einzelnen Aminosäuren. Techniken zur Untersuchung der Zusammensetzung von Proteingemischen sind z.B. Ionenaustauschchromatographie, Gelchromatographie und verschiedene Elektrophoreseverfahren (s. Kap. 3).

7.4 Proteinbiosynthese

Die genetische Information für alle unsere Proteine ist im Kern der DNA jeder menschlichen Zelle vorhanden. Als **Transkription** bezeichnet man die Bildung von Boten-Ribonukleinsäure (mRNA) an der DNA. Hierbei wird die Information noch im Zellkern durch Paarung komplementärer Basen auf die mRNA übertragen. Unter **Translation** versteht man die anschließende Übersetzung des Basencodes der mRNA in die Aminosäuresequenz der Proteine. Dieser Vorgang vollzieht sich an spezialisierten Zellorganellen, den Ribosomen, im Zytosol. Viele Proteine werden nach ihrer ribosomalen Synthese im endoplasmatischen Retikulum noch modifiziert, z.B. durch Anheftung von Kohlenhydraten, Hydroxylierung oder limitierte Spaltungen der Aminosäurekette.

Struktur und Einteilung der Proteine:

Betrachten wir einfach die Abfolge der Aminosäuren im Protein, z.B.
– Gly-Ser-Cys-Gly-Gly-Phe-...,
dann gibt dies die Primärstruktur wieder. Proteine besitzen außerdem eine definierte räumliche Anordnung der Aminosäurekette(n). Die Sekundärstruktur besteht aus helikalen oder faltblattartigen Anordnungen der Aminosäurekette. Die Gesamtfaltung des Proteins schließlich wird als Tertiärstruktur bezeichnet.

Besteht das Protein aus mehreren Peptidketten, dann wird die gegenseitige Lage dieser Untereinheiten als Quartärstruktur bezeichnet. So haben z.B. die verschiedenen Isoformen der Creatinkinase oder Lactatdehydrogenase unterschiedliche Quartärstrukturen (s. Kap. 11 Enzymdiagnostik).

Wir teilen die Proteine heute nach ihren biologischen Eigenschaften und ihrer chemischen Zusammensetzung ein:

Skleroproteine. Diese sind völlig unlöslich, hart und chemisch sehr inert und widerstandsfähig. Sie finden sich als Stütz- und Gerüstsubstanzen (Kollagen, Keratin) z.B. in Haaren und Nägeln. In Faserrichtung weisen sie eine hohe molekulare Ordnung und mechanische Festigkeit auf.

Globuläre oder Sphäroproteine. Sie sind leicht löslich in Wasser oder verdünnter Salzlösung. Ihr Äußeres ist unregelmäßig gestaltet (sphärisch). Die Proteine des Blutplasmas und die meisten Zellenzyme sind Sphäroproteine.

Zusammengesetzte Proteine = Proteide. Vor allem die globulären Proteine enthalten relativ häufig außer Aminosäuren weitere Komponenten. Diese sog. Proteide lassen sich nach der zusätzlich enthaltenen Komponente einteilen in

– Glykoproteine,
– Lipoproteine,
– Phosphoproteine,
– Metalloproteine.

Saures α_1-Glykoprotein enthält z.B. 41 Gewichtsprozent Kohlenhydratanteil. Ein bekanntes Metalloprotein ist das Hämoglobin. Der Transport von Lipiden in unserem Blut erfolgt durch große Lipoprotein-Komplexe.

Früher hat man die Löslichkeit und Fällungseigenschaften der Proteine für ihre Einteilung benutzt. Sog. „Albumine" wurden durch ihre Löslichkeit in reinem Wasser, „Globuline" durch ihre ausschließliche Löslichkeit in verdünnten Lösungen von Neutralsalzen charakterisiert. Dementsprechend fallen bei der Versetzung von Plasma mit steigenden Mengen Ammoniumsulfat (gehört zu den Neutralsalzen) zunächst die Globuline – z.B. die Immunglobuline des Plasmas – und bei Vollsättigung das Albumin aus.

Vorkommen und Funktion der Proteine:

Das Blutplasma des Menschen enthält ein Gemisch von weit über hundert verschiedenen Proteinen (Tab. 7.**2**), wovon die meisten nur in Spuren vorkommen. Die Plasmaproteine befinden sich beim Gesunden zu ca. 60% in der Blutbahn (entsprechend 3 Liter Plasmawasser) und zu 40% in erheblich niedrigerer Konzentration in der interstitiellen Flüssigkeit (entsprechend ca. 8 Liter Extrazellularwasser).

Unter den Plasmaproteinen stellt das Albumin (s. 7.2, S. 96) die größte Fraktion mit ca. 50 bis 60% des Gesamtproteins im Blutplasma.

Abgebaut werden die Proteine intrazellulär (vor allem in der Leber) und die dabei anfallenden Aminosäuren können im Stoffwechsel vielseitig wiederverwendet werden. Proteine (vor allem solche mit einer Molekülmasse kleiner 60000 Dalton) werden in den Glomeruli der Nieren filtriert und zum Teil im Harn ausgeschieden. Die Untersuchung der Proteinzusammensetzung des Harns kann uns daher wertvolle diagnostische Aussagen zu Erkrankungen der Nieren ermöglichen (s. Kap. 8 Proteine im Urin).

Die Aufgaben der Proteine im Blutplasma sind:

Blutgerinnung. Die meisten Gerinnungsfaktoren und deren Inhibitoren, wie z.B. das Antithrombin oder Protein C, sind Proteine. Das Gerinnungssystem wird hier nicht besprochen, da die Hämostaseologie in der MTLA-Ausbildung der Hämatologie zugeordnet wurde.

Enzyme. Alle Enzyme (s. Kap. 11 Enzymdiagnostik) und viele Enzyminhibitoren sind Proteine. Bei den Enzymen handelt es sich meist um Proteide, d.h. sie wirken mit Cosubstraten (Coenzymen) zusammen oder enthalten Metallionen oder andere zusätzliche Komponenten.

Immunabwehr. 9 Proteine bilden das **Komplementsystem** (s. 7.3, S. 101). Die Komplementfaktoren, die sich im zirkulierenden Blut und anderen Körperflüssigkeiten befinden, dienen der unspezifischen sowie der zellvermittelten Abwehr eingedrungener Erreger. Zur spezifischen Abwehr dienen die **Immunglobuline = Antikörper** (s. 7.3, S. 99). Diese weisen im Hauptteil ihrer Molekülstruktur eine recht einheitliche Bauweise auf. In der Antigen-Bindungsregion zeigen sie dagegen eine sehr hohe Variabilität, die ihre individuelle Antigen-Spezifität bestimmt. Immunglobuline können auch gegen körpereigene Strukturen gerichtet sein. Man nennt sie dann **Autoantikörper** (s. Kap. 19 Spezielle Immundiagnostik).

Tab. 7.2 Zusammenstellung wichtiger Plasmaproteine.

Bezeichnung	Molekülmasse	Referenzbereich (mg/dl)	Funktion
Transthyretin (Präalbumin)	55	10 - 40	Thyroxinbindung
Albumin	69	3900 - 5500	Osmose, Transportfunktion
Saures α_1-Glykoprotein	44	70 -110	?
α_1-Lipoprotein	200	290 - 770	Lipidtransport
α_1-Antitrypsin	54	200 - 400	Trypsininhibitor
α_1-Antichymotrypsin	68	30 - 60	Chymotrypsininhibitor
Coeruloplasmin	132	15 - 60	Oxidase
α_2-Makroglobulin	720	150 - 350	Plasmin- und Trypsininhibitor
Haptoglobin	100	100 - 200	Hämoglobintransport
β-Lipoprotein	2400	220 - 740	Lipidtransport
Transferrin	80	200 - 400	Eisentransport
β_{1c}-Globulin	185	80 - 140	Komplementfaktor
Fibrinogen	341	200 - 450	Blutgerinnung
IgG-Globulin	150	800 -1800	Antikörper
IgA-Globulin	160	90 - 450	Antikörper
IgM-Globulin	900	60 - 280	Antikörper

Der Autoantikörpertiter korreliert häufig mit der Schwere des entsprechenden Krankheitsbildes.

Kolloidosmotischer Druck. Proteine, insbesondere Albumin aufgrund seines hohen Konzentrationsanteils, halten den kolloidosmotischen Druck des Blutes aufrecht. Eine Verminderung der Proteinkonzentration kann bei ausreichender Wasserversorgung des Organismus zu Ödemen führen.

Nahrungssubstrat. Proteine stellen ein polymeres Nahrungssubstrat dar, das im Blut transportiert wird und den Gewebszellen als Nährstoff dient.

pH-Pufferung. Wie die Aminosäuren besitzen auch die Proteine Zwitterioneneigenschaften und können daher als Puffer wirken (s. Kap. 18 Blutgase). Ihr Gesamt-pK-Wert liegt meist unterhalb des Blut-pH-Wertes.

Signalvermittlung. Viele Hormone sind Peptide oder Proteine (s. Kap. 20 Hormone).

Transport. Viele Substanzen sind im Blutplasma ungenügend löslich. Proteine dienen daher als Vehikel für den Transport von Metallen, Hormonen, Lipiden, Vitaminen und Fremdsubstanzen, z. B. Arzneimitteln.

Tumormarker. Bei manchen Tumorerkrankungen steigt die Konzentration bestimmter Plasmaproteine. Diese können dann als Verlaufsmarker der Erkrankung und nur in wenigen Fällen auch zur Erkennung von Krebs eingesetzt werden (s. Kap. 9 Tumormarker).

Zielsetzung der Proteinanalytik:

Angezeigt sind Proteinbestimmungen z. B. bei entzündlichen Prozessen, malignen Tumoren, Erkrankungen des rheumatischen Formenkreises, Leberleiden, Zuständen mit Proteinverlust, Erkrankungen des lymphoplasmozytären Systems, Proteinmangelzuständen und Schwangerschaft.

Eine ganze Reihe von Plasmaproteinen werden hier in eigenen Abschnitten besprochen, nämlich in:
7.2 Gesamtprotein und Albumin,
7.3 Immunglobuline und Komplementfaktoren,
7.5 CRP und andere Entzündungsmarker.

Auf andere Proteine wird in speziellen Abschnitten der anderen Kapitel eingegangen, z.B:
in Kapitel 9 auf Tumormarker,
in Kapitel 17 auf Eisenbindungsproteine und
in Kapitel 19 auf Autoantikörper.

Weitere wichtige Plasmaproteine mit speziellen Funktionen sollen hier kurz erwähnt werden:

Fibrinogen. Fibrinogen ist der für die Blutgerinnungsvorgänge außerordentlich wichtige Vorläufer des Fibrins. Erhöhte Plasmawerte des in der Leber gebildeten Fibrinogens finden sich bei Störungen des Gallenabflusses, bei Bronchial- und Pankreascarcinomen und bei entzündlichen Prozessen. Fibrinogenmangel tritt bei Leberzirrhose, Hyperfibrinolyse und Verbrauchskoagulopathien auf. Blutungsneigung findet man nur dann, wenn andere Gerinnungfaktoren oder die Thrombozytenzahl vermindert sind.

Proteaseinhibitoren. Wichtige Proteaseinhibitoren im Blutplasma, die aus Zellen oder Bakterien freigesetzte Proteasen neutralisieren können, sind das α_1-**Antitrypsin** und das α_2-**Makroglobulin**. Bedeutsam sind der angeborene Mangel des α_1-Antitrypsin, der zu einem vielfältigen Krankheitsbild mit Lungenemphysem führt, und die Erhöhungen des α_1-Antitrypsins bei Akutphasereaktionen. Aufgrund eines genetischen Polymorphismus spielt das α_1-Antitrypsin in der Rechtsmedizin eine zusätzliche Rolle im Zusammenhang mit der gerichtlichen Vaterschaftsfeststellung.

α_2-Makroglobulin hat eine sehr hohe Molekülmasse (> 700000 Dalton) und wird daher auch bei massiver glomerulärer Proteinurie nur in vergleichsweise geringem Ausmaß filtriert, sodass die Syntheserate überwiegt. Daher ist das α_2-Makroglobulin beim nephrotischen Syndrom verantwortlich für den hohen α_2-Globulinwert in der Serumelektrophorese (s. 7.4, S. 103).

7.2 Gesamtprotein (Totalprotein) und Albumin

Gesamtprotein (Totalprotein) und Albumin werden häufig gemeinsam untersucht. Wir wollen sie deshalb sinnvollerweise auch zusammen besprechen.
Zu Veränderungen der Gesamtproteinkonzentration im Blutplasma kommt es nur bei größeren Veränderungen der Albumin- bzw. Immunglobulinkonzentration. Veränderungen anderer Plasmaproteine führen nicht zu messbaren Abweichungen der Gesamtproteinkonzentration.
Mittels Gesamtprotein- und Albuminbestimmung können wir daher indirekt auf die Gesamtkonzentration der Immunglobuline im Plasma schließen.
Zusätzlich geben uns die Messung von Gesamtprotein und Albumin Aufschluss über den Wasserhaushalt und den allgemeinen Verlauf bei zahlreichen Erkrankungen.
Bestimmungsindikationen sind daher
– Nachweis einer Dysproteinämie
– Ergänzungsuntersuchung zur Serumelektrophorese
– Störungen des Wasserhaushaltes
– Verlaufskontrolle zahlreicher Erkrankungen

7.2.1 Methodik der Gesamtprotein- und Albuminbestimmungsverfahren

Präanalytik. Die Probennahme muss **standardisiert** erfolgen. Der Patient sollte liegen, da bei der Blutentnahme am stehenden Patienten bis zu 10 % höhere Werte gemessen werden. Diese Konzentrationszunahme aufgrund einer Verringerung des Intravasalvolumens kann bei Patienten mit Ödemneigung noch höher ausfallen (s. Kap. 1 Präanalytische und analytische Phase). Längere Stauung bei der Blutentnahme muss vermieden werden, da 5 bis 20 % höhere Werte resultieren können. Auch die Blutentnahme nach aktiver Muskelarbeit liefert bis zu 10 % höhere Werte.

Gesamtprotein und Albumin im Plasma sind sehr stabil. Das Untersuchungsmaterial kann gekühlt bis zu 4 Wochen gelagert werden.

Analytik

Biuretmethode zur quantitativen Gesamtproteinbestimmung. Für die Bestimmung im Plasma setzen wir hauptsächlich die Biuretmethode ein (7.5). Protein und Kupfer(II)-Ionen bilden in alkalischer Lösung violette Komplexe. Voraussetzung für die Reaktion ist das Vorhandensein von **mindestens zwei Peptidbindungen**. Die photometrische Absorption ist in einem weiten Konzentrationsbereich der Zahl der Peptidbindungen und damit der Proteinkonzentration linear proportional.

Außer Kupfer(II)sulfat und NaOH, die für die eigentliche Reaktion mit dem Protein notwendig sind, enthält das Biuretreagenz als wichtige Hilfsstoffe Kaliumnatriumtartrat und Kaliumjodid. Das zweiwertige Kupfer wird als Tartratkomplex in Lösung gehalten, was die Ausfällung von Kupferhydroxid im Alkalischen verhindert. Kaliumjodid schützt die Kupfer(II)-Ionen vor einer Autoreduktion und erhöht damit die Haltbarkeit des Reagenzes.

Wir unterscheiden zwei Gruppen von Biuretmethoden:
1. Cu(II) hoch (10 - 30 mmol/l) und NaOH niedrig (0,1 – 0,2 mol/l)
2. Cu(II) niedrig (4 - 6 mmol/l) und NaOH hoch (0,5 – 0,8 mol/l)

Vorteil der 2. Methode ist das niedrigere Leerwertsignal des Reagenzes, die Bestimmung ist aber nur bis zu einer Proteinkonzentration von 1,4 g/l im Testansatz linear, d. h. wir müssen mit einem sehr kleinen Probenvolumen im Testansatz arbeiten.

Durchführung: Zur *manuellen Bestimmung* geben wir 1 Teil Serum zu 50 Teilen Reagenz und inkubieren 30 Minuten bei Raumtemperatur. Anschließend messen wir die Absorption des Probenansatzes und eines Standardansatzes mit Rinderserumalbumin als Kalibrator gegen einen Reagenzienleerwert (Wasser als Probe) bei 546 nm. Da für die Biuretmethode kein molarer Absorptionskoeffizient existiert, muss das Verfahren regelmäßig kalibriert werden. Die Berechnung erfolgt über einen einfachen Dreisatz:

> Konzentration (Probe) = Absorption (Probe)/ Absorption (Standard) × Konzentration (Standard)

Das Ergebnis wird in g/l oder g/dl angegeben.

Zumeist führen wir *die Bestimmung an Analysenautomaten* durch. Hier lassen sich für intra- und inter-Serienmessungen sehr gute Variationskoeffizienten von unter 2 % erzielen. Der Begriff der Richtigkeit muss jedoch mit Einschränkungen angewendet werden, da das Gesamtprotein keine einheitliche Komponente ist. Es hat bei jeder Patientenprobe eine individuell unterschiedliche Zusammensetzung und die einzelnen Proteine reagieren unterschiedlich gut mit dem Reagenz. Trotzdem ist die „Richtigkeit" der Gesamtproteinbestimmung im Plasma gegenüber anderen Untersuchungsmaterialien sehr gut.

Die Kenntnis einiger wichtiger **Störfaktoren** ist für die Beurteilung der erhaltenen Messwerte notwendig. Bei *trüben Proben* ist ein Probenleerwert mit Vergleichsreagenz ohne Kupfer(II)sulfat erforderlich. Liegt eine *Hämolyse* vor, wird auch der Proteinanteil des Hämoglobins erfasst. Hämoglobin reagiert dabei „doppelt so gut" wie unser Kalibrator (Rinderserumalbumin) mit dem Biuretreagenz, weshalb für jedes mg Hämoglobin der Proteinmesswert um 2 mg höher wird.

Praktische Relevanz hat dies erst ab einer Hb-Konzentration größer 1 g/l im Plasma (Fehler im Bereich von 5 %). Auch *proteinartige Infusionsbestandteile* (Gelatinederivate) reagieren mit dem Biuretreagenz und erzeugen falsch hohe Resultate. *Polydextrane* (Plasmaexpander) und *Zuckerlösungen* führen zu einer Farbvertiefung und ergeben ebenfalls falsch hohe Messwerte. Bei ausgiebiger Infusionstherapie – vor allem in der Intensivmedizin – muss deshalb mit Messwerten gerechnet werden, die 10 bis 25 % über der tatsächlichen Plasmaproteinkonzentration liegen.

> **7.5**
> **Historisches und Namensgebung der Biuretreaktion**
>
> Bereits im letzten Jahrhundert wurde entdeckt, dass beim trockenen Erhitzen von Harnstoff Ammoniak abgespalten wird und ein Kondensationsprodukt gebildet wird. Dieses wurde Biuret genannt. Es bildet mit Kupfersalzen eine rotviolett gefärbte Komplexverbindung. Biuret ähnelt strukturell der Peptidbindung.

Farbstoffbindungsmethode zur quantitativen Gesamtproteinbestimmung. Verschiedene Farbstoffe ändern ihr Absorptionsverhalten, wenn sie sich mit Proteinen zusammenlagern. Diesen Effekt bezeichnet man als **Metachromasie**. Wir nutzen ihn für die Proteinbestimmung mit dem Farbstoff **Coomassie-Brillant-Blue** (CBB). Freies CBB hat sein Absorptionsmaximum bei 465 nm. Nach der Bindung an Proteine verschiebt sich das Maximum auf 595 nm; dies entspricht einer Farbänderung von orangebraun nach blau. Übrigens können wir mit CBB auch die durch Elektrophorese getrennten Proteine im Gel anfärben (s. 7.4, S. 103).

Albuminbestimmung mit Bromcresolgrün. Auch dieses Verfahren ist eine Farbstoffbindungsmethode. Während jedoch CBB mit allen Plasmaproteinen reagiert, bindet der Farbstoff Bromcresolgrün bevorzugt Albumin. Die Absorptionsänderung des Farbstoffs können wir photometrisch messen; sie ist ein Maß für die Albuminkonzentration.

Durchführung: Wir lassen Probe und Reagenz maximal eine Minute inkubieren und messen anschließend die Absorption bei ca. 600 nm (Maximum 603 nm). Als Standard wird Humanalbumin (dies ist unser Analyt!) benötigt. Die Berechnung erfolgt über einen einfachen Dreisatz:

> Albumin (Probe) = Absorption (Probe)/Absorption (Standard) × Konzentration (Standard)

Von Nachteil ist, dass die Methode nur unter bestimmten Voraussetzungen spezifisch für Albumin ist:
– kurze Inkubationszeit
 (< 1 Minute bei Raumtemperatur, < 30 s bei 37 °C),
– bichromatische Messung.

Die Miterfassung von Globulinen können wir bei kurzer Inkubationszeit vernachlässigen. Wird sie überschritten, werden auch Immunglobuline miterfasst. Beachten müssen wir, dass Plasma (z. B. Heparinplasma) im Gegensatz zu Serum Fibrinogen enthält, das wie Albumin rasch an den Farbstoff bindet. Dessen Mitmessung wird durch die bichromatische Messmethode vermieden. Als 2. Wellenlänge werden 700 oder 800 nm gewählt (s. Kap. 4 Photometrie).

Bestimmungsindikationen und diagnostische Bedeutung

Die Bestimmungsindikationen für Gesamtprotein und Albumin im Plasma sind gleich:
– Nachweis einer Dysproteinämie,
– Ergänzungsuntersuchung zur Serumelektrophorese,
– Störungen des Wasserhaushaltes,
– Verlaufskontrolle zahlreicher Erkrankungen.

Veränderungen der Gesamtproteinkonzentration im Blutplasma sind entweder Zeichen einer Dysproteinämie oder einer Störung des Wasserhaushaltes. Die Gesamtproteinbestimmung dient auch als Ergänzung der Serumelektrophorese (s. 7.4, S. 103) und liefert wichtige Informationen bei der Verlaufskontrolle zahlreicher Erkrankungen. Albumin ist das mengenmäßig wichtigste Plasmaprotein und macht beim Gesunden ca. zwei Drittel der Gesamtproteinkonzentration aus (Tab. 7.3). Es spielt eine zentrale Rolle für die Wasserbindung im Blutplasma (kolloidosmotischer Sog). Eine Albuminverminderung führt zu Ödemen. Weiterhin ist das Albumin Träger von Calcium, Harnsäure, Schilddrüsenhormonen, Fettsäuren, Bilirubin und Arzneistoffen.

Die gleichzeitige Messung von Gesamtprotein und Albumin erlaubt indirekt durch Differenzbildung Rückschlüsse auf die Immunglobulinkonzentration und kann daher zumindest in der Verlaufsbeobachtung teilweise die aufwendigere Serumelektrophorese und quantitative Immunglobulinbestimmungen ersetzen.

Dysproteinämien. Unter Dysproteinämie verstehen wir eine ***Störung der Plasmaproteinzusammensetzung*** aufgrund der Vermehrung, Verminderung oder dem Neuauftreten von Plasmaproteinen oder Plasmaproteingruppen.
Absolute Veränderungen der Gesamtproteinkonzentration mit Unter- oder Überschreitung des Referenzbereichs (Tab. 7.3) beruhen entweder auf einer Verminderung des **Albumins** oder der Zu- bzw. Abnahme der **Immunglobuline** (Abb. 7.4). Eine absolute Zunahme des Albumins kommt nicht vor. Die anderen Plasmaproteine führen selbst bei einer Konzentrationsänderung um ein Vielfaches ihrer ursprünglichen Konzentration nicht zu einer erkennbaren Veränderung der Gesamtproteinkonzentration.

Echte Hyperproteinämien ($>$90 g/l). Häufigste Ursache dieses sehr seltenen Befundes ist eine Plasmazellerkrankung mit pathologisch erhöhter Immunglobulinsynthese. Allerdings wird eine ausgeprägte Hyperproteinämie nur bei 20 % der Patienten gefunden. Auch bei einer Immunglobulinvermehrung infolge eines chronischen Infektes bleibt das Gesamtprotein meist im Referenzbereich, denn es kommt gegenregulatorisch zur Verminderung des Albumins. Vorübergehende Hyperproteinämien ergeben sich, wenn die Immunglobuline erheblich zugenommen haben, die Albuminkonzentration aber noch nicht entsprechend abgesunken ist.

Man kann dies bei **chronisch aktiven Hepatitiden**, **Leberzirrhose** und **Tuberkulose** finden. Bei einer stark ausge-

Tab. 7.3 Referenzbereiche von Gesamtprotein und Albumin.

	Gesamtprotein (g/l)	Albumin (g/l)
Erwachsene	66–83	36–50
neugeborene Kinder	46–68	35–49

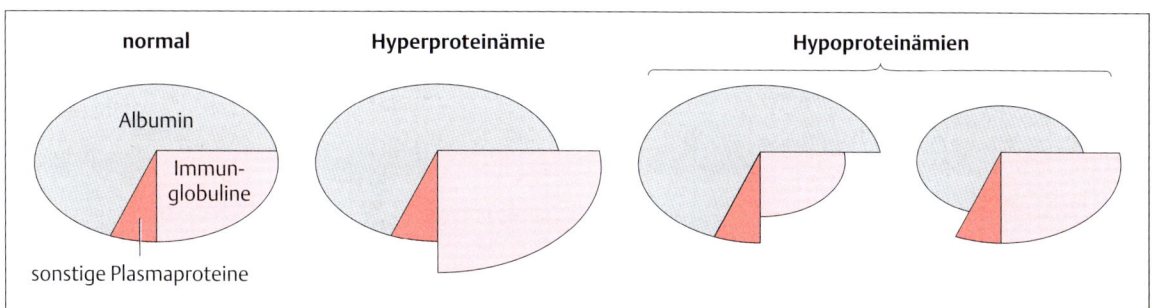

Abb. 7.4 Einflüsse auf die Gesamtproteinkonzentration. Bei der Hyperproteinämie ist zumeist die Immunglobulinfraktion vermehrt. Bei Hypoproteinämien sind Albumin oder Immunglobuline vermindert.

prägten Hyperproteinämie (> 100 g/l) kommt es zu einer Viskositätserhöhung des Blutes und damit zu hämodynamischen Schwierigkeiten für den Patienten aufgrund ungünstiger Fließeigenschaften des Blutes.

 Eine absolute Erhöhung der Gesamtproteinkonzentration beruht immer auf einer pathologisch erhöhten Immunglobulinkonzentration (z. B. Plasmozytom).

Echte Hypoproteinämie (< 40 g/l). Kennzeichen dieser Erkrankung sind Ödeme und Ergüsse in den Körperhöhlen. Häufige Ursache echter Hypoproteinämien sind neben einer verminderten Proteinsynthese gastrointestinale Proteinverluste bei *Gastroenteritis*, *Colitis*, *Magengeschwüren* und *Malignomen* (s. a. 7.6). Der Proteinverlust ist dabei nicht selektiv, d. h. er betrifft alle Proteine gleichermaßen. Daher zeigt die Serumelektrophorese keine Abweichung vom Normalbefund. Bei renalem Proteinverlust ist vor allem Albumin vermindert.

 Ursache einer absoluten Verminderung der Gesamtproteinkonzentration ist die Verminderung der Albumin- bzw. Immunglobulinsynthese oder ein Proteinverlust durch eine Nieren- oder Darmerkrankung.

 7.6 Weitere Ursachen der Hypoproteinämie

Bei einem *Malabsorptions-Syndrom* (Sprue, Nahrungsmittelallergie) kann die Gesamtproteinverminderung anderen klinischen Symptomen vorausgehen.

Mangel- und fehlernährungsbedingte Hypoproteinämien treten auf, wenn zuwenig oder kein tierisches Protein aufgenommen wird (z. B. bei Hunger oder Magersucht = *Anorexie*). Allerdings muss der Albumin-Reservepool des Hautgewebes zu mindestens zwei Drittel verbraucht sein, bevor die Gesamtproteinkonzentration im Blutplasma abfällt.

Ein renaler Proteinverlust bei *Glomerulonephritiden* betrifft vor allem die Albuminausscheidung und führt bei starkem Proteinverlust (nephrotisches Syndrom) zu einer typischen Veränderung der Serumelektrophorese.

Zu den angeborenen Defekten der Proteinbiosynthese in der Leber zählt die *Analbuminämie*, die erstaunlicherweise ohne besonderen Krankheitswert ist. Ein erworbener Defekt ist z. B. das *Antikörpermangel-Syndrom* bei AIDS. Bei großflächigen *Hauterkrankungen*, wie Ekzemen oder Verbrennungen, kann sich im Krankheitsverlauf durch entsprechende Proteinverluste über die Haut eine Verminderung der Gesamtproteinkonzentration einstellen. Auch die mehrfache *Punktion von Ergüssen* (z. B. Pleura, Ascites) kann zu einer Verminderung des Gesamtproteins führen.

Verminderung der Albuminsynthese in der Leber und Albuminverluste. Da sich 70 % des Albumins im interstitiellen Raum, dem so genannten Hautpool, befinden, kommt es bei Verminderung der Albuminsynthese in der Leber infolge von Mangelernährung, Virushepatitis oder Leberzirrhose oft erst nach mehreren Wochen zu einem deutlichen Albuminabfall im Blut. Der renale Albuminverlust beim nephrotischen Syndrom kann anfangs durch eine vermehrte Synthese durch die Leber kompensiert werden, sodass das Albumin im Plasma nicht erniedrigt sein muss.

Viele Medikamente binden an Albumin. Eine Hypoalbuminämie kann deshalb mit einer Erhöhung des freien, pharmakologisch wirksamen Anteils verschiedener Medikamente (z. B. Phenytoin, Valproinsäure, Salicylate) bei scheinbar normaler Dosierung verbunden sein (s. Kap. 21 Medikamentenbestimmungen).

 In der Intensivmedizin ist das Albumin ein wichtiger Marker für Blutplasmaverluste. Denn es strömt rasch albuminarme interstitielle Flüssigkeit nach und die Albuminkonzentration im Plasma sinkt deshalb.

Störung im Wasserhaushalt (Pseudodysproteinämien). Störungen im Wasserhaushalt führen zu Pseudohypo/hyperproteinämien. Mit der Gesamtproteinbestimmung allein können wir sie nicht von den echten Dysproteinämien unterscheiden. Erst die Konstellationsbetrachtung zusammen mit dem Hämatokritwert und dem Ergebnis der Serumproteinelektrophorese (s. 7.4, S. 103) erlaubt diese Differenzierung (Abb. 7.5).

Pseudohyperproteinämie: Neben *Erbrechen* und *Durchfall* kann auch *Dursten* – mangelnde Flüssigkeitszufuhr – zu einer Pseudohyperproteinämie führen. Eine zugrunde liegende *Fehlfunktion des Durstgefühls* findet sich häufiger bei sehr alten Menschen und kleinen Kindern mit Fieber. Bei diesen kann sich u. U. rasch (innerhalb von 1 bis 2 Tagen)

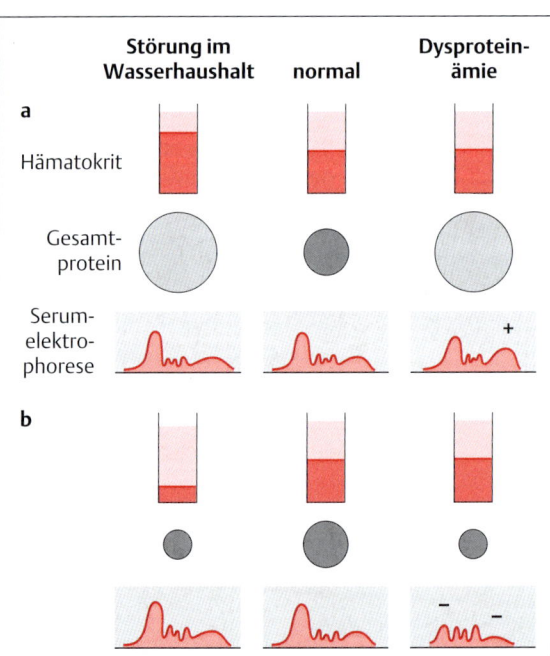

Abb. 7.5 Unterscheidung von **a.** Hyperproteinämie; **b.** Hypoproteinämie.

eine gefährliche Dehydration ergeben. Eine weitere Ursache ist die **diabetische Acidose**, die durch größere Urinmengen zu Wasserverlusten führen kann. Bei allen Pseudohyperproteinämien ist auch der Hämatokritwert erhöht.

 Flüssigkeitsverluste aufgrund Erbrechen oder Durchfall (Diarrhöe) können zu einer Pseudohyperproteinämie führen. Dabei ist der Hämatokrit erhöht.

Pseudohypoproteinämie: Bei *stärkeren Blutverlusten* strömt proteinarme Gewebsflüssigkeit in die Blutbahn ein und es kommt zur Verdünnungshypoproteinämie. Die normalerweise leicht erniedrigten Gesamtproteinwerte in der *zweiten Hälfte der Schwangerschaft* beruhen ebenfalls auf einer Erhöhung des Blutvolumens. Auch die ausgiebige Therapie mit *proteinfreien Infusionslösungen* kann zur Hypoproteinämie führen. Da die Biuretreaktion jedoch bei Infusionstherapien oft falsch hohe Messwerte ergibt (s.o.), können solche Hypoproteinämien kaschiert werden. Bei allen Pseudohypoproteinämien ist der Hämatokrit vermindert.

 Pseudohypoproteinämie werden durch eine Erhöhung der Wassermenge im Gefäßsystem hervorgerufen. Der Hämatokritwert ist erniedrigt.

7.3 Immunglobuline und Komplementsystem

Wir unterscheiden fünf Hauptklassen von Immunglobulinen: G, A, M, E und D. Die Immunglobuline können antigene Strukturen, z.B.
– Mikroorganismen,
– artfremdes Protein,
– körpereigenes Material wie geschädigte oder entartete Zellen erkennen und binden. Anschließend kommt es unter Beteiligung der zellulären Abwehr zur Elimination der gebundenen antigenen Strukturen.
Immunglobuline wirken ferner bei der Komplementkaskade mit. Das Komplementsystem gehört selbst zum unspezifischen Abwehrsystem. Es
– hat Bedeutung bei der Abwehr in den Organismus eingedrungener Erreger,
– kann immunologisch ausgelöste Gewebsschädigungen vermitteln.

7.3.1 Immunglobuline

Die Grundstruktur der Immunglobuline hat unabhängig von ihrer Zugehörigkeit zu den Klassen G, A, M, E und D das Aussehen eines „Y" und besteht aus vier Polypeptidketten (Abb. 7.**6**). Jedes dieser „Y" ist aus zwei identischen Schwerketten und zwei identischen Leichtketten aufgebaut und besitzt zwei Bindungsstellen mit gleicher Antigenspezifität.

Es gibt fünf Typen von Schwerketten, die den fünf Immunglobulinhauptklassen entsprechen; die Leichtketten können vom Typ κ oder λ sein. Innerhalb der Immunglobulinhauptklassen können wir zusätzlich Subklassen unterscheiden, z.B. IgG$_1$ bis IgG$_4$. Die Immunglobuline können antigene Strukturen, z.B. Mikroorganismen, artfremdes Protein oder auch körpereigenes Material wie geschädigte oder entartete Zellen erkennen und binden. Anschließend kommt es unter Beteiligung der zellulären Abwehr zur Elimination der gebundenen antigenen Strukturen. Immunglobuline wirken ferner bei der Komplementkaskade und bei der Phagozytose der Neutrophilen Zellen mit.

Präanalytik. Es gelten die auf S. 96 für die Gesamtprotein- und Albuminbestimmung beschriebenen Bedingungen. Plasma kann für die Bestimmung der Immunglobulinklassen mehrere Tage gekühlt aufbewahrt werden. Die Differenzierung von IgE oder die Bestimmung von zirkulierenden Immunkomplexen (s. Kap. 19) soll jedoch aus frisch gewonnenem Plasma erfolgen, oder das Probenmaterial muss bei –70 °C aufbewahrt werden.

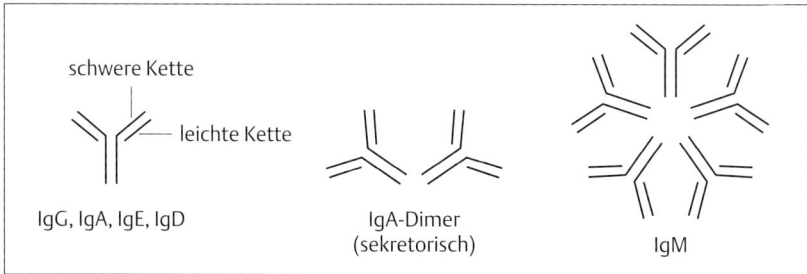

Abb. 7.6 Unterschiedliche molekulare Struktur der Immunglobulinklassen.

Analytik. Zur Quantifizierung der Immunglobuline eignen sich die Nephelometrie und Turbidimetrie, letztere besonders bei Anwendung der Latexverstärkung (s. Kap. 5 Immunologische Bestimmungsverfahren). Durch Verwendung eines WHO-Standards als Kalibrator lassen sich mit verschiedenen Testbestecken und in unterschiedlichen Laboratorien annähernd vergleichbare Ergebnisse erzielen.

Bestimmungsindikationen. Die Bestimmung der Immunglobulinklassen, vor allem IgG, IgA und IgM, hat ihre größte Bedeutung für die Verlaufsbeurteilung entzündlicher Erkrankungen und zur Abklärung von Antikörpermangel-Syndromen, die mit einer erhöhten Häufigkeit von Infektionen einhergehen. Bei allen Erkrankungen allergischer Natur und bei Parasitosen ist die IgE-Konzentration erhöht. Zirkulierende Immunkomplexe schließlich können die Ursache so genannter Immunkomplexkrankheiten sein.

Diagnostische Bedeutung

Bei **akut entzündlichen und nekrotischen Prozessen** haben solche Messgrößen die größte diagnostische Bedeutung, die mit der unspezifischen Infektabwehr in Beziehung stehen. Dazu gehören die Blutkörperchen-Senkungsgeschwindigkeit, das C-reaktive Protein (s. 7.5, S. 108), die Serumelektrophorese sowie die Leukozytenzahl und -differenzierung.

Bei **subakut entzündlichen Krankheitsbildern** erfolgt die Verlaufskontrolle dagegen mit der quantitativen Bestimmung der Immunglobulinklassen A, G und M (Tab. 7.**4**).

In der 2. Woche nach Erstinfektion durch einen Erreger finden wir eine IgM-Erhöhung, und erst in der 3. bis 4. Woche überwiegt die IgG-Erhöhung. Beim chronischen Verlauf bleibt IgG ständig erhöht (Abb. 7.**7**). IgA-Erhöhungen kommen vor allem bei Infektionen von Haut, Darm, Respirationstrakt und Nieren vor, also bei Befall von Organen mit resorptiven Oberflächen.

Bei Verdacht auf ein angeborenes oder erworbenes **Antikörpermangel-Syndrom** haben die quantitativen Immunglobulinbestimmungen deutlich mehr Aussagekraft als die Serumelektrophorese. Bei dieser ist oft selbst das Fehlen einer kompletten Immunglobulinklasse nicht leicht zu erkennen.

Der Nachweis **erregerspezifischer IgM und IgG** spielt in der Infektionsserologie eine große Rolle.

Der Verdacht auf eine **Infektion des Neugeborenen** noch im Mutterleib (intrauterin) kann durch die Bestimmung der Immunglobuline im Nabelschnurblut abgeklärt werden. Da die Plazenta nur für IgG permeabel ist, während sie für IgA und IgM eine Barriere darstellt, lässt sich im Nabelschnurblut des gesunden Neugeborenen nur IgG

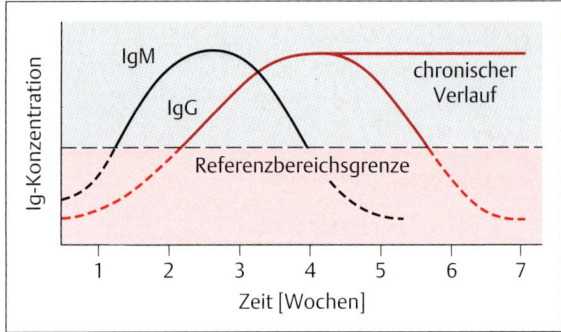

Abb. 7.7 Verhalten der Immunglobuline bei akuter und chronischer Entzündung.

nachweisen. Dieses ist mütterlichen Ursprungs, da der Fetus selbst noch kein IgG bilden kann. Er kann jedoch IgA und IgM bilden. Daher deutet der Nachweis von IgA oder IgM im Nabelschnurblut auf eine Infektion des Fetus hin (Abb. 7.**8**). Allerdings müssen wir auch die Möglichkeit in Betracht ziehen, dass das Nabelschnurblut mit mütterlichem Blut „kontaminiert" ist. Deshalb muss sich bei positivem Befund immer eine Erregersuche anschließen.

Differentialdiagnostische Bedeutung hat die Bestimmung der Immunglobulinklassen für den Arzt ferner bei der **Verlaufskontrolle** von Erkrankungen der Leber, Niere, Gallenwege und bei Kollagenosen (Autoimmunerkrankungen mit Bindegewebsveränderungen).

Immunglobulin-Leichtkettentypen: Im Blutplasma finden wir die Leichtkettentypen κ und λ nicht in gleicher Zahl, sondern das κ/λ-Verhältnis beträgt ca. 2:1. Dies liegt daran, dass unser Organismus beim genetischen Rearrangement, das zur Antikörpervielfalt führt, bevorzugt Leichtketten vom Kappa-Typ bildet. Eine deutlichere Abweichung vom 2:1-Verhältnis lässt den Verdacht auf eine monoklonale Gammopathie aufkommen, den wir durch eine Immunfixationselektrophorese weiter abklären sollten (s. 7.4, S. 104).

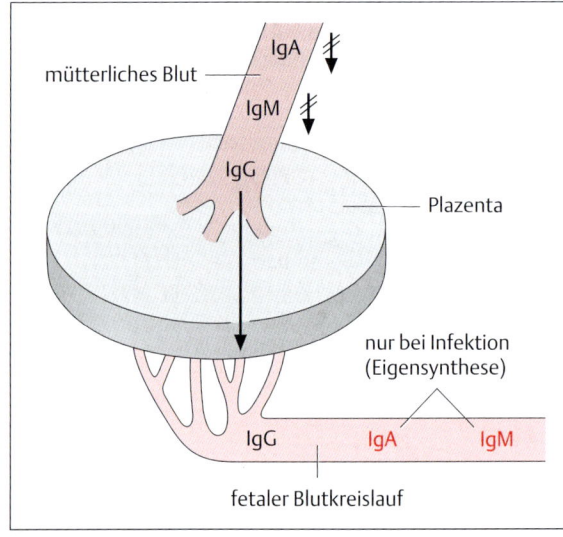

Abb. 7.8 Fetale Immunglobulinsynthese und Infektion.

Tab. 7.4 Referenzbereiche Immunglobuline.

Immunglobulin (g/l)	Frauen	Männer
IgG	8,0 – 18,0	8,0 – 18,0
IgA	0,9 – 4,5	0,9 – 4,5
IgM	0,7 – 2,8	0,6 – 2,5

Immunglobulinsubklassen: Die Immunglobulinhauptklassen lassen sich weiter in Subklassen differenzieren, z. B. IgG in insgesamt vier ($IgG_1 - IgG_4$). Diese unterscheiden sich z. B. in ihrer Proteinfeinstruktur und im κ/λ-Verhältnis, vor allem aber in ihren biologischen Eigenschaften und ihrer Konzentration im Plasma. Bakterielle Infekte z. B. führen meistens zu einer selektiven Erhöhung der IgG-Subklassen IgG_1 und IgG_3. Die endgültige diagnostische Bedeutung der Subklassenbestimmung ist noch unklar.

Immunkomplexe: Die Reaktion von Antigen und Antikörper führt zur Bildung von Immunkomplexen. Diese werden normalerweise sehr rasch z. B. von Makrophagen beseitigt. Frei im Blut vorkommende Immunkomplexe werden auch als zirkulierende Immunkomplexe (CIC) bezeichnet. Erhöhungen der Immunkomplexkonzentration werden bei verschiedenen Autoimmunerkrankungen (s. Kap. 19 Spezielle Immundiagnostik), aber auch bei anderen Erkrankungen, z. B. AIDS, gefunden. Zusätzlich kann die Immunkomplexbildung ein Antigen für den üblichen Nachweis „unsichtbar" machen (s. CEA-anti-CEA-Immunkomplexnachweis im Kap. 9 Tumormarker, S. 119).

Eine sehr einfache Bestimmungstechnik für CIC ist im Kap. 19 beschrieben. Die CIC besitzen ihre Hauptbedeutung in der Verlaufskontrolle, da eine erfolgreiche Therapie häufig zu einer Normalisierung zuvor erhöhter CIC führt. Andauernd erhöhte CIC können zu einer Gewebsschädigung durch Ablagerung an Basalmembranen, z. B. in der Niere, führen.

Bedeutung von IgE: Bei Erkrankungen des allergischen Formenkreises (s. Kap. 19 Spezielle Immundiagnostik) finden sich IgE-Erhöhungen. Allerdings schließen weder sehr niedrige IgE-Werte eine klinisch-manifeste Allergie aus, noch muss ein Patient mit hohen IgE-Werten Symptome einer Allergie zeigen. Denn das Gesamt-IgE zeigt lediglich eine vererbte Anlage für atopische Erkrankungen an.

Des Weiteren können erhöhte IgE-Konzentrationen zusammen mit einer Eosinophilie des Blutbildes trotz negativem Parasitennachweises ggf. auf eine solche Erkrankung hinweisen.

Auch bei Medikamenten-induziertem Fieber, bei der graft-versus-host-Reaktion bei der Organabstoßung und schweren Verbrennungen lassen sich IgE-Erhöhungen beobachten. Schließlich werden IgE-Erhöhungen bei angeborenen und erworbenen Immundefekten gefunden.

7.3.2 Komplementsystem

Neun Komplementfaktoren, die mit C_1 bis C_9 bezeichnet werden, und ca. 20 weitere hauptsächlich regulatorische Faktoren bilden das Komplementsystem. Diese Proteine finden wir im zirkulierenden Blut und auch in anderen Körperflüssigkeiten. Die Komponenten C_3 und C_4 sind aus diagnostischer Sicht die wichtigsten Vertreter dieses Systems.

Aktivierung und Funktion des Komplementsystems

Der Aktivierung dieses Systems liegt wie der Aktivierung des Blutgerinnungssystems eine kaskadenartige Reaktionsfolge zugrunde (Abb. 7.**9**). In gewisser Analogie zur Blutgerinnung gibt es für die Aktivierung des Komplementsystems zwei Wege:

1. Beim **Klassischen Weg** wird durch Kontakt mit Immunkomplexen (notwendig ist das Vorliegen zweier benachbarter Antikörper auf der Zielzelle), die $IgG_{1,2,3}$ oder IgM enthalten, die Erkennungseinheit C_{1q} des C_1-Komplexes aktiviert (Abb. 7.**10**). C_4 ist eine charakteristische Zwischenstufe dieses Weges.

2. Der **Alternative Weg** wird durch bestimmte Polysaccharidkomponenten aus Bakterienzellwänden und IgA-, IgG_4- oder IgE-CIC aktiviert. Hierzu sind geringe Mengen C_{3b}, also bereits aktivierter Faktor C_3, notwendig. Bei diesem „autokatalytischen Vorgang" sind weitere Faktoren (Faktor B und Faktor P = Properidin) beteiligt, sodass in Folge immer mehr C_3-Moleküle aktiviert werden.

Über die Aktivierung von C_3 münden beide Wege in die gemeinsame Endstrecke.

C_3 *stellt daher den Schlüsselmarker* für den Aktivitätszustand des Komplementsystems dar. Die eigentlichen Funktionen werden durch den terminalen Komplex aus den Komponenten C_5 bis C_9 vermittelt (Abb. 7.**10**). Das aktivierte Komplementsystem bewirkt im Einzelnen

– die zelluläre Lyse des Erregers bzw. der Zielzelle. Durch Bindung von C_7 und C_8 an die Zielzelle wird eine kleine und schließlich durch Bindung von C_9 eine größere und stabilere Pore auf der Oberfläche der Zielzelle gebildet,

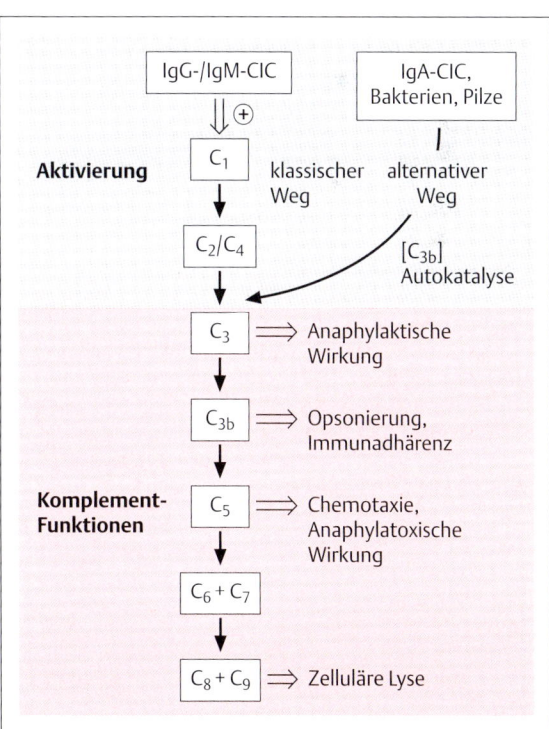

Abb. 7.9 Aktivierungswege des Komplementsystems. Klassischer und alternativer Weg (oben) führen zur Aktivierung der gemeinsamen Endstrecke (unten).

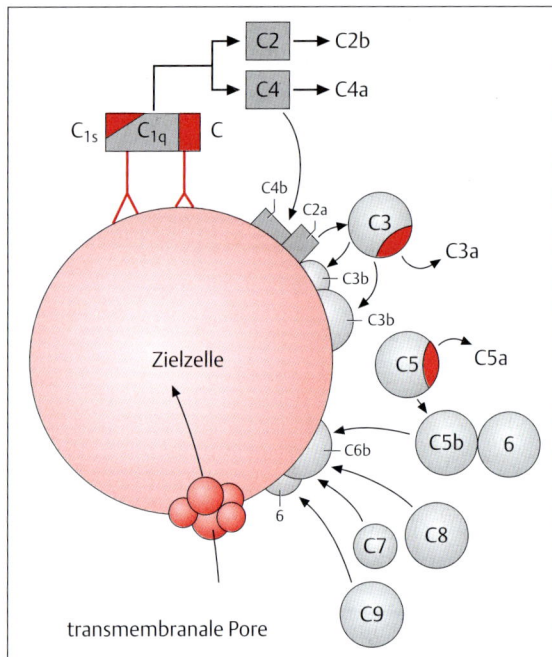

Abb. 7.10 Porenbildung in der Zielzelle durch das Komplementsystem.

- eine anaphylaktische Wirkung, da C_{4a}, C_{3a} und C_{5a} die Degranulation von Mastzellen und basophilen Granulozyten bewirken können,
- die chemotaktische Anlockung von Neutrophilen und Makrophagen,
- die Entfernung von Immunkomplexen im retikuloendothelialen System,
- die Permeabilitätssteigerung von Blutkapillaren,
- eine Verstärkung der Phagozytosewirkung von Leukozyten.

 Die Komplementfaktoren werden bei der Komplementaktivierung verbraucht. Wir erkennen daher eine Aktivierung dieses Systems an der verminderten Konzentration z. B. der Faktoren C_3 und C_4 im Plasma.

Regulation des Komplementsystems. Ähnlich wie beim Blutgerinnungssystem muss auch beim Komplementsystem eine ungewollte oder überschießende Aktivierung vermieden werden. Dazu dienen eine Reihe Regulatorsubstanzen. Von besonderer Wichtigkeit ist der C_1-Esterase-Inhibitor, der im Zusammenwirken mit weiteren Faktoren die Aktivität des aktivierten C_1 und C_3 kontrolliert.

Präanalytik und Analytik. Wir wollen uns hier im Wesentlichen auf die Komponenten C_3 und C_4 und den C_1-Esteraseinhibitor beschränken. Diese Proteine besitzen eine ausreichende Stabilität im Plasma und lassen sich immunturbidimetrisch oder immunnephelometrisch bestimmen.

Bestimmungsindikationen
- Nachweis und Verlauf von Immunkomplexerkrankungen,
- Verdacht auf Komplementdefekt,
- rezidivierende Infektionen,
- Nachweis und Verlauf des hereditären angioneurotischen Ödems und
- paroxysmale nächtliche Hämoglobinurie.

Diagnostische Bedeutung

Autoimmun- und allergische Erkrankungen: Die C_3-Verminderung zeigt eine Aktivierung des Systems an (Tab. 7.**5**). Ist auch C_4 erniedrigt spricht dies für eine Aktivierung des klassischen Weges, was wir bei den meisten Autoimmunerkrankungen vorfinden (Tab. 7.**6**). Ist dagegen C_4 normal und nur C_3 vermindert, dann ist eher der alternative Weg aktiviert worden, was bevorzugt bei toxisch/allergischen Erkrankungen geschieht.

Tab. 7.5 Referenzbereiche (Erwachsene).

C_3 (mg/dl)	82–170
C_4 (mg/dl)	15–49
C_1-Esterase-Inhibitor (mg/dl)	15–35

Entzündliche Erkrankungen: Werden hier C_3 und C_4 zur Feststellung der Aktivitätsphase gemessen, so müssen wir beachten, dass diese als Akutphaseproteine in diesem Zusammenhang vermehrt gebildet werden. Dies erschwert die Beurteilung des Komplementsystems.

Komplementdefekte: Bei C_3 Mangel sind häufig schwere Infekte und Glomerulonephritis zu beobachten. Bei Störungen von C_5 bis C_9 funktioniert die Porenbildung auf der Zielzelle nicht richtig, und es kommt gehäuft zu Infektionen mit solchen Erregern, gegen die keine schützenden

Tab. 7.6 Komplementprofile bei bestimmten Erkrankungen.

C_3 und C_4 vermindert (klassischer Aktivierungsweg)	C_3 vermindert (alternativer Aktivierungsweg)	C_1-Esterase-Inhibitormangel, C_1 und C_4 vermindert
aktiver systemischer Lupus E. Serumkrankheit chronisch-aktive Hepatitis Malaria bakterielle Endokarditis Immunkomplexkrankheit Rheumatische Arthritis mit Vaskulitis	C_3-Mangel akute Poststreptokokken-Glomerulonephritis Membranoproliferative Glomerulonephritis Immunkomplexerkrankung	hereditäres angioneurotisches Ödem

IgG-Antikörper gebildet werden, z. B. mit Neisseria meningitidis.

Paroxysmale nächtliche Hämoglobinurie: Hier findet eine Hämolyse durch überschießende Komplementaktivität statt. Ursache ist die fehlende Verankerung von Zellmembran-ständigen Komplementinhibitoren auf den Erythrozyten. Die Hämoglobinurie ist besonders dann ausgeprägt, wenn das Komplementsystem anderweitig aktiviert ist.

C$_1$-Esterase-Inhibitormangel: Wir haben bereits erfahren, dass der C$_1$-Esterase-Inhibitor eine außerordentlich wichtige Rolle für die bedarfsgerechte Funktion des Komplementsystems spielt. Sein Mangel oder Funktionsverlust verursacht das hereditäre angioneurotische Ödem mit ausgeprägten Hautschwellungen, wobei Cutis und Subcutis betroffen sind. Die Schwellungen finden sich oft im Gesichtsbereich. Bei Schleimhautschwellungen (Larynx, Atemwege) kann es zu lebensbedrohlichen Situationen kommen. Vor Operationen sollten Kontrollmessungen und ggf. eine Substitutionstherapie erfolgen.

7.4 Elektrophoretische Trennung der Proteine

Die elektrophoretische Auftrennung der Serumproteine benötigen wir für die Abklärung von Störungen des Wasserhaushaltes und von Dysproteinämien. Einige Krankheitsbilder verraten sich uns darüber hinaus durch sehr charakteristische Veränderungen des Elektrophoresemusters.
Mit der Immunfixationselektrophorese können wir Plasmazellerkrankungen, die zum Auftreten von monoklonalen Immunglobulinen im Plasma und ggf. im Urin führen, erkennen.

7.4.1 Serumelektrophorese

Diese gehört zu den häufig durchgeführten, aber relativ unspezifischen Labormethoden.

Präanalytik und Analytik. Als Untersuchungsmaterial ist Serum erforderlich; Hämolyse muss vermieden werden. Bei der Untersuchung von Heparinplasma oder hochdosiert heparinisierten Patienten tritt durch Fibrinogen verursacht eine Sonderbande zwischen der β- und γ-Fraktion auf. Wir bezeichnen dies als Fibringradienten. Bei starker Hämolyse lässt sich ein so genannter Hämoglobingradient in der β-Fraktion beobachten.

Die genaue Beschreibung der Methodendurchführung ist in Kap. 3 (Verfahren zur Trennung von Substanzgemischen) zu finden.

Bestimmungsindikationen und diagnostische Bedeutung

Zu den Bestimmungsindikationen gehört die zuvor erwähnte Differenzierung zwischen Wasserhaushaltsstörungen und Dysproteinämien. Besonders wichtig ist die Serumelektrophorese in der Verlaufskontrolle und Prognostik:
Die Normalisierung eines zuvor veränderten Elektrophoresebildes kann bei vielen Krankheiten als prognostisch günstiges Zeichen im Heilungsverlauf gedeutet werden. Unklare bzw. auffällige Elektrophoresebefunde werden in der Regel durch die quantitative Bestimmung spezieller Plasmaproteine weiter abgeklärt.
Während die Albuminfraktion fast nur aus Albumin besteht, handelt es sich bei den anderen Fraktionen um zufällige, jedoch immer wieder reproduzierbare Überlagerungen verschiedener Proteine mit gleicher elektrophoretischer Beweglichkeit. Daher ist die diagnostische Spezifität der Serumelektrophorese, wenn wir von den unten aufgeführten Ausnahmen absehen, gering. Häufig führt nur die Veränderungen mehrerer Einzelproteine zusammen zu Veränderungen der unterscheidbaren Proteinfraktionen.

Die Flächenprozente, die nach der densitometrischen Auswertung erhalten werden, sind wegen der unterschiedlichen Farbstoffbindung der einzelnen Serumproteine in Wahrheit nur Näherungswerte. Deshalb unterscheidet sich auch die Albuminkonzentration, die durch Multiplikation des Flächenprozentwertes mit der Gesamtproteinkonzentration ermittelt wird, von der tatsächlich gemessenen Albuminkonzentration (s. 7.2, S. 96). In der Ergebnisbeurteilung muss deshalb klar erkennbar sein, wie der angegebene Albuminmesswert gefunden wurde.

Störungen des Wasserhaushaltes: Bei Störungen des Wasserhaushaltes zeigt die Serumelektrophorese keine Abweichung vom Normalbefund (Abb. 7.**11a**).

Akute Entzündung: Im Frühstadium der akuten entzündungsbedingten Dysproteinämie kommt es innerhalb von zwei Tagen zu einem absoluten Anstieg der α_1- und α_2-Fraktion (Abb. 7.**11a/b**). Zuerst zeigt sich meistens die α_1-Erhöhung. Ursache ist die Bildung einer ganzen Zahl von Akutphaseproteinen im Zuge der unspezifischen Immunabwehrreaktion.

Chronische Entzündung: Bei der chronischen Entzündung kommt es häufig zu „breitbasigen" γ-Globulin-Erhöhungen (Abb. 7.**11c**). Dies ist Ausdruck der gesteigerten Synthese von polyklonalen Antikörpern mit unterschiedlicher elektrophoretischer Beweglichkeit. Der Immunglobulinanstieg kann meistens erst 7 bis 14 Tage nach Eintritt einer Infektion beobachtet werden.

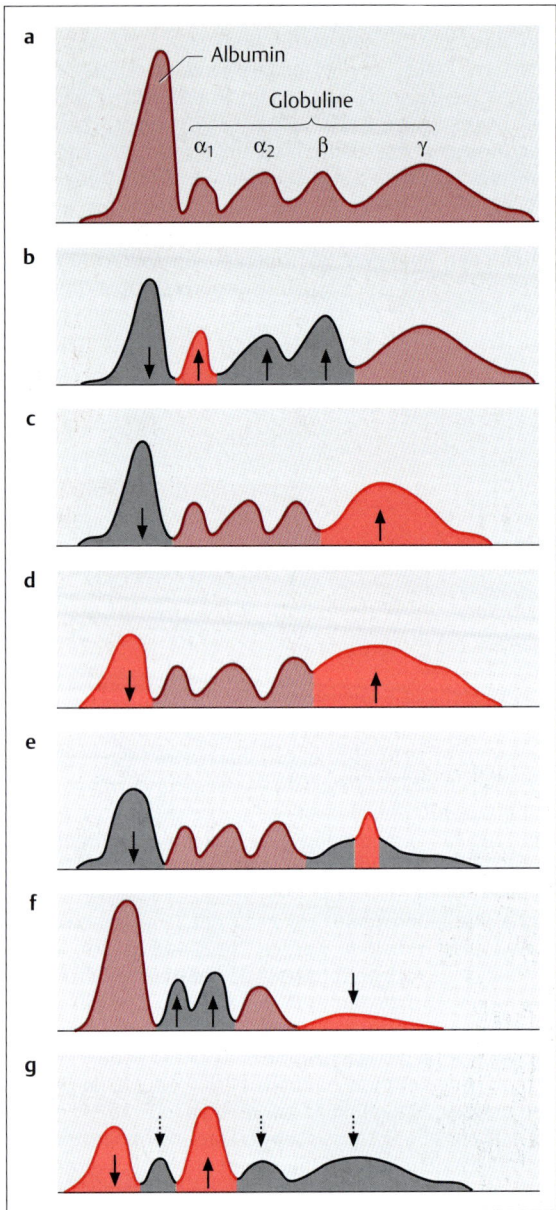

Abb. 7.11 Krankheitsbedingte Veränderungen der Serumelektrophorese.
Bei einigen Erkrankungen sind diese Veränderungen relativ charakteristisch: **a.** Normalbefund; **b.** Akute Entzündung; **c.** Chronische Entzündung; **d.** Leberzirrhose; **e.** Multiples Myelom; **f.** Antikörpermangel-Syndrom, **g.** Nephrotisches Syndrom.

Leberzirrhose: Aufgrund verminderter Syntheseleistung der Leber kommt es zu einer absoluten Albuminverminderung mit kompensatorischer Erhöhung der γ-Globuline. Die γ-Fraktion wird dabei meist so breitbasig erhöht, dass sie mit der β-Globulin-Fraktion regelrecht verschmilzt (Abb. 7.11d).

Bei der fortgeschrittenen Leberzirrhose sind außer Albumin meist auch alle in der Leber synthetisierten Gerinnungsfaktoren vermindert.

Multiples Myelom: Führt die Entartung einer B-Zell-Linie zur Bildung größerer Mengen von völlig gleichen monoklonalen Immunglobulinen, so zeigt sich dies im Auftreten einer engbasigen Zacke im γ-Globulinbereich (sog. M-Gradient, Abb. 7.11e). Die diagnostische Sensitivität der Serumelektrophorese ist beim Multiplen Myelom allerdings gering, da mindestens 1 g/l monoklonales Immunglobulin im Blutplasma vorhanden sein muss, damit wir einen M-Gradienten beobachten können. Der Name „M-Gradient" beruht darauf, dass die Albuminzacke und die monoklonale Zacke als ein stilisiertes „M" angesehen werden können.

Antikörpermangel-Syndrom: Beim angeborenen Antikörpermangel-Syndrom finden wir die γ-Globuline beim unbehandelten Patienten oft auf Werte unter 1 g/l vermindert, bei den erworbenen Formen auf Werte unter 8 g/l. In der Serumelektrophorese fehlt daher die γ-Fraktion oder sie ist deutlich verflacht (Abb. 7.11f). Aufgrund der Infektanfälligkeit der betroffenen Patienten sind die α-Globulin-Fraktionen oft erhöht und nur in infektfreien Intervallen normal.

Nephrotisches Syndrom: Bedingt durch den renalen Proteinverlust kommt es zu einer Verminderung des Albumins und einer Erhöhung der α_2-Fraktion auf bis zu 65% des Gesamtproteins (Abb. 7.11 g). Das hochmolekulare α_2-Makroglobulin und die anderen Makroglobuline aus der α_2-Fraktion werden selbst bei einem schweren glomerulären Nierenschaden kaum vermehrt filtriert, aber kompensatorisch zum Albuminverlust sogar verstärkt synthetisiert. Die anderen Proteinfraktionen zeigen beim nephrotischen Syndrom meist keine deutlichen Veränderungen.

 Ein ähnlicher Befund der Serumelektrophorese wie beim nephrotischen Syndrom findet sich bei Krebspatienten und bei anderen schwersten (konsumierenden) Krankheitszuständen.

7.4.2 Immunfixationselektrophorese

Ziel dieses Untersuchungsverfahrens ist der Ausschluss oder Nachweis einer Plasmazellerkrankung mit monoklonaler Immunglobulinbildung.

Präanalytik und Analytik. Als Untersuchungsmaterial wird Serum eingesetzt. Die Analysentechnik der Immunfixationselektrophorese oder der Substraktions-Kapillarelektrophorese als alternatives Verfahren findet sich in Kap. 3 (Verfahren zur Trennung von Substanzgemischen).

Pathobiochemie der Plasmazellerkrankungen. Paraproteinämie (monoklonale Gammopathie) ist der Oberbegriff für Plasmazellerkrankungen, die zu einer monoklonalen Immunglobulinvermehrung führen. Syntheseort sind die Zellen des lymphoretikulären Systems (Plasmazellen), die auch physiologischerweise Immunglobuline synthetisieren und sezernieren. Im Gegensatz zur polyklonalen Immunglobulinbildung (7.7) führt die Aktivierung und Proliferation nur eines B-Zell-Klons zu einer monoklona-

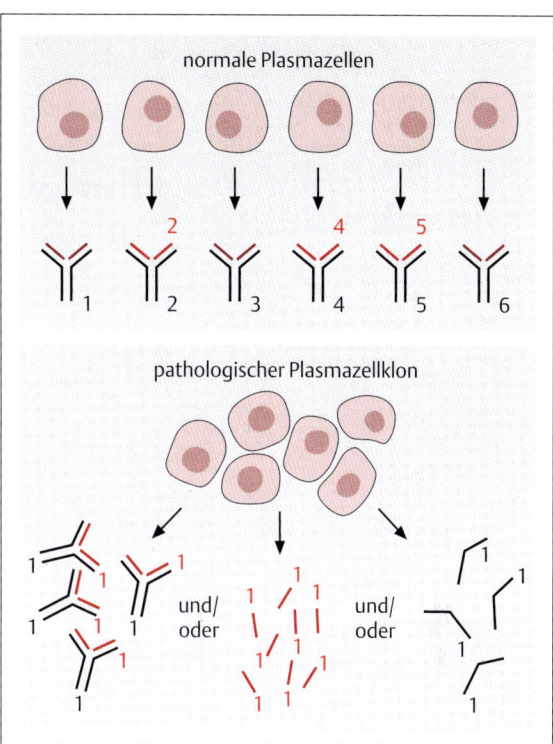

Abb. 7.12 Natürliche und unnatürliche Sekretionsmöglichkeiten von Plasmazellen.
Oben: Sekretion heterogener Antikörper (hier Typ 1–6);
Unten: Sekretion von identischen Antikörpern, Leichtketten oder Schwerketten (nur Typ 1).

7.7
Normale Immunreaktion: Polyklonale Immunglobulinvermehrung

Unser Organismus reagiert normalerweise auf einen antigenen Reiz mit der Stimulation verschiedener Plasmazellen und einer polyklonalen Immunglobulinvermehrung, d. h. mit der Bildung einer Vielzahl verschiedener Antikörper. Die mehrmalige Auseinandersetzung mit dem gleichen Antigen kann zur Selektion bestimmter Antikörper und damit zu einer oligoklonalen Immunglobulinvermehrung führen. Dabei können eine oder mehrere Immunglobulinklassen (G, A, M, D oder E) vermehrt sein, aber als deutlicher Unterschied zur monoklonalen Immunglobulinvermehrung werden immer beide Leichtkettentypen (κ und λ) nebeneinander gefunden. In der Serumelektrophorese findet sich manchmal ein Sägeblattmuster der γ-Fraktion, das wir jedoch vom M-Gradienten unterscheiden müssen.

len Immunglobulinvermehrung. Sie ist unnatürlich und beruht entweder auf einer Überstimulation (ausgelöst durch Entzündungen oder Arzneimittel) oder meistens auf einer malignen Transformation (Neoplasmen).

Das Plasmozytom ist eine Erkrankung des älteren Menschen. Bei 70-jährigen finden wir sie mit einer Häufigkeit von 3:100. Unter Kindern und Jugendlichen ist das Auftreten eines Plasmozytoms dagegen eine Seltenheit.
Folgende Allgemeinsymptome können auf eine Plasmazellerkrankung hinweisen:
– Schmerzen,
– häufige Infektionen,
– Müdigkeit,
– pathologische Frakturen,
– Malabsorptions-Syndrom,
– Proteinurie (bei der Leichtkettenkrankheit) und
– verdächtige Röntgenbefunde.

Der maligne entartete Zellklon bildet Absiedelungen in verschiedenen Organen, insbesondere im Skelett, in dem osteolytische Prozesse z. B. als „Schrotschussschädel" nachgewiesen werden können.
Die Tumorzellmasse bedingt die Behandlungsbedürftigkeit und die Überlebenszeit. Beim benignen Verlauf des Plasmozytoms ist die Tumorzellmasse konstant niedrig. Bei malignen Verläufen kann sie zumindest vorübergehend durch Chemotherapie reduziert werden.
Entartete Plasmazellen können verschiedene Syntheseprodukte freisetzen (Abb. 7.**12**):
– monoklonales IgG, IgA oder IgM vom Leichtkettentyp Kappa (κ) oder Lambda (λ),
– freie Leichtketten vom Typ κ oder λ,
– freie Immunglobulinschwerketten.

Bei der quantitativen Bestimmung der Immunglobulinklassen (s. 7.3, S. 100) beobachten wir häufig eine Erhöhung der durch die monoklonale Entartung betroffenen Immunglobulinklasse bei gleichzeitiger Verminderung der anderen Immunglobulinklassen. Unauffällige oder sogar verminderte Immunglobuline schließen ein Plasmozytom jedoch nicht aus.

 Bei monoklonaler Plasmazellentartung werden identische Immunglobuline mit nur einem Leichtkettentyp und/oder freie Leichtketten bzw. freie Schwerketten ins Blut abgegeben.

Bestimmungsindikationen und diagnostische Bedeutung

Bei Verdacht auf eine Plasmazellerkrankung setzen wir heute meist die Immunfixationselektrophorese von Serum und Urin ein. Zusammen mit quantitativen Immunglobulinbestimmungen ist sie auch zur Verlaufsbeurteilung einer solchen Erkrankung von Bedeutung. Ein weiteres wichtiges diagnostisches Kriterium ist ein Anteil von mehr als 10% Plasmazellen im Knochenmark und der radiologische Nachweis von Osteolysen. Die klinischen Symptome des Plasmozytoms können der Labordiagnostik u. U. um Jahre später folgen. Der Plasmozytomnachweis ist daher öfters ein Zufallsbefund.

IgG- und IgA-Plasmozytom: Neoplasmen der voll ausgebildeten Plasmazellen werden als *Plasmozytom* oder *Multiples Myelom* bezeichnet und gehören klinisch zu den Non-Hodgkin-Lymphomen von niedrigem Malignitätsgrad. Sie sind durch das Auftreten von monoklonalem IgG oder IgA gekennzeichnet, monoklonales IgD und IgE sind ausgesprochene Raritäten.

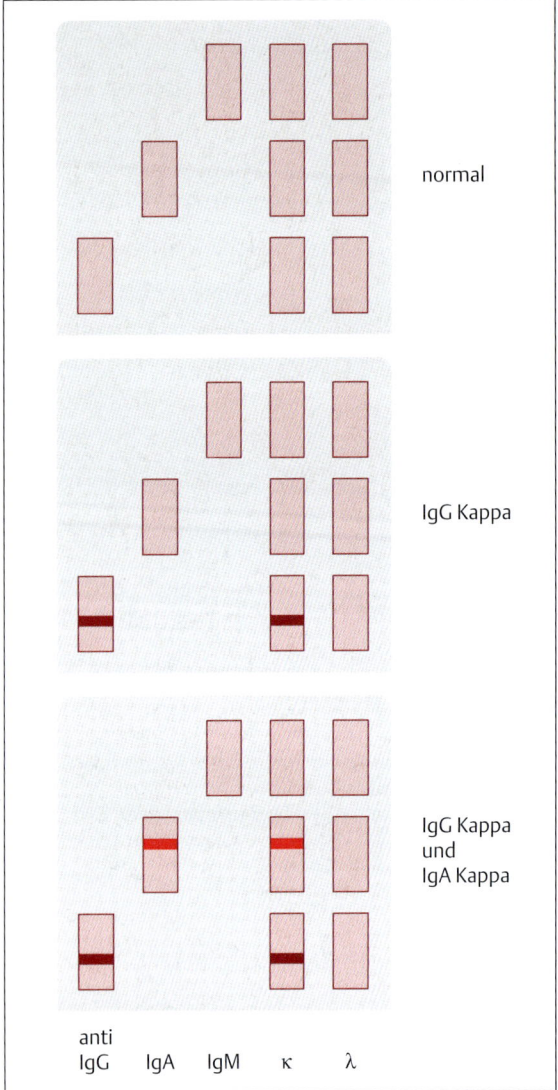

Abb. 7.13 Befundmuster der Immunfixationselektrophorese (schematisch). Positivbefunde zeigen sich durch zwei gleichgelegene Banden bei einer Immunglobulinklasse und einem Leichtkettentyp.
Oben: Normalbefund; Mitte: typischer Positivbefund, hier IgG κ; Unten: Doppelgammopathie, hier IgG κ und IgA κ.

IgG-Plasmozytome sind am häufigsten, da IgG normalerweise die höchste Konzentration im Blutplasma besitzt und demnach die meisten vorhandenen Plasmazellen IgG sezernieren. Daher ist das Entartungsrisiko für IgG-sezernierende Zellen statistisch auch am höchsten. Abb. 7.13 zeigt einen Normalbefund der Immunfixationselektrophorese und einen typischen Positivbefund. Sehr selten sind Doppelgammopathien (Abb. 7.13, 7.8) zu finden, z. B. IgG κ und IgA κ.

IgM-Plasmazellerkrankung: Für Neoplasmen von Plasmazellvorstufen verwendet man die Bezeichnung **Morbus Waldenstroem** oder **Makroglobulinämie**. Sie ist durch die Bildung von monoklonalem IgM charakterisiert. Da unter Normalbedingungen unreife Zellen nur in geringen Konzentrationen vorkommen, ist die Makroglobulinämie viermal seltener als das Plasmozytom. Sie kann aufgrund des erhöhten IgM zu Thrombozytenaggregation, Hyperviskosität des Blutes, Kryoglobulinämie (7.9) und stark beschleunigter Blutsenkung führen.

> Im Labor kann das unerkannte Auftreten solcher Kryoproteine zu Fehlpipettierungen und bei der mechanisierten Zellzahlbestimmung in der Hämatologie zu Fehlzählungen führen. Beim Feststellen einer Kryoglobulinämie ist daher die gegenseitige Information der Arbeitsplätze wichtig! Lässt sich die Analytik bei 37 °C durchführen, können Fehlmessungen in der Regel vermieden werden.

7.8 Sonderfälle bei der Immunfixation

In seltenen Fällen können zwei entartete Zellklone (Doppelgammopathie) vorliegen. Hierfür besteht eine große Variationsmöglichkeit:
Zweimal derselbe Schwer- und Leichtkettentyp, z. B.:
IgG κ + IgG κ,
IgM λ + IgM λ.
Gemischttypen, z. B.:
IgG κ + IgG λ,
IgG λ + IgA κ,
IgG κ + IgM κ.
Nicht sezernierendes Plasmozytom: Es gibt Fälle mit den klinischen Symptomen und dem Knochenmarksbefund eines Plasmozytoms, ohne dass sich monoklonale Immunglobuline im Serum oder Urin nachweisen lassen. Hier handelt es sich bei entsprechender labordiagnostischer Sorgfalt nicht um einen von uns zu verantwortenden Laborfehler, sondern um ein nicht sezernierendes Plasmozytom. Die entarteten Zellen sind nicht mehr in der Lage, ihre Syntheseprodukte auszuschleußen.

7.9 Kryoglobulinämie

Die Immunglobuline, die bei polyklonalen und besonders bei monoklonalen IgM-Gammopathien gebildet werden, zeigen gelegentlich eine anomale Temperaturempfindlichkeit. Beim Abkühlen des Plasmas oder Serums unter Körpertemperatur bilden sie einen amorphen Niederschlag, der sich bei Wiedererwärmen auf 37 °C meistens auflöst.
Klinische in-vivo-Folgen der Kryoproteinämie können unter anderem Viskositätssteigerungen des Blutes, Kapillarthrombosen und Nierenschädigungen sein.

Leichtkettenkrankheit (Bence-Jones-Proteinurie): Die Leichtkettenkrankheit wird in der Regel durch den Nachweis freier Leichtketten vom Typ κ oder λ im Urin diagnostiziert. Sie kann für sich alleine auftreten, sie kann aber auch begleitend zu einem Plasmozytom, also parallel zur Bildung kompletter monoklonaler Immunglobuline zumeist mit dem gleichen Leichtkettentyp, vorkommen. Dies geschieht bei ca. 50 % der Plasmozytomkrankheitsfälle.

Bence-Jones-Proteine sind gut glomerulär filtrierbar. Bei erhöhter Produktion ist die tubuläre Proteinrückresorption in der Niere überlastet und sie werden im Urin nachweisbar (s. auch Kap. 8 Proteine im Urin). Der Nachweis ist in der Regel im Urin besser als im Serum. Beim Nachweis müssen wir unterscheiden, ob gebundene Leichtketten oder freie Leichtketten vorliegen. Die Leichtketten haben zwei Seiten, wovon die eine im vollständigen Immunglobulin der Schwerkette zugewandt ist. Diese Seite ist im vollständigen Immunglobulinmolekül maskiert, d.h. für die Detektionsantikörper bei der Immunfixation nicht zugänglich. Entsprechend kann man durch Auswahl solcher Detektionsantikörper, die diese zwei Seiten unterschiedlich erfassen, zwischen freien und gebundenen Leichtketten unterscheiden (Abb. 7.14). Ein alternatives Untersuchungsverfahren besteht in der quantitativen immunologischen Bestimmung von freien κ- und λ-Ketten.

Schwerkettenkrankheit: Sie ist durch das Vorkommen von freien Immunglobulinschwerketten im Blutplasma und Urin gekennzeichnet und wesentlich seltener als die Leichtkettenkrankheit.

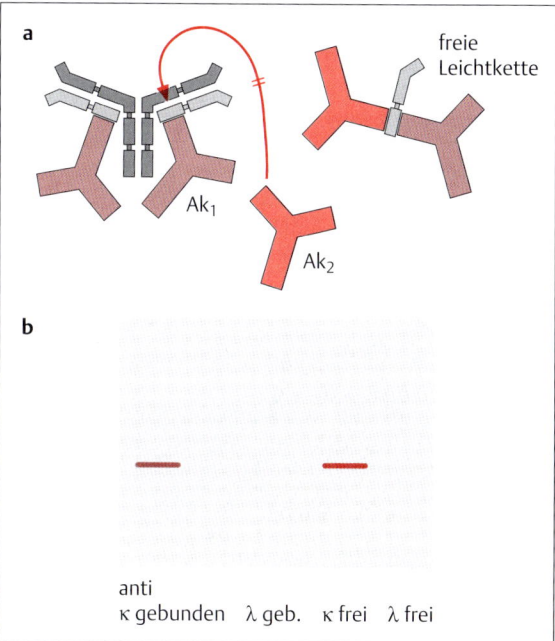

Abb. 7.14 Nachweis freier Leichtketten.
a. Die beiden Detektionsantikörper Ak1 und Ak2 greifen die Leichtketten von verschiedener Seite an. Handelt es sich um ein vollständiges monoklonales Immunglobulin kann nur Ak1 angreifen, dies entspricht dem Nachweis gebundener Leichtketten. Liegen echte freie Leichtketten vor, kann auch Ak2 angreifen.
b. Positiver Immunfixationsbefund (schematisch): Beide Banden haben die gleiche elektrophoretische Position, da die identischen freien Leichtketten einmal von der einen Seite (Ak-1), das andere Mal von der im intakten Immunglobulin maskierten Seite (Ak-2) detektiert werden. Im Fall von freien Leichtketten müssen sich beide Banden zeigen.

7.5 Bedeutung von Proteinen im Entzündungsgeschehen

Für die Erkennung von Entzündungsgeschehen und die Verlaufseinschätzung stehen neben klinischen Phänomenen wie z.B. Fieber und Leukozytose auch eine Reihe von Laboruntersuchungen zur Verfügung. Eine zentrale Rolle nimmt dabei zumindest bisher das CRP (C-reaktive Protein) ein. Weitere Marker, die hier beispielhaft kurz besprochen werden, sind:
- Zytokine,
- LBP (Lipoprotein Binding Protein),
- CD 14 (Lipopolysaccharid-Rezeptor),
- Elastase,
- Procalcitonin.

7.5.1 Das Entzündungsgeschehen

Das Entzündungsgeschehen ist primär positiv zu sehen, denn es dient dazu, das verursachende Agenz der Entzündung, z.B. einen Erreger, zu eliminieren, Gewebsschädigungen zu begrenzen und geschädigtes Gewebe zu beseitigen und zu erneuern. Zeichen des Entzündungsgeschehens ist u.a. die Vermehrung von Akutphaseproteinen. Ungünstig ist es, wenn Entzündungsgeschehen chronifizieren oder überschießend ablaufen. Im Extremfall kommt es zum sog. SIRS (Systemic Inflammatory Response Syndrome), also zu einer unkontrollierten, systemischen Entzündungsreaktion mit den Folgen der Sepsis oder des MODS (Multiple Organ Dysfunction Syndrome). Wir wollen diese unter dem Begriff „septische Infektion" zusammenfassen. Hierbei richten sich die Entzündungsvorgänge gegen den Organismus des Patienten (7.10). Sepsis und MODS sind dabei die häufigsten Todesursachen in der Intensivmedizin.

> **7.10 Definition von SIRS, Sepsis, MODS und ARDS**
>
> Ein SIRS (Systemic Inflammatory Response Syndrome) wird durch Erfüllung von zwei der folgenden Kritierien begründet: akute Änderung der Körpertemperatur, Erhöhung der Herz- bzw. Atemfrequenz, arterielles pO_2 stark vermindert, akute Leukozytose oder Leukopenie. Bei der Sepsis kommt der Nachweis einer zugrunde liegenden bakteriellen Infektion hinzu; beim septischen Schock kommt ein therapieresistenter Blutdruckabfall hinzu. Beim MODS schließlich sind wichtige Organfunktionen gestört. Ist die Lunge das Zielorgan infolge einer Leukozyteninfiltration, sprechen wir von einem ARDS (Adult Respiratory Distress Syndrome).

Wie kommt es zu einer chronifizierten Entzündung? Chronische Entzündungen werden durch die gesteigerte lokale Synthese von inflammatorischen Zytokinen und Adhäsionsmolekülen unterhalten. Bakterielle Erreger können mitbeteiligt sein. Typische Beispiele sind atherosklerotische Herde, bei denen das Entzündungsgeschehen erheblich zur allmählichen Proliferation der Erkrankung beiträgt und chronisch entzündliche Organerkrankungen, z. B. die chronischen Darmerkrankungen Morbus Crohn und Colitis ulcerosa.

Wie kommt es zu einer septischen Infektion? Beispielhaft wollen wir die Vorgänge bei einer durch gramnegative Bakterien ausgelösten Sepsis betrachten: Primärer Auslöser ist das Endotoxin oder Lipopolysaccharid (LPS) aus der Zellwand des Erregers. Im Blut wird das LPS von einem spezialisierten Akutphaseprotein aus der Leber, dem Lipoprotein Binding Protein (LBP) gebunden. Anschließend wird das LPS den LPS-Rezeptoren auf monozytären Zellen präsentiert. Die LPS-Rezeptoren tragen die Bezeichnung CD 14. Die so aktivierten Zellen setzen als nächstes Zytokine (Tumornekrosefaktor α und die Interleukine 1 und 6) frei. Die Überproduktion von TNFα, IL-1 und IL-6 führt zur Sepsis, wobei die CRP-Synthese der Leber stimuliert wird (s. unten). Außer monozytären Zellen besitzen auch Neutrophile CD 14. Sie werden durch die LPS-LBP-Komplexe zur Freisetzung von Elastase und reaktiven Sauerstoffspezies stimuliert. Schließlich gibt es noch lösliches CD 14, dieses bildet CD 14-LPS-Komplexe, die Endothelzellen zur Interleukinbildung (u. a. wiederum von IL-6) stimulieren.

Bei diesen Betrachtungen sind uns bereits die meisten der Entzündungsmarker begegnet, deren diagnostischen Einsatz wir im Weiteren beleuchten wollen:
– CRP, IL-6, TNFα, lösliches CD14, LBP und Elastase.
– Hinzu kommt das Procalcitonin.

7.5.2 CRP (C-reaktives Protein)

C-reaktives Protein (CRP) ist heute das diagnostisch wichtigste Akutphaseprotein. Der Name stammt daher, dass CRP in Gegenwart von Calciumionen das C-Polysaccharid von Pneumokokken präzipitieren kann. Die Synthese und Freisetzung von CRP durch die Leberzellen kann bei akut entzündlichen Prozessen auf mehr als das Hundertfache ansteigen. Zelluläre Interleukinfreisetzung stimuliert die CRP-Bildung. Im Plasma wirkt das aus fünf ringförmig angeordneten Proteinketten aufgebaute CRP auf eine Weise, die uns schon von den Immunglobulinen bekannt ist: Komplexbildung z. B. mit Mikroorganismen, gefolgt von der Aufnahme durch Makrophagen, Komplementaktivierung oder Stimulation von Lymphozyten.

Präanalytik und Analytik. Lipämie und andere Trübungen sowie das Vorliegen hoher Konzentrationen von Rheumafaktoren, die sich an die CRP-Antikörperkomplexe im Testansatz anlagern können, können zu falsch hohen CRP-Werten führen.

Zahlreiche nephelometrische und turbidimetrische Testbestecke werden angeboten. Auch bei Verwendung eines WHO-Standards zur Kalibration werden aufgrund unterschiedlicher Antikörperspezifität nicht völlig übereinstimmende Ergebnisse erhalten. Für Verlaufsuntersuchungen sollte deshalb unbedingt mit nur einem Reagenz gearbeitet werden. Zumindest die erste Probe eines Patienten muss sehr sorgfältig bezüglich Störfaktoren (s. o.) und eines möglichen Antigenüberschusses untersucht werden, in Zweifelsfällen sollte wegen der außerordentlich hohen klinischen Bedeutung des CRP der gefundene Wert durch Messung einer verdünnten Probe abgesichert werden.

Sollen bei der Abklärung chronisch-entzündlicher Prozesse genaue Messungen im unteren Konzentrationsbereich vorgenommen werden, so müssen ultrasensitive latexverstärkte Testmethoden eingesetzt werden. Diese haben allerdings oft einen deutlich eingeschränkten Messbereich.

Bestimmungsindikationen und diagnostische Bedeutung.

Der CRP-Anstieg ist heute das häufigste Kriterium zur Erkennung einer durch Interleukine-induzierten Entzündungsreaktion. Allerdings ist die Höhe der erreichten CRP-Konzentration kein direkter Indikator für die Schwere der Erkrankung und korreliert daher auch schlecht mit dem Klinischen Bild.

Akutphase. Bereits wenige Stunden nach Beginn einer *akut infektiösen oder nicht infektiösen Entzündung* kommt es zu einem CRP-Anstieg im Plasma mit einer Verdopplungszeit von ca. acht Stunden. Dieser CRP-Anstieg, weniger die absolute Höhe, ist ein Maß für Ausbreitung und Intensität der Entzündung. Normale CRP-Werte (unter 5 mg/l) schließen insbesondere akut entzündliche Erkrankungen aus. Entfällt der interleukinvermittelte Stimulus für die erhöhte CRP-Synthese, z. B. bei erfolgreicher Antibiotikatherapie, dann normalisiert sich seine erhöhte Syntheserate mit einer Halbwertszeit von ca. zwei Stunden.

Aufpassen müssen wir bei Früh- und Neugeborenen: Hier ist die Leber oft nicht in der Lage eine adäquate CRP-Synthesesteigerung aufgrund eines Interleukinstimulus bei Infektionen zu bewerkstelligen. Daher benötigen wir insbesondere in diesem Fall weitere Entzündungsparameter wie IL-6 oder Procalcitonin (s. 7.5.3, S. 109).

Chronische Entzündungen. Hier müssen wir berücksichtigen, dass zwar als Referenzbereichsobergrenze 5 mg/l etabliert sind, allerdings 80 % aller Gesunden bei Einsatz

Tab. 7.7 Klinische Bedeutung des CRP-Anstiegs.

Infektion	CRP-Verhalten
Bakteriell	Meist starke Anstiege, die mit der Intensität und Ausbreitung der Entzündung korrelieren. Der Anstieg ist rascher als bei der Blutkörperchen-Senkungsgeschwindigkeit, Körpertemperatur und der Leukozytenzahl (diese können in bestimmten Situationen sogar ausbleiben).
Viral	Leichte Anstiege.
Neugeborenensepsis	Zu beachten sind auch andere Ursachen für CRP-Anstiege beim Neugeborenen, z. B. Asphyxie (Puls- und Atemdepression) oder aber auch das Ausbleiben der CRP-Antwort.
Postoperativ	Normal ist ein CRP-Maximum am 3. postoperativen Tag, dann sollte sich ein Abfall zeigen. Bleibt er aus, weist dies auf mögliche Komplikationen hin.
Herzinfarkt	Vergleichbar zu postoperativen Zuständen hat das CRP prognostische Bedeutung.
Rheumatische Erkrankungen	Die entzündliche Reaktion mit CRP-Anstieg verläuft häufig parallel mit den klinischen Beschwerden und den therapeutischen Erfolgen.

sensitiverer Nachweisverfahren unter 1 mg/l liegen. Bei chronischen Entzündungen zeigen sich oft nur leicht oberhalb 1 mg/l liegende CRP-Konzentrationen und auch die Kinetik des CRP entspricht nicht immer dem klinischen Verlauf. Trotzdem soll die CRP-Konzentration bei der Atherosklerose ein zusätzlicher unabhängiger Risikomarker sein. Auch bei anderen chronisch-entzündlichen Erkrankungen erlauben oft lediglich moderate CRP-Erhöhungen gewisse Rückschlüsse. Zusätzliche akut entzündliche Komplikationen zeigen sich in solchen Fällen in typischen CRP-Anstiegen (Abb. 7.**15**).

Bei Neoplasien (Tumorerkrankungen) werden oft wenig mit dem Krankheitsverlauf korrelierende CRP-Werte gefunden. Andererseits sollten erhöhte CRP-Werte ohne Nachweis einer Entzündung Indikation zur Tumorsuche sein.

Obwohl das CRP keine Krankheitsspezifität besitzt, lassen sich aus dem CRP-Verhalten in der Klinik wichtige Rückschlüsse ziehen (Tab. 7.**7**).

7.5.3 Weitere im Entzündungsgeschehen wichtige Proteine

Ohne dass hier Vollständigkeit angestrebt wird, werden im Folgenden noch einige im Rahmen der Entzündungsdiagnostik untersuchte Proteine aus dem Blutplasma kurz angesprochen.

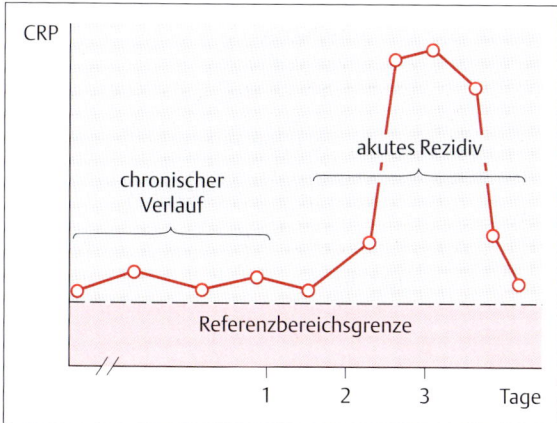

Abb. 7.15 CRP-Verlauf bei chronischer Erkrankung mit akut entzündlichem Rezidiv.

CD 14 (Lipopolysaccharid-Rezeptor). Lösliches CD 14 kann die Zytokinausschüttung insbesondere von Endothelzellen stimulieren und ist daher ein früher Marker einer sich anbahnenden Sepsis. Messen können wir das CD 14, wie es die Bezeichnung schon andeutet, mit der Durchflusszytometrie (s. Kap. 19 Spezielle Immundiagnostik) oder auch im ELISA.

Elastase. Sowohl Bindegewebs- wie Entzündungszellen sind mit einem breiten Spektrum matrixabbauender Enzyme ausgestattet. Die Serinprotease Elastase aus Neutrophilen kann nahezu sämtliche Bindegewebskomponenten abbauen und wird insbesondere beim ARDS freigesetzt. Normalerweise wird sie im Blutplasma durch den $\alpha 1$-Proteinase-Inhibitor gehemmt. Im Rahmen des Entzündungsgeschehens kann es zu einer massiven Enzymfreisetzung und Mangel an aktivem Inhibitor kommen (s. auch Kap. 11 Enzymdiagnostik).

LBP. Diese frühe Komponente in der Kaskade der Entzündungsreaktion bei gramnegativer bakterieller Stimulation kann neuerdings mit einem Lumineszenzimmunoassay gemessen werden.

Procalcitonin. Etwa zwei Stunden nach Injektion von bakteriellen Endotoxinen zeigt sich bei Versuchspersonen ein Anstieg von Procalcitonin im Serum auf über 0,5 µg/l. Procalcitonin wird als Akutparameter für die Unterscheidung bakterieller und nicht bakterieller Entzündungen eingesetzt und kann mittels Lumineszenzimmunoassay oder halbquantitativem Schnelltest im Serum bestimmt werden. Erhöhungen auf über 2 µg/l weisen auf die infektiöse Ursache eines SIRS hin. Beim MODS wurden Serumkonzentrationen bis 100 µg/l beobachtet.

Zytokine. Zu den proinflammatorischen Zytokinen gehören IL-6 und TNFα. Sie steigen bei Sepsis innerhalb weniger Stunden an. Der **IL-6-Nachweis** hat deswegen vor allem zur Beurteilung akut ablaufender Entzündungsprozesse Bedeutung. Die Messung ist mittels ELISA oder LIA möglich. Gesunde haben Messwerte kleiner 10 ng/l. Besondere Bedeutung hat das IL-6 bei der Frühdiagnostik der neonatalen Sepsis, wo es der CRP-Bestimmung deutlich überlegen ist. **TNFα-Messungen** mittels ELISA mit Messwerten oberhalb 20 ng/l ergeben sich bei systemischen Entzündungsreaktionen, insbesondere dem SIRS.

8 Proteine im Urin

8.1 Nierenphysiologische Grundlagen und Überblick

Proteine werden beim Gesunden nur in geringer (physiologischer) Menge in den Urin ausgeschieden. Dies wird bewirkt durch die Selektivität der glomerulären Basalmembran als Filter und durch die Mechanismen der tubulären Proteinrückresorption.

Für die laboratoriumsmedizinische Nierendiagnostik sind Harnuntersuchungen mit Teststreifen und Sediment nicht ausreichend (s. Kap. 24 Urin), sondern gerade die differenzierte Proteinanalytik im Urin hat in den letzten Jahren entscheidend zum diagnostischen Fortschritt beigetragen.

8.1.1 Der Weg der Proteine vom Blutplasma in den Urin

Proteine werden in Abhängigkeit von ihrer Größe und Ladung glomerulär filtriert und anschließend tubulär rückresorbiert (Abb. 8.1). Proteine mit einer Molekülmasse deutlich kleiner dem des Albumins (60000 D) werden dabei nahezu vollständig filtriert und wieder rückresorbiert. Deshalb erscheinen Proteine wie Amylase, α_1-Mikroglobulin, Immunglobulin-Leichtketten- und Schwerketten normalerweise nur in geringer Konzentration im Harn. Glomeruläre und tubuläre Schäden führen dagegen zu einer erhöhten und für den jeweiligen Schaden charakteristischen Proteinurie (s. 8.3, S. 114).

Mehr als die Hälfte des beim Gesunden im Harn erscheinenden Proteins kommt nicht auf dem Weg der glomerulären Filtration aus dem Blut, sondern es wird von den Tubuluszellen in den Urin sezerniert. Hierbei handelt es sich um Membranproteine und Epidermal Growth Factor, der mit dem sog. Tamm-Horsefall-Protein identisch ist.

Proteine werden beim Nierengesunden nur in geringer (physiologischer) Menge in den Urin ausgeschieden.

8.1.2 Ursachen einer pathologischen Proteinurie

Finden wir bei unseren Untersuchungen erhöhte Proteinkonzentrationen im Urin, kann dies prärenale, **renale** oder postrenale Ursachen haben (Abb. 8.2). Am häufigsten lässt sich eine vermehrte Proteinurie auf eine pathologische Störung der Nierenfunktion zurückführen.

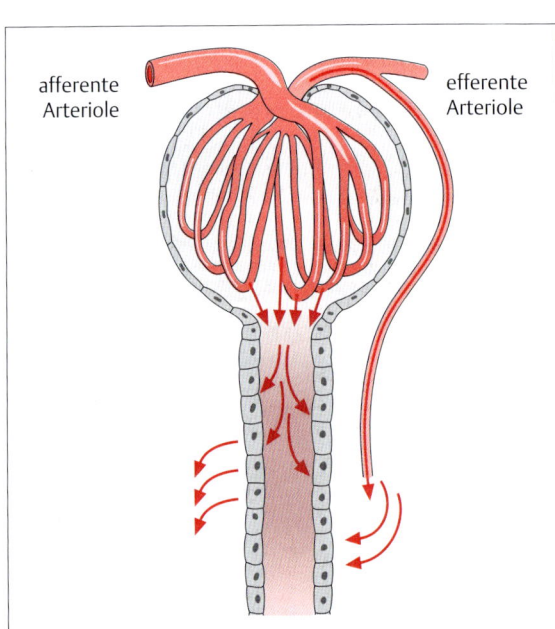
Abb. 8.1 Aufbau von Glomerulus und oberem (proximalem) Tubulus.
Das Blut wird durch die afferente Arteriole zum Glomerulus gebracht, das es in einem Kapillarnetz durchströmt. Anschließend strömt es durch die efferente Arteriole ab. In den Glomeruli erfolgt die Filtration hauptsächlich kleinerer Proteine, die vor allem im Bereich des proximalen Tubulus effektiv zurückresorbiert werden können.

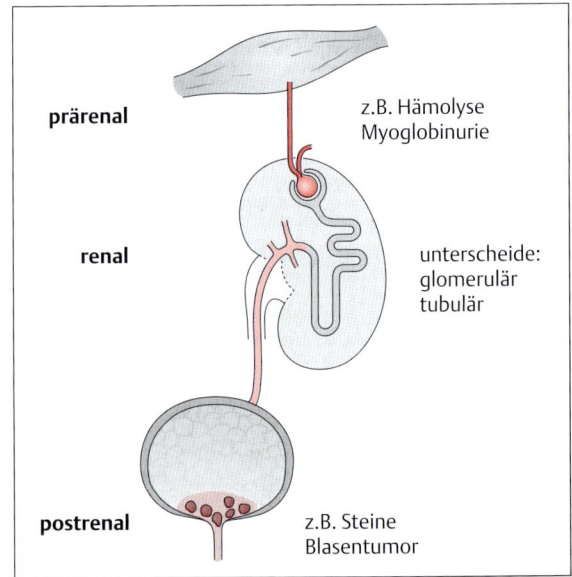
Abb. 8.2 Ursachen der Proteinurie.

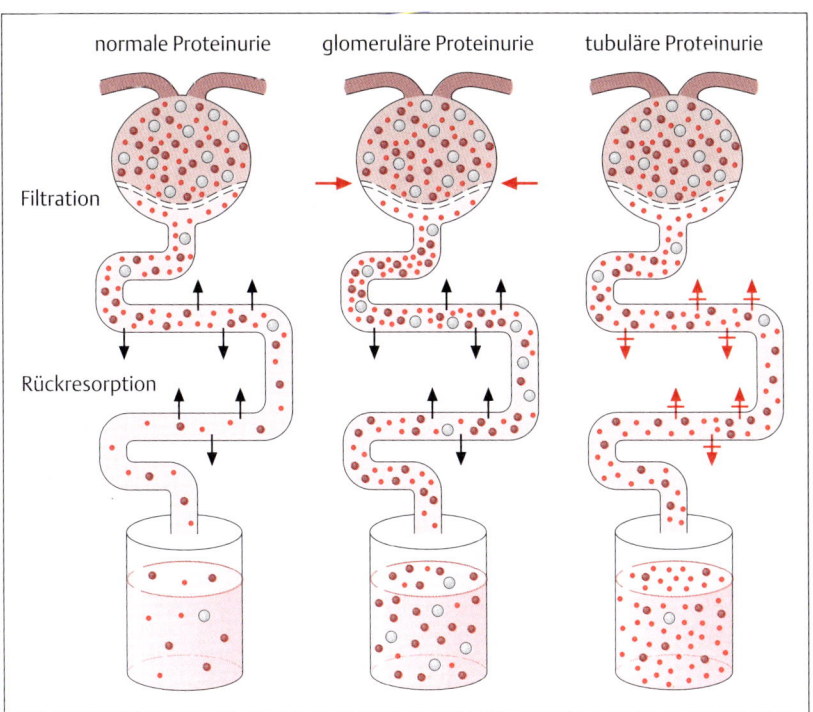

Abb. 8.3 Formen der renalen Proteinurie. Dargestellt sind 3 wichtige Proteine nach ihrer Größe: α_1-Mikroglobulin, Albumin und IgG.
Der rote Pfeil markiert den Ort der Schädigung.

Renale Proteinurie. Eine erhöhte *renale* Proteinurie beruht entweder auf einer vermehrten glomerulären Durchlässigkeit (Permeabilität) für Proteine oder einer verminderten tubulären Proteinrückresorption (Abb. 8.**3**). Zusätzlich ist auch das kombinierte Auftreten beider Störungen möglich.

 Glomeruläre Proteinurien werden als selektiv bezeichnet, wenn fast nur Albumin vermehrt ausgeschieden wird; als nicht selektiv, wenn auch höher molekulare Proteine, z. B. IgG, vermehrt ausgeschieden werden.

Bei Erkrankungen mit erhöhter glomerulärer Permeabilität gelangt vermehrt Albumin, bei der nicht selektiven Proteinurie zusammen mit anderen hochmolekularen Proteinen in den Primärharn. Anschließend werden diese Proteine zum Teil von den Tubuluszellen aufgenommen und in deren Lysosomen zu Aminosäuren abgebaut, zum anderen Teil werden sie unverändert mit dem Urin ausgeschieden.

Proteine mit einer Molekülmasse **kleiner 40000 D** werden auch von den Glomeruli der gesunden Niere in hohem Ausmaß filtriert. Bei intakter Nierenfunktion werden sie allerdings durch harnseitige Enzyme auf der Oberfläche der Tubuluszellen abgebaut und sind daher im Urin kaum nachweisbar. Nach Tubulusschädigung erscheinen diese kleinen Proteine, z. B. α_1-Mikroglobulin, β_2-Mikroglobulin, Leichtketten oder Schwerketten, in höheren Konzentrationen im Urin.

Bei der **kombinierten glomerulären und tubulären** Proteinurie finden sich Proteine mit hoher und niedriger Molekülmasse vermehrt im Urin.

 Tubuläre Proteinurien nur eines bestimmten niedermolekularen Proteins werden als inkomplett, solche mit vermehrter Ausscheidung verschiedener niedermolekularer Proteine als komplett bezeichnet.

Nicht renale Proteinurie. Hier müssen wir prärenale und postrenale Ursachen unterscheiden (Abb. 8.**2**). Häufige Ursachen einer prärenalen Proteinurie sind Myoglobin- und Hämoglobinurie, Leichtkettenerkrankungen oder Zustände nach Verbrennung. Postrenale Proteinurien sind in der Regel Folge von Infektionen, Verletzungen und Einblutungen im Bereich der ableitenden Harnwege.

8.1.3 Bestimmungsindikationen

Viele Nierenerkrankungen verlaufen unter Umständen über mehrere Jahre symptomlos. Deshalb gehören Untersuchungen auf eine mögliche Proteinurie zu den äußerst sinnvollen Screeninguntersuchungen.

Weitere wichtige Bedeutung besitzt die Proteinuriediagnostik in der Verlaufsbeobachtung und Prognostik von Nierenerkrankungen z. B. bei Diabetes mellitus und Bluthochdruckerkrankungen.

8.2 Methoden zur Proteinbestimmung und Differenzierung

Im Folgenden werden wir wichtige Verfahren zum Nachweis und zur Differenzierung einer vermehrten Proteinurie kennen lernen:
Messung von Gesamtprotein im Urin
- Teststreifenuntersuchung
- Turbidimetrische oder Biuretbestimmung
Albuminbestimmung
- Teststreifen („Mikroalbumin")
- Turbidimetrische oder nephelometrische Bestimmung
Urinproteindifferenzierung,
Enzymbestimmungen im Urin (Bsp.: β-NAG)
Bedeutung der SDS-Elektrophorese

Präanalytik. Die Harnproben sollten möglichst rasch nach der Gewinnung untersucht werden, um eine bakterielle Zersetzung, Entmischung oder Ausfällung von Proteinen zu vermeiden.

Spontanurin sollte Sammelurin als Probenmaterial vorgezogen werden. Eine Standardisierung der Messergebnisse wird durch den Bezug der Messergebnisse auf die Creatininkonzentration im Urin erreicht.

Im Allgemeinen wird der 2. Morgenurin für die Untersuchung des Urinproteinmusters empfohlen, da dieser normalerweise nicht längere Zeit in der Blase verbleibt. Bei mikrobiologischen oder die Hämaturie betreffenden Fragestellungen wird der 1. Morgenurin untersucht.

> **Spontanurin sollte immer als Mittelstrahlurin (geringste Gefahr der Kontamination) in Einmalgefäßen aus Kunststoff gewonnen werden.**

8.2.1 Messung von Gesamtprotein

Bei der Proteinanalytik im Urin müssen wir wie bei den Messverfahren im Blut zwischen Gesamtproteinbestimmungen und Einzelproteinbestimmungen unterscheiden.

Teststreifenverfahren (Urin-Vielfachteststreifen). Die Verschiebung des Absorptionsspektrums von Farbstoffen mit Indikatoreigenschaften bei der Reaktion mit Proteinen ist schon 1909 von Sorensen unter dem Begriff Indikatorfehler beschrieben worden. Das Prinzip beruht darauf, dass Proteine mit ihren positiv geladenen Aminogruppen in sauren Puffern (pH 2–3) mit den Indikatormolekülen ein Salz bilden können. Dadurch kommt es zu einer Farbänderung, wie sie sonst erst bei einem pH-Wert oberhalb des eigentlichen Umschlagpunktes (pH 4) stattfindet. Als Indikator werden entweder Mischindikatoren oder Tetrabromphenolblau, das einen Farbumschlag von gelb nach blau zeigt, verwendet.

Durchführung: Der Teststreifen wird nach kurzem Eintauchen in den Harn entweder innerhalb einer Minute visuell abgelesen (+ bis ++++) oder reflektometrisch halbquantitativ ausgewertet.

Spezifität und Sensitivität: Albuminmoleküle besitzen eine große Zahl freier Aminogruppen. Deshalb reagiert der Teststreifen auf Albumin besonders empfindlich. Die Entscheidungsgrenze liegt allerdings mit ca. 200 mg/l erheblich oberhalb der physiologischen Proteinurie.

Wesentlich weniger gut reagieren Globuline, saure Proteine und Glykoproteine. Bence-Jones-Protein reagiert z.B. praktisch überhaupt nicht. So kann bei einer Leichtkettenausscheidung von 10 g/l (!) das Proteintestfeld durchaus negativ reagieren. Wird es positiv, dann meist eher wegen einer begleitenden Albuminurie.

Falsch positive Ergebnisse können vorkommen, wenn der Harn stark alkalisch ist (pH > 9) oder Polyvinylpyrrolidon als Plasmaexpander bzw. bestimmte Medikamente gegeben werden.

Eine im Teststreifenscreening positive Proteinurie sollte durch weitere Untersuchungen (Urinproteindifferenzierung, s. 8.3, S. 114) abgeklärt werden.

Gesamtproteinbestimmung mit der Biuretmethode. Um eine ausreichende analytische Empfindlichkeit des Verfahrens zu erreichen, muss das vorhandene Urinprotein gegebenenfalls vor der eigentlichen Messung definiert angereichert werden. Dies lässt sich dadurch erreichen, dass wir die Urinproteine von z.B. 2 ml Urinprobe mit Trichloressigsäure ausfällen und nach Zentrifugation das Präzipitat in einem kleineren Volumen Nativurin (z.B. 0,2 ml) wieder aufnehmen. Wird vor der Gesamtproteinbestimmung eine Teststreifenuntersuchung durchgeführt und zeigt diese ein positives Resultat, dann ist ein solcher Anreicherungsschritt nicht notwendig.

Turbidimetrische Gesamtproteinbestimmung. Bei diesem Verfahren wird verdünnte Trichloressigsäure mit der Urinprobe gemischt. Es kommt zu einer Trübung durch die ausgefällten Proteine, die meist in Form einer „fixed-time-Kinetik" gemessen wird. Um den störenden Effekt von Eigentrübungen der Probe auszuschließen, wird parallel zu jeder Proteinmessung ein Probenleerwert mit verdünnter Salzsäure als Leerwertreagenz untersucht.

8.2.2 Messung von Albumin

Albuminteststreifen (immunologisch). Speziell zum Nachweis von nur gering erhöhten Albuminausscheidungen – man spricht hier auch von einer Mikroalbuminurie (8.1) – können Teststreifen eingesetzt werden, die Albumin mittels eines immunologischen Reaktionsprinzips erfassen. Die Entscheidungsgrenze liegt hier bei 20 mg/l.

Mit diesem Testverfahren lässt sich eine Albuminurie sicher ausschließen bzw. gegebenenfalls eine Nephropathie in einem sehr frühen Stadium erkennen.

> **8.1 Mikroalbuminurie**
>
> Dieser etwas irreführende Begriff bezeichnet nicht etwa besonders kleine Albuminmoleküle, sondern er beschreibt eine anhaltende, leicht erhöhte renale Albuminausscheidung. Im Urin werden Albuminkonzentrationen von 20 bis 200 mg/l gefunden.

Mechanisierte Verfahren. Übliche Methoden sind die Immunnephelometrie oder Immunturbidimetrie.

8.2.3 Untersuchung der Urinproteinzusammensetzung (Urinproteindifferenzierung)

Seit längerer Zeit wird die Ausscheidung von Enzymen im Urin untersucht, z. B. der N-Acetyl-β,D-glucosaminidase (NAG). Weite Verbreitung hat neben der SDS-Elektrophorese die Messung von bestimmten Proteinen im Urin gefunden, um

- die glomeruläre Funktion zu prüfen (Albumin, IgG, Transferrin u. a.),
- die tubuläre Funktion zu prüfen (α_1-Mikroglobulin, β_2-Mikroglobulin, u. a.).

Immunturbidimetrische Bestimmungen. Zur Beurteilung des Ausmaßes und der Selektivität der glomerulären Proteinurie reicht es aus, Albumin und IgG im Urin zu bestimmen. Aus präanalytischen Gründen, vor allem wegen der unproblematischen Stabilität im Urin, wird für die Beurteilung der tubulären Proteinurie das α_1-Mikroglobulin bevorzugt bestimmt. Für diese Untersuchungen wird häufig die Immunturbidimetrie eingesetzt. Die zu erwartenden Konzentrationen dieser Messgrößen liegen auch beim Gesunden ausreichend hoch für immunturbidimetrische Verfahren, sodass aufwendigere Untersuchungen wie Nephelometrie oder ELISA nicht nötig erscheinen. Die turbidimetrischen Bestimmungsverfahren können an übliche Analysengeräte für die Klinische Chemie adaptiert werden.

Der Messbereich turbidimetrischer Verfahren ist beschränkt. Um die Zahl notwendiger Probenverdünnungen gering zu halten, hat es sich bewährt, zur Abschätzung der zu erwartenden Proteinkonzentration zuerst eine Gesamtproteinbestimmung durchzuführen. Von deren Ergebnis kann es dann abhängig gemacht werden, ob der Patientenurin für die Bestimmung von Albumin und der anderen Messgrößen unverdünnt oder in festgelegter Verdünnung eingesetzt wird (Abb. 8.4).

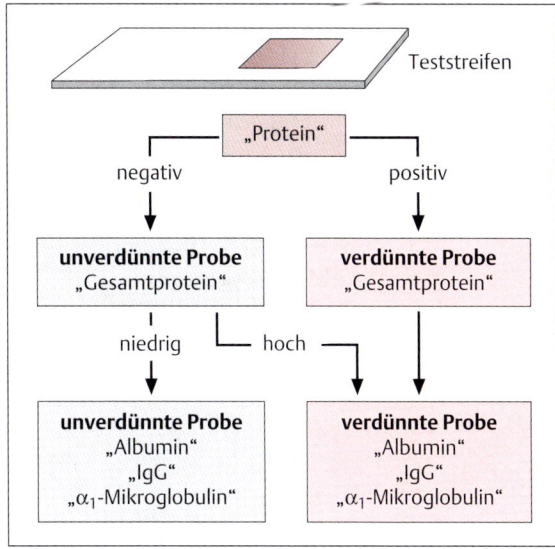

Abb. 8.4 Steuerung des Einsatzes verschiedener immunturbidimetrischer Testvarianten aufgrund der Gesamtproteinbestimmung im Urin.

SDS-Polyacrylamidelektrophorese (SDS-PAGE). Zumindest qualitativ kann die Urinproteinzusammensetzung anhand der elektrophoretischen Auftrennung untersucht werden. Hierzu wird meistens eine SDS-Polyacrylamidelektrophorese durchgeführt. Die Methodik der SDS-PAGE haben wir bereits kennengelernt (Kap. 3). Werden zum Vergleich mit der Patientenprobe Molekülmassenstandards oder ein Urin mit bekanntem Proteinuriemuster untersucht, dann kann das Proteinausscheidungsmuster sehr differenziert beurteilt werden. Ein Vorteil der Methode besteht darin, dass auch prärenale Proteinurien, insbesondere z. B. Bence-Jones-Proteinurien, zusätzlich erkannt werden können. Wird nach der Elektrophorese ein Transfer der aufgetrennten Proteine auf Nitrocellulose (Blotting) durchgeführt, dann können wir den Proteingehalt der einzelnen Banden zumindest halbquantitativ bestimmen.

Wesentliche Nachteile gegenüber den Einzelproteinbestimmungen bestehen darin, dass keine vollständige Mechanisierbarkeit besteht und keine exakt quantitativen Ergebnisse erhalten werden können. Eine interessante Variante, die beide Nachteile aufhebt, ist im Einsatz der Kapillarelektrophorese zu erwarten.

Bestimmung und Bedeutung der N-Acetyl-β,D-glucosaminidase (NAG). Die NAG findet sich in hoher Konzentration in den Lysosomen von proximalen Tubuluszellen. Geringe NAG-Aktivitäten im Urin des Gesunden sind Zeichen des physiologischen Umsatzes von Tubuluszellen. Aufgrund der katalysierten Reaktion

$$\text{R-N-Acetyl-}\beta\text{,D-glucosaminid} \xrightarrow{\text{NAG}} \text{R} + \text{N-Acetyl-}\beta\text{,D-glucosamin}$$

ist die NAG am lysosomalen Abbau von Glykolipiden und Glykoproteiden beteiligt. Die NAG-Aktivität im Urin lässt sich mit künstlichen Substraten bestimmen. Hohe NAG-Aktivitäten im Urin weisen auf einen akuten proximalen Tubulusschaden, d. h. einen erhöhten Untergang von tubulären Zellen hin. Weitere Enzymbestimmungen haben sich in der breiten Praxis nicht durchgesetzt, abgesehen von Bestimmungen der Glutathion-S-Transferase, die ebenfalls bei akuten proximalen Tubulusschäden im Harn vermehrt gefunden wird.

8.3 Diagnostische Bedeutung der Urinproteindifferenzierung

Wir müssen hier unterscheiden zwischen
- Ausschluss einer Proteinurie,
- Differenzierung einer Proteinurie (Nierenerkrankung),
- Verlaufskontrolle bei bekannter Nierenerkrankung.

8.3.1 Ausschluss einer Proteinurie

Der Nachturin, d. h. der erste Morgenurin, unterliegt gewöhnlich keinen Einflüssen durch die Orthostase und durch körperliche Aktivität und scheint daher für den Ausschluss einer erhöhten Proteinurie besonders gut geeignet. Auch eine ausschließlich nächtliche Proteinurie lässt sich bei dieser Vorgehensweise erfassen. In der Praxis wird allerdings auch bei dieser Fragestellung zumeist der zweite Morgenurin untersucht und die Ergebnisse erweisen sich als ausreichend zuverlässig.

Um Einflüsse der zeitlich schwankenden Harnkonzentrierung durch unterschiedliche Diurese auszuschließen, werden die Messwerte der Proteinkonzentration auf das Creatinin im Urin bezogen und in der Einheit „mg/g Creatinin" angegeben (Tab. 8.1). Der **Referenzbereich** für Gesamtprotein im Urin ist stark methodenabhängig. Dabei werden manche Proteine bei der Gesamtproteinbestimmung nur schlecht bzw. überhaupt nicht erfasst. Daher ist ein Normalbefund bei der Gesamtproteinausscheidung kein ausreichendes Ausschlusskriterium für Veränderungen der Proteinfiltration oder Rückresorption in der Niere. Eine höhere Zuverlässigkeit des Befundes ergibt sich, wenn zusätzlich das Albumin quantitativ bestimmt wird oder ein sensitiver immunologischer Albumintest streifen eingesetzt wird.

Sind sowohl Albumin als auch Gesamtprotein unauffällig (Tab. 8.1) lässt sich eine Proteinurie mit hoher Wahrscheinlichkeit ausschließen, mit Ausnahme geringgradiger ausschließlich tubulärer Proteinurien.

Ist das Gesamtprotein bei unauffälligem Albumin und α_1-Mikroglobulin deutlich erhöht oder ergibt sich aus der Gesamtproteinkonzentration und der Summe dieser Proteine eine beachtliche Differenz, so liegt in vielen Fällen eine prärenale Proteinurie vor. Durch weitere Untersuchungen muss dann z. B. eine Leichtkettenkrankheit oder Myoglobinurie abgeklärt werden.

Das Ausmaß der physiologischen Proteinurie hängt von der Körperlage und der körperlichen Aktivität ab. Die Tagesproteinurie ist beim Gesunden etwa doppelt so hoch als die Nachtproteinurie im Liegen. Allerdings ist der erste Morgenurin besonders konzentriert. Bei starker körperlicher Aktivität kann die Tagesproteinurie sogar das Fünffache der Norm erreichen.

8.3.2 Differenzierung der Proteinurie

Die Differenzierung der Proteinurieursachen ist mittels SDS-PAGE oder die gemeinsame quantitative Untersuchung von Albumin, Immunglobulin G und α_1-Mikroglobulin möglich (Abb. 8.**5**), sie erfolgt meistens aus dem zweiten Morgenurin. Die genaue Befundinterpretation erfordert eine exakte Zuordnung zu einer bestimmten Befundkonstellation. Expertensysteme (wissensbasierte Systeme), die auf der Auswertung von klinisch und histologisch genau definierten Lernkollektiven beruhen, können hier bei der Befundfeststellung helfen (⚙8.**2**).

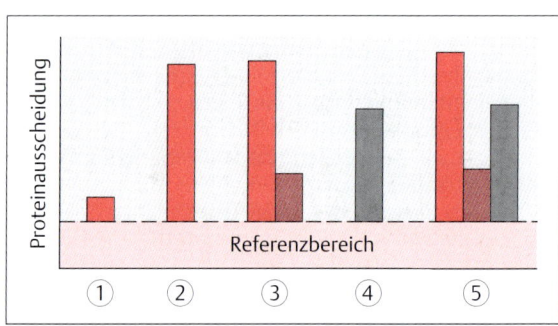

Abb. 8.5 Prinzipielle Differenzierung verschiedener renaler Proteinurieformen. ① geringe Albuminurie (Mikroalbuminurie); ② Deutliche isolierte Albuminurie (selektive glomeruläre Proteinurie); ③ Albumin- und IgG-Ausscheidung (nicht-selektiv); ④ α_1-Mikroglobulinurie (tubuläre Proteinurie); ⑤ gemischte Proteinurie.

Tab. 8.1 Referenzwerte: Proteine im Urin (2. Morgenurin).

Gesamtprotein	< 75 mg/24h (<100 mg/g Creatinin)
Albumin	< 20 mg/g Creatinin
Immunglobulin G	< 10 mg/g Creatinin
α_1-Mikroglobulin	< 14 mg/g Creatinin

8.2 Einsatz von Expertensystemen

Liegt alleine eine erhöhte Albuminurie vor, dann kann prinzipiell eine Glomerulopathie, eine interstitielle Nephropathie oder ein postrenales Geschehen hierfür ursächlich sein. Je ausgeprägter die Albuminurie ist, desto mehr spricht das Messergebnis für eine glomeruläre Proteinurie. Eine sichere Festlegung ist aber nicht möglich.

Erst durch die gemeinsame Betrachtung von mehreren Messgrößen (zusätzlich IgG und α1-Mikroglobulin) kann die Art der renalen Störung exakter definiert werden. Hier sind computerisierte Expertensysteme besonders hilfreich, bei denen die Ergebnisse des aktuellen Patienten mit solchen eines Lernkollektivs verglichen werden. Beim Lernkollektiv handelt es sich um Patienten, bei denen mit großer Sicherheit eine bestimmte klinische Diagnose gestellt werden konnte. Solche Expertensysteme können sogar selbst lernend sein, indem die Ergebnisse von neu hinzugekommenen Patienten ständig die so genannte Wissensbasis erweitern. Aber auch hiermit wird nicht immer eine eindeutige Befundfestlegung erfolgen, denn verschiedene renale Proteinurieformen können auch zu überlappenden Ergebniskonstellationen führen. Im Endeffekt sind solche Expertensysteme als Hilfsmittel zu sehen, die den Arbeitsaufwand bei der Befunderstellung deutlich erleichtern können.

8.3 IgA-Glomerulonephritis

Dies ist die häufigste Form einer Glomerulonephritis in Europa. Eine veränderte IgA-Struktur führt zur Komplementaktivierung und Deposition von IgA in den Glomeruli. Klinisch ist das Krankheitsbild gekennzeichnet durch eine sich an Infekte der oberen Luftwege anschließende Hämaturie und unterschiedlich ausgeprägte glomeruläre Proteinurie. Meist ist die Erkrankung selbst limitierend, vermutlich weil die vermehrte IgA-Bildung in den Schleimhäuten wieder nachlässt.

8.4 Diabetische Nephropathie

In der Frühphase zeigt sich eine gering ausgeprägte Albuminurie, die als sog. „Mikroalbuminurie" bezeichnet wird. Wird die Nierenbeteiligung frühzeitig in diesem Stadium erkannt, dann kann das Fortschreiten der diabetischen Nephropathie therapeutisch aufgehalten werden. Der renale Schaden beim Diabetes mellitus ist Folge einer nicht enzymatischen Glykosilierung von Strukturproteinen im Glomerulus (vgl. HbA_{1c}-Bildung) und einer extrazellulären Matrixvermehrung im Interstitium.

Renale Proteinurie. Hierzu gehören die glomeruläre und die tubuläre Proteinurie sowie entsprechende Mischformen (Tab. 8.2).

Glomeruläre Proteinurie: Eine vorwiegend glomeruläre Proteinurie findet sich bei primären Glomerulopathien, z. B. der IgA-Glomerulonephritis (8.3), in bestimmten Phasen der diabetischen Nephropathie (8.4) und als Sekundärerkrankung bei Bluthochdruck, bakteriellen Infektionserkrankungen, Autoimmunerkrankungen, Nierenstauung infolge Rechtsherzinsuffizienz und bei der Schwangerschaftsniere.

> **Werden mehr als 3,5 g/l Protein ausgeschieden, dann bezeichnet man dies als nephrotische Proteinurie.**

Tubuläre Proteinurie: Vorwiegend tubuläre Proteinurien können auf angeborenen Tubulusdefekten beruhen (Fanconi-Syndrom) oder durch eine toxische Schädigung bedingt sein, z. B. durch Blei, Cadmium, Quecksilber bzw. bei Therapie mit Gold oder Aminoglykosiden. Als Markerprotein eignet sich besonders das α_1-Mikroglobulin.

Gemischte Proteinurie: Gemischte Proteinurien finden sich bei verschiedenen Nephropathien, z. B. Pyelonephritis, diabetische Nephropathie und Glomerulonephritis. Die Ursache kann aber auch hier toxischer Natur sein, bedingt durch z. B. Streptomycin, Sulfonamide oder Furosemid.

Postrenale Proteinurie. Diese sind dadurch gekennzeichnet, dass die Proteine in Blutplasma-ähnlichen Relationen ihrer Konzentrationen zueinander gefunden werden und sich auch sehr hochmolekulare Proteine wie α_2-Makroglobulin in höherer Konzentration nachweisen lassen. Häufig findet sich zusätzlich eine Erythrozyturie (s. Kap. 24 Urin).

Prärenale Proteinurie. Typische Beispiele sind die Myoglobinurie, Hämoglobinurie und die Leichtkettenkrankheit. Die **Leichtkettenkrankheit (Bence-Jones-Proteinurie)** wird in der Regel durch den Nachweis freier Leichtketten vom Typ κ oder λ im Urin diagnostiziert. Die Leichtkettenerkrankung kann für sich alleine auftreten, eine Bence-Jones-Proteinurie kann aber auch begleitend zu einem Plasmozytom also parallel zur Bildung kompletter monoklonaler Immunglobuline vorkommen (s. Kap. 7 Proteine im Plasma). Der Nachweis ist in der Regel im Urin besser als im Serum. Zum Nachweis wird

Tab. 8.2 Unterscheidung der renalen Proteinformen.

selektiv glomerulär	Nicht selektiv glomerulär	tubulär	tubulär/glomerulär	glomerulär/tubulär
Albumin ↑ - ↑↑	Albumin ↑ - ↑↑ IgG ↑	α_1-Mikrogl. ↑	α_1-Mikrogl. ↑ Albumin ↑	Albumin ↑ - ↑↑ α_1-Mikrogl. ↑

die Immunfixationselektrophorese eingesetzt (s. Kap. 7 Proteine im Plasma).

Asymptomatische Proteinurie. Nicht jede Proteinurie hat allerdings Krankheitswert. Werden keine Krankheitszeichen gefunden und ist das Ergebnis der Untersuchung des ersten Morgenurins unauffällig, so liegt eine benigne (gutartige) Proteinurie vor. Sie ist z. B. bei Kindern als „orthostatische" Proteinurie zu finden.

8.3.3 Verlaufskontrolle von Nierenerkrankungen

In der Verlaufsüberwachung kann es ausreichend sein, in bestimmten Zeitabständen einzelne Messgrößen zu überprüfen, z. B. Albumin bei der diabetischen Nephropathie. Allerdings sollte auf jeden Fall in größeren Zeitabständen auch das komplette Proteinuriemuster untersucht werden, da sich im Krankheitsverlauf Ausmaß und renale Lokalisation der Nierenerkrankung verändern können.

9 Tumormarker

9.1 Definition und Überblick

Definition des Tumormarkerbegriffes. Tumormarker sind Substanzen, die mit malignem Wachstum in Zusammenhang gebracht werden können und deren Nachweis ein Indikator von Krebs sein kann.

Bei Tumormarkern handelt es sich entweder um Makromoleküle, die bei malignem Wachstum im Blut erstmals bzw. im zeitlichen Verlauf in ansteigender Konzentration gemessen werden, oder es handelt sich um antigene Strukturen, die auf der Tumorzelloberfläche neu oder in veränderter Form nachweisbar werden.

Tumormarker sind Produkte der Tumorzelle selbst (= **tumorassoziierte Antigene**) oder sie werden vom gesunden Gewebe als Reaktion (= **tumorbedingte Reaktionsprodukte**) auf das maligne Wachstum gebildet.

Zu den **tumorassozierten Antigenen** gehören u. a.:
- Das Auftreten von Substanzen, die normalerweise nur während der fetalen Entwicklung in höherer Konzentration exprimiert werden (= onkofetale Antigene). Wichtige Beispiele sind:
  - CEA (Carcinoembryonales Antigen)
  - AFP (Alpha-Fetoprotein)
- Monoklonale (hybridomadefinierte) Tumorantigene, z. B.:
  - CA 19 – 9
  - CA 125
  - CA 15 – 3
- Ektop gebildete Hormone oder vom Tumorgewebe vermehrt gebildete Hormone, z. B.: VIP (= gastrointestinales vasoaktives Polypeptid) oder HCG
- Differenzierungs- oder Proliferationsantigene, z. B.:
  - PSA (prostataspezifisches Antigen)
  - NSE (neuronenspezifische Enolase = γ-Enolase)

Beispiele für **tumorbedingte Reaktionsprodukte** sind die Alkalische Phosphatase (Erhöhung bei Knochentumoren) oder Paraproteine (beim multiplen Myelom).

Organspezifität der Tumormarker. Man kennt Tumormarker mit geringer Organspezifität und solche mit relativ hoher Organspezifität (Tab. 9.1).

Eine geringe Organspezifität und erhebliche Unschärfe gegenüber gutartigen Erkrankungen zeigt das CEA. Es besitzt allerdings trotzdem eine große klinische Bedeutung. Ähnliches gilt für das TPA (=Tissue Polypetide Antigen).

Relativ hoch ist die Organspezifität z. B. des PSA oder Tg (=Thyreoglobulin), während die durch monoklonale Antikörper entdeckten - sog. Nummernmarker - wie z. B. das CA 19 – 9 die höchste Organspezifität besitzen.

Tab. 9.1 Organspezifität ausgewählter Tumormarker.

Organspezifität niedrig		relativ hoch		hoch	
CEA	Colon, Magen, Brust, Lunge, C-Zellen (Schilddr.)	AFP	Keimzellen, Hoden, Ovar Leber	CA 19 – 9	Pankreas, Gallenwege
TPA	Blase, Bronchien proliferative Tumoren	PSA	Prostata	CA 125	Ovar
SCC	HNO-Tumoren, Zervix, Ösophagus, Bronchien	HCG	Keimzellen, Hoden, Ovar	CA 15 – 3	Brustdrüse
		Calcitonin	Schilddrüse (C-Zellen), Bronchien	CA 72 – 4	Magen, Ovar
		NSE	Lunge (kleinzellig), Neuroblastom	S 100	malignes Melanom
		Tg	Schilddrüse	CYFRA 21 – 1	Bronchialcarcinom (Plattenep.)
		β2-Mikrogl.	lymphat. System (Multiples Myelom)		

9.2 Medizinischer Stellenwert und Analytik

Im Zusammenhang mit Tumorerkrankungen interessieren uns die folgenden Gesichtspunkte:
- ❖ Erkennung von Krebserkrankungen
  - allgemeine Screeninguntersuchungen
  - Untersuchung bei bestimmten Risikopersonen
- ❖ Lokalisation des Tumors und ggf. Erkennung von Metastasen
- ❖ Klassifizierung des Tumors (Tumordifferentialdiagnose)
- ❖ Stadieneinteilung der Tumorerkrankung und Prognose
- ❖ Therapieüberwachung (Verlaufskontrolle)
  - Überprüfung des Erfolges von Operationen und anderen Therapiemaßnahmen
  - Früherkennung von Tumorneubildungen (Rezidiven)
  - Früherkennung von Metastasen

9.2.1 Medizinische Bedeutung

Tumormarker sind in der Regel ungeeignet für allgemeine Screeninguntersuchungen, z.B. im Rahmen der Krebsvorsorgeuntersuchungen. Eine gewisse Ausnahme kommt hier dem PSA bei der Vorsorgeuntersuchung auf Prostatakrebs zu, allerdings ist das PSA-Screening nicht unumstritten. In definierten Risikogruppen können Tumormarker u. U. eine frühzeitige Krebsdiagnose erlauben. Ein Beispiel hierfür ist die Untersuchung von Kindern aus Tschernobyl auf Calcitonin und Thyreoglobulin zur Erkennung von Schilddrüsenkrebs.

Weitere Bedeutung besitzen die Tumormarker beim Staging, d.h. der Klassifizierung der Tumoren (z.B. Dukes A bis D in Hinsicht auf Tumorgröße und Tumorausbreitung) und der Festlegung der Schwere der Tumorerkrankung, also hinsichtlich der Prognose der Erkrankung.

Die größte Bedeutung der Tumormarker liegt aber in der Verlaufsbeobachtung. Therapieerfolge zeigen sich am Abfall des Markers bis in den Normalbereich, dagegen führen Wieder- oder Weiterwachstum des Tumors (Rezidiv) häufig bereits vor dem Auftreten von klinischen Symptomen zu neuerlichen Anstiegen.

Für die Beurteilung der Aussagefähigkeit der verschiedenen Tumormarker ist es wichtig, über die Spezifität (Organ- und Krankheitsbezogen), Sensitivität, Vorhersagewerte und schließlich über die cut-off-Werte Bescheid zu wissen:

Ein Tumormarker ist um so **spezifischer**, je seltener er falsch positive Ergebnisse liefert. Die **Sensitivität** ist hoch, wenn jeder Tumorpatient erkannt wird, der Marker also richtig positive Ergebnisse liefert.

Für den Arzt wichtig ist vor allem der positive Vorhersagewert, der bei gegebener Spezifität und Sensitivität des Markers unter Berücksichtigung der statistischen Häufigkeit der Erkrankung (Prävalenz) angibt, wie wahrscheinlich die Erkrankung bei einem positiven Ergebnis ist. Werden Tumormarker zum Ausschluss einer bestimmten Tumorerkrankung eingesetzt, besitzt der negative prädiktive Wert höchste Bedeutung, der angibt wie wahrscheinlich bei negativem Testergebnis der Ausschluss der Erkrankung ist.

Stellen wir uns zur Veranschaulichung folgende Situation vor:

In der Umgebung einer Atomkatastrophe kommt das Schilddrüsencarcinom bei Kindern mit einer Prävalenz von 2% vor (im Vergleich: deutsche Bevölkerung 0,001%). Unter 10.000 Kindern müssten dort also ca. 200 erkrankt sein.

Nun soll unser Test (auf Thyreoglobulin) 250-mal positiv gewesen sein. Mittels Biopsie usw. werden schließlich darunter 160 Erkrankungen festgestellt.

Mit obigen Angaben können wir den positiven Vorhersagewert berechnen, der als Quotient der richtig positiven durch alle positiven gegeben ist = 160/250 x 100 = 64%.

Später wurden im Krebsregister 300 Erkrankungen gemeldet. Wir erkennen, dass nur (oder immerhin) 160 von 300 Erkrankten erfasst wurden.

Damit wir aufgrund eines Messwertes sagen können, er sei negativ oder positiv müssen wir einen cut-off festlegen. Oben haben wir gesehen, dass es bei Erkrankten auch negative Ergebnisse und bei Gesunden auch positive Ergebnisse gibt. Die Kollektive überschneiden sich. Daher ist es wichtig, dass der cut-off (Referenzbereichsgrenze) insbesondere bei Tumormarkern optimal bestimmt wird.

9.2.2 Messung der Tumormarker

Für die Messung der Tumormarker steht eine Vielzahl kommerzieller Immunoassays zur Verfügung (ELISA; LIA usw.). Bei den Tests können unterschiedlich Serum und/oder Plasma eingesetzt werden. Zum Teil erfolgen auch Bestimmungen in Liquor, Ascites oder anderen Körperflüssigkeiten. Präanalytisch liegen wenige Besonderheiten vor mit Ausnahme des medizinisch richtigen Zeitpunktes der Probengewinnung. Ausreichende Stabilität der Marker in der Untersuchungsprobe ist in den meisten Fällen ebenfalls gegeben.

Störung durch heterophile Antikörper. Insbesondere Anti-Maus-Antikörper im Patientenblut können zu falsch positiven (selten falsch negativen) Tumormarkertests führen. Solche heterophilen Antikörper können z.B. auftreten nach Verabreichung tierischer Immunstimmulantien, Frischzelltherapie, Immunszintigraphie oder Immunadsorptions-Plasmapherese (s. auch Kap. 5, S. 73).

9.3 Näheres zu einigen häufig untersuchten Tumormarkern

CEA = Carcinoembryonales Antigen
AFP = Alpha-Fetoprotein
PSA = Prostata-spezifisches Antigen
HCG = Choriongonadotropin
CA 19 – 9
CA 125
CA 15 – 3
Nukleinsäurenachweis (Molekularbiologische Erfassung von Mikrometastasen)

9.3.1 CEA (Carcinoembryonales Antigen)

Charakterisierung des Markers	CEA in niedriger Konzentration ist ein physiologischer Bestandteil z.B. der Colonschleimhaut. Bei Coloncarcinom kann die Gewebekonzentration des CEA auf das 500-fache ansteigen. CEA ist ein Glykoprotein und wird ins Blut sezerniert.
Indikationen	**Colorektal-, Pankreas-, Magen-, Brust (Mamma)- und Bronchialcarcinome**
Normalwerte (Graubereich)	**< 3 µg/l (abhängig von Lebensalter und Methode)** Raucher zeigen in 3 % der Fälle Werte bis 10 µg/l und in 1 % der Fälle sogar bis 20 µg/l.
Bemerkungen	CEA ist in der Regel erst bei fortgeschrittenen Tumorstadien (Dukes C und D) erhöht und erreicht dann beim Coloncarcinom eine Sensitivtät von mehr als 70 %.
Präanalytische/ methodische Besonderheiten	Vor allem bei erhöhten Werten kann es zu großen methodisch bedingten Messwertunterschieden kommen. Daher sollten Verlaufskontrollen immer mit dem gleichen Testverfahren durchgeführt werden. In seltenen Fällen können körpereigene Antikörper mit dem CEA Immunkomplexe bilden. Das darin enthaltene CEA wird mit den üblichen Bestimmungsverfahren nicht erfasst.

Vorübergehend erhöhte Tumormarkerkonzentrationen ohne zeitlichen Anstieg können wir immer wieder bei entzündlichen Erkrankungen des Verdauungstraktes, Leberzirrhose, Cholestase und Niereninsuffizienz beobachten.

9.3.2 AFP (Alpha-Fetoprotein)

Das AFP übernimmt beim Feten die Aufgaben des Albumin. Außer als Tumormarker hat es deshalb auch Bedeutung als Verlaufsparameter in der Schwangerschaftsüberwachung.

Charakterisierung des Markers	Während der Embryonalentwicklung sind zuerst der Dottersack und später die Leber des Feten die Hauptsyntheseorte für AFP. Im normalen Lebergewebe des Erwachsenen wird kein AFP mehr gebildet.
Indikationen	**Primäres Leberzellcarcinom, Keimzelltumoren (Hoden, Ovar), extragonadale Keimzelltumoren,** Schwangerschaftsüberwachung
Normalwerte (Graubereich)	**< 15 µg/l** Deutlich höhere Werte bei Kleinkindern (bis 70 mg/l) und während der Schwangerschaft (bis 500 µg/l).
Bemerkungen	Beim primären Leberzellcarcinom können AFP-Konzentrationen bis 1 g/l ansteigen. Unter den Keimzelltumoren sind reine Seminome (häufigster Hodentumor) AFP-negativ! Vorübergehende AFP-Erhöhungen bei gutartigen Lebererkrankungen. Screening mit AFP von Risikogruppen möglich.
Präanalytische/ methodische Besonderheiten	Zur Kalibration gibt es einen WHO-Referenzstandard.

9.3.3 PSA (Prostata-spezifisches Antigen)

Charakterisierung des Markers	PSA ist ein proteinspaltendes Enzym (Serin-Protease) und kommt nahezu ausschließlich im männlichen Prostatagewebe vor. Bei der Prostatahyperplasie (gutartige Vergrößerung) und vor allem bei Carcinomen der Prostata steigt das PSA an.
Indikationen	**Prostatacarcinom (Suchtest und Verlaufskontrolle!)**
Normalwerte (Graubereich)	< 4.0 µg/l (Gesamt-PSA) Erhöhungen bis ca. 10 µg/l auch bei Prostatahyperplasie. < 0.1 µg/l nach Prostatatotalentfernung.
Bemerkungen	Bei grenzwertig erhöhten PSA-Werten hat die Bestimmung des freien PSA und Quotientenbildung „freies PSA/Gesamt-PSA" Bedeutung. Quotientenwerte größer/gleich 0,16 sprechen für eine benigne Prostataerkrankung. Gegenüber PSA-Bestimmung alleine nimmt die Sicherheit des Tumorausschlusses zu (negativer prädiktiver Wert steigt von 50 auf 83%).
Präanalytische/ methodische Besonderheiten	Blutentnahme für PSA-Bestimmung immer vor körperlicher (rektaler) Untersuchung, da beim Abtasten der Prostata PSA freigesetzt wird. Tests mit möglichst geringer Impräzision im unteren Messbereich einsetzen (für frühzeitiges Erkennen von postoperativen PSA-Anstiegen): Nach Totaloperation und völligem Verschwinden des PSA ist beim neuerlichen Anstieg des PSA auf nur 0,3 µg/l bereits mit nahezu 100% Wahrscheinlichkeit mit einem Rezidiv zu rechnen.

9.3.4 HCG (Choriongonadotropin)

Bedeutsam ist HCG nicht nur als Tumormarker, sondern auch für den Schwangerschaftsnachweis, Bildungsort bei der Schwangeren ist die Plazenta (Syncytiotrophoblast).

Charakterisierung des Markers	HCG ist ein Glykoprotein und besteht aus einer α- und einer β-Kette; es kommen bei Tumoren auch freie β-Ketten alleine vor!
Indikationen	**Gonadentumoren (Hoden und Ovar), Blasenmole (Entartung der Plazenta)**
Normalwerte (Graubereich)	< 5 IU/l (bei Frauen und Männern)
Bemerkungen	Bei Chorioncarcinomen (bösartige Epithelgeschwulste) besteht nahezu 100% Sensitivität. Seminome werden nur von HCG+β-HCG-Tests häufiger erfasst. Keimzelltumoren können auch extragonadal lokalisiert sein, z.B. im Mediastinum (Raum zwischen den Brustfellhöhlen) oder im Retroperitoneum (Raum rückseits hinter dem Bauchfell).
Präanalytische/ methodische Besonderheiten	Es sollten Tests eingesetzt werden, die HCG und β-HCG erfassen.

9.3.5 CA 19–9

Charakterisierung des Markers	Der monoklonale Antikörper 19–9 erfasst ein Neuraminsäurederivat des Lewis[a]-Blutgruppenantigens. CA 19–9 ist nicht tumorspezifisch (hohe Konzentrationen finden sich im Pankreassaft des Gesunden).
Indikationen	**Pankreas-, Colorectal- und Gallenwegscarcinome**
Normalwerte (Graubereich)	< 37 kU/l Bei Pankreatitis und nicht malignen Erkrankungen der Leber und Gallenwege kommt es zu leichten Anstiegen des CA 19–9 (bis ca. 100 kU/l).
Bemerkungen	Sensitivität beim Pankreascarcinom 60 bis 90% je nach Tumorstadium bei einer Spezifität von 95%.
Präanalytische/ methodische Besonderheiten	Aufgrund eines Enzymmangels sind ca. 5% der Bevölkerung mit den Blutgruppenmerkmalen Le[a,b] negativ und können auch bei Tumorerkrankungen kein CA 19–9 exprimieren; d.h. bei diesen Personen versagt dieser Tumormarker. Obwohl alle Testhersteller den gleichen monoklonalen Antikörper (19–9) verwenden, können die Ergebnisse trotzdem methodenabhängig schwanken.

9.3.6 CA 125

Charakterisierung des Markers	Der monoklonale Antikörper OC125 reagiert mit einer humanen Ovarialtumorzelllinie. CA 125 kommt auch in normalem Gewebe (z.B. Eileiter) vor.
Indikationen	**Ovarialcarcinome**
Normalwerte (Graubereich)	< 65 U/l Die CA125-Bestimmung kann die Diagnose eines Ovarialcarcinoms absichern (positiv prädiktiver Wert 93%).
Bemerkungen	Geringere Sensitivität für Carcinome von Pankreas, Leber, Gallengang, Magen und Lunge.
Präanalytische/ methodische Besonderheiten	–

9.3.7 CA 15–3

Charakterisierung des Markers	CA 15–3 ist ein hochmolekulares Glykoprotein (Mucin). Solche Mucine lassen sich im Blut von Patientinnen mit Mammacarcinom mit monoklonalen Antikörpern nachweisen. Das CA 15–3 wird durch die gleichzeitige Reaktion mit 2 monoklonalen Antikörpern definiert.
Indikationen	**Mammacarcinom**
Normalwerte (Graubereich)	**unter 10 bis 40 kU/l** (methodenabhängig) Als Suchtest ungeeignet, da die diagnostische Sensitivität (bei 95 % Spezifität) nur 18 % beträgt. CA 15–3 kann aber ggf. zur Überwachung von Risikopatientinnen eingesetzt werden.
Bemerkungen	Sensitivität bei Metastasierung bis 70 %; in Kombination mit CEA bis 80 %.
Präanalytische / methodische Besonderheiten	Zur Verlaufsuntersuchung muss unbedingt immer das gleiche Messverfahren eingesetzt werden!

9.3.8 Nukleinsäurenachweis (Molekularbiologische Erfassung von Mikrometastasen)

Mit genanalytischen Methoden (z. B. PCR) können sehr empfindlich und spezifisch stark vereinzelte Tumorzellen (Mikrometastasen) im Blut, Knochenmark, Sekreten, Exkreten und Gewebe nachgewiesen werden. Hiervon ist ein sehr früher Hinweis auf noch kleine Primärtumoren, auf Frühmetastasen und Rezidive nach Therapie zu erwarten.

Dazu wollen wir als Beispiel für ein noch in Entwicklung befindliches Verfahren kurz auf den Nachweis von messenger-RNA für PSA eingehen:

Als konventionellen Tumormarker haben wir das PSA kennengelernt, das ganz überwiegend nur in der Prostata vorkommt. Genanalytisch kann die PSA-mRNA aus Tumorzellen im Blut sehr spezifisch und hochsensitiv nachgewiesen werden. Der Nachweis ist möglich, ohne dass diese mikrometastatischen Tumorzellen das PSA selbst exprimieren.

Die Nachweisempfindlichkeit liegt schon heute unter 1 : 10.000.000 Tumorzellen zu Normalzellen, d. h. dass sehr vereinzelte Tumorzellen nachweisbar sind.

9.4 Wertigkeit der Tumormarker in der Verlaufskontrolle maligner Erkrankungen

Die eigentliche Bedeutung der Tumormarker liegt in der Verlaufskontrolle, insbesondere nach therapeutischen Maßnahmen (Operation, Chemotherapie usw.).

Vor Therapiebeginn sollte getestet werden, welche Tumormarker beim individuellen Patienten erhöht sind und in welcher Konzentration die Ausgangswerte liegen.

Bei einigen Carcinomen sind heute bestimmte Markerkombinationen obligatorisch, z. B. beim Hodentumor AFP und HCG oder beim Darmkrebs CEA und CA 19–9.

Abhängig von der Halbwertszeit des jeweiligen Markers sollte vor und dann beginnend einige Tage nach der Operation oder Beginn einer sonstigen Therapie (z. B. Chemotherapie) der Tumormarker zuerst in kurzen und dann längeren Abständen nach individuellen Kriterien überprüft werden. Ein rascher vollständiger Abfall ist ein gutes Indiz für das Gelingen der Therapie.

Allerdings schließen negative Werte ein Rezidiv oder Metastasierung nie vollständig aus. Eine unvollständige Normalisierung und baldiger Wiederanstieg des Markers weisen auf ein Rezidiv hin. Wichtig ist, dass ein einzelner erhöhter Wert erst einmal nur als verdächtig eingeordnet wird und möglichst rasch durch weitere Bestimmungen überprüft wird.

Beim CEA kann das Ausmaß des Wiederanstiegs sogar bei der Entscheidung helfen, ob es sich um ein Rezidiv (Weiterwachstum des Primärtumors) oder um eine Metastasierung handelt. Dabei deutet ein steiler Anstieg des CEA auf Leber- oder Knochenmetastasen hin.

Auch bei der Therapieentscheidung können Tumormarker von Bedeutung sein. Erfolgt z. B. trotz Chemotherapie ein stetiger Anstieg des Markers, so wird dies einen Therapiewechsel nahelegen (sofern dieser möglich ist).

Für die längerfristige Überwachung von Tumorpatienten gibt es in der Onkologie (Fachgebiet der Tumormedizin) zahlreiche Schemata, die z. B. Empfehlungen für die Häufigkeit der Tumormarkerbestimmung und anderer Untersuchungen geben. Bei Verdacht auf Rezidiv bzw. Metastasierung oder z. B. auch bei Änderung der Therapie müssen davon abweichend sofort erneut Tumormarkerbestimmungen vorgenommen werden.

In der Abb. 9.1 sind exemplarisch vier mögliche Verläufe des CEA und CA 19–9 bei Patienten mit Coloncarcinom gezeigt. Beim ersten Patienten sind beide Marker präoperativ deutlich erhöht und fallen nach erfolgreicher Operation auf unauffällige Werte ab. Beim 2. Patienten wurde präoperativ nur CEA erhöht gefunden. Der Marker CA 19–9 ist bei diesem Patienten daher kaum brauchbar. Bei Verdacht auf ein Rezidiv ist es aber trotzdem sinnvoll zusätzlich CA 19–9 zu messen, da Tumoren/Metastasen manchmal das Muster der von ihnen exprimierten Tumormarker

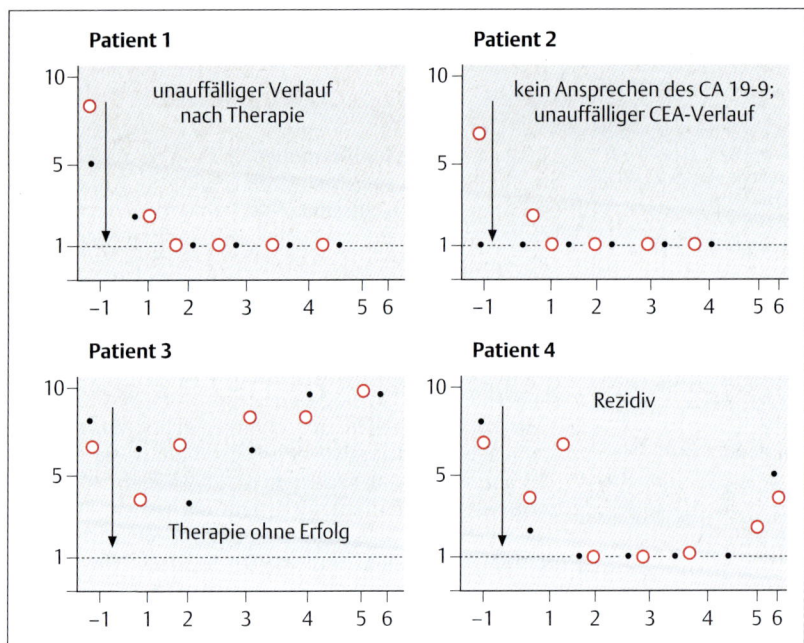

Abb. 9.1 Zeitverläufe von Tumormarkern. ○ CEA; ●CA 19–9. Die y-Achse gibt die Marker in Vielfachen der Norm (1) wieder. Der Zeitwert –1 ist vor Therapie. Therapiebeginn = Pfeil.

ändern. Bei Patient 3 zeigt sich keine Normalisierung der Tumormarker nach der Operation, die Therapiemaßnahme ist nicht erfolgreich gewesen. Patient 4 erleidet ein Rezidiv. Wir können erkennen, dass unterschiedliche Tumormarker nicht zeitgleich einen Wiederanstieg zeigen müssen.

In der Verlaufsbeobachtung sollten Tumormarkerbestimmungen wegen der Methodenabhängigkeit möglichst immer mit demselben Analysenverfahren erfolgen.

IV Enzyme

Kapitel 10   Methoden der enzymatischen Analyse
Kapitel 11   Messverfahren für diagnostisch wichtige Enzyme und Organspezifische Enzymdiagnostik

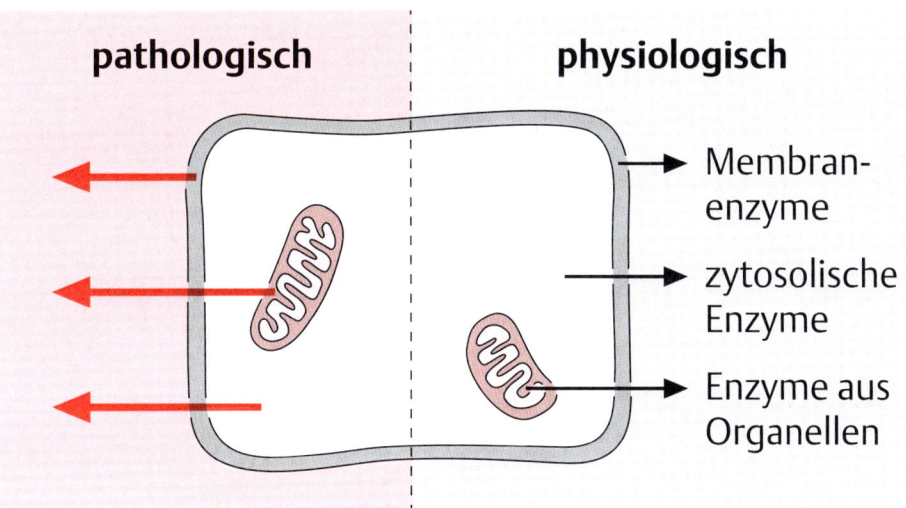

10 Methoden der enzymatischen Analyse

10.1 Funktion der Enzyme

> Die Enzymdiagnostik dient der Lokalisation und Verlaufskontrolle von Erkrankungen und macht ca. 50% der Untersuchungen in der Klinischen Chemie aus.
> Enzyme beschleunigen biochemische Reaktionen durch Herabsetzung der Aktivierungsenergie.
> Enzyme verändern nicht die Gleichgewichtslage der katalysierten Reaktion.

Die Messung der katalytischen Enzymkonzentration (bisher als Enzymaktivität bezeichnet) hängt – im Gegensatz zu einfachen Konzentrationsbestimmungen von Stoffen, etwa Creatinin oder Glucose – stark von den Messbedingungen ab, insbesondere von der Temperatur und dem pH-Wert. Daher müssen die Reaktionsbedingungen für die Messung von Enzymaktivitäten – anders als bei der Substratbestimmung mittels Endpunktmethode – in standardisierten Methodenvorschriften festgelegt werden. Nur so lassen sich übereinstimmende und damit untereinander vergleichbare Ergebnisse erzielen.

10.1.1 Definition

Enzyme (früher Fermente) sind Biokatalysatoren, die chemische Reaktionen im Körper beschleunigen.

Die Gesamtheit der chemischen Umsetzungen im Organismus, die als (Intermediär-)Stoffwechsel bezeichnet wird, ist nur möglich durch die Wirkung einer Vielzahl von Enzymen. Die Stoffe, die von einem Enzym umgesetzt werden, bezeichnet man als Substrate. Chemisch gehören alle bis heute bekannten Enzyme des menschlichen Organismus zu den Proteinen (Eiweiße) oder Proteiden, welche aus Protein und z. B. Metallionen oder Coenzymen zusammengesetzt sind. Viele hundert Enzyme sind mit den Methoden der Proteinchemie in reiner Form dargestellt worden, erstmalig 1926 die Urease.

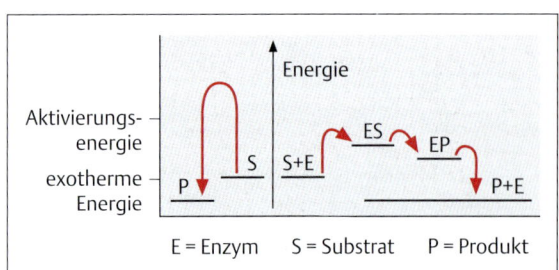

Abb. 10.1 Wirkung von Enzymen auf die Aktivierungsenergie und Reaktionsgeschwindigkeit. Links: ohne Enzymkatalyse; rechts: Reaktionsverlauf mit Enzymkatalyse.

10.1.2 Wirkungsweise

Enzyme erhöhen die Reaktionsgeschwindigkeit durch Herabsetzung der Aktivierungsenergie (Abb. 10.1). Ohne Enzyme würden die biochemischen Reaktionen im Organismus nicht oder nur mit einer nicht messbar kleinen Geschwindigkeit ablaufen.

 Enzyme verändern nicht die Lage des Reaktionsgleichgewichtes. Enzyme werden als Katalysatoren nur in kleinen Mengen benötigt und verlassen die Reaktion unverändert.

Mechanismus der Enzymkatalyse. Bei der Katalyse wird das Substrat zunächst durch Nebenvalenzen an das Enzym angelagert (Enzym-Substrat-Komplex). Dieses Zwischenprodukt besitzt eine erhöhte Reaktionsfähigkeit, die notwendige Aktivierungsenergie ist deutlich herabgesetzt. Bestimmte Seitenketten im „aktiven Zentrum" des Enzyms bewerkstelligen die Katalyse. Der Enzym-Substrat-Komplex wandelt sich in den Enzym-Produkt-Komplex um, der schließlich in das Produkt und das unveränderte Enzym zerfällt (Abb. 10.1). Betrachten wir den Ablauf einer komplexeren Reaktion (Abb. 10.2), dann ergibt sich folgender Reaktionsablauf: Das freie Enzym (1.) bindet nacheinander die Substrate A und B (2.; 3.). Über kurzlebige Übergangskomplexe (4.; 5.) findet die Umwandlung der Substrate A und B in die Produkte C und D (6.) statt. Bei Reaktionen von zwei Substraten sorgt das Enzym auch für die richtige räumliche Anordnung der Reaktionspartner und erhöht dadurch die „Trefferquote" (Abb. 10.3).

Durch solche Mechanismen wird die Reaktion so erleichtert, dass die Reaktionsgeschwindigkeit um mehr als das 10^{10}fache gesteigert werden kann.

Coenzyme, die sich von Vitaminvorstufen ableiten (s. auch Kap. 17 Vitamine), sind häufig an enzymkatalysierten Reaktionen beteiligt. Sie dienen als Überträger von speziellen funktionellen Gruppen, Atomen oder Elektronen (bei Redoxreaktionen). Viele Coenzyme werden selbst bei der enzymatischen Reaktion wie ein Substrat umgesetzt und deshab auch als Cosubstrate bezeichnet.

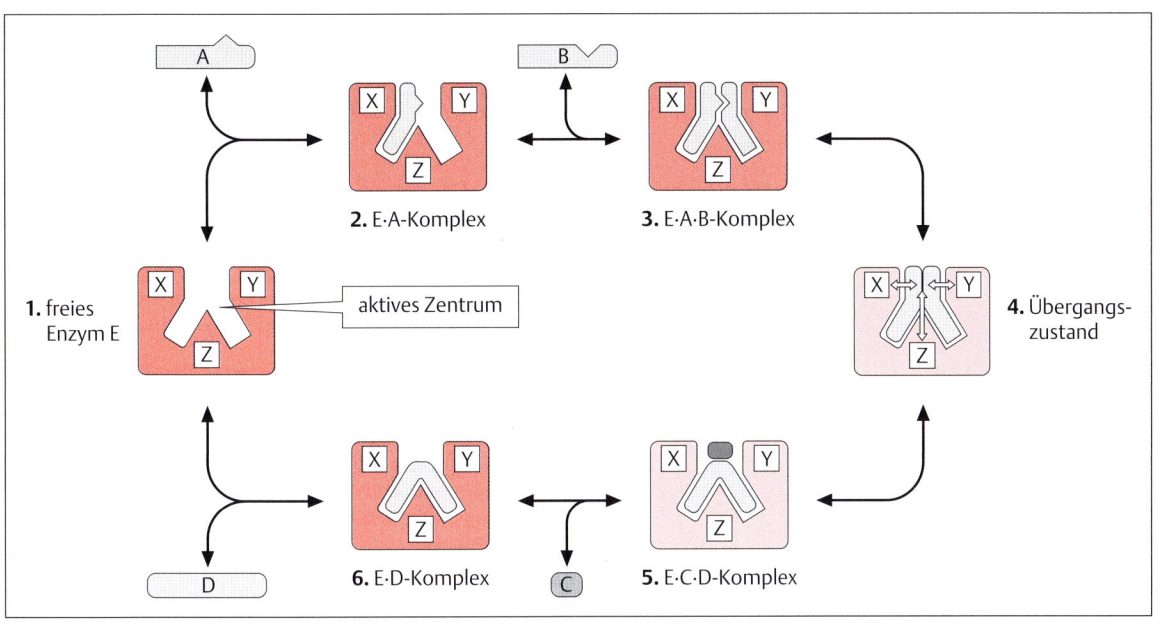

Abb. 10.2 Mechanismus der Enzymkatalyse (vereinfacht, s. Text).

10.1.3 Spezifität

Enzyme wirken außerordentlich spezifisch. Sie besitzen meist eine sehr ausgeprägte *Substratspezifität*. In der Regel werden selbst dem eigentlichen Substrat sehr ähnliche Substanzen nicht umgesetzt.

Doch noch größer ist ihre *Wirkungsspezifität*: Von den vielen möglichen Reaktionen, die ein Stoffwechselzwischenprodukt (Stoffwechselmetabolit) eingehen kann, wird nur eine einzige Reaktion katalysiert. Vor allem in dieser Wirkungsspezifität und dem Ausmaß der Reaktionsbeschleunigung unterscheiden sich die Enzyme ganz wesentlich von den unspezifischen Methoden zur Reaktionsbeschleunigung, wie Temperaturerhöhung oder allgemeine Säure- und Basenkatalyse, die in der Organischen Chemie Anwendung finden.

10.1.4 Klassifikation (Nomenklatur)

Viele Enzyme tragen Trivialnamen (z. B. Trypsin, Pepsin) oder werden durch Anfügen des Suffixes „-ase" an einen Substratnamen benannt (z. B. Cholinesterase).
Die internationale Enzymkommission hat ein systematisches System für die Benennung von Enzymen geschaffen, wobei die Einteilung nach den Reaktionstypen und umgesetzten Substraten erfolgt (10.1). Daneben lassen sich die im Blut nachweisbaren Enzyme, die in der Labordiagnostik eine Rolle spielen, auch nach klinischen Gesichtspunkten einteilen (s. Kap 11 Enzymdiagnostik).

> **10.1**
> **Systematische Benennung von Enzymen**
>
> Hierbei erfolgt die Einteilung der Enzyme durch Einordnung in sechs Hauptklassen mit jeweils mehreren Unterklassen und weiteren Untergruppen.
> Als Beispiel soll die Benennung (EC-Nummer) des Enzyms Creatinkinase (CK) erläutert werden, das die folgende Reaktion katalysiert:
>
> Creatin + ATP $\xrightarrow{\text{Creatinkinase}}$ Creatin-P + ADP
>
> Systemnummer: EC 2. 7. 3. 2.
> Klasse: 2 = Transferase
> Subklasse: 7 = Phosphotransferase
> Subsubklasse: 3 = H_2N als Akzeptor
> 2 = Nummer innerhalb der Subklasse

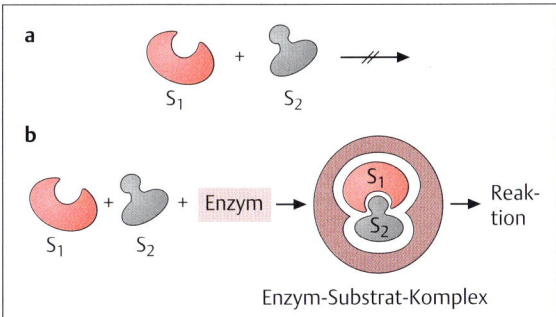

Abb. 10.3 Modell einer enzymkatalysierten Reaktion zwischen 2 Substraten. Im Gegensatz zur nicht katalysierten Reaktion (**a**) erhöht das Enzym die Trefferquote sterisch (**b**).

10.2 Grundlagen der Enzymkinetik

Die Enzymkinetik beschäftigt sich mit der Theorie und Messung der katalytischen Konzentration (bisher Aktivität) von Enzymen. Sie beschreibt das hierfür nötige theoretische Modell von Michaelis und Menten und zeigt, welche Faktoren die katalytische Konzentration beeinflussen.

10.2.1 Enzymeinheit

Die Untersuchung von Enzymen nutzt bislang nur ausnahmsweise die Massenbestimmung, wie bei der immunologischen Bestimmung der Creatininkinase MB (CK-MB), da die Stoffmenge der Enzyme im Blut sehr klein ist und meist im Bereich weniger Mikrogramm je Liter liegt. Messtechnisch einfacher ist daher die Bestimmung der katalytischen Konzentration durch Quantifizierung des Substratumsatzes. Aus dem Substratumsatz pro Zeitintervall ergibt sich die Reaktionsgeschwindigkeit. Die Einheiten sind das Katal (kat) bzw. im konventionellen Maßsystem die Internationalen Enzymeinheiten (Unit).

Enzymeinheit (kat) ist die katalytische Konzentration (Aktivität), die 1 mol Substrat pro Sekunde unter definierten Standardbedingungen umsetzt.

Enzymeinheit (U) ist diejenige Enzymmenge, die 1 μmol Substrat pro Minute unter definierten Standardbedingungen umsetzt.

Es gilt die folgende Umrechnungsformel:
$$1 U/l = 16{,}67\, nkat/l = 16{,}67 \times 10^{-9}\, kat/l$$

10.2.2 Reaktionsbedingungen

Wie alle anderen chemischen Reaktionen sind auch die enzymkatalysierten Reaktionen von den Reaktionsbedingungen abhängig. Erst durch verbindliche Festlegung der Reaktionsbedingungen wie Temperatur, pH-Wert, Konzentration und Art des Substrates und Cosubstrates, der Pufferkonzentration und Ionenstärke gelingt es, vergleichbare Bedingungen zu schaffen. Dadurch werden reproduzierbare Ergebnisse erzielt.

Temperaturabhängigkeit. Sie ist von Enzym zu Enzym unterschiedlich und liegt zwischen 5 und 10 % je Grad Celsius, d. h. eine Temperaturabweichung um nur 1 °C kann schon 10 % Fehler bedeuten!

Temperaturumrechnungsfaktoren (für 25 auf 30, 25 auf 37 und 30 auf 37 °C) werden vielfach genutzt, da häufig bei 37 °C gemessen wird, aber die Ergebnisse auf 25 °C bezogen angegeben werden sollen. Z. B. ist der entsprechende Umrechnungsfaktor für die AST (GOT) von 37 °C auf 25 °C 0,49.

Solange wir noch weiter mit Referenzbereichen für die Messtemperatur 25 °C arbeiten, betrifft die Temperaturumrechnung besonders moderne Analysensysteme, die ausschließlich mit einer Messtemperatur von 37 °C funktionieren. Die Problematik besteht darin, dass im Einzelfall deutliche Unterschiede zwischen den auf diese Weise berechneten Werten und denen durch Messung bei der richtigen Temperatur erhaltenen Werten auftreten können. Die Ursache liegt u. a. darin, dass Isoenzyme (Enzymvarianten gleicher katalytischer Wirkung), die in wechselnder Zusammensetzung in der Patientenprobe vorliegen, unterschiedliche Temperaturabhängigkeiten aufgrund unterschiedlicher Aktivierungsenergien aufweisen können. Auch auf Kontrollproben und Kalibratoren angewendet, können solche Umrechnungsfaktoren oft nicht adäquate Ergebnisse liefern, besonders da solche Materialien auch tierische Enzyme mit anderen Eigenschaften als solche aus humanen Quellen enthalten können. Auch die zumeist praktizierte Lösung, die Testverfahren bei 37 °C einfach auf die angegeben Kalibratorwerte für 25 °C einzukalibrieren, ist aus den dargelegten Gründen keine optimale Lösung und widerspricht dem Grundgedanken der optimierten Methoden.

Deshalb muss für die Zukunft wieder ein in sich stimmiges System für Messtemperatur, Methodenoptimierung und Referenzbereich gefordert werden.

Übrigens dürfen wir die Temperatur zur Reaktionsbeschleunigung bei einer enzymkatalysierten Reaktion auch nicht beliebig erhöhen (oft schon nicht über 40 °C), da durch das Erhitzen die Raumstruktur der Enzyme zerstört wird. Obwohl bei der Denaturierung der chemische Aufbau in Form der Aminosäuresequenz erhalten bleibt, geht die katalytische Aktivität durch Strukturänderung des aktiven Zentrums verloren. In besonderen Fällen nutzen wir aber gerade die Temperaturresistenz bestimmter Enzyme. Beispiele sind die DNA-Polymerasen bei der PCR-Technik oder der Einsatz von Glucuronidasen bei 55 °C im Rahmen der Probenvorbereitung zur Spaltung von z. B. Opiatglucuroniden (s. Kap. 23 Drogen).

pH-Wert. Jedes Enzym besitzt einen optimalen pH-Bereich. Dieser Bereich ist meistens relativ eng, wobei das eigentliche Maximum aber oft doch so breit ist (Abb. 10.4), dass kleine pH-Abweichungen unter 0,2 pH-Einheiten kaum Einfluss auf die Reaktionsgeschwindigkeit haben. Die Lage des optimalen pH-Bereiches wiederum ist abhängig von der Art und Ionenstärke des Puffers, von der Temperatur und auch von der Substratkonzentration.

Substratabhängigkeit der Enzymkatalyse. Auch die Wahl und Konzentration des Substrates kann für die Bestimmung der Enzymaktivität entscheidend sein. Mit der gleichen Substratmenge können oft erheblich unterschiedliche Geschwindigkeiten für die enzymatische Umsetzung

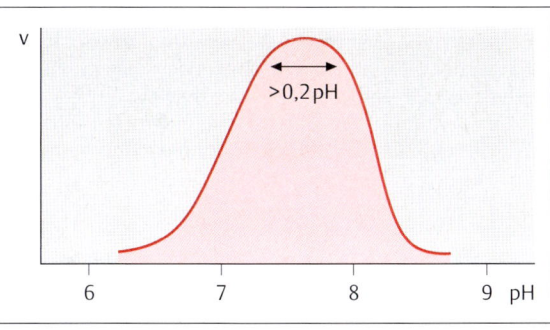

Abb. 10.4 pH-Abhängigkeit enzymkatalysierter Reaktionen.

gefunden werden. Dies beruht auf der unterschiedlichen Passgenauigkeit verschiedener Substrate in das aktive Zentrum des Enzyms, also auf der unterschiedlichen Affinität. Substrate mit hoher Affinität werden daher schon bei relativ niedriger Substratkonzentration rasch umgesetzt. Michaelis und Menten haben dafür die sog. Michaeliskonstante K_m eingeführt, die uns als Maß für die Affinität des jeweiligen Substrates zum Enzym dient. Sie hat die Einheit einer Substratkonzentration. Oft sind anstelle der im Stoffwechsel umgesetzten Stoffe synthetische Substrate von Vorteil, wenn diese z. B. ein für die Photometrie günstiges Absorptionsverhalten zeigen. Die optimale Substratkonzentration kann zudem pH-abhängig sein. So beträgt sie z. B. für die Alkalische Phosphatase (ALP) 10 mmol/l bei pH 9,8; bei pH 10 aber 25 mmol/l.

Abhängigkeit von der Art des Puffers. Nicht nur der pH-Wert des Puffers, sondern auch seine chemische Natur beeinflusst die katalytische Aktivität. Z. B. ist die Aktivität der Alkalischen Phosphatase (ALP) bei gleichem pH und Substrat in Diethanolamin-Puffer 2- bis 4-mal höher als in 2-Amino-2-methylpropanol-Puffer.

Abhängigkeit von Effektoren. Effektoren modifizieren die Enzymaktivität und damit die unter sonst gleichen Bedingungen messbare katalytische Aktivität:

Aktivatoren erhöhen und Inhibitoren (10.2) vermindern die Enzymaktivität. Um beispielsweise die volle katalytische Konzentration der Creatinkinase in der Messung zu erfassen, müssen Thiolverbindungen wie N-Acetylcystein als Reaktivator von durch Autoxidation veränderten Sulfhydrylgruppen des Enzyms und EDTA zur Komplexierung hemmender Calciumionen mit dem Reagenz zugesetzt werden. Andererseits hemmt EDTA die Alkalische Phosphatase, da diese Magnesiumionen benötigt und daher z. B. bei der ALP-Bestimmung nicht als Antikoagulans verwendet werden darf.

Messungen aus verdünnten Plasmaproben führen zum Teil nach Rückrechnung zu überproportional hohen Enzymaktivitäten, was auf der gleichzeitigen Verdünnung und Wirkungsverminderung von Inhibitoren beruhen kann. Deshalb muss die Volumenfraktion der Probe (Verhältnis Proben- zu Reagenzvolumen) als Maß der unvermeidbaren Verdünnung beim Reaktionsansatz immer gleich gehalten werden. Daher sollten unnötig hohe Probenverdünnungen bei der Messung der katalytischen Konzentration von Enzymen vermieden werden.

> **10.2**
> **Mechanismus der Wirkung von Inhibitoren**
>
> Die Wirkung von Inhibitoren wird nach verschiedenen Mechanismen eingeteilt:
> *Kompetitive Hemmung* liegt dann vor, wenn ein anderes Molekül mit dem Substrat um die Bindung am aktiven Zentrum des Enzyms konkurriert (Abb. 10.5). Substrat und Hemmstoff sind sich dabei meistens strukturell sehr ähnlich (Substratanaloga). Liegt der Hemmstoff in genügend hoher Konzentration vor, so kann er das Substrat völlig verdrängen und dadurch die Reaktion blockieren; durch Erhöhung der Substratkonzentration wird umgekehrt der Hemmstoff wieder verdrängt.
> *Nicht kompetitive Hemmung* tritt dann auf, wenn ein Hemmstoff das aktive Zentrum so beeinflusst, dass das Substrat noch gebunden wird, der Reaktionsablauf aber verzögert ist (Abb. 10.6). Ein Beispiel ist die reversible Blockierung einer reaktiven Sulfhydryl(SH)-Gruppe durch Kupfer- oder Quecksilber(verbindungen).
> *Substrathemmung* kann bei sehr hohen Substratkonzentrationen auftreten. Als Erklärung dient die Vorstellung, dass sich die Substratmoleküle in diesem Fall gegenseitig bei der Bindung an das aktive Zentrum des Enzyms behindern (Abb. 10.7). Ab einer bestimmten Substratkonzentration nimmt deshalb die Reaktionsgeschwindigkeit paradoxerweise unter Umständen sogar wieder ab.

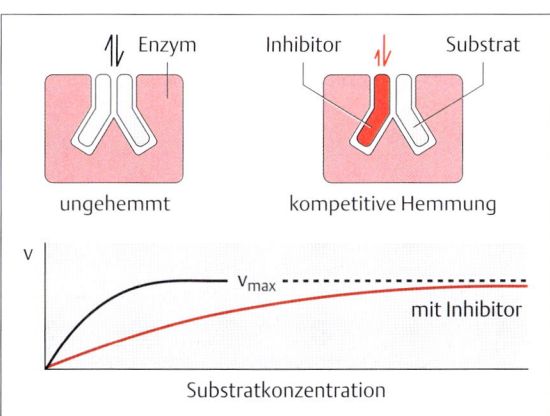

Abb. 10.5 Kompetitive Hemmung der Enzymkatalyse.

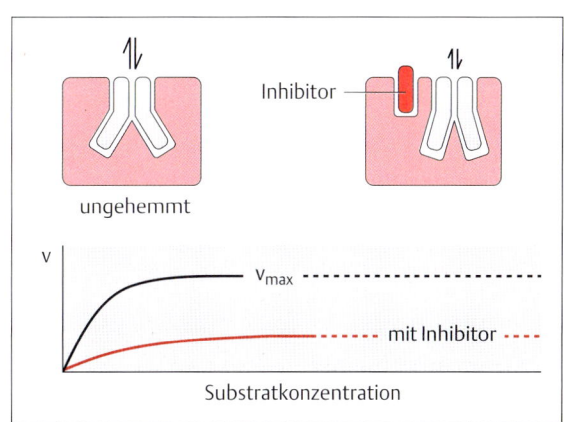

Abb. 10.6 Nicht kompetitive Hemmung der Enzymkatalyse.

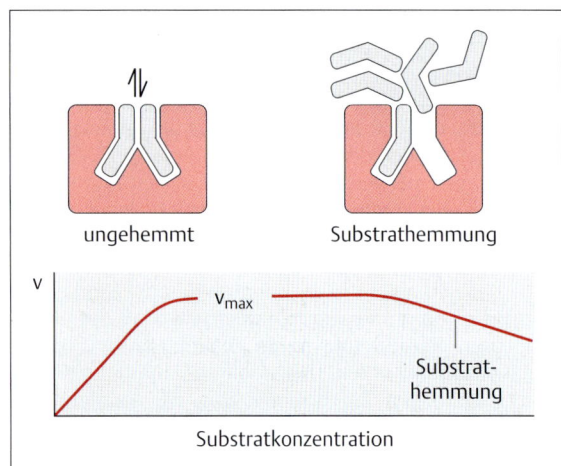

Abb. 10.7 Substrathemmung der Enzymkatalyse.

10.2.3 Optimierte Methoden

Aus den zuvor genannten Gründen erscheint es verständlich, dass die Vergleichbarkeit von Enzymaktivitätsbestimmungen oft eingeschränkt ist und erst erreicht werden kann, wenn in sog. *optimierten Methoden* alle diese Einflussgrößen durch genaue Festlegung der Durchführungsbedingungen weitgehend ausgeschaltet werden.

International sind die Bedingungen für die Messung von Enzymreaktionen nicht einheitlich, sodass eine Vielzahl sog. optimierter Testverfahren eingeführt wurde. Dies gilt besonders in Hinsicht auf die Reaktionstemperatur, den pH-Wert und das eingesetzte Substrat. Die richtige Wahl der optimalen Substratkonzentrationen und des optimalen pH-Wertes als Standardbedingungen für die Messung der Enzymaktivität verringert wesentlich die Fehlermöglichkeiten, die sich aus kleinen Schwankungen der Testansätze ergeben könnten.

In den Empfehlungen sind auch die Konzentrationen von Enzymaktivatoren festgelegt. So z.B. die Konzentration des Pyridoxalphosphats (Coenzym) bei den Transaminasebestimmungen. Auch die Art und Konzentration schützender Substanzen, wie N-Acetylcystein zur Reaktivierung der CK-Aktivität, werden festgelegt.

Mithilfe der optimierten Reaktionsbedingungen soll möglichst die maximal erreichbare Enzymaktivität gemessen werden.

10.2.4 Theorie (der Enzymkinetik) von Michaelis-Menten

Die Enzymkinetik lehrt, wie die Reaktionsgeschwindigkeit (v) von den Konzentrationen von Enzym und Substrat (c_S) = [S] abhängt (Abb. 10.**8**). Für eine gegebene (konstante) Enzymmenge können der Kurve zwei Größen entnommen werden:

Die Maximalgeschwindigkeit v_{max} und die Michaeliskonstante K_m, die die Substratkonzentration bei halbmaximaler Reaktionsgeschwindigkeit angibt.

Die Abhängigkeit der Reaktionsgeschwindigkeit von der Substratkonzentration (c_S) haben Michaelis und Menten mathematisch abgeleitet und die nach ihnen benannte Gleichung gefunden:

$$v = \frac{v_{max} \times c_S}{K_m + c_S} \quad \text{Michaelis – Menten – Gleichung}$$

Nach der von Michaelis und Menten gefundenen Beziehung hängt die aktuelle Geschwindigkeit der Enzymreaktion von der Substratkonzentration und der Michaeliskonstante K_m sowie der maximal erreichbaren Geschwindigkeit v_{max} ab. Wie aus Abb. 10.**8** hervorgeht, ist K_m die Substratkonzentration bei halbmaximaler Geschwindigkeit, was auch aus der Michaelis-Menten-Gleichung folgt (🕮 10.**3**). Aus der Auftragung in Abb. 10.**8** (links) können v_{max} und K_m nur näherungsweise entnommen werden. Genauer läßt sich K_m aus der rechten Darstellung entnehmen.

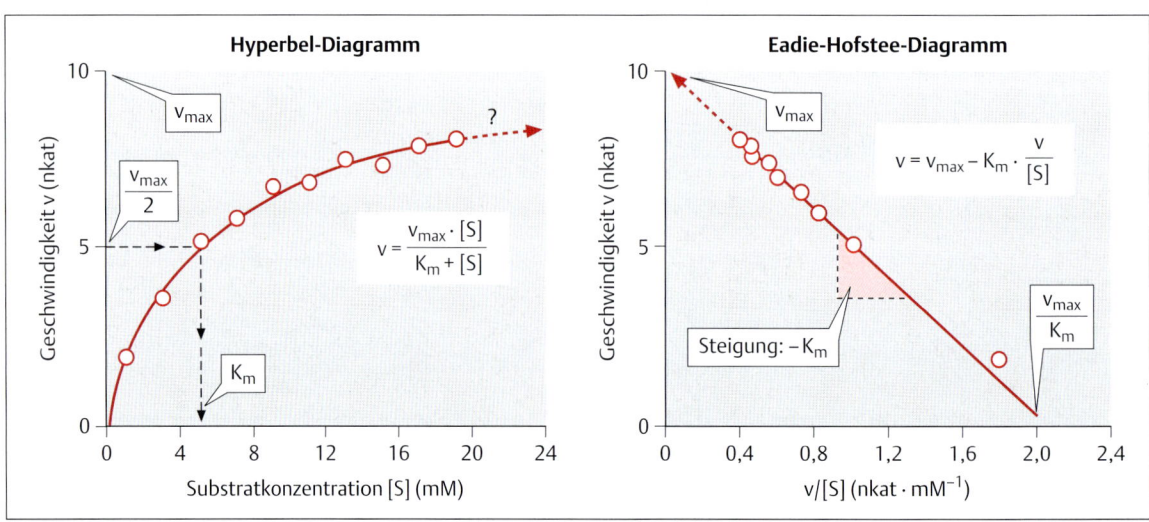

Abb. 10.8 Abhängigkeit der Reaktionsgeschwindigkeit von der Substratkonzentration bei gegebener Enzymmenge.

> **Für jede enzymatische Reaktion gibt es für jedes Substrat eine eigene Michaeliskonstante, sie ist also eine reaktions- und substratspezifische Größe. Um so niedriger K_m ist, desto höher ist die Affinität des Substrates zum Enzym.**

Die wichtigste Schlussfolgerung aus der Michaelis-Menten-Theorie ist, dass mit steigender Substratkonzentration die Geschwindigkeit der Reaktion zunimmt bis eine Sättigung erreicht wird. Eine weitere Geschwindigkeitszunahme ist nur möglich, wenn die *Enzymmenge vermehrt* wird (Abb. 10.**9**). Will man daher in einer Probe die Enzymaktivität bestimmen, so muss gewährleistet sein, dass der Substratumsatz bei maximaler Reaktionsgeschwindigkeit gemessen wird. Damit tatsächlich v_{max} gemessen wird und der Substratumsatz ausreichend lang linear bleibt, ist es erforderlich, dass die Substratkonzentrationen mindestens 10-mal größer der jeweiligen K_m eingesetzt werden (Abb.10.**10**).

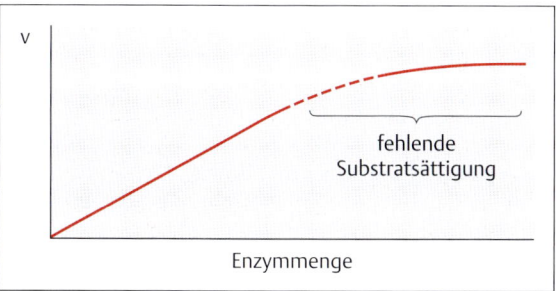

Abb. 10.9 Abhängigkeit der Reaktionsgeschwindigkeit von der Enzymmenge bei gegebener Substratkonzentration.

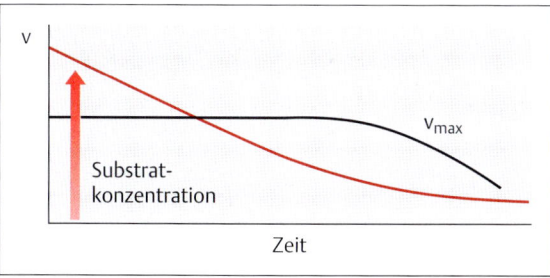

Abb. 10.10 Einfluss der Abnahme der Substratkonzentration beim enzymatischen Test auf die Maximalgeschwindigkeit (v_{max}).

10.3 Ableitung der Michaeliskonstanten

Setzt man für v in die Michaelis-Menten-Gleichung $v = v_{max} / 2$ ein, dann gilt:

$$v_{max}/2 = \frac{v_{max} \times c_S}{K_m + c_S}$$

dies ergibt: $K_m + c_S = 2 \times c_S$

und nach Vereinfachung: $K_m = c_S$

Dies beweist mathematisch, dass K_m die Substratkonzentration bei halbmaximaler Geschwindigkeit ist. Aus Abb. 10.8 können v_{max} und K_m nur näherungsweise entnommen werden. Wird dagegen anstelle v gegen Substratkonzentration $1/v$ gegen $1/c_S$ aufgetragen (Abb. 10.**11**), so erhält man eine Gerade mit dem Abszissenabschnitt $= -1/K_m$ und dem Ordinatenabschnitt $= 1/v_{max}$

$$1/v = \frac{K_m + c_S}{v_{max} \times c_S}$$

$$1/v = \frac{K_m}{v_{max}} \times \frac{1}{c_S} + \frac{1}{v_{max}}$$

für $1/v = 0$ gilt:

$$0 = \frac{K_m}{v_{max}} \times \frac{1}{c_S} + \frac{1}{v_{max}}$$

$$-K_m \times \frac{1}{v_{max}} \times \frac{1}{c_S} = \frac{1}{v_{max}}$$

$$-K_m \times \frac{1}{c_S} = 1$$

$$-\frac{1}{K_m} = \frac{1}{c_S}$$

für $1/c_S = 0$ gilt: $1/v = 1/v_{max}$

Zur Ermittlung von v_{max} und K_m misst man die Reaktionsgeschwindigkeit bei verschiedenen Substratkonzentrationen und trägt $1/v$ gegen $1/c_S$ auf (Abb. 10.11).

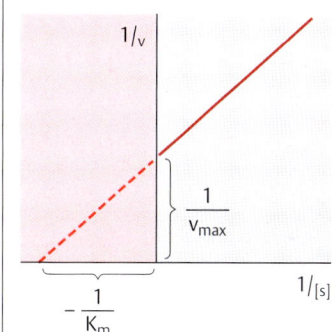

Zur Ermittlung von v_{max} und K_m misst man die Reaktionsgeschwindigkeit bei einigen Substratkonzentrationen und trägt $1/v$ gegen $1/[s]$ auf.

Abb. 10.11 Linearisierung der Enzymkinetik durch doppelt reziproke Auftragung von Geschwindigkeit und Substratkonzentration.

10.3 Messung der Enzymaktivität

Für die Messung der Enzymaktivität ist es notwendig, dass die anfängliche Reaktionsgeschwindigkeit erfasst wird, wobei noch Bedingungen herrschen, unter denen das Enzym mit Substrat (und Coenzym) gesättigt und der pH-Wert noch optimal ist.

10.3.1 Ermittlung der Reaktionsgeschwindigkeit

Die Bestimmung einer Enzymaktivität durch Messung der Reaktionsgeschwindigkeit erfordert mehr Aufwand als die Bestimmung von Substratkonzentrationen, denn außer der zu messenden Enzymaktivität beeinflussen noch weitere Größen die Reaktionsgeschwindigkeit, die deshalb konstant gehalten werden müssen. Für die Temperatur ist dies näherungsweise erreichbar; andere wichtige Parameter wie Substrat- und Coenzymkonzentration ändern sich während der Bestimmung aber zwangsläufig. In vielen Fällen ist die Reaktionsgeschwindigkeit daher nicht konstant, sondern sie verändert sich im Verlauf der Messung. Daher müssen wir möglichst die anfängliche Reaktionsgeschwindigkeit erfassen.

Absorptions-Zeit-Kurve. Die Enzymaktivität wird daher aus den Messsignalen (Absorptions-Zeit-Kurve) während der ersten Sekunden oder Minuten nach dem Start der Reaktion ermittelt (Abb. 10.12). Als *Messintervall* wird der Zeitraum bezeichnet, innerhalb dessen die Absorptionsmessungen zur Ermittlung der Reaktionsgeschwindigkeit erfolgen. Ist kein linearer Anfangsbereich in der Absorptions-Zeit-Kurve erkennbar, d. h. treten auch hier schon Krümmungen auf, dann dient die Anfangsgeschwindigkeit, die durch Anlegen der Tangente an den Punkt t = 0 der Absorptions-Zeit-Kurve erhalten wird, zur Berechnung (Abb. 10.13). Ihre Steigung ist die Reaktionsgeschwindigkeit unter den bekannten Anfangskonzentrationen.

Die eigentliche Messung von Enzymaktivitäten erfolgt im kinetischen Test.

Voraussetzung für die Richtigkeit der Messung ist die exakte Einhaltung der Reaktionsvolumina, die genaue Thermostatisierung der Reagenzien und der Reaktionsküvette sowie ein Photometer, das nahezu monochromatisches Licht liefert.

Zur Berechnung der Enzymaktivität wird meistens die Absorptionsänderung pro Minute ermittelt.

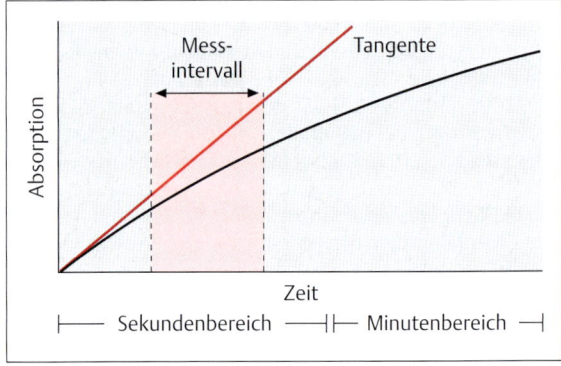

Abb. 10.13 Ermittlung der Anfangsgeschwindigkeit bei nicht linearen Reaktionsverläufen.

Absorptionsänderung pro Minute. Die gesuchte Absorptionsänderung pro Minute kann auf dreierlei Weise experimentell bestimmt werden:

1. Kontinuierliche Aufzeichnung der Absorption mittels Schreiber. Eine der Absorption proportionale Spannung wird vom Photometer an einen Schreiber abgegeben und so eine Absorptions-Zeit-Kurve (A-t-Kurve) aufgezeichnet (Abb. 10.12). Gegebenenfalls kann die Anfangsgeschwindigkeit, bei der A/min maximal ist, durch Anlegen der Tangente bei t = 0 ermittelt werden. Vorteilhaft ist zudem, dass nicht lineare Verläufe erkannt werden können (Abb. 10.12).

2. Diskontinuierliche Absorptionsmessungen in festgelegten Zeitintervallen. Die Messung der Absorption in kurzen Zeitintervallen und die Berechnung von A/min aus diesen Werten bedeutet wesentlich weniger Aufwand als die Auswertung von Schreiberkurven. Um 1960 wur-

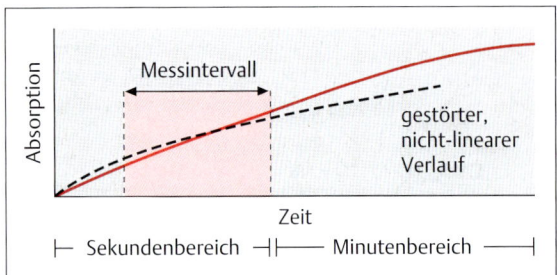

Abb. 10.12 Absorptions-Zeit-Kurve.

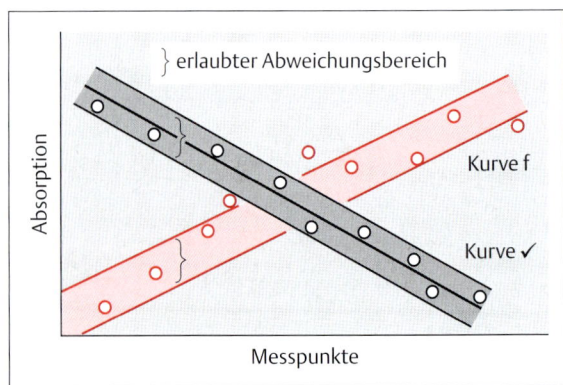

Abb. 10.14 Linearitätsprüfung der Messsignale.

Tab. 10.1 Ermittlung der Absorptionsänderung pro Minute (A/min).

Zeit (s)	Intervall	A (340 nm)	ΔA / 15 s	ΔA / min
30		0,430		
	1		0,015	0,060
45		0,415		
	2		0,013	0,052
60		0,402		
	3		0,015	0,060
75		0,387		
	4		0,016	0,064
90		0,371		
	5		0,014	0,056
105		0,357		
	6		0,014	0,056
120		0,343		
	7		0,011	0,044
135		0,332		
	8		0,011	0,044
150		0.321		

3. Zweipunktkinetik. Im manuellen Betrieb mit Stoppuhr oder mit einfachen Analysensystemen wird häufig nur eine Zweipunktmessung (Zweipunktkinetik) durchgeführt. Der erste und zweite Messwert werden zu definierten Zeiten nach Reaktionsstart ermittelt. Voraussetzung für dieses Vorgehen ist eine lineare Reaktionskinetik. Der erste Messwert darf nicht zum Startzeitpunkt selbst genommen werden, da die Anfangsphase von Enzymreaktionen fast immer nicht linear ist (Abb. 10.15). Dieses Verfahren ist extrem empfindlich gegenüber Störeinflüssen. Linearitätsprobleme können bei Proben mit sehr niedriger oder sehr hoher Enzymaktivität auftreten, ohne dass die Abweichung von der Linearität von uns erkannt werden kann. Im Fall von Proben mit sehr hoher Enzymaktivität kann beispielsweise eine Substraterschöpfung vorliegen, bevor der zweite Messpunkt erreicht wird.

Gestoppter Test. Dies ist eine Sonderform der Zweipunktkinetik. Nach einer definierten Reaktionszeit, die meist sehr lang (größer 30 Minuten) ist, wird die enzymatische Umsetzung durch eine pH-Änderung o.ä. abgebrochen. Auf diese Weise können mehrere Reaktionsansätze parallel bearbeitet werden, da nach dem Reaktionsstopp keine weitere Absorptionsänderung mehr auftritt. Ein Reaktionsprodukt wird anschließend in einer Endpunktbestimmung gemessen. Dieses Vefahren wenden wir regelmäßig bei der ELISA-Technik (s. Kap. 5 Immunchemische Messverfahren) an. Die Substratumsetzung dauert hier in der Regel 15 bis 60 Minuten und wird auf der gesamten Mikrotiterplatte relativ gleichzeitig gestartet und gestoppt. Dies erreichen wir durch Verwendung von Multipipetten.

Substraterschöpfung. Enthält eine Untersuchungsprobe eine extrem hohe Enzymaktivität, so kann eine sog. *Substraterschöpfung* eintreten. In diesem Fall wird das vorhandene Substrat so rasch umgesetzt, dass unter Umständen im gewählten Messintervall überhaupt keine Signaländerung mehr zu beobachten ist. Liegen Reaktionen vor, bei denen die Abnahme der NADH- oder NADPH-Konzentration gemessen wird oder die mit einer Abnahme der Trübung des Reaktionsansatzes (z. B. Lipasebestimmung) einhergehen, dann können wir eine Substraterschöpfung daran erkennen, dass nach einer festgelegten Zeit ein Mindestabsorptionswert (Schwelle) unterschritten wird (Abb. 10.16). Bei der linken Kurve (rot) wird diese Schwelle bereits vor der kritischen Zeit erreicht.

den hierfür Photometer mit Küvettenwechsler eingeführt und heute wird dieses Prinzip vor allem von Analysenautomaten verwendet. Das Zeitintervall zwischen den Messungen wird durch die sog. Taktfrequenz des mechanisierten Analysensystems bestimmt. Für jedes Zeitintervall wird das zugehörige A/min vom Mikroprozessor berechnet. Manche Geräte reduzieren nach Prüfung der Linearität des Reaktionsverlaufs durch die Kontrollelektronik die Zahl der zur Berechnung der Enzymaktivität verwendeten Messpunkte, was zu einer Erhöhung des Messbereiches und u.U. des Probendurchsatzes beitragen kann. Nur aus Messpunkten, die einen linearen Verlauf der zugrunde liegenden A-t-Kurve annehmen lassen (maximale Abweichung von der Linearität < 10 %), wird ein Ergebnis berechnet (Abb. 10.14). Moderne Geräte erlauben jederzeit die Darstellung der A-t-Kurve auf dem Bildschirm, und ermöglichen so die Überprüfung der Reaktionskurven kritischer Proben. Ein Beispiel für die Ermittlung von A/min ist in Tab. 10.1 wiedergegeben. Im Beispiel werden die Intervalle 7 und 8 wegen zu starker Abweichung von der Ergebnisberechnung ausgeschlossen. Aus den übrigen Intervallen 1 bis 6, die Schwankungen in einem akzeptablen Ausmaß aufweisen, wird der Mittelwert für A/min berechnet.

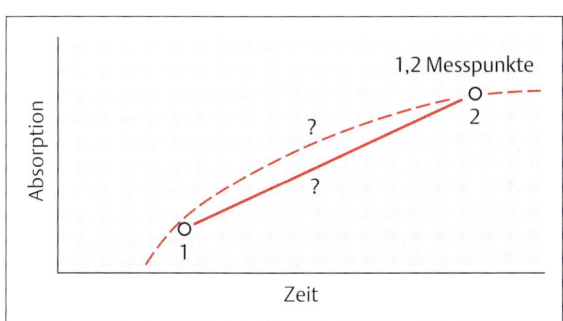

Abb. 10.15 Zweipunktmessung.

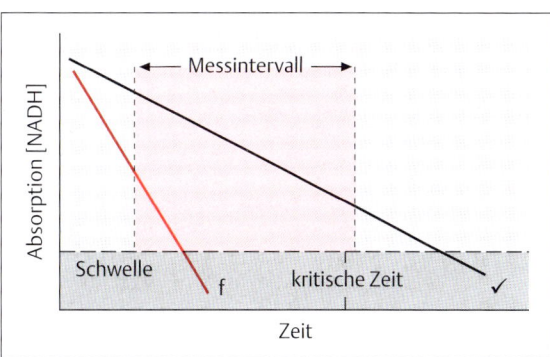

Abb. 10.16 Maßnahmen zur Erkennung einer Substraterschöpfung.

10.3.2 Testprinzipien

Die physiologischen Substrate der meisten Enzyme sind farblos und ergeben farblose Produkte, daher ist oft eine *Indikatorreaktion* erforderlich. Meistens ist die Indikatorreaktion der eigentlichen Messreaktion nachgeschaltet, indem eines der Produkte der Messreaktion in der Indikatorreaktion weiterreagiert (Abb. 10.**17**). Die Messreaktion wird von dem zu untersuchenden Enzym aus der Probe katalysiert. In der Indikatorreaktion reagiert eines der dabei gebildeten Produkte zu einem photometrisch „sichtbaren" Folgeprodukt weiter. Die wichtigsten Hilfssubstrate in Indikatorreaktionen sind in Tab. 10.**2** zusammengefasst.

Einsatz von synthetischen (chromogenen) Substraten. Synthetische (chromogene) Substrate, die ein farbiges Reaktionsprodukt liefern, das im visuellen Wellenlängenbereich photometrisch bestimmt werden kann, werden häufig für Enzymaktivitätsbestimmungen eingesetzt. Soll ein synthetisches Substrat direkt in der Messreaktion umgesetzt werden, so ist Voraussetzung, dass das untersuchte Enzym nicht allzu streng substratspezifisch ist.

Zur Bestimmung von Esterasen, Phosphatasen und Glykosidasen werden Derivate des p-Nitrophenols, nämlich der entsprechende Essigsäureester, Phosphorsäureester und Glykoside eingesetzt. Im alkalischen Milieu (evtl. nach Umpufferung) entsteht als Reaktionsprodukt das gelbe p-Nitrophenolatanion (Abb. 10.**18**), das bei 405 nm photometrisch erfasst werden kann. Ein Phosphorsäureester des p-Nitrophenols wird beispielsweise beim Bestimmungsverfahren für die Alkalische Phosphatase (Abb. 10.**19**) eingesetzt.

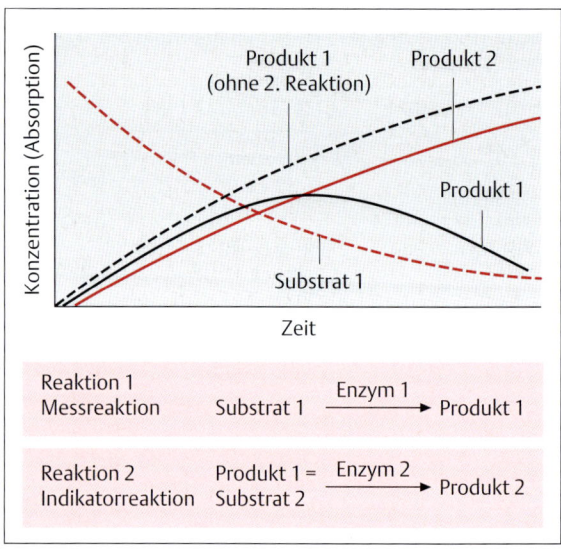

Abb. 10.17 Enzymatische Bestimmung mit Indikatorreaktion.

Derivate des p-Nitranilin (Abb. 10.**20**), bei denen die Aminogruppe als Amid an Aminosäuren gebunden ist, sind geeignete Substrate für Peptidasen und Proteasen. Diese Methode liegt z. B. der früher häufiger durchgeführten Bestimmung der Leucinarylamidase (LAP) zugrunde (Abb. 10.**21**).

Einfacher optischer Test. Einige Enzyme reagieren direkt mit den Cosubstraten (Coenzymen) NAD(P)$^+$/NAD(P)H+H$^+$. Die reduzierte Coenzymform kann photometrisch im UV (340 nm; Hg334 nm oder Hg365 nm) bestimmt werden.

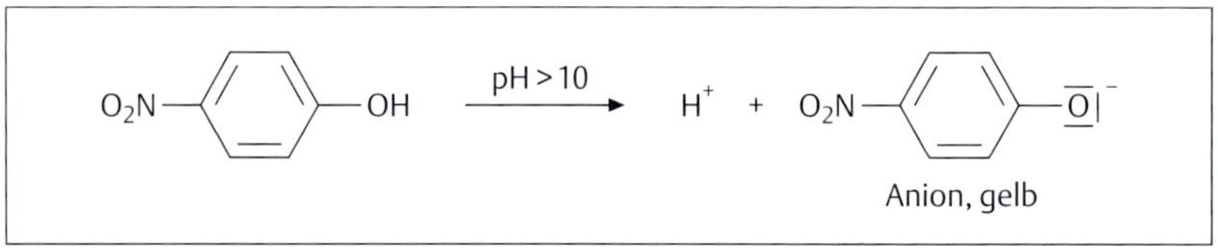

Abb. 10.18 Strukturformel von p-Nitrophenol.

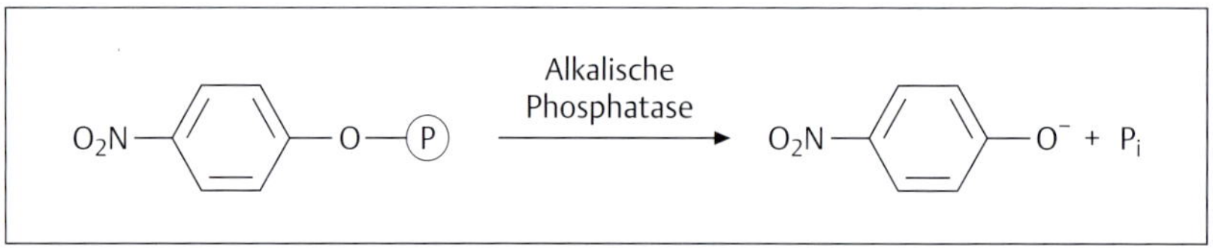

Abb. 10.19 Bestimmungsreaktion für die Alkalische Phosphatase.

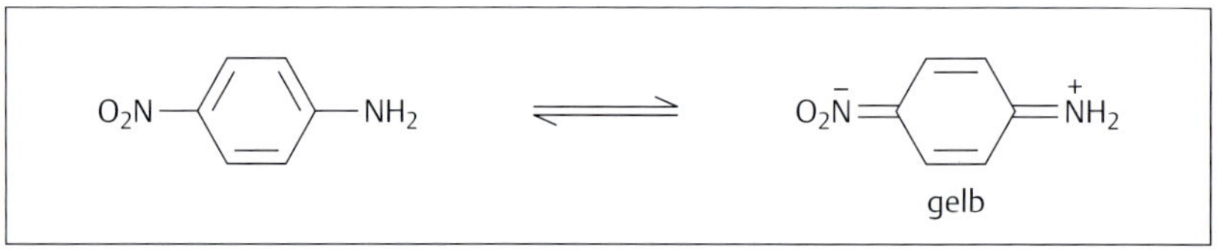

Abb. 10.20 Strukturformel des p-Nitranilin.

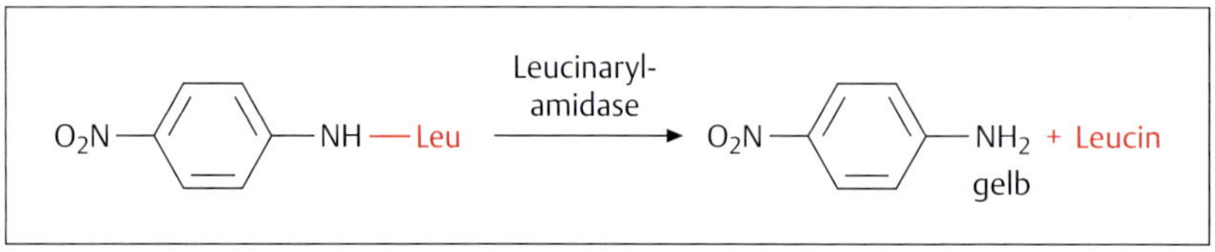

Abb. 10.21 Bestimmungsreaktion für die Leucinarylamidase.

Tab. 10.2 Substrate in Indikatorreaktionen.

Substrat	Messverfahren
p-Nitrophenolester	Photometrie (405 nm)
p-Nitranilin-Derivate	Photometrie (405 nm)
Leukofarbstoffe	Oxidation durch H_2O_2, Photometrie des Farbstoffs
NAD(P) bzw. NAD(P)H	Redoxreaktion, photometrische Messung (340 nm) des reduzierten Coenzyms
Sauerstoff	Amperometrische Bestimmung des Sauerstoffverbrauchs

Als Beispiel sei die Messreaktion für die Lactatdehydrogenase (LD) angeführt (Abb. 10.**22**). Prinzipiell ist hier die Messung der LD-Aktivität über die Verfolgung der Reaktion in beide Richtungen möglich (10.**4**).

> 10.**4**
> Reaktionsrichtung von Enzymmessreaktionen
>
> Bei Enzymbestimmungen erfolgt kein vollständiger Substratumsatz. Es ist daher oft möglich, beide Reaktionsrichtungen (vorwärts oder rückwärts) ohne zusätzliche Hilfsreaktionen zu benutzen, z. B. zur Messung der LD. Die Reaktionsrichtung (hin zum Gleichgewicht) wird nur durch die Wahl und Konzentration der Substrate bestimmt. Die Produkte der Vorwärtsreaktion sind dabei gleichzeitig als Substrate der Rückwärtsreaktion zu betrachten.

Gekoppelter optischer Test. Es gibt eine Vielzahl von Enzymen, bei denen keines der in der Messreaktion auftretenden Substrate, Cosubstrate und Produkte photometrisch erfasst werden kann. Erst durch Hilfs- und Indikatorreaktionen, die mit der Messreaktion in einer Reaktionsfolge gekoppelt werden, kann wiederum die Beteiligung der Cosubstrate $NAD(P)^+/NAD(P)H+H^+$ erreicht werden. Die Messreaktion ist - unter Umständen - über mehrere Hilfsreaktionen mit der Indikatorreaktion verknüpft. Damit die Messreaktion mit dem zu untersuchenden Enzym die Geschwindigkeit der gesamten Reaktionskaskade bestimmt, müssen alle Reagenzienbestandteile (Substrate und Enzyme) im Überschuss vorhanden sein. Nur dann werden die Produkte in den Hilfs- und Indikatorreaktionen so schnell umgesetzt wie sie entstehen.

! Zur Messung einer Enzymaktivität in der Untersuchungsprobe müssen alle anderen Komponenten im Testansatz in einem ausreichenden Überschuss eingesetzt werden (10.5).

$$\text{Pyruvat} + \text{NADH} + H^+ \underset{}{\overset{\text{LD}}{\rightleftharpoons}} \text{Lactat} + \text{NAD}^+$$

Abb. 10.22 Messreaktion für die Lactatdehydrogenase.

> 10.5
> Konzentrationsänderungen im Testansatz bei der Aktivitätsbestimmung mittels gekoppeltem optischen Test
>
> Während das zu messende Enzym aus der Probe aufgrund der Vorinkubation mit dem Reagenz bei weitgehender Sättigung mit Substrat arbeitet, sollen die Hilfsenzyme die anfallenden Produkte ohne zeitliche Verzögerung weiter umsetzen, obwohl sie vom Zustand einer Sättigung mit Substrat weit entfernt sind. Bei der Bemessung der Mengen von Hilfsenzymen sind daher nicht nur die maximal mögliche Geschwindigkeit der Hilfsreaktion, d. h. nicht nur die Enzymeinheiten (U oder kat) im Ansatz wichtig, sondern auch die Affinitäten der Enzyme zu ihren Substraten, d. h. die Michaeliskonstanten K_m. Die Quotienten U/K_m müssen daher für die Hilfsenzyme 100 bis 1000 mal größer sein als für das zu messende Enzym.

Beispiel für einen gekoppelten optischen Test mit Mess- und Indikatorreaktion ist die Bestimmung der Transaminase Alanin-Aminotransferase ALT (GPT) (Abb. 10.**23**).

Beispiel für einen gekoppelten optischen Test mit Hilfs-, Indikator- und Messreaktion ist die Bestimmung der Creatinkinase (CK) (Abb. 10.**24**).

Das Produkt der Messreaktion „ATP", das in der Hilfs- und Indikatorreaktion schließlich gemessen wird, ist in unterschiedlichen Mengen auch bereits in der Probe vorhanden. Daher ist eine Vorreaktion notwendig, in der das mit der Probe zugeführte ATP bereits vor dem eigentlichen Messintervall wegreagieren kann. Dazu wird der Reaktionsansatz zunächst ohne Creatinphosphat (Substrat der Messreaktion) mit der Probe inkubiert. Bereits vorhandenes ATP reagiert in der Hilfs- und Indikatorreaktion vor-

a

$$\text{L-Alanin} + \text{2-Oxoglutarat} \xrightarrow{\text{ALT}} \text{L-Glutamat} + \text{Pyruvat}$$

b

$$\text{Pyruvat} + \text{NADH} + H^+ \xrightarrow{\text{LD}} \text{Lactat} + \text{NAD}^+$$

Abb. 10.23 Bestimmungsreaktion für die ALT. **a.** Messreaktion. **b.** Indikatorreaktion.

a

$$\text{Creatinphosphat} + \text{ADP} \xrightarrow{\text{CK}} \text{Creatin} + \text{ATP}$$

b

$$\text{ATP} + \text{Glucose} \xrightarrow{\text{Hexokinase}} \text{Glucose-6-(P)} + \text{ADP}$$

c

$$\text{Gluc-6-(P)} + \text{NADP}^+ \xrightarrow{\text{Glucose-6-(P)-Dehydrogenase}} \text{6-Phosphogluconat} + \text{NADPH} + H^+$$

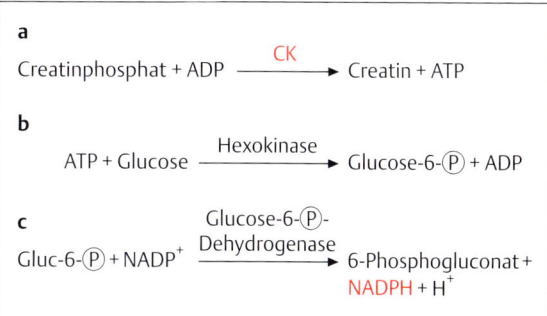

Abb. 10.24 Bestimmungsreaktion für die Creatinkinase. **a.** Messreaktion. **b.** Hilfsreaktion. **c.** Indikatorreaktion.

weg ab. Anschließend wird die eigentliche Messreaktion zur Ermittlung der CK-Aktivität in der Probe durch Zugabe von Creatinphosphat gestartet. Jetzt in der Hilfs- und Indikatorreaktion umgesetztes ATP korreliert mit der CK-Aktivität der Probe.

Wir bezeichnen ein solches Reagenz (hier Creatinphosphat), das zum Start der eigentlichen spezifischen Reaktionsabfolge, insbesondere zum Start der Messreaktion, zugegeben wird, als Startreagenz.

10.3.3 Berechnung der Enzymaktivität in der Untersuchungsprobe

Verfahren mit Kalibration. In der Praxis erfolgt die Berechnung der katalytischen Enzymkonzentration in der Untersuchungsprobe am häufigsten durch eine Vergleichsmessung (Kalibration) mit einem Standard. Mit einem Kalibrator, der eine bekannte Aktivität des zu messenden Enzyms enthält, wird die entsprechende Absorptionsänderung pro Zeiteinheit ermittelt und mit der Absorptionsänderung im Probenansatz verglichen:

$$U/l \text{ (Probe)} = \frac{A/\text{min (Probe)} \times U/l \text{ (Kalibrator)}}{A/\text{min (Kalibrator)}}$$

Zu beachten ist, dass die Enzymaktivität im Kalibrationsmaterial Stabilitätsprobleme aufweisen kann und die Richtigkeit der Ergebnisse auch durch die Impräzision der Messung beeinflusst wird. Daher müssen wir Kalibrationsmaterialien sorgfältig rekonstituieren und dann sofort mindestens in Doppelbestimmung verwenden. Häufiges Kalibrieren ist zu vermeiden, da damit nur Messfehler kaschiert werden können, z. B. der Intensitätsverlust der Photometerlampe oder Volumen-Unrichtigkeiten von Pipettoren. Bei gut gewarteten Analysensystemen ist eine Kalibration daher in der Regel über lange Zeitspannen von oft mehreren Monaten nicht erforderlich.

Verfahren unter Verwendung des molaren Absorptionskoeffizienten. Geht man von den konventionellen Enzymeinheiten aus, so setzt 1 Unit Enzym unter Standardbedingungen 1 μmol Substrat pro Minute um. Ist das photometrisch messbare Substrat NADH, so gilt:

$$a_{340} = 6230 \; l \times \text{mol}^{-1} \times \text{cm}^{-1}$$

Daher können wir die gemessenen ΔA/min-Werte mithilfe des Absorptionskoeffizienten auch ohne Kalibration in Δc(NADH)/min-Werte umrechnen (10.6). Da heute allerdings in der Regel die biochromatische Messtechnik eingesetzt wird, ist diese Art der Ergebnisberechnung ohne vorausgehende Kalibration nicht mehr möglich.

10.6
Ergebnisberechnung mittels molarem Absorptionskoeffizienten

Aus dem Lambert-Beer-Gesetz können wir ableiten:

$$\Delta A/\text{min} = a \times \Delta c \times d/\text{min} =$$

$$a \times d \times \Delta c/\text{min} = a \times d \times U/l$$

$$U/l = \frac{\Delta A/\text{min}}{a \times d} = \frac{\Delta A/\text{min}}{a(l \times \text{mol}^{-1} \times \text{cm}^{-1}) \times d(\text{cm})}$$

$$U/l = \frac{\Delta A/\text{min} \times 10^6}{a(l \times \mu\text{mol}^{-1} \times \text{cm}^{-1}) \times d(\text{cm})}$$

Diese Berechnung liefert erst einmal die Enzymaktivität im Testansatz. Gefragt ist jedoch die Aktivität in der Patientenprobe, dazu muss die Probenverdünnung, wie sie im Testansatz vorliegt, berücksichtigt werden:

$$U/l = \frac{\Delta A/\text{min} \times 10^6}{a(l \times \mu\text{mol}^{-1} \times \text{cm}^{-1}) \times d(\text{cm})} \times \frac{\text{Gesamtvolumen}}{\text{Probenvolumen}}$$

Die Gleichung zeigt, dass sich die Enzymaktivität in der Probe aus
– der Absorptionsänderung pro Minute (gemessen als Anfangsgeschwindigkeit oder Mittel aller Messintervalle),
– dem molaren Absorptionskoeffizienten des verbrauchten (bzw. gebildeten) Substrates,
– dem Verdünnungsfaktor (Verhältnis Probenvolumen zu Gesamtvolumen) und
– dem Lichtweg der Küvette errechnet.
Wird die Testanleitung ohne Änderungen befolgt, dann kann ein Faktor, der diese Größen zusammenfasst, berechnet und in der Anleitung angegeben werden, womit sich die obige Gleichung wesentlich vereinfacht:

$$U/l = \Delta A/\text{min} \times \text{Faktor}$$

Rechenbeispiel für die Berechnung einer Enzymaktivität unter Verwendung des molaren Absorptionskoeffizienten:
Schichtdicke = 0,7 cm; Probevolumen = 25 μl; Volumen Reagenz I = 350 μl; Volumen Reagenz II = 35 μl (Gesamtvolumen = 410 μl); gemessen wird NADH bei 340 nm:

$$U/l = \frac{\Delta A/\text{min} \times 10^6}{6230 \times 0{,}7} \times \frac{410}{25} = \Delta A/\text{min} \times 3719$$

Sei ΔA/min = 0,055, so ist die Enzymaktivität = 3719 × 0,055 = 205 U/l

Messung der Enzymaktivität **135**

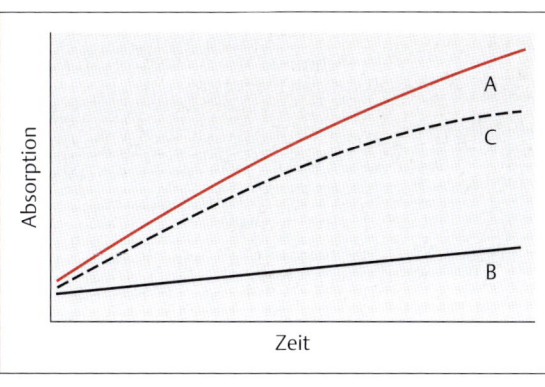

Abb. 10.25 Reaktion mit Schleich.
A. Gesamtreaktion. B. Leerwertreaktion. C. Messreaktion.

Schleichreaktionen: Bei manchen Reaktionen ergibt sich eine Signaländerung nicht nur durch die zu messende spezifische Enzymaktivität (Messreaktion), sondern es läuft gleichzeitig eine Leerwertreaktion (Schleich) ab, z. B. Eintrübung oder nicht enzymatische Substrathydrolyse usw.. Diese Leerwertreaktion muss berücksichtigt werden (Abb. 10.25). Hierzu ist die zusätzliche Messung eines Leerwertansatzes mit Wasser oder Puffer anstelle der Untersuchungsprobe erforderlich.
Die Berechnung erfolgt bei Reaktionen mit Schleich nach folgender Gleichung:

U/l = (ΔA/min im Probenansatz − ΔA/min im Leerwertansatz) × Faktor

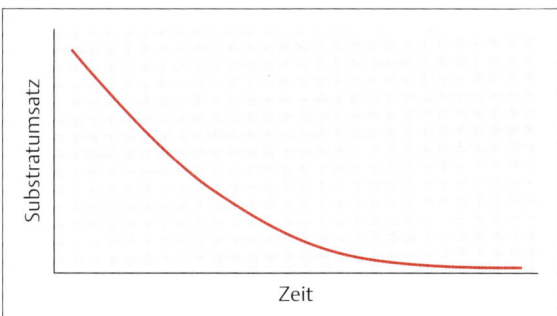

Abb. 10.26 Enzymatischer Substratumsatz.

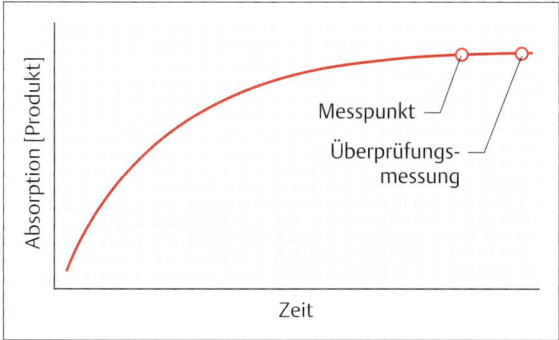

Abb. 10.27 Substratbestimmung mittels Endpunktmethode.

Enzymatische Substratbestimmung. Enzyme sind nicht nur unter diagnostischen Gesichtspunkten interessant, sondern auch wichtige Hilfsmittel zur Bestimmung von Substratkonzentrationen (10.7).

> **10.7**
> **Enzymatische Substratbestimmung**
>
> Die enzymatische Substratbestimmung ist dadurch gekennzeichnet, dass das Substrat die Reaktionsgeschwindigkeit bestimmen muss. Daher darf das zu messende Substrat nicht in Sättigung vorliegen, während das spezifische Enzym in möglichst hoher katalytischer Konzentration im Reagenz und Messansatz enthalten sein muss. Unter diesen Bedingungen verläuft der Substratumsatz unterschiedlich schnell, fast immer ist jedoch die Umsatzgeschwindigkeit anfangs am größten und nähert sich mit Erreichen von 100% Substratumsatz asymptotisch dem Wert 0 (Abb. 10.26). Substratbestimmungen sind nach zwei Verfahren möglich:
> 1. *Endpunktbestimmung*: Bei Endpunktbestimmungen müssen alle notwendigen Enzyme und Hilfssubstrate in genügend hoher Aktivität bzw. Menge eingesetzt werden, damit der Substratumsatz, der sich mit fortschreitender Reaktion verlangsamt, in praktikabler Zeit vollständig erfolgt. Temperaturkonstanz ist nicht notwendig. Gemessen wird die Absorption nach Erreichen des Endpunktes (Abb. 10.27). Analysensysteme sollten so programmiert werden, dass ein Messpunkt vor oder nach dem Messpunkt für die Berechnung dazu verwendet wird, um zu prüfen, dass der Endpunkt auch wirklich erreicht wurde. Denn in seltenen Fällen können z. B. Inhibitoren die Substratumsetzung so verlangsamen, dass in der normalerweise ausreichend langen Inkubationszeit noch kein Endpunkt erreicht wird.
> 2. *Kinetische Messung*: Bei kinetischen Messungen soll die Reaktionsgeschwindigkeit allein von der zu bestimmenden Substratkonzentration abhängen und darf nicht durch die eingesetzten Enzymaktivitäten oder die Konzentration von Hilfssubstraten beeinflusst werden. Das heißt, Hilfssubstrate müssen in so hoher Konzentration eingesetzt werden, dass Sättigung vorliegt. Ferner muss das Enzym, das den zu messenden Substratumsatz katalysiert, im Testansatz eine so hohe Aktivität haben, dass keine Sättigung eintritt. Gemessen wird die Anfangsgeschwindigkeit des Substratumsatzes: Aus dem Anfangsteil der Zeit/Umsatz-Kurve wird ein quasi linearer Bereich herausgegriffen, der durch t_1 und t_2 begrenzt wird. Anstelle der Signalhöhe am Ende der Reaktion (Endpunktbestimmung) wird hier die Differenz der Signalhöhen ($\Delta t = t_2 - t_1$) gegen die Substratkonzentration aufgetragen (Abb. 10.28) bzw. diese Signaldifferenz in die Bestimmungsgleichung eingesetzt. Es handelt sich um ein fixed-time-Verfahren. Von Vorteil ist, dass bei Verwendung von Analysensystemen durch zusätzliche Zeitwerte die Linearität einfach zu überprüfen ist (Abb. 10.28).

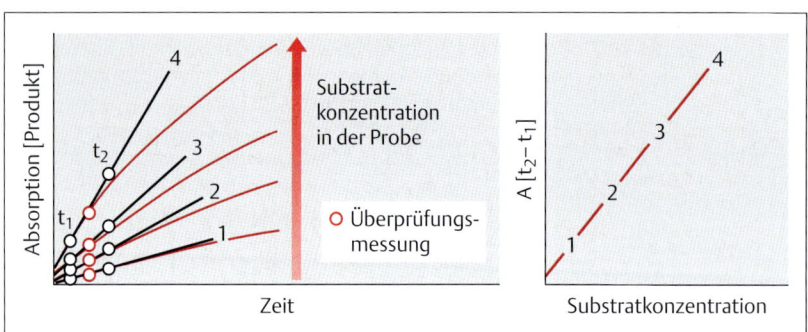

Abb. 10.28 Kinetische Substratbestimmung.

10.4 Quantifizierung von Isoenzymen

Enzyme mit gleicher Substratspezifität und enzymatischer Wirkung, aber mit unterschiedlicher Proteinstruktur bezeichnet man als Isoenzyme.
Isoenzyme sind Produkte verschiedener Gene in der gleichen Spezies oder im gleichen Organismus (s. auch Kapitel 5).

Bei Isoenzymen handelt es sich zum Beispiel um mitochondriale und zytoplasmatische Formen des „gleichen" Enzyms (Beispiel ALT) oder um Enzymvarianten, die gewebespezifisch vorkommen (Knochen-ALP und plazentäre Alkalische Phosphatase) oder auch um Enzymvarianten, die rassenspezifische Unterschiede zeigen (10.8). Sind Enzyme aus mehreren Untereinheiten zusammengesetzt (CK, LD), so können sich diese Enzyme aus den Untereinheiten in unterschiedlicher Stöchiometrie zusammensetzen. Es resultieren verschiedene Homo- und Heteropolymere. Die CK z. B. kommt im Blut immer als Dimer vor, sodass die folgenden Isoenzymformen möglich sind:

CK-MM, CK-MB und CK-BB

> **10.8**
> **Enzymvarianten im Ethanolabbau**
>
> Beispielsweise zeigen die Alkoholdehydrogenase ADH und Aldehyddehydrogenase AldH bei Asiaten häufig ein anderes Isoenzymmuster als bei Europäern. Diese genetische Variation führt zu einer ungewöhnlichen Alkoholempfindlichkeit, die sich schon beim Genuss relativ geringer Alkoholmengen in Blutdruckanstieg, Übelkeit usw. (Flash-Reaktion) äußert.

Die üblichen Enzymtestverfahren erfassen alle Isoenzymformen „eines Enzyms" gemeinsam. Die Quantifizierung von Isoenzymen gewinnt zunehmende diagnostische Bedeutung und ist mittels verschiedener Methoden möglich:

Thermische Inaktivierung. Sofern verschiedene Isoenzymformen sich in ihrer Temperaturempfindlichkeit unterscheiden, kann dies für die Isoenzymuntersuchung ausgenutzt werden. Zum Beispiel ist die Alkalische Phosphatase aus Knochen (ossäre ALP) hitzeempfindlicher als die plazentäre ALP-Form, die eine mehrminütige Vorinkubation bei 70 °C übersteht.

Die ossäre ALP kann dann durch Differenzbildung aus dem Messwert für die Gesamt-ALP und dem Messwert nach der Vorinkubation bei erhöhter Temperatur berechnet werden.

Anwendung von Inaktivierungsreagenzien. Zum Teil sind einzelne Isoenzymformen empfindlich gegenüber bestimmten Chemikalien, die dann als Inaktivierungsreagenzien in einer Vorinkubation angewendet werden können. Bekanntes - mittlerweile historisches - Beispiel ist die Hemmung der Prostata-Phosphatase durch L-Tartrat. Dies ist die sog. Tartrat-hemmbare saure Phosphatase.

Immuninhibition. Da Isoenzyme sich in ihrer Proteinstruktur unterscheiden, kann auch versucht werden, durch inhibierende Antikörper, die das aktive Zentrum blockieren oder auf andere Weise die Substratumsetzung verhindern, Isoenzymuntersuchungen vorzunehmen.

Bekanntestes Beispiel dafür ist die Untersuchung der Creatinkinase. Mittels Immuninhibition lässt sich die CK-M-Untereinheit selektiv hemmen, während die CK-B-Untereinheit enzymatisch aktiv bleibt. Dazu wird die Untersuchungsprobe mit spezifischen Anti-CK-M-Antikörpern vorinkubiert. Bei der nachfolgenden normalen kinetischen CK-Bestimmung erfolgt nur mehr die Aktivitätsmessung der CK-B-Untereinheit, die hauptsächlich in den Isoenzymformen CK-MB und CK-BB vorkommt.

Ein weiteres wichtiges Beispiel ist die Bestimmung der P-Amylase aus dem Pankreas, hier wird die S-Amylase aus dem Speichel mithilfe eines Gemisches monoklonaler Antikörper in der Vorinkubation vollständig gehemmt (Abb. 10.29). Auf diese Weise erhalten wir aus einem sehr unspezifischen Enzym (Amylase) eine neue Messgröße (P-Amylase) mit absoluter Organspezifität. Außer S-Amylase stört auch die Markroamylase, bei der S-Untereinheiten an Immunglobulin gebunden sind, die P-Amylasebestimmung normalerweise nicht.

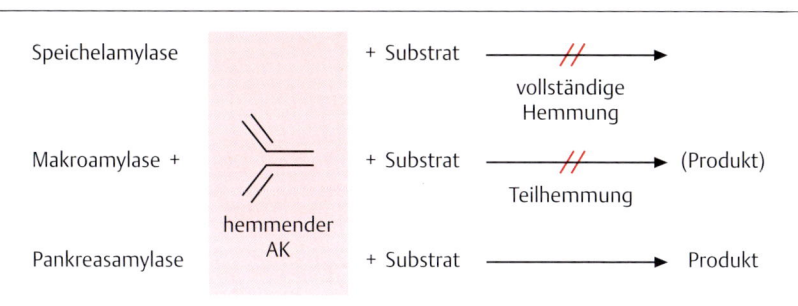

Abb. 10.29 Immuninhibition von Speichel-Amylase.

Chromatographische und elektrophoretische Trennung. Die chromatographischen Proteintrennungsverfahren sind als Routineverfahren zur Isoenzymuntersuchung meist zu aufwendig. Eine gewisse Rolle spielt die Technik bei der Trennung von Amylase und Makroamylase. Elektrophoretische Trennverfahren werden zur Untersuchung der Isoenzymzusammensetzung und zum Nachweis von Enzymvarianten dagegen relativ häufig eingesetzt. Nach Durchführung der Elektrophorese wird in den einzelnen gefundenen Banden nach einer unspezifischen Proteinfärbung in einer Referenzprobe die enzymatische Aktivität mit Mikromethoden bestimmt. Elektrophoretische Trennverfahren werden häufig für die Isoenzymanalyse der Lactatdehydrogenase (LD) und der Creatinkinase (CK) (Abb. 10.30) eingesetzt.

Beachtet werden muss, dass auch Komplexe aus dem zu untersuchenden Enzym und Immunglobulinen (z. B. sog. Makro-CK) im Vergleich zu den Isoenzymen eine andere Wanderungsgeschwindigkeit und damit eine eigene Bande aufweisen. Dies bedeutet, dass nicht jede gefundene Bande mit enzymatischer Aktivität einem eigenständigen Isoenzym entsprechen muss.

Immunologische Bestimmungsverfahren. Zunehmend werden Isoenzyme auch dadurch selektiv untersucht, dass moderne proteinanalytische Verfahren zum Einsatz kommen. Bei diesen Immunoassays wird nicht mehr die katalytische Konzentration der entsprechenden Isoenzymformen untersucht, sondern deren Stoffkonzentration – *Masse* – bestimmt.

Mit hochspezifischen monoklonalen Antikörpern kann beispielsweise das CK-MB-Isoenzym in verschiedenen ELISA-Verfahren sehr spezifisch und sensitiv erfasst werden.

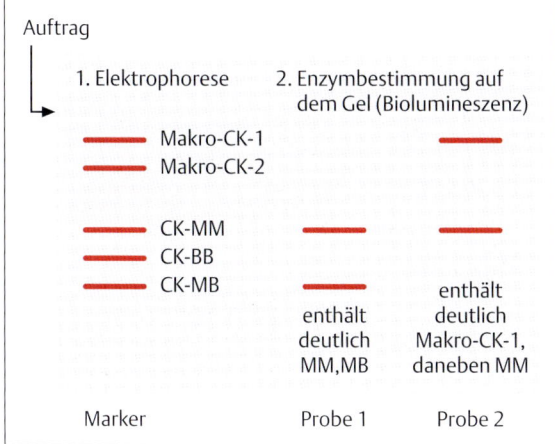

Abb. 10.30 Elektrophoretische Auftrennung von Isoformen der Creatinkinase.

11 Messverfahren für diagnostisch wichtige Enzyme und organspezifische Enzymdiagnostik

Momentan haben wir in den deutschen Laboratorien bei den Enzymmessungen eine Situation, die den Grundgedanken der Methodenoptimierung stark widerspricht: In den meisten Laboratorien werden die Enzyme bei 37 °C gemessen, aber die Referenzbereiche werden für 25 °C angegeben. Deshalb müssen die Ergebnisse entweder umgerechnet werden oder es wird auf die für 25 °C angegebenen Kalibratorwerte von Standardproben einkalibriert. Beides kann zu Messabweichungen führen (s. Kap. 10). Hinzu kommt noch, dass zur Zeit Reagenzien verwendet werden, die verschieden optimiert wurden:

- Reagenzien optimiert für 25 °C nach DGKC (Deutsche Gesellschaft für Klinische Chemie),
- Reagenzien optimiert für 30 bzw. 37 °C nach IFCC (International Federation of Clinical Chemistry) bzw. nach ECCLS (European Committee for Clinical Laboratory Standards) bzw. zum Teil optimiert für 37 °C nach DGKC.

In der Praxis sind die zu beobachtenden Ergebnisabweichungen erstaunlich gering, aber deutliche Ausreißer bei individuellen Proben sind möglich. Deshalb ist zu hoffen, dass wir in Bälde wieder zu einer Vereinheitlichung von Messtemperatur, Optimierung und Referenzbereich kommen.

11.1 Aspartat-Aminotransferase

Die Aspartat-Aminotransferase (ASAT) oder Glutamat-Oxalacetat-Transaminase (GOT) ist ein in vielen Geweben vorkommendes Enzym, das sowohl zytosolisch gelöst als auch an mitochondriale Strukturen gebunden vorliegt.

Der Name Transaminase beschreibt die physiologische Funktion der Enzyme Aspartat-Aminotransferase (ASAT, früher GOT) und Alanin-Aminotransferase (ALAT, früher GPT), nämlich die Übertragung der NH_2-Gruppe von Aminosäuren auf 2-Oxoglutarat (α-Ketoglutarat).

Bestimmungsverfahren. Die Aspartat-Aminotransferase (L-Aspartat: 2-Oxoglutarat Aminotransferase, *EC 2.6.1.1*) katalysiert die Übertragung der Aminogruppe von Aspartat auf 2-Oxoglutarat unter Bildung von Glutamat und Oxalacetat. In der nachgeschalteten Indikatorreaktion wird das Oxalacetat mithilfe von NADH zu Malat reduziert (Abb. 11.1). Diese Reaktion wird durch die Malatdehydrogenase (MD, *EC 1.1.1.37*) katalysiert. Zur Pufferung wird bei den neueren Optimierungen ein Tris(hydroxymethyl)aminomethan-Puffer (80 mmol/l, pH 7,65) verwendet (Tab. 11.1). Gemessen wird die Absorptionsabnahme in der Indikatorreaktion aufgrund des NADH-Verbrauches. Die Messung besteht aus der Bestimmung des Reagenzienleerwertes und der Bestimmung des Gesamtumsatzes.

Moderne Analysenautomaten führen solche Reagenzienleerwertbestimmungen selbstständig in zuvor festgelegten Zeitintervallen durch. Vor dem Start der spezifischen Reaktion (Abb. 11.2) wird das Coenzym der Transaminasen (Pyridoxalphosphat) dem Reaktionsansatz zugefügt, um etwa in der Probe vorhandene inaktive Apo-ASAT (Enzym ohne gebundenes Pyridoxalphosphat = PLP) durch Bildung des Holoenzyms (Apo-ASAT + Pyridoxalphosphat) zu aktivieren.

Lactatdehydrogenase (LD) wird zugegeben, um während der Vorinkubationszeit das in der Probe vorhandene Pyruvat zu reduzieren, damit es nicht durch Reaktion des endogenen Pyruvats konkurrierend zur Indikatorreaktion zu einem unspezifischen NADH-Verbrauch kommt (Abb. 11.2). Eine weitere Störung der ASAT-Bestimmung ist bei terminaler Hepatopathie möglich und kann leider im Reaktionsablauf nicht abgefangen werden (11.1).

> **11.1**
> **Störung der ASAT bei terminaler Hepatopathie**
>
> Bei einer Leberfunktionsstörung im Endstadium kommt es typischerweise zu einer stark erhöhten Aktivität der Glutamatdehydrogenase (GD) und der Ammoniakkonzentration im Blut. In dieser Situation kann das Oxoglutarat in der ASAT-Bestimmung konkurrierend zur Indikatorreaktion reduktiv aminiert werden (Abb. 11.3). Diese NADH-verbrauchende Reaktion wird von der GD katalysiert.

$$\text{Aspartat} + \text{2-Oxoglutarat} \xrightleftharpoons{\text{ASAT}} \text{Oxalacetat} + \text{Glutamat}$$

$$\text{Oxalacetat} + \text{NADH} + \text{H}^+ \xrightleftharpoons{\text{MD}} \text{Malat} + \text{NAD}^+$$

Abb. 11.1 Bestimmungsreaktion der ASAT.

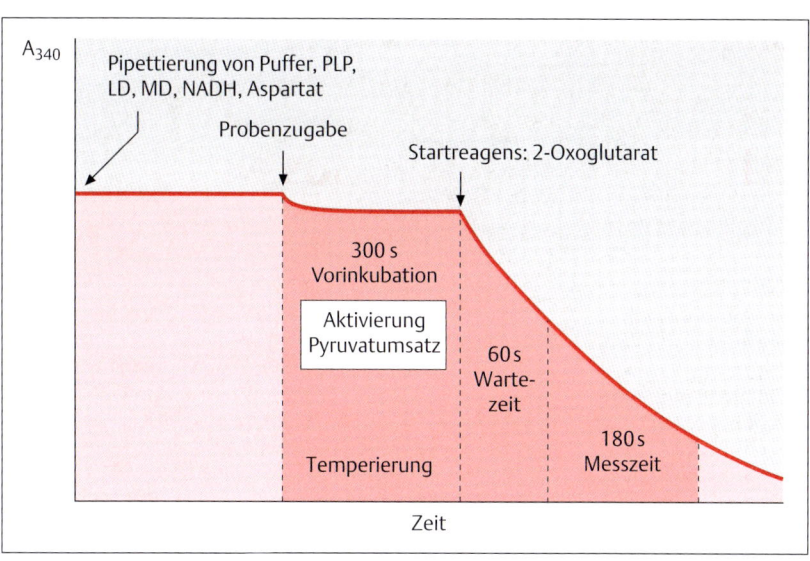

Abb. 11.2 Reaktionsablauf bei der Bestimmung der ASAT.

Tab. 11.1 Unterschiedliche Optimierungsmethoden für die ASAT.

	DGKC 1972	DGKC 1993	IFCC / ECCLS
Puffer	Phosphat pH 7,4	Tris pH 7,65	Tris pH 7,65
L-Aspartat	200 mmol/l	240 mmol/l	232 mmol/l
NADH	0,18 mmol/l	0,18 mmol/l	0,18 mmol/l
Pyridoxal-5-phosphat	–	0,10 mmol/l	0,10 mmol/l
Malatdehydrogenase	600 U/l	600 U/l	640 U/l
Lactatdehydrogenase	1200 U/l	900 U/l	640 U/l
2-Oxoglutarat	12 mmol/l	12 mmol/l	51,3 mmol/l

Präanalytik. Die Transaminase ASAT kann aus Serum oder Heparinplasma bestimmt werden. Bei Kühlung ist die ASAT in der Untersuchungsprobe mehrere Tage stabil. Zu beachten ist, dass bei Hämolyse falsch hohe Messwerte gefunden werden, da die Erythrozyten deutliche Mengen ASAT enthalten.

Referenzintervall. Die Referenzwerte für Erwachsene sind in Tab. 11.2 für die ASAT und ALAT gemeinsam dargestellt. Angegeben sind die Referenzbereiche für die Messtemperaturen von 25 bzw. 37 °C. Es ist darauf hinzuweisen, dass Kinder etwas höhere Werte zeigen.

Bestimmungsindikationen. Diagnostische Bedeutung besitzt die ASAT für die Erkennung, Differenzierung und Verlaufsbeurteilung von Erkrankungen der Leber und Gallenwege, sowie darüber hinaus bei der Differentialdiagnose von Erkrankungen der Skelett- und Herzmuskulatur, beim Lungeninfarkt und der hämolytischen Anämie (Tab. 11.3). Geringfügig erhöhte Werte der ASAT können auch durch häufigen Alkoholgenuss und die Einnahme bestimmter Medikamente bedingt sein.

Tab. 11.2 Referenzwerte für ASAT (GOT) und ALAT (GPT).

U/l	ASAT 25 °C	37 °C	ALAT 25 °C	37 °C
Frauen	< 15	10 - 35	< 17	10 - 35
Männer	< 18	10 - 50	< 22	10 - 50

Tab. 11.3 Bestimmungsindikationen für die ASAT (GOT).

Erkrankungen der Leber/Gallenwege	Hepatitiden Zirrhose Cholestase toxische Schäden Leberstauung (bei Hypotonie) Leberabszess Lebertumor (Tumormarker AFP, s. Kap. 9) Lebermetastasen
Skelettmuskel	Muskeldystrophie
Herz	Herzinfarkt (keine Organspezifität)
Lunge	Lungeninfarkt
Blut	hämolytische Anämie

$$2\text{-Oxoglutarat} + NH_4^+ + NADH \xrightarrow{GD} L\text{-Glutamat} + NAD^+ + H_2O$$

Abb. 11.3 Störung der ASAT-Bestimmung bei terminaler Hepatopathie.

11.2 Alanin-Aminotransferase

Die Alanin-Aminotransferase (ALAT, früher GPT) ist ein zytosolisches Enzym, das nur in der Leber vorkommt und daher ein Leitenzym der Leber darstellt.
Der Begriff Transaminase beschreibt die physiologische Funktion der Alanin-Aminotransferase, nämlich die Übertragung einer NH_2-Gruppe von Alanin auf 2-Oxoglutarat.

Bestimmungsverfahren. Die Alanin-Aminotransferase (L-Alanin : 2-Oxoglutarat Aminotransferase, EC *2.6.1.2*) katalysiert die Übertragung der Aminogruppe von L-Alanin auf 2-Oxoglutarat unter Bildung von Glutamat und Pyruvat. In der nachgeschalteten Indikatorreaktion wird das Pyruvat mithilfe von NADH zu Lactat reduziert (Abb. 11.**4**). Diese Reaktion wird durch die Lactatdehydrogenase (LD, EC *1.1.1.27*) katalysiert.

Die Pufferung erfolgt mittels eines Tris(hydroxymethyl)-aminomethan-Puffers (100 mmol/l, pH 7,15). Gemessen wird die Absorptionsabnahme in der Indikatorreaktion aufgrund des NADH-Verbrauchs. Die Messung besteht aus der Bestimmung des Reagenzienleerwertes und der Bestimmung des Gesamtumsatzes. Moderne Analysenautomaten führen solche Reagenzienleerwertbestimmungen selbstständig in zuvor festgelegten Zeitintervallen durch. Vor dem Start der spezifischen Reaktion (Messreaktion) mit 2-Oxoglutarat (Abb. 11.**5**) wird das Coenzym der Transaminasen (Pyridoxalphosphat) dem Reaktionsansatz zugefügt, um etwa in der Probe vorhandene inaktive Apo-ALAT (ohne gebundenes Pyridoxalphosphat) durch Bildung des Holoenzyms (Apo-ALAT + Pyridoxalphosphat) zu aktivieren.

Lactatdehydrogenase wird zugegeben, um während der Vorinkubationszeit das in der Probe vorhandene Pyruvat zu reduzieren, damit es nicht durch Reaktion des endogenen Pyruvats konkurrierend zur Indikatorreaktion zu einem unspezifischen NADH-Verbrauch kommt (Abb. 11.**4**).

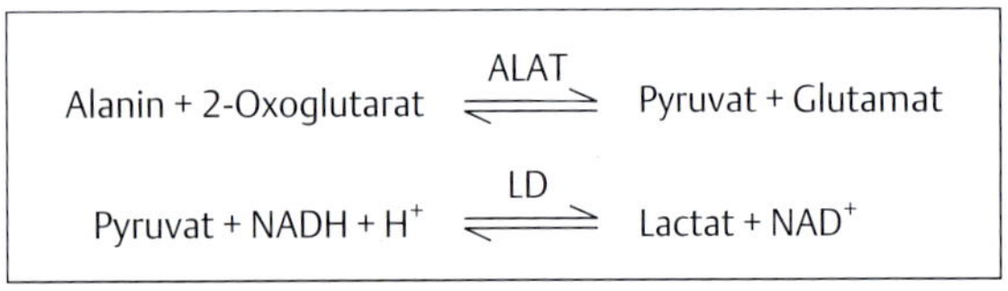

Präanalytik. Die Transaminase ALAT kann aus Serum oder Heparinplasma bestimmt werden. Bei Kühlung ist die ALAT in der Untersuchungsprobe mehrere Tage stabil, Einfrieren der Proben ist nicht empfehlenswert.

Referenzintervall. Die Referenzwerte für Erwachsene sind in Tab. 11.**2** für die ASAT und ALAT gemeinsam dargestellt. Zugrunde gelegt sind die Angaben für Messtemperaturen von 25 bzw. 37 °C. Es ist darauf hinzuweisen, dass Kinder etwas höhere Werte zeigen.

Bestimmungsindikationen. Große diagnostische Bedeutung besitzt die ALAT wegen ihrer Organspezifität als Leitenzym für die Erkennung, Differenzierung und Verlaufsbeurteilung von Erkrankungen der Leber und Gallenwege (Tab. 11.**4**). Geringfügig erhöhte Werte der ALAT können auch durch häufigen Alkoholgenuss und die Einnahme bestimmter Medikamente bedingt sein.

Tab. 11.4 Bestimmungsindikationen für die ALAT (GPT).

Erkrankungen der Leber/Gallenwege	Hepatitiden
	Zirrhose
	Cholestase
	toxische Schädigung
	Leberstauung
	Leberabszess
	Lebertumor
	Lebermetastasen

$$\text{Alanin + 2-Oxoglutarat} \underset{}{\overset{ALAT}{\rightleftharpoons}} \text{Pyruvat + Glutamat}$$

$$\text{Pyruvat + NADH + H}^+ \underset{}{\overset{LD}{\rightleftharpoons}} \text{Lactat + NAD}^+$$

Abb. 11.4 Bestimmungsreaktion der ALAT.

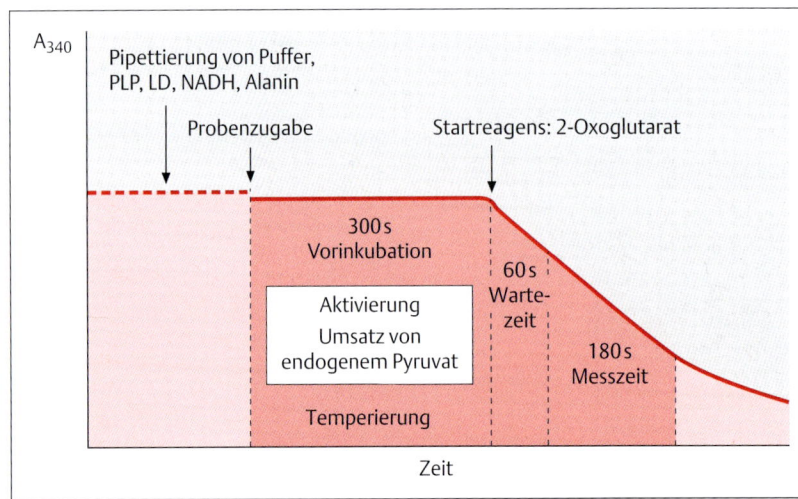

Abb. 11.5 Reaktionsablauf bei der Bestimmung der ALAT.

11.3 Glutamat-Dehydrogenase

Die Glutamat-Dehydrogenase (GD, früher GLDH) ist ein organspezifisches mitochondriales Enzym und daher ein Indikator der Leber-Parenchym-Zellnekrose. Ein starker Anstieg der GD ist daher immer ein Zeichen einer schweren Leberzellschädigung.

Die GD ist in der zentrolobulären Zone des Leberläppchens in 1,8fach höherer Konzentration vorhanden als am Rand des Leberläppchens. Da diese Region gleichzeitig besonders empfindlich gegenüber einer Sauerstoffunterversorgung (Hypoxie) ist, wird ein solcher Zustand rasch durch einen GD-Anstieg angezeigt.

Bestimmungsverfahren. Die Glutamat-Dehydrogenase (L-Glutamat : NAD(P)$^+$ Oxidoreductase (desaminierend), *EC 1.4.1.3*) katalysiert die reduktive Aminierung von 2-Oxoglutarat zu L-Glutamat unter gleichzeitiger Oxidation von NADH (Abb. 11.6). Als Reaktionspuffer dient Triethanolamin (50 mmol/l, pH 7,5). Gemessen wird die Absorptionsabnahme (NADH) bei 340 oder 334 nm. Das Arbeitsreagenz muss öfters (täglich oder nach Herstellerangabe) frisch hergestellt werden. Gestartet wird die Messreaktion durch Zugabe von 2-Oxoglutarat (Abb. 11.7). Störeinflüsse durch die Lactatdehydrogenase (NADH-Verbrauch) werden durch den Zusatz von Oxamat im Reagenz 1 vermindert. Zu jeder Serie von Messungen gehört ein Reagenzienleerwert mit NaCl-Lösung als Probe. Der erhaltene Messwert muss vom Bruttoumsatz abgezogen werden.

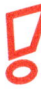

Der Reagenzienleerwert wird auch berücksichtigt, wenn wir eine Zweipunktkalibration einschließlich Leerwert durchführen. Allerdings ist eine Leerwertkalibration dann öfters vorzunehmen (z.B. täglich) als eine komplette Kalibration, die wie bereits erläutert, eher selten notwendig wird.

Präanalytik. Bei Kühlung der Probe ist die GD mindestens drei Tage stabil. Bei trüben (lipämischen) Proben kann die Ausgangsabsorption den Wert von 2,5 überschreiten und eine nicht lineare Absorptionsabnahme hervorrufen.

Referenzintervall. Die Referenzwerte für Erwachsene sind in Tab. 11.5 für die Messtemperaturen von 25 und 37 °C zusammengefasst.

$$\text{2-Oxoglutarat} + NH_4^+ + NADH \xrightleftharpoons{GD} \text{L-Glutamat} + NAD^+ + H_2O$$

Abb. 11.6 Bestimmungsreaktion der GD.

Tab. 11.5 Referenzwerte für die GD (GlDH).

U/l	25 °C	37 °C
Frauen	<3	<5
Männer	<4	<7

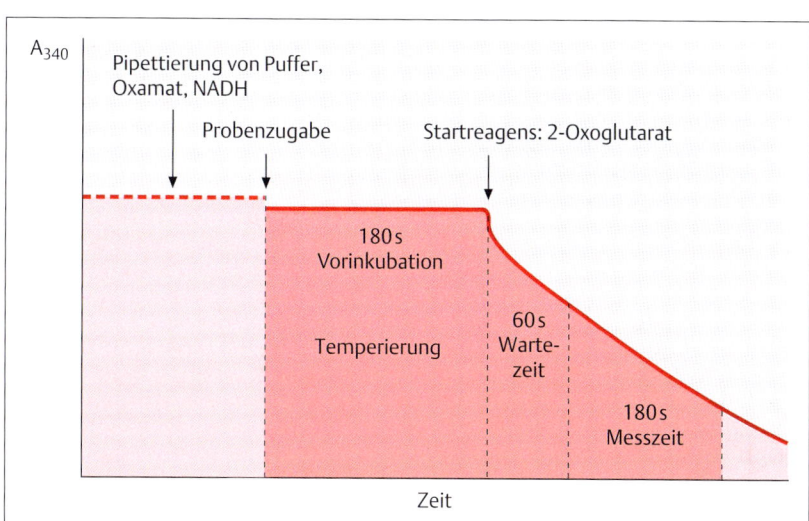

Abb. 11.7 Reaktionsablauf bei der Bestimmung der GD.

Bestimmungsindikationen. Diagnostische Bedeutung besitzt die GD für die Beurteilung von Schwere und Ausmaß einer akuten Leberparenchymschädigung und zur Differentialdiagnose des Ikterus, sowie zur Beurteilung schwerer Leberschäden als Folge anderer Erkrankungen (sekundäre Leberschädigung), z. B. als Folge einer hypoxischen Leberschädigung durch Pumpversagen des Herzens nach Myokardinfarkt (Tab. 11.**6**).

Tab. 11.6 Bestimmungsindikationen für die GD (GlDH).

Schwere und Ausmaß einer Leberzellschädigung	akute Hepatitis chronische Hepatitis Zirrhose Pilzvergiftung sekundärer Leberschaden
Differenzierung des Ikterus	Anstieg bei Verschlussikterus

11.4 Gamma-Glutamyltransferase

Die Gamma-Glutamyltransferase (γ-GT) findet sich gebunden an die Zellmembran in solchen Zellen, die Aminosäuren aus Körperflüssigkeiten aufnehmen. Größere Mengen der γ-GT finden sich in der Leber, im proximalen Tubulus der Niere und in den Mucosazellen des Dünndarms. Die im Serum messbare γ-GT-Aktivität stammt allerdings ausschließlich aus der Leber, sie ist daher ein organspezifisches Leitenzym.

Bestimmungsverfahren. Die Gamma-Glutamyltransferase (γ-Glutamyl)-Peptid : Aminosäure-γ-Glutamyltransferase, *EC 2.3.2.2*) katalysiert die Übertragung der γ-Glutamylgruppe von L-γ-Glutamyl-3-carboxy-4-nitranilid (Glucana) auf Glycylglycin. Dabei bilden sich L-γ-Glutamyl-glycylglycin und 5-Amino-2-nitrobenzoat (Abb. 11.**8**). Als Reaktionspuffer dient das Glycylglycin, das in einer Konzentration von 150 mmol/l eingesetzt wird, pH 7,70. Der Reaktionsstart erfolgt mit γ-Glutamyl-3-carboxy-4-nitranilid (Abb. 11.**9**), und gemessen wird das gelbe Reaktionsprodukt 5-Amino-2-nitrobenzoat. Die Pipettierung von Reagenz 1 und der Probe (Abb. 11.**9**) können auch in umgekehrter Reihenfolge durchgeführt werden. Die Messung besteht aus der Bestimmung des Reagenzienleerwertes und der Bestimmung des Gesamtumsatzes.

Präanalytik. Die Gamma-Glutamyltransferase ist eines der stabilsten Enzyme überhaupt. Daher kann die Probe bei Raumtemperatur für mindestens eine Woche ohne Aktivitätsverlust gelagert werden.

Referenzintervall. Die Referenzwerte für Erwachsene sind in Tab. 11.**7** zusammengefasst. Kleine Kinder unter 3 Jahre zeigen zum Teil deutlich höhere Werte. Zugrunde gelegt sind die Messtemperaturen von 25 bzw. 37 °C.

Tab. 11.7 Referenzwerte für die γ-GT.

U/l	25 °C	37 °C
Frauen	< 18	9 - 35
Männer	< 28	9 - 40

$$\text{L-}\gamma\text{-Glutamyl-3-carboxy-4-nitranilid} + \text{Glycylglycin} \xrightarrow{\gamma\text{-GT}} \gamma\text{-Glutamyl-Glycylglycin} + \text{5-Amino-2-nitrobenzoat}$$

Abb. 11.8 Bestimmungsreaktion der Gamma-GT.

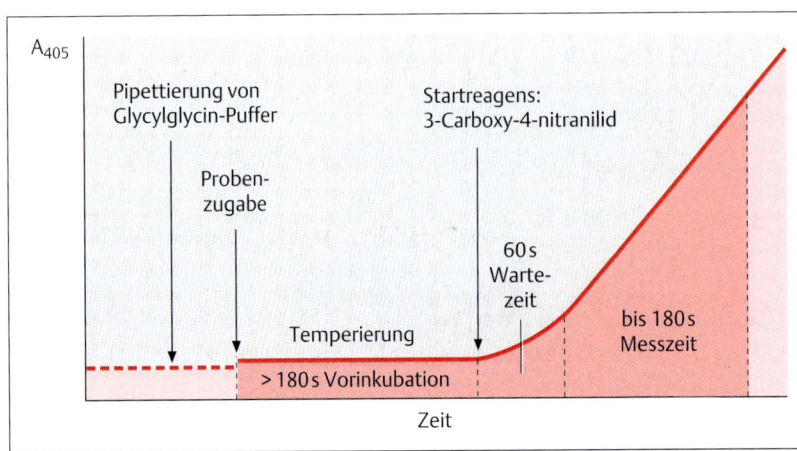

Abb. 11.9 Reaktionsablauf bei der Bestimmung der Gamma-GT.

Bestimmungsindikationen. Diagnostische Bedeutung besitzt die Gamma-Glutamyltransferase als Leitenzym für die Leber. Wichtige Bestimmungsindikationen sind in Tab. 11.8 zu finden. Immer wieder wird die γ-GT als Alkoholismusmarker auch aus forensischen Gründen verwendet. Hier ist Vorsicht angezeigt, denn es gibt aufgrund der leichten Freisetzbarkeit der γ-GT aus der Leberzellmembran viele weitere Gründe für γ-GT-Erhöhungen (Tab. 11.8), deshalb sollten zur Feststellung eines Alkoholismus und zur Abstinenzprüfung unbedingt weitere und spezifischere Messgrößen verwendet oder zusätzlich gemessen werden (s. Kap. 23 Drogen).

Tab. 11.8 Bestimmungsindikationen für die γ-GT.

akute Virushepatitis (Heilungsverlauf)
chronische Hepatitiden (oft nur Erhöhung der γ-GT im Remmissionsintervall)
toxisch-nutritive Leberschäden durch Alkohol
Verschlussikterus
Metastasenleber
Pankreaserkrankungen mit Leberbeteiligung

11.5 Cholinesterasen

Die Cholinesterasen (CHE und ACHE) sind eine Gruppe von Enzymen, die bevorzugt Ester des Cholins oder des Thiocholins spalten. Es werden auch die Namen Serum-Cholinesterase und Pseudocholinesterase verwendet. Die Leber ist der Syntheseort der im Serum/Plasma messbaren CHE-Aktivität.

Die Acetylcholinesterasen spalten vorzugsweise Acetycholin oder Acetylthiocholin. Sie sind im Erythrozyten und an der motorischen Endplatte der Muskelzelle lokalisiert, wo sie das von der motorischen Nervenfaser ausgeschüttete Acetylcholin inaktivieren. Es kommt dadurch zur physiologischen Erschlaffung des zuvor kontrahierten Muskels. Die ACHE selbst ist im Serum/Plasma zwar nicht messbar, ihre Veränderungen können aber indirekt an gleichartigen Veränderungen der CHE erkannt werden.

Bestimmungsverfahren. Die Cholinesterase (Acylcholin-acylhydrolase, *EC 3.1.1.8*) hydrolysiert Butyrylthiocholin unter Freisetzung von Buttersäure und Thiocholin. Thiocholin reduziert in der Indikatorreaktion gelbes Kaliumhexacyanoferrat(III) zu farblosem Kaliumhexacyanoferrat(II) (Abb. 11.10). Nach Reaktionsstart mit Butyrylthiocholin (Abb. 11.11) wird die Absorptionsabnahme bei 405 nm gemessen. Zu jeder Serie von Messungen gehört ein Reagenzienleerwert mit NaCl als Probe, der vom

$$\text{Butyrylthiocholin} + H_2O \xrightarrow{\text{CHE}} \text{Buttersäure} + \text{Thiocholin}$$

$$2\,\text{Thiocholin} + 2\,OH^- + 2\,[Fe(CN)_6]^{3-} \longrightarrow$$

$$\text{Dithiobis(cholin)} + H_2O + 2\,[Fe(CN)_6]^{4-}$$

Abb. 11.10 Bestimmungsreaktion der CHE.

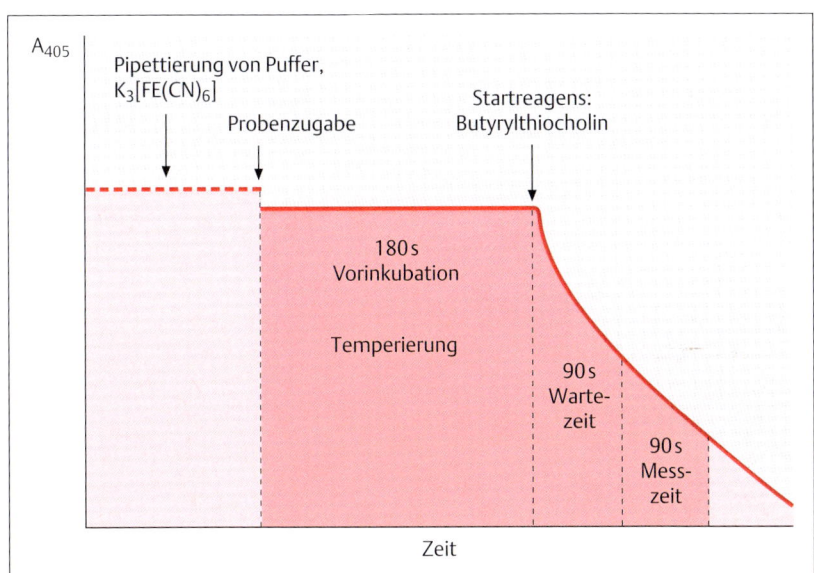

Abb. 11.11 Reaktionsablauf bei der Bestimmung der CHE.

Bruttoumsatz abzuziehen ist. Mechanisierte Systeme führen solche Leerwertmessungen meist selbstständig in festgelegten Intervallen durch.

Präanalytik. Die Cholinesterase ist sehr stabil. Lagerung über sieben Tage bei Raumtemperatur führt zu keinem Aktivitätsverlust.

Referenzintervall. Tab. 11.9 zeigt die Referenzwerte für Erwachsene. Zugrunde gelegt sind die Messtemperaturen von 25 und 37 °C. Die Referenzwerte sind stark vom verwendeten Substrat abhänigig und gelten hier für Butyrylthiocholin.

Tab. 11.9 Referenzintervall für die CHE.

kU/l	25 °C	37 °C
Frauen	2,5 – 7,5	3,93 – 10,8
Männer	3,0 – 8,0	4,62 – 11,5

Bestimmungsindikationen. Diagnostische Bedeutung besitzt die Cholinesterase im Zusammenhang mit der Diagnose von Lebererkrankungen (Tab. 11.**10**), beim nephrotischen Syndrom und Darmerkrankungen mit Proteinverlust (exsudative Enteropathie). Stark erniedrigte Werte können auf eine Insektizidvergiftung (11.**2**) hinweisen. Da Muskelrelaxantien, die regelmäßig bei operativen Eingriffen neben den Anästhetika eingesetzt werden, durch die CHE wieder inaktiviert werden müssen, gehört die Messung der Cholinesterase zur präoperativen Labordiagnostik (11.**3**).

Tab. 11.10 Bestimmungsindikationen für die CHE.

Erkrankung	Verhalten der CHE
Fettleber	↑
chronische Leberstauung	↓
akute Hepatitis	↓
chronische Hepatitis	↓
Leberzirrhose	↓↓
Nephrotisches Syndrom	↑↑
Exsudative Enteropathie	↑
Insektizidvergiftung	↓↓↓
Muskelrelaxanzunverträglichkeit	↓↓

**11.2
Insektizidvergiftung**

Von den CHE-Enzymen sind bis heute keine für das Leben des Gesunden bedeutsame Funktionen bekannt. Hemmung oder Inaktivierung der Acetylcholinesterase (ACHE) dagegen führt durch andauernde Depolarisation an der motorischen Endplatte zur Lähmung der Skelett-, Atem- und zuletzt der Herzmuskulatur. Bei Vergiftungsverdacht mit Insektiziden (wie Physostigmin oder Parathion, das auch als E_{605} bekannt ist) oder mit bestimmten Kampfgasen kann die Serum-CHE als Indikator für den Zustand der ACHE gemessen werden, da sie gegenüber den Wirkstoffen ähnlich empfindlich reagiert. Bei schwerer Vergiftung ist zum Teil überhaupt keine CHE-Aktivität mehr messbar. Therapeutisch muss unter Umständen die Herz-Lungen-Maschine eingesetzt werden.

**11.3
Bedeutung der CHE-Messung im präoperativen Screening**

Succinyldicholin und ähnliche Muskelrelaxantien werden bei größeren Eingriffen gemeinsam mit den eigentlichen Narkotika eingesetzt. Succinyldicholin verursacht wie Insektizide eine lang anhaltende Depolarisation der Endplatte und macht die Erregungsübertragung durch Acetylcholin unmöglich. Allerdings ist hier die Wirkungsursache eine langdauernde Besetzung des Rezeptors, während Parathion und ähnliche Substanzen starke Inhibitoren der ACHE und CHE sind (11.**2**). Abgebaut wird Succinyldicholin im Blutplasma durch die CHE. Genetisch bedingt haben einige Patienten abnormale CHE-Enzyme, die das verabreichte Succinyldicholin wesentlich langsamer hydrolysieren. Die betroffenen Patienten würden deshalb bei der üblichen Narkoseführung verlängert beatmungspflichtig sein, verbunden mit den entsprechenden Risiken. Im präoperativen Screening fallen diese Patienten durch eine niedrige Serum-CHE auf und der Anästhesist kann sich auf diese Besonderheit einstellen. Zur weiteren Abklärung des Verdachts auf eine solche abnormale CHE kann ein Hemmversuch mit Dibucain unternommen werden, auf welches diese CHE-Varianten im Vergleich zu normaler Serum-CHE kaum reagieren.

11.6 Alkalische Phosphatase

Unter der Bezeichnung „Alkalische Phosphatase (ALP)" wird eine Gruppe von Enzymen zusammengefasst, die im alkalischen pH-Bereich die Hydrolyse von Phosphorsäuremonoestern katalysieren (11.4).
Die Substratspezifität dieser Enzyme ist gering. Alkalische Phosphatasen sind membranständige Zellenzyme.

Plazenta-ALP, so genannte Regan-ALP, Dünndarm-ALP und die Gruppe Leber-Knochen-Nieren-ALP besteht aus echten Isoenzymen, da sie von unterschiedlichen Genen codiert werden. Durch Isoenzymtrennung kann hier auf das Ursprungsorgan zurückgeschlossen werden. Demgegenüber sind die Tumor-Phosphatasen und die Gallengangs-ALP nicht eigenständig genetisch determiniert. Alkalische Phosphatasen können mit IgG so genannte Makro-ALP bilden. Die Makro-ALP besitzt eine längere Halbwertszeit, die der von Immunglobulinen entspricht. Diese Verlängerung der Halbwertszeit kann zu andauernden Erhöhungen der ALP führen.

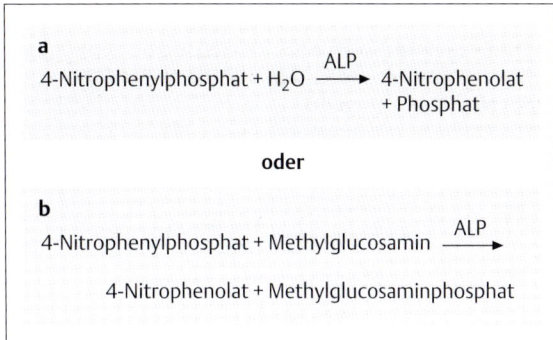

Abb. 11.12 Bestimmung der ALP.

> **11.4**
> **Bedeutung der sauren Phosphatase**
>
> Von der alkalischen Phosphatase kann aufgrund des pH-Optimums die saure Phosphatase unterschieden werden, die früher zum Nachweis des Prostatacarcinoms eingesetzt wurde. Die Bestimmung der sauren Phosphatase ist diagnostisch bedeutungslos geworden, da die immunologische Bestimmung des prostataspezifischen Antigens (PSA) als Tumormarker für die Prostata eine wesentlich höhere Spezifität und Sensitivität besitzt. Außerdem war eine andere Isoform der sauren Phosphatase früher ein Marker des Knochenabbaus, hierfür setzen wir heute die Cross-links ein (11.12, S. 159).

Bestimmungsverfahren. Die Alkalische Phosphatase (Ortho-phosphorsäure-monoester-Phosphohydrolase, alkalisches pH-Optimum, EC 3.1.3.1) katalysiert die Hydrolyse von 4-Nitrophenylphosphat und die Übertragung des Phosphorsäurerestes auf N-Methyl-D-glucosamin (Abb. 11.12). Das N-Methyl-D-glucosamin wird in einer Konzentration von 500 mmol/l als Puffer (pH 10,1) eingesetzt. Gestartet wird die Reaktion mit 4-Nitrophenylphosphat (Abb. 11.13).

Zu beachten ist, dass das Startreagenz bei Raumtemperatur nur acht Stunden stabil ist, die Stabilität im Analysengerät mit Kühlung ist herstellerabhängig unterschiedlich. Gemessen wird das gelb gefärbte p-Nitrophenolat-Anion. Zu jeder Serie von Messungen gehört ein Reagenzienleerwert mit NaCl als Probe, der vom Bruttoumsatz abzuziehen ist (regelmäßige Leerwertkalibration).

Präanalytik. Die ALP ist bei Kühlung der Probe mindestens fünf Tage stabil. Isoenzymuntersuchungen (mittels Elektrophorese) sollten dagegen aus möglichst frischem Untersuchungsmaterial durchgeführt werden. Lyophili-

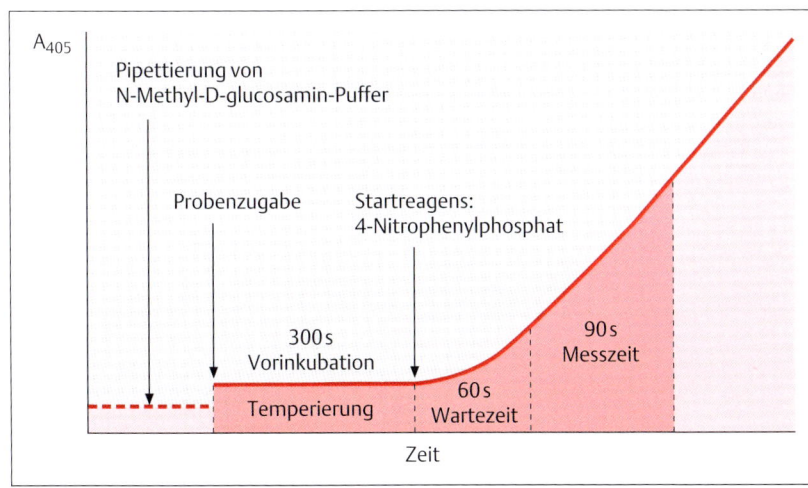

Abb. 11.13 Reaktionsablauf bei der Bestimmung der ALP.

sierte Kontrollproben zeigen häufig erst nach einer längeren Rekonstitutionszeit die zu erwartende ALP-Aktivität. Da Zink und Magnesium für die katalytische Aktivität der ALP notwendig sind, können EDTA- oder Oxalatplasma nicht zur Untersuchung eingesetzt werden.

Referenzintervall. Die Referenzwerte für Erwachsene sind in Tab. 11.11 für die Messtemperaturen von 25 und 37 °C zusammengefasst. Die Werte von Kindern unter drei Jahren sind etwa doppelt so hoch als bei Erwachsenen. Bei älteren Kindern im Wachstumsschub kann die Aktivität sogar auf das Fünffache ansteigen.

Bestimmungsindikationen. Diagnostische Bedeutung besitzen Erhöhungen der ALP vor allem bei Leber- und Knochenerkrankungen sowie auch Erniedrigungen der ALP bei familiärer Hypophosphatämie und hypophysärem Zwergwuchs (Tab. 11.12).

Tab. 11.11 Referenzwerte für die ALP.

U/l	25 °C	37 °C
Frauen	45–170	38–145
Männer	50–180	44–155

Im Vergleich zu bildgebenden Verfahren ist die diagnostische Bedeutung der ALP relativ gering, da sich eine akute Cholelithiasis oder auch maligne Knochenprozesse mittels Sonographie oder szintigraphischer Techniken besser darstellen lassen.

Tab. 11.12 Diagnostische Bedeutung der ALP.

Organ	Erkrankung	Verhalten der ALP
Leber	Cholestase	+
Knochen	Morbus Paget (entzündliche Knochendystrophie) Skelettmetastasen Hyperparathyreodismus Osteomalazie (generalisierte Knochenerweichung) Osteomyelosklerose (fortschreitende bindegewebige Verödung des Knochenmarks) Morbus Boeck (gutartige Granulomatose des Skeletts)	+
	familiäre Hypophosphatämie	-
	hypophysärer Zwergwuchs	-

11.7 Pankreas-α-Amylase (P-Amylase)

Die α-Amylasen bauen polymere Zucker durch Hydrolyse von 1→4-α-glucosidischen Bindungen bis zur Maltose, die aus zwei Glucoseeinheiten besteht, ab. α-Amylasen kommen vor allem im Pankreas und den Speicheldrüsen vor. Andere Gewebe, wie Dünndarmschleimhaut, Brustdrüse und Epithel der Eileiter, enthalten nur geringe Aktivitäten. Diagnostisch bedeutsam ist das Isoenzym aus dem Pankreas (P-Amylase) als Leitenzym des exogenen, Verdauungsenzyme-produzierenden Pankreas.

Unter physiologischen Bedingungen gelangt nur ein geringer Anteil der im Pankreas synthetisierten Enzyme bzw. deren noch inaktiver Vorstufen (Zymogene) aus den Acinuszellen direkt oder indirekt über die Lymphbahn ins Blut. Bei einer Schädigung des Pankreas, z. B. bei der akuten Pankreatitis, kommt es dagegen zu einer stark gesteigerten Ausschwemmung von Pankreasenzymen in die Zirkulation. Leitenzyme sind die P-Amylase (als kohlenhydratverdauendes Enzym) und die Lipase (als fettverdauendes Enzym).

Aufgrund ihrer Molekülmasse von nur 50000 Dalton wird die P-Amylase (wie alle Amylasen) in den Nieren glomerulär filtriert. Im Vergleich zum Albumin, das eine ähnliche Molekülmasse besitzt, wird die P-Amylase in den Nierentubuli weniger effektiv rückresorbiert. Damit sind für das Abklingen einer erhöhten P-Amylase im Blut sowohl der Abbau in der Leber als auch die renale Ausscheidung verantwortlich. Zusätzlich hat die Bestimmung der P-Amylase aus dem Urin Bedeutung für die Spätdiagnostik einer akuten Pankreasaffektion.

Bestimmungsverfahren. Zur Messung der P-Amylase (EC 3.2.1.1) wird die Speicheldrüsen(S)-Amylase mit geeigneten monoklonalen Antikörpern gehemmt, und dann mittels chromogenem Substrat die verbliebene Aktivität der P-Amylase in der Probe (Serum bzw. Plasma oder Urin) gemessen (Abb. 11.14).

Entsprechend der relativ komplizierten Stöchiometrie des Reaktionsablaufes werden aus fünf Molekülen des Substrats 4,6-Ethyliden(Glucose$_7$)-p-nitrophenyl (Glucose$_1$)-α,D-maltoheptaosid unter Zusammenwirken der P-Amylase (**a**) aus der Probe und (**b**) der α-Glucosidase (Hilfsenzym aus dem Reagenz) insgesamt vier Moleküle p-Nitrophenol freigesetzt. Gemessen wird die Absorpti-

```
                 G ≙ Glucose ;   PNP ≙ p-Nitrophenol

a                                    PAMY
     5 Ethyliden-G₇-PNP + 5 H₂O  ───────→

            ⎧ 2 Ethyliden-G₅ + 2 G₂-PNP
            ⎨ 2 Ethyliden-G₄ + 2 G₃-PNP
            ⎩   Ethyliden-G₃ + G₄-PNP

b                                      α-Glucosidase
     2 G₂-PNP + 2 G₃-PNP + 10 H₂O  ──────────────→
     4 PNP + 10 Glucose
```

Abb. 11.14 Bestimmung der P-Amylase.

onszunahme pro Minute bei 405 nm durch Bildung des p-Nitrophenols im Hepes-Puffer (100 mmol/l, pH 7,1). Der Reaktionsstart erfolgt nach fünfminütiger Vorinkubation mit einem Gemisch aus zwei monoklonalen Antikörpern zur Hemmung der S-Amylase (Abb. 11.**15**).

Die verbleibende Restaktivität der S-Amylase beträgt nicht mehr als 3 %. Trotzdem können sehr hohe Aktivitäten der Speichel-α-Amylase in sehr seltenen Fällen zu falsch erhöhten Messwerten bei der P-Amylase-Bestimmung führen.

Das Maltoheptaosid-Substrat ist mit der Ethylidengruppe als Schutzgruppe modifiziert, damit nicht neben der P-Amylase auch Glucoamylase (*EC 3.2.1.3*), die auch Oligosaccharide zur Glucose abbauen kann, miterfasst wird.

Präanalytik. Die P-Amylase sollte immer aus möglichst frischem Untersuchungsmaterial (Serum oder Heparin-Plasma) bestimmt werden, damit die Hemmung der S-Amylase möglichst vollständig gelingt.

Patienten, die Hydroxyethylstärke als Blutplasmaersatz (Plasmaexpander) erhalten haben, können infolge der Bindung von P-Amylase an diese Substanz und eine dadurch bedingte Verlängerung der Halbwertszeit falsch hohe P-Amylase-Messwerte zeigen.

Im aktiven Zentrum der Amylasen befinden sich eine Thiogruppe und ein fest gebundenes Calciumion. Deshalb werden Amylasen durch Chelatbildner, Schwermetallionen und Jod inaktiviert. Die Messung der P-Amylase in EDTA-Plasma ist daher nicht möglich.

Referenzintervall. Die Referenzwerte für Erwachsene im Plasma (Serum) und Urin sind in Tab. 11.13 angegeben. Zugrunde gelegt sind die Messtemperaturen von 25 und 37 °C. Kinder zeigen erst im Alter von ca. fünf Jahren Amylasewerte in gleicher Höhe wie Erwachsene.

Tab. 11.13 Referenzwerte für die P-Amylase.

U/l	25 °C	37 °C
Männer	bis 64	17 - 115
Frauen	bis 64	17 - 115

Bestimmungsindikationen. Diagnostisch ist es wichtig, echte Hyperamylasämien aufgrund einer Pankreaserkrankung (Tab. 11.**14**) von der Makroamylasämie abzugrenzen, die auch deutlich erhöhte P-Amylase-Messwerte ergeben kann. Bei dieser biochemischen Abnormität findet sich Amylase gebunden an Immunglobulin A, was zu einer Verlängerung der Halbwertszeit der Amylase führt. Die Makroamylasämie besitzt eine Häufigkeit (Prävalenz) von ca. 1,5 % in der Bevölkerung und ist mit keiner Krankheitssymptomatik verbunden.

Außer akuten Pankreaserkrankungen können indirekt auch andere abdominelle Erkrankungen (Tab. 11.**14**) zu einer Erhöhung der P-Amylase führen.

Wird nur die Gesamtamylase gemessen (◆11.5), so muss beachtet werden, dass dann keine Pankreasspezifität mehr gegeben ist.

Tab. 11.14 Diagnostische Bedeutung von Erhöhungen der P-Amylase.

Pankreas	akute Pankreatitis
	akuter Schub einer Pankreatitis
	Pankreasgangverschluss
Abdomen	Magen- oder Gallenblasenperforation
	Mesenterialinfarkt
	Extrauterinschwangerschaft
Niere	Niereninsuffizienz

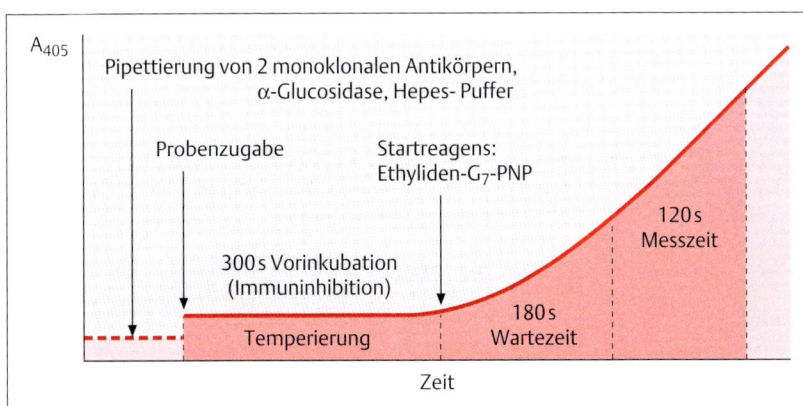

Abb. 11.15 Reaktionsablauf bei der Bestimmung der P-Amylase.

Die Bestimmung der P-Amylase im Urin (Amylaseaktivität pro g Creatinin) kann zum Nachweis einer zurückliegenden Pankreasaffektion herangezogen werden, wenn die P-Amylase im Blut schon wieder in den Referenzbereich zurückgekehrt ist.

Erniedrigungen der P-Amylase im Plasma (Serum) bzw. verminderte Ausscheidung der P-Amylase im Urin sind kein Hinweis auf eine chronische Pankreasinsuffizienz (VW11.**6**). Hier kann ggf. die Untersuchung der Pankreas-Elastase-1 im Stuhl weiterhelfen (s. 11.12, S. 160).

11.5
Gesamtamylase

Historisch wurde die Gesamtamylase amyloklastisch mit der Jod-Stärke-Reaktion gemessen. Außerdem sind mehrere chromogene Verfahren für die Bestimmung der Gesamtamylase bekannt. Außer bei Pankreasaffektionen kommt es zu Anstiegen der Gesamtamylase auch bei Speicheldrüsenerkrankungen, wie der Parotitis, und nach HNO-Operationen. Wenn also nur die Gesamtamylase bestimmt wird, dann empfiehlt es sich, zusätzlich die Lipase als weiteres Pankreas-spezifisches Enzym zu bestimmen, die entsprechend bei Parotitiden jeglicher Genese keine Reaktion zeigt.

11.6
Chronische Pankreatitis und Pankreasinsuffizienz

Außer Amylase und Lipase enthält das Pankreassekret eine Reihe weiterer Verdauungsenzyme. Die meisten Enzyme liegen im Pankreassekret in Form ihrer Vorstufen (Zymogene) vor. Trypsinogen, Chymotrypsinogen, Procarboxypeptidasen und Prophospholipase A_2 werden zum Schutz des Pankreas vor Selbstverdau erst im Dünndarm aktiviert. Dort spaltet eine Enteropeptidase aus der Darmschleimhaut zuerst eine geringe Menge Trypsinogen. Das freiwerdende Trypsin aktiviert weiteres Trypsinogen und die anderen Zymogene.

Zur Erkennung einer chronischen Pankreatitis, die auf Veränderungen des Pankreassekrets, einem Gangverschluss oder der Wirkung von Autoantikörpern beruhen kann, sind Enzymmessungen im Plasma wertlos, eine gewisse Bedeutung hat die Bestimmung der Pankreas-Elastase-1 im Stuhl (s. 11.12, S. 160).

Wichtig sind vor allem Funktionstests, die die Einschränkung der Pankreasfunktion nachweisen. Hierzu gehören die Bestimmung des Stuhlgewichtes, die Stuhlfettausscheidung sowie die Bestimmung der Chymotrypsinaktivität im Stuhl (s. Kap. 26). Bei der Untersuchung des Duodenalsaftes wird die Enzymausschüttung des Pankreas pro Minute (U/min) gemessen. Zur Differenzierung der verschiedenen Proteinasen und Peptidasen werden als Substrat unterschiedliche Peptide, die für jeweils ein Enzym ein bevorzugtes Substrat darstellen, eingesetzt. Besonders aufschlussreich ist außerdem der Sekretin-Pankreozymintest. Hierzu werden die Hormone Sekretin und Pankreozymin, die aus dem Dünndarm stammen, intravenös injiziert. Sekretin stimuliert die Bicarbonatausscheidung des Pankreas, und Pankreozymin die Abgabe von Enzymen, nämlich Amylase, Lipase, Chymotrypsin und Trypsin. Anschließend wird mit einer Sonde Dünndarmsaft gewonnen und analysiert: Bei einer schweren Insuffizienz des exokrinen Pankreas findet man nur eine geringe oder überhaupt keine Stimulation der Flüssigkeits-, Bicarbonat- und Enzymausscheidung.

11.8 Lipase

Die Lipase besitzt ebenso wie die Pankreas-Amylase absolute Organspezifität für das Pankreas. Messtechnisch hat die P-Amylase Vorteile.

Die Lipase spaltet von Triglyceriden mit langkettigen Fettsäureresten bevorzugt eine der beiden endständigen Fettsäuren ab. Die Lipase ist nur an der Grenzfläche zwischen ihrem hydrophoben Substrat und der wässrigen Phase wirksam. Die Colipase mit einer Molekülmasse von nur 9000 Dalton verankert die Lipase an dieser Grenzschicht und schützt sie in vivo in der Dünndarmflüssigkeit vor der Wirkung der Gallensäuren.

Wie die Amylase wird auch die Lipase in den Nieren glomerulär filtriert. Die Lipase wird jedoch von den Tubuluszellen nahezu vollständig rückresorbiert und zu Aminosäuren abgebaut. Die Lipase erscheint daher so gut wie nicht im Harn.

Bestimmungsverfahren. Für die Bestimmung der Lipase (*EC 3.1.1.3*) sind verschiedene Techniken möglich.

Titrimetrischer Test. Beim Zugeben der lipasehaltigen Probe zu einer Triolein-Suspension kommt es zur Abspaltung freier Fettsäuren (Abb. 11.**16**). Durch Titration kann

$$\text{Triolein} + H_2O \xrightarrow{\text{Lipase}} \text{Diolein} + H^+ + \text{Fettsäure}^-$$

Abb. 11.16 Bestimmung der Lipase.

die in einer bestimmten Messzeit freigesetzte Säuremenge bestimmt werden. Zu beachten ist bei diesem Verfahren, dass Lipoproteinlipasen mitgemessen werden (11.7). Diese Verfahrensweise wird so gut wie nicht mehr eingesetzt.

> **11.7**
> **Lipoproteinlipasen**
>
> Lipoproteinlipasen spielen für den Fettstoffwechsel im Blut (s. Kap. 13 Lipide) eine bedeutende Rolle. Sie liegen normalerweise gebunden an die Kapillarendothelien vor. Nach i.v. Injektion von Heparin können sie ins Blut freigesetzt werden. Der titrimetrische Lipasetest erfasst diese Lipoproteinlipasen mit.

Turbidimetrischer Test. Die turbidimetrische Lipasebestimmung basiert auf der gleichen Reaktionsgleichung wie die titrimetrische Methode (Abb. 11.**16**).

Nach dem Probenstart nimmt die Trübung der Triolein-Emulsion infolge der Hydrolyse des Substrates ab, die Lichtdurchlässigkeit nimmt zu (Abb. 11.**17**). Registriert wird die Abnahme der Absorption bei 340 nm. Da kein Fixfaktor existiert, muss das Verfahren grundsätzlich kalibriert werden.

Die Substratemulsion (Triolein) muss mit Natrium-Desoxycholat in hoher Konzentration stabilisert werden. Der Hemmeffekt dieses Gallensäuresalzes auf die Lipase wird durch ebenfalls zugesetzte Colipase unterdrückt. Lipoproteinlipasen bleiben dagegen gehemmt und werden bei der Messung nicht miterfasst.

Als Nachteile dieses Verfahrens und damit als Nachteile der Lipasebestimmung gegenüber der P-Amylase sind zu beachten:
* möglicher vorzeitiger Substratverbrauch (s. Kap. 10 Methoden der enzymatischen Analyse, S. 131, Abb. 10.**16**),
* schlechte Linearität von Verdünnungen und
* mögliche Störung von anderen Bestimmungen an Selektivanalysatoren.

Enzymatische Lipasebestimmung. Hier sind verschiedene relativ komplexe Testverfahren, die Teilschritte der Fettsäure-β-Oxidation nutzen, entwickelt worden.

Präanalytik. Die Lipase ist bei Raumtemperatur mindestens eine Woche stabil.

Referenzintervall. Für den am weitesten verbreiteten turbidimetrischen Test, der bei 25 °C durchgeführt wird, liegt die Referenzbereichsobergrenze bei 190 U/l.

Bestimmungsindikationen. Es gelten die gleichen Bestimmungsindikationen wie für die P-Amylase (Tab. 11.**14**, S. 147).

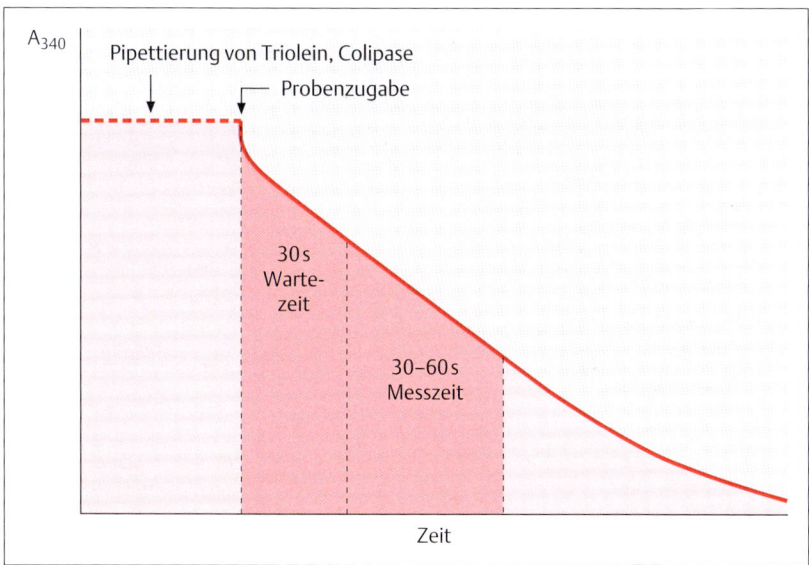

Abb. 11.17 Reaktionsablauf bei der turbidimetrischen Lipasebestimmung.

11.9 Gesamt-Creatinkinase (Gesamt-CK)

Die Creatinkinase kommt in jeder Körperzelle vor. Ihre physiologische Bedeutung liegt in der ATP-Regeneration aus Creatinphosphat. Deshalb spielt die CK eine zentrale Rolle im Energiestoffwechsel. Besonders große Mengen der CK finden sich in den Muskelzellen. Die zytosolische CK liegt immer als Dimer vor. Die zwei Untereinheiten M und B bilden daher folgende Dimere: CK-MM, CK-BB und CK-MB.
Außerdem gibt es noch eine mitochondriale CK und Makroformen der CK.
Nach der Organlokalisation und in der Reihenfolge ihrer elektrophoretischen Beweglichkeit werden die zytosolischen CK-Isoenzyme als Skelettmuskelform (CK-MM), Herzmuskel- oder Hybridform (CK-MB) und Gehirnform (CK-BB) bezeichnet, obwohl die Isoformen nicht selektiv in diesen Organen vorkommen.

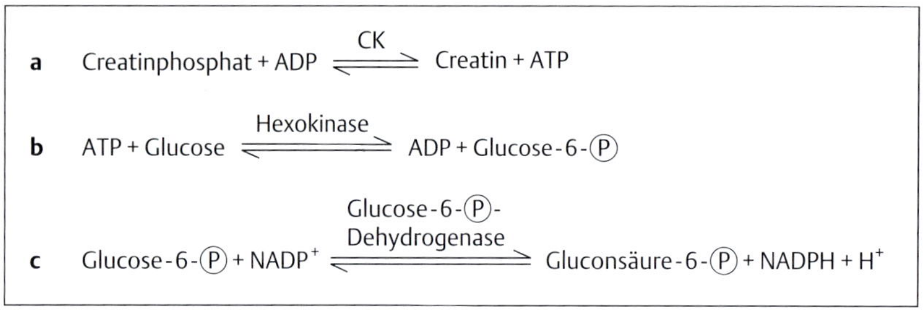

a Creatinphosphat + ADP $\xrightleftharpoons{\text{CK}}$ Creatin + ATP

b ATP + Glucose $\xrightleftharpoons{\text{Hexokinase}}$ ADP + Glucose-6-Ⓟ

c Glucose-6-Ⓟ + NADP$^+$ $\xrightleftharpoons{\text{Glucose-6-Ⓟ-Dehydrogenase}}$ Gluconsäure-6-Ⓟ + NADPH + H$^+$

Abb. 11.18 Bestimmung der Gesamt-CK.

Bestimmungsverfahren. Die Creatinkinase (ATP : Creatin-N-Phospho-transferase, *EC 2.7.3.2*) katalysiert die Übertragung der Phosphatgruppe von Creatinphosphat auf Adenosin-5'-diphosphat (ADP) in Anwesenheit von Mg^{2+}-Ionen und Imidazolpuffer, pH 6,50. Dabei entstehen Creatin und Adenosin-5'-triphosphat (ATP). In einer Hilfsreaktion wird mit dem in der Messreaktion gebildeten ATP Glucose phosphoryliert. Diese Reaktion katalysiert die Hexokinase (*EC 2.7.1.1*). Das entstehende Glucose-6-Phosphat wird dann in der Indikatorreaktion mit NADP$^+$ oxidiert. Dieser Schritt wird durch die Glucose-6-phosphatdehydrogenase (*EC 1.1.1.49*) katalysiert (Abb. 11.**18**).

Die Aktivitätsbestimmung erfolgt durch Registrierung der Absorptionszunahme des gebildeten NADPH bei 340 oder 334 nm, diese ist der katalytischen Konzentration der Gesamt-CK proportional. Vor dem spezifischen Start der Messreaktion mit Creatinphosphat (Abb. 11.**19**) reagiert in der Vorinkubationszeit bereits das in der Probe vorhandene ATP in der Hilfs- und Indikatorreaktion unter NADPH-Bildung. Ferner werden während der Vorinkubationszeit die in vitro (nach der Blutentnahme) durch Autoxidation entstandenen Disulfidbindungen im CK-Molekül durch N-Acetylcystein reduziert. Dadurch wird die vollständige katalytische Konzentration der CK reaktiviert. Die Messung besteht aus der Bestimmung des Reagenzienleerwertes und des Gesamtumsatzes. Beim Probenverdünnen ist zu beachten, dass die Reaktionsgeschwindigkeit und damit das Ergebnis vom Verhältnis Probenvolumen zu Reagenzvolumen abhängt.

Starke Hämolyse und Thrombozytolyse stören infolge der Freisetzung von Adenylatkinase, die eine Disproportionierungsreaktion von zwei Molekülen ADP zu ATP und AMP

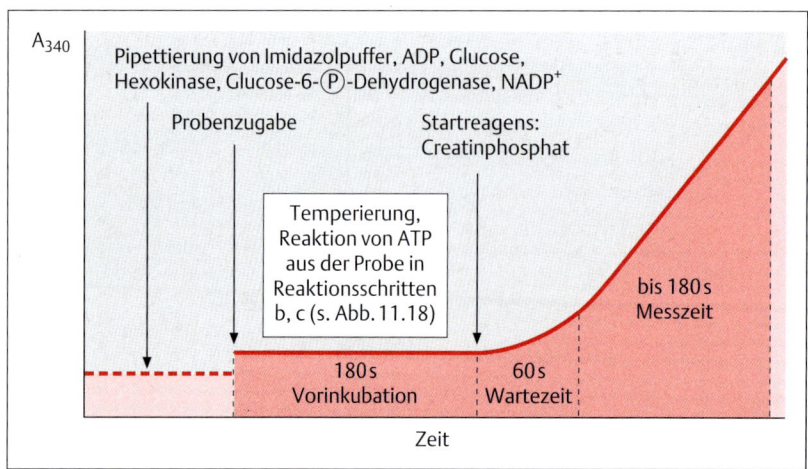

Abb. 11.19 Reaktionsablauf bei der Bestimmung der Gesamt-CK.

a Creatinphosphat + ADP $\xrightleftharpoons{\text{CK}}$ Creatin + ATP

b Luciferin + ATP + O$_2$ $\xrightarrow{\text{Luciferase}}$
   Oxyluciferin + AMP + CO$_2$ + Licht

Abb. 11.20 CK-Bestimmung mittels Biolumineszenztest.
a. Messreaktion, b. Hilfs- und Indikatorreaktion.

Tab. 11.15 Referenzwerte für die Gesamt-CK.

U/l	25 °C	37 °C
Männer	< 70	< 170
Frauen	< 60	< 145

katalysiert. Durch Zusatz von P^1,P^5-Di-(adenosin-5')-pentaphosphat und Adenosin-5'-monophosphat (AMP) wird die Adenylatkinase gehemmt.

EDTA ist im Reagenz enthalten, damit eine Hemmung der CK durch Calcium und Fe^{3+}-Ionen vermieden wird.

Biolumineszenz-Test. Dieser ermöglicht im Neugeborenen-Screening eine Bestimmung der CK mit einer sehr kleinen Probenmenge (11.8).

> **11.8**
> **CK-Neugeborenen-Screening mit Biolumineszenz-Test**
>
> Eine bereits in den ersten Lebenswochen deutlich erhöhte Gesamt-CK kann schon Jahre vor Beginn der klinischen Symptomatik auf eine x-chromosomal-rezessiv vererbte Muskeldystrophie hinweisen. Die Symptome der Muskeldystrophie vom Typ Duchenne reichen über den Verlust der Gehfähigkeit bis zum Versagen der Atemmuskulatur und damit zum frühen Tod.
> Der eingetrocknete Blutstropfen von der Testkarte wird in zentralen Untersuchungsstellen luminometrisch ausgewertet (Abb. 11.20).

Elektrophoretische Isoenzymtrennung. Zur vollständigen Differenzierung der CK-Isoenzyme und der Makro-CK-Formen kann nach elektrophoretischer Trennung die CK-Aktivität in den erhaltenen Banden untersucht werden. Zur Visualisierung und Auswertung wird wiederum der optische Test verwendet, allerdings wird das gebildete NADPH aufgrund der größeren Empfindlichkeit fluorimetrisch gemessen.

Präanalytik. Zu beachten ist, dass die Creatinkinase lichtempfindlich ist. Zur Isoenzymtrennung sollten nur frische Untersuchungsproben verwendet werden, da es in vitro zu einer Umgruppierung der CK-Untereinheiten kommen kann.

Referenzintervall. Die Referenzwerte für Erwachsene sind in Tab. 11.15 zusammengestellt. Zugrunde gelegt sind die Messtemperaturen von 25 und 37 °C.

Bestimmungsindikationen. Diagnostische Bedeutung besitzt die Creatinkinase bei Erkrankungen der Skelett- und Herzmuskulatur (Tab. 11.16). Darüber hinaus kommt es bei multiplen Verletzungen (Trauma), bei intramuskulären Injektionen (Valium, Dolantin, Antibiotika), Pulslosigkeit des Neugeborenen (Asphyxie) und Erkrankungen des ZNS zu Erhöhungen der Creatinkinase.

Aufgrund von Muskelschädigungen kann es bei der Rhabdomyolyse zu extrem hohen CK-Freisetzungen mit Messwerten über 50000 U/l kommen.

Harmlose andauernde CK-Erhöhungen, die diagnostisch immer wieder in die Irre führen können, ergeben sich beim Vorliegen von Makro-CK-Formen. Diese können in der Isoenzymtrennung mittels Elektrophorese nachgewiesen werden (s. Kap. 10). Makro-CK-1 ist ein Komplex aus CK-BB und IgG, dies entspricht den Makroformen vieler anderer Enzyme. Makro-CK-1 besitzt keinen Krankheitswert. Die Häufigkeit ihres Vorkommens nimmt mit dem Lebensalter zu. Makro-CK-2 ist ein Polymer aus mitochondrialer Creatinkinase. Makro-CK-2 kann sich begleitend bei Tumorerkrankungen und anderen schweren Erkrankungen finden. Bei fortgeschrittenen Tumorerkrankungen steigt diese mitochondriale CK häufig an, ohne dass dies für die Diagnose von Tumorerkrankungen genutzt werden könnte.

Tab. 11.16 Diagnostische Bedeutung von Erhöhungen der Gesamt-CK.

Herzmuskulatur	Myokardinfarkt (Herzinfarkt)
	Kardiogener Schock
	Myokarditis
Skelettmuskulatur	Muskeldystrophie
	Multiples Trauma (Verletzungen)
	Intramuskuläre Injektionen
andere Organerkrankungen	Asphyxie (Pulslosigkeit des Neugeborenen)
	Erkrankungen des zentralen Nervensystems
	Tumorerkrankungen

11.10 Creatinkinase Isoenzym MB

Die höchste Konzentration der CK-MB findet sich im Herzmuskel, wo sie bis zu 40% der gesamten Creatinkinase ausmachen kann. Daher besitzt die Messung der CK-MB große Bedeutung für die Diagnostik akuter (Herzmuskel-)Myokardschäden (s. auch 11.13, S. 160). Allerdings enthält auch die Skelettmuskulatur geringe Mengen CK-MB.

Bestimmungsverfahren. Während bis vor einigen Jahren ein Immuninhibitionstest (s. P-Amylase-Bestimmung) gängig war (11.9), erfolgt heute ganz überwiegend die *Immunologische Bestimmung der CK-MB-Masse.*

Mit monoklonalen Antikörpern, die an ein gemeinsames Epitop der M- und B-Untereinheit des CK-MB-Moleküls binden, lässt sich das CK-MB-Isoenzym sehr spezifisch messen. Bei diesen Testverfahren, üblicherweise ELISA-Verfahren, wird die Massenkonzentration des Enzyms, vergleichbar zur immunologischen Bestimmung anderer Spurenproteine, gemessen.

Beispielsweise können die CK-MB-Antikörper an die Oberfläche von Mikropartikeln gebunden werden (Abb. 11.21). Die Probe wird mit diesen Mikropartikeln und Verdünnungspuffern inkubiert, wobei die CK-MB spezifisch an die Antikörper bindet. Nach einer kurzen Inkubationszeit wird ein Aliquot des Inkubationsansatzes auf eine Glasfasermembran transferiert und gewaschen, wobei alle störenden Matrixbestandteile, z. B. CK-MM und CK-BB weggespült werden. Anschließend wird ein Konjugat aus einem polyklonalen Antikörper, der an die M-Untereinheit bindet, und Alkalischer Phosphatase im Überschuss zupipetiert. Es bildet sich ein Sandwich mit der CK-MB zwischen den zwei Antikörpern. Überschüssiger zweiter Antikörper wird im nächsten Waschschritt entfernt. Zuletzt wird das Substrat 4-Methylumbelliferylphosphat zugegeben. Dieses wird von der gebundenen Alkalischen Phosphatase in Phosphat und 4-Methylumbelliferon gespalten. Das fluoreszierende Produkt (4-Methylumbelliferon) wird fluorimetrisch mit einer Reflektionsmethode gemessen und anhand einer Eichkurve die CK-MB-Konzentration in der Probe berechnet.

Dieses Bestimmungsverfahren wird durch Makro-CK nicht beeinflusst. In einer Vorinkubation werden heterophile Antikörper abgefangen (s. Kap. 5 Immunchemische Messverfahren).

Präanalytik. Es gelten die Ausführungen wie für die Gesamt-CK-Bestimmung. Die CK-MB-Masse ist bei Kühlung mindestens eine Woche stabil.

Referenzbereich. Für die CK-MB-Aktivität sind zur Interpretation der Referenzwerte (Tab. 11.17) einige Einschränkungen zu beachten (11.9). Sensitiver und spezifischer sind die Ergebnisse der *CK-MB-Masse-Bestimmung.*

Bei Gesunden ist die CK-MB-Masse häufig nicht nachweisbar (<0,7 µg/l) oder weist nur sehr niedrige Messwerte auf (Tab. 11.17). Messwerte oberhalb von 5 µg/l, vor allem wenn ein *schneller Anstieg* zu verzeichnen ist, sind dagegen hoch verdächtig auf eine akute Myokardschädigung. Im Vergleich zur CK-MB-Aktivität zeigt die CK-MB-Masse meist raschere und viel ausgeprägtere Anstiege. Werden Testverfahren mit geringer Unpräzision auch im niedrigen

---

11.9
Immuninhibitionstest zur CK-B bzw. CK-MB-Aktivitätsmessung

Bei diesem Verfahren wird die CK-MB indirekt bestimmt, indem die CK-M-Untereinheit mit inhibierenden Antikörpern in der Vorinkubationsphase vollständig gehemmt wird. Mit dem gleichen Testverfahren, das auch für die Gesamt-CK-Bestimmung verwendet wird, erfolgt dann die Messung der verbleibenden Aktivität der CK-B-Untereinheit. Unter der Annahme und Voraussetzung, dass im Blut normalerweise nur Spuren der CK-BB (kleiner 1 U/l) zu finden sind, kann durch Multiplikation der gemessenen CK-B-Aktivität mit dem Faktor zwei näherungsweise die CK-MB-Aktivität berechnet werden.

Für die Messtemperatur 25 °C zeigt der Immuninhibitionstest bei Messwerten kleiner 10 U/l für die CK-MB eine sehr schlechte Präzision. Da zudem die CK-MB nicht nur in der Herzmuskulatur vorkommt, muss zur Bewertung erhöhter CK-MB-Aktivitäten zusätzlich die Gesamt-CK mituntersucht werden. Eine akute Herzmuskelschädigung, z. B. durch einen Myokardinfarkt, ist wahrscheinlich, wenn die Gesamt-CK deutlich über dem Referenzbereich liegt und der CK-MB-Anteil mindestens 6 % ausmacht. Entsprechend eindeutige Ergebnisse ergeben sich meist erst bei einer Gesamt-CK > 150 U/l (Messtemperatur 25 °C). Wichtig ist es daher, in der Regel Wiederholungsuntersuchungen im Abstand von ein bis zwei Stunden durchzuführen und zu prüfen, ob ein Anstieg der Enzymaktivität festzustellen ist.

Das CK-BB-Isoenzym liegt infolge seiner kurzen Halbwertszeit auch bei Schädigung von Organen mit hohem CK-BB-Gehalt nur selten erhöht im Serum vor. Bei verschiedenen Tumorerkrankungen kann jedoch die CK-BB erhöht sein, bzw. Makro-CK auftreten, die nicht der Immuninhibition unterliegt, was die Wichtigkeit von Verlaufsuntersuchungen bei der CK-MB-Aktivitätsmessung unterstreicht.

Tab. 11.17 Referenzbereich / Klinische Entscheidungsgrenze für CK-MB.

	CK-MB (U/l bei 25 °C)	CK-MB-Masse (µg/l)
Referenzwerte	< 10	< 0,7
Myokardinfarkt	> 10	> 5

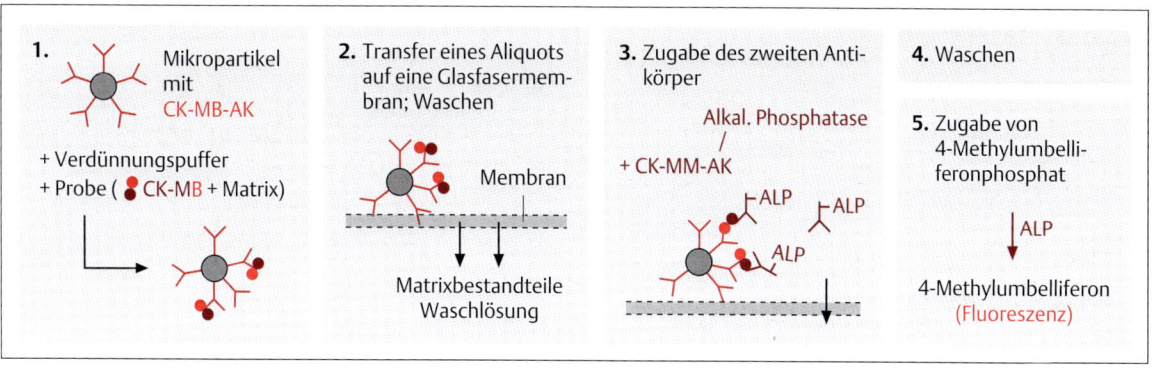

Abb. 11.21 Mikropartikel-Immunoassay für CK-MB-Masse.

Messbereich (unterhalb 5 µg/l) verwendet, lassen sich anhand typischer Verläufe mit dann andauernder minimaler Erhöhung der CK-MB-Masse auch kleine Myokardnekrosen nachweisen wie sie bei instabiler Angina pectoris vorkommen. Allerdings ist die diagnostische Sensitivität der Troponine in dieser Situation höher als die der CK-MB-Masse (s. 11.13, S. 161).

Bestimmungsindikationen. Diagnostische Bedeutung besitzen die CK-MB-Bestimmungsmethoden, in erster Linie die CK-MB-Masse, für die Untersuchung von Herzmuskelerkrankungen, besonders für den Nachweis von nekrotischen Herzmuskelschäden. Diese finden sich nach neueren Erkenntnissen nahezu übergangslos von der instabilen Angina pectoris, die klinisch kaum beschwerdefrei zu stellen ist, bis zum Herzinfarkt. Gemeinsam mit der CK-MB sollte nach Empfehlungen der American Academy of Cardiology zur Diagnosesicherung immer auch eine Troponinbestimmung erfolgen (s. 11.13, S. 161).

11.11 Lactatdehydrogenase

Die Lactatdehydrogenase (LD, früher LDH) ist ein zytosolisches Enzym und kommt in jeder Zelle vor. Wegen ihrer universellen Verteilung führt jede Zellmembranschädigung und jeder vermehrte Zelluntergang zu einer Aktivitätserhöhung der LD im Plasma. Es genügen schon geringe Läsionen, damit die relativ kleinen LD-Moleküle in die Blutbahn gelangen. Anstiege sind besonders ausgeprägt, wenn LD-reiche Gewebe oder Blutzellen geschädigt sind.

Die LD-Moleküle sind jeweils aus vier Untereinheiten aufgebaut, wobei es zwei Typen von Untereinheiten gibt. Der H-Typ (Herz) und der M-Typ (Muskel) leiten sich von zwei unterschiedlichen Genloci ab. Der H-Typ herrscht in Geweben mit hohem Sauerstoffverbrauch vor, der M-Typ in Geweben mit starker glykolytischer Aktivität, d. h. hoher Lactatproduktion. Fünf verschiedene Tetramere der LD kommen im Blut vor (Tab. 11.**18**).

Bestimmungsverfahren. Die Lactatdehydrogenase (L-Lactat : NAD$^+$ Oxidoreductase, *EC 1.1.1.27*) katalysiert bei pH 9,4 (N-Methyl-D-glucamin-Puffer, 325 mmol/l) die Oxidation von Lactat zu Pyruvat unter gleichzeitiger Reduktion von NAD$^+$ zu NADH (Abb. 11.**22**), dessen Absorptionszunahme bei 340 oder 334 nm gemessen wird. Die Reaktion wird mit NAD$^+$ gestartet (Abb. 11.**23**). Zu jeder Serie von Messungen gehört ein Reagenzienleerwert, der vom Bruttoumsatz abzuziehen ist (mindestens tägliche Leerwertkalibration).

$$L(+)\text{-Lactat} + NAD^+ \xrightleftharpoons{LD} \text{Pyruvat} + NADH + H^+$$

Abb. 11.22 Bestimmung der LD.

Prinzipiell kann die LD zwar auch unter Einsatz von Pyruvat und NADH als Substrate, d. h. in umgekehrter Reaktionsrichtung, gemessen werden, allerdings stören hierbei endogene α-Ketosäuren aus der Probe.

Die Trennung und Quantifizierung der LD-Isoenzyme hat keine große diagnostische Bedeutung mehr (↪11.**10**).

Tab. 11.18 LD (LDH) Isoenzyme.

Zusammensetzung	Typ	Vorkommen	Halbwertszeit (h)	Prozent der Gesamtaktivität (%)	α-HBDH-Aktivität (s. VW 11.10)
HHHH	LD-1	Herz, Niere, Erythrozyt	54	20	+
HHHM	LD-2	Herz, Niere, Erythrozyt		35	+
HHMM	LD-3	Lunge, Pankreas, Milz		20	–
HMMM	LD-4	Skelettmuskel, Leber		12,5	–
MMMM	LD-5	Skelettmuskel, Leber	8–12	12,5	–

11.10 Trennung und Quantifizierung der LD-Isoenzyme

Zur Differenzierung des LD-Isoenzymmusters ist die elektrophoretische Trennung mit anschließender Quantifizierung der NADH-Fluoreszenz geeignet. Dazu wird die Trennspur mit einer Lactat- und NAD$^+$-haltigen Folie überdeckt. Nach der Inkubation wird mit Licht der Wellenlänge 365 nm angeregt und die NADH-Fluoreszenz bei 410 nm gemessen.
Bestimmung der α-Hydroxybutyratdehydrogenase (α-HBDH): Die Isoenzyme LD-1 und LD-2 (s. Tab 11.18) reduzieren nicht nur Pyruvat, sondern auch α-Ketobutyrat und können mit diesem Substrat in umgekehrter Richtung des üblichen LD-Bestimmungsverfahrens selektiv bestimmt werden. Wegen ihrer relativ langen Halbwertszeit hatte die HBDH Bedeutung beim Verdacht auf einen bereits länger zurückliegenden Herzinfarkt. Hier sind heute die Troponine (s. 11.13, S. 161) aufgrund größerer Spezifität überlegen.

Präanalytik. Die Lactatdehydrogenase ist bei Raumtemperatur mindestens 24 Stunden stabil. Im Serum ist infolge der Lyse von Erythrozyten und Thrombozyten während der Blutgerinnung die LD-Aktivität um ca. 30% höher als im Plasma. Artifizielle Hämolyse und Plättchenverletzung durch zu hochtourige Zentrifugation müssen vermieden werden.

Referenzintervall. Die Referenzwerte für Erwachsene sind in Tab. 11.19 angegeben. Zugrunde gelegt sind die Messtemperaturen von 25 und 37 °C.
Die Makro-LD spielt aufgrund ihrer Seltenheit eine untergeordnete Rolle.

Tab. 11.19 Referenzwerte für die Gesamt-LD (Lactatdehydrogenase).

U/l	25 °C	37 °C
Männer (20–60 Jahre)	110 - 220	135 - 225
Frauen	110 - 220	135 - 214

Bestimmungsindikationen. Von diagnostischer Bedeutung sind nur Erhöhungen der Lactatdehydrogenase (Tab. 11.20).

Wegen des verbreiteten Vorkommens der Lactatdehydrogenase im Organismus ist die LD-Bestimmung ohne diagnostisch richtungsweisende Bedeutung. In der Verlaufsbeobachtung, z.B. von megaloblastären oder hämolytischen Anämien, besitzt die LD dagegen eine wichtige prognostische Bedeutung.

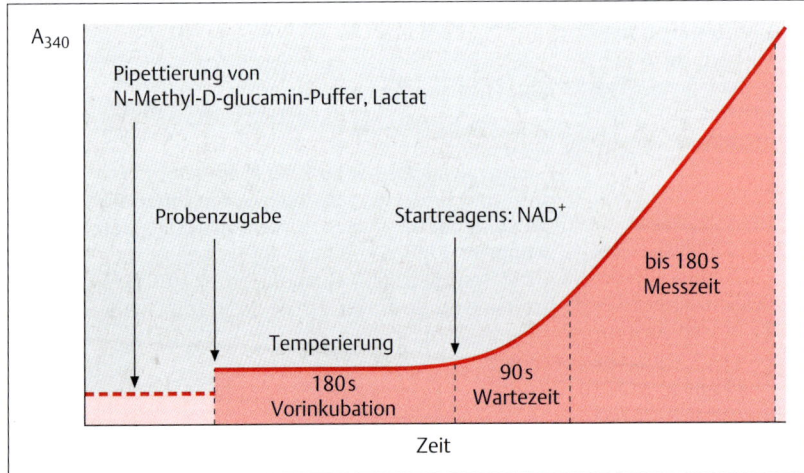

Abb. 11.23 Reaktionsablauf bei der Bestimmung der LD.

Tab. 11.20 Diagnostische Bedeutung einer Erhöhung der Gesamt-LD.

Blutkrankheiten	Megaloblastische Anämie (Perniziosa)	LD-1,2
	AML, ALL, CML	LD-1,2
	Hämolyse	LD-1,2
Lungenkrankheiten	Lungenembolie, Lungeninfarkt	LD-3
	Bronchialcarcinom	LD-3
	Schocklunge	LD-3
Herzerkrankungen	Herzinfarkt	LD-1
	Myokarditis	LD-1
Leber- und Gallenwegserkrankungen	Virushepatitis	LD-5
	Zirrhose	LD-5
	Lebercarcinom	LD-5
	toxische Schädigung	LD-5
Myopathien		LD-5
Neoplasmen (Tumoren)		variabel LD-1 - LD-5

11.12 Zielsetzung der Enymdiagnostik und organspezifische Enzymdiagnostik im Überblick

Die Enzymdiagnostik dient der Lokalisation und Verlaufskontrolle von Erkrankungen und macht ca. 50 % der Untersuchungen in der Klinischen Chemie aus.
Zum näheren Verständnis müssen wir uns mit den Mechanismen der Freisetzung, der biologischen Halbwertszeit und Einflussgrößen sowie der Organspezifität von Enzymen befassen. Daraus lassen sich Strategien für die Abklärung von organspezifischen Erkrankungen ableiten. Für das besonders häufig untersuchte Organ Herz geschieht dies auf S. 160.

Ziele der Enzymdiagnostik im Serum oder Plasma sind nach *Thomas* die Beantwortung der folgenden Fragen:
– Sitz der Erkrankung (Herkunftsorgan der Enzymaktivität)?
– Stadium des pathologischen Prozesses (akut oder chronisch)?
– Schwere der Einzelzellschädigung (reparabel oder irreparabel)?
– Ausdehnung des Gewebeschadens?
– Diagnose der Erkrankung?
– Differentialdiagnose der Krankheit eines Organs (Lokalisation der Einzelzellschädigung im erkrankten Organ)?

11.12.1 Grundlagen der Enzymdiagnostik

Zelluläre Freisetzung von Enzymen. Alle im Blut und anderen Körperflüssigkeiten messbaren Enzyme sind Proteine und daher zellulären Ursprungs, da die Proteinbiosynthese nur in den Zellen möglich ist. Daher können Enzyme außer in Körperflüssigkeiten im Speziallabor auch in Gewebeproben bestimmt werden. Relativ häufig werden in der speziellen Hämatologie Enzymaktivitäten in isolierten Blutzellen, hauptsächlich Erythrozyten und Leukozyten, untersucht.

Nur durch Sekretion oder aufgrund einer Zellschädigung können Enzyme aus den Zellen, in denen ihre Biosynthese erfolgt, in das Blut gelangen. Im Plasma des Gesunden sind für die meisten Enzyme nur basale (niedrige) Aktivitäten messbar, die Folge kleinster physiologischer Membrandurchlässigkeiten aller lebenden Zellen sind. Daneben hat der natürliche Zellumsatz und der geringgradige Übertritt von Enzymen aus Sekretionsflüssigkeiten in das Blut Bedeutung für diese basale Enzymaktivität im Blutplasma (Abb. 11.24). Bei vielen Erkrankungen findet man dagegen aufgrund von Zellschädigungen oder einer verstärkten Se-

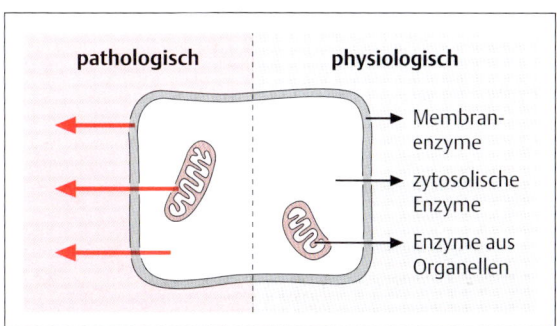

Abb. 11.24 Physiologische und pathologische Freisetzung von Zellenzymen.

Abb. 11.25 Physiologische und pathologische Freisetzung von plasmaspezifischen Enzymen.

kretion ein mehr oder weniger organspezifisches Enzymmuster im Blutplasma erhöht. Einige wenige Enzyme werden andererseits gezielt in das Blut abgegeben und entfalten dort ihre biologische Wirkung (Abb. 11.**25**). Sie werden deshalb auch als plasmaspezifische Enzyme bezeichnet. Hierher gehören z.B. die Plasmacholinesterase (CHE) und die Gerinnungsfaktoren mit enzymatischer Aktivität. Ihre Aktivitäten bzw. Konzentrationen im Blutplasma sind dementsprechend beim Gesunden hoch, im Krankheitsfall dagegen vermindert (Abb. 11.**25**).

Allgemeine Bedeutung von endogenen und exogenen Einflussgrößen. Wichtige Einflussgrößen sind diagnostische und therapeutische Maßnahmen, Ernährung, Alkoholgenuss, körperliche Belastung, Schwangerschaft sowie Körperlage und Stauungstechnik bei der Blutentnahme. Wesentliche Störfaktoren (exogene Einflussgrößen) sind Hämolyse, sowie das Vorkommen bestimmter Medikamente oder ungewöhnlicher Plasmaproteine in der Probe.

> **Einflussgrößen können zu Veränderungen der katalytischen Enzymkonzentrationen führen, ohne dass diese Veränderungen dann Krankheitswert besitzen.**

Leitenzyme und Isoenzyme. Einen besonderen Beitrag zur Organlokalisation einer Erkrankung können die so genannten Leitenzyme leisten. Diese kommen in einem bestimmten Gewebe ausschließlich oder im interessierenden Gewebe in besonders hoher Konzentration vor. Die Erhöhung eines Leitenzyms im Plasma oder Serum weist daher auf das geschädigte Herkunftsgewebe hin (Tab. 11.**21**). Die absolute Höhe der gemessenen katalytischen Enzymkonzentration korreliert in der Regel gut mit dem Ausmaß der Gewebeschädigung.

Tab. 11.21 Zusammenstellung wichtiger Leitenzyme.

Leberparenchym	GD, ALAT, γ-GT
Leber	CHE
Pankreas	P-Amylase, Lipase
quergestreifter Muskel	CK

Die Quantifizierung von Isoenzymen ist von diagnostischem Interesse, weil die Bestimmung eines spezifischen Isoenzyms häufig eine eindeutigere Organlokalisation erlaubt als die Bestimmung der Gesamtenzymaktivität. So zeigt die Bestimmung der Pankreas-(P-)Amylase gegenüber der α-Amylasebestimmung nur Pankreasschädigungen an, d.h. die P-Amylase ist ein Leitenzym. Durch Messung der CK-MB-Masse können wir gegenüber der Bestimmung der Gesamt-CK zuverlässiger auf Herzmuskelschäden untersuchen. Von besonderer Bedeutung ist dabei die methodische Entwicklung besonders sensitiver und spezifischer immunologischer Verfahren, die die direkte Messung der Enzymkonzentration (Masse) im Bereich weniger Mikrogramm pro Liter erlauben.

Intrazelluläre Enzymlokalisation. Die diagnostisch im Blut untersuchten Enzyme finden sich in den Ursprungszellen mit unterschiedlicher Verteilung in den einzelnen Zellkompartimenten (Abb. 11.**26**). Dies kann für die Abschätzung des Schweregrades der Zellschädigung genutzt werden, indem die Relation von Enzymen mit mitochondrialer Lokalisation zu solchen mit zytoplasmatischer Lokalisation in der Ursprungszelle untersucht wird. Bei leichteren Schäden werden fast nur Enzyme des Zytoplasmas freigesetzt, am Beispiel der Leberzelle die ALAT. Bei Zellschädigungen, die zur Nekrose führen, gehen auch

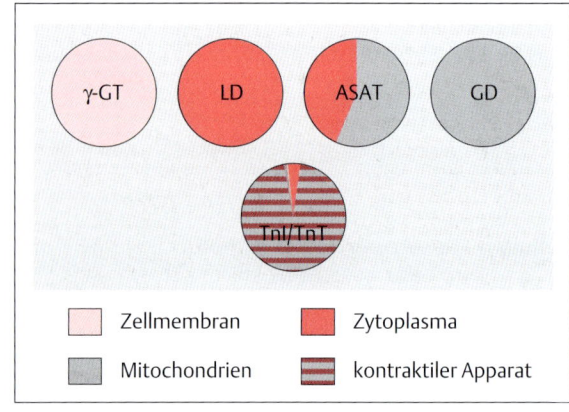

Abb. 11.26 Verteilung von Enzymen auf verschiedene Zellkompartimente. TnI, TnT = Troponine.

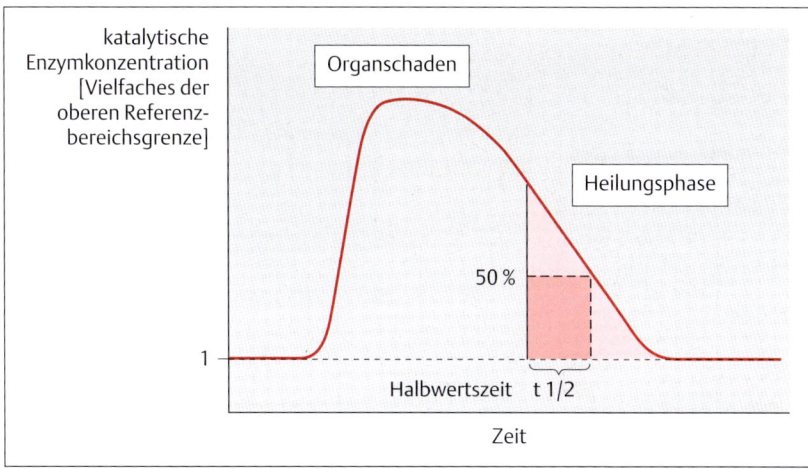

Abb. 11.27 Halbwertszeit von Enzymen in der Heilungsphase.

mitochondriale Enzyme, am Beispiel der Leber die GD, vermehrt ins Blut über.

Allgemein betrachtet werden Membranenzyme, besonders solche die nur außen mit der Membran assoziiert sind, am leichtesten freigesetzt, während Enzyme aus den Mitochondrien, dem Zytoskelett oder kontraktilen Apparat der Zelle und aus dem Zellkern erst bei schwerster Zellschädigung freigesetzt werden.

Bedeutung der Halbwertszeit. Enzyme, die aufgrund eines Gewebeschadens verstärkt ins Blutplasma gelangt sind, haben dort nur eine bestimmte Lebenszeit, die durch die Halbwertszeit charakterisiert werden kann (Tab. 11.**22**). Die Halbwertszeit ist die Zeitspanne, in der die ursprünglich erhöhte Enzymaktivität auf eine Restaktivität in halber Höhe gesunken ist. Ein Rückgang der feststellbaren Enzymaktivität entsprechend der Halbwertszeit lässt sich erst beobachten, wenn es zu keiner weiteren über das das physiologische Maß hinausgehenden Sekretion oder Zellfreisetzung mehr kommt (Abb. 11.**27**). Die Halbwertszeiten der Enzyme zeigen erhebliche patientenabhängige individuelle Abweichungen von den in Tab. 11.**22** angegebenen Mittelwerten.

Bei akuten Organerkrankungen kann das Krankheitsstadium aus der Relation von Enzymen mit kurzer zu solchen mit langer Halbwertszeit abgeleitet werden. So spricht z.B. bei einer akuten Hepatitis die Abnahme des Quotienten ASAT/ALAT, entsprechend dem rascheren Verschwinden der ASAT, die die kürzere Halbwertszeit aufweist, für ein Abklingen der Erkrankung. Die Erkrankung muss in diesem Fall am Abklingen sein, da die Halbwertszeit sich auf die Verminderung der messbaren Enzymaktivität erst dann auswirkt, wenn das untersuchte Enzym nicht mehr weiter in pathologischem Ausmaß aus dem erkrankten Gewebe freigesetzt wird.

11.12.2 Organspezifische Enzymdiagnostik

(s. auch 11.13, Herz auf S. 160 und 11.14, Enzymdefekte auf S. 163).

Erkrankungen der Zellen des Blutes

Enzymdefekte der Erythrozyten sind häufig und können Glykolyseenzyme, Enzyme des Pentosephosphatzyklus und des Glutathionstoffwechsels betreffen.

Glucose-6-Phosphat-Dehydrogenasemangel. Der Glucose-6-Phosphat-Dehydrogenasemangel wird X-chromosomal vererbt und ist mit weltweit 100 Millionen Defektgenträgern der häufigste definierte Gendefekt überhaupt. Im Laufe des Erythrozytenlebens nimmt bei den betroffenen Personen die Aktivität des Enzyms durch Veränderung der Michaeliskonstanten, des pH-Optimums und der Temperaturstabilität rasch ab. Retikulozyten dagegen enthalten bei den betroffen Personen noch normale Enzymaktivitäten.

Eine durch die Enzymopathie bedingte akute Hämolyse wird häufig erst durch zusätzliche exogene Stoffwechselbelastungen der Erythrozyten ausgelöst. Zu diesen exogenen Auslösern gehören Infektionen, Azidosen, der Genuss

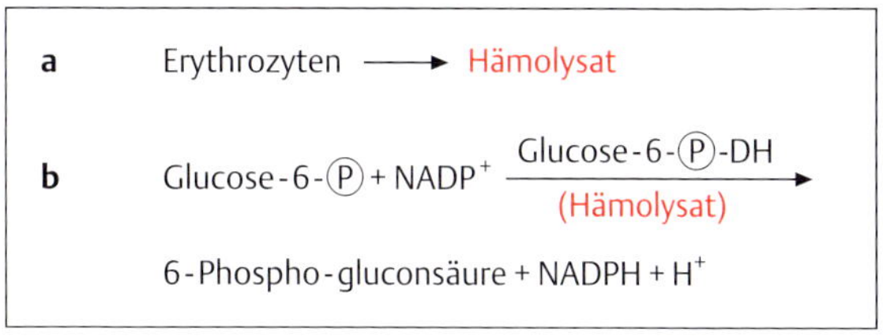

Tab. 11.22 Plasma-Halbwertszeiten von diagnostisch wichtigen Enzymen.

Alkalische Phosphatase	3 - 7 Tage
Pankreas/Speichelamylase	3 - 6 h
Lipase	3 - 6 h
ASAT	12 - 22 h
ALAT	37 - 57 h
GD	16 - 18 h
γ-GT	3 - 4 Tage
LD-5	8 - 12 h

a Erythrozyten ⟶ Hämolysat

b Glucose-6-$\circled{P}$ + NADP$^+$ $\xrightarrow[\text{(Hämolysat)}]{\text{Glucose-6-}\circled{P}\text{-DH}}$ 6-Phospho-gluconsäure + NADPH + H$^+$

Abb. 11.28 Bestimmung der Glucose-6-Phosphat-Dehydrogenase. **a,** Hämolyse; **b.** Enzymbestimmung.

von Saubohnen (Favismus) und die Einnahme bestimmter Medikamente (Sulfonamide). Zum Nachweis werden Erythrozyten isoliert, gewaschen und hämolysiert. Im Hämolysat wird die Glucose-6-Phosphat-Dehydrogenase-Aktivität bestimmt (Abb. 11.28).

Bei einer hämolytischen Anämie aufgrund des Glucose-6-Phosphat-Dehydrogenasemangels sind erniedrigte Aktivitäten zu erwarten. Nicht selten lässt sich jedoch trotz des Enzymdefekts eine nahezu normale Enzymaktivität beobachten. Dies kann auf eine Retikulozytenvermehrung zurückgeführt werden. Daher sollte zur Vermeidung von Fehlinterpretationen parallel zur Enzymbestimmung immer eine Retikulozytenzählung erfolgen. Zusätzlich muss darauf geachtet werden, dass die Untersuchung nicht unmittelbar nach der Gabe von Erythrozytenkonzentrat durchgeführt wird.

Therapeutisch gilt es vor allem die Noxen (Schädigungen) zu vermeiden, die eine Hämolyse auslösen können. Gegebenfalls ist die Gabe von Erythrozytenkonzentrat erforderlich.

Erkrankungen der Leber

Zur Enzymdiagnostik der Leber werden folgende Leitenzyme eingesetzt: ALAT (GPT), GD und γ-GT. Zur weiteren Abklärung werden zusätzlich ggf. die ASAT (GOT), Cholinesterase (CHE) und die alkalische Phosphatase (ALP) benötigt.

Akute Hepatitis. ALAT und ASAT steigen erheblich an und können das 30fache der oberen Referenzbereichsgrenze erreichen. Der Maximalwert wird bereits nach 1 bis 2 Tagen erreicht (Abb. 11.29). Bilirubin und die GD steigen dagegen verzögert an, erreichen ihre Maximalwerte erst nach ca. einer Woche und bleiben als Zeichen der fortgesetzten Zellnekrose länger erhöht. Beim komplikationsfreien Verlauf kehren alle Enzymwerte spätestens nach vier Wochen wieder in den Referenzbereich zurück. Aufgrund der kürzeren Halbwertszeit ist der Abfall der ASAT gegenüber der ALAT rascher.

Cholestase. Der parallele Anstieg von γ-GT und ALP auf ein Mehrfaches der Ausgangs- bzw. Referenzwerte ist charakteristisch für eine Cholestase. Im Unterschied zur Hepatitis steigen ALAT und ASAT bei weitem nicht so deutlich an, die GD steigt im gleichen Ausmaß wie die Transaminasen und alle drei Enzyme erreichen bereits einen Tag nach einer Gallenkolik ihr Maximum (Abb. 11.30). ALAT, ASAT und GD erreichen bereits nach wenigen Tagen wieder den Referenzbereich, während die γ-GT und insbesondere die ALP verlängert erhöht bleiben. Die Lokalisation dieser Enzyme in den Hepatozytenmembranen ist bevorzugt in Richtung der Gallenkanälchen und Sinusoide, sodass sie hier leicht parazellulär die Blutbahn erreichen können. Persistierend hohe ALP-Aktivitäten sind Zeichen eines kompletten Gallengangverschlusses (Abb. 11.30).

Sekundäre Leberstörung bei Schwerkranken. Multimorbide Kranke und Patienten nach großen Operationen, nach schweren Infektionen, mit kardialen Erkrankungen und Pumpversagen (vor allem Rechtsherzinsuffizienz) zeigen trotz eigentlicher Lebergesundheit aufgrund einer sekundären Störung der Leberfunktion zum Teil erhebliche Anstiege lebertypischer Enzymaktivitäten im Blutplasma.

Erkrankungen des Knochens

Die labordiagnostische Beurteilung von Markern des Knochenaufbaus und des Knochenabbaus kann bei der Diagnose von Knochenerkrankungen, z.B. Osteoporose (11.11) oder Knochentumoren hilfreich sein. Die Hauptbedeutung liegt allerdings in der Verlaufskontrolle.

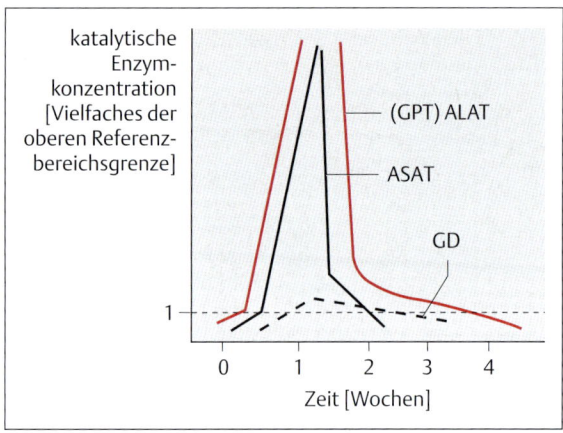

Abb. 11.29 Enzymfreisetzungen bei akuter Hepatitis.

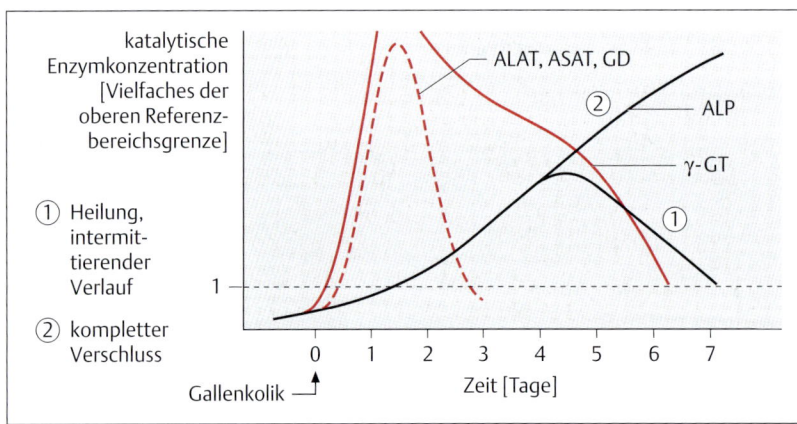

Abb. 11.30 Enzymfreisetzungen bei Cholestase.

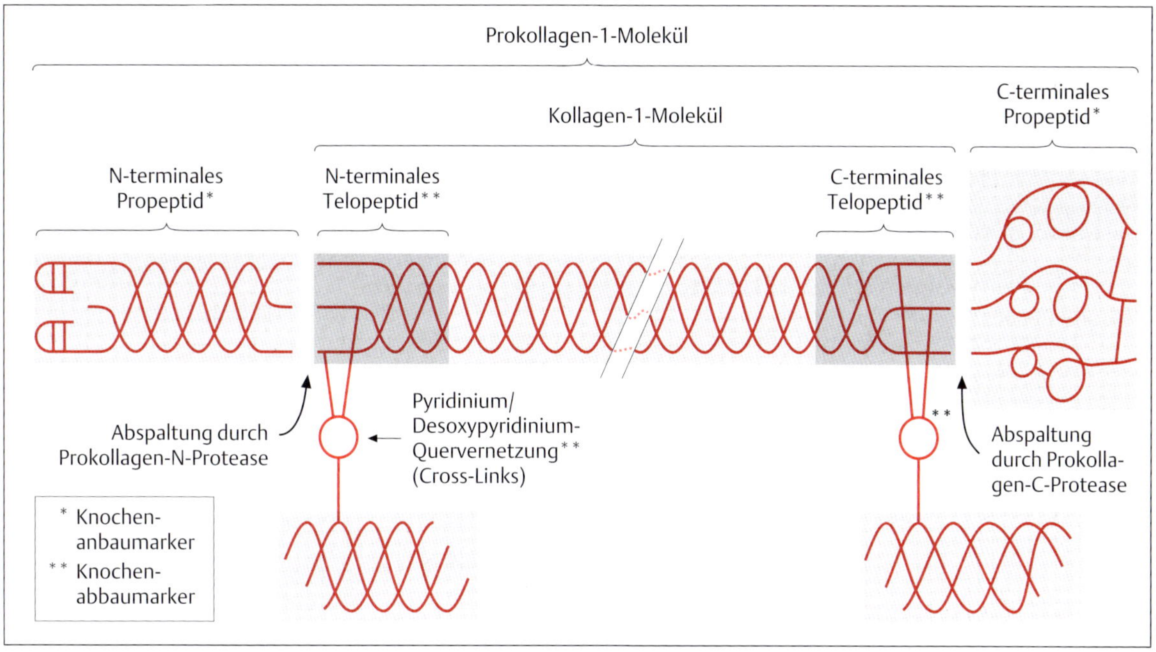

Abb. 11.31 Freisetzung von Cross-links aus dem Prokollagen-1-Molekül (Knochenaufbau) und Kollagen-1-Molekül (Knochenabbau).

> **11.11**
> **Osteoporose**
>
> Durch mehrjährige negative Calciumbilanz und verstärkte Osteolyse (Knochenabbau) kommt es zu einer deutlichen Reduzierung der Knochenmasse, die mit einer Reduktion der Mikroarchitektur des Knochengewebes und erhöhter Knochenbrüchigkeit einhergeht.

Knochenspezifische alkalische Phosphatase (BAP). Das Isoenzym der ALP aus den Osteoblasten des Knochens (bone), daher BAP, gilt heute als der wichtigste klinischchemische Marker des Knochenaufbaus. Die Bestimmung kann als Isoenzymtrennung mit einer Lektin-Agarosegel-Elektrophorese erfolgen. Die obere Referenzbereichsgrenze ist unabhängig vom Geschlecht und beträgt bei Erwachsenen 140 U/l. Die Bestimmung ist nur sinnvoll bei Erhöhungen der Gesamt-ALP. Eine methodische Alternative ist die sensitivere immunologische Bestimmung z. B. mittels IRMA.

Tartratresistente saure Phosphatase. Dieses Enzym als Marker der Osteoklastenaktivität und damit des Knochenabbaus hat heutzutage gegenüber den Cross-links (11.12) an Bedeutung verloren.

> **11.12**
> **Cross-links**
>
> Die Knochengrundsubstanz besteht hauptsächlich aus Kollagen 1, sog. Propeptiden und vernetzenden Cross-links (Abb. 11.31). Beim Knochenabbau werden aus dem Kollagen Cross-links ins Blut abgegeben und im Urin ausgeschieden. Unterscheiden müssen wir die Pyridinolin-Cross-links, die auch im Knorpel vorhanden sind, und die besonders knochenspezifischen Desoxypyridinolin-Cross-links. Ebenfalls als Knochenabbaumarker sehr hoher Spezifität können die N-terminalen Typ-1-Kollagen-Telopeptide untersucht werden (Abb. 11.31). Dagegen besitzen die N- und C-terminalen Propeptide (Abb. 11.31) keine besonders hohe Spezifität als Marker für den Knochenaufbau.

Erkrankungen des Pankreas und Magen-Darmtraktes

Akute Pankreatitis. Als Ursache der akuten Pankreatitis wird die Bildung geringer Mengen enzymatisch aktiven Trypsins im Pankreasgewebe angenommen. Hierauf erfolgt die Aktivierung anderer Zymogene bzw. Proenzyme und es kommt zur Selbstverdauung (Autodigestion) des Organs. Neben allgemeinen Entzündungszeichen, vor allem einer Leukozytose, ist für die Diagnose einer akuten Pankreatitis der deutliche Anstieg von P-Amylase oder Lipase entscheidend. Die P-Amylase kann das 30fache und die Lipase das 200fache der oberen Referenzbereichsgrenze erreichen. Aufgrund der hohen Organspezifität und einer parallelen Freisetzungskinetik der beiden Enzyme reicht die Messung eines Enzyms aus. Beachten müssen wir, dass es mit fortschreitender Gewebezerstörung zu einem Rückgang der Enzymfreisetzung kommen kann, der nicht als Heilungsprozess fehlgedeutet werden darf. Ursache ist, dass mit fortschreitender Gewebezerstörung immer weniger Zellen vorhanden sind, aus denen noch P-Amylase oder Lipase freigesetzt werden kann. In dieser Situation kann die immunologische Messung der Phospholipase A$_2$ im Plasma als entzündungsspezifisches Enzym hilfreich sein.

Chronische Pankreatitis. Als Suchtest bei Verdacht auf eine exokrine Pankreasinsuffizienz ist die Pankreas-Elastase 1 geeignet (s. auch 11.6). Bei Störungen der exokrinen Pankreasfunktion ist die im ELISA gemessene Konzentration des Enzyms im Stuhl vermindert. Sie scheint gegenüber der Chymotrypsinbestimmung im Stuhl (s. Kap. 26) sensitiver zu sein.

Entzündliche Darmerkrankungen. Die Bestimmung der Myeloperoxidase im Stuhl scheint mit der Entzündungsaktivität im Darm bei Morbus Crohn oder Colitis ulcerosa zu korrelieren. Außerdem ist die PMN-Elastase, eine Serinprotease aus polymorphkernigen Granulozyten, bei Morbus Crohn im Stuhl erhöht.

Erkrankungen des ZNS

Außer als Tumormarker (s. Kap. 9) hat die neuronenspezifische Enolase oder γ-Enolase Bedeutung als prognostischer Marker beim V.a. Hirnschäden durch cerebrale Hypoxien. Konstant unter 30 µg/l liegende Konzentrationen erscheinen prognostisch günstig, während bei Verläufen mit darüber erhöhten Werten gehäuft manifeste cerebrale Schädigungen auftreten.

11.13 Näher betrachtet: Erkrankungen der Herzmuskulatur (Schädigungen des Myokards)

Die Enzymdiagnostik spielt am Organ Herz einerseits eine wichtige Rolle für die Diagnose und Verlaufsbeurteilung des Herzinfarktes sowie für die Risikoabschätzung bei der instabilen Angina pectoris mit Myokardnekrosen, und andererseits für die Verlaufsbeurteilung nach kardiochirurgischen Eingriffen.

11.13.1 Herzinfarkt

Pathophysiologie. Bei einer Schädigung der Herzmuskelzelle werden zytosolische Komponenten und Bestandteile des kontraktilen Apparates freigesetzt (Abb. 11.**32**). Der kontraktile Apparat ist ein Komplex bestehend aus Actin, Tropomyosin und den Troponinen C, I sowie T. Zuerst kommt es zu einer Freisetzung von zytosolischen Komponenten, insbesondere von Myoglobin, der Creatinkinase-Isoenzyme CK-MM und CK-MB, sowie einer relativ kleinen zytosolischen Fraktion der Troponine in freier Form. Am raschesten gelangt das Myoglobin aufgrund seiner niedrigen Molekülmasse in die Blutbahn. Ca. zwei Stunden nach dem akuten Ereignis können daher im Plasma ansteigende Myoglobinkonzentrationen festgestellt werden, innerhalb von vier Stunden gefolgt von CK-MB und überwiegend der freien Fraktion der Troponine (Abb. 11.**33**). Diese Freisetzungen erreichen ihre Maximalwerte nach 6 bis 12 Stunden. Langsamer werden auch die weiteren zytosolischen Komponenten Aspartat-Aminotransferase ASAT (Maximalwert nach ca. 24 Stunden) und die Lactatdehydrogenase LD (Maximalwert nach ca. drei Tagen) freigesetzt. Zu einem massiveren Anstieg der Troponine kommt es erst, wenn aufgrund anhaltender Sauerstoffunterversorgung (Ischämie) eine größere Zahl von Herzmuskelzellen nekrotisieren und dabei der kontraktile Apparat zerstört wird.

Spezifität und Wertigkeit der Marker. *Myoglobin* ist nicht spezifisch für Herzmuskelzellen. Ein rascher Anstieg ohne Hinweise auf eine Ursache im Bereich der Skelettmuskulatur kann jedoch die Verdachtsdiagnose eines akuten Myokardinfarktes erhärten. Wird frühzeitig eine Lysetherapie zur Erzielung einer Wiederdurchblutung (Reperfusion) des infarzierten Herzmuskelareals eingeleitet, und ist diese Therapie erfolgreich, erreicht das Myoglobin schneller seinen Maximalwert als ohne Therapie oder bei Therapieversagen (s. u.).

Creatinkinase und Isoenzyme: Die Gesamt-CK ist nicht herzmuskelspezifisch. Eine relative Herzmuskelspezifität wird durch selektive Messung des CK-MB-Isoenzyms erreicht, da der Herzmuskel das Isoenzym CK-MB zu einem wesentlich höheren Anteil (bis 40%) besitzt als der Skelettmuskel. Aus analytischen Gründen ist dabei die Massenbestimmung mittels Immunoassay der CK-MB-Aktivitäts-

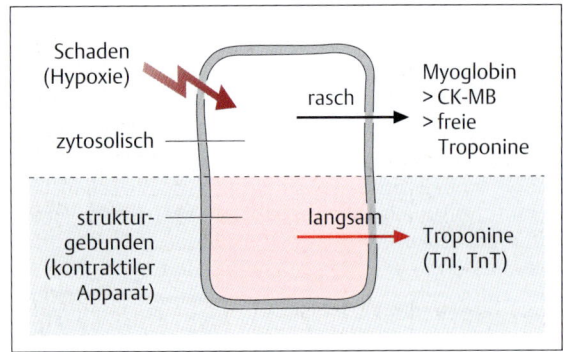

Abb. 11.32 Freisetzung von Enzymen und Troponinen bei Herzmuskelschädigung.

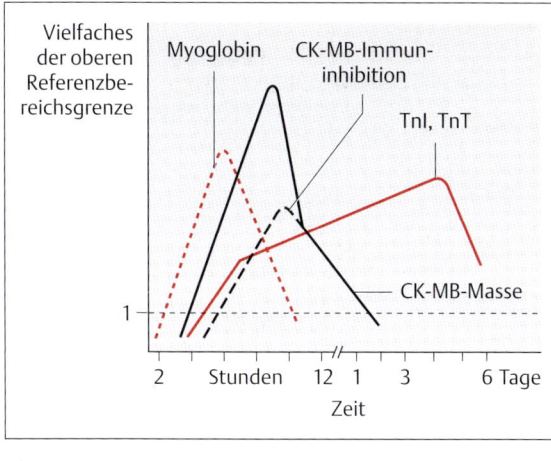

Abb. 11.33 Kinetik der kardialen Marker beim akuten Herzinfarkt.

bestimmung im Immuninhibitionstest überlegen. Nachteile des Immuninhibitionsverfahrens sind die zu große Impräzision im Bereich der Entscheidungsgrenze und die geringere Spezifität durch Miterfassung von CK-BB und Makro-CK. In Abb. 11.33 ist die höhere Wertigkeit der CK-MB-Masse deutlich zu erkennen. Wird innerhalb kurzer Zeit, d. h. innerhalb von ein bis zwei Stunden, ein deutlicher Anstieg der CK-MB-Masse festgestellt, dann ist dieses Ergebnis hochspezifisch für eine akute Myokardschädigung. Auch kurzfristige Reinfarkte lassen sich an einem neuerlichen Anstieg der CK-MB-Masse erkennen.

Aspartat-Aminotransferase und Lactatdehydrogenase: Beide Enzyme sind nicht einmal muskelspezifisch. Eine Bedeutung der ASAT für die Herzinfarktdiagnostik ist heute wegen der spezifischeren Marker nicht mehr gegeben. Eine Relation der Enzymaktivitäten von CK/ASAT < 10 bei gleichzeitig deutlicher CK-Erhöhung wurde als Zeichen einer akuten Myokardschädigung angesehen. Allerdings ist dieses Verfahren wenig sensitiv, da der Quotient erst aussagekräftig ist, wenn bereits ein Anstieg der Gesamt-CK auf mehr als 120 U/l (gemessen bei 25 °C) vorliegt. Weder die Gesamt-LD, noch die Isoenzymformen der LD sind aufgrund der langsamen Freisetzungskinetik für die Diagnosefindung bei einem akuten Myokardinfarkt geeignet. Die Bedeutung lag in der Spätdiagnose des Herzinfarktes, wenn der Patient erst mehrere Tage nach dem vermutlichen Ereignis untersucht wird, und in der Verlaufsbeobachtung. Diese Funktion wird heute von den Troponinen I oder T erfüllt.

Troponine: Die Troponine kommen in allen Muskelgeweben vor, allerdings gibt es von Troponin I (TnI) und Troponin T (TnT) herzspezifische Isoformen, deshalb sprechen wir auch von den kardialen Troponinen. Nur Troponin I scheint absolut spezifisch für den Herzmuskel zu sein, denn kardiales TnT scheint u. U. von regenerierenden Skelettmuskelzellen und Nierentubuluszellen exprimiert zu werden. Dagegen ist ein Problem beim TnI, dass dieses im Blutplasma in verschiedenen Formen, z. B. als freies TnI, sowie vor allem im Komplex mit Troponin C und TnT vorliegt. Diese Komplexe unterliegen zudem beim Lagern der Proben in-vitro-Umlagerungsreaktionen.

Die verwendeten Antikörper verschiedener Testhersteller erfassen nun diese verschiedenen Formen des TnI unterschiedlich und liefern sehr verschiedene Ergebnisse und zeigen ebenso sehr unterschiedliche Referenzbereiche. Deshalb erfolgen hier auch keine Referenzbereichsangaben. Insgesamt scheint weder die Messung von TnT oder TnI aus wissenschaftlichen Gründen derzeit der Vorzug gegeben werden zu müssen. Die parallele Untersuchung von beiden Markern außer in ganz speziellen Ausnahmefällen (s. Kap. 5 Immunchemische Messverfahren) ist nicht nötig. Aufgrund der langen Halbwertszeit der Troponine können sie auch für die Spätdiagnose eines Herzinfarktes herangezogen werden.

Kriterien für die Diagnose eines Herzinfarktes. Die Kriterien für einen Herzinfarkt werden derzeit weltweit neu definiert. Dabei kommt den Laboruntersuchungen eine wesentlich wichtigere Rolle als bisher zu. Denn bisher waren klinische Symptomatik und charakteristische EKG-Veränderungen der „Goldstandard".

Nach neuesten Kriterien der American Academy of Cardiology wird die parallele Messung eines schnellen Markers (CK-MB-Masse oder Myoglobin) und eines hoch spezifischen langsameren Markers (TnI oder TnT) empfohlen. Am aussagekräftigsten sind die Messergebnisse, wenn zwei Messungen innerhalb von ein bis zwei Stunden einen deutlichen Anstieg über die Referenzbereichsgrenzen hinaus zeigen. Die älteren Marker, CK/ASAT-Quotient bzw. CK-MB-Immuninhibitionstest, besitzen dagegen eine deutlich geringere Sensitivität und zumindest gegenüber den Troponinen auch eine deutlich schlechtere Spezifität.

Im Fallbeispiel (11.13) wird ein differentialdiagnostischer Sonderfall geschildert.

> **Die wiederholte Messung von CK-MB oder Myoglobin und TnI oder TnT mit jeweils unauffälligen Messwerten schließt einen Myokardinfarkt mit nahezu absoluter Sicherheit aus.**

 11.13
Fallbeispiel mit intermittierenden Erhöhungen kardialer Marker bei einer Diabetikerin

Bei einer übergewichtigen und Insulin-behandlungspflichtigen Patientin wurden über einen zweijährigen Zeitraum immer wieder Erhöhungen der Gesamt-CK (bis 200 U/l bei 25 °C), der ASAT (bis 40 U/l bei 25 °C), der CK-MB-Aktivität (bis 40 U/l bei 25 °C) und der CK-MB-Masse (bis 40 μg/l) festgestellt, während sowohl TnI als auch TnT keine Erhöhungen zeigten. Zum Ausschluss des Vorliegens einer Makro-CK wurde auch eine elektrophoretische Isoenzymtrennung vorgenommen, die als Hauptfraktion CK-MM zeigte. Schließlich stellte sich heraus, dass gelegentliche intramuskuläre Insulininjektionen für die Enzymanstiege verantwortlich waren.

Kriterien für die Verlaufskontrolle beim Herzinfarkt. Vier wichtige Fragen nach einem erfolgten Myokardinfarkt, nämlich nach dem Erfolg bzw. Misserfolg einer Lysetherapie zur Erzielung einer Reperfusion, nach der Infarktgröße als Prognosemarker und nach einer sich anbah-

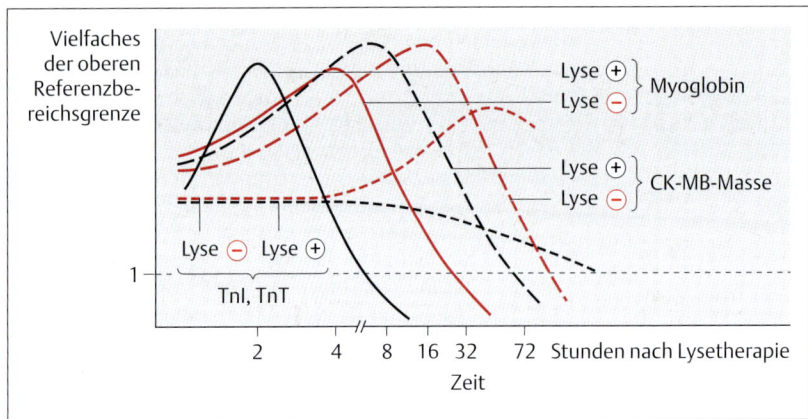

Abb. 11.34 Kinetik der kardialen Marker bei frühzeitiger Reperfusion.

nenden Herzinsuffizienz mit Störung der Leberdurchblutung, sowie das Erkennen eines möglichen Reinfarktes können teilweise auch mit den zuvor dargestellten Messgrößen beantwortet werden.

Reperfusion: Wird frühzeitig eine Lysetherapie, z.B mit Urokinase zur Auflösung von Fibringerinnseln im infarzierten Gefäß eingeleitet, so kommt es zu einem rascheren Erreichen des Maximalwertes beim Myoglobin und weniger ausgeprägt bei der CK-MB-Masse. Bei den Troponinen bleibt der zweite Anstieg, entsprechend dem im kontraktilen Apparat gebundenen Anteil dieser Marker, aus oder er erfolgt deutlich weniger ausgeprägt (Abb. 11.34). Allerdings lässt sich die Frage der Reperfusion mit den Troponinen zeitlich erst später beantworten als beispielsweise mit der Myoglobinverlaufsuntersuchung.

Infarktgröße: Hier kommt immer noch, neben invasiven Verfahren (Herzkatheteruntersuchung), der Bestimmung der Gesamt-CK oder gegebenenfalls der CK-MB-Masse in Form der Flächenbestimmung unter der Zeitkurve (AUC) Bedeutung zu. Auch die Troponine bleiben beim komplizierten Verlauf mit anhaltender massiver Herzmuskelnekrose länger erhöht. Aus den Troponin- und CK-MB-Verläufen wird heute auch häufiger die Indikation zu frühzeitiger Intervention mittels Herzkatheter und Angioplastik getroffen.

Leberstauung: Von zusätzlicher differentialdiagnostischer und prognostischer Bedeutung ist weiterhin der Verlauf des De-Ritis-Quotienten (ASAT / ALAT). Er ist beim Herzinfarkt und lebergesundem Patienten größer 1. Sinkt der De-Ritis-Quotient nach einem Infarktereignis auf Werte kleiner 1, so zeigt dies relativ frühzeitig eine beginnende Herzinsuffizienz mit Leberstauung an. Bei Lebererkrankungen oder Lungenembolie liegt der De-Ritis-Quotient dagegen von Anfang an bei Werten kleiner 1.

Reinfarkt: Ein Reinfarkt kann aufgrund des Freisetzungsverhaltens und der Kinetik leichter an einem neuerlichen CK-MB-Anstieg als am Verhalten von TnI und TnT erkannt werden, insbesondere wenn die Troponine eine deutliche 2-gipflige Freisetzung gezeigt haben. Daher ist besonders die Verlaufsuntersuchung nach diagnostiziertem Herzinfarkt mittels CK-MB-Masse wichtig.

11.13.2 Instabile Angina pectoris

Bei der instabilen Angina pectoris, die z.B. klinisch kaum auf Nitropräparate anspricht, muss von immer wiederkehrenden lokal eng begrenzten Herzmuskelzellnekrosen ausgegangen werden. Solche Patienten sind hoch gefährdet, einen akuten Myokardinfarkt zu erleiden. Die CK-MB-Masse bzw. mit größerer diagnostischer Sensitivität die Troponine TnI und TnT zeigen hier öfters charakteristische Verläufe im Graubereich zwischen Referenzbereich und der Entscheidungsgrenze für einen möglichen Infarkt. Diese Verläufe korrelieren zum Teil sehr gut mit den subjektiven Schmerzempfindungen des Patienten und können zu einer Risikoabschätzung beitragen. Bei Troponin positiven Personen scheint das Infarkrisiko mindestens 10fach erhöht zu sein, weshalb dann klinisch eine baldige invasive Intervention erwogen wird.

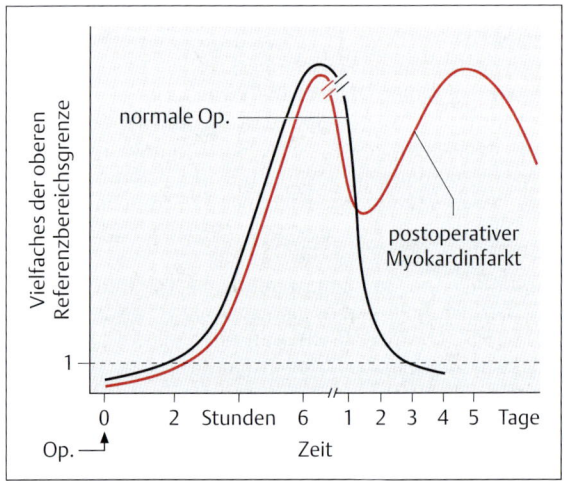

Abb. 11.35 Verlauf der CK-MB-Masse bei postoperativem Infarkt nach Kardiochirurgie.

11.13.3 Kardiochirurgische Eingriffe

Nach kardiochirurgischen Eingriffen kommt es zu zum Teil ausgeprägten Enzymanstiegen und Anstiegen der Troponine. Die Freisetzungen erfolgen dabei oft sehr rasch, sodass sicher ein Teil der CK-MB-Masse aus der verletzten Brustmuskulatur stammt. Ein neuerlicher CK-MB-Anstieg nach Erreichen des postoperativen Maximums spricht für einen postoperativen akuten Myokardinfarkt, der als Komplikation bei kardiochirurgischen Eingriffen gefürchtet wird (Abb. 11.**35**). Wie beim Reinfarkt scheint die diagnostische Sensitivität der CK-MB-Masse in dieser Situation höher zu sein als die von TnI oder TnT.

11.14 Näher betrachtet: Defekt der Phenylalanin-Hydroxylase (Phenylketonurie) und Porphyrie

Enzymdefekte können angeboren oder erworben sein. Folgen sind oft schwere Erkrankungen, z.B:
– Phenylketonurie,
– Porphyrie.
Weitere Beispiele finden sich in anderen Kapiteln. Das Fehlen von Enzymen des Harnstoffzyklus führt zu nicht lebensfähigen Foeten (s. Kap. 14.2.1, S. 205), während ein Lactasemangel z.B. nur geringe Beeinträchtigungen (s. Kap. 12.7.2, S. 182) verursacht.

11.14.1 Phenylketonurie

Grundlagen und Klinik. Eine wichtige Reaktion im Aminosäurestoffwechsel katalysiert die Phenylalaninhydroxylase: die Umwandlung von Phenylalanin in Tyrosin (Abb. 11.**36**). Von der Phenylalaninhydroxylase gibt es drei Isoenzyme. Enzymdefekte kommen autosomal rezessiv vererbt insgesamt sehr häufig vor, allerdings meist in der heterozygoten Form (Häufigkeit 1:50), die mit keinen Krankheitssymptomen verbunden ist. Fehlen die drei Isoenzyme jedoch vollständig, dann wird die Umwandlung von Phenylalanin in Tyrosin unmöglich. Die Folge ist eine Anhäufung von Phenylalanin im Blutplasma und eine vermehrte Ausscheidung von Phenylalanin und ungewöhnlichen Stoffwechselprodukten im Urin.

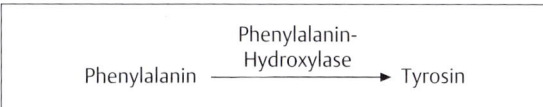

Abb. 11.36 Umwandlung von Phenylalanin in Tyrosin.

Die Phenylketonurie führt zu verzögerter geistiger Entwicklung und zum Schwachsinn (⬧11.**14**), zudem kommt es zu häufigem Erbrechen und Krampfanfällen. Da die Entwicklungsstörungen und Schwachsinn ausbleiben, wenn eine rigorose Reduzierung des Phenylalanins in der Nahrung durchgeführt wird, ist die Frühdiagnose entscheidend. Die strenge Diät muss bis zum 10. Lebensjahr bzw. bis zum Abschluss der cerebralen Entwicklung beibehalten werden.

Untersuchungsmethoden

Nachweis im Guthrie-Test: In den ersten Lebenstagen erfolgt eine Reihenuntersuchung aller Neugeborenen auf erhöhte Phenylalaninkonzentrationen im Blut. Das Prinzip dieses Guthrie-Tests ist ein mikrobiologisches Selektionsverfahren:

Durchführung: Ein blutgetränktes Filterpapierblättchen wird auf einen bakteriologischen Nährboden aufgebracht. Dieser ist mit Testkeimen beimpft, die sich nur in Anwesenheit von Phenylalanin vermehren. Wachstumshöfe bilden sich daher nur bei Blutproben mit hohem Phenylalaningehalt. Der Guthrie-Test gibt allerdings erst vom 5. Lebenstag an sichere Hinweise auf das Vorliegen einer Phenylketonurie, da es nur nach bereits erfolgter proteinhaltiger Ernährung mit Muttermilch oder Milchersatzstoffen der erkrankten Neugeborenen zu einer erhöhten Phenylalaninkonzentration im Blut kommt.

Wichtig ist, dass eine Antibiotikatherapie die Testwertigkeit einschränkt, da sie den mikrobiologischen Phenylalaninnachweis stören kann.

Aminosäureanalytik: Zur weiteren Bestätigung und gleichzeitigen Identifizierung weiterer Defekte im Aminosäurestoffwechsel lassen sich HPLC-Untersuchungen und noch sensiver MS/MS-Techniken, die sog. Tandem-MS-Untersuchung (⬧3.**8**, s. S. 40) einsetzen.

11.14
Sonderformen der Phenylketonurie

Eine erhöhte Phenylalaninkonzentration im Blut ohne Phenylketonurie tritt auf, wenn die Phenylalaninhydroxylase eine verringerte Affinität zu ihrem Cofaktor *Tetrahydrobiopterin* besitzt. Auch eine verzögerte Expression der Phenylalaninhydroxylase ist bekannt. Die Phenylketonurie verschwindet hier ohne Behandlung im Säuglings- oder Kindesalter.

Tab. 11.23 Hämbiosynthese (vereinfacht).

Enzym		Krankheit bei Enzymdefekt
δ-Aminolävulinsäure-Synthase	Hämvorstufen ↓ δ-Aminolävulinsäure	
δ-Aminolävulinsäure-Dehydrase	↓ Porphobilinogen	Bleivergiftung
Porphobilinogen-Desaminase	↓ Uroporphyrin	Porphyria acuta intermitt.
Urogenase	↓ ↓ Koproporphyrin	Porph. erythropoetica cong. Porph. cutanea tarda
Koprogenase	↓ Protoporphyrin	Coproporph. hereditarea
Hämsynthetase Ferrochelatase	↓ ↓	Porph. variegata Protoporph. erythropoetica Protoporph. congenita
	Häm	

11.14.2 Porphyrie

Grundlagen. Die Biosynthese der Hämkomponente unseres Hämoglobins erfolgt über ca. 20 enzymkatalysierte Reaktionen. Als Zwischenstufen spielen die Porphyrine eine wichtige Rolle (Tab. 11.23). Ausgangsstoffe der Hämsynthese sind Succinyl-Coenzym-A und Glycin. Ein Enzym von klinisch und diagnostisch entscheidender Bedeutung ist die δ-Aminolävulinsäuresynthetase. Über die Zwischenstufen Porphobilinogen, Uro-, Copro- und Protoporphyrinogen wird das Häm gebildet, welches zusammen mit einem speziellen Globin das Hämoglobin ergibt. Das zentrale Eisenion wird am Ende der Synthesekette enzymatisch durch eine Chelatase eingefügt.

Porphyrien sind Stoffwechselerkrankungen, denen eine Störung der Porphyrin- und Hämsynthese zugrunde liegt. Man unterscheidet nach dem betroffenen Organ erythropoetische (Knochenmark) bzw. hepatische (Leber) Porphyrien. Der Defekt kann angeboren oder erworben (sekundäre Formen) sein.

Die Porphyrien sind durch vermehrte Ausscheidung von atypischen Porphyrinen bzw. Synthesevorstufen des Häms im Urin und Stuhl gekennzeichnet (Tab. 11.24).

Nachweisverfahren

Qualitativer Schnelltest. Lichtgeschützter Spontanurin zeigt durch Vermehrung von Uroporphyrin eine Rotfärbung. Die Porphyrine zeigen eine Eigenfluoreszenz, wenn wir den Urin mit langwelligem UV-Licht im Dunkeln beleuchten. Sensitiver wird dieses Verfahren nach Aufbringung des Urins auf eine Dünnschichtchromatographieplatte (sog. Spottest).

Differenzierung und Quantifizierung. Die eigentliche Porphyrinbestimmung und ggf. Quantifizierung erfolgt aus lichtgeschützt gewonnenem Sammelurin durch Dünnschichtchromatographie oder heute HPLC und Fluoreszenzmessung bei 366 nm.

Im Sammelurin lassen sich durch Ionenaustauschchromatographie und anschließende photometrische Messung mit Ehrlich-Reagenz (553 nm) das Porphobilinogen und die δ-Aminolävulinsäure bestimmen.

Tab. 11.24 Ausscheidung von Porphyrinen bzw. Hämsynthesevorstufen im Urin bei erythropoetischen und hepatischen Porphyrien.

Porphyrie	δ-Aminolävulinsäure	Porphobilinogen	Uroporphyrine	Koproporphyrine	Protoporphyrine
erythropoet. Porphyrien					
kongenitale Porph.			++	+	
Protoporphyrie	(+)	(+)		+	++
hepatische Porphyrien					
akut intermitt. Porph.	++	++	+	+	
Porph. variegata	+	+	+	+	
hereditäre Koproporphyrie	++	+	+	++	
Porph. cutanea tarda			++	+	

Beurteilung

Erythropoetische Porphyrien. Es kommt zur Ablagerung von Porphyrinen in allen Organen besonders in der Haut verbunden mit starker Absorption der Wellenlängen 405 nm und 2600 nm, was zur Lichtdermatose und schweren Nekrosen der Haut führt. Desweiteren kann es zu hämolytischer Anämie und Milzvergrößerung kommen. Die Therapie erfolgt medikamentös mit Chloroquin, durch Lichtschutzsalben und Milzentfernung.

Erythropoetische Protoporphyrie. Es fehlt die Ferrochelatase und damit der Eiseneinbau ins Häm. Kennzeichen sind eine nur leichte Photodermatose, aber häufig eine schwere progrediente Lebererkrankung (Fibrose, Zirrhose).

Akute und chronische hepatische Porphyrien. Kennzeichen sind abdominelle, kardiovaskuläre und neurologische Symptome, aber auch wieder Photodermatosen und Empfindlichkeit gegen mechanische Einwirkungen. Ein akuter Schub kann aufgrund Enzyminduktion durch Medikamente wie Salicylate, Opiate, Kontrazeptiva und Barbiturate, sowie z. B. durch Alkoholgenuss oder Umweltschadstoffe (polychlorierte Biphenyle) ausgelöst werden. Therapeutisch gilt es, möglichst die verursachenden Medikamente sofort abzusetzen und andere Noxen (z. B. Alkohol) auszuschließen.

Sekundäre Porphyrien. Diese sind ohne eigenständigen Krankheitswert und treten z. B. begleitend bei Leberzirrhose, hämolytischer Anämie, proliferativen hämatologischen Erkrankungen und Intoxikationen auf.

Bleivergiftung. Blei vermindert die Aktivität der δ-Aminolävulinsäure-Dehydrogenase, was zu einem Anstieg der δ-Aminolävulinsäure im Blut und Urin führt. Die Hemmung der Ferrochelatase führt zusätzlich zu einer Anhäufung von Protoporphyrin in den Erythrozyten und vermehrter Ausscheidung von Koproporphyrinogen im Urin. Im Knochenmark steigen aufgrund der Eisenfehlverwertung der Anteil an Sideroblasten und Siderozyten, schließlich kommt es zu Anämie und Hämolyse mit verminderter osmotischer Resistenz der Erythrozyten.

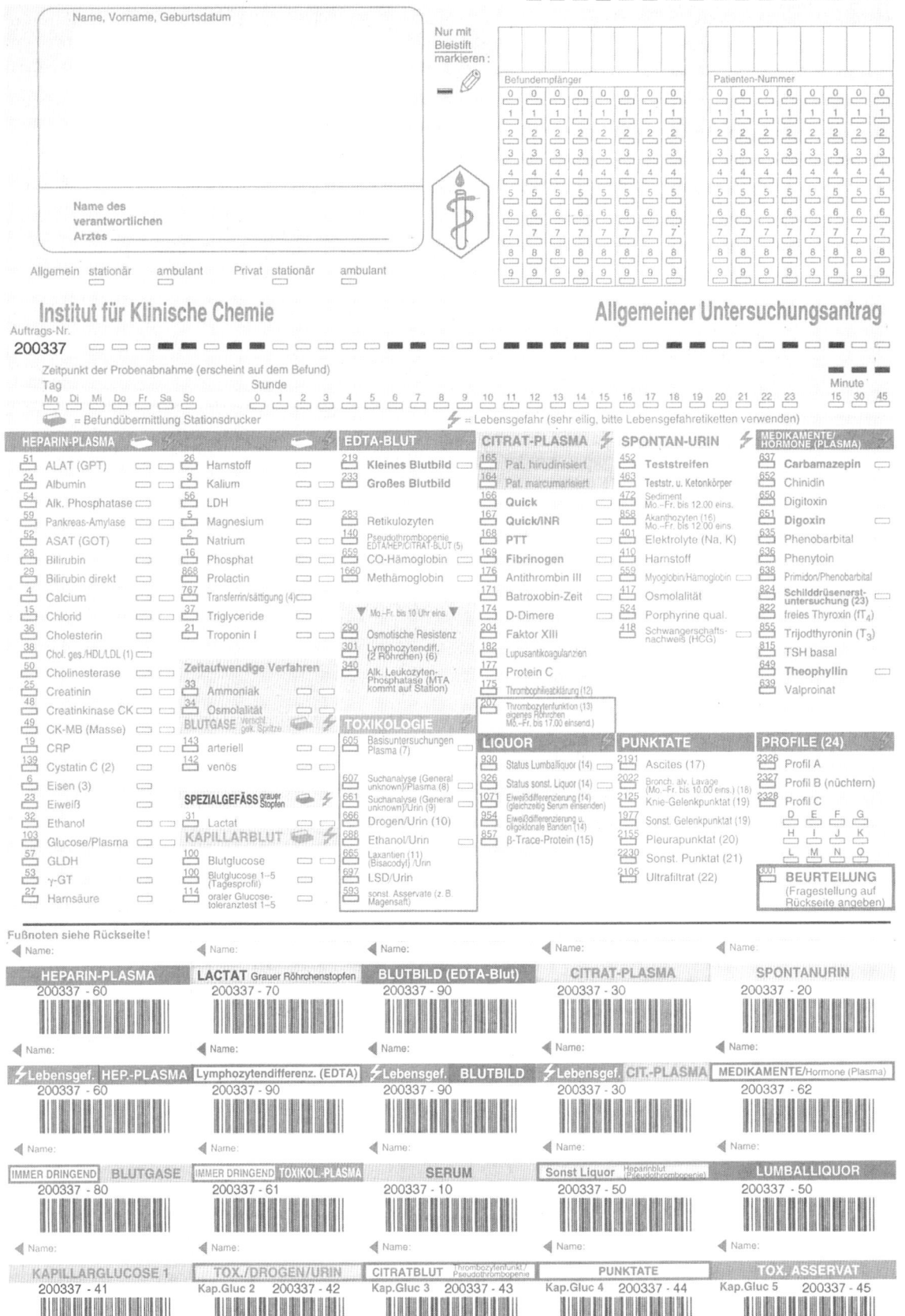

V Stoffwechselmetabolite

Kapitel 12 Kohlenhydrate
Kapitel 13 Lipide
Kapitel 14 Stoffwechselendprodukte
Kapitel 15 Nukleinsäuren

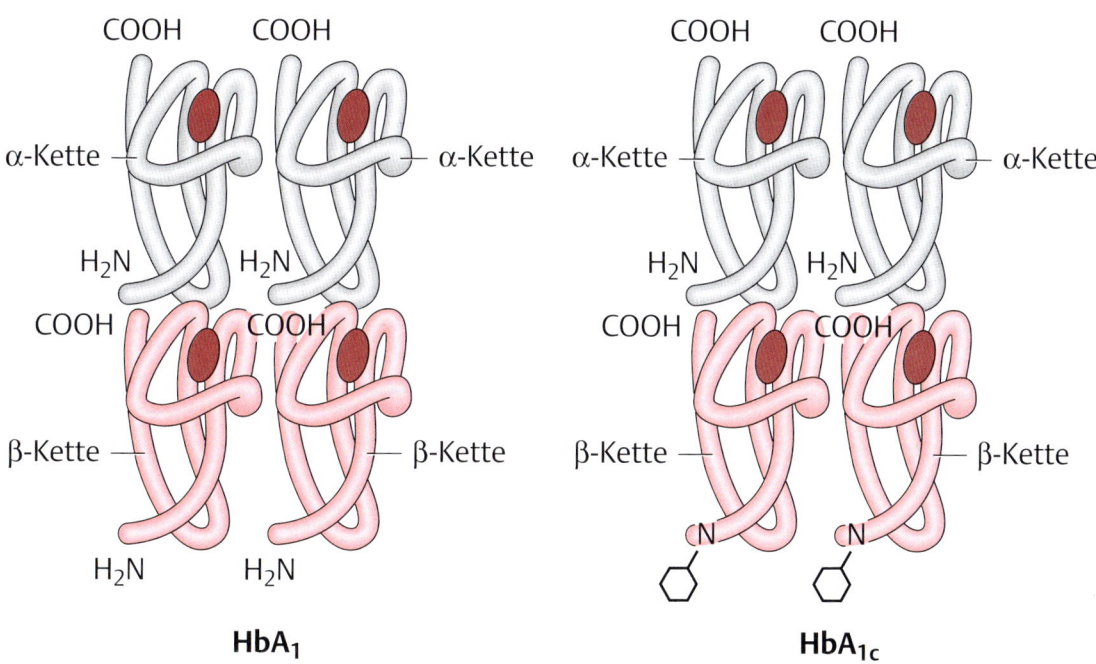

12 Kohlenhydrate

12.1 Aufbau, Eigenschaften und Stoffwechsel von Kohlenhydraten

Die Glucose spielt eine zentrale Rolle in unserem Stoffwechsel. Ihre Blutkonzentration wird ständig genau überwacht und hormonell reguliert.

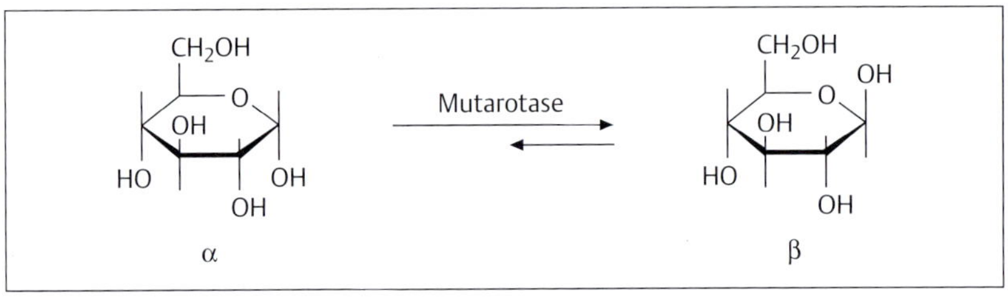

Abb. 12.1 Isomere Formen der Glucose.

12.1.1 Aufbau und Eigenschaften

Die Glucose ist eines der wichtigsten Kohlenhydrate. Sie hat sowohl in ihrer freien Form (als Monosaccharid), als auch als Bestandteil vieler zusammengesetzter Kohlenhydrate (Oligo- und Polysaccharide) Bedeutung. Chemisch gesehen ist die Glucose ein Polyhydroxyaldehyd und gehört zu den Hexosen (6 C-Atome). Die natürlich vorkommende D-Form besitzt zwei Möglichkeiten für die Stellung der Hydroxylgruppe am C-1-Atom (Abb. 12.**1**), man unterscheidet zwei enantiomere Formen (am C_1-Atom), wobei die β-Form die stabilere ist. In Lösung stellt sich ein Gleichgewicht ein, dessen Einstellung durch das Enzym Mutarotase beschleunigt wird.

Da die Aldehydgruppe der Glucose zur Säuregruppe (Gluconsäure) oxidiert werden kann, ist die Glucose eine reduzierende Verbindung (Abb. 12.**2**). Die Verbindung von zwei und mehr Monosacchariden führt zu den Oligosacchariden. Aus Glucose und Fructose ist das Disaccharid Saccharose (Rohrzucker) aufgebaut. Da beim Rohrzucker die Hydroxylgruppe am C-1-Atom der Glucose mit dem C-2-Atom der Fructose verbunden ist, ist die Saccharose nicht reduzierend (Abb. 12.**2**).

Ein anderes wichtiges Beispiel für ein Disaccharid ist der Milchzucker (Lactose), der aus je einer Glucose- und einer Galactoseeinheit als Bausteine besteht (s. 12.7.1 und 12.7.2).

Charakeristisch für Kohlenhydrate ist die glykosidische Bindung. Diese verknüpft die Hydroxylgruppe am C_1-Atom des einen Monosaccharids mit einer der OH-Gruppen eines weiteren Zuckers.

Die Verknüpfung zahlreicher Monosaccharide führt zu den Polysacchariden. Nur aus Glucoseeinheiten aufgebaut ist die pflanzliche Stärke und die entsprechende Speichersubstanz in menschlichen Zellen, das Glykogen, dessen Molekülmasse > 1.000.000 Dalton beträgt.

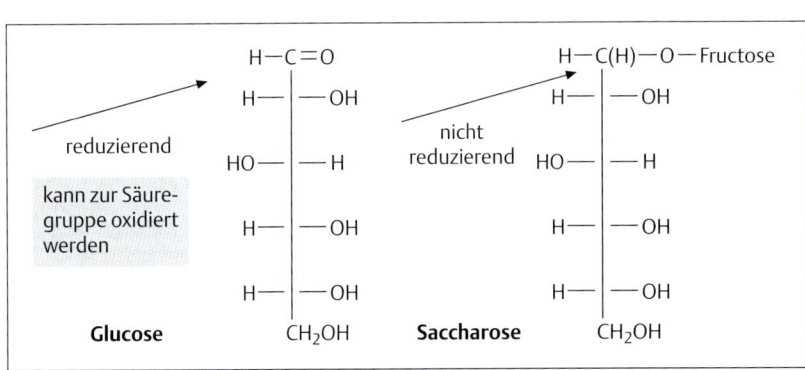

Abb. 12.2 Vergleich von Glucose und Saccharose.

12.1.2 Glucosestoffwechsel

Unsere Nahrung enthält verschiedene Kohlenhydrate. Stärke und tierisches Glykogen sind Polysaccharide; Rohrzucker und Lactose sind Disaccharide. Im Verdauungstrakt werden die Polysaccharide von Endoglykosidasen wie der α-Amylase (Speichel- und Pankreastyp) zunächst in größere Bruchstücke zerlegt. Disaccharidasen vollziehen dann den weiteren Abbau bis zur Stufe der resorbierbaren Monosaccharide (Glucose, Fructose, Galactose). Diese werden mit dem Pfortaderblut zur Leber transportiert.

Die meisten Kohlenhydrate werden letztendlich in Glucose umgewandelt. Daher ist die Glucose für den Organismus wichtiges Stoffwechselsubstrat und Energieträger. Nach Phosphorylierung stehen der Glucose über die Zwischenstufe Glucose-6-Phosphat in der Leber- und Muskelzelle verschiedene Stoffwechselwege zur Verfügung:

1. Zur Energiegewinnung kann die Glucose über die Glykolyse und den aeroben Abbau im Zitronensäurezyklus und der Atmungskette vollständig zu CO_2 und Wasser abgebaut werden.
2. Bei ungenügender Sauerstoffversorgung, z. B. bei starker Muskeltätigkeit und im Erythrozyten, erfolgt der Abbau durch anaerobe Glykolyse nur bis zum Pyruvat/Lactat. Der Energiegewinn ist im Vergleich zum aeroben Abbau wesentlich geringer. Lactat und Pyruvat stehen miteinander in einem NADH-abhängigen Gleichgewicht, das bereits unter physiologischen Bedingungen weit auf der Seite des Lactat liegt (s. Formel). Dieses Gleichgewicht verlagert sich bei einer Lactatazidose – z.B. infolge Sauerstoffmangel – noch weiter auf die Seite des Lactats.

$$\text{Lactat} + \text{NAD}^+ \xrightleftharpoons{\text{LD (pH 9.6)}} \text{Pyruvat} + \text{NADH} + \text{H}^+$$

3. Glucose, Fructose, Galactose und andere Monosaccharide können ineinander umgewandelt werden.
4. Aus Pyruvat, das mit Lactat im Gleichgewicht steht, können bei Glucoseüberangebot Fettsäuren synthetisiert werden (= Liponeogenese). Allerdings spielt die Liponeogenese beim Menschen eher eine untergeordnete Rolle.
5. Lactat aus den Muskelzellen und Erythrozyten gelangt über die Blutbahn zur Leber, wo es unter Energieaufwand in Glucose zurückverwandelt werden kann (= Gluconeogenese). Gluconeogenese ist außerdem aus glucoplastischen Aminosäuren möglich, die bei Bedarf durch Proteinabbau aus dem Muskelgewebe freigesetzt werden können.
6. Beim Abbau von Triglyceriden und anderen Fetten (= Lipolyse) entsteht Glycerol, das direkt in Glucose umgewandelt werden kann.
7. Bei entsprechendem Glucoseangebot im Pfortaderblut bzw. im Blut bilden Leber- und Muskelzellen Glykogen als polymere Speichersubstanz (12.1).

> **12.1**
> **Glykogen als polymere Speichersubstanz**
>
> Zur Synthese von Glykogen wird Glucose über Glucose-6-Phosphat in Glucose-1-Phosphat umgewandelt. Dieses wird unter Energieaufwand an freie, nicht reduzierende Enden von bereits vorhandenen Glykogen-Glucose-Einheiten angeknüpft. Diese Reaktion wird durch die **Glykogensynthase** katalysiert. Das **Branching-Enzym** schafft zusätzlich zahlreiche Verzweigungen im wachsenden Glykogenmolekül, das eine kugelförmige Gestalt annimmt (Abb.12.3).
> Beim Glykogenabbau greift die **Phosphorylase A** phosphorolytisch an, was zur Abspaltung von Glucose-1-Phosphat führt (Abb. 12.4). Damit der Aufbau und Abbau von Glykogen nicht gleichzeitig ablaufen, was zu einer endlosen Energieverschwendung führen würde, besteht zwischen der Phosphorylase A und der Glykogensynthase eine sog. Enzymkonversion. Diese bewirkt, dass jeweils nur eines der beiden Enzyme aktiv und das andere inaktiviert (abgeschaltet) ist.

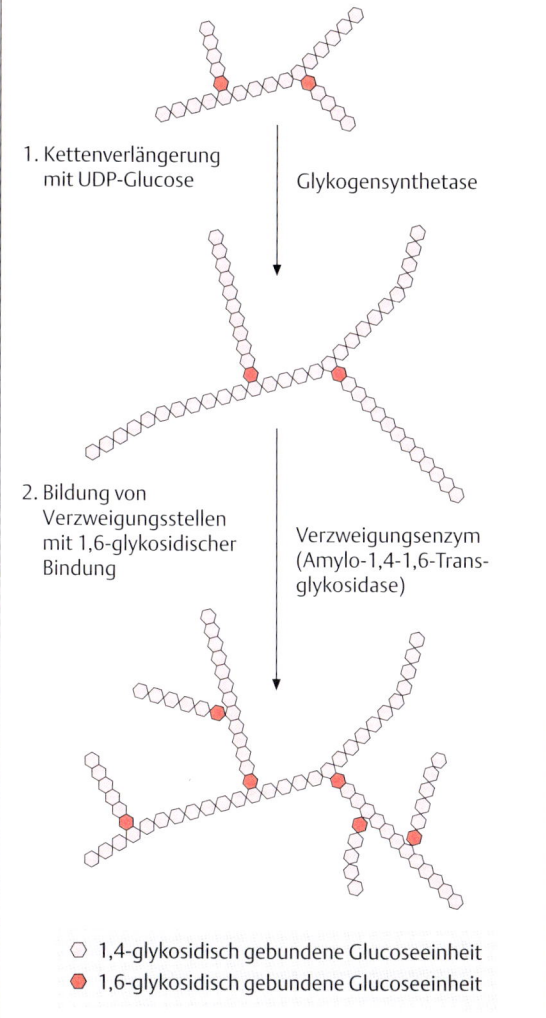

Abb. 12.3 Glykogenaufbau.

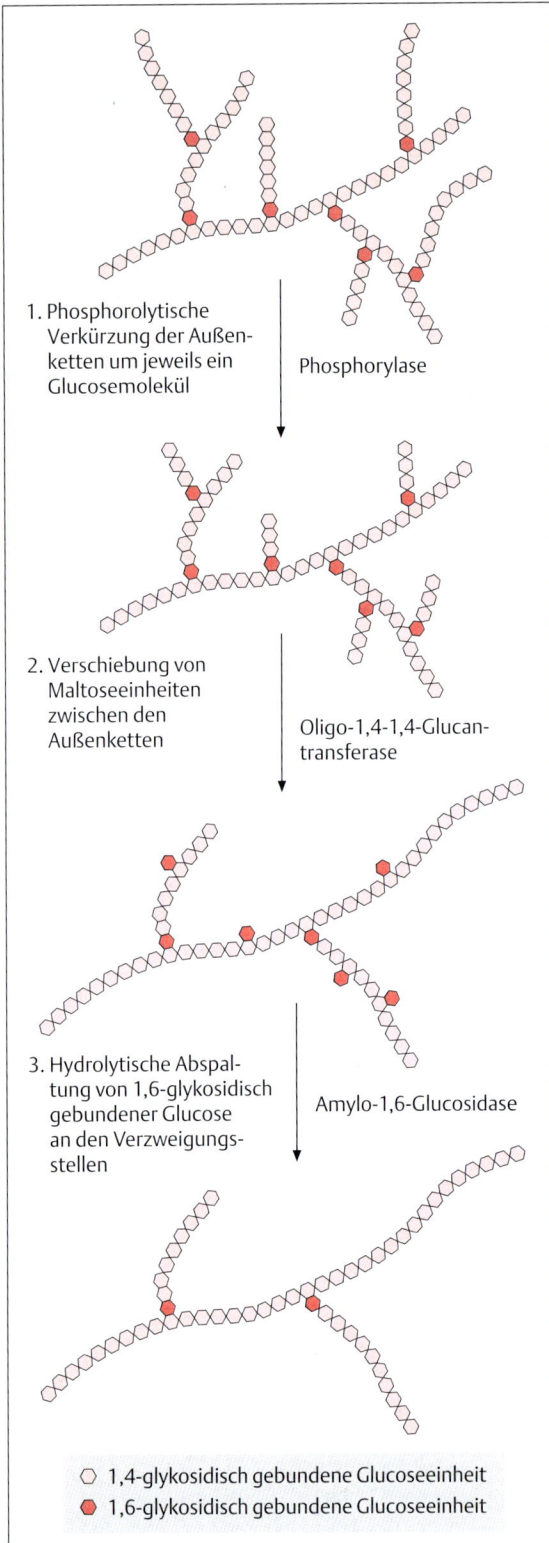

Abb. 12.4 Glykogenabbau. Die Seitenketten werden zuerst verkürzt (1.), Maltosereste werden von den Verzweigungen abgelöst und an längeren Enden angehängt (2.). Die 1,6-glykosidisch gebundenen verbleibenden Glucosereste werden im Schnitt (3.) abgespalten.

Die Glucosekonzentration im Blut wird durch verschiedene Regelmechanismen weitgehend konstant gehalten. Die Hauptregulatoren sind die Insulin- und Glucagonsekretion. Es gilt vorrangig für den Organismus, den ständigen Glucosebedarf des Zentralnervensystems, das nur über minimale Glucosereserven verfügt, und den Bedarf der Erythrozyten zu decken. Denn das Absinken des Blutzuckers führt zu Funktionsstörungen des Zentralnervensystems bis zur tiefen Bewusstlosigkeit und eventuell zum Tod.

Wenn die Glucosekonzentration im Blut sinkt, wird dem Kreislauf aus Leber und Nieren Glucose zugeführt. Hierfür sind fünf Hormone vorhanden, die mittels unterschiedlicher Mechanismen den Stoffwechsel so beeinflussen können, dass die Blutglucose erhöht wird:

1. **Glucagon** stimuliert in der Leber den Abbau von Glykogen zu Glucose, welche ins Blut abgegeben wird. Ferner werden die Gluconeogenese und Lipolyse (Fettabbau) aktiviert.
2. Die **Catecholamine** (Adrenalin und Noradrenalin), die z. B. bei Stress freigesetzt werden, stimulieren den Abbau von Glykogen in Leber und Muskulatur. Im Weiteren werden durch anaerobe Glykolyse (bei Sauerstoffmangel) Pyruvat und Lactat gebildet. Ein Noradrenalinanstieg um 50% führt so zu einem deutlichen Blutzuckeranstieg und damit auch zu einer vorübergehenden Dämpfung des Hungergefühls. Den gleichen Effekt bewirkt übrigens auch Nikotin. Pyruvat und Lactat gelangen dann über die Blutbahn zur Leber, wo sie (später) unter Energieaufwand in Glucose zurückverwandelt werden.
3. **Glucocorticoide** stimulieren die Gluconeogenese in der Leber; in der Muskelzelle bewirken sie die Freisetzung von Aminosäuren durch erhöhten Proteinkatabolismus, wobei aus den glucoplastischen Aminosäuren wiederum Gluconeogenese betrieben werden kann.
4. Das **Wachstumshormon** (STH) vermindert die zelluläre Glucoseaufnahme in der Muskulatur. So steht dem ZNS mehr Glucose zur Verfügung.
5. Die **Schilddrüsenhormone** (T_3 und T_4) fördern die Glykogenolyse und erhöhen die Absorption der Glucose aus dem Darm und bewirken damit eine Steigerung des Blutzuckers.

Die Blutzucker-steigernden Hormone sind Antagonisten (Gegenspieler) des Blutzucker-senkenden Insulins. In diesem Zusammenhang ist es wichtig zu wissen, dass ein Blutzuckeranstieg kurzfristig zu keinem Funktionsausfall führt. Vermutlich deshalb besitzen wir auch nur ein Hormon mit einer Blutzucker-senkenden Wirkung, nämlich das Insulin. Histologisch sind im exokrinen Pankreas abgrenzbare Zellhaufen (endokrine Inseln) zu finden, wobei wir zwei Zelltypen unterscheiden können:
– α-Zellen, die Glucagon sezernieren und
– ß-Zellen, die das Insulin produzieren.

Insulin ist ein zinkhaltiges Polypeptid aus 51 Aminosäuren. In den Speichergranula der ß-Zellen ist das aus 81 Aminosäuren aufgebaute Proinsulin enthalten, das nur geringe Hormonaktivität besitzt. Bei Insulinbedarf, d. h. Anstieg der Blutglucose, wird das 30 Aminosäuren lange C-Peptid (connecting-Peptid) enzymatisch entfernt und das wirksame Insulin sezerniert (s. Abb. 20.**21**, S. 288).

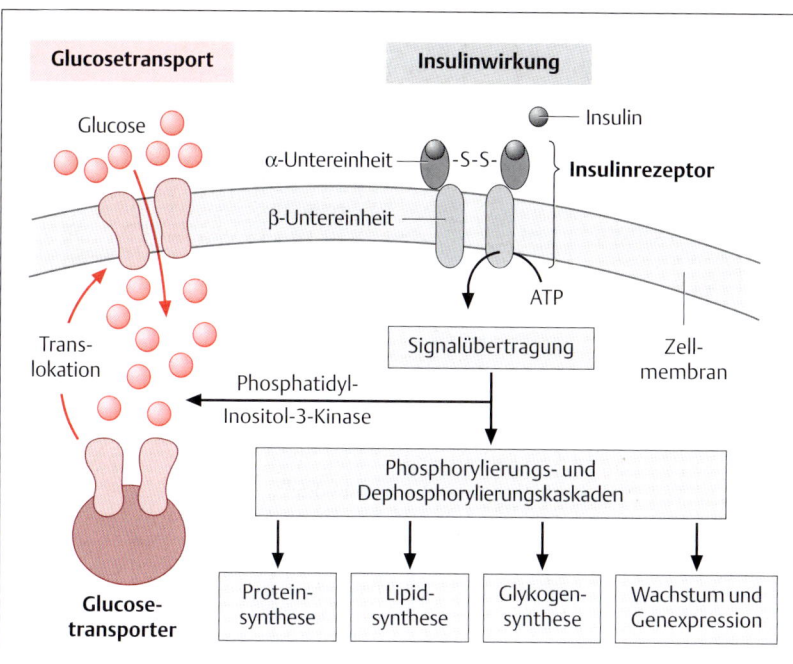

Abb. 12.5 Wirkung von Insulin auf Glucosetransport und Glucosestoffwechsel. Der Insulinrezeptor hat eine Tyrosinkinaseaktivität (ATP-verbrauchend) und vermittelt darüber nach der Insulinbindung die intrazelluläre Signalübertragung, die zu den für die Insulinwirkung charakteristischen Stoffwechselveränderungen führt. Außerdem bewirkt der Insulin/Insulinrezeptor-Komplex, dass der Glucosetransporter aus dem Zellinneren auf die Zelloberfläche verlagert wird. Dies ermöglicht das Einströmen der Glucose in die Zelle unter Insulinwirkung.

Unter dem Einfluss von Insulin kommt die Glucoseproduktion in der Leber durch Hemmung der Glykogenolyse und Gluconeogenese zum Stillstand. Die Glykogensynthese wird dagegen gesteigert, was zu einer Deponierung von Glucose in der Speicherform Glykogen führt. Insulin besitzt daher anabole Wirkungen, wobei Muskel- und Fettgewebszellen unter Insulineinfluss vermehrt Glucose aus dem Blut aufnehmen, während Lipolyse und Proteolyse gehemmt werden. Im Fettgewebe werden aufgrund gesteigerter Liponeogenese vermehrt Triglyceride gebildet (Abb. 12.**5**).

Die Leistungsfähigkeit der Regelmechanismen zur Glucosehomöostase im Blut verdeutlicht das folgende Beispiel:

Angenommen, es würden mit der Nahrung 100 g leicht absorbierbare Kohlenhydrate aufgenommen, so sind dies zehnmal mehr als dem gesamten Glucosevorrat des Menschen entspricht. Trotzdem steigt die Glucosekonzentration im Blut des Gesunden nur um ca. 20 % von z. B. 100 mg/dl auf 120 mg/dl an. Umgekehrt kommt es auch bei längerem Fasten kaum zu einem Blutzuckerabfall von mehr als 20 %.

12.2 Diabetes mellitus

Erinnern wir uns:
Nur unter Insulinwirkung können die meisten Zellen Glucose aufnehmen. Längerfristig führt deshalb Insulinmangel zu zahlreichen Stoffwechselveränderungen, deren Hauptursache darin liegt, dass trotz hoher Blutglucose die Glucoseaufnahme der Körperzellen vermindert ist. Es resultiert ein Diabetes mellitus.

Folgen einer verminderten Glucoseaufnahme der Insulin-abhängigen Zellen sind Hyperglykämie und Hyperosmolarität. Die Harnmenge nimmt zu und Glucose wird verstärkt über die Nieren ausgeschieden. Wegen der unzureichenden Glucoseaufnahme erleiden die Körperzellen selbst einen Glucosemangel und zeigen eine verminderte Fettsäuresynthese bei Überwiegen des Fettabbaus (Lipolyse), was zum Anstieg der freien Fettsäuren im Blut führt. Der Abbau von Fettsäuren und die Ketonkörpersynthese in der Leber führt schließlich zur Ketonämie (Ketoazidose) und Ketonurie. Durch Diurese und Elektrolytverluste infolge der Hyperosmolarität kommt es zu einer zellulären Dehydratation, die sich besonders bei den Hirnzellen in Form von Funktionsstörungen bis hin zu degenerativen Veränderungen auswirkt.

Die klassischen Symptome des Zuckerkranken sind:
- Polyurie (osmotische Diurese)
- Polydipsie (Durst infolge Polyurie)
- klebriger Harn, Harnwegsinfektionen (Glucosurie)
- Gewichtsverlust (Glucosurie = Kalorienverlust)

Der Insulinmangel und die damit verbundene Hyperglykämie erklären einen Großteil der Diabetessymptome. Nach der WHO-Klassifikation werden verschiedene Formen des Diabetes mellitus unterschieden (Tab. 12.1). Die einzelnen Diabetesformen werden im Folgenden genau besprochen.

Tab. 12.1 Einteilung des Diabetes mellitus nach den Kriterien der Weltgesundheitsorganisation.

1. Diabetes mellitus
   - A. Typ I = Insulin-abhängig
   - B. Typ II = Insulin-unabhängig
     – mit Übergewicht
     – ohne Übergewicht
   - C. Besondere Ursachen (sekundärer Diabetes)
2. Verminderte Glucosetoleranz
3. Schwangerschaftsdiabetes

Vom Diabetes mellitus muss der sog. renale Diabetes unterschieden werden, bei dem keine Hyperglykämie aber eine vermehrte Glucosurie aufgrund einer Störung der Glucoserückresorption in der Niere vorliegt. Es werden täglich bis zu 50 g Glucose in den Urin ausgeschieden. Die Erkrankung ist meist ererbt. Kombinationen mit Rückresorptionsstörungen für andere Substanzen werden relativ häufig beobachtet. Blutglucosewerte und Kohlenhydratstoffwechsel sind normal, es liegt **kein** Diabetes mellitus vor.

12.2.1 Typ-I-Diabetes

Der **Typ-I-Diabetes** beginnt oft vor dem 20. Lebensjahr, ein Beginn nach dem 40. Lebensjahr stellt eine Rarität dar. Es besteht ein absoluter Insulinmangel.

Als **Ursachen** für den Funktionsverlust der ß-Zellen kommen wahrscheinlich das Zusammenspiel von autoimmunologischen Vorgängen (12.2) und bestimmten Virusinfektionen infrage, zusätzlich ist von einer gewissen genetischen Prädisposition auszugehen. Der Diabetes beginnt meistens schlagartig. Die bei unzureichender Therapie postprandial erhöhte Blutglucosekonzentration ist die Folge einer ungenügenden Glucoseverstoffwechslung und Glucoseaufnahme der Zellen bei Insulinmangel. Die erhöhten Nüchternglucosewerte beim Diabetiker beruhen auf einer durch den Insulinmangel bedingten vermehrten Abgabe von Glucose aus der Leber, da unter dieser hormonellen Regulationslage der Glykogenabbau und die Gluconeogenese stimuliert sind. Hyperglykämien gehen häufig durch gleichzeitige Mitbeteiligung des Fettstoffwechsels mit **Ketoazidosen** einher.

12.2 Autoimmunologische Vorgänge beim Diabetes

In letzter Zeit wurden mehrere Autoantikörper gefunden, die eine mögliche Bedeutung als Früherkennungsmarker des Diabetes besitzen, und die für die Typisierung des Diabetes in unklaren Fällen herangezogen werden können. Das Auftreten von Antikörper gegen Komponenten der β-Zellen ist charakteristisch für den Typ-I-Diabetes. Hierzu zählen zytoplasmatische Inselzellantikörper (ICA), GAD_{65}-Antikörper, Antikörper gegen die Tyrosin-Phosphatase (IA-2-Antikörper) und auch Insulinantikörper. Die 65 kD Isoform der Glutamatdecarboxylase (GAD_{65}) reagiert in 70–80% der Fälle bereits bei Manifestation eines Typ-I-Diabetes mit anti-GAD-Antikörpern. Besondere Bedeutung besitzen diese Antikörper bei Patienten, die im Erwachsenenalter einen Diabetes mellitus entwickeln. Durch positive GAD_{65}-Antikörper können Patienten trotz eines schleichenden Beginns des Diabetes mellitus frühzeitig dem Typ I zugeordnet werden. Dadurch lässt sich eine Fehlzuordnung zum Typ II vermeiden. Zur Analytik wird ein Radioligandentest eingesetzt. Durch Kombination der GAD_{65}-Antikörper mit weiteren Antikörpernachweisen (ICA, IA-2-Antikörpern und Insulinantikörpern) erhöht sich die Treffsicherheit.

Nachweis: Die vermehrte Produktion sauer reagierender Ketonkörper lässt sich mit Teststreifenuntersuchungen von Blut oder Urin nachweisen.

Perorale, in der Regel subkutane Insulinsubstitution mit gentechnisch hergestelltem humanen Insulin ist zur Therapie des Typ-I-Diabetes lebenslang erforderlich. Oral lässt sich Insulin nicht verabreichen, da es im Verdauungstrakt abgebaut wird.

Nicht-Human-Insulin und seltener auch gentechnisch erzeugtes Humaninsulin können eine Antikörperbildung auslösen. Extrem selten treten sogar spontan Autoantikörper gegen Humaninsulin auf. Diese zirkulierenden Insulin-bindenden Antikörper heben die Stoffwechselwirksamkeit des von ihnen gebundenen Insulins auf. Folge ist ein erhöhter Insulinbedarf bei den betroffenen Diabetikern.

Häufig setzt der Diabetes Typ I plötzlich ein: Es kommt zum Krankheitsbild einer Virusgrippe mit Fieber, Flüssigkeitsverlust, massiver Hyperglykämie und Koma.

Bei schlechter Stoffwechseleinstellung muss mittel- bis langfristig mit verschiedenen Diabeteskomplikationen gerechnet werden:
- Am Auge kommt es zu Blutungen, von denen Netzhaut und Glaskörper betroffen sind sowie zu Trübungen von Linse und Hornhaut (diabetische Retinopathie).
- Schädigung der peripheren Nerven führt zu Verminderungen der Reizleitungsgeschwindigkeit und Schmerzsensitivität (= diabetische Neuropathie). Diabetiker können z.B. einen Herzinfarkt ohne Schmerzereignis erleiden.

- Kleine und große Arterien werden geschädigt (Mikro- und Makroangiopathie). Es kommt zu Atherosklerose, Durchblutungsstörungen der Beine, hohen Blutdruck, Thrombosen der Hirn- und Herzkranzgefäße und zur Glomerulosklerose. Diese wird als diabetische Nephropathie bezeichnet (s. Kap. 8 und 12.3).

12.3
Diabetische Nephropathie

Auswirkungen der diabetischen Stoffwechselstörungen auf die Nierenfunktion können frühzeitig an der sog. Mikroalbuminurie, einer leicht erhöhten Albuminausscheidung, die mit den herkömmlichen Teststreifen nicht nachgewiesen werden kann, erkannt werden. Exakter kann das Stadium der diabetischen Nephropathie mittels der Bestimmung verschiedener Urinmessgrößen (Gesamtprotein, Albumin, IgG, α_1-Mikroglobulin, ß-N-Acetyl-Glucosaminidase-Aktivität) klassifiziert und die Therapie überwacht werden.

12.2.2 Typ-II-Diabetes

Der **Typ-II-Diabetes** beruht anfangs nur auf einer verminderten Ansprechbarkeit der Körperzellen auf Insulin durch eine Rezeptor-Resistenz. Übergewicht begünstigt diesen Zustand. Typischerweise (aber nicht ausschließlich) tritt der Typ-II-Diabetes nach dem 40. Lebensjahr auf. Im Laufe der Zeit kommt es zusätzlich zu einer Verminderung und/oder Verzögerung der Insulinsekretion. Dabei bleibt die erste Sekretionsphase der typischerweise 2-gipfligen Insulinsekretion aus. Ebenso spielt die Hemmung der Umwandlung von Proinsulin zu Insulin eine Rolle.

Zur **Therapie** genügen zunächst Gewichtsreduktion und diätetische Maßnahmen in Form von vielen kleinen, kalorienarmen Mahlzeiten bzw. die zusätzliche Gabe oraler Antidiabetika (z. B. Tolbutamid). Dies sind Medikamente, die die Insulinausschüttung beschleunigen. Im Krankheitsverlauf entsteht in den meisten Fällen langfristig mit nachlassender Insulinproduktion auch beim Typ-II-Diabetes die Notwendigkeit zur Insulinsubstitution, wobei heute die frühzeitige Insulinsubstitution empfohlen wird. Ketoazidosen treten beim Typ-II-Diabetes eher selten auf. Klinisch bedeutsam sind jedoch die gleichen Spätfolgen wie beim Typ-I-Diabetes, besonders die Neigung zu Veränderungen an den großen Gefäßen (Makroangiopathie).

12.2.3 Besondere Diabetesformen

Sekundäre Diabetesformen. Hyperglykämien, die primär nicht auf einem Insulinmangel beruhen, aber in einen manifesten Diabetes mellitus übergehen können, kommen bei verschiedenen endokrinen Erkrankungen vor. Ursachen sind ständig erhöhte Konzentrationen eines Insulinantagonisten, z. B. erhöhtes Cortisolspiegel beim Cushing-Syndrom, erhöhter Wachstumshormon (STH) bei der Akromegalie (Riesenwuchs), erhöhter Spiegel der Catecholamine beim Phäochromozytom, erhöhte Schilddrüsenhormone bei der Thyreotoxikose und sehr selten ein Glucagon-produzierender Tumor (Glucagonom).

Pankreatitiden, Neoplasien des Pankreas und Hämochromatose mit Eisenablagerungen in den Inselzellen können einen vorübergehenden, aber auch einen manifesten Diabetes auslösen.

Die oben genannten Insulinantagonisten (Glucocorticoide, Adrenalin, Schilddrüsenhormone) werden auch als Medikamente verabreicht und können eine mehr oder minder ausgeprägte Hyperglykämie, vor allem bei Diabetikern, verursachen.

Verminderte Glucosetoleranz. Hiervon oder auch von einem sublatenten Diabetes mellitus wird gesprochen, wenn insbesondere nach Nahrungsaufnahme (postprandial) erhöhte Blutglucosewerte im Vergleich zum Referenzkollektiv (s. oraler Glucosetoleranztest) gefunden werden. Verdächtig sind Personen mit Nüchternblutglucosewerten im oberen Referenzbereich. Das Erkrankungsrisiko für einen manifesten Diabetes mellitus beträgt ca. 3 % pro Jahr, deshalb sollte mindestens jährlich eine Kontrolluntersuchung vorgenommen werden.

Schwangerschaftsdiabetes. Werden während der Schwangerschaft gelegentlich Hyperglykämien auch nur in Form von Grenzbefunden (verminderte Glucosetoleranz) beobachtet, so ist dieses therapiebedürftig, damit eine mögliche Schädigung des Foetus vermieden wird. Besonders optimal eingestellt werden müssen aus dem gleichen Grund natürlich Schwangere mit Typ-I-Diabetes.

12.3 Blutglucosebestimmung, Glucosetagesprofil und Glucosetoleranztest

Gängige Messmethoden für die Blutglucose sind:
- Glucosedehydrogenase,
- Hexokinase,
- Amperometrie, Potentiometrie (Sensortechnik).

12.3.1 Glucosebestimmung im Blut

Präanalytik. Für die Glucose besteht ein Konzentrationsgefälle von der Arteriole über das Kapillarnetz zur Vene. Diese arterio-venöse Differenz beträgt beim Gesunden ca. 5–10 mg/dl und kann postprandial (d.h. nach der Mahlzeit) auf bis zu 30 mg/dl ansteigen.

Die Blutglucosewerte sind abhängig von der Art der Untersuchungsprobe wie Kapillarblut, venöses Vollblut, Plasma oder Serum und von der Bestimmungsmethode. Unmittelbar nach der Entnahme beginnt ein Glucoseverlust durch die glykolytische Wirkung erythrozytärer Enzyme, was durch die Zugabe von Glykolysehemmern, z.B. 2–3 mg Natriumfluorid oder besser 0,1 mg Iodoacetat bzw. Maleinimid pro ml Blut, recht wirksam verhindert werden kann.

Unter optimalen Bedingungen wird Kapillarblut in eine mit Glykolysehemmern und Antikogulanz (EDTA oder Heparin) präparierte Kapillare entnommen, sofort abzentrifugiert und das Plasma abgetrennt. Das Plasma wird anschließend mit Uranylacetat oder Perchlorsäure enteiweißt (deproteinisiert) und im proteinfreien Zentrifugationsüberstand die Glucose bestimmt. So erhält man 100% Glucose.

Wird auf die Deproteinisierung verzichtet, erhält man ca. 95%. Verzichtet man auch auf den Zusatz eines Glykolysehemmstoffes, so muss das Plasma rasch gewonnen und analysiert werden. Da bei der Zentrifugation immer geringe Spuren erythrozytärer Enzyme in das Plasma gelangen, sind solche Proben nicht lagerungsstabil.

Unter Verwendung von Teststreifen oder Elektrodenmethoden (Sensortechnik) ist auch die direkte Analyse von Vollblut möglich.

Häufig wird das Kapillar- oder Venenblut vor der Messung mit einem mechanisierten Analysensystem hämolysiert. Das Hämolysat ergibt 85% der wahren Glucosekonzentration, bei zusätzlicher Deproteinisierung 90%. Bei entsprechender Schulung des Stationspersonals kann die Hämolyse bereits auf der Station am Krankenbett vorgenommen werden. Empfehlenswert sind mit Hämolysierlösung vorgefüllte Cups und die Verwendung von heparinisierten 20 μl Kapillaren für die Blutabnahme. Die **vollständig** gefüllte Kapillare wird in die Hämolysierlösung (12.4) gegeben und es muss sofort kräftig geschüttelt werden.

 Die Blutzuckermesswerte aus kapillärem Vollblut und venösem Plasma stimmen relativ gut überein.

 12.4
Zusammensetzung der Hämolysierlösung

Eine solche Hämolysierlösung bewirkt eine Vorverdünnung der Probe, die Zerstörung der Blutzellen und die Hemmung der Glykolyse. Sie enthält üblicherweise 10 g/l Digitonin, 1,5 ml/l Eisessig und 0,1 g/l Maleinimid als Glykolysehemmstoff.

Unter dem Aspekt der Vergleichbarkeit von Werten darf die Probennahme und die Bestimmung des Blutzuckers im Labor immer nur auf die gleiche Weise erfolgen.

Stabilität: Auch unter Zusatz von Glykolysehemmern und nach sorgfältiger Abtrennung der Zellen sinkt die Glucosekonzentration bei Lagerung allmählich, vermutlich weil die Glucose mit freien Aminogruppen der Proteine reagiert. Die Lagerung für einige Tage im Kühlschrank ist dennoch möglich.

Glucosebestimmungsverfahren

Glucose-Dehydrogenase-Methode: Glucose liegt im Blut als Gemisch von α- und β-D-Glucose vor. Die **Mutarotase** beschleunigt die Umwandlung von α-D-Glucose in ß-D-Glucose. ß-D-Glucose wird durch die **Glucose-Dehydrogenase (Gluc-DH)** zum Gluconolacton oxidiert:

$$\beta\text{-D-Glucose} + NAD \xrightarrow{\text{Glucose-Dehydrogenase}} \text{Gluconolacton} + NADH$$

Der bei der Reaktion freiwerdende Wasserstoff wird auf NAD⁺ (Nicotinamid-adenin-dinucleotid) unter Bildung von NADH+H⁺ übertragen. Damit das Reaktionsgleichgewicht weit nach rechts zum Gluconolacton verschoben wird, muss das NAD⁺ im Überschuss eingesetzt werden. Gemessen wird das NADH nach vollständigem Reaktionsablauf (Endpunktbestimmung). Die Menge des gebildeten NADH ist der Glucosekonzentration proportional. Ausgewertet wird mit einem Faktor, der über die Standardmessung ermittelt wird oder der Packungsbeilage entnommen bzw. aus dem Absorptionskoeffizienten des NADH berechnet wird. Auch Substrat-kinetische Messverfahren werden eingesetzt. Diese sind unempfindlicher gegenüber Interferenzen, z.B. durch das Medikament Metronidazol (Antibiotikum).

Die Spezifität der **Glucose-Dehydrogenase** ist für die Routinediagnostik ausreichend. Nur bei einer Xylosebelastung (12.5) kann der Xylosespiegel im Blut so weit ansteigen, dass die Blutzuckerbestimmung mit der Gluc-DH falsch hohe Ergebnisse liefert.

> **12.5**
> **Xylosebelastung**
>
> Xylose ist ein leicht resorbierbares Kohlenhydrat. Der Xyloseabsorptionstest wird eingesetzt, um eine verminderte Kohlenhydratabsorption von einer Maldigestion zu unterscheiden. Bei gestörter Resorption ist die Blutxylose niedrig, während beim gestörten Kohlenhydratverdau die Blutxylose im Erwartungsbereich liegt.

Hexokinase/Glucose-6-Phosphat-Dehydrogenase-Methode: Glucose wird in Anwesenheit von **Hexokinase (HK)** mit ATP im Überschuss zu Glucose-6-Phosphat phosphoryliert. Die Hexokinasereaktion führt auch zur Phosphorylierung von D-Fructose, D-Mannose und D-Glucosamin. Die hohe Spezifität der Gesamtreaktion ergibt sich dann aus der angeschlossenen Indikatorreaktion, die von der **Gluc-6-P-DH** katalysiert wird:

$$\text{Glucose} + \text{ATP} \xrightarrow{\text{Hexokinase}} \text{Glucose-6-Phosphat} + \text{ADP}$$

$$\text{Glucose-6-Phosphat} + \text{NADP}^+ \xrightarrow{\text{Gluc-6-P-DH}} \text{Gluconolacton-6-Phosphat} + \text{NADPH}$$

NADP$^+$ (im Überschuss) reagiert hierbei mit Glucose-6-Phosphat zu 6-Phosphogluconat und NADPH, dessen Absorption nach vollständigem Reaktionsablauf photometrisch gemessen wird. Mit einem Faktor kann die Glucosekonzentration aus der gemessenen Absorption berechnet werden.

Das Endprodukt 6-Phosphogluconat könnte unter weiterer Reduktion von NADP$^+$ zu Ribulose-5-Phosphat weiterreagieren, was falsch hohe NADPH-Absorptionswerte und damit Glucosekonzentrationen ergeben würde. Deshalb enthält das Reagenz Maleinimid, das diese Weiterreaktion verhindert. Damit im ersten Schritt entstehendes Fructose-6-Phosphat nicht zu Glucose-6-Phosphat isomerisiert wird, wird ferner Eisessig zugegeben, da die in der Patientenprobe stets enthaltene Phospho-Hexose-Isomerase extrem säurelabil ist. Sind die **HK** und die **Gluc-6-P-DH** genügend rein, treten keine weiteren Störungen auf.

Die Hexokinase/Glucose-6-Phosphat-Dehydrogenase-Methode ist daher auch die Basis der Referenzmethode für die Glucosebestimmung (12.6).

> **12.6**
> **Referenzmethode für die Glucosebestimmung**
>
> Referenzmethoden müssen eine sehr hohe analytische Spezifität und Präzision besitzen. Die geforderte Spezifität wird von der Hexokinase/Glucose-6-Phosphat-Dehydrogenase-Methode erbracht, damit auch eine sehr hohe Präzision erreicht wird, werden die Bestimmungsansätze mehrfach parallel mit sehr großen Pipettiervolumina durchgeführt. Routinemethoden können also die Technik der Referenzmethode nutzen, stellen selbst aber niemals Referenzmethoden dar.

Glucoseoxidase-Methode: Die **Glucoseoxidase (GOD)**, welche aus Pflanzen isoliert werden kann, oxidiert Glucose zum D-Gluconat unter gleichzeitiger Freisetzung von 2 Protonen und 2 Elektronen:

$$\beta\text{-Glucose} \xrightarrow{\text{Glucoseoxidase}} \text{Gluconolacton} + 2\text{H}^+ + 2\text{e}^-$$

Anschließend wird mit Luftsauerstoff Wasser gebildet. Zur Messung kann entweder eine Clark-Elektrode oder die Sensortechnik bei modernen Teststreifengeräten verwendet werden.

Verfahren mit der Clark-Elektrode: Die enzymatische Reaktion kann direkt verfolgt werden, indem der Sauerstoffverbrauch im geschlossenen System mit einer Clark-Elektrode gemessen wird. Messgröße ist die Abnahme des Sauerstoffgehalts. Dieser diffundiert durch eine sauerstoffdurchlässige Teflonmembran in einen KCl-Elektrolyten und wird dort zwischen einer Platinkathode und einer Silberanode amperometrisch gemessen. Das Enzym **GOD** ist an die Membran gebunden. Dieses Messprinzip verwenden moderne Blutzuckeranalysatoren.

Sensortechnik: Hierauf beruht die Arbeitsweise moderner Blutzuckerteststreifen. Die Oxidation der Glucose zum Gluconolacton erfolgt an der Anode. Die entstehenden Elektronen reduzieren Kaliumhexacyanoferrat-III zu Kaliumhexacyanoferrat-II. Das Kaliumhexacyanoferrat-II bewirkt den Transport von Elektronen und Protonen (Mediatorreaktion). An der Kathode wird wiederum Sauerstoff zu Wasser reduziert. Das Potential zwischen Anode und Kathode ist der Blutglucosekonzentration proportional und wird aufgrund der durch die Teststreifencodierung abgerufenen gespeicherten Standardkurve zur Berechnung der Blutglucosekonzentration verwendet.

Glucoseoxidase/Peroxidase-Methode: Im ersten Schritt oxidiert die **GOD** die Glucose zum Gluconat unter äquivalenter Bildung von Wasserstoffperoxid. In der Indikatorreaktion wird das reduzierte farblose Chromogen (Leukofarbstoff) durch Wasserstoffperoxid unter **Peroxidase (POD)**-Katalyse oxidiert. Die messbare Farbintensität ist proportional der Glucosekonzentration. Wegen der schlechten Spezifität wird das Verfahren nasschemisch nicht mehr und trockenchemisch nur mehr für die halbquantitative Glucosebestimmung im Urin mittels Vielfachteststreifen verwendet (12.7). Der zweite Reaktionsschritt ist z. B. empfindlich gegenüber reduzierenden Substanzen wie Ascorbinsäure.

12.7 Glucosebestimmung im Urin

Die glomerulär filtrierte Glucose wird in den proximalen Tubuli der Niere fast vollständig rückresorbiert. Die physiologische Glucosurie liegt meist unter 15 mg/dl. Sie verhält sich proportional zur Blutglucose, sofern diese unter 180 mg/dl liegt. Oberhalb dieser Nierenschwelle ist die Kapazität für die Rückresorption erschöpft und die Harnglucosekonzentration steigt rasch an.

Die qualitative Glucosebestimmung im Spontanurin sollte nicht mehr als Diabetessuchtest eingesetzt werden, da sie diagnostisch deutlich weniger sensitiv ist als die Blutglucosebestimmung.

Für die qualitative oder halbquantitative Bestimmung im Spontanurin werden fast ausschließlich Teststreifen eingesetzt, deren Nachweisgrenze so eingestellt ist, dass die physiologisch normale Glucoseausscheidung noch keine Reaktion hervorruft. Wegen der bekannten Störung durch Ascorbinsäure und sehr niedrigen Urin pH (<5) sollten Urinteststreifen verwendet werden, die Zusatzfelder für Ascorbinsäure und pH besitzen, damit falsch negative Ergebnisse erkannt werden können.

Halbquantitative Bestimmungen sind ebenfalls mit Teststreifen möglich. Die Untersuchung wird zur Stoffwechselselbstkontrolle besonders bei Typ-II-Diabetes eingesetzt.

Quantitative Verfahren beruhen auf der HK/Gluc-6-P-DH bzw. der Gluc-DH-Methode. Für eine exakte Quantifizierung ist die Sammlung von Urin unter Zugabe von Natriumazid nötig. Medizinisch ist die quantitative Bestimmung von Glucose im Harn i.a. allerdings nicht notwendig.

Als Einflussgröße kann eine verminderte Nierenfunktion infolge einer Glomerulosklerose trotz hoher Blutglucose zu einem negativen Ergebnis führen.

Eine erhöhte Glucoseausscheidung im Urin zeigt, dass in den vergangenen Stunden längere Perioden mit stark erhöhten Blutglucosekonzentrationen über der Nierenschwelle bestanden haben, da der Urin erst einmal in der Blase verweilt. Daher korrelieren Uringlucosewerte nicht mit den aktuellen Blutglucosewerten. Somit können aktuelle Stoffwechselsituationen nur unvollständig oder sogar falsch mit der Uringlucose erfasst werden.

12.3.2 Diagnostische Bedeutung der Blutglucose

Referenzintervall (WHO):
Kapillarplasma (nüchtern): 69 – 115 mg/dl
(3,8 – 6,4 mmol/l)
Blutglucosekonzentrationen beim Nüchternen oberhalb 100 mg/dl werden bereits als verdächtig für eine gestörte Glucosetoleranz angesehen und sollten Anlass für einen oralen Glucosetoleranztest geben.

Bei Neugeborenen und jungen Säuglingen ist die untere Referenzgrenze erheblich niedriger als bei älteren Kindern und Erwachsenen.

Die Nüchternblutglucose wird heute als wichtigstes Mittel zum Ausschluss eines Diabetes mellitus angesehen. Kriterium hierfür ist ein Nüchternblutzucker unter 100 mg/dl. Werte im oberen Referenzbereich sind verdächtig und kontrollbedürftig. Bei grenzwertigen Messwerten kann nur mit Hilfe des oralen Glucosetoleranztests (s. u.) die Diagnose gefunden werden. Ziel ist es, Diabeteskranke möglichst zu Beginn der Erkrankung zu erkennen.

 Es gilt allerdings Vorsicht: Eine einmalig gemessene normale Blutglucosekonzentration schließt einen manifesten Diabetes nicht aus!

Der direkte Nachweis des Insulinmangels (meist nach Stimulation mit Tolbutamid) beim Diabetiker durch Messung des C-Peptids oder Insulins hat hauptsächlich wissenschaftliche Bedeutung.

12.3.3 Glucosetagesprofil

Hierunter versteht man die engmaschige Kontrolle der Blutglucose über den Tag. Wir führen das Glucosetagesprofil zur Therapiekontrolle durch. Ziel der Diabetestherapie ist eine möglichst normale Kohlenhydratstoffwechsellage, also das Erreichen annähernd normaler Blutglucosewerte. Auf diese Weise kann das Risiko für das Auftreten von Spätfolgen entscheidend verringert werden. Besonders in der Schwangerschaft muss zur Vermeidung von Komplikationen eine optimale Einstellung angestrebt werden.

Die optimale Kontrolle wird durch eine engmaschige Blutglucosekontrolle erreicht. Beim Glucosetagesprofil werden die Glucosewerte nüchtern und postprandial zu verschiedenen Tageszeiten, also auch unter Berücksichtigung der verschiedenen körperlichen Aktivitätsphasen erfasst. Tagesprofile werden durchgeführt, um die Diabeteseinstellung zu überprüfen bzw. zu optimieren.

Hinweis: Selbstkontrolle des Diabetikers
Teststreifen für die Bestimmung im Blut oder Harn sind geeignet für orientierende Untersuchungen durch den Patienten selbst bzw. den Arzt in der Praxis. In der Klinik sind quantitative Untersuchungen mit begleitender Qualitätskontrolle erforderlich.

12.3.4 Oraler Glucosetoleranztest (oGTT)

Der orale Glucosetoleranztest (oGTT) ist ein Funktionstest. Die Insulinausschüttung wird durch eine definierte Glucosebelastung provoziert und die Blutglucose nach zwei Stunden im Vergleich zur Nüchternglucose bestimmt. In den Test gehen auch Faktoren wie Magenentleerung, Resorptionsvermögen und Leberfunktion ein, die für die normale Glucoseverwertung mitentscheidend sind.

Durch die Glucoseaufnahme und den Anstieg der Blutglucose wird eine vermehrte Ausschüttung von Insulin bewirkt. Nach 30 Minuten erreicht die Insulinkonzentration ca. das 5-fache der Ausgangskonzentration, nach einer Stunde den Maximalwert.

Durchführung: Morgens wird Blut für den Nüchternblutzucker gewonnen. Anschließend nimmt der Patient 75 g Glucose (z. B. in Tee oder Orangensaft gelöst) zu sich und nach genau zwei Stunden wird der Blutzucker erneut bestimmt. Zusätzlich kann nach ca. drei Stunden der Urin auf Glucose untersucht werden.

Vor diesem Test sollte der Patient normal essen und möglichst alle Medikamente absetzen. Die Bewertung für kapilläres Vollblut erfolgt nach neueren Erkenntnissen anhand Tab. 12.**2**.

Eine verminderte Glucosetoleranz wird nicht selten in der fortgeschrittenen Schwangerschaft beobachtet. Nach der Kindsgeburt (postportal) normalisiert sie sich meist wieder.

Störungen des Glucosetoleranztests treten bei beschleunigter Resorption auf, z. B. bei Patienten mit Magenoperation Typ Billroth II, Enteritiden und Hypokaliämie. In diesen Fällen muss ein intravenöser Glucosetoleranztest durchgeführt werden, der eine etwas geringere Aussagefähigkeit besitzt.

Tab. 12.2 Bewertung des oralen Glucosetoleranztests.

Nüchternblutzucker mg/dl	2 h-Blutzucker mg/dl	Diagnose
> 115	> 200	Diabetes
< 115	> 200	Diabetes? Testwiederholung
> 115	< 200	Nüchtern? Testwiederholung
< 115	115 - 200	verminderte Glucosetoleranz
< 115	< 115	kein Diabetes

12.4 Glykosiliertes Hämoglobin (HbA$_{1c}$)

HbA$_{1c}$ ist ein Langzeitparameter für die Diabeteseinstellung und spiegelt die mittlere Blutglucose der vergangenen 6–8 Wochen wider.

Serumproteine (📖12.**8**) und Hämoglobin reagieren langsam in einer nicht enzymatischen Reaktion mit Glucose. Dieser Vorgang wird als Glykosilierung bezeichnet und ist ein normales physiologisches Geschehen. Das Ausmaß dieser Reaktionen ist abhängig von der mittleren Blutglucosekonzentration.

Beim Gesunden sind ca. 4–5 % des Gesamthämoglobins glucosiliert, man bezeichnet das Reaktionsprodukt als HbA$_{1c}$. Bei häufigen hyperglykämischen Stoffwechsellagen steigt der HbA$_{1c}$-Anteil am Gesamt-Hb deutlich an. Der Glucoserest bleibt dabei erhalten bis das Hämoglobin abgebaut wird.

> **12.8**
> **Glykosiliertes Gesamtprotein (Fructosamin)**
>
> Plasmaproteine werden ebenso wie Hämoglobin in Abhängigkeit von der mittleren Blutglucosekonzentration nicht enzymatisch glykosiliert (glykiert). Wegen der kürzeren Halbwertszeit gegenüber Hämoglobin (Albumin: $t_½$ = 19 Tage) erlaubt die Bestimmung der glykierten Proteine mit dem „Fructosamintest" die Kontrolle der diabetischen Stoffwechsellage in den letzten 1–3 Wochen.
> Bestimmungsmethode: Das Verfahren beruht auf der Eigenschaft von Ketoaminen in alkalischer Lösung (pH 10.35) reduzierend auf Nitrotetrazoliumblau zu wirken. Die Menge des gebildeten Formazan-Farbstoffs ist direkt proportional der Konzentration der glykierten Proteine im Serum (Fructosamine). Als Standard wird Albumin zusammen mit 1-Desoxy-1-morpholinofructose (DMF) eingesetzt.
> Die Analysenergebnisse werden in mmol/l DMF-Äquivalenten angegeben.
> Für die Bewertung des Fructosamintests gibt es allerdings keine allgemein akzeptierten Kriterien, was die praktische Anwendung stark einschränkt.

12.4.1 Bestimmungsmethodik

Bei der Glucosylierung (Abb. 12.**6**) reagiert die endständige Aminogruppe der ß-Kette mit der Glucose und verliert dadurch ihre positive Ladung (-NH$_3^+$). Das Molekül wird weniger basisch und das glucosilierte Hämoglobin kann deshalb durch Kationenaustauschchromatographie von nicht glykiertem Hämoglobin (HbA$_0$) getrennt werden. Häufig werden hierzu HPLC-Verfahren angewendet (Abb. 12.**7**). Beim HPLC-Verfahren werden üblicherweise HbA$_{1a}$ und HbA$_{1b}$ (glykosilierte Galactose und Fructose), HbF, HbA$_{1c}$ und HbA$_0$ voneinander getrennt. HbA$_{1c}$ wird üblicherweise in Prozent angegeben und kann aus dem Verhältnis des HBA$_{1c}$-Peaks zu den übrigen Peakflächen ermittelt werden. Dies setzt einen guten Säulenzustand und vollständige Peaktrennung voraus. Leider zeigen viele kommerzielle HPLC-Verfahren wegen Optimierung auf hohen Probendurchsatz und kurze Trennzeit keine vollständige Peaktrennung. Diese Verfahren müssen deshalb kalibriert werden. Zur Kalibration ist bisher kein international anerkannter Standard verfügbar.

Alternativ zur HPLC ist die HbA$_{1c}$-Bestimmung auch mittels monoklonalem Antikörper und Immunoassay möglich.

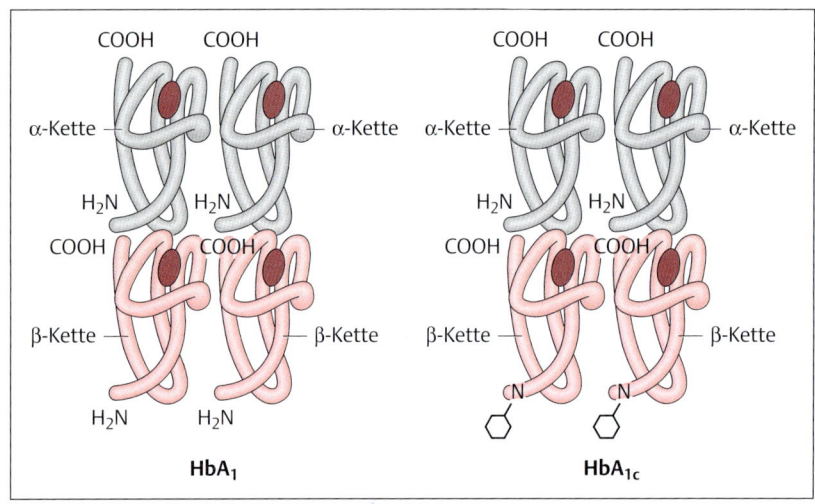

Abb. 12.6 Strukturformel von HbA$_{1c}$.

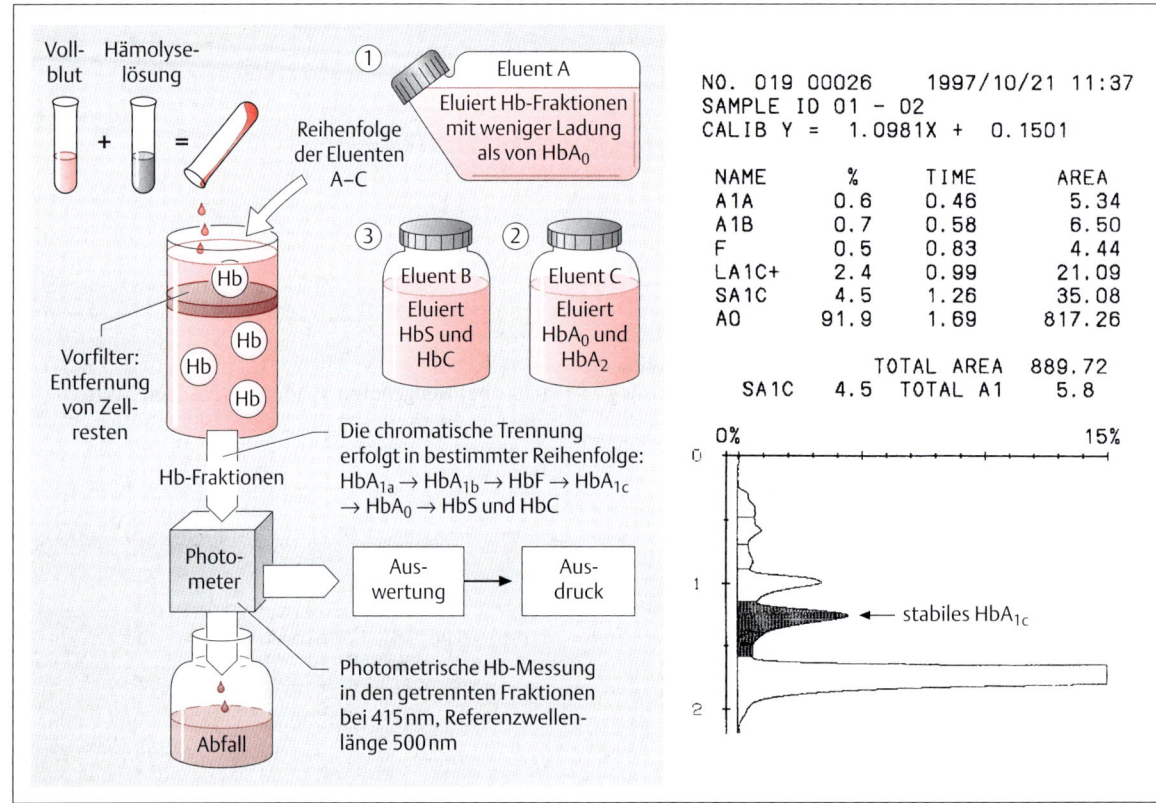

Abb. 12.7 HPLC-Bestimmung von Hämoglobin A$_{1c}$.
Prinzip der Hämoglobintrennung und Beispielchromatogramm. Die ersten kleinen Peaks stellen HbA$_{1a}$, HbA$_{1b}$ und HbF dar. Es folgt das labile, noch nicht kovalent gebundene HbA$_{1c}$, das in die Ergebnisangabe nicht eingeht. Der unterlegte Peak zeigt das stabile HbA$_{1c}$ und der letzte Peak ist HbA$_0$.

12.4.2 Diagnostische Bedeutung

Die Bestimmung glykosilierter Proteine zeigt häufige hyperglykämische Phasen in den vergangenen Wochen bis Monaten. Ein erhöhter HbA$_{1c}$-Wert bedeutet, dass innerhalb der letzten Wochen vor der Untersuchung der Blutzucker über längere Zeit erhöht war und damit eine schlechte Stoffwechseleinstellung (Tab. 12.**3**), z.B. aufgrund häufiger Diätverstöße, vorlag. Der HbA$_{1c}$-Wert ist daher ein Langzeitparameter für die Überwachung des Therapieerfolges bei Diabetikern. Ziel einer optimalen Diabeteseinstellung ist ein möglichst normaler HbA$_{1c}$-Wert. Andererseits darf der HbA$_{1c}$-Wert therapeutisch auch nicht bis in den unteren Normalbereich abgesenkt werden (12.**9**).

Neuerdings wird die HbA_{1c}-Bestimmung auch als zusätzlicher Diabetessuchtest eingesetzt. Die Glucosebestimmungen im Blut können dadurch keinesfalls ersetzt werden.

Falsch hohe HbA_{1c}-Werte findet man bei Niereninsuffizienz, Lipämie und verfahrensabhängig bei HbF- oder HbS-haltigem Blut.

Tab. 12.3 Beurteilung des HbA_{1c}.

Stoffwechseleinstellung	HbA_{1c} in % des Gesamt-Hb
optimale Diabeteseinstellung	unter 6
befriedigende Diabeteseinstellung	unter 7
unbefriedigende Einstellung	über 8
dekompensierter Diabetes	größer 12

12.9
Fallbeispiel

Eine Mutter wird mit ihrem Diabetes-kranken Kind beim Hausarzt vorstellig. Dieser zeigt sich über einen HbA_{1c}-Wert von 4,5% besorgt. Hintergrund ist, dass bei einem so „normalen" HbA_{1c}-Wert neben gelegentlichen Hyperglykämien vermutlich häufiger Hypoglykämien vorgekommen sein müssen, da sonst ein solcher Wert nicht möglich wäre. Diese Hypoglykämien sind mindestens genauso ungünstig wie Hyperglykämien, es muss deshalb von einer korrekturbedürftigen Übertherapie ausgegangen werden.

12.5 Hypoglykämiediagnostik

Zur diagnostischen Abklärung der Hypoglykämie werden die Messgrößen Blutglucose, C-Peptid und ggf. Insulin benötigt. Durch Überdosierung von Insulin oder oralen Antidiabetika können u.U. lebensbedrohliche Hypoglykämien ausgelöst werden. Auch ein Inselzelladenom, das sog. Insulinom, kann schwere Hypoglykämien verursachen.

Die **Symptome** der Hypoglykämie ergeben sich infolge der niedrigen Blutglucose und der gegenregulatorischen Adrenalinausschüttung:

Heißhunger, Schweißausbruch, Kopfschmerzen, Müdigkeit, Schwindel, Krampfanfälle. Ohne Blutglucoseanstieg tritt ein Kollaps ein und es kann Lebensgefahr bestehen.

Die wichtigste Untersuchung bei Hypoglykämieverdacht ist die Bestimmung der Blutglucose. Blutglucosewerte unter 40 mg/dl müssen dem behandelnden Arzt sofort (auch unbestätigt als vorläufiges Ergebnis) mitgeteilt werden.

Diabetiker mit Insulintherapie laufen immer wieder Gefahr, dass eine Hypoglykämie wegen eines Fehlverhältnisses von appliziertem Insulin und aufgenommener Nahrung auftreten kann. Diabetiker müssen daher geschult werden, die Gefahr der Hypoglykämie zu erkennen und richtig zu intervenieren. Ansonsten sind Hypoglykämien außer bei Neugeborenen eine relativ seltene Folge verschiedener Erkrankungen:

– Hypoglykämia factitia: Fehldosierung von Insulin (⌲12.**10**) oder oralen Antidiabetika (auch Suizidversuch).
– Insulinom: Bei diesem Adenom liegt eine unregulierte (autonome) Insulinsekretion vor, die nicht durch ein Absinken der Blutglucose gehemmt wird. Durch die gesteigerte Insulinausschüttung treten besonders bei längeren Nahrungspausen schwere Hypoglykämien auf.
– Sekundäre Hypoglykämien: Sie ergeben sich bei Mangel von Blutzucker-steigernden Hormonen (Glucagon, Catecholamine, usw.) und bei manchen chronischen Erkrankungen und Tumorleiden.

– Nüchtern genossener Alkohol: Er kann auch zu einer Hypoglykämie führen (Appetitanregung durch Aperitif, das ist übrigens die Funktion des Aperitifs).
– Die neonatale und infantile Hypoglykämie: Sie wird gehäuft bei Neugeborenen von diabetischen Müttern gefunden. Ist bereits ein komatöser Zustand erreicht, muss i.v. Glucoselösung verabreicht werden.

12.10
Fallbeispiel: Fehldosierung von Insulin bei Suizidversuch

Im Fall eines 17-jährigen Mädchens mit Typ-I-Diabetes traten immer wieder massive Hypoglykämien auf, obwohl sie angab, überhaupt kein Insulin zu spritzen. Durch Insulinmessungen konnte aber eine Überdosierung festgestellt werden. Die Patientin musste deshalb zusätzlich psychotherapeutisch behandelt werden.

Zur Differentialdiagnose des Hyperinsulinismus, besonders zum Nachweis eines Inselzelladenoms (Insulinom) und ggf. zur Unterscheidung von der Frühphase des Diabetes mellitus Typ II, in der es sogar zu leichten Anstiegen der Insulinsekretion kommen kann, sind Messungen von Insulin und C-Peptid mittels RIA, EIA oder LIA von Bedeutung.

Die größte Aussagekraft kommt den nachfolgenden **Funktionstests** zu:

Hungerversuch. Der Patient muss 48–72 Stunden unter Überwachung fasten. Bei Patienten mit Insulinom muss während dieser Zeit mit Hypoglykämien gerechnet werden. Bei einer abschließenden ergometrischen Belastung zeigen Gesunde einen leichten Anstieg der Blutglucose und höchstens einen geringen Insulinanstieg. Dagegen zeigen Patienten mit einem Insulinom deutliche Insulinanstiege und massive Hypoglykämien.

Durchführung: Praktisch wird so vorgegangen, dass regelmäßig Blutproben entnommen werden, wobei wir im Labor zuerst einmal nur die Blutglucose bestimmen. Die Proben, die auf Hypoglykämien hinweisen, werden anschließend noch auf ihren C-Peptid und/oder Insulingehalt untersucht.

Tolbutamid-Test. Tolbutamid stimuliert die Insulinfreisetzung. Dieser Test wird heute vor allem zum Ausschluss/Nachweis eines Insulinoms durchgeführt. Unter dem Einfluss von Tolbutamid wird aus einem Inselzelltumor Insulin in maximalem Ausmaß freigesetzt, was zwangsläufig eine massive Hypoglykämie und den Anstieg von C-Peptid/Insulin bewirkt. Das C-Peptid wird äquimolar zum Insulin ausgeschüttet, liegt aber in höherer Konzentration vor, da es eine längere Halbwertszeit besitzt. Deshalb sind C-Peptidmessungen meistens ausreichend.

Durchführung: Nach einer basalen Blutabnahme erhält der Patient i.v. Tolbutamid. In 5–10 minütigen Abständen erfolgen weitere Blutabnahmen. Der Patient muss ständig überwacht werden. Bei massiver Hypoglykämie muss der Test durch intravenöse Glucosegabe abgebrochen werden. Gemessen werden jeweils die Blutglucose und C-Peptid sowie ggf. Insulin.

12.6 Bedeutung von Lactat

Diagnostisch bedeutsam sind Lactaterhöhungen bei
– Lactatazidose und
– gestörter Gewebeperfusion.

Lactaterhöhungen sind meist bedingt durch eine vermehrte Bildung in Muskelzellen und Erythrozyten oder wesentlich seltener durch einen verminderten Abbau in der Leber oder eine reduzierte renale Ausscheidung.

Klinisch unterscheidet man Lactatazidosen mit und ohne gestörte Gewebeperfusion (Durchblutung). Lactatazidosen treten auf bei schweren Lungenproblemen und/oder schlechter Gewebeperfusion, z.B. nach großen Verletzungen, Operationen und Verbrennungen.

12.6.1 Messmethodik

Die Untersuchungsproben müssen einen Glykolyseinhibitor enthalten. Lactat wird enzymatisch mittels Endpunktmethode gemessen. NAD^+ muss bei der Bestimmungsreaktion im Überschuss eingesetzt werden. Durch den alkalischen pH werden die entstehenden Protonen abgefangen, so wird das Gleichgewicht der ersten Reaktion mehr nach rechts verlagert. Zusätzlich lässt man zur Verschiebung der Gleichgewichtslage das entstehende Pyruvat in einer nachgeschalteten Hilfsreaktion weiterreagieren.

$$\text{Lactat} + NAD^+ \xrightleftharpoons{\text{LD (pH 9.6)}} \text{Pyruvat} + NADH + H^+$$

Hilfsreaktion:

$$\text{Pyruvat} + \text{L-Glutamat} \xrightarrow{\text{ALAT}} \text{L-Alanin} + \text{2-Oxoglutarat}$$

Lactat kann in portablen Messgeräten auch mittels der Lactatoxidase amperometrisch gemessen werden.

12.6.2 Diagnostische Aussage

Lactat ist das Endprodukt des anaeroben Stoffwechsels (anaerobe Glykolyse). Die Referenzbereichsobergrenze von Lactat liegt bei 1,8 mmol/l. Länger anhaltende ausgeprägte Lactaterhöhungen sind für den Patienten bedrohlich.

Die zugrunde liegende Gewebshypoxie kann z.B. auf einer verminderten Durchblutung infolge Gefäßschädigungen oder verminderter Herzleistung beruhen. Lokale Gefäßschädigungen treten z.B. bei Verbrennungen auf. Gleichermaßen kann die Gewebshypoxie durch eine schlechte Sauerstoffsättigung des Blutes bei Lungenschädigung, CO-Vergiftung oder massiver Anämie verursacht werden.

Lactaterhöhungen sind allerdings auch ohne Gewebshypoxie bei verschiedenen Krankheitsbildern wie Niereninsuffizienz, diabetischer Ketoazidose, Schwerstkranken im Allgemeinen, epileptischen Anfällen oder Sepsis möglich. Auch sehr starke Muskeltätigkeit kann zur Lactaterhöhung führen.

Die Lactatazidose ist die häufigste Form einer metabolischen Azidose (s. Kap. 18). Klinisch zeigen Patienten mit Lactatazidose häufiger eine beschleunigte Atmung und niedrigen Blutdruck, auch eine Bewusstseinseintrübung kann u.a. auf der Lactatazidose beruhen.

Eine besondere Bedeutung spielt die Lactatbestimmung in Liquorproben im Rahmen des sog. Liquorstatus (s. Kap. 25).

12.7 Beispiele für Genetische Defekte im Kohlenhydratstoffwechsel

Angeborene Enzymdefekte im Kohlenhydratstoffwechsel können zu schweren Krankheitsbildern wie z. B. Galactosämie und Glykogenosen führen. Die Lactoseintoleranz, ein erworbener Enzymdefekt des Erwachsenen, ist dagegen ein unangenehmes aber harmloses Geschehen.

12.7.1 Defekte im Galactosestoffwechsel

Die Untersuchung auf genetische Defekte im Galactosestoffwechsel sollte als Screeninguntersuchung bei jedem Neugeborenen durchgeführt werden, da es sich bei der Galactosämie um die häufigste angeborene Störung des Kohlenhydratstoffwechsels handelt.

Galactose entsteht durch enzymatische Spaltung des Milchzuckers (= Lactose):

$$\text{Lactose} \xrightarrow[\text{(Darmmucosa)}]{\text{Lactase}} \text{Glucose} + \text{Galactose}$$

Beim Gesunden wird die Galactose in der Leber enzymatisch in Glucose umgewandelt, die beiden für diesen Stoffwechselweg wichtigsten Enzyme sind die Galactokinase und die Galactose-1-Phosphat-Uridyltransferase. Von beiden Enzymen kennt man Enzymdefekte.

Defekt der Galactokinase: Hierbei ist der erste Schritt der Umwandlung von Galactose in Glucose, nämlich die Phosphorylierung der Galactose, blockiert:

$$\text{Galactose} + \text{ATP} \xrightarrow{\text{Galactokinase}} /\!/ \; \text{Galactose-1-Phosphat} + \text{ADP}$$

Infolge des Enzymdefektes steigt die Galactose im Blut an. Zusätzlich wird die vermehrte Galactose in einer Ausweichreaktion teilweise in Dulcit, einen Zuckeralkohol, umgewandelt:

$$\text{Galactose} \xrightarrow{\text{Reduktion}} \text{Dulcit}$$

Die Anhäufung von Galactose und Dulcit (12.11) führen bei homozygoten Defektträgern zu Trübungen der Augenlinsen (Kataraktbildung).

Die **Therapiemaßnahme** besteht aus einer milchfreien und damit weitgehend Galactose-freien Ernährung.

12.11
Die Rolle des Sorbitols beim Diabetiker

So wie erhöhte Galactosekonzentrationen im Blut zur Bildung von Dulcit führen, ergeben sich beim Diabetiker erhöhte Konzentrationen an Sorbitol, das durch Reduktion aus Glucose gebildet wird. Das Sorbitol wird teilweise für die Augenschäden bei schlecht eingestellten Diabetikern verantwortlich gemacht.

Defekt der Galactose-1-Phosphat-Uridyltransferase: Hierbei ist die Weiterreaktion des Galactose-1-Phosphat blockiert und es kommt bei diesem häufigeren und schwereren Defekt zu einem Anstieg von Galactose und Galactose-1-Phosphat.

$$\text{Galactose} + \text{ATP} \xrightarrow{\text{Galactokinase}} \text{Galactose-1-Phosphat} + \text{ADP}$$

$$\text{Galactose-1-Phosphat} \xrightarrow{\text{Galactose-1-P-Uridyltransferase}} /\!/$$

$$\text{UDP-Galactose} \rightarrow \text{Glucose}$$

Klinisch kommt es zu Ernährungsstörungen, einer sich rasch entwickelnden Leberfunktionsstörung und ebenfalls zu Linsentrübungen (denn auch hier wird alternativ Dulcit gebildet) sowie zu Nierenschäden und gelegentlich zu zerebralen Krämpfen.

Die **Therapie** besteht wiederum in einer Galactose-freien Ernährung. Die Häufigkeit des homozygoten Defektes beträgt ca. 1:50000.

Screening-Untersuchungsverfahren für beide Defekte

Mikrobiologischer Hemmtest (Guthrie-Testkarte): Fersenblut wird auf ein Filterpapier (Testkarte) gegeben. Das blutgetränkte Filterpapierblättchen wird auf einen bakteriologischen Nährboden aufgebracht, der mit Keimen beimpft ist, die in ihrem Wachstum durch Galactose gehemmt werden. Ist die Galactosekonzentration im Blut hoch, so zeigt sich ein Hemmhof. Dieser Test ist allerdings relativ unzuverlässig und wird kaum mehr durchgeführt.

Enzymatische Galactose-Bestimmung: Photometrisch lässt sich die Galactose im Blut (Plasma, Serum) bestimmen:

$$\text{Galactose} + \text{NAD}^+ \xrightarrow{\text{Galactose-Dehydrogenase}} \text{Galactonolacton} + \text{NADH} + \text{H}^+$$

 Wichtig ist, dass diese beiden Testverfahren die vorausgehende Lactoseaufnahme durch das Neugeborene voraussetzen. Ansonsten sind falsch negative Ergebnisse möglich.

Bestimmung der Galactose-1-P-Uridyltransferase: Die Untersuchung ist aus eingetrocknetem Blut möglich und die spezifischste Möglichkeit für den Gendefektnachweis. Dieses Verfahren ist heute die Methode der Wahl.

12.7.2 Lactoseintoleranz/Lactasemangel

Die sog. Milchzuckerunverträglichkeit aufgrund eines Lactasemangels gehört zu den häufigen Verdauungsstörungen im Erwachsenenalter. Ursächlich ist ein Rückgang der Lactaseproduktion bei einem beträchtlichen Teil der Bevölkerung mit dem Erwachsenwerden. Von einem genetischen Defekt kann hier nicht gesprochen werden, sondern es handelt sich eher um einen altersbedingten Anpassungsprozess. Die Betroffenen sollten Milchprodukte weitgehend meiden, um unangenehme Durchfälle bedingt durch den Lactosegehalt des Stuhls zu vermeiden. Mit einem einfachen Funktionstest kann der Verdacht auf Lactasemangel abgeklärt werden:

> Nach Gabe von 50 g Lactose sollte der Blutzucker deutlich ansteigen. Ein Anstieg des Blutzuckers um weniger als 20 mg/dl weist auf einen Lactasemangel hin, sofern die Magen-Darm-Passage physiologisch und eine Glucoseabsorptionsstörung ausgeschlossen ist.
> Gelangt die Lactose bis ins Colon, so wird sie dort bakteriell zu Kohlendioxid und Wasserstoff abgebaut. Der **Nachweis** von mehr als 20 ppm (μl/l) Wasserstoff in der Ausatemluft beweist ebenfalls einen mangelhaften Abbau/Resorption von Lactose im Dünndarm.

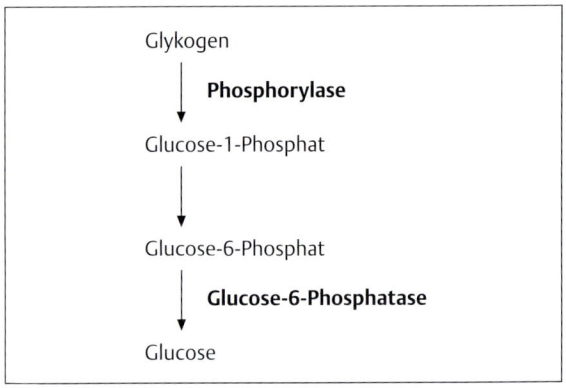

Abb. 12.8 Glykogenabbau (vereinfacht).

12.7.3 Glykogenosen

Glykogenosen sind genetisch bedingte Erkrankungen aufgrund von Enzymdefekten, die durch eine Glykogenabbaustörung (Abb. 12.8) zu einer vermehrten Speicherung von Glykogen in Leber, Muskulatur und Niere führen und zum Teil schon in früher Kindheit tödlich verlaufen können.

Es werden verschiedene Formen von Glykogenosen (Tab. 12.4) unterschieden. Bei der häufigsten Form der Glykogenosen (Typ I) liegt ein autosomal rezessiver Erbgang vor. Betroffen sind vor allem Leber und Niere. Kennzeichen sind eine ausgeprägte Hypoglykämie und Glykogenspeicherung. Diese kommt dadurch zustande, dass sich Glucose-6-Phosphat anstaut und die Glykogenspeicherung (Glykogenaufbau) aktiviert. Durch i.v. Gabe von Insulinantagonisten (Adrenalin oder Glucagon) lässt sich kaum ein Abbau des gespeicherten Glykogens und damit ein Anstieg der Blutglucose erreichen. Zudem kommt es zu einem unerwünschten Lactatanstieg. Die erhöhte Lactatkonzentration hemmt die Harnsäureausscheidung in den Nierentubuli kompetitiv und bewirkt so die zu beobachtende Hyperurikämie. Aufgrund der niedrigen Blutglucose wird kaum Insulin ausgeschüttet. Deshalb ist die Lipolyse aktiviert, was zu Hyperlipidämie und Ketoazidose führt.

Diese Erkrankung demonstriert uns die enge Verknüpfung sehr verschiedener Stoffwechselwege in unserem Organismus und deren pathologische und diagnostische Wechselwirkungen aufeinander.

Tab. 12.4 Glykogenspeicherkrankheiten.

Typ	Enzymdefekt	Leitsymptome	Routinediagnostik	Spezialanalytik
I (Gierke)	Glucose-6-Phosphatase	Lebervergrößerung Minderwuchs Gerinnungsstörungen	Hypokaliämie Lactatazidose Hyperlipidämie Hyperurikämie	Glucose-6-Phosphatase im Leberpunktat
II (Pompe)	α-Glucosidase in Lysosomen	Herzvergrößerung oder Muskelhypotonie	unauffällig (keine Hypoglykämien)	α-Glucosidase im Leber- oder Muskelpunktat

Übungsfragen

a) Wie wird die Blutglucose hormonell reguliert?
b) Welche Unterschiede bestehen zwischen einem Typ-I- und Typ-II-Diabetes?
c) Was ist eine gestörte Glucosetoleranz?
d) Welche Untersuchungen werden heute als Diabetessuchtest eingesetzt?
e) Ein Patient hat häufig Hypoglykämien. Welche Ursachen kommen hierfür in Frage?
f) Was unternehmen Sie bei folgender Messwertkonstellation: Blutglucose 1100 mg/dl; Uringlucose negativ; Ketonkörper negativ?

Lösung zu f) Bei einer derart ausgeprägten Hyperglykämie wäre auch eine Glucosurie und Ketoazidose zu erwarten. Häufige Ursache für die vorgefundene Befundkonstellation ist ein präanalytischer Fehler durch Abnahme einer Blutprobe bei laufender Glucoseinfusion.

13 Lipide

13.1 Aufbau von Lipiden und Lipoproteinpartikeln

Fettstoffwechselstörungen, vor allem die Hypercholesterinämie, zählen zu den Hauptrisikofaktoren für die Arteriosklerose. Deshalb ist es für uns wichtig, dass wir uns mit den Lipiden näher beschäftigen.
Unter dem Begriff Lipide werden chemisch sehr verschiedene Stoffklassen zusammengefasst, die sich durch ihre gute Löslichkeit in organischen Lösungsmitteln auszeichnen.

13.1.1 Einfache Lipidbausteine

Fettsäuren sind in der Regel langkettige Kohlenwasserstoffe, die an einem Ende eine Carboxylgruppe tragen (Abb. 13.1). Fettsäuren können frei, d.h. unverestert oder mit Alkoholen verestert in Lipiden vorkommen. Freie Fettsäuren (13.1) liegen im Blutplasma an Albumin gebunden vor. In den Triglyceriden, Phospholipiden und als Cholesterinester liegen die Fettsäuren verestert vor.

Die Alkalisalze der Fettsäuren werden als Seifen bezeichnet. Die Fettsäuren können auch Doppelbindungen enthalten, man spricht dann von ungesättigten Fettsäuren. Mehrfach ungesättigte Fettsäuren sind in geringen Mengen lebensnotwendig (essentiell) und müssen regelmäßig mit der Nahrung aufgenommen werden.

> **13.1**
> **Freie Fettsäuren**
>
> Längerkettige freie Fettsäuren lassen sich mit einem enzymatischen Farbtest im Serum, Plasma bestimmen, sie spielen diagnostisch nur eine untergeordnete Rolle. Zudem sind die Messwerte stark von den aktuellen Ernährungsbedingungen abhängig. Daher reicht es in der Praxis i.a. die Triglyceride (s.unten) zu bestimmen.

Triglyceride sind neutrale Glycerinester (Neutralfette) und bestehen aus Glycerin und Fettsäuren (Abb. 13.2). Drei Fettsäuren sind im Triglyceridmolekül durch Esterbindungen mit dem Glycerin (Glycerol) verbunden. Die al-

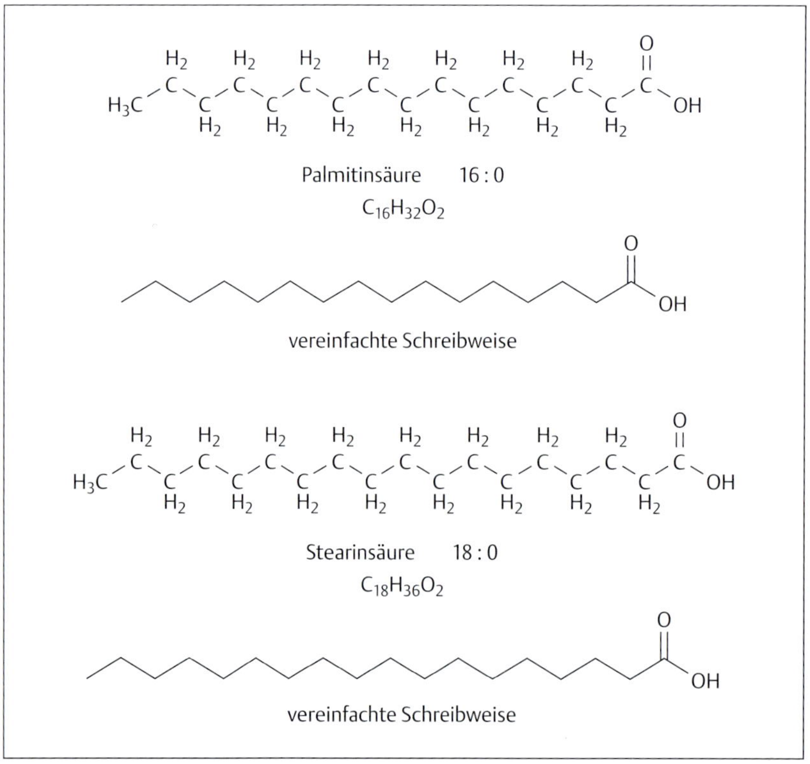

Palmitinsäure 16:0
$C_{16}H_{32}O_2$

vereinfachte Schreibweise

Stearinsäure 18:0
$C_{18}H_{36}O_2$

vereinfachte Schreibweise

Abb. 13.1 Strukturformeln von Fettsäuren.

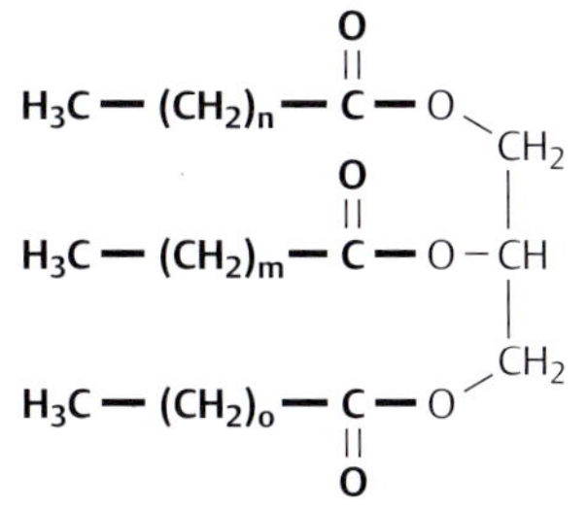

Abb. 13.2 Strukturformel eines Triglycerids.

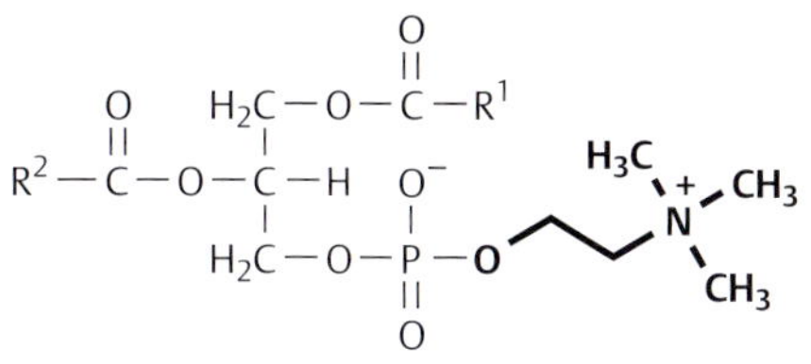

Abb. 13.4 Strukturformel eines Phospholipids (Phosphatidylcholin).

kalische Hydrolyse der Esterbindung (Verseifung) führt wieder zu den Bausteinen:

– 1 Molekül Glycerin und 3 Fettsäuren (als Alkalisalze)

Die Neutralfette sind mit Wasser überhaupt nicht mischbar. Die Triglyceride sind typische Speichersubstanzen und dienen der Energieversorgung des Organismus.

Cholesterin und Cholesterinester (Steroide). Die Steroide stellen eine spezielle Lipidklasse dar, deren bekanntester Vertreter das Cholesterin ist (Abb. 13.3). Meistens finden wir die Hydroxylgruppe mit einer Fettsäure verestert vor.

Cholesterin ist ein wichtiger Bestandteil aller biologischen Membranen, wobei es hier vor allem eine Struktur-stabilisierende Funktion hat. Außerdem ist das Cholesterin Biosynthese-Vorstufe zahlreicher Steroidhormone, des Vitamin D und der Gallensäuren.

Phospholipide. Ihr Aufbau ähnelt den Triglyceriden, aber anstelle der dritten Fettsäure ist ein Phosphorsäureester an Glycerin gebunden. Dieser Phosphorsäurerest ist zusätzlich mit einem weiteren Alkoholmolekül, z. B. Cholin verbunden (Abb. 13.4). Die Phospholipide haben daher einen hydrophilen (Alkohol) und einen hydrophoben Anteil (Fettsäurereste). Ein wichtiger Vertreter ist das Lecithin (Phosphatidylcholin).

Biologische Membranen sind in aller Regel aus Phospholipiddoppelschichten aufgebaut. Zusätzlich spielen die Phospholipide in der intrazellulären Signalübermittlung eine wichtige Rolle in Form z. B. der Polyphosphatidyl-Inositole.

13.1.2 Zusammengesetzte, komplexe Lipide: Lipoproteinpartikel

Wegen ihrer geringen Wasserlöslichkeit liegen die Triglyceride, Cholesterin und Cholesterinester im Plasma ausschließlich gebunden an spezielle Proteine vor, die als Apolipoproteine (13.2) bezeichnet werden. Die Lipoproteinpartikel dienen dem Transport von Lipiden im Blut. Ansonsten finden wir Lipoproteine auch als Bestandteile biologischer Membranen; diese Lipoproteine sind mit denen im Blut aber nicht identisch. Die Lipoproteinpartikel

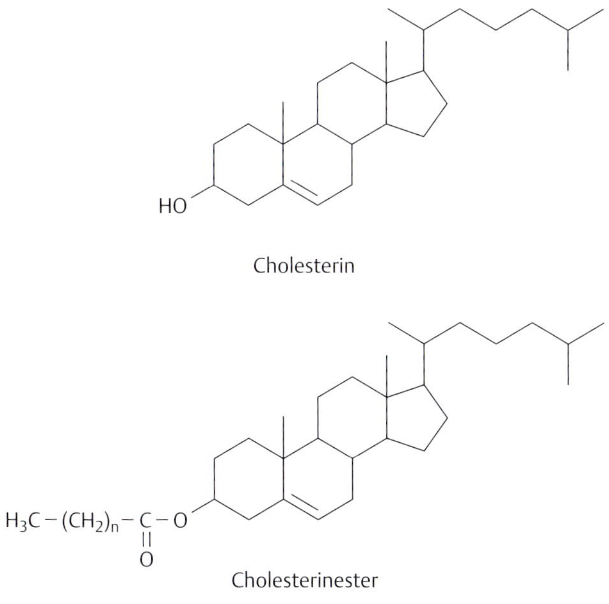

Abb. 13.3 Strukturformel von freiem und verestertem Cholesterin.

im Blutplasma werden nach ihrer Dichte geordnet in die folgenden Klassen eingeteilt:
- Chylomikronen (Lipoproteine der geringsten Dichte)
- VLDL (**v**ery **l**ow **d**ensity **l**ipoproteins = Prä-β-Lipoprotein)
- IDL (**i**ntermediary **d**ensity **l**ipoproteins)
- LDL (**l**ow **d**ensity **l**ipoproteins = β-Lipoprotein) und Lipoprotein (a)
- HDL (**h**igh **d**ensity **l**ipoproteins = α-Lipoprotein)

13.2 Apolipoproteine

Die Apolipoproteine (kurz Apo) sind in den einzelnen Lipoproteinpartikeln sehr unterschiedlich verteilt. Apo AI und AII sind die hauptsächlichen Proteinbestandteile der HDL-Partikel. Apo-B-100 findet sich in allen Lipoproteinpartikeln außer HDL. Apo B 48 findet sich nur in Chylomikronen und deren Abbauprodukten, den sog. Chylomikronen-Remnants. Dort finden sich auch hauptsächlich Apo CI,II. Während Apo CIII auch in VLDL zu finden ist. Überwiegend in VLDL und auch in Chylomikronen-Remnants finden sich Apo E. Die unterschiedliche Verteilung der Apolipoproteine in den einzelnen Lipoproteinpartikeln eröffnet uns den Weg, über ihre Quantifizierung im Blut zu diagnostischen Aussagen zu kommen. Außerdem spielen sie für die Pathogenese der Lipidstoffwechselstörungen eine wichtige Rolle (s. 13.2).

Chylomikronen sind die größten Lipoproteinpartikel mit einem Durchmesser von 100–1000 nm. Aufgrund ihrer Größe streuen Chylomikronen das Licht, das Serum erscheint trübe. Aufgrund ihrer sehr geringen Dichte rahmt Serum oder Plasma, das Chylomikronen enthält, beim Lagern im Kühlschrank auf. Ebenfalls aufgrund ihrer Größe und geringen Ladung bleiben die Chylomikronen bei der Elektrophorese an der Auftragsstelle liegen.

Aufgebaut sind Chylomikronen zu 85–90% aus Triglyceriden, daneben enthalten sie ca. 3–6% Cholesterin, 4–9% Phospholipide und nur 1% Protein (Tab. 13.**1**). Bei Nahrungskarenz (12 Stunden nüchtern) sind Chylomikronen, die in der Darmmucosa gebildet werden, i.a. im Blutplasma nicht nachweisbar. Ihr teilweiser Abbau durch Lipoproteinlipasen führt zu den Chylomikronen-Remnants (s. 13.2), die von den Leberzellen aufgenommen werden.

VLDL. Die VLDL-Partikel besitzen eine Größe von 30–100 nm. Eine VLDL-Erhöhung kann wie eine Chylomikronenämie zur Trübung des Serums führen, VLDL rahmen jedoch nicht auf. VLDL sind zu ca. 60% aus Triglyceriden, 15–20% Phospholipiden, ca. 15% Cholesterin und 8–10% Protein aufgebaut (Tab. 13.**1**). VLDL werden überwiegend in der Leber synthetisiert und haben im Blut eine Halbwertszeit von bis zu 4 Stunden.

IDL. Diese sind Zwischenprodukte bei der Umwandlung von VLDL in LDL-Partikel, sie werden deshalb auch als VLDL-Remnants bezeichnet. Ihre Größe beträgt 30–50 nm und ihre Halbwertszeit beträgt bis zu 6 Stunden.

LDL. Sie haben einen Durchmesser von 20 nm. Sie bestehen aus ca. 45% Cholesterin, 25% Phospholipiden, 20% Protein und nur mehr 10% Triglyceriden (Tab. 13.**1**). Sie entstehen nahezu ausschließlich über IDL aus VLDL. Ihre Halbwertszeit im Blut liegt bei ca. 2 Tagen.

Die LDL sind die wichtigste Lipoproteinklasse für den Cholesterintransport in unserem Organismus. Sie transportieren ca. 70% des Gesamtcholesterins. Zwar können die meisten Körperzellen Cholesterin selbst produzieren, doch wird i.a. ein erheblicher Teil des Bedarfs über die Aufnahme von LDL-Partikeln gedeckt. Diese Aufnahme erfolgt über spezifische Rezeptoren, die sog. LDL bzw. Apo-B,E-Rezeptoren. LDL binden über das Apo-B-100, mit hoher Affinität an diesen Rezeptor und werden in die Zelle eingeschleust. Vor allem für hormonproduzierende Zellen und schnell wachsende Gewebe ist dieser Versorgungsweg von großer Bedeutung.

Lipoprotein (a) (kurz Lp (a)). Lp (a) ähnelt den LDL-Partikeln, wird aber in der Leber synthetisiert. Seine Größe liegt zwischen 25 und 30 nm. Seine Proteinkomponente besteht ebenfalls aus Apo-B-100, dieses ist jedoch über eine Disulfidbrücke mit einem zusätzlichen Apolipoprotein (a) verbunden.

HDL. Sie sind nur 7–10 nm groß. Sie bestehen aus ca. 50% Protein, 30% Phospholipiden, 15% Cholesterin und 5% Triglyceriden (Tab. 13.**1**). Die HDL-Partikel werden in der Leber gebildet und haben im Blut eine Halbwertszeit von ca. 4 Tagen. Es werden drei Unterfraktionen HDL$_2$, HDL$_3$ und besonders nach hoher Cholesterinzufuhr HDL$_1$ (auch als HDL$_E$ bezeichnet) unterschieden.

Tab. 13.1 Lipidzusammensetzung der Plasmalipoproteinpartikel.

	Gesamtlipidgehalt (in Prozent)	Triglyceride	freies Cholesterin	Cholesterinester	Phospholipide
Chylomikronen	98	90	2	2	5
VLDL	90	54	7	13	16
IDL	83	30	9	34	20
LDL	77	4	11	41	21
HDL$_2$	58	5	13	13	35
HDL$_3$	44	3	3	15	23

13.2 Lipoproteinstoffwechsel im Blut

Fettverdauung, Fetttransport und schließlich die Fettverwertung sind über den Lipidstoffwechsel im Blut miteinander verknüpft. Wir müssen den physiologischen Stoffwechsel der Lipoproteinpartikel im Blut von den Abläufen bei der Hyperlipidämie unterscheiden. Eine schwerwiegende Folge der Hyperlipidämie ist die Atherombildung mit möglicher folgender Arteriosklerose.

13.2.1 Physiologischer Lipoproteinstoffwechsel

Fettverdauung und Transport zur Leber (sog. exogener Weg). Die Nahrungstriglyceride werden im Dünndarm durch die *Pankreas-Lipase* gespalten, wobei 50% der Fette vor der Resorption vollständig hydrolysiert, die anderen 50% als 2-Monoacylglyceride resorbiert werden. Diese Hydrolyse wird durch die emulgierende und aktivierende Wirkung der Gallensäuren unterstützt.

In der Darmmucosa werden aus den resorbierten Spaltprodukten wieder Triglyceride (sog. exogene Triglyceride) synthetisiert und zusammen mit resorbiertem Cholesterin, sowie Protein und Phospholipiden aus den Mucosazellen, entstehen die Chylomikronen. Das Cholesterin wird beim Einbau in die Chylomikronen verestert.

Während die meisten enteral resorbierten Stoffe in den enterohepatischen Kreislauf gelangen, werden die Chylomikronen über die Lymphe und den Ductus thoracicus – unter Umgehung der Leber – in den großen Kreislauf transportiert (Abb. 13.**5**). Die an den Membranen von Kapillarendothelien der Muskulatur und des Fettgewebes fixierten *Lipoprotein-Lipasen* hydrolysieren nach und nach die Fettsäuren der Triglyceride vom Glycerin ab. Adrenalin, Wachstumshormon (STH) und Glucagon wirken aktivierend auf die *Lipoprotein-Lipasen* und damit lipolytisch. Die freigesetzten freien Fettsäuren und Monoglyceride werden großteils vom Gewebe aufgenommen, zum Teil

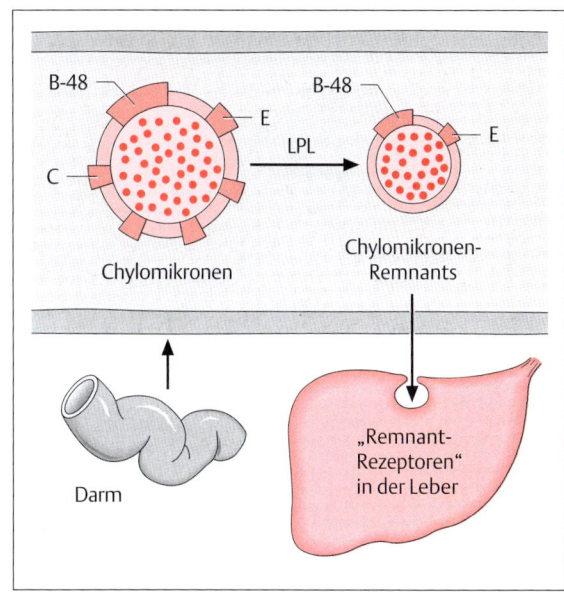

Abb. 13.5 Stoffwechsel der Chylomikronen.
LPL = Lipoproteinlipase

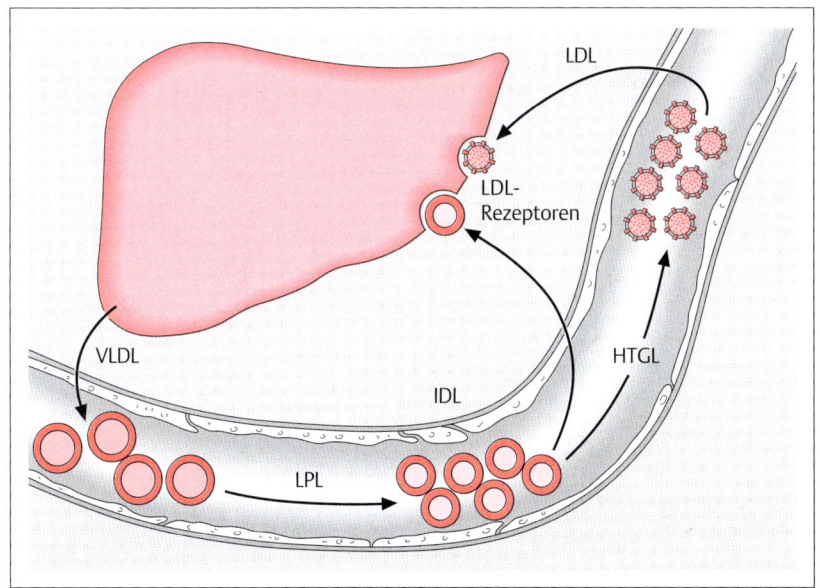

Abb. 13.6 Stoffwechsel der VLDL.
LPL = Lipoproteinlipase
HTGL = Hepatische Triglyceridlipase

binden sie an Albumin und werden zur Leber weitertransportiert.

Die Chylomikronen treten während ihres Abbaus mehrfach mit HDL-Partikeln in Kontakt, wobei es zum Austausch von Apoproteinen kommt. Insbesondere Apo C und E werden dabei auf die Chylomikronen übertragen. Die Hydrolyse der Chylomikronen-Triglyceride durch die *Lipoprotein-Lipase* (kurz LPL) ergibt sog. Oberflächen-Remnants, die auf HDL übetragen werden können und Core-Remnants. Die Remnants werden nach Bindung an spezielle Rezeptoren der Leberzelle (Apo-E-Rezeptoren) von dieser aufgenommen. Deshalb finden wir Chylomikronen beim Gesunden nur postprandial im Blutplasma.

Endogener Weg: Lipidversorgung der Zellen durch die Leber. Die im Nüchternblut vorhandenen Triglyceride stammen zu 90 % aus der Leber. Diese sezerniert VLDL-Partikel ins Blut (Abb. 13.**6**). Die VLDL transportieren die Triglyceride (sog. endogene Triglyceride) von der Leber, die diese durch Fettsäurebiosynthese oder z. B. aus Chylomikronenresten bereitstellt, im Blut zu den Körperzellen. Unter ständiger Abgabe von Triglyceriden durch Wirkung der *Lipoprotein-Lipasen* und Wechselwirkung mit HDL-Partikeln entstehen im Blut IDL. Die IDL werden dann entweder über den Apo-E-Rezeptor in die Leberzellen aufgenommen oder weiter zu LDL abgebaut. Die LDL-Partikel stellen ein Endprodukt dar und werden von den Körperzellen aufgenommen. Über die LDL-Partikel werden die peripheren Körperzellen mit Cholesterin und Phospholipiden versorgt. Die LDL besitzen ein charakteristisches Apoliprotein, das Apo-B-100, welches die Bindung an den LDL-Rezeptor der peripheren Körperzellen und auch der Leberzellen vermittelt. Nur nach Bindung an den Rezeptor können die LDL in die Zelle aufgenommen werden. Dieser Mechanismus ist sättigbar, da die endogene Cholesterinsynthese sowie die rezeptorvermittelte Aufnahme von Cholesterin streng regulierte Prozesse sind. Deshalb können die LDL-Partikel nur in begrenztem Ausmaß von den Muskel- und Fettzellen aufgenommen werden.

HDL-Stoffwechsel und Cholesterinrücktransport. Die scheibenförmigen (diskoidalen) HDL-Partikel werden in der Leber synthetisiert. Sie bewerkstelligen den Rücktransport von überschüssigem Cholesterin (reversen Cholesterintransport) zur Leber (Abb. 13.**7**). Dazu treten sie mit den Körperzellen in Kontakt und nehmen freies Cholesterin auf, das sofort durch Übertragung einer ungesättigten Fettsäure unter Bildung von Lysolecithin verestert wird. Diese Reaktion wird von der Lecithin-Cholesterin-Acyl-Transferase (LCAT) katalysiert. Die Cholesterinester werden wegen ihrer höheren Lipophilie im Inneren der Partikel deponiert. So entstehen die kugelförmigen (sphärischen) HDL-Partikel. Die Cholesterinester können dann auf LDL-Partikel, die diese zur Leber transportieren, übertragen werden. Bzw. die mit Cholesterin angereicherten HDL-Partikel werden selbst nach Bindung an Apo-E-Rezeptoren in die Leberzelle aufgenommen. Durch die Synthese von Gallensäuren und anschließende Abgabe in die Galle besitzt die Leber die Möglichkeit zur Ausscheidung überflüssigen Cholesterins. Ferner gibt es zwischen den HDL-Partikeln und VLDL- und IDL-Partikeln einen Austausch von Apolipoproteinen und Lipiden unter Beteiligung des Cholesterinestertransferproteins (CETP).

Die HDL-Partikel entfalten durch den Cholesterinrücktransport einen günstigen Effekt, sie können sogar bereits in Makrophagen oder Zellen der Blutgefäße abgelagertes Cholesterin zur Leber zurücktransportieren und die Thrombenbildung an atheromatösen Plaques (s. 13.2.2) verringern. Daher finden wir bei hohen Werten der HDL_2 und HDL_3 Unterfraktionen seltener eine koronare Herzkrankheit. HDL_1 dagegen finden wir nach Einnahme einer cholesterinreichen Ernährung vermehrt. Sie haben keine Schutzfunktion.

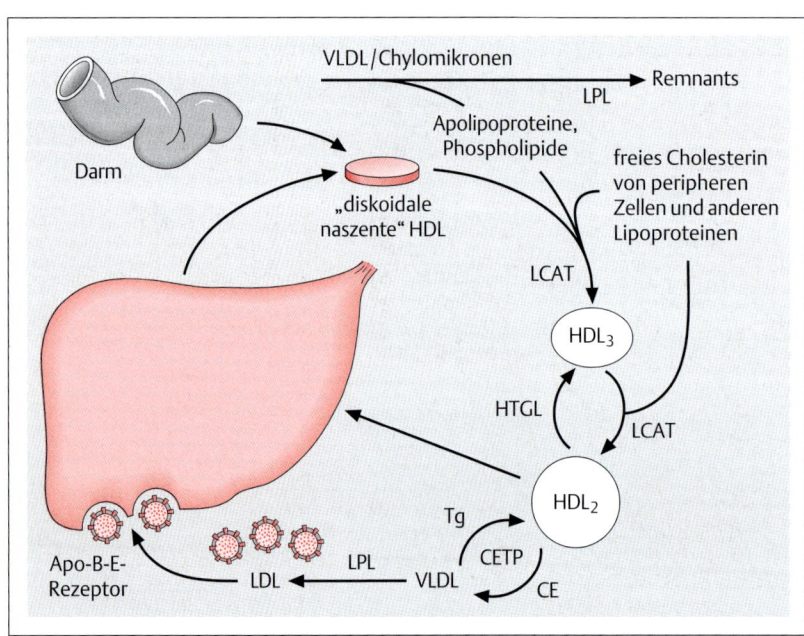

Abb. 13.7 HDL-Stoffwechsel. Diskoidale HDL = HDL_1; LPL = Lipoproteinlipase; LCAT = Lecithin-Cholesterin-Transferase; HTGL = Hepatische Triglyceridlipase; CE = Cholesterinester; Tg = Triglyceride; CETP = Cholesterinestertransferprotein.

13.2.2 Störungen des Lipoproteinstoffwechsels

Hyperlipidämien (Hyperlipoproteinämien) sind Stoffwechselerkrankungen auf dem Boden gesteigerter Synthese oder verzögerten Abbaus von Lipoproteinen, die Cholesterin und Triglyceride im Blutplasma transportieren. Erhöhte Plasmalipoprotein-Konzentrationen erfordern die besondere Aufmerksamkeit des Arztes, da sie einen wichtigen Risikofaktor für die Entstehung der **Arteriosklerose** darstellen. Ein anderer wichtiger Risikofaktor der mit der Hyperlipidämie im direkten Zusammenhang steht ist die Hyperhomocysteinämie (13.3).

Ist die Ursache der Hyperlipidämie ein Defekt in Synthese oder Abbau bestimmter Lipoproteinpartikel aufgrund genetischer Anomalien, spricht man von **primären** Hyperlipidämien. Tritt die Erhöhung der Blutfette im Rahmen anderer Erkrankungen auf (z.B. Diabetes mellitus, Nierenerkrankung, Alkoholismus) spricht man von einer **sekundären** Hyperlipidämie. Sekundäre Hyperlipidämien sind eher häufiger.

13.3
Homocystein ist ein anderer wichtiger Risikofaktor für die Arteriosklerose

Die Hyperhomocysteinämie wird als unabhängiger Risikofaktor einer atherosklerotischen Gefäßerkrankung eingestuft. Homocystein wird aus der essentiellen Aminosäure Methionin gebildet. Erhöhungen im Plasma (über 13 μmol/l) führen zu Schädigungen des Gefäßendothels. Ursächlich ist u. a. die Bindung eines Metaboliten (Homocysteinthiolacton) an die Apo-B-Komponente des LDL, was dessen oxidative Modifizierung begünstigt.

Die Homocysteinerhöhung ergibt sich in zwei Drittel der Fälle bei Vitaminmangel (Folat, B12, B2, B6), da dann die wichtige Remethylierung von Homocystein zu Methionin, was den zellulären Homocysteinvorrat begrenzt, eingeschränkt wird. Weitere Gründe für die Hyperhomocysteinämie sind genetische Störungen, Medikamenteneinflüsse oder Niereninsuffizienz (Homocystein verhält sich parallel zum Serumcreatinin).

Nachweis. Zur Messung wird EDTA-Blut unter Inhibitorzusatz, der die in-vitro-Bildung von Homocystein in Erythrozyten verhindert, abgenommen und das Homocystein mittels HPLC oder Immunoassay gemessen.

Therapeutisch werden bei Hyperhomocysteinämie primär Folsäure und B-Vitamine gegeben.

Pathologische Vermehrung von LDL oder IDL. LDL können nur in begrenztem Ausmaß von den Muskel- und Fettzellen über den Apo-B-E-Rezeptor aufgenommen werden. Ab einer LDL-Cholesterinkonzentration von 200 mg/dl sind alle Rezeptoren abgesättigt und die LDL-Aufnahme kann nicht weiter zunehmen. Aber selbst beim Gesunden werden ca. 20% der LDL von anderen Zellen, vornehmlich Makrophagen, durch einen **nicht sättigbaren** Mechanismus („Scavenger Mechanismus") aufgenommen. Die Cholesterinaufnahme über die Scavenger-Rezeptoren ist nicht begrenzt und diese Zellen sind daher vor einer überschießenden Cholesterinaufnahme bei erhöhten Cholesterinkonzentrationen im Blutplasma nicht geschützt. Genauer betrachtet werden nicht die normalen LDL-Partikel, sondern modifizierte LDL aufgenommen. Diese Modifikation (Oxidation oder Glykosylierung) ist verstärkt, wenn die LDL-Konzentration im Blut andauernd erhöht ist, da dann ihre Halbwertszeit verlängert ist. Cholesterinbeladene Makrophagen, die sich an der Gefäßwand festsetzen, werden als **Schaumzellen** bezeichnet und sind an den Vorgängen der Atherombildung (13.4) wesentlich beteiligt. Elektronenmikroskopisch ließ sich zeigen, dass Schaumzellen nicht nur von den im Blut zirkulierenden Monozyten abstammen, sondern auch aus glatten Muskelzellen entstehen können, die in den subendothelialen Bereich der Gefäße eingewandert sind.

13.4
Wie kommt es zur Atherombildung?

Der Mechanismus der Atherombildung stellt sich uns, je weiter der Einblick reicht, um so komplizierter dar. Vereinfacht beschrieben kommt es bei erhöhten LDL-Konzentrationen im Plasma verbunden mit einem hohen Anteil modifizierter LDL an kleinsten Endotheldefekten zum vermehrten Einstrom sowohl der normalen als auch der modifizierten LDL in die Gefäßwand. Gleichzeitig werden insbesondere durch die oxidierten LDL Monozyten chemotaktisch angelockt. Da der Scavenger-Rezeptor-Weg keiner Regulation unterliegt, wandeln sich die Makrophagen durch übermäßige LDL-Aufnahme in Schaumzellen um, die nicht mehr beweglich sind. Durch zusätzliche unkoordinierte Synthese von Extrazellulärsubstanz und Proliferation glatter Muskelzellen kommt es zur Plaquesbildung. Cholesterin- und Calciumsalze kristallisieren aus. Die Folge ist dann schließlich bei Anlagerung eines Thrombus der Gefäßverschluss.

Nach neuesten Erkenntnissen werden wie bei anderen chronischen Erkrankungen (Magengeschwür, rheumatoide Arthritis, Multiple Sklerose) Infektionen als wichtige Mitverursacher der Plaquesbildung diskutiert. Tierexperimentell konnte für Chlamydia pneumoniae bei dauerhaft hohem Titer eine deutliche Plaquesbildung festgestellt werden. In klinischen Studien werden deshalb derzeit antibiotische Behandlungskonzepte getestet.

Nicht nur bei vermehrtem LDL-Anfall aufgrund erhöhter Synthese, sondern auch bei Störungen der zellulären LDL-Aufnahme, z.B. durch einen LDL-Rezeptordefekt (13.5), kommt es zu ungünstigen LDL-Erhöhungen im Blutplasma. Als ähnlich ungünstig wie LDL- werden auch IDL-Erhöhungen eingestuft.

13.5
Wann kommen die LDL-Partikel nicht in ihre Zielzellen?

Genetisch bedingte erhöhte LDL-Konzentrationen ergeben sich
1. beim Defekt des LDL-Rezeptors, wobei eines oder beide Gene des Genpaares defekt sein können, das für den LDL-Rezeptor codiert. Es resultiert die familiäre Hypercholesterinämie;
2. durch eine Mutation im Apolipoprotein B, was zu einer verschlechterten Rezeptorbindung führt und
3. bei einer Störung des intrazellulären lysosomalen Abbaus der LDL-Partikel, z. B. bei einem Defekt der sauren Cholesterinesterhydrolase.

Pathologische Vermehrung von VLDL und Chylomikronen. Bei (ernährungs- oder genetisch bedingt) erhöhten Triglyceriden kommt es zu einer Akkumulation und verlängerten Verweildauer der VLDL-Partikel im Blut. Ähnlich wie die LDL-Partikel können dann auch die VLDL-Partikel vermehrt modifiziert werden. Auch diese modifizierten Partikel werden verstärkt von Makrophagen, wahrscheinlich über den LDL-Rezeptor, aufgenommen. Dadurch kann ernährungsabhängig ebenfalls eine Schaumzellbildung auftreten.

Ob erhöhte Chylomikronen eine atherogene Wirkung haben ist noch ungeklärt. Ihren Abbauprodukten, den Chylomikronen-Remnants wird eine atherogene Bedeutung zugeschrieben.

Veränderungen der HDL-Konzentration. HDL-Erhöhungen, auch als Hyper-α-Lipoproteinämie bezeichnet, sind mit einer verminderten Häufigkeit der koronaren Herzkrankheit (KHK) verbunden. Sie können genetisch bedingt oder durch äußere Einflüsse (z. B. Sport, Alkoholgenuss) verursacht sein.

In großen Studien (Framingham oder PROCAM-Studie) hat sich hochsignifikant nicht nur gezeigt, dass eine inverse Beziehung zwischen HDL-Konzentration und KHK besteht, sondern auch, dass wohl zumindest teilweise die ungünstigen Effekte erhöhter LDL-Konzentrationen durch HDL aufgehoben werden können. Auch HDL können einer Modifikation unterliegen (13.6).

13.6
Modifikationen von HDL

Insbesondere bei schlecht eingestellten Diabetikern können HDL-Partikel vermehrt durch nicht enzymatische Glucosylierung modifiziert werden. Die so gebildeten AGE-HDL können anders als normale HDL kein Cholesterin mehr aus den Körperzellen mobilisieren, der reverse Cholesterintransport ist also gestört und die HDL verlieren teilweise ihre günstige (protektive) Funktion. Deshalb ist es wichtig, dass bei Diabetikern öfters die HDL-Konzentration von uns geprüft wird. Durch Sport können die Betroffenen, wie bereits erwähnt, ihre HDL-Konzentration günstig beeinflussen.

13.3 Basisdiagnostik der Störungen des Lipoproteinstoffwechsels

Die Labordiagnostik der Lipide im Blut hat drei Ziele:
1. Identifikation von Risikopersonen für die Arteriosklerose,
2. Verlaufskontrolle therapeutischer Maßnahmen,
3. Einordnung der Schwere einer Fettstoffwechselstörung.
Das im Folgenden dargestellte Basisprogramm dient der Klärung des ersten Zieles.

Das Basisprogramm beruht auf der Messung von Gesamtcholesterin und Triglyceridkonzentration im Plasma oder Serum. Bei auffälligen Werten wird es ergänzt durch die Differenzierung von HDL-, LDL- und VLDL-Cholesterin (s. 13.4).

Unter spezieller Lipoproteinanalytik (s. 13.5) wollen wir die (quantitative) Lipidelektrophorese, die Bestimmung spezifischer Apolipoproteine, Bestimmung relevanter Enzymaktivitäten, die Bestimmung von Lp(a) und den Einsatz molekularbiologischer Techniken (z. B. Apo-E-Polymorphismus-Untersuchungen) verstehen.

 Personen mit einer bereits bekannten Lipidstoffwechselstörung brauchen eine Untersuchungsstrategie, die ihrer individuellen Störung angepasst ist.

13.3.1 Strategie der Lipidbasisdiagnostik

Die diagnostische Strategie zur Erkennung von Personen mit atherogenen Fettstoffwechselbefunden beruht auf einem Basisprogramm, das auf der Bestimmung der Konzentrationen von Cholesterin und Triglyceriden aufbaut (Abb. 13.8). Wichtig ist für uns zu wissen, dass diese Basisdiagnostik für bereits koronarkranke Personen in keinem Fall ausreichend ist.

Das Basisprogramm kann mit Serum oder Heparinplasma durchgeführt werden und sollte immer auch eine visuelle Beurteilung der Untersuchungsprobe einschließen, um störende Einflüsse einer Lipämie bei der Erstellung des kleinen Blutbildes (falsch hohes Hb, falsch hohe Leukozytenzahl) und photometrischer Bestimmungsverfahren zu erkennen. Die weiterführenden Untersuchungen werden

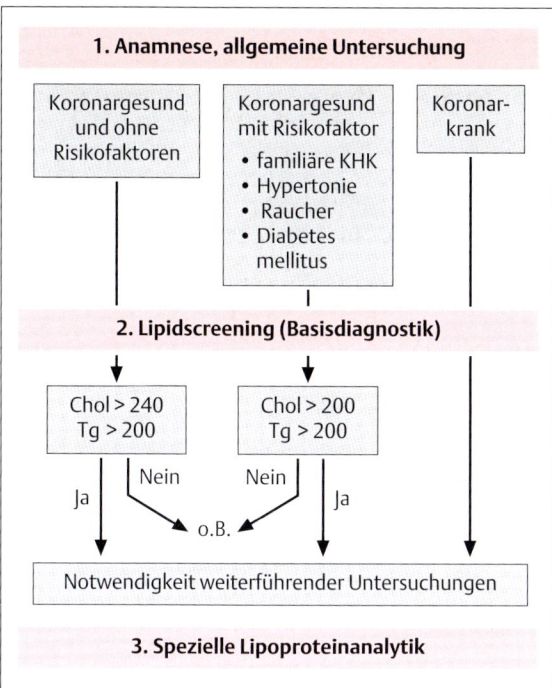

Abb. 13.8 Lipidscreening (Basisprogramm). Alle Werte in mg/dl; KHK = koronare Herzkrankheit; Chol = Cholesterin; Tg = Triglyceride; o.B. = unauffälliger Befund. Spezielle Lipoproteinanalytik s. S. 193 ff.

zum Teil durch Heparin beeinflusst, deshalb wird hierfür Serum oder EDTA-Plasma empfohlen.

Der Patient soll 12 Stunden vor der Blutentnahme streng fasten, da die Triglyceridkonzentration im hohen Maße von der aktuellen Nahrungsaufnahme abhängig ist. Für die Befundinterpretation ist die Kenntnis von sonstigen Risikofaktoren (13.7), Grunderkrankungen und der aktuellen Medikation unbedingt notwendig.

> 13.7
> **Koronare Risikofaktoren**
>
> Zu den Risikofaktoren, die anamnestisch berücksichtigt werden müssen, zählen die familiäre Disposition (Häufigkeit der KHK in der Familie), Rauchen, Bluthochdruck, Diabetes mellitus, Übergewicht, körperliche Inaktivität und Stress. Ferner sind unbedingt das Alter des Patienten und sein Geschlecht zu berücksichtigen.

Eine sehr einfache Möglichkeit, um bei einem auffälligen Basisprogramm zusätzliche Befunde zu erheben, stellt der **Kühlschranktest** dar:

Homogen trübes Aussehen der Probe nach Lagerung über Nacht bei 4 °C weist auf eine VLDL-Erhöhung, Aufrahmen auf das Vorhandensein von Chylomikronen hin. LDL-Erhöhungen können allerdings nicht erkannt werden.

13.3.2 Bestimmung von Triglyceriden

Die natürlich in den Lipoproteinen vorkommenden Neutralfette sind Gemische verschiedener Triacylglyceride (ca. 90 %), Diacylglyceride und Monoacylglyceride. Die mittlere Molekülmasse liegt bei 875. Ihre Gesamtheit wird als Serum-Triglyceride gemessen.

Zur Triglyceridbestimmung werden diese mit *Lipasen/ Esterasen* zu freien Fettsäuren und Glycerin hydrolysiert. Das Glycerin wird anschließend enzymatisch bestimmt (Formelbild). Zur Ermittlung der Serum-Triglyceride muss die Menge des natürlicherweise frei im Serum vorliegenden Glycerins als Leerwert abgezogen werden. Meist wird dazu keine Leerwertmessung durchgeführt, sondern ein Erfahrungswert von 0,11 mmol/l (ca. 10 mg/dl) abgezogen. Bei bestimmten Erkrankungen kann jedoch die Konzentration von freiem Glycerin im Blut erheblich erhöht sein.

Enzymatische Triglyceridbestimmung

$$\text{Triglycerid} + 3\,\text{HOH} \xrightarrow{\text{Lipase/Colipase (Esterasen)}} 3\,\text{Fettsäuren} + \text{Glycerin}$$

$$\text{Glycerin} + \text{ATP} \xrightarrow{\text{Glycerinkinase}} 1\text{-Glycerophosphat} + \text{ADP}$$

$$\text{ADP} + \text{Phosphoenolpyruvat} \xrightarrow{\text{Pyruvatkinase}} \text{Pyruvat} + \text{ATP}$$

$$\text{Pyruvat} + \text{NADH} + \text{H}^+ \xrightarrow{\text{LD}} \text{Lactat} + \text{NAD}^+$$

Ein anderes Bestimmungsprinzip (PAP-Methode) liegt den meisten Teststreifenverfahren zugrunde: Auch hier wird das Glycerin mit ATP in Gegenwart von Glycerinkinase zu Glycerin-1-Phosphat und ADP umgesetzt. Dann erfolgen die weiteren Reaktionen aber über das Glycerin-1-Phosphat: Es wird mit Glycerin-1-Phosphat-Oxidase zu Dihydroxyaceton-phosphat und Wasserstoffperoxid oxidiert, Wasserstoffperoxid wird anschließend durch Oxidation eines Leukofarbstoffs in Gegenwart von Peroxidase (POD) bestimmt. Der entstandene Farbstoff kann reflektometrisch oder photometrisch bestimmt werden.

Bestimmung von Triglyceriden (Reflometrie)

$$\text{Triglycerid} + 3\,\text{HOH} \xrightarrow{\text{Lipase/Colipase (Esterasen)}} 3\,\text{Fettsäuren} + \text{Glycerin}$$

$$\text{Glycerin} + \text{ATP} \xrightarrow{\text{Glycerinkinase}} \text{Glycerin-1-phosphat} + \text{ADP}$$

$$\text{Glyc-1-P} + \text{O}_2 \xrightarrow{\text{Glycerin-1-P-Ox}} \text{Dihydroxyaceton} + \text{H}_2\text{O}_2$$

$$\text{H}_2\text{O}_2 + \text{Leukofarbstoff} \xrightarrow{\text{POD}} \text{Farbstoff}$$

Tab. 13.2 Risikoangaben für die Messgröße Triglyceride.

Nüchtern-Triglyceride	statistisches Risiko
Triolein-Äquivalente (mg/dl)	
< 130	ideal
bis 200	verdächtig
> 200	Risiko abzuklären

Nahrungsaufnahme, lange Stauung und stehende Körperposition führen zu falsch hohen Werten. Das erste Verfahren wird auch durch Hämolyse beeinflusst. Die Stabilität der Triglyceride im Untersuchungsmaterial ist gut. Nicht vergessen dürfen wir, dass lipämische Seren oder Plasmaproben wegen möglichen Flotierens der Lipoproteine vor der Entnahme der Messprobe (sample) gut durchmischt werden müssen.

Ob erhöhte Triglyceride ein eigenständiges atherogenes Risiko darstellen ist nicht sicher. In Verbindung mit erhöhten Cholesterinwerten wird allgemein von einem zusätzlichen Risiko ausgegangen. In diesem Zusammenhang ist es auch zu verstehen, dass für die Beurteilung der Messergebnisse von Lipiden im Blut weniger Referenzbereiche, als vielmehr Risikobereiche von Bedeutung sind. Dabei müssen wir uns aber vor Augen halten, dass es sich bei diesen Risikoangaben immer um statistische Betrachtungen handelt und keinesfalls Voraussagen zum Eintreten eines atherogenen Ereignisses für ein bestimmtes Individuum gemacht werden können. Solche Risikoangaben für die Messgröße Triglyceride sind in Tab. 13.**2** zusammengestellt.

Hypertriglyceridämien >1000 mg/dl treten beim Vorliegen von Chylomikronen aufgrund einer Abbaustörung auf. Bei Patienten von Intensivstationen ist häufig die Gabe von Lipidinfusionen die Ursache für stark lipämische Proben. Die zufällige Entdeckung einer Nüchtern-Hypertriglyceridämie erfordert zur weiteren Abklärung mindestens eine Cholesterinbestimmung. Häufigste Ursache von Hypertriglyceridämien ist ein Verstoß gegen das Nüchterngebot.

Die Feststellung einer **Hypotriglyceridämie** ist diagnostisch meistens ohne Bedeutung. Nur in der Intensivmedizin kann sie gewisse Aussagen zur Ernährungssituation des Kranken erlauben.

13.3.3 Gesamt-Cholesterinbestimmung

Da Cholesterin im Blutplasma nicht frei, sondern nur in den uns bereits bekannten Lipoproteinkomplexen und dabei hauptsächlich in den HDL- und LDL-Partikeln vorkommt, findet man nach langer Stauung und bei aufrechter Körperlage höhere Messwerte. Eine über 5 Minuten hinausgehende Stauung oder eine 15-minütige aufrechte Körperlage kann zu 10–20% höheren Blut-Cholesterinwerten, verglichen mit ungestauter und am liegenden Patienten vorgenommener Blutentnahme, führen.

Der Cholesteringehalt des Serums ist lagerungsstabil. Lipämische Seren oder Plasmaproben müssen wegen möglichen Flotierens der Lipoproteine vor der Entnahme eines Aliquots oder der Messung gut durchmischt werden.

Die vollenzymatische Cholesterinbestimmung (Formelbild) zeigt nur mit hohen Bilirubinkonzentrationen Interferenzen.

Für Gesamt-Cholesterin wie für die Triglyceride sind die Referenzintervalle alters- und geschlechtsabhängig. Die in der Bevölkerung tatsächlich gefundenen Messwerte liegen höher als es medizinisch wünschenswert ist. Aufgrund des Zusammenhanges mit Gefäßerkrankungen werden zur Beurteilung der Messwerte **Risikobereiche** definiert (Tab. 13.**3**).

Enzymatische Cholesterinbestimmung

$$\text{Cholesterinester} + HOH \xrightarrow{\text{Cholesterinesterase}} \text{Cholesterin} + \text{Fettsäure}$$

$$\text{Cholesterin} + O_2 \xrightarrow{\text{Cholesterinoxidase}} \text{4-Cholestenon} + H_2O_2$$

$$H_2O_2 + \text{Leukofarbstoff} \xrightarrow{\text{Peroxidase}} \text{Farbstoff}$$

Für die Definition einer Hypercholesterinämie ist entscheidend, ob sie behandlungsbedürftig ist. Weitgehend ist man sich einig, dass die koronare Herzkrankheit selten bei Cholesterinwerten unter 160 mg/dl vorkommt und dass bei 240 mg/dl offensichtlich ein Schwellenwert erreicht wird, jenseits dessen das Krankheitsrisiko fast exponentiell ansteigt. Da sich die Cholesterinwerte beim Einzelnen im Allgemeinen lange stabil verhalten, reicht es, die Basisuntersuchungen in einem ca. 2-jährigen Turnus durchzuführen, wenn nicht spezielle Hinweise für eine Hyperlipidämie vorliegen.

Hypercholesterinämien treten im Rahmen von primären und sekundären Hyperlipidämien auf. Die Feststellung einer Hypercholesterinämie ist immer Anlass für eine genauere Abklärung des Lipidstatus (s. 13.4).

Zur Therapiekontrolle der Diät- und medikamentösen Lipidsenker-Behandlung reicht oft die relativ engmaschige Verlaufskontrolle der Gesamt-Cholesterinkonzentration aus.

Die Definition einer echten **Hypocholesterinämie** ist wegen der breiten Referenzintervalle kaum möglich. Hypocholesterinämien können im Rahmen primärer Hypolipoproteinämien (z.B. Abetalipoproteinämie, Tangier-Krankheit) oder sekundärer Hypolipoproteinämien (z.B. terminale Phase maligner Erkrankungen, postoperativer Zustand) auftreten.

Tab. 13.3 Risikobereiche Gesamt-Cholesterin.

Nüchtern-Gesamt-Cholesterin		statistisches Risiko	
(mmol/l)	(mg/dl)		x-fach erhöht
< 6.0	< 200*	keines (Idealbereich)	1
6.0 - 6.2	200 - 240	gering	1 – 1.5
6.2 - 6.7	240 - 260	mäßig	2
6.7 - 7.7	260 - 300	hoch	2 - 5
> 7.7	> 300	sehr hoch	> 5

13.4 Differenzierung von HDL-, LDL- und VLDL-Cholesterin

Für die Bestimmung von HDL- und LDL-Cholesterin stehen uns verschiedene Verfahren zur Verfügung, für VLDL-Cholesterin dagegen kennen wir keine einfache Bestimmungsmethode, sondern müssten die erst in der speziellen Lipidanalytik (s. 13.5) dargestellten Verfahren benutzen. Allerdings lässt sich VLDL-Cholesterin näherungsweise mithilfe der Messung der Triglyceridkonzentration (s. 13.4.2) oder nach Messung der Gesamt- sowie HDL- und LDL-Cholesterinkonzentration (s. 13.4.3) berechnen.

13.4.1 HDL-Cholesterin

Die HDL-Cholesterinbestimmung gehört häufig noch zur sog. Basisdiagnostik. Die Bestimmung des in den HDL-Partikeln vorliegenden Cholesterins ist für die klinische Interpretation von Lipoproteinämien von besonderem Interesse. Denn seit langem ist bekannt, dass bei Vorliegen einer Hypercholesterinämie bereits alleine die zusätzliche Bestimmung von HDL-Cholesterin wesentliche Informationen für die Risikoabschätzung liefern kann.

Zwei Prinzipien für die Bestimmung der HDL-Cholesterinkonzentration können wir unterscheiden: Die Fällungsmethode und die wesentlich modernere direkte HDL-Cholesterinbestimmung, die nicht nur eine höhere analytische Zuverlässigkeit aufweist, sondern auch darin einen großen Vorteil besitzt, dass sie leicht an mechanisierten Großgeräten vollautomatisch durchgeführt werden kann.

HDL-Cholesterinbestimmung (Fällungsmethode). Apoprotein B enthalten alle Serumlipoteine außer HDL. Bis vor kurzer Zeit war die Präzipitation der Apoprotein-B-haltigen Lipoproteine Routinemethode für die HDL-Bestimmung.

Hierzu wird 15 Minuten bei Raumtemperatur mit einem Fällungsreagenz (Phosphorwolframat/$MgCl_2$ oder Heparin/$MnCl_4$) inkubiert und danach werden die Lipoproteine geringerer Dichte (LDL, VLDL, Chylomikronen) durch Zentrifugation bei ca. 10000 g für ca. 5 Minuten sedimentiert.

Gemessen wird die Cholesterinkonzentration im Fällungsüberstand mit einem Verfahren, das der Gesamt-Cholesterinbestimmung entspricht. Trübe Zentrifugationsüberstände dürfen nicht für die HDL-Bestimmung verwendet werden, da mit einer Kontamination mit VLDL-Partikeln, die nicht vollständig sedimentiert sind, zu rechnen ist. Falsch hohe HDL-Cholesterinwerte können sich deshalb bei deutlich erhöhten Triglyceridwerten (VLDL oder Chylomikronen reiche Proben) ergeben. Auch trockenchemische Testverfahren für die HDL-Bestimmung sind verfügbar.

Nachteil der Fällungsmethoden ist, wie wir bereits einleitend festgestellt haben, dass sie nicht automatisierbar sind und die oben gezeigte Fehleranfälligkeit besteht.

Direkte enzymatische HDL-Cholesterinbestimmung. Die nicht HDL-Lipoproteinpartikel werden mit einem Hilfsreagenz komplexiert und anschließend wird selektiv das HDL-Cholesterin unter Verwendung modifizierter Enzyme, die für HDL-Cholesterin die höchste Substratspezifität zeigen, bestimmt.

Im ersten Schritt werden also LDL, VLDL und Chylomikronen durch Inkubation mit einem Komplexbildner (α-Cyclodextrin-Sulfat und Dextransulfat) in schwach alkalischer, Magnesiumchlorid-haltiger Lösung komplexiert. Es entstehen wasserlösliche Komplexe, wobei die enthaltenen Lipoproteinpartikel von den modifizierten Enzymen nicht umgesetzt werden können.

Anschließend erfolgt eine Cholesterinbestimmung unter Verwendung der modifizierten Enzyme, wobei es sich bei dieser Modifikation um Bindung der Enzyme an Polyethylenglykol (PEG) handelt. In der ersten Reaktion werden die Cholesterinester gespalten, dann wird das Cholesterin oxidiert, wobei H_2O_2 entsteht. In der anschließenden Indikatorreaktion wird unter Peroxidasekatalyse ein Farbstoff gebildet, der bei 600 nm mit einer Endpunktmethode gemessen wird:

(1) HDL-Cholesterinester + HOH
$$\xrightarrow{PEG - Cholesterinesterase} Cholesterin + Fettsäure$$

(2) Cholesterin + O_2
$$\xrightarrow{PEG - Cholesterinoxidase} Cholestenon + H_2O_2$$

(3) $2\ H_2O_2$ + 4-Aminophenazon + EMSE*
$$\xrightarrow{Peroxidase} Chinoniminfarbstoff$$

* EMSE = Bernsteinsäurederivat (N-ethyl-N-(3-methylphenyl)-N'-succinyl-Ethylendiamin)

Bewertung der HDL-Cholesterinkonzentration. Etwa 25% des Gesamtcholesterins im Serum wird beim Gesunden in der HDL-Fraktion transportiert. Im Gegensatz zu LDL (s.u) hat HDL, genauer wie wir bereits erfahren haben HDL_2 und HDL_3, eine schützende (protektive) Funktion in Bezug auf die koronare Herzkrankheit. In Tab. 13.4 sind wiederum Angaben für die Risikoabschätzung zu finden. Beim HDL müssen wir Geschlechtsunterschiede beachten.

Tab. 13.4 Risikoabschätzung HDL-Cholesterin.

HDL-Cholesterin (mg/dl)	kein Risiko	mäßiges Risiko	hohes Risiko
Frauen	> 65	45–65	< 45
Männer	> 55	35–55	< 35

Zur weiteren Interpretation lässt sich der Quotient aus Gesamtcholesterin und HDL-Cholesterin gut einsetzen. Bei einem Quotientenwert unter 5 ist der Anteil des HDL-Cholesterin am Gesamtcholesterin als günstig zu bewerten und entsprechend bei einem Quotientenwert über 5 als ungünstig.

13.4.2 Anwendung der Friedewald-Formel zur Berechnung von VLDL- und LDL-Cholesterin

Liegen die Messwerte von Gesamtcholesterin, HDL-Cholesterin und Triglyceriden vor, so kann eine rechnerische Abschätzung von VLDL- und LDL-Cholesterin vorgenommen werden.

Berechnung der VLDL-Cholesterinkonzentration. Als erstes ermitteln wir die VLDL-Cholesterinkonzentration. Hierbei wird angenommen, dass die VLDL-Partikel durchschnittlich einen konstanten Triglyceridanteil besitzen und deshalb aus der Triglyceridkonzentration der Probe auf den VLDL-Gehalt geschlossen werden kann. Günstig ist es, zwei verschiedene Näherungsformeln je nach Triglyceridkonzentration zu verwenden:

> 1. für Triglyceride < 160 mg/dl:
> Triglyceride (mg/dl) : 5 $\approx$ VLDL-Cholesterin (mg/dl)
>
> 2. für Triglyceride von 160 bis 400 mg/dl:
> Triglyceride (mg/dl) : 8 $\approx$ VLDL-Cholesterin (mg/dl)

Bei Triglyceridwerten größer 400 mg/dl ist dieses Vorgehen nicht mehr statthaft, da dann mit dem Vorliegen von Chylomikronen und anderen atypischen Lipoproteinen (Remnants, IDL) gerechnet werden muss, die nicht in die Näherungsformel eingehen.

Berechnung der LDL-Cholesterinkonzentration. Anschließend erfolgt die Berechnung der LDL-Konzentration. Dies sollte auch im Befund unmissverständlich zum Ausdruck kommen, d.h., aus dem Befund muss ersichtlich sein, ob das LDL-Cholesterin näherungsweise berechnet oder gemessen wurde (s. u.).

Für die Berechnung wird die folgende Näherungsformel verwendet:

> Gesamtcholesterin = HDL + LDL + VLDL (-Cholesterin)

Unter Umformung und Einsetzen der Näherungsformel für VLDL-Cholesterin ergibt sich:

> LDL-Cholesterin = Gesamtcholesterin − HDL-Cholesterin − TG : 5 (8)

Diese Abschätzungen führen bei Triglyceridwerten bis 200 mg/dl erfahrungsgemäß zu den echten LDL-Messwerten vergleichbar zuverlässigen Ergebnissen. Zur Interpretation der VLDL- und LDL-Cholesterinwerte s. Tab. 13.5.

13.4.3 Messung der LDL-Cholesterinkonzentration und Berechnung von VLDL-Cholesterin

In Analogie zur HDL-Bestimmung gibt es für die LDL-Messung Fällungsmethoden und direkte Bestimmungsverfahren, wobei der Hauptvorteil der direkten Bestimmungsverfahren wiederum die Automatisierbarkeit ist.

LDL-Cholesterin-Fällungsmethode. Anders als bei der HDL-Cholesterinbestimmung handelt es sich hier um eine indirekte Bestimmung. Die LDL-Fraktion wird mit amphophilen Polymeren (z.B. Polyethylenglykol 600) oder Heparin bei pH 5,12 gefällt. Nach einer mehrminütigen Inkubation wird zentrifugiert und der Fällungsüberstand gewonnen. Dieser enthält alle Lipoprotein-Fraktionen außer LDL. Vereinfacht entspricht die im Fällungsüberstand messbare Cholesterinkonzentration daher der Summe aus HDL- und VLDL-Cholesterin.

Unter zusätzlicher Einbeziehung des Gesamtcholesterin-Messwertes gilt daher:

> LDL-Cholesterin (mg/dl) =
> Gesamtcholesterin − Messwert (Überstand)

Wie bei der HDL-Bestimmung mittels Fällungsmethode muss auch hier darauf geachtet werden, dass der Fällungsüberstand klar ist.

Direkte enzymatische LDL-Cholesterinbestimmung. Es wurden mehrere Verfahren entwickelt, hier wollen wir uns beispielhaft die turbidimetrische Methode ansehen: Insbesondere die den LDL-Partikeln ähnlichen VLDL-Partikel müssen im ersten Schritt mit einem zwitterionischen Detergenz maskiert werden. Die LDL-Partikel reagieren anschließend in Gegenwart von Magnesiumionen über ihre Apo-B-Proteinkomponente mit einem polyanionischen Reagenz. Hierbei bilden sich Komplexe aus, die zu einer messbaren Trübung des Ansatzes führen. Die sich entwickelnde Trübung ist dabei ein Maß für die LDL-Konzentration.

Berechnung der VLDL-Konzentration. Im Weiteren können wir durch Differenzbildung die VLDL-Konzentration ermitteln:

> VLDL-Cholesterin (mg/dl) = Gesamtcholesterin − HDL(-Cholesterin) − LDL(-Cholesterin)

Da wiederum Chylomikronen und andere atypische Lipoproteine unberücksichtigt bleiben, können die VLDL-Ergebnisse und die zugrunde liegenden LDL-Messergebnisse bei hohen Triglyceridkonzentrationen falsch sein. Mittels einer Abschätzung der VLDL-Cholesterinkonzentration nach TG : 8 und Vergleich mit der nach obigem Vorgehen erhaltenen VLDL-Cholesterinkonzentration kann der Verdacht auf das Vorliegen von Chylomikronen und/oder atypischen Lipoproteinen erhärtet werden, wenn die VLDL-Werte mit den beiden Verfahren um mehr als 10 mg/dl voneinander abweichen. In solchen Fällen kann dann zur weiteren Abklärung z. B. die quantitative Lipidelektrophorese (s. unten) herangezogen werden. Bevor ein solches aufwendiges Verfahren eingesetzt wird, empfiehlt es sich, dass wir uns beim zuständigen Arzt versichern, dass der Patient auch tatsächlich bei der Blutentnahme ausreichend lang nüchtern gewesen ist.

Bewertung des LDL-und VLDL-Cholesterins. Von besonders großer Bedeutung für die Abschätzung atherogener Risiken ist der LDL-Cholesterinwert (Tab. 13.**5**). Nach Expertenansicht können bei gesunden Personen ohne Vorliegen weiterer koronarer Risikofaktoren (13.7, S. 191) LDL-Cholesterinwerte bis maximal 200 mg/dl toleriert werden. Bei Vorliegen solcher Risikofaktoren oder von ungünstigen Zusatzbefunden wie z.B. erniedrigtes HDL, erhöhtes Lp(a), erhöhtes Plasmafibrinogen sollte die LDL-Cholesterinkonzentration dagegen 150 mg/dl nicht überschreiten. Bei bereits koronarkranken Patienten, z.B. nach Myokardinfarkt, trägt das LDL unstrittig zu einer erheblichen Beschleunigung des weiteren Krankheitsprozesses bei. Deshalb wird durch entsprechende Therapiemaßnahmen (13.**8**) bei diesen Patienten eine LDL-Cholesterinkonzentration von unter 110 mg/dl angestrebt.

Tab. 13.5 Risikoabschätzung LDL-Cholesterin.

LDL-Cholesterin (mg/dl)	erhöhtes Risiko
< 150	keines*
bis 200	mäßig
> 200	hoch

* Unabhängig von der Absoluthöhe des LDL-Cholesterins geht man auch von einem erhöhten Risiko aus, wenn eine ungünstige Relation zwischen HDL- und LDL-Cholesterin vorliegt. Dazu wird der LDL-Cholesterin zu HDL-Cholesterin Quotient gebildet. Werte des Quotienten größer 4 gelten als ungünstig.

13.8
Therapiemaßnahmen bei Hyperlipidämie

Zur medikamentösen Therapie der Hypercholesterinämie gibt es verschiedene Ansätze. Besonders bewährt haben sich die HMG-CoA-Reduktasehemmer, welche die Schlüsselreaktion der Cholesterinbiosynthese hemmen. Mit diesen Präparaten lassen sich LDL-Cholesterinsenkungen bis zu 40% erreichen. Begleitet werden sollte jede medikamentöse Therapie durch diätetische Maßnahmen. Ein Nutzen der Cholesterin-senkenden Therapie bei Personen oberhalb des 65. Lebensjahres scheint kaum gegeben, außer es liegt bereits eine KHK vor.
Bei extremen und medikamentös nicht ausreichend behandelbaren Hypercholesterinämien können im Einzelfall extrakorporale Eliminationsverfahren (ähnlich einer Dialyse) angewendet werden, hierbei sind ca. wöchentliche Behandlungen erforderlich. Bei einer Spezialvariante dieser Lipoproteinapherese lassen sich gezielt Lipoprotein (a)-Partikel aus der Zirkulation entfernen.
Ein weiterer Therapieansatz besteht in der Gabe von Antioxidantien, z. B. Vitamin E. Hierdurch soll die Bildung oxidierter LDL und damit die Atherombildung herabgesetzt werden.

Für die Beurteilung der VLDL-Cholesterinkonzentration wird eine Obergrenze von ca. 40 mg/dl herangezogen. Hypertriglyceridämien mit VLDL-Erhöhung entstehen entweder durch Überproduktion oder verlangsamten Abbau der VLDL. Häufig wird die VLDL-Erhöhung in Zusammenhang mit Überernährung (Adipositas) oder Insulinresistenz (metabolisches Syndrom) beobachtet. Die kombinierte Erhöhung von VLDL und Chylomikronen kann vermutlich auf eine Verminderung der Lipoproteinlipaseaktivität zurückgeführt werden. Häufig zu sehen ist eine VLDL-Erhöhung neben einer manifesten LDL-Erhöhung.

13.5 Spezielle Lipidanalytik

Klassische Methode für die weitergehende Lipoproteindifferenzierung ist die Lipidelektrophorese. Des Weiteren werden heute verstärkt Apo-Lipoproteinbestimmungen und genanalytische Techniken eingesetzt.

13.5.1 Lipidelektrophorese

Eine gut brauchbare Methodik zur weitergehenden Lipiddifferenzierung ist die Lipidelektrophorese.

Prinzip der Lipidelektrophorese. Im Prinzip wird die normale Serumelektrophorese durchgeführt, allerdings wird nicht mit einem Proteinfarbstoff, sondern einem Fettfarbstoff (Öl-Rot oder Sudan-Schwarz) entwickelt, bzw. es erfolgt eine Lipidpräzipitation auf dem Pherogramm. Somit werden die Lipoproteine sichtbar, die in der α-Fraktion (HDL), einer prä-ß- (VLDL) und der ß-Fraktion (LDL) wandern. Chylomikronen bleiben an der Auftragsstelle liegen.

Agarosegele werden für die routinemäßige Lipidelektrophorese verwendet. Sie zeigen eine gute Auflösung und erlauben eine Quantifizierung der Lipoproteinklassen (Abb. 13.**9**). Nach der elektrophoretischen Auftrennung werden die Lipoproteine auf dem Agarosegel mit Polyanionen (Dextransulfat) präzipitiert. Die Gele befinden sich auf durchsichtigen Trägern und können mit den für die Serumproteinelektrophorese benutzten Densitometern direkt vermessen werden. Unter Bezug auf das zuvor gemessene Gesamtcholesterin im Serum und unter Verwendung von Nomogrammen, die den unterschiedlichen Cholesteringehalt der Lipoproteinfraktionen berücksichtigen, können die Pherogramme gut reproduzierbar und zuverlässig quantitativ ausgewertet werden.

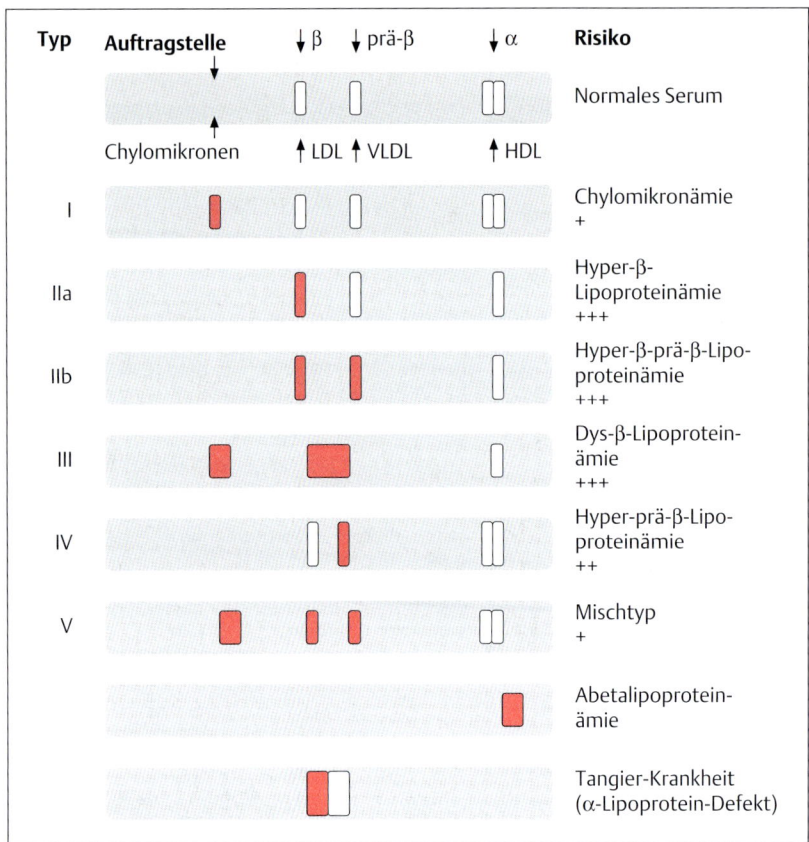

Abb. 13.9 Mögliche Befundtypen bei der Lipidelektrophorese.

Voraussetzungen für sinnvoll auswertbare Lipidelektrophoresen sind, dass der Patient sicher nüchtern war, keine Cholestase gegeben ist und keine Heparintherapie vorliegt. Bei Nicht-Nüchternserum ist mit dem Auftreten von atypischen Lipoproteinfraktionen wie Chylomikronen und IDL zu rechnen. Bei Cholestase ist der Lipoproteinstoffwechsel krankheitsbedingt verändert und ein neues Lipoprotein Lp-X (13.9) tritt in Erscheinung. Bei Heparintherapie kommt es zu Störungen der Wanderungseigenschaften der Lipoproteinfraktionen. Um diese Probleme und ggf. unnötige Untersuchungen zu vermeiden, empfiehlt sich vor Durchführung der Lipidelektrophorese eine telefonische Rücksprache mit dem für den Patienten zuständigen Arzt bezüglich der Präanalytik und Störmöglichkeiten.

 13.9 Lipoprotein Lp-X

Lipoprotein-X ist ein Gallenlipid-Apolipoprotein-Komplex, der das Enzym γ-GT binden kann. Es handelt sich um einen sicheren Cholestaseparameter. Schon wenige Tage nach Auftreten des Gallenstaus wird Lp-X nachweisbar und bleibt bis 7 Tage nach Normalisierung des Gallenflusses positiv. Durch Fällung mit Heparin/$MnCl_2$ lässt sich Lp-X bei der Lipid-ELPHO nachweisen. Diagnostisch hat Lp-X heute keine Bedeutung mehr, da sich eine Cholestase hervorragend mittels bildgebender Untersuchungsverfahren darstellen lässt.

Beurteilung der Lipidelektrophorese. Die Unterteilung der Elektrophoresebefunde in Typ I bis V, wie in Abb. 13.9 gezeigt, erleichtert zwar die Beschreibung und Charakterisierung der Elektrophoresebefunde, sollte aber nicht als absolutes Risikomaß angesehen werden, da gleiche Befundmuster sowohl genetisch oder auch sekundär bedingt sein können. Die Risikobeurteilung ist dabei deutlich unterschiedlich.

> **Gleiche Befundmuster können sowohl genetisch oder auch sekundär bedingt sein.**

Genetisch bedingte Dys-Lipoproteinämien:

Typ I: Ursache ist ein Defekt der Lipoproteinlipase oder ein Apo-CII-Defekt. Das Vorkommen ist sehr selten. Meist sind die Triglyceride größer 1000 mg/dl. Ein Atheroserisiko besteht kaum, aber ein erhöhtes Risiko für eine Pankreatitis.

Typ IIa: Die Ursache ist polygen, z. B. ein LDL-Rezeptordefekt oder ein ApoB-100-Defekt. Das Vorkommen ist sehr häufig. Die Cholesterinwerte sind beim unbehandelten Patienten meist größer 300 mg/dl und das Atheroserisiko ist hoch.

Typ IIb: Die kombinierte Hyperlipidämie (LDL- und VLDL-Erhöhung) ähnelt dem Typ IIa.

Typ III: Charakteristisch ist eine breite ß-Bande in der die eigentlich erhöhte prä-ß-Bande verschwindet. Erhöht sind Chylomikronen- und VLDL-Remnants aufgrund einer Apo-E2-Homozygotie (13.10). Diätabhängig schwanken die Triglycerid- und Cholesterinwerte erheblich. Das Vorkommen ist selten und die Betroffenen zeigen eine deutliche Atherogenität.

Typ IV: Charakteristisch ist die VLDL-Erhöhung, wobei die Störung familiär oder sporadisch auftreten kann. Dieser Typ wird sehr häufig beobachtet. Die familiäre Hypertriglyceridämie Typ IV ist eine Erkrankung des Erwachsenenalters und geht häufig mit Diabetes mellitus, Insulinresistenz, Obesitas und Hyperinsulinämie einher. Bei manchen Patienten wird die Symptomatik erst durch Alkoholabusus ausgelöst. Das Erscheinungsbild ist reversibel. Die Atherogenität ist eher gering.

Typ V: Labordiagnostisch ist dies der imponierendste Befund mit Triglyceriden meist größer 1000 mg/dl, Verbreitungsgrad und Risiko sind gering. Der Typ V kann unter Diät in einen Typ IV übergehen.

Sekundäre Lipoproteinämien: Eine ganze Reihe von Erkrankungen können zu mehr oder weniger charakteristischen Veränderungen der messbaren Lipoproteinkonzentrationen führen. Beispiele finden wir in Tab. 13.6. Sekundäre Hyperlipämien bessern sich im Allgemeinen bei konsequenter Therapie der Grunderkrankung und benötigen meist keine lipidsenkende Therapie. Allerdings wird die Prognose der Grunderkrankung durch arteriosklerotische Veränderungen nicht selten ungünstig beeinflusst. Daher ist z.B. bei Diabetes mellitus oder Schilddrüsenerkrankungen auf begleitende Lipidstoffwechselstörungen zu achten.

Häufiger Alkoholgenuss führt nicht nur zur HDL-Erhöhung, sondern, wenn auch seltener, zu einer Triglyceriderhöhung vom Typ IV oder V.

Hypolipoproteinämien: Familiäre Hypolipoproteinämien sind sehr selten und spielen in der Praxis kaum eine Rolle. Beispiele sind die A-Beta-Lipoproteinämie oder die Tangier-Krankheit, bei der das HDL praktisch vollständig fehlt und die trotzdem selbst bei homozygoten Defektträgern praktisch kein erhöhtes Atheroskleroserisiko aufweist. Postoperative Hypolipoproteinämien sind nach größeren Eingriffen häufiger zu beobachten und in ihrer Bedeutung noch unklar.

Tab. 13.6 Sekundäre Lipoproteinämien.

Erkrankung	Chylomikronen	VLDL	IDL	LDL	HDL
Diabetes mellitus	↑	↑	+/-	+/-	+/-
Nierenerkrankung	+/-	↑	↑	↑	+/-
Lebererkrankungen	+/-	↑	↑	↑ od. ↓	↓
Alkoholismus	↑	↑	+/-	+/-	↑
Hypothyreose	+/-	+/-	↑	↑	+/-

13.5.2 Weitere Methoden für die Lipidanalytik

Ultrazentrifugation: Die Referenzmethode für die Lipoproteinpartikel-Trennung ist die Flotationsanalyse durch Ultrazentrifugation im Dichtegradienten. Die einzelnen Lipoproteinpartikel werden entsprechend ihrer Dichte getrennt und lassen sich für weitere Untersuchungen sogar isolieren. Wegen des hohen Aufwandes wird die Ultrazentrifugation in der Regel nur bei wissenschaftlichen Fragestellungen durchgeführt.

Apolipoproteine: Zunehmend werden zur Quantifizierung einzelner Lipoproteinklassen auch Apolipoproteinbestimmungen durchgeführt. Apo A1 und Apo A2 sind charakteristisch für HDL, während Apo B charakteristisch für LDL sind. Eingesetzt werden immunchemische Verfahren. Eine besondere Rolle spielt die Untersuchung des Apo E (13.10).

13.10 Apo-E-Polymorphismus

Apo-E-reich sind Chylomikronen-Remnants, VLDL und IDL. Diese brauchen Apo E für die Bindung an den LDL-Rezeptor. Durch isoelektrische Fokussierung und anschließendes Blotting mit monoklonalen Antikörpern oder DNA-Hybridisierung lassen sich folgende 6 Isoformen des Apo E unterscheiden: Apo E2/2, E2/3, E2/4, E3/3, E3/4, E4/4. Homozygotes Apo E2/2 führt zusammen mit weiteren Ursachen einer Fettstoffwechselstörung zu einer Typ-III-Hyper-Lipidämie. Bei der Konstellation Apo E4/4 oder E3/4 soll Cholesterin aus der Nahrung verstärkt resorbiert werden. Folge ist eine LDL-Erhöhung.

Lipoprotein (a): Lp(a) wird vermutlich von der Leber synthetisiert. Es ist ein LDL-ähnliches Lipoprotein, das normalerweise nur in geringsten Konzentrationen (< 10 mg/dl) vorkommt. Lp(a)-Konzentrationen > 30 mg/dl scheinen eine Steigerung des LDL-bedingten Koronarrisikos zu bewirken. Lp(a)-Erhöhungen wurden bei Patienten mit überraschend frühem Herzinfarkt und scheinbar unauffälligem Lipidmuster gefunden. Der Plasmaspiegel von Lp(a) ist im wesentlichen genetisch festgelegt und medikamentös kaum zu beeinflussen. Lp(a) ist daher ein von allen anderen Lipidparametern unabhängiger Risikofaktor der KHK. Bei gleichzeitiger Erhöhung von LDL und Lp(a) muss wenigstens versucht werden, die LDL-Cholesterinkonzentration medikamentös deutlich zu senken. In speziellen Fällen kann Lp(a) durch Plasmapherese (s. 13.8) zumindest vorübergehend aus der Blutzirkulation entfernt werden.

Polymerase-Chain-Reaction (PCR): Hiermit lassen sich seit neuestem auch die einer Lipidämie zugrunde liegenden Gendefekte nachweisen. Auf diese Weise lassen sich insbesondere Familienuntersuchungen zur weiteren wissenschaftlichen Forschung auf dem Gebiet der Hyperlipidämie durchführen.

14 Stoffwechselendprodukte

14.1 Bilirubin

Bilirubin ist das Abbauprodukt des Hämoglobins. Es wird von der Leber aus dem Blut aufgenommen und intrahepatisch mit Glucuronsäure verbunden (konjugiert). Das konjugierte Bilirubin wird über Galle und Darm ausgeschieden. Fünf wesentliche Ursachen für eine Hyperbilirubinämie können beobachtet werden:
1. Überproduktion von Bilirubin,
2. verminderte Aufnahme aus dem Blut durch die Leber,
3. eingeschränkte Konjugation des Bilirubins in der Leber,
4. gestörte Abgabe (Sekretion) des konjugierten Bilirubins in die Galle,
5. erhöhter Rückstrom von Bilirubin aus der Leber oder den Gallenkapillaren in das Blut.

14.1.1 Bilirubinstoffwechsel

Definitionen: Unkonjugiertes Bilirubin = indirektes Bilirubin ist das primäre Abbauprodukt des Häm, es ist lipophil und wasserunlöslich (hydrophob).
Konjugiertes Bilirubin = direktes Bilirubin entsteht durch enzymatische Kopplung mit Glucuronsäure in der Leber, es ist wasserlöslich (hydrophil).
Ikterus = Bilirubinerhöhung und wird laienhaft als Gelbsucht bezeichnet.
Cholestase = Behinderung des Gallenabflusses.

Abkürzungen:
I-BIL = indirektes Bilirubin;
D-BIL = direktes Bilirubin;
T-BIL = Gesamtbilirubin = I-BIL + D-BIL.

Bildung des unkonjugierten Bilirubins. Hämoglobin aus abgebauten Erythrozyten und anderen Hämoproteinen (z. B. Myoglobin) wird im retikulo-histiozytären System (Leber, Milz) aufgespalten in Häm und den Proteinrest, der zu Aminosäuren weiter abgebaut wird. Das Häm wird durch die mikrosomale *Hämoxygenase* oxidativ zu Kohlenmonoxid, Eisen und Biliverdin abgebaut. Katalysiert durch die *Biliverdinreduktase* entsteht schließlich Bilirubin (Abb. 14.1). Obwohl das Bilirubinmolekül mehrere hydrophile Seitenketten besitzt, ist es wasserunlöslich. Die Ursache hierfür liegt in der Ausbildung intramolekularer Wasserstoff-Brückenbindungen, die zur Ausbildung einer lipophilen Oberflächenstruktur des unkonjugierten Bilirubins führen.

Aufgrund seiner Lipophilie kann das unkonjugierte Bilirubin in das Gehirn, die Plazenta und andere Gewebe, z. B. in die Haut, diffundieren (14.1). Um dieses zu verhindern, wird das Bilirubin daher normalerweise im

14.1
Phototherapie des Neugeborenen Ikterus

Die physikalische Basis der Phototherapie mit Licht im Wellenlängenbereich 400 bis 500 nm (kein schädliches UV-Licht!), die bei einem überproportionalen Bilirubinanstieg beim Neugeborenen häufig angewendet wird, ist die Isomerisierung (Rotation der äußeren Pyrrolringe um die Doppelbindung) des unkonjugierten Bilirubins durch den Lichteinfluss. Das sog. Photobilirubin bildet keine intramolekularen Wasserstoffbrücken mehr aus und ist deshalb wesentlich besser wasserlöslich. Es kann auch ohne Konjugation in der Leber mit der Galle ausgeschieden werden.

14.2
Der Weg des Bilirubins im Blut

An Albumin wird im Blut nicht nur das unkonjugierte, sondern auch das bereits in der Leber konjugierte Bilirubin gebunden. Sein Anteil ist bei normalem Bilirubinstoffwechsel sehr gering im Blut. Als Besonderheit wird ein Teil des konjugierten Bilirubins sogar kovalent und damit sehr fest an Albumin gebunden, hierfür verwendet man auch die Bezeichnung δ-Bilirubin. Dies führt zu einer sehr verzögerten Ausscheidung und erklärt uns, warum nach klinischer Besserung verschiedener Lebererkrankungen noch längere Zeit erhöhte Werte von konjugiertem Bilirubin gefunden werden können. Zur Abklärung lässt sich ggf. als Spezialuntersuchung mittels Filmtechnologie das δ-Bilirubin bestimmen.
Bei Ikterus – aufgrund einer Cholestase – bleibt ein kleiner Teil des konjugierten Bilirubins im Blut ungebunden und kann renal ausgeschieden werden. Dies ist die Ursache für die Bilirubinurie bei Cholestase.

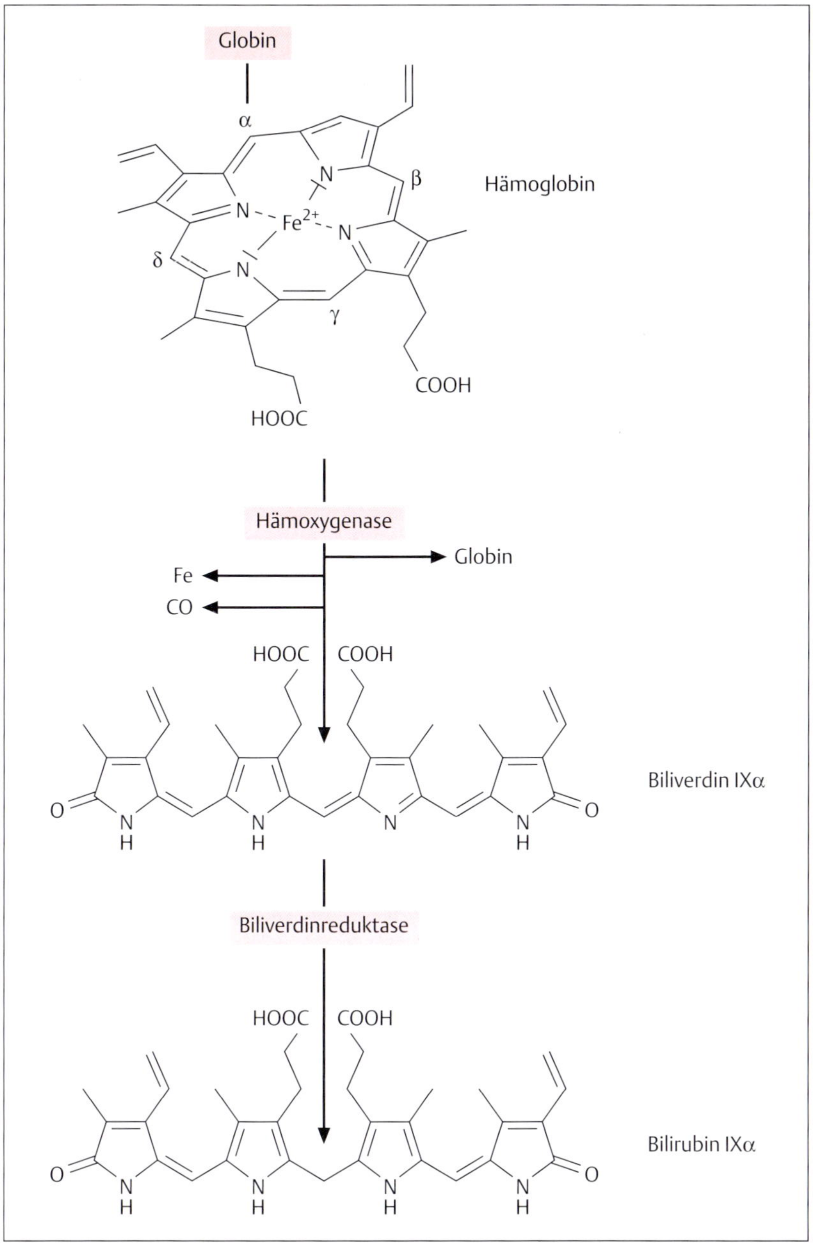

Abb. 14.1 Synthese von Bilirubin aus Hämoglobulin (Hämoglobinabbau).

Blut an Albumin gebunden transportiert (14.2). Das **an Albumin gebundene** wasserunlösliche Bilirubin wird auch als **„indirektes" Bilirubin** bezeichnet, da es mit der üblichen Nachweisreaktion nicht direkt, sondern erst nach Vorbehandlung mit einem sog. Accellerator nachweisbar ist. Die Anlagerungskapazität des Bilirubins an Albumin ist bei Kindern geringer als bei Erwachsenen (Molratio 1:1). Dies ist bedeutsam, weil Bilirubin, das nicht an Albumin gebunden ist, neurotoxisch wirkt und so überdurchschnittliche Bilirubinerhöhungen bei jungen Säuglingen zu einem sehr gefährlichen Kernikterus (14.1) führen können.

Konjugation und Ausscheidungsmechanismus. Das albumingebundene Bilirubin wird durch ein spezifisches Transportsystem sowohl aus der Albuminbindung gelöst als auch in die Leberparenchymzelle aufgenommen. Dies geschieht auf der sinusoidalen Seite der Hepatozyten. In den Mikrosomen der Leberzelle wird das unkonjugierte Bilirubin durch die *Uridyl-Glucuronyl-Transferase* mit Glucuronsäure zu Bilirubinmono- und -diglucuronid konjugiert (Abb. 14.2). Das durch die Ankopplung von Glucuronsäure entstandene Produkt bezeichnet man als **„direktes" Bilirubin**, im Sinne von direkt nachweisbar. Durch die Glucuronidierung wird das Bilirubin wasserlöslich. Es wird von der Leberzelle über die Kanalikulusmembran in die Gallenkapillare abgegeben, dies ist der limitierende Schritt des gesamten Bilirubinausscheidungsmechanismus. Die Galle enthält neben direktem Bilirubin als weitere für

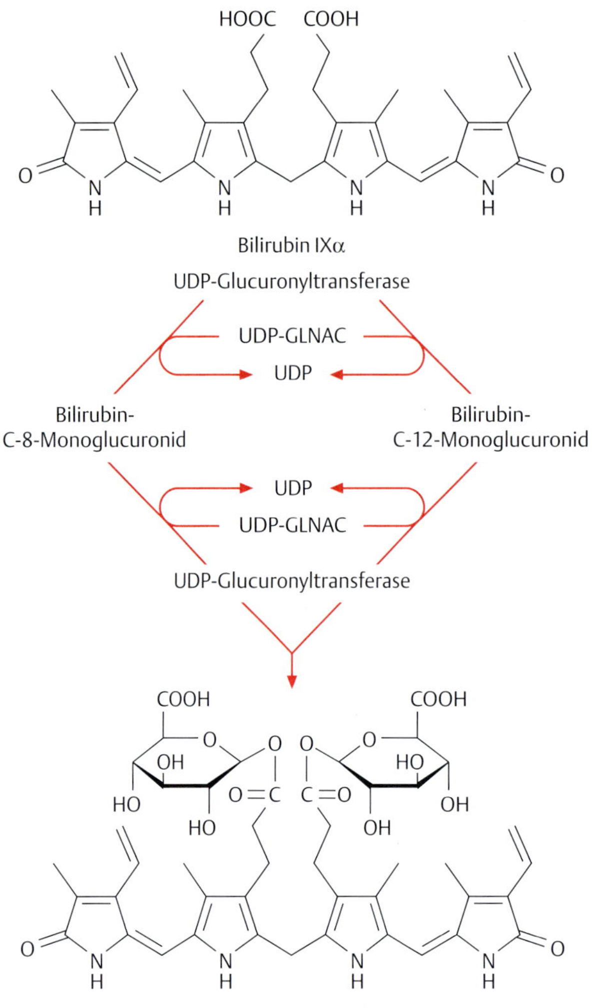

Abb. 14.2 Hepatische Synthese von Bilirubindiglucuronid.

uns wichtige Bestandteile Cholesterin und Gallensäuren. Mit der Gallenflüssigkeit wird das Bilirubin in den Darm ausgeschieden (Abb. 14.**3**). Durch bakterielle Enzyme wird das Bilirubin im Darm in farbloses Urobilinogen umgewandelt. In weiteren Schritten entsteht der goldgelbe Stuhlfarbstoff Stercobilin. Ca. 20 % des Urobilinogens werden von den Zellen der Darmwand rückresorbiert und dann großteils (90 %) erneut von der Leber in die Galle sezerniert. Man spricht von einem **entero-hepatischen Kreislauf**. Nur ein kleiner Teil des Urobilinogens gelangt über den großen Kreislauf zur Niere und wird im Urin ausgeschieden. Geringe Spuren von Urobilinogen und anderen Gallenfarbstoffen findet man deshalb auch im Urin gesunder Personen (14.**3**).

14.3
Nachweis von Urobilinogen

Urobilinogen lässt sich im Urin durch Bildung eines roten Farbstoffs mit p-Dimethylbenzaldehyd und Extraktion in Chloroform oder durch ein Teststreifenverfahren, das auf dem Prinzip der Azokupplung beruht, halbquantitativ nachweisen. Die meisten Urinteststreifen haben auch ein Testfeld für Urobilinogen. Bei Hämolyse, hepatozellulären Lebererkrankungen und einem Kurzschluss (Shunt) zwischen Pfortader und großem Körperkreislauf kommt es zu einer vermehrten Ausscheidung von Urobilinogen im Urin.

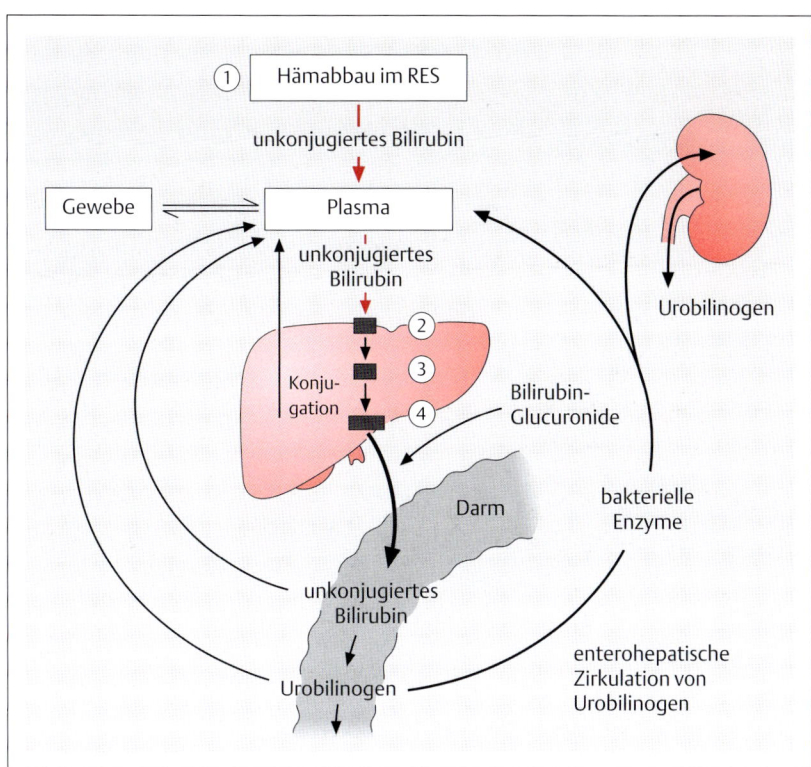

Abb. 14.3 Bilirubinausscheidung. Kleine Mengen unkonjugiertes Bilirubin und ca. 20% des gebildeten Urobilinogens werden aus dem Darm rückresorbiert. Ein kleiner Teil hiervon wird im Urin ausgeschieden. Orte der Ikterusentstehung: ① prähepatisch; ②, ③ hepatisch; ④ posthepatisch.

14.1.2 Bestimmungsmethoden

Wir können einen Patienten mit Ikterus „in vitro heilen", indem wir sein Serum oder seine Plasmaprobe für einige Zeit auf die sonnenbeschienene Fensterbank stellen. Denn Bilirubin unterliegt leicht der Photooxidation durch kurzwelliges Licht. Das Untersuchungsmaterial muss daher lichtgeschützt aufbewahrt werden.

Messbar sind das Gesamtbilirubin (T-Bil) und das direkte Bilirubin (D-Bil). Aus diesen Messwerten lässt sich ggf. das indirekte Bilirubin berechnen:

Indirektes Bilirubin = T-Bil − D-Bil

Bestimmung nach Jendrassik und Grof. Mit diazotierter p-Aminobenzolsulfonsäure (Sulfanilsäure) ergibt Bilirubin in einer Kupplungsreaktion einen Azofarbstoff mit Indikatoreigenschaften (Formelbild s. S. 202). In dieser Reaktion wird das Bilirubinmolekül an der Methylengruppe (-CH$_2$-) genau in der Molekülmitte gespalten. In neutraler Lösung zeigen die gebildeten Azofarbstoffpigmente eine rote, in alkalischer Lösung eine blaue Farbe mit höherem Absorptionskoeffizienten.

Bestimmung von Gesamtbilirubin (T-Bil): Unkonjugiertes, indirektes Bilirubin muss zuerst durch einen sog. Accelerator (z. B. Coffein oder Methanol) aus seiner Bindung vom Albumin abgelöst werden. Erst dann reagieren beide Bilirubinfraktionen, die unkonjugierte und die konjugierte, mit der diazotierten Sulfanilsäure. Sie bilden zuerst den roten Azofarbstoff, der in alkalischer Fehling-II-Lösung in das blaue Azobilirubin überführt wird (Formelbild s. S. 202). Die Messung erfolgt dann bei 578 nm.

Bestimmung des direkten Bilirubins (D-Bil): Bilirubin-Diglucuronid und zum Teil auch das Monoglucuronid koppeln mit diazotierter Sulfanilsäure ohne Zusatz eines Accelerators (14.4). Da Fehling-II-Reagenz auch als Accelerator wirken kann, wird dieses nicht zugegeben und der rote Farbstoff bei 546 nm gemessen.

Nachweis im Urin: Urin enthält nahezu ausschließlich glucuronidiertes Bilirubin, das sich ggf. mittels Teststreifen nachweisen lässt.

> **14.4 Bestimmung des direkten Bilirubins**
>
> Da der Anteil des konjugierten Bilirubins (D-Bil) beim gesunden Erwachsenen nur ein Drittel des Gesamtbilirubins (T-Bil) beträgt, wären beim Gesunden D-Bil Messwerte unterhalb der Nachweisgrenze zu erwarten. Tatsächlich wird der Anteil des direkten Bilirubins im Blut Erwachsener besonders bei niedrigem Gesamtbilirubin stets überschätzt. Die in der Praxis feststellbaren D-Bil-Messwerte bei Gesunden ergeben sich durch die teilweise Mitreaktion nicht konjugierten Bilirubins auch ohne Accelerator. Die übliche Gleichsetzung der direkt und der indirekt reagierenden Fraktionen mit konjugiertem und unkonjugiertem Bilirubin ist deshalb nicht ganz korrekt.

Messung von Gesamtbilirubin

(1) Sulfanilsäure + HCl + NaNO₂ → Diazo-p-Aminobenzolsulfonsäure (− 2 H₂O, − NaCl)

(2) Bilirubin · Albumin + Accelerator → Bilirubin (− Accelerator · Albumin)

(3) Bilirubin + 2 HO₃S—C₆H₄—N⁺≡N Cl⁻ → rotes Azopigment

(4) + alkal. Tartratlsg. → blaues Azopigment

Direkte Absorptionsphotometrie des Bilirubins. Bei Neugeborenen ist die Glucuronidierungskapazität der Leber noch unterentwickelt, daher stellt hier das unkonjugierte (indirekte) Bilirubin den weitaus größten Teil des Gesamtbilirubins dar.

Die orangegelbe Farbe des indirekten Bilirubins erlaubt im Fall von Neugeborenen die photometrische Bilirubinbestimmung ohne weitere Nachweisreaktion bei 461 nm. Konjugiertes Bilirubin, das sein Absorptionsmaximum bei 420 nm hat, spielt wie oben bereits gesagt keine Rolle.

Mit der direkten Absorptionsphotometrie des Bilirubins interferieren vor allem Hämoglobin und Carotinoide. Die Hämoglobin-Miterfassung kann durch zusätzliche Messung bei 551 nm, wo die Hb-Absorption ungefähr gleich hoch ist wie bei 461 nm und durch die anschließende Differenzbildung $A_{461} - A_{551}$ ausgeschaltet werden. Carotinoide aus der Nahrung, welche die direkte Photometrie des Bilirubins beim Erwachsenen unmöglich machen, sind im Neugeborenen-Blut noch nicht vorhanden.

Die direkte Absorptionsphotometrie kann übrigens auch für die Untersuchung von Fruchtwasser verwendet werden.

Zeigt die direkte Absorptionsphotometrie sehr hohe Messwerte und ist aufgrund eines drohenden Kernikterus eine Blut-Austauschtransfusion angezeigt, so sollten die Messwerte aus der direkten Photometrie zuvor durch eine exaktere Bilirubinbestimmung abgesichert werden.

14.1.3 Beurteilung der Bilirubinmesswerte

Die Referenzwerte für Bilirubin sind für Erwachsene und Neugeborene in Tab. 14.1 zusammengestellt. Steigt die Bilirubinkonzentration im Blutplasma auf über 3 mg/dl, so wird klinisch ein Ikterus beim Patienten sichtbar (Augen, Schleimhäute, Haut). Gleichzeitig erscheinen die Laborproben ikterisch (gelb-bräunlich).

Aufgrund der Albuminbindung des Bilirubins verhält sich das Gesamtbilirubin bezüglich Körperlage, Stauung etc. wie ein Makromolekül. Störend wirken Lipämie und freies Hämoglobin.

Ist nahezu nur das konjugierte Bilirubin erhöht, kann es bedingt durch Verfahrens- und Messfehler dazu kommen, dass wir einen D-Bil-Messwert größer T-Bil erhalten. Nach Absicherung der Analysenergebnisse sollten wir für den

Tab. 14.1 Referenzwerte Bilirubin.

	Gesamtbilirubin (mg/dl)	Direktes Bilirubin (mg/dl)
Erwachsene	bis 1,1	< 0,3
Neugeborene	bis 4,0	nicht nachweisbar
2. Lebenstag	bis 9,0	
5. Lebenstag	bis 13,5	

Befund die beiden Ergebnisse auf den T-Bil-Messwert gleichsetzen, um Missverständnisse zu vermeiden. Insgesamt ist die die Aussage des direkten Bilirubins eingeschränkt. Es würde fast ausreichen, festzustellen, ob D-Bil in deutlichem Ausmaß vorhanden ist.

Hypobilirubinämien besitzen keine diagnostische Bedeutung. Gelinde Erhöhungen bis 2 mg/dl besitzen häufig keinen Krankheitswert. Eine Bilirubinämie von mehr als 3 mg/dl äußert sich wie bereits erwähnt in einem Ikterus. Die verschiedenen Ikterusursachen werden aus Abb. 14.3 ersichtlich. Labordiagnostisch finden wir entweder überwiegend unkonjugierte oder konjugierte Hyperbilirubinämien.

Unkonjugierte Hyperbilirubinämien. Als Kennzeichen finden wir die Erhöhung des indirekten Bilirubins (**T-Bil hoch**, D-Bil höchstens grenzwertig erhöht). Ursachen sind ein vermehrter Anfall von Bilirubin (prähepatischer Ikterus) oder Störungen der enzymatischen Konjugation des Bilirubins in der Leber (intrahepatischer Ikterus).

a) Überschießende Bilirubinproduktion (prähepatischer Ikterus): Die wichtigste Ursache für einen erhöhten Bilirubinspiegel sind hämolytische Prozesse, bei denen die gesteigerte Bilirubinproduktion nicht durch die Ausscheidungsreserve der Leber kompensiert werden kann. Bei Vorschädigungen der Leber ist diese Ausscheidungsreserve zudem vermindert.

Als Ursache einer hämolytischen Anämie kommen in Frage:
– Membran- oder Enzymdefekte der Erythrozyten,
– Infektionen oder
– postoperative Zustände.

Der postnatale Ikterus gehört ebenfalls zu den prähepatischen Ikterusformen. Beim Fetus erfolgt die Bilirubinausscheidung über die Plazenta durch die Mutter. Da die UDP-Glucuronyltransferase in der Leber des Neugeborenen erst nach einigen Tagen eine ausreichende Aktivität entfaltet und zusätzlich vermehrt HbF abgebaut wird, kommt es bei Neugeborenen regelmäßig zum Anstieg des unkonjugierten Bilirubins.

b) Ineffektive Erythropoese: Der vermehrte Anfall und Abbau unreifer Erythrozyten kann auch zu einem prähepatischen Ikterus führen. Dies lässt sich z. B. bei Thalassämien, perniziöser Anämie oder bestimmten Porphyrieformen beobachten.

c) Intrahepatischer Ikterus: Hier liegt eine Störung der Bilirubinaufnahme in die Leber oder der anschließenden Konjugationsreaktion vor. Ein intrahepatischer Ikterus findet sich aufgrund eingeschränkter Bilirubinausscheidung demnach bei Lebererkrankungen wie z. B. dem Gilbert-Syndrom (14.5) oder dem Crigler-Najjar-Syndrom (14.6), eher seltener infolge Medikamentennebenwirkungen, obwohl viele Medikamente mit dem Bilirubin bei der Aufnahme in die Leber konkurrieren.

14.5 Gilbert-Syndrom

Oft zufällig wird bei den vom Gilbert-Syndrom Betroffenen ein erhöhtes T-Bil bei normalem D-Bil gefunden, wobei die T-Bil-Werte meistens 3 mg/dl nicht überschreiten (maximal können wir bis zu 6 mg/dl finden). Ein Ikterus tritt nur selten auf, es gibt keine Zeichen einer Lebererkrankung und die Bilirubinämie ist oft schwankend und insgesamt ohne Krankheitsbedeutung. Zur Abklärung kann ggf. ein Test durch i.v. Gabe von Nikotinsäure durchgeführt werden. Diese konkurriert mit Bilirubin um die Aufnahme in die Leber. Personen mit Gilbert-Syndrom zeigen einen 2–3-fachen Anstieg des T-Bil gegenüber dem Basalwert vor Gabe der Nikotinsäure.

14.6 Crigler-Najjar-Syndrom

Das Crigler-Najjar-Syndrom beruht auf einem Defekt der UDP-Glucuronyl-Transferase. Dieses Enzym katalysiert die Bilirubinkonjugation in der Leberzelle. Ein Totaldefekt führt bereits beim Neugeborenen oder im Verlauf des 1. Lebensjahres zu einem letalen Kernikterus. Die einzige Behandlungsmöglichkeit besteht in einer frühzeitigen Lebertransplantation. Beim Teildefekt ist das T-Bil kaum höher als 22 mg/dl und das D-Bil ist niedrig, entsprechend einer Vermehrung des unkonjugierten Bilirubins. Therapeutisch wird das sonst für die Epilepsiebehandlung verwendete Phenobarbital eingesetzt, das eine Enzyminduktion (= vermehrte Synthese) der UDP-Glucuronyl-Transferase bewirkt. Unter Therapie sind die T-Bil-Werte meistens unterhalb 4 mg/dl.

Konjugierte Hyperbilirubinämien. Kennzeichen sind erhöhtes Gesamt- und direktes Bilirubin. Die konjugierte Hyperbilirubinämie kann a) genetisch oder durch b) eine akute Lebererkrankung sowie durch einen c) post = extrahepatischen Ikterus bedingt sein.

a) Genetische Ursachen: Klinisch ähneln dem Gilbert-Syndrom das Dubin-Johnson-Syndrom und das Rotor-Syndrom. Auch bei diesen Erkrankungen steigt das Bilirubin kaum über 5 mg/dl, es ist konjugiert.

b) Lebererkrankungen: Bei verschiedenen Lebererkrankungen, z. B.

– Virus-Hepatitis
– Leberzirrhose
– Alkoholhepatitis

werden durch Hepatozytenzerfall konjugiertes und unkonjugiertes Bilirubin, Gallensäuren und Leberenzyme in das Blutplasma freigesetzt.

Bei einer intrahepatischen Cholestase, z. B. aufgrund einer Störung der kanalikulären Gallensekretion oder einer intrahepatischen Obstruktion des Gallenflusses, kann auch eine konjugierte Hyperbilirubinämie gefunden werden. Allerdings nur, wenn das übrige Lebergewebe nicht in der Lage ist, die lokale Störung zu kompensieren.

c) Posthepatischer Ikterus: Ursachen sind

- Gallenwegsobstruktionen durch Cholezystitiden (entzündlich),
- Cholelithiasis (Steinleiden) und
- abflussbehindernde Carcinome und Malignome.

Weitere Ursachen sind Aneurysmen der Arteria hepatica, die Mononukleose und Arzneimittelnebenwirkungen, z.B. von Acetazolamid oder Acetylsalicylsäure.

14.2 Ammoniak und Harnstoff

Ammoniak und Harnstoff sind Endprodukte des Proteinstoffwechsels. Der Harnstoffzyklus als lebensnotwendiger Stoffwechselvorgang dient der Entgiftung von Ammoniak, das ein Zellgift ist.

14.2.1 Ammoniak

Bildung und Entgiftung von Ammoniak. Ammoniak ist lipidlöslich, kann Zellmembranen gut durchqueren und ist hoch zelltoxisch. Deshalb muss Ammoniak im Organismus ständig entgiftet werden. Ammoniak wird allerdings laufend im Zellstoffwechsel beim Abbau von Aminosäuren und anderen stickstoffhaltigen Metaboliten freigesetzt. Die Biosynthese von Glutamin und Harnstoff ist die wichtigste Entgiftungsmöglichkeit der Leber für Ammoniak. Große Ammoniakmengen entstehen ferner im Darm durch bakteriellen Abbau stickstoffhaltiger Substanzen. Resorbierter Ammoniak gelangt beim Gesunden über die Pfortader direkt in die Leber. Dort wird Harnstoff gebildet, der z.T. wieder in das Intestinum gelangt, wo eine erneute Freisetzung von Ammoniak erfolgt. Aus dem Gewebe wird Ammoniak im Blut gebunden an Glutaminsäure, also in Form von Glutamin, zur Leber bzw. Niere transportiert (Abb.14.4). Ammoniak steht im Gleichgewicht mit dem weniger gut permeablem Ammoniumion. Steigt der pH-Wert (Alkalose), so steigt auch der Anteil des ungeladenen Ammoniaks:

$$NH_3 + HOH \Longleftrightarrow NH_4^+ + OH^-$$

Bestimmungsmethode. 2-Oxoglutarat wird in Gegenwart von Ammoniumionen und NADPH reduktiv aminiert, es werden Glutamat und NADP$^+$ gebildet. Die Reaktion wird durch die Glutamatdehydrogenase (GD) katalysiert und benötigt ADP als Cofaktor:

$$\text{2-Oxoglutarat} + NH_4^+ + NADPH \xrightarrow{GD;\ ph\ 8,6} L\text{-Glutamat} + NADP^+ + H_2O$$

Die Umsatzrate der GD ist sehr hoch, deshalb müssen wir reaktionskinetische Messungen außerhalb des optimalen pH-Bereichs bei pH > 10,5 durchführen, um die Reaktion künstlich zu verlangsamen und am Analysenautomat messtechnisch verfolgbar zu machen.

Präanalytik: Da der Zellmetabolismus auch nach der Blutentnahme kontinuierlich Ammoniak freisetzt, ist Serum als Probenmaterial ungeeignet, denn beim Gerinnungsvorgang werden zusätzlich NH$_4^+$-Ionen freigesetzt.
Nachstehende Punkte müssen wir bei der Ammoniakbestimmung beachten:

- Untersuchungsmaterial: Heparin- oder EDTA-Plasma
- Sofortige Zentrifugation und Analytik innerhalb von 60 Minuten
- Vermeidung von Kontaminationen aus der Raumluft (Rauchen!)
- Für die Analytik unbedingt Ammoniak-freies Wasser verwenden

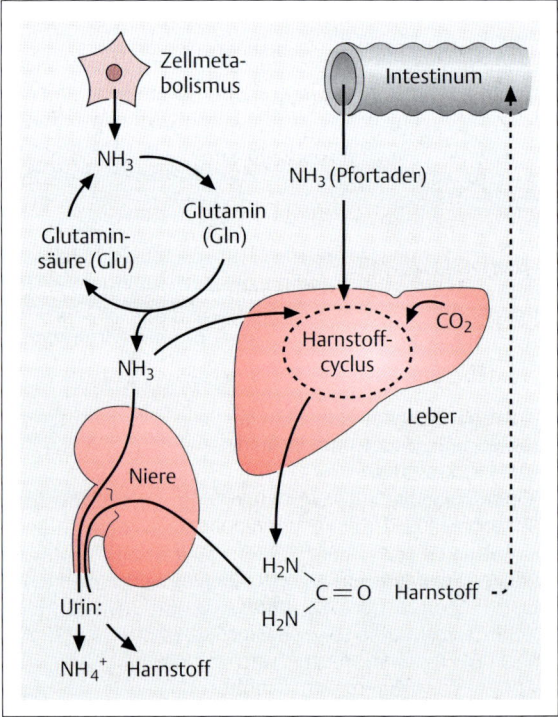

Abb. 14.4 Bildung von Ammoniak und Harnstoff.

Tab. 14.2 Referenzwerte Ammoniak.

	Ammoniak (μmol/l)
Neugeborene (bis 2 Monate)	30–144
Kinder, Erwachsene	10–50

Beurteilung der Ammoniakmesswerte. Bestimmungsindikationen, Referenzwerte und Interpretation bilden die Grundlage zur Beurteilung.

Bestimmungsindikationen:
- Leberkoma
- Hepatopathie bei Kindern:
  - angeborene Harnstoffzyklusstörungen
  - Reyes-Syndrom (Leber-Hirn-Erkrankung)

Referenzwerte: Neugeborene haben etwa doppelt so hohe Werte wie Erwachsene. Mit der vollen Funktionsausbildung der Leber sinken die Werte in den ersten beiden Lebensmonaten in den Erwachsenenbereich (Tab. 14.**2**).

Interpretation: Von klinischer Bedeutung sind nur Erhöhungen des Ammoniaks (Hyperammonämien). Es kommt zu motorischer Unruhe, Krämpfen und Somnolenz bis zum Tod durch Lähmung des Atemzentrums. Die gesteigerte Bildung von Glutamin im Gehirn soll eine Ursache der enzephalotoxischen Wirkung von Ammoniak sein (Glutamin ist eine Signal-Übertragersubstanz im ZNS). Mögliche Ursachen der Hyperammonämie sind:

a) Hepatopathien mit schwerer Leberparenchymschädigung (Leberkoma)

- Endstadium einer dekompensierten Leberzirrhose
- fulminante, akute Virus-Hepatitis
- Knollenblätterpilzvergiftung

b) Leberumgehungskreisläufe (nach Shunt-Operation oder spontan)
Ammoniak gelangt aus dem Darm in den Körperkreislauf.

c) Niereninsuffizienz
Die vermehrte Harnstoffexkretion in den Darm führt dort zu einer vermehrten bakteriellen Ammoniakbildung.

d) Angeborene Defekte im Harnstoffzyklus
- Totaldefekt: nicht lebensfähig
- Teildefekt: Erbrechen, Somnolenz und geistige Unterentwicklung treten auf.
- Therapieversuche mit proteinarmer Diät werden durch Ammoniakbestimmungen engmaschig kontrolliert.

e) Reyes-Syndrom (erworbener Defekt im Kindesalter)
Diese Erkrankung kann infolge einer Virusinfektion auftreten und ist charakterisiert durch die Kombination von Enzephalopathie und Leberversagen. Labordiagnostisch zeigen sich erhöhte Werte von Ammoniak, GOT und GPT; während das Bilirubin normal bleibt.

14.2.2 Harnstoff

Bildung und Ausscheidung von Harnstoff. Harnstoff $H_2N-CO-NH_2$ kann alle Zellmembranen frei durchqueren (permeieren), weil er ungeladen ist und eine niedrige Molekülmasse besitzt. Harnstoff verhält sich und verteilt sich wie Wasser überall im Körper. Die Harnstoffbildung ist der quantitativ wichtigste Biosynthesevorgang im menschlichen Körper.

Störungen der Filtrationsfunktion der Nieren können im Rahmen des normalen Harnstatus (Teststreifenuntersuchung und Sediment) nicht erkannt werden. Aufschluss geben u. a. die Creatinin- und Harnstoffkonzentration im Serum, da diese Substanzen bezüglich ihrer Ausscheidung auf funktionstüchtige Nieren angewiesen sind. Daher gehören Harnstoff und Creatinin zu den so genannten harnpflichtigen Substanzen.

Ausscheidungsmechanismus

a) Renale Ausscheidung

Harnstoff wird von den Glomeruli der Niere frei filtriert und in den Tubuli anschließend rückresorbiert. Da die tubuläre Rückresorption zusammen mit Wasser erfolgt, steigt die Harnstoffausscheidung mit der Urinmenge (Diurese) an.

b) Ausscheidung über den Darm

40 % des Harnstoffs gelangen in den Darm. Der größte Teil wird dort zu Kohlendioxid und Ammoniak abgebaut, welches wieder in die Leber gelangt (Abb. 14.**4**).

Analytik. *Urease/GD-Methode:* Harnstoff wird durch das Enzym **Urease** in Kohlendioxid und Ammoniak gespalten. In der Indikatorreaktion wird der entstandene Ammoniak nachgewiesen (Formelbild). Endogener Ammoniak wird mitbestimmt, kann aber mengenmäßig vernachlässigt werden. Messgröße ist die Absorptionsabnahme des NADPH bei 340 nm.

$$\text{Harnstoff} + H_2O \xrightarrow{\text{Urease}} 2NH_3 + CO_2$$

$$\text{2-Oxoglutarat} + NH_4^+ + NADPH \xrightleftharpoons[]{\text{GD; ph 8,6}} \text{L-Glutamat} + NADP^+ + H_2O$$

Da die Reaktion ausgesprochen rasch abläuft, wird bei kinetischen Messungen zur Verlangsamung der Reaktionsgeschwindigkeit Hydroxyharnstoff als kompetitiver Hemmstoff der Urease zugesetzt. So lässt sich ein ausreichend weiter Linearitätsbereich erreichen.

Bei Harnstoffmessungen im Urin ist zu berücksichtigen, dass im Urin höhere Ammoniakkonzentrationen vorkommen können. Diese können durch zusätzliche Messung eines Leerwerts mit einem Reagenz ohne Urease berücksichtigt werden.

Teststreifenmethode für Harnstoff:
Die Urease ist durch eine semipermeable Membran von einem Indikatorfarbstoff getrennt. Im Testfeld kommt es zur Entwicklung von Ammoniak, der durch die Membran

Tab. 14.3 Referenzwerte Harnstoff (Plasma, Serum).

Harnstoff	mmol/l	mg/dl
nüchtern	2–8	12–48

diffundiert und ab einer gewissen Konzentration den Umschlag des Indikators bewirkt. Das Ausmaß kann visuell abgeschätzt oder reflektometrisch gemessen werden.

Beurteilung der Harnstoffmesswerte. Bestimmungsindikationen, Referenzwerte und Interpretation bilden die Grundlage zur Beurteilung.

Bestimmungsindikationen:
– Niereninsuffizienz
– Nierenversagen
– Überwachung des Proteinstoffwechsels in der Intensivtherapie

Referenzwerte: Sie sind in Tab. 14.3 angegeben. Die großen Schwankungen der Harnstoffkonzentration beruhen in erster Linie auf der unterschiedlichen Proteinzufuhr mit der Nahrung und der aktuellen Proteinabbaurate. Bei größerer Proteinzufuhr kann die Harnstoffbildung bis auf das Dreifache ansteigen.

Bei der **Präanalytik** sind keine besonderen Gesichtspunkte zu berücksichtigen.

Interpretation: Erniedrigte Harnstoffkonzentrationen sind in der Regel diagnostisch irrelevant, sie treten auf bei niedriger Proteinzufuhr oder erhöhter Proteinbiosynthese (Spätschwangerschaft, Kindheit). Ausnahme sind nicht letale Enzymdefekte im Harnstoffzyklus; hierbei findet man verminderte oder sogar nicht messbare Harnstoffkonzentrationen.
Physiologisch bedingt kommt es zu Harnstofferhöhungen bei proteinreicher Kost. Da Harnstoff selbst untoxisch ist, sind Harnstofferhöhungen für sich (Azotämie) ohne klinische Auswirkungen. Abzugrenzen ist das klinische Krankheitsbild der **Urämie**, die gekennzeichnet ist durch Kopfschmerz, Lethargie, Erbrechen und Tremor. Die Schwere des Krankheitsbildes ist unabhängig von der Höhe der Harnstoff- oder Creatininkonzentration. Erhöhter Harnstoff im Blutplasma findet sich aufgrund prärenaler, renaler oder postrenaler Ursachen:

a) Prärenale Ursachen

– verminderte Nierendurchblutung infolge
  • Herzinsuffizienz
  • Hypotonie
  • Schock

– vermehrter Proteinkatabolismus infolge
  • Unfall-Trauma
  • Verbrennung
  • Transfusionszwischenfall
  • Tumornekrose

b) Renale Ursachen

Diese finden sich bei Nierenerkrankungen mit Einschränkung der glomerulären Filtrationsrate (GFR), also der Primärharnbildung, um mehr als 50%:

• Glomerulonephritis
• Pyelonephritis
• Nephrosklerose
• Nierentoxische Medikamente (z.B.: Cytostatika, Aminoglykosidantibiotika)

Die Harnstoffkonzentration im Blut reflektiert die Nierenfunktion nur mangelhaft, im Allgemeinen ist die Messung von Creatinin vorteilhafter. Ausnahme ist das akute Nierenversagen. Bei diesem steigt der Harnstoff etwas früher als das Creatinin an.

c) Postrenale Ursachen

Hierbei liegen Abflussbehinderungen des Harns vor, durch

• Steine
• Tumoren
• Missbildungen

14.3 Creatinin und Cystatin C

Creatinin stammt aus dem Muskelstoffwechsel. Creatinin ist wie Harnstoff eine „harnpflichtige Substanz". Cystatin C wird in immer gleich hoher Rate in allen Körperzellen gebildet und in der Niere frei filtriert.
Die Messwerte beider Substanzen im Blutplasma werden zur Beurteilung der Nierenfunktion verwendet.

14.3.1 Creatinin

Bildung und Ausscheidung. Bei Muskelruhe kann aus ATP, welches selbst nicht speicherbar ist, und aus Creatin unter Katalyse durch die Creatinkinase (CK) Creatinphosphat als Energiespeichersubstanz gebildet werden (Abb. 14.5). Bei Arbeitsbeanspruchung des Muskels kann durch Umkehrung der Reaktion kurzfristig für die Muskeltätigkeit notwendiges ATP aus ADP bereitgestellt werden.

Creatin ist eine Energiespeichersubstanz im Muskel, aus der Creatinin als Ausscheidungsprodukt entsteht.

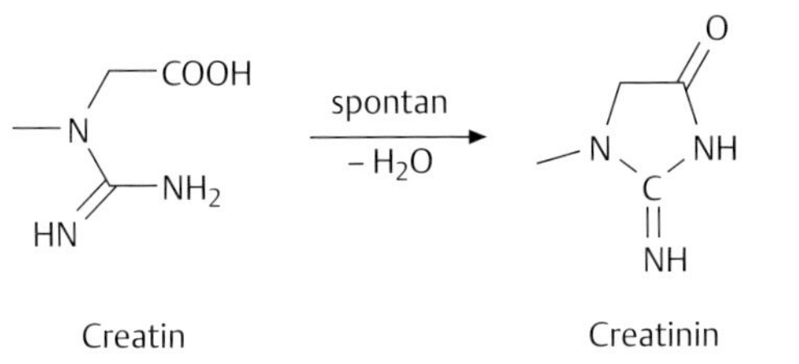

Abb. 14.5 Biosynthese von Creatinphosphat und Creatinin.

Ein kleiner, aber sehr konstanter und der Muskelmasse proportionaler Anteil des Creatins (< 1 % je Tag) zyklisiert ständig nicht enzymatisch unter Wasserabspaltung zu **Creatinin** (Abb. 14.**5**).

Ausscheidungsmechanismus: Creatinin wird in der Niere glomerulär frei filtriert und von den Tubuli nicht rückresorbiert. Allerdings wird es abhängig von seiner Plasmakonzentration zusätzlich von den Tubuluszellen sezerniert. Die tägliche Creatininausscheidung ist ähnlich konstant wie die 24-Stunden-Urinmenge. Deshalb ist das Urincreatinin eine alternative Bezugsgröße für die Quantifizierung anderer Messgrößen im Urin anstelle des Bezugs auf Sammelzeit und Urinvolumen.

Analytik. Plasmaproben werden direkt eingesetzt, Urinproben müssen bei den meisten Analysenverfahren vorverdünnt werden. Die Präanalytik ist unproblematisch, außer dass zahlreiche Medikamente vorwiegend als Störfaktoren die Creatininbestimmung mit der Jaffé-Methode beeinflussen.

Jaffé-Reaktion: Creatinin bildet im alkalischen Medium mit Pikrinsäure eine (oder mehrere) orangefarbene Verbindungen. Die wahre Creatininkonzentration wird durch einen mehr oder minder großen Anteil anderer Chromogene und Pseudocreatinine (Aceton, Ascorbinsäure, Aminohippursäure, Proteine, Medikamente) verfälscht.

Die analytische Spezifität des Verfahrens lässt sich durch verschiedene Maßnahmen verbessern:
- Adsorption des Creatinins an Fullererde, während unspezifische Chromogene in Lösung bleiben.
- Kinetische Messung der Anfangsgeschwindigkeit, da die Pseudocreatinine vergleichsweise langsam reagieren.

$$\text{Creatinin, Pseudocreatinine} + \text{Pikrinsäure} \xrightarrow{OH^-} \text{orangefarbene Verbindungen}$$

Enzymatische Bestimmungsverfahren: In der Literatur sind verschiedene Verfahren beschrieben. Gemeinsam ist ihnen der erste Reaktionsschritt, der durch das Enzym **Creatininase** katalysiert wird:

$$\text{Creatinin} + \text{HOH} \xrightarrow{\text{Creatininase}} \text{Creatin}$$

Die Quantifizierung des äquimolar gebildeten Creatins erfolgt anschließend z. B. im optischen Test (Formelbild), wobei der NADH-Verbrauch, also die Absorptionsabnahme bei 340 nm gemessen wird. Möglich ist aber auch die H_2O_2-abhängige Oxidation eines Leukofarbstoffs. Die enzymatischen Bestimmungsverfahren haben insbesondere bei der heute zumeist verwendeten Messtemperatur von 37 °C deutliche Vorteile.

Referenzmethode ist die HPLC. Die enzymatischen Creatinin-Messwerte stimmen sehr gut mit den Ergebnissen der Referenzmethode überein.

$$\text{Creatinin} + \text{HOH} \xrightarrow{\text{Creatininase}} \text{Creatin}$$

$$\text{Creatin} + \text{ATP} \xrightleftharpoons{\text{Creatinkinase (CK)}} \text{Creatin-P} + \text{ADP}$$

$$\text{ADP} + \text{Phosphoenolpyruvat} \xrightarrow{\text{Pyruvatkinase}} \text{ATP} + \text{Pyruvat}$$

$$\text{Pyruvat} + \text{NADH} + H^+ \xrightarrow{\text{Lactatdehydrogenase (LD)}} \text{Lactat} + NAD^+$$

Beurteilung der Creatininmesswerte. Bestimmungsindikation, Referenzwerte und Interpretation bilden die Grundlage zur Beurteilung.

Bestimmungsindikation: Einschränkung der Nierenfunktion.

Referenzwerte: Sie sind z. T. abhängig von der Analysenmethode, dem Geschlecht, Alter und der Muskelmasse, im Gegensatz zum Harnstoff aber nicht von der Ernährung (Tab. 14.**4**).

Tab. 14.4 Referenzwerte Creatinin.

Creatinin	Plasma, Serum	Urin
	0,7 – 1,2 mg/dl	0,8 – 2,2 g / 24h
	62 – 110 µmol/l	7 – 20 mmol / 24h

Interpretation:
a) Serumcreatinin
Eine Erniedrigung des Serumcreatinins ist ohne klinische Bedeutung.

Die diagnostische Sensitivität der Serumcreatininkonzentration als Marker für die Nierenfunktion wird dadurch eingeschränkt, dass die Creatininkonzentration im Serum (Plasma) erst ansteigt, wenn die glomeruläre Filtrationsrate auf 50 % oder weniger reduziert ist. Die Erhöhung des Serumcreatinins auf Werte größer 1,7 mg/dl beweist daher bei Personen mit normaler Konstitution eine Einschränkung der glomerulären Filtrationsrate, während Werte auch unter 1,1 mg/dl dies nicht ausschließen. Daher müssen wir beachten, dass bei muskelarmen Patienten, z. B. bettlägrigen alten Menschen, bereits Werte im oberen Referenzbereich Ausdruck einer Einschränkung der Nierenfunktion sein können.

Renal bedingte Anstiege des Serumcreatinins:
- akutes Nierenversagen (beachte: zuerst Harnstoffanstieg)
- chronische Niereninsuffizienz (z.B. bei diabetischer Nephropathie)
- Herz-Kreislauf-Insuffizienz (prärenale Niereninsuffizienz durch Minderdurchblutung der Nieren)
- postrenale Harnwegsobstruktion
- Aminoglykosidtherapie, Cytostatikatherapie

Prärenale Anstiege des Serumcreatinins:
Erhöhungen des Serumcreatinins ohne Vorliegen einer Nierenerkrankung finden sich bei Bodybuilding, Muskeltraumen, Verbrennungen und Muskeldystrophie.

b) Urincreatinin

Die Konzentration des Creatinins im Urin ist wie im Blutplasma abhängig von der Muskelmasse, aber fast unabhängig von Ernährung, Muskelaktivität und Diurese. Es dient als Bezugsgröße für andere Messgrößen im Urin, z.B. bei der Proteinurie, und wird für die Berechnung der Creatininclearance (s. unten) benötigt.

14.3.2 Cystatin C

Bildung und Ausscheidung. Cystatin C ist ein Proteaseinhibitor und wird in allen Körperzellen gebildet. Seine Produktionsrate scheint sehr konstant zu sein. Die Ausscheidung erfolgt renal und zwar ausschließlich durch glomeruläre Filtration. Diese Eigenschaften von Cystatin C eignen sich für den Einsatz als Marker der Nierenfunktion.

Analytik. (Latex-)partikel-verstärkte Immunturbidimetrie oder Immunnephelometrie.

Beurteilung der Cystatin-C-Messwerte. Bestimmungsindikationen, Referenzwerte und Interpretation bilden die Grundlage zur Beurteilung.

Bestimmungsindikationen: Beurteilung der Nierenfunktion.

Referenzwerte: Über die Referenzwerte herrscht in der Literatur noch keine endgültige Einigkeit, sie sind auch von den lokalen Patientenkollektiven abhängig. Orientierend kann 1,0 mg/l als Obergrenze angenommen werden.

Interpretation: Von klinischer Bedeutung sind nur Erhöhungen des Cystatin C. Gerade im Bereich einer leichten Einschränkung der glomerulären Filtrationsrate (GFR) weist Cystatin C eine höhere diagnostische Sensitivität und Spezifität auf als Creatinin. Möglicherweise ist es selbst der Creatininclearance (s. unten) überlegen. Bei starker Einschränkung der GFR sollte vorerst die Verlaufskontrolle weiter auf das Serum-Creatinin gestützt werden, da damit viel klinische Erfahrung besteht. Außerdem scheint der Anstieg des Cystatin C eine Art Sättigungskurve zu zeigen.

14.4 Clearanceuntersuchungen

Der Begriff Clearance beschreibt die Ausscheidungsleistung eines bestimmten Organs oder des gesamten Organismus für eine bestimmte Substanz.
Clearancemessungen können uns daher über die Ausscheidungs-Leistungsfähigkeit von Organen Auskunft geben.
Von besonderer Wichtigkeit sind Clearancemessungen als Maß für die Nierenfunktion. Als Modellsubstanzen werden hier endogene Stoffe, häufig das Creatinin bzw. zu Testzwecken gegebene (exogene) Substanzen eingesetzt.

14.4.1 Grundlagen der Clearanceuntersuchungen

Zur Ausscheidung gelangen Substanzen in unserem Organismus über das Transportmittel Blut. Für den Fall, dass eine Substanz im Organismus selbst nicht produziert wird, nimmt ihre Konzentration entsprechend der Ausscheidungsrate mit der Zeit ständig ab. Die Ausscheidung lässt sich durch die zeitliche Konzentrationsabnahme im Blut durch mehrfache Messung beschreiben.

Wird die Substanz jedoch im Organismus ständig nachgebildet und sind Bildungs- und Ausscheidungsrate gleich groß, dann ist keine Konzentrationsabnahme im Blut zu beobachten. In diesem Fall ist die mehrfache Konzentrationsmessung im Blut nicht geeignet, um die Ausscheidung zu beschreiben. Der Begriff der **Clearance** hilft uns weiter. Unter Clearance versteht man das pro Minute durch das Ausscheidungsorgan von einer bestimmten Substanz (theoretisch) befreite Plasmavolumen:

Strömt das Blut beispielsweise mit 100 ml/min durch das Ausscheidungsorgan und 20% eines gelösten Stoffes werden ausgeschieden, so sind zwei Betrachtungsweisen möglich. Die Konzentration nimmt um dieses Maß im ausströmenden Blut ab. Dies wird – wie bereits festgestellt – bei endogenen Substanzen, die sich ständig regenerieren, nicht beobachtet. Theoretisch können wir uns allerdings das ausströmende Blut in zwei Teilströme aufgeteilt denken. Einen mit der ursprünglichen Teilchenkonzentration und einen, der keine Teilchen mehr enthält.

In unserem Beispiel wäre dieser 20% vom Zustrom, oder anders gesagt 20 ml/min (Abb. 14.**6**). Dieser theoretische Teilstrom ist substanzfrei und veranschaulicht uns die Clearance. Sie hat die Einheit Volumen pro Zeit und wird meistens in ml/min angegeben.

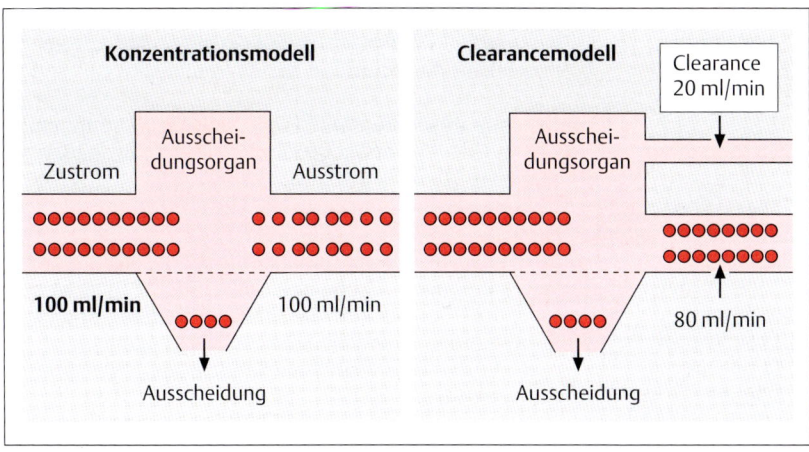

Abb. 14.6 Herleitung der Clearance.

In Wirklichkeit wird der Blutstrom natürlich nicht derartig aufgeteilt wie in Abb. 14.6, d. h. die Clearance ist eine theoretische Größe. Sie ist aber recht anschaulich und gut geeignet, Ausscheidungsvorgänge zu beschreiben.

Je nach Ausscheidungsorgan, dessen Leistung man betrachtet, unterscheidet man z. B. die hepatische und die renale Clearance. Addiert man alle Clearancevorgänge einer Substanz, z. B. die Metabolisierung in der Leber und die Ausscheidung (Elimination) über Niere und Darm, dann spricht man von der Ganzkörperclearance der Substanz.

 Die renale Clearance ist das Plasmavolumen (ml), das durch Harnbildung pro Minute von einer Substanz (theoretisch) befreit wird.

Genauer müssen wir zwei Arten der renalen Clearance definieren, nämlich
1. die glomeruläre Filtrationsrate (GFR): das ist die Plasmamenge, die pro Minute in den Glomeruli filtriert wird und
2. den renalen Plasmafluss (RPF): das ist die Plasmamenge, die pro Minute die gesamte Niere durchströmt.

14.4.2 Messung der renalen Clearance

Unabhängig von der verwendeten Testsubstanz, also gleich, ob sie endogener oder exogener Natur ist, wird eine renale Clearance immer nach folgender Formel berechnet:

$$\text{Renale Clearance} = \frac{\text{Urinkonzentration (µmol/l)} \times \text{Urinvolumen (ml)}}{\text{Serumkonzentration (µmol/l)} \times \text{Sammelzeit (min)}}$$

Entsprechend der Formel müssen wir die Konzentration der Testsubstanz im Serum bzw. Plasma und in einer Sammelurinprobe messen. Die Serumprobe sollte während der Sammelperiode des Urins gewonnen werden. Die exakte Sammelzeit, diese muss nicht 24 Stunden betragen, und das entsprechende Urinvolumen müssen genau festgestellt werden.

Unter Anwendung obiger Formel können wir nun verschiedene Arten der renalen Clearance ermitteln:

Creatininclearance (= endogene Clearance). Die Creatininclearance dient der Abschätzung der glomerulären Filtrationsrate. Die Creatininclearance ist etwas höher als die GFR, da Creatinin nicht nur glomerulär filtriert (was der GFR entspräche), sondern zusätzlich in unterschiedlichem Ausmaß tubulär sezerniert wird.

Sammelzeit und Urinvolumen müssen dem Labor mitgeteilt werden. Nach der Messung der Serum- und Urincreatininkonzentration lässt sich die Creatininclearance berechnen:

$$\text{Creatininclearance} = \frac{\text{Urincreatinin (µmol/l)} \times \text{Urinvolumen (ml)}}{\text{Serumcreatinin (µmol/l)} \times \text{Sammelzeit (min)}}$$

oder:

$$\text{Creatininclearance} = \frac{\text{Urincreatinin (mg/l)} \times \text{Urinvolumen (ml)}}{\text{Serumcreatinin (mg/l)} \times \text{Sammelzeit (min)}}$$

 Wichtig ist, dass die Creatininkonzentration im Serum und Urin in der gleichen Einheit in die Formel eingesetzt werden. Beachten Sie bitte, dass häufig die Angabe der Serumcreatininkonzentration in mg/dl und der Urincreatininkonzentration in mg/l erfolgt.

Exogene Clearanceverfahren für die Bestimmung der GFR. Hierzu wird die Clearance mit Inulin, Natriumthiosulfat oder ^{51}Cr-EDTA ermittelt. Die Testsubstanzen werden i.v. verabreicht und dann erfolgen Konzentrationsmessungen im Serum und Urin. Die genauesten Werte liefert das nuklearmedizinische ^{51}Cr-EDTA-Clearancever-

Tab. 14.5 Referenzwerte.

Clearance	ml/min
Creatininclearance / GFR bei einer Körperoberfläche 1,73 m²	85–160
PAH-Clearance / RPF	550–720

fahren. Nach Katheterisierung der Harnleiter ist auch eine links/rechts seitengetrennte Untersuchung möglich, d.h. die individuelle Clearance beider Nieren kann festgestellt werden. Hiermit lassen sich bereits Funktionseinschränkungen einer Niere, die noch von der zweiten Niere kompensiert werden, erkennen.

Exogene PAH-Clearance zur Bestimmung des renalen Plasmaflusses (RPF). Zur Messung des RPF wird die Clearance mit p-Aminohippursäure (PAH) ermittelt. Die p-Aminohippursäure wird gleichzeitig filtriert und tubulär sezerniert, letzteres in viel höherem Ausmaß als Creatinin. PAH wird deshalb bei einer einzigen Nierenpassage eliminiert. Das Ausmaß seines Verschwindens ist daher eine direkte Funktion der gesamten Nierendurchblutung. PAH zeigt deshalb viel höhere Clearancewerte als die GFR.

Zur Berechnung wird die bereits bekannte Formel benutzt:

$$RPF = \frac{PAH\ (Urin) \times Urinvolumen\ (ml)}{PAH\ (Serum) \times Sammelzeit\ (min)}$$

Beurteilung der Messwerte für die renale Clearance. Bestimmungsindikation, Referenzwerte und Interpretation bilden die Grundlage zur Beurteilung.

Bestimmungsindikation: Ermittlung der Nierenfunktion (GFR oder RPF) vor allem bei noch unauffälligem Serumcreatinin.

Referenzwerte: Die Referenzintervalle (Tab. 14.5) gelten für eine Körperoberfläche von 1,73 m². Mit Normogrammen kann mittels Größe und Gewicht des Patienten dessen Körperoberfläche (KO) ermittelt werden. Erst nach Korrektur der gefundenen Clearancewerte können wir sicher mit den Referenzwerten vergleichen.

$$\text{korrigierte Clearance} = \text{gefundene Clearance} \times \frac{1{,}73}{KO}$$

Interpretation: Die Clearanceuntersuchungen leisten wenig zur Differentialdiagnose von Nierenerkrankungen, ihre Bedeutung liegt vielmehr in der empfindlichen Funktionsdiagnostik. Es werden zum Teil bereits leichte Funktionseinschränkungen der Nieren erkannt, wo noch alle anderen Messgrößen normal ausfallen.

Bei deutlich niedriger Creatininclearance (< 30 ml/min) sollte die GFR mit einer exogenen Clearance bestimmt werden, denn die noch verbliebene GFR wird bei starker Nierenfunktionseinschränkung aufgrund der zusätzlichen tubulären Creatininexkretion durch die Creatininclearance meistens überschätzt.

Eine GFR unter 25 ml/min bedeutet eine fortgeschrittene Niereninsuffizienz. Bei Werten kleiner 15 ml/min liegt eine terminale Niereninsuffizienz vor, die meist mit sehr hohen Serumcreatininkonzentrationen einhergeht.

14.5 Harnsäure

Harnsäure entsteht aus Purinbasen als Endprodukt des Nukleinsäurestoffwechsels. Zur Vermehrung von Purinbasen und dementsprechend der Harnsäure kann es kommen bei
- gesteigerter Biosynthese,
- verminderter renaler Ausscheidung,
- gesteigertem Nukleotidabbau,
- erhöhter Zufuhr mit der Nahrung.

Bildung und Ausscheidung von Harnsäure. Die hochmolekularen Nukleinsäuren werden bei ihrem Abbau in die Nukleotide zerlegt, beim weiteren Abbau werden u.a. die Purinbasen Adenin und Guanin freigesetzt. Die Purinbasen werden dann großteils erneut genutzt, d.h. reutilisiert. Hierzu werden sie mit Phosphoribosyl-1-Pyrophosphat (PRPP) katalysiert durch die Adenin-Phosphoribosyltransferase umgesetzt (Abb. 14.7). Wenn die Purine nicht auf dem Reutilisationsweg zur Neusynthese von Nukleotiden und Nukleinsäuren verwendet werden, dann steigt die Plasmakonzentration der Harnsäure an, sobald die Exkretionskapazität der Nieren überschritten wird.

Ein Teil der Purine wird ständig über Hypoxanthin und Xanthin zu Harnsäure abgebaut (Abb. 14.7; Abb. 14.8). Bei einer Ernährung mit hohem Puringehalt (Fleisch, Hülsenfrüchte) steigt die Harnsäureproduktion an. Problematisch bei der Harnsäure ist ihre schlechte Wasserlöslichkeit (⬧14.7). Bei vielen Tierspenies ist bereits das besser lösliche Hypoxanthin Endprodukt des Parinstoffwechsels (Abb. 14.8).

14.7 Warum ist die Harnsäure eine Säure?

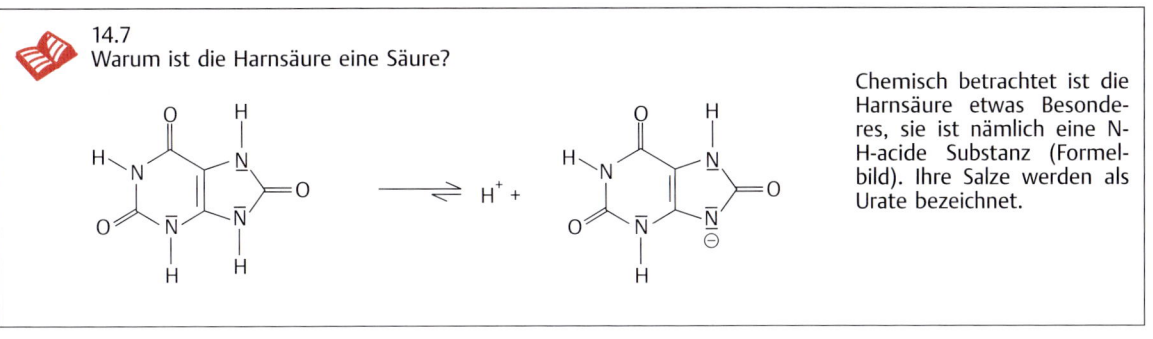

Chemisch betrachtet ist die Harnsäure etwas Besonderes, sie ist nämlich eine N-H-acide Substanz (Formelbild). Ihre Salze werden als Urate bezeichnet.

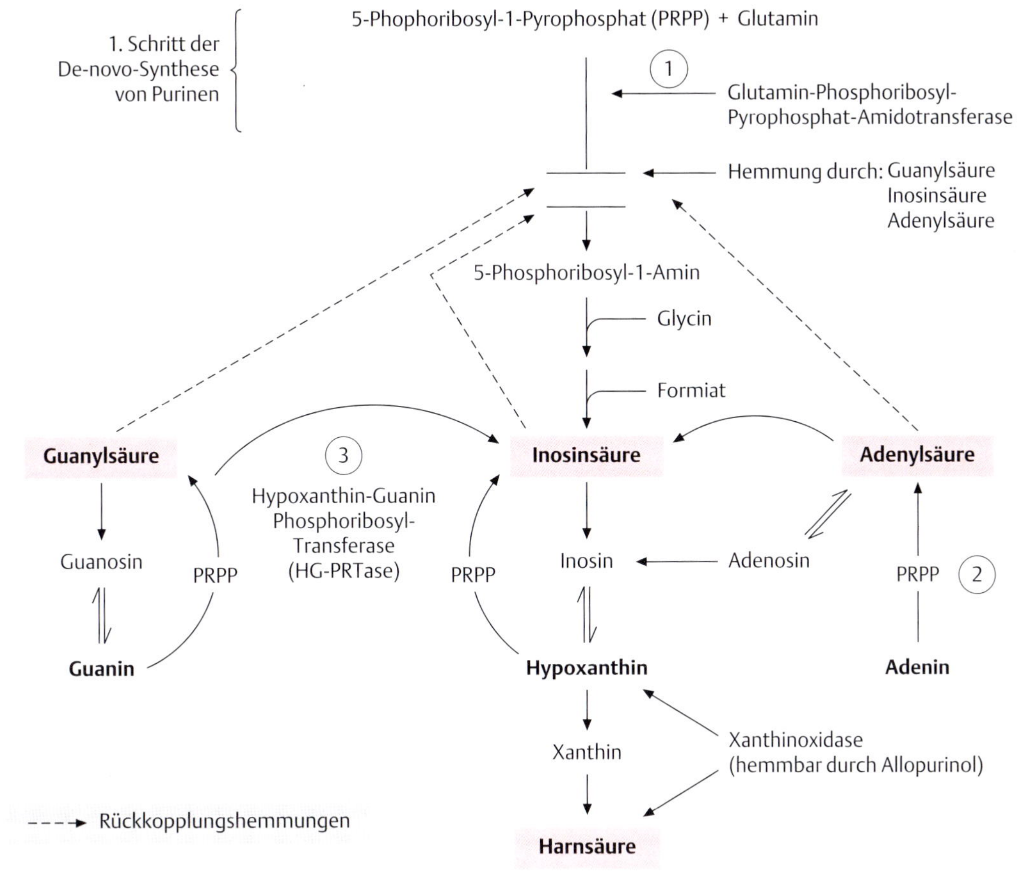

Abb. 14.7 Purinstoffwechsel. Quellen für Purine sind die De-novo-Synthese und die Reutilisation von Guanin und Adenin. ① Schlüsselenzym der Neusynthese ist die PRPP-Amidotransferase; ② 5-Posphoribosyl-1-Pyrophosphat ist ein zentraler Metabolit des Purin- und Pyrimidinstoffwechsels. ③ In vielen Fällen beruht die vermehrte Harnsäurebildung auf einer verminderten Aktivität der Hypoxanthin-Guanin-Phosphoribosyl-Transferase.

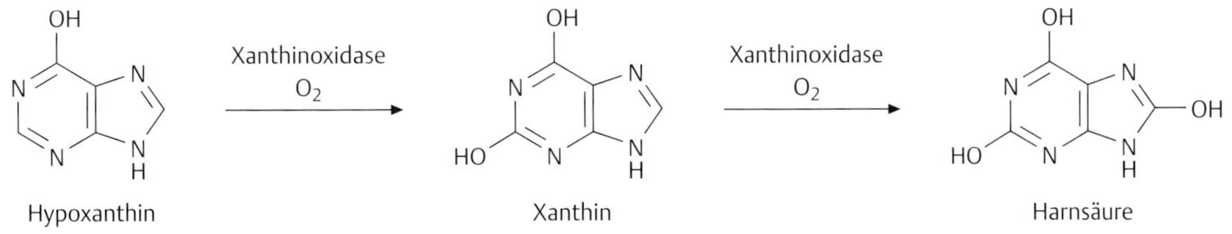

Abb. 14.8 Abbau von Hypoxanthin zur Harnsäure.

Ausscheidungsmechanismus: Unter einer purinarmen Diät scheiden Erwachsene 0,2–0,6 g Harnsäure pro Tag, bei purinreicher Nahrung bis 2 g pro Tag aus. Die Harnsäure wird in der Niere zwar glomerulär filtriert, aber im Anfangsteil des Tubulus-Systems wieder nahezu vollständig rückresorbiert. Die Nettoausscheidung erfolgt in einem späteren Teil des Tubulus-Systems durch Sekretion in den Urin.

Im Blutplasma wird das Löslichkeitsprodukt von Mononatriumurat bereits bei 8,8 mg/dl (0,52 mmol/l) überschritten, was zu Ablagerungen im Gewebe und Körperhöhlen führen kann. Es sind aber höhere Konzentrationen im Blutplasma ohne Auskristallisation möglich, was auf einer komplexartigen Wechselwirkung zwischen Urat und Plasmaproteinen beruht.

Analytik. Die Harnsäurekonzentration ist zwar nicht wesentlich von der unmittelbar vorausgegangenen Nahrungszufuhr (Ausnahme Kaffee) abhängig, wohl aber von den Ernährungsgewohnheiten. Trotzdem sollten folgende präanalytischen Gesichtspunkte beachtet werden:

– 3 Tage purinarme Kost
– keine körperliche Anstrengung
– keine Medikamente

Die Proben dürfen nicht gelagert werden, da die Harnsäure zur Autoxidation neigt.

Direktmessung bei 293 nm vor und nach Uricasezugabe. Harnsäure wird katalysiert von der **Uricase** oxidativ zu Allantoin, Kohlendioxid und Wasserstoffperoxid abgebaut (Formelbild). Die Reaktion ist hoch spezifisch.

$$\text{Urat} + 2\,\text{HOH} + O_2 \xrightarrow{\text{Uricase}} \text{Allantoin} + CO_2 + H_2O_2$$

Harnsäure zeigt im UV-Bereich eine deutliche Absorption, Allantoin dagegen nicht. Daher kann aus der Absorptionsabnahme auf die Harnsäurekonzentration geschlossen werden. Nachteilig ist, dass die Absorptionsabnahme bei 293 nm auf einem hohen photometrischen Untergrund durch andere Probenbestandteile gemessen werden muss.

Uricasespaltung und H_2O_2-Bestimmung mit chromogenem Substrat.

$$\text{Urat} + 2\,\text{HOH} + O_2 \xrightarrow{\text{Uricase}} \text{Allantoin} + CO_2 + H_2O_2$$
$$H_2O_2 + \text{Leukofarbstoff} \xrightarrow{\text{Peroxidase}} \text{Farbstoff} + \text{HOH}$$

Dieses Verfahren ist gegenüber Ascorbinsäure empfindlich, da auch diese in einer POD-katalysierten Reaktion oxidiert werden kann, was zu falsch niedrigen Harnsäuremesswerten führt. Diese Störungsmöglichkeit spielt vor allem bei der Harnsäurebestimmung im Urin eine Rolle.

Beurteilung der Harnsäuremesswerte. Bestimmungsindikationen, Referenzwerte und Interpretation bilden die Grundlage zur Beurteilung.

Bestimmungsindikationen:

– Verdacht oder Ausschluss einer Gicht
– Überwachung bei zellzerstörenden Prozessen
– Steinleiden

Referenzwerte: Bei den Referenzwerten müssen Geschlechtsunterschiede beachtet werden (Tab. 14.**6**).

Aufgrund unserer heutigen Ernährungsgewohnheiten befinden sich die Messergebnisse oft im oberen Referenzbereich.

Interpretation:
a) Erniedrigungen der Harnsäure
Beim Xanthinoxidase-Mangel (Abb. 14.**8**) kommt es zu massiver Xanthinausscheidung im Urin, was zur Bildung von Xanthinsteinen führen kann. Die Harnsäure im Blut und Urin ist sehr niedrig.

b) Erhöhungen der Harnsäure
Gicht: Labordiagnostische Kennzeichen sind erhöhte Harnsäure, Leukozytenzahl und beschleunigte BSG. Klinisch stellt die Gicht eine autosomal vererbte und polygene akute Kristall-Synovitis dar, bei der meist eine gesteigerte Biosynthese und verminderte Exkretion der Harnsäure zugleich vorkommen. Das Risiko einer manifesten und sehr schmerzhaften Gichtattacke steht in enger Verbindung mit der Harnsäurekonzentration im Blutplasma. Purinzufuhr mit der Nahrung kann eine Gichtattacke auslösen. Uratsteine, die zwar auch ohne Gicht vorkommen können, finden sich gehäuft bei Gichtkranken. Die therapeutischen Möglichkeiten sind in 14.**8** kurz dargestellt.

Viele Gichtkranke zeigen eine deutliche Verminderung der Hypoxanthin-Guanin-Phosphoribosyltransferase (HGPRTase) (Abb. 14.**7**), dadurch entfällt ein hemmender Rückkopplungsmechanismus, und es kommt zu einer verstärkten Purinsynthese. Da das Gen für dieses Enzym auf dem X-Chromosom sitzt, ist ein Defekt beim Mann, der nur ein Allel besitzt, häufiger. Dies könnte das häufigere Vorkommen der Gicht beim Mann erklären.

> 14.8
> **Therapie der Harnsäureerhöhung**
>
> – Diät; wenig bis keine tierischen Lebensmittel
> – Viel Flüssigkeitszufuhr, dadurch Diurese
> – Alkalisierung des Urins
> – Medikamentös mit Allopurinol: Dieses Uricostatikum ist eine Pseudopurinbase, die mit Xanthin um die Xanthinoxidase (Abb. 14.8) konkurriert und damit die Harnsäurebildung vermindert.
> Die Xanthinausscheidung ist gesteigert.
> – Medikamentös mit Probenicid: Dieses Uricosurikum hemmt die tubuläre Rückresorption der Harnsäure, sodass es zu einer gesteigerten Ausscheidung – allerdings verbunden mit erhöhter Gefahr für eine Steinbildung – kommt.
> – Medikamentös mit Colchizin bei sehr schweren Fällen: Colchizin hemmt die Aufnahme von Uratkristallen in Leukozyten. Es zeigt einen prompten Effekt.

Tab. 14.6 Referenzwerte Harnsäure.

Harnsäure	Serum (mg/dl)	Serum (mmol/l)	Urin (mmol/Tag)
Frauen	2,5–5,9	0,15–0,35	<6 (<2,5 purinfreie Kost)
Männer	3,5–7,1	0,21–0,42	<6 (<2,5 purinfreie Kost)

Lesch-Nyhan-Syndrom: Fehlt das schon bei der Besprechung der Gicht erwähnte Enzym HG-PRTase (Abb. 14.7) und ist damit der Reutilisationsweg und die Rückkopplungshemmung vollkommen unterbrochen, dann finden wir die Harnsäurekonzentration im Blutplasma stark erhöht. Es findet sich zwar meist keine Gichtarthritis, aber dafür kommt es zu Uratablagerungen in der Niere und zur Hämaturie. Klinisch zeigen sich Selbstzerstörung sowie geistige und körperliche Unterentwicklung.

Vermehrter Zelluntergang: Alle Zustände mit vermehrtem Zelluntergang führen zur Harnsäureerhöhung im Blut und vermehrter Ausscheidung. Hierzu gehören:

- aggressive Cytostatikatherapie/Gammabestrahlung mit Einschmelzung größerer Tumor- und/oder Zellmassen (Schutzmaßnahmen: prophylaktische Gabe von Allopurinol, Diurese, Alkalisieren des Harns) und
- myeloproliferative Erkrankungen; beim multiplen Myelom kommt noch eine Funktionseinschränkung der Nieren hinzu.

Außerdem gibt es noch weitere Ursachen für eine Harnsäureerhöhung
- schwere Niereninsuffizienz (Harnsäure im Urin erniedrigt),
- Extremdiäten (Nulldiät in den ersten Tagen, reine Fleischkost),
- Medikamente (Diuretika, Acetylsalicylsäure).

15 Nukleinsäuren

15.1 Grundlagen der Biochemie von Nukleinsäuren

Die Molekularbiologie oder molekulare Genetik hat sich in den letzten Jahrzehnten rasant entwickelt:
Genetische Merkmale wurden zuerst bestimmten Chromosomen, dann chromosomalen Banden und schließlich DNA-Sequenzen bis auf die Nukleotidabfolge hinunter zugeordnet.

15.1.1 Aufbau der DNA

Das genetische Material der Zelle, die DNA, besteht aus einem Polymer von insgesamt vier verschiedenen Nukleotiden, nämlich den Purinbasen Adenin und Guanin sowie den Pyrimidinbasen Thymin und Cytosin (Abb. 15.1).

Außerdem sind in der DNA Desoxyriboseresten und Phosphorsäure als Estergerüst enthalten (Abb. 15.2).

Die DNA liegt gewöhnlich in Form eines Doppelstranges vor (Abb. 15.3), wobei jeder Einzelstrang aus einer Kette von Nukleotiden besteht, die kovalent zwischen dem 5'-C-Atom der Zuckereinheit des einen Nukleotids und dem 3'-C-Atom der Desoxyribose des nächsten Nukleotids verknüpft sind (Abb. 15.2).

Zwei solche DNA-Einzelstränge bilden in antiparalleler Anordnung die Doppelhelix (Abb. 15.3). Zwischen zwei gegenüberliegenden Basen werden die Stränge durch Wasserstoffbrückenbindungen zusammengehalten, wobei Adenin immer mit Thymin und Guanin mit Cytosin paart (Abb. 15.2, Abb. 15.3).

Die Sequenzen der beiden Stränge sind daher zwar nicht identisch, aber komplementär und dies bewirkt, dass der Informationsgehalt beider Einzelstränge identisch ist.

Beim Menschen enhält jedes Chromosom ca. 4 cm DNA-Doppelhelix. Bei 46 Chromosomen sind es ca. 2 m. Nehmen wir z. B. eine Leberzelle, so besitzt diese einen Durchmesser von nur 20 µm. Dies passt nur zusammen, wenn die DNA stark aufgeknäult ist, und tatsächlich liegt die DNA im Zellkern als sog. Superhelix vor.

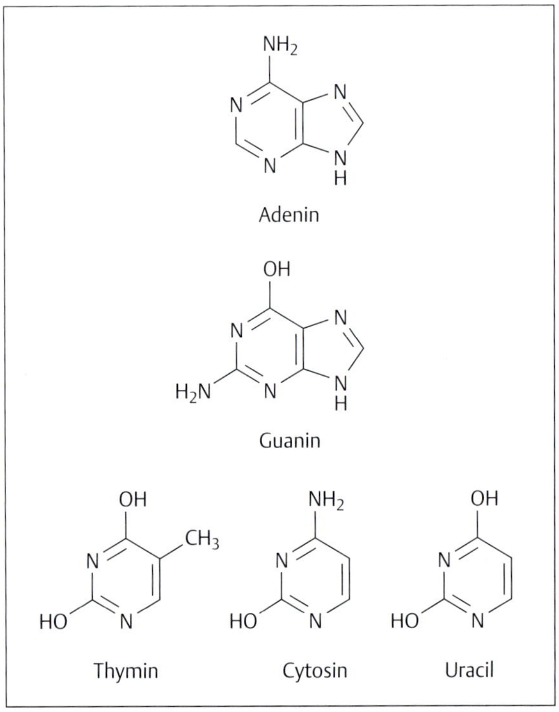

15.1.2 Genetischer Code und Proteinbiosynthese

Die Proteine stellen die Genprodukte dar. Eine wichtige Hypothese der Molekularbiologie ist die „ein Gen = ein Protein"-Hypothese. Die Reihenfolge der Nukleotide entspricht der Reihenfolge der Aminosäuren im Protein. Drei aufeinander folgende Nukleotide bilden ein Codon für eine definierte Aminosäure. Für manche Aminosäuren gibt es mehrere Codons, zusätzlich gibt es funktionelle Codons als Start- und Stop-Signale für die Informationsablesung (Transkription).

Nicht alle Bereiche der humanen DNA werden transkribiert bzw. codieren für Proteine. Nicht codierende Abschnitte dienen der Regulation der Genexpression, d.h. der Transkription.

Zur Proteinbiosynthese wird die Information der DNA von der sog. messenger-RNA (mRNA) ins Zytosol gebracht. Die mRNA wird in der Transkription an der DNA als Matrize gebildet. Dazu wird der DNA-Doppelstrang im Bereich des abzulesenden Gens regional aufgetrennt und durch Basenpaarung wird am codierenden DNA-Strang eine komplementäre mRNA gebildet. Die RNA unterscheidet sich von der DNA im Zuckerrest – Ribose anstelle von Desoxyribose – und im Austausch der Pyrimidinbase Thymin gegen Uracil (Abb. 15.1).

In Prokaryonten (Bakterien) entspricht die DNA-Sequenz direkt der mRNA-Sequenz und schließlich der Aminosäuresequenz im Protein. In eukaryonten Zellen kann die DNA dagegen nicht kontinuierlich abgelesen werden, da sie Unterbrechungen der translatierbaren Sequenz,

Abb. 15.1 Purin- und Pyrimidinbasen (Bausteine von DNA und RNA).

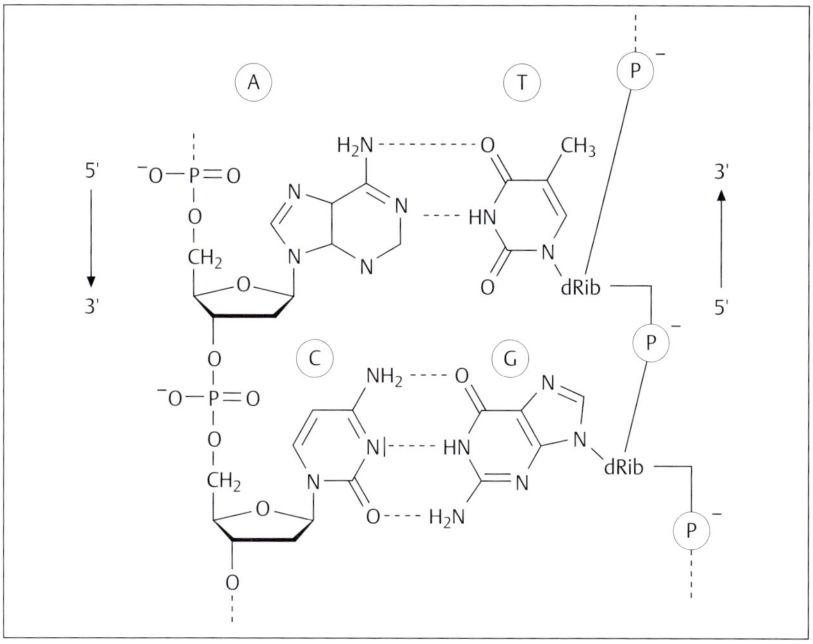

Abb. 15.2 In der DNA finden wir die Basen eingebaut in Desoxyribonukleotide. Diese bestehen aus je einer der Purin- bzw. Pyrimidinbasen, einem Molekül Desoxyribose und einem Phosphorsäurerest. In der DNA liegen sich immer zwei Nukleotide gegenüber. Hierbei paart Adenin mit Thymin, und Guanin mit Cytosin über Wasserstoffbrücken.

sog. Introns, enthält. Dies bedeutet, dass das primäre Transkriptionsprodukt = heteronukleäre RNA im Zellkern noch zur reifen mRNA weiterverarbeitet werden muss. Beim Splicing werden die Introns selektiv herausgeschnitten und die codierenden Sequenzen (Exons) zur verkürzten reifen mRNA zusammengefügt (Abb. 15.**4**).

Die Proteinbiosynthese findet anschließend im Cytosol statt, wobei die mRNA an die Ribosomen anlagert und tRNAs (Transfer-RNA) die Aminosäuren so heranbringen, dass das Protein entsprechend der Gensequenz Aminosäure für Aminosäure an den Ribosomen zusammengefügt wird (Translation).

15.1.3 Replikation

Um die Weitergabe der DNA an Tochterzellen zu ermöglichen, muss diese durch Replikation kopiert werden. Auch hierfür ist eine partielle Strangtrennung der DNA nötig. Anders als bei der mRNA-Synthese werden aber beide Stränge repliziert. Die Replikationsmaschinerie der Zelle = DNA-Polymerase-Komplexe gewährleistet dabei die Genauigkeit der Basenpaarung, sodass wiederum völlig komplementäre Tochterstränge und im Endeffekt eine identische Verdoppelung der DNA resultieren. Das Prinzip der PCR (s. u.) ähnelt sehr dem der Replikation.

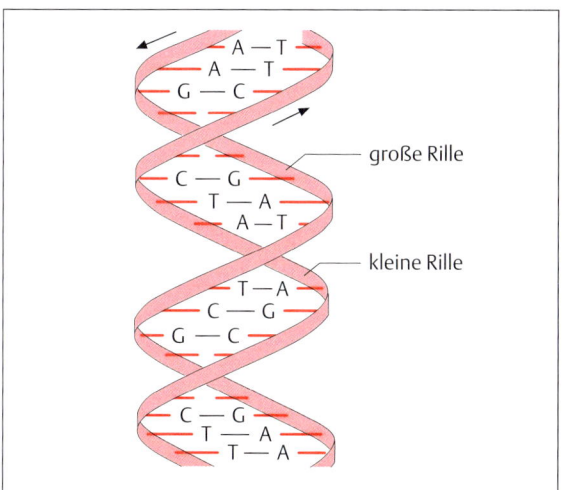

Abb. 15.3 Die DNA liegt entsprechend dem Modell der Nobelpreisträger Watson und Crick als Doppelhelix vor. Beide Ketten sind um eine gedachte Achse schraubenförmig gewunden. Hierdurch wechselt jeweils eine kleine und große Rille miteinander ab.

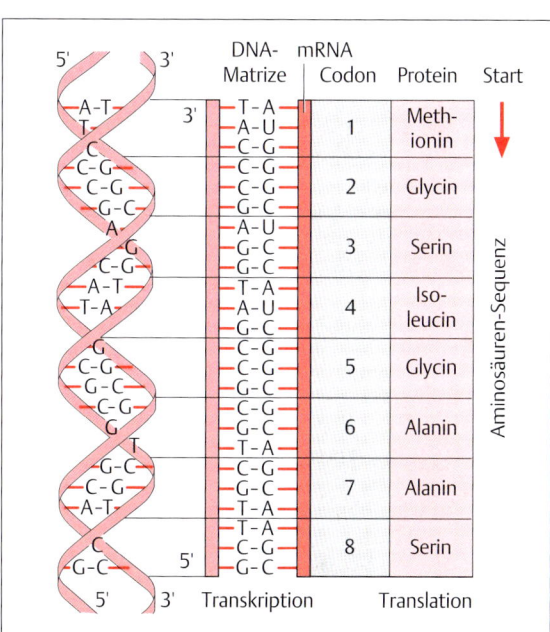

Abb. 15.4 Transkription und Translation.

15.1.4 Mutationen

Mutationen führen zu einer Veränderung der Nukleotidsequenz in der DNA. Mutationen in Zellen der Keimbahn sind erblich. Wenn eine Mutation nur in einem Teil der Keimzellen auftritt, spricht man von einem Keimbahnmosaik.

Wir müssen die Mutationsart und ihre jeweilige genetische Folge unterscheiden.

Bekannte Mutationsarten sind:
1. Punktmutationen entstehen, wenn eine Nukleotidbase durch eine andere ausgetauscht wurde;
2. Verlust von Basenpaaren bezeichnen wir als Deletion, wobei ein einzelnes Basenpaar bis hin zu langen DNA-Abschnitten verloren gehen können;
3. Insertionen sind umgekehrt zu beobachten, wenn es zum Einschub von neuen Basenpaaren oder zur Vervielfachung eines zuvor in einfacher Kopie vorliegenden DNA-Abschnittes kommt;
4. Splice-Mutationen schließlich sind in der Regel eine Sonderform von Punktmutationen, wobei genau die Übergangsstelle zwischen einem Intron und Exon betroffen ist.

Die Mutationsfolgen sind verschiedenartig:
– Bei einer Splice-Mutation kann die RNA nicht mehr zur reifen mRNA verarbeitet werden;
– Nonsense-Mutationen sind Folge von Deletionen oder Insertionen aufgrund einer Verschiebung des Leserahmens bei der Translation des mRNA-Codes in die Aminosäurefolge des Genprodukts. Da ein aus völlig falschen Aminosäuren bestehendes Genprodukt entsteht, kommt es zum völligen Funktionsverlust.
– Missense-Mutationen sind die funktionelle Folge von Punktmutationen. Im günstigsten Fall handelt es sich um eine „stille Mutation", wenn zufällig das Codon für eine Aminosäure durch ein neues Codon für die gleiche Aminosäure ersetzt wird. Die Auswirkung ist immer dann erheblich, wenn ein funktionell wichtiger Bereich des Proteins betroffen ist und die betroffenen Aminosäure hier eine wichtige Rolle spielt. Folge kann ein völliger Verlust der Funktion des Genprodukts sein.

Eine besondere Rolle spielen sog. Instabile Mutationen, die z.B. aufgrund einer Mutation im Bereich von repititiven Nukleotidsequenzen auftreten können. Erhöht sich die Anzahl der normalerweise vorliegenden Sequenzwiederholungen (repeats) über eine kritische Grenze kommt es zur Erkrankung (vgl. 15.3.1). Solche Expansionen repititiver Sequenzen führen bei der Meiose zu einer Störung der homologen Paarung.

15.2 Molekularbiologische Techniken in der Genanalytik

> Die Genanalytik ist das Teilgebiet der Labordiagnostik, wo wir derzeit die rasanteste Entwicklung beobachten können. Die Einführung der Polymerase-Kettenreaktion (PCR) hat dafür die Voraussetzung geschaffen.
> Nach der DNA-Anreicherung und Vermehrung aus einer winzigen biologischen Probe lässt sich die DNA genspezifisch mit verschiedenen Techniken nachweisen.

15.2.1 Polymerase-Kettenreaktion (PCR)

Die grundlegende Arbeitsmethode der Molekularbiologie ist die Polymerase-Kettenreaktion (PCR). Sie wird zum Nachweis spezifischer Gensequenzen bzw. von deren Veränderung durch Mutation, Deletion etc. eingesetzt. Als Probe wird isolierte DNA aus dem biologischen Untersuchungsmaterial benötigt.

DNA-Isolierung. Ausgangsmaterial sind z.B. Zellen aus der Mundschleimhaut oder EDTA-Blut. Die Zellen werden abzentrifugiert und die Zellmembranen mit SDS (Sodiumdodecylsulfat), einem Detergenz, aufgelöst. SDS bindet außerdem an Proteine und löst so die Nukleoproteine von der DNA ab. Mit Kaliumionen werden diese Komplexe ausgefällt. Nach Zentrifugation und Abtrennung des Proteinrückstands wird schließlich die DNA selbst mit Alkohol gefällt, da Alkohole der DNA die Hydrathülle entziehen. Niedermolekulare Substanzen und Salze bleiben in Lösung. Die DNA wird dann in einem salzarmen Puffer wieder aufgelöst. Dieser enthält EDTA zur Komplexierung von Magnesium. Denn dieses wird von den meisten DNA-abbauenden Enzymen (DNAsen), die als Verunreinigung leider immer in unseren Proben zu finden sind, als Kofaktor benötigt. So vorbereitet ist die isolierte DNA über Jahre hinaus stabil.

Viele andere Isolierungsmethoden werden je nach Fragestellung angewendet.

Die Quantifizierung der isolierten DNA kann bei größeren Mengen durch direkte Photometrie bei 260 nm erfolgen, wobei der Quotient 260 nm/280 nm ein Maß für die DNA-Reinheit ist, da kontaminierende Proteine bei 280 nm absorbieren. Wesentlich sensitiver lässt sich die DNA durch Fluoreszenzmessung nach Reaktion mit Markierungsfarbstoffen quantifizieren.

Primer. Sobald man heute die Sequenz eines interessierenden Gens kennt, das man nachweisen möchte oder in dem man eine Mutation untersuchen will, lassen sich kurze komplementäre Nukleotideinzelstränge (Oligonukleotide) in vitro synthetisieren, die wie eine Sonde Beginn und Ende einer bestimmten DNA-Sequenz erfassen. Mittels zweier solcher Oligonukleotide, die als Primer bezeichnet werden, kann ein bestimmter DNA-Abschnitt markiert werden, der in der PCR-Reaktion vervielfältigt und damit dem anschließenden Nachweis zugänglich gemacht werden kann.

Molekularbiologische Techniken in der Genanalytik **217**

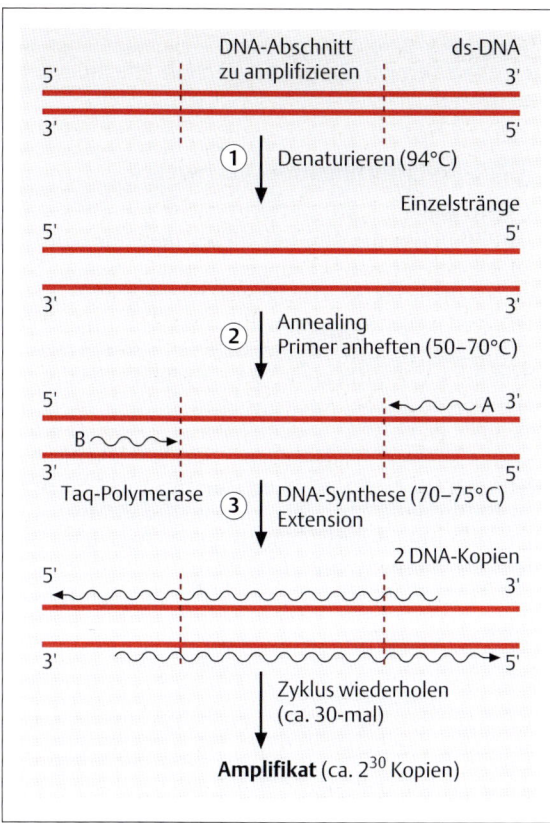

Abb. 15.5 Prinzip der PCR (Ablauf s. Text).

Beim Einbau der nächsten Base wird die 3'-Hydroxylgruppe der vorher eingebauten Base genutzt. So ergibt sich die 5' → 3'-Richtung der DNA-Synthese.

Dieser Vorgang aus Denaturierung, Anlagerung und Primer-Extension wird zyklisch vielfach wiederholt. Theoretisch können z. B. bei 30 Zyklen aus einem DNA-Molekül 2^{30} Kopien entstehen.

 15.1 Amplifikation von RNA

Auch RNA kann in der PCR angereichert werden. Dazu wird i.a. zuerst ein komplementärer DNA-Einzelstrang (cDNA) synthetisiert. Dies geschieht mithilfe der reversen Transkriptase. Hierbei handelt es sich um eine spezielle DNA-Polymerase. Sie benutzt nicht einen vorliegenden DNA-Strang als Vorlage für den neuen komplementären DNA-Strang, sondern eine RNA. Daher kann man nach Isolierung einer mRNA mit Hilfe der reversen Transkriptase eine cDNA erzeugen.

Das größte Problem bei der PCR im Routinelabor sind Kontaminationen durch Fremd-DNA, z. B. aus anderen Proben. Dies macht die Mitführung verschiedenster Kontrollproben und die Einhaltung entsprechender Arbeitsbedingungen erforderlich.

15.2.2 Nachweis der PCR-Produkte

Hierfür stehen verschiedenartigste Möglichkeiten zur Verfügung. Einige derzeit gängige Verfahren werden dargestellt:

1. Restriktionsenzym-Verdau (RFLP-Analyse)

Im häufigsten Nachweisverfahren für die PCR-Produkte wird mit einem Restriktionsenzym verdaut, um die

Durchführung der PCR. Die Polymerase-Kettenreaktion ermöglicht es, definierte Bereiche einer DNA (15.1) in vitro zu vervielfältigen (Amplifikation). Der zu amplifizierende Bereich wird wie bereits beschrieben durch zwei Primer (kurze, gegenläufige Oligonukleotide mit Komplementarität zu den Enden der interessierenden Ziel-DNA) bestimmt (Abb. 15.5).

Im ersten Schritt wird die DNA aus der Probe bei 94 °C denaturiert und in ihre Einzelstränge zerlegt.

Im zweiten Schritt wird die Temperatur so weit abgesenkt, dass die Primer sich anlagern (Hybridisierung, Annealing).

Im dritten Schritt wird von einer thermostabilen DNA-Polymerase (Taq-Polymerase) die komplementäre Zielsequenz neu synthetisiert, und zwar jeweils ausgehend von den Primern. Dieser Schritt wird daher als Primer-Verlängerung oder Primer-Extension bezeichnet. Die Orientierung der Primer muss so gewählt sein, dass die DNA in Richtung des jeweils anderen Primers synthetisiert wird. D.h., die Extension von Primer A führt zur Synthese einer Matrize für Primer B und umgekehrt. Für die Primer-Extension benötigt die DNA-Polymerase die vier Desoxyribonukleotide (dATP, dTTP, dGTP und dCTP) und als wichtigen Cofaktor Magnesium. Beim Start der Synthese bildet die Polymerase eine Phosphodiesterbindung zwischen der 3'-Hydroxylgruppe am 3'-Ende des Primers und der 5'-Phosphatgruppe des komplementären Desoxynukleotids.

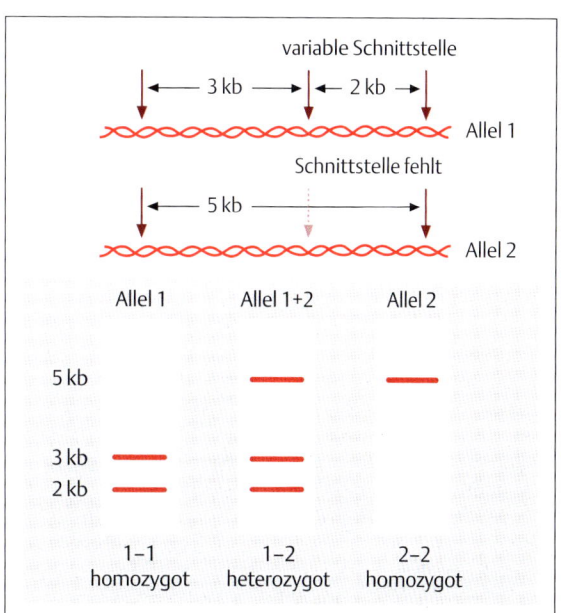

Abb. 15.6 RFLP-Analyse (Ablauf siehe Text).

gesuchte definierte Mutation aufgrund einer neuen zusätzlichen oder einer verlorengegangenen Spaltstelle (Abb. 15.**6**) nachzuweisen. Die hierzu verwendeten Restriktionsendonukleasen (RE) Typ II schneiden dsDNA an ganz spezifischen Stellen.

Für die verschiedenen RE ist die jeweilige Erkennungssequenz bekannt. Meistens handelt es sich dabei um ein Palindrom, eine Sequenz die auf beiden DNA-Strängen von 5' nach 3' gelesen gleich ist. Z. B. erkennt die RE EcoRI aus E. coli die Sechsbasensequenz GAATTC.

Schreiben wir die komplementäre Sequenz auf, mit G gibt C, A gibt T und C wird zu G, erhalten wir CTTAAG. Durch Inkubation des PCR-Produkts mit einer geeigneten RE lassen sich definierte Mutationen elektrophoretisch (Abb. 15.**6**) einfach und schnell nachweisen (15.**2**).

In Abb. 15.**6** markieren die drei Pfeile Schnittstellen für die eingesetzte RE in der dsDNA eines homozygot normalen Individuums. Inkubieren wir den PCR-Ansatz mit der RE und tragen anschließend auf ein Elektroresegel auf, das nach der Kettenlänge der Restriktionsfragmente trennt, so finden wir beim homozygot normalen Individuum zwei DNA-Fragmente mit 2 und 3 kB-Länge. Ist die mittlere Schnittstelle durch eine Mutation auf beiden Allelen verlorengegangen, dann finden wir nur noch ein Fragment einheitlicher Länge, hier von 5 kB-Länge. Wir haben einen homozygot kranken Mutationsträger. Fehlt die mittlere Schnittstelle nur auf einem Allel, so kommen wir zum heterozygoten Defektträger, bei dem sich das 5 kB-Fragment, sowie auch die 2 und 3 kB-Fragmente nachweisen lassen. Da bei dieser Technik verschieden lange Restriktionsfragmente auf der Elektrophorese nachgewiesen werden, sprechen wir von einem Restriktionsfragmentlängen-Polymorphismus und entsprechend von einer RFLP-Analyse.

> **15.2**
> **Routineanwendungen der RFLP-Analyse**
>
> Kommerzielle PCR-Kits mit entsprechender Nachweisreaktion sind z. B. erhältlich für den Nachweis der hereditären Thrombophilie (APC-Resistenz) infolge Mutation im Gerinnungsfaktor V, wobei der mutationspositive Faktor als V-Leiden (Stadt in NL) bezeichnet wird; den Nachweis der Hämochromatose (Eisenspeicherkrankheit); des α1-Antitrypsinmangels; genetisch bedingter LDL-Erhöhungen durch Apolipoprotein-Mutationen.

2. Fragmentgelanalyse

Die amplifizierten PCR-Produkte können direkt zur Größenbestimmung auf ein Fragmentgel aufgetragen werden. Die Fragmentanalyse wird zum Teil in Kombination mit einer DNA-Sequenzierung der aufgetrennten Fragmente eingesetzt. Sie spielt eine Rolle z. B. beim Nachweis erworbener Chromosomen-Translokationen in der Leukämie- und Lymphomdiagnostik oder beim Nachweis der cystischen Fibrose (Mukoviszidose).

3. Sequenzierung

Mit einem automatischen DNA-Sequenzierer kann die Basenabfolge im PCR-Produkt bestimmt werden. Die Mutationssuche mittels Sequenzierung, z.T. aus einer Vielzahl von PCR-Produkten, ist sehr aufwendig. Eingesetzt wird diese Technik beispielsweise zum Mutationsnachweis beim M. Wilson (Kupferspeicherkrankheit).

4. DNA-Polymorphismus-Nachweis

z. B. im Genom für Collagen Typ II (COL2A1) des Menschen gibt es zahlreiche Bereiche mit kurzen, hintereinander liegenden Sequenzwiederholungen (variable number tandem repeats = VNTR). Der Bereich vor und nach diesen VNTRs ist dagegen konserviert, d. h. zeigt keine individuellen Unterschiede. Eine PCR-Reaktion mit Primern aus den konservierten Bereichen wird also, abhängig von der Anzahl der VNTRs, bei verschiedenen Individuen unterschiedlich lange PCR-Produkte liefern. Durch Untersuchung mehrerer verschiedener solcher Genomstellen (VNTR-Loci) ist es möglich, Gewebeproben (z. B. Speichel) einem bestimmten Menschen eindeutig zuzuordnen. Dies hat in der forensischen Analytik große Bedeutung und wird als sog. genetischer Fingerabdruck bezeichnet.

5. Mikro-Satelliten-DNA-Analyse

VNTRs haben typischerweise je „repeat" 11–60 Basenpaare und sind nicht gleichmäßig im Genom verteilt, sondern finden sich vor allem nahe den Chromosomenenden (Telomeren). Mikrosatelliten (MS) sind dagegen Wiederholungssequenzen von nur 2–6 Basenpaaren und zufällig über das Genom verteilt. MS finden sich durchschnittlich alle 6000 Basenpaare und die MS-Regionen sind selbst meist nicht länger als 100–300 Basenpaare und damit gut mittels PCR untersuchbar.

Nach einer PCR werden die PCR-Produkte auf einem Polyacrylamidgel voneinander getrennt und auf eine Nylonmembran geblottet. Dann wird mit einem fluoreszenzmarkierten Mikrosatelliten-spezifischen Oligonukleotid hybridisiert. Die Vererbung der elterlichen Allele führt zu verschiedenen Allelkombinationen bei den Nachkommen. Elektrophoretisch unterscheiden sich diese Allele in ihrer Wanderungsstrecke (15.**3**). Werden MS-Regionen mit 2 „repeats" untersucht, so lassen sich selbst Allele (gleiche Genloci auf den 2 Schwesterchromosomen) unterscheiden.

Werden mehrere unterschiedliche fluoreszenzmarkierte Oligonukleotide zur Hybridisierung eingesetzt, dann können parallel verschiedene MS untersucht werden. Zur Detektion wird ein Fluorimeter bzw. zur besonders sensitiven Detektion ein Laser-Fluoreszenzdetektor eingesetzt.

> **15.3**
> **Stutter-Banden bei der MS-Analyse**
>
> Sehr oft findet sich neben jeder Allelbande noch eine „stutter"-Bande mit geringerer Intensität. Diese kommt vermutlich durch eine Misspaarung von Matrizenstrang und dem am Primer prolongierten, komplementären Strang während der PCR oder durch eine Transferaseaktivität der Taq-Polymerase zustande.

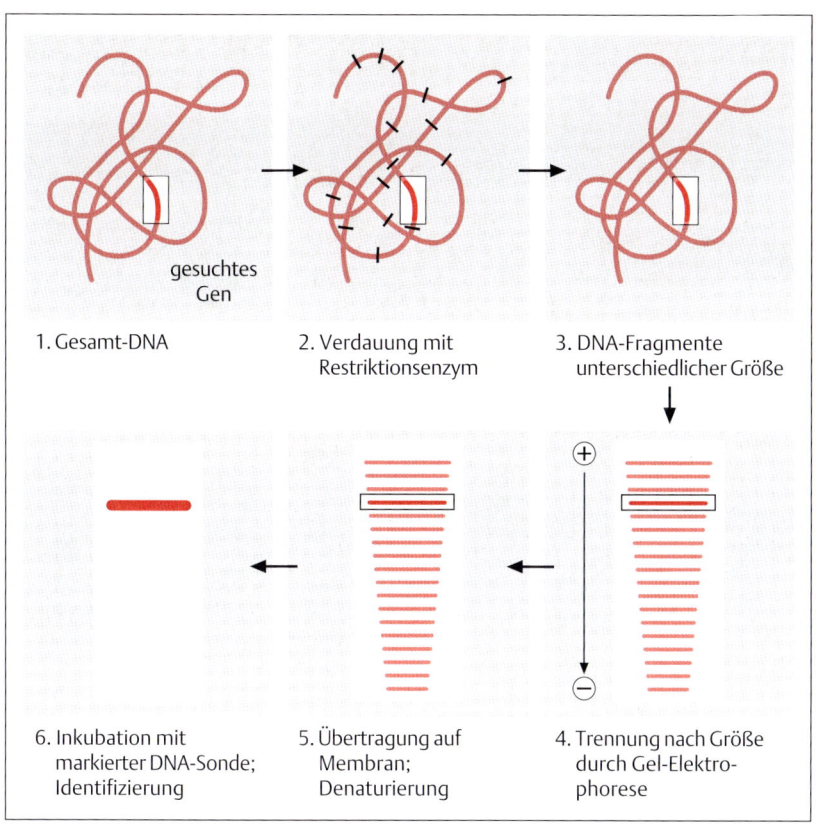

Abb. 15.7 Restriktionsanalyse durch Hybridisierung (Ablauf s. Text).

15.2.3 Restriktionsanalyse durch Hybridisierung nach Southern

Eine wesentliche Komponente des Verfahrens ist die mit ^{32}P-markierte DNA-Sonde (Abb. 15.**7**). Das in der genomischen DNA (1) gesuchte Gen wird zusammen mit einer Erkennungssequenz (2) mit Hilfe einer geeigneten RE (3) freigesetzt. Die aus der Gesamt-DNA entstandenen DNA-Fragmente werden auf einem Agarosegel nach Größe getrennt (4), zu Einzelstrang-DNA denaturiert und auf eine Membran übertragen (Southern Blot) (5). Mit einer DNA-Sonde für das gesuchte Gen, die mit ^{32}P-markiert ist, wird anschließend inkubiert. Nur wenn ein DNA-Fragment vorliegt, welches das gesuchte Gen enthält, kommt es zu einer durch Schwärzung eines aufgelegten Röntgenfilms nachweisbaren Hybridisierung (6). Das Verfahren kann z. B. zum Nachweis von Deletionen (Genverlust) eingesetzt werden.

15.2.4 Klonierung

Bei dieser ebenfalls wichtigen Technik wird die DNA-Probe zuerst mit Restriktionsendonukleasen verdaut, d. h. zu kleineren Fragmenten abgebaut. Anschließend erfolgt die Klonierung (Vermehrung) solcher DNA-Fragmente in Prokaryonten durch Verwendung von Plasmiden oder Viren als Transportvehikel (Vektoren) für bestimmte DNA-Abschnitte (Abb. 15.**8**). Anschließend kann mit Sonden durch die Hybridisierung komplementärer DNA-Sequenzen z.B ein Mutationsnachweis im untersuchten DNA-Abschnitt vorgenommen werden. Ebenso ist die Sequenzierung der in den Bakterienplasmiden vermehrten Fremd-DNA möglich.

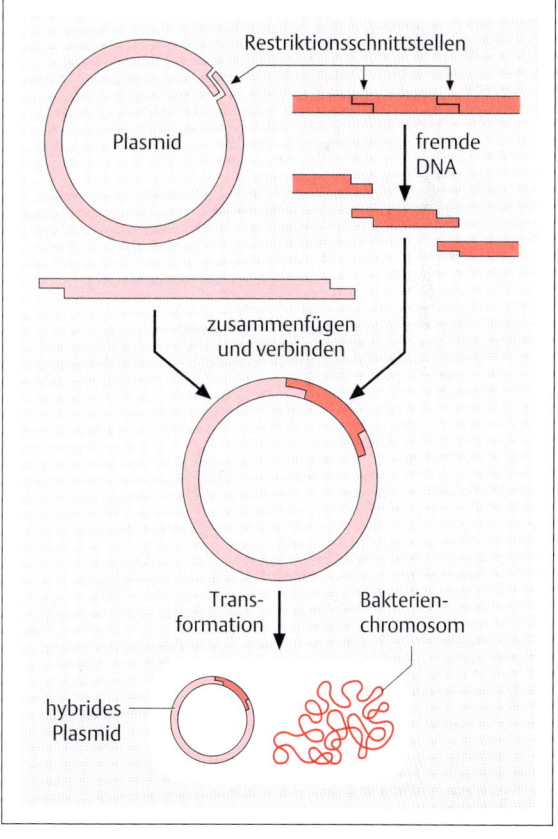

Abb. 15.8 Klonierung von Fremd-DNA in einem Bakterienplasmid.

15.3 Beispielhafter Einsatz der Molekularbiologie in der Diagnostik

Da viele angeborene sowie auch erworbene Erkrankungen, z. B. Protein-Defizienzen oder Tumorerkrankungen, genetische Ursachen haben, führt die Anwendung molekularbiologischer bzw. genetischer Methoden zu einer Erweiterung der diagnostischen Möglichkeiten.

Eine besonders große und immer weiter zunehmende Rolle spielen molekularbiologische Verfahren neben der klassischen Chromosomenanalyse (15.4) in der genetischen Pränataldiagnostik. Bekannt sind derzeit mehrere Tausend Gendefekte, von denen bisher ein Teil pränatal erfasst werden kann. Hier können zur Veranschaulichung nur einige Beispiele angeführt werden. In der Postnataldiagnostik werden dagegen bevorzugt Stoffwechseluntersuchungen, heute z. B. mit der besonders leistungsfähigen Tandem-Massenspektrometrie (MS-MS-Kopplung), durchgeführt. Aber auch bei genetisch oder durch DNA-Veränderungen hervorgerufenen Erkrankungen des Erwachsenen kommen molekularbiologische Untersuchungsverfahren, insbesondere bei neoplastischen Erkrankungen, zum Einsatz.

15.3.1 Fragiles X-Syndrom

Nach dem Down-Syndrom (Trisomie 21) ist das fragile X-Syndrom die zweithäufigste Ursache für eine angeborene geistige Unterentwicklung. Ursache ist eine fragile Stelle im X-Chromosom, daher kommt auch der Name der Erkrankung. Der Defekt lässt sich sehr schwer durch eine Chromosomenanalyse, mittlerweile aber einfach durch eine molekularbiologische Untersuchung nachweisen. Ursache ist wie bei einigen anderen monogenen Erkrankungen eine sog. Trinukleotid-Expansion. In der Nähe des betroffenen Gens liegt eine sich vielfach wiederholende Trinukleotidbasensequenz (hier CCG) vor. Bei mehr als 230 Wiederholungen dieser 3er-Basensequenz kommt es zu einer mitotischen Instabilität und damit zur Mutationsanfälligkeit des benachbarten Gens. Bei dieser Erkrankung zeigt sich zudem eine von Generation zu Generation zunehmende Häufigkeit der Erkrankung, die gleichzeitig auch klinisch immer stärker ausgeprägt wird. Ursache ist eine immer stärkere Zunahme der Wiederholungssequenzen von Generation zu Generation.

15.3.2 Heterozygoten Screening

Im Mittelmeerraum finden sich Thalassämien gehäuft. Insbesondere auf Sardinien macht dabei eine einzige Mutation des β-Globingens mehr als 90 % der Fälle mit β-Thalassämie aus. Hier konnte durch ein weitangelegtes Screening der Schwangeren und ihrer Partner auf Heterozygotie, und im positiven Fall durch anschließende Pränataldiagnostik die Inzidenz der β-Thalassämie drastisch gesenkt werden.

15.3.3 Hippel-Lindau-Syndrom

Klinisch wird die Mikrosatelliten-DNA-Analytik z. B. für die Diagnose des Hippel-Lindau-Syndroms eingesetzt, einer autosomal vererbten Erkrankung, die zu multiplen Tumoren (Auge, ZNS, Niere, NNR, Pankreas und Nebenhoden) führt.

Bei einer Familienuntersuchung wurden z. B. 6 verschiedene Allele (A-E) gefunden. Alle erkrankten Familienmitglieder wiesen das Allel A auf (z. B. AB, AD, AE), während alle Familienmitglieder mit Allelkombinationen ohne A, also z. B. mit DE ausnahmslos gesund waren. Damit konnte Allel A als maßgeblich für die Erkrankung nachgewiesen werden und nur für entsprechende Genträger besteht ein Erkrankungsrisiko.

15.4 Chromosomenanalyse

Kindliche Zellen aus dem Fruchtwasser lassen sich in vitro kultivieren und zur Zellteilung anregen. Wird die Zellteilung in der Metaphase der Mitose durch Zugabe von Colchizin gehemmt, so können dann mikroskopisch viele Metaphasefiguren der Chromosomen beobachtet werden (Abb.15.9). Chromosomenveränderungen kommen bei ca. 0,5 % der Neugeborenen, bei Schwangeren über 35 Jahre bereits bei 3 % aller Neugeborenen vor. Als Veränderungen können Duplikationen, Inversionen (Umkehr der normalen Anfügung am Zentromer), Translokationen (meist Verlagerung eines Chromosomenabschnittes auf ein anderes Chromosom), Deletionen (Verlust von Chromosomenteilen), Insertionen (auch in Form komplexer Umordnungen von Chromosomenteilen) beobachtet werden. Bekanntestes Beispiel einer Chromosomenaberration ist die Trisomie 21, das Down-Syndrom, mit einem zusätzlichen Chromosom 21.

In Abb. 15.9 ist der Chromosomenbefund einer Mutter (a) und ihres Kindes (b) gezeigt. Bei der Mutter liegt eine Tranlokation vor. Der kurze Arm eines Chromosom 9 findet sich angehängt an ein Chromosom 22. Die Störung hat bei der Mutter keine klinischen Auswirkungen, sie wird als balanciert bezeichnet. Das Kind hat aufgrund der Störung bei der Mutter drei kurze Arme von Chromosom 9. Dies wird als partielle Trisomie bezeichnet. Beim Kind sind Störungen der Entwicklung zu beobachten, d. h. die Chromosomenaberation ist nicht balanciert.

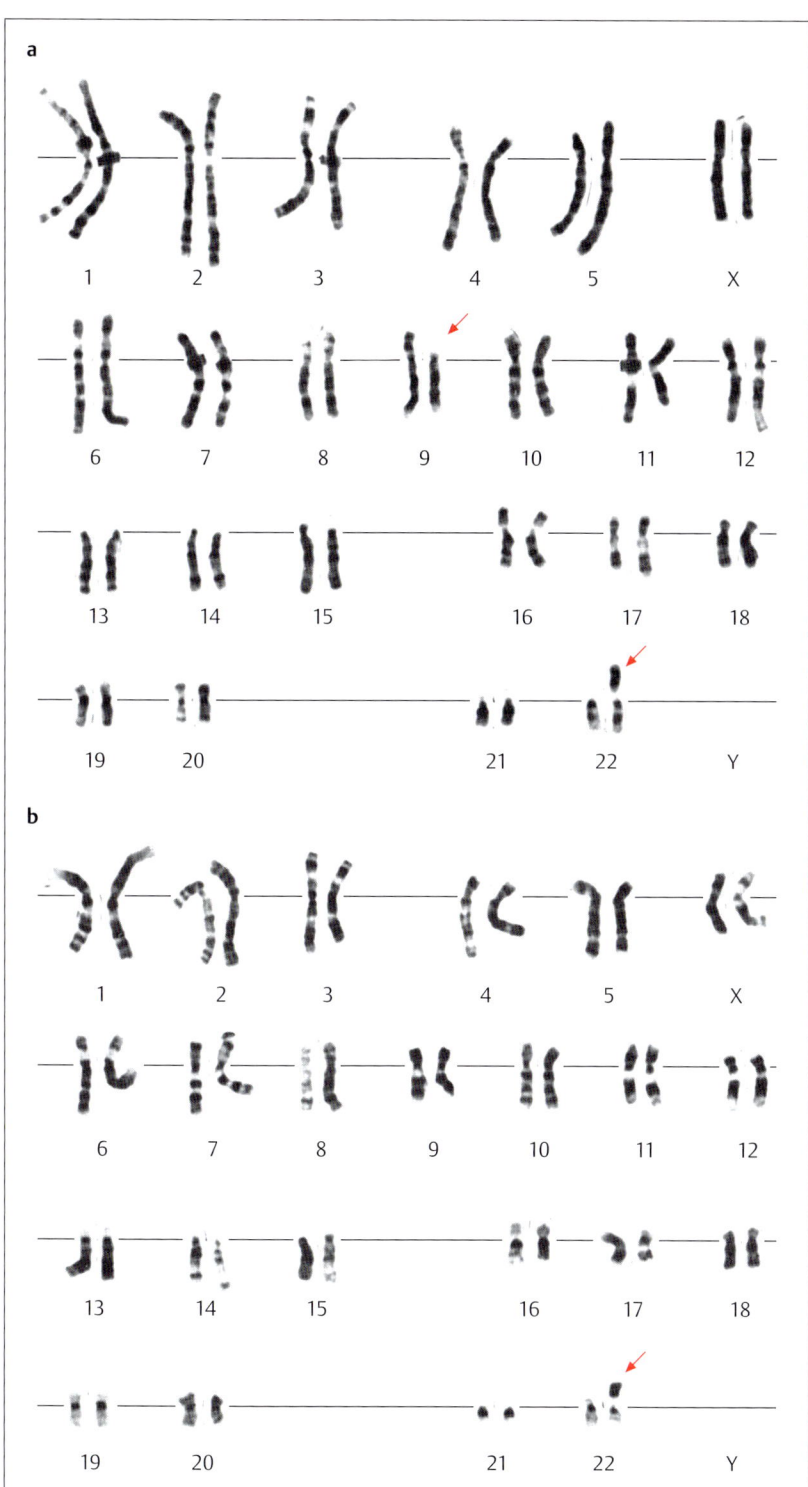

Abb. 15.9 Chromosomenaberration (Einzelheiten s. Text).

15.3.4 Molekularbiologische Erfassung von Mikrometastasen

Mit genanalytischen Methoden (z.B. PCR) können sehr empfindlich und spezifisch stark vereinzelte Tumorzellen (Mikrometastasen) im Blut, Knochenmark, Sekreten, Exkreten und Gewebe nachgewiesen werden. Hiervon ist ein sehr früher Hinweis auf noch kleine Primärtumoren, auf Frühmetastasen und Rezidive nach Therapie zu erwarten.

Ein Beispiel dieser noch in Entwicklung befindlichen Verfahren wollen wir anhand des Prostatacarcinoms kurz ansprechen:

Als konventionellen Tumormarker haben wir das PSA kennengelernt, das ganz überwiegend nur in der Prostata vorkommt. Genanalytisch kann durch eine Blutuntersuchung die PSA-mRNA aus Tumorzellen, die dort ganz vereinzelt unter normalen Blutzellen vorkommen, spezifisch und hochsensitiv nachgewiesen werden. Dabei kann die mRNA für PSA nachgewiesen werden, ohne dass diese mikrometastatischen Tumorzellen das PSA selbst exprimieren müssen.

Die Nachweisempfindlichkeit liegt schon heute unter 1 : 10.000.000 Tumorzellen zu Normalzellen.

15.3.5 Molekularbiologischer Dysplasienachweis

Ein früher Hinweis auf das Risiko für ein Coloncarcinom sind Dysplasien der Colonschleimhaut. Diese können bislang nur durch Endoskopie und histopathologische Untersuchung von dabei gewonnenen Biopsien nachgewiesen werden. Ein ganz neuer wissenschaftlicher Ansatz geht nun davon aus, dass die Darmmucosazellen normalerweise entlang der Krypten ausreifen und schließlich apoptisch werden. Bei der Apoptose wird die DNA in der Zelle abgebaut und im Stuhl des Gesunden sind daher nur sehr kurze DNA-Fragmente aus natürlich abgeschilferten Zellen zu finden. Gelangen dagegen dysplastische Zellen oder Tumorzellen in den Stuhl, dann lassen sich wesentlich längere DNA-Fragmente (sog. long-DNA) mit speziellen PCR-Techniken nachweisen.

VI Anorganische Stoffe

Kapitel 16 Elektrolyte und Osmolalität
Kapitel 17 Spurenelemente und Vitamine
Kapitel 18 Säure-Basen-Status/Blutgase

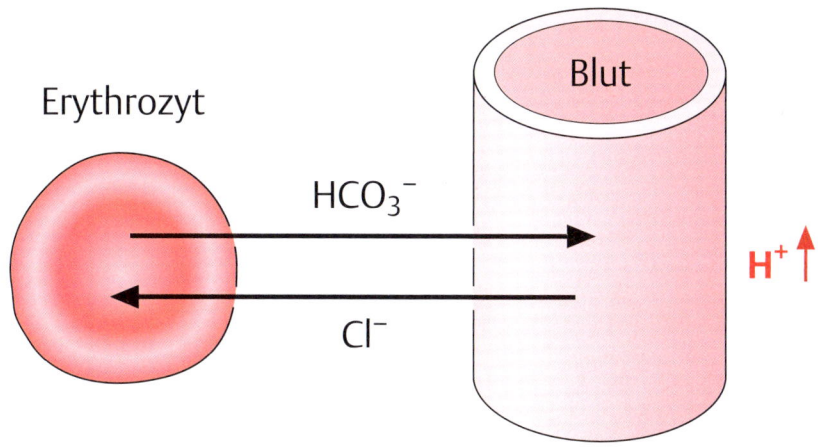

16 Elektrolyte und Osmolalität

16.1 Natrium

Natrium ist eine wichtige Messgröße für die Beurteilung des Wasser- und Elekrolythaushaltes des menschlichen Organismus.
Natrium ist das häufigste Kation des Extrazellulärraums. Damit der Natriumgradient zwischen Zellinnerem und Extrazellulärflüssigkeit erhalten bleibt, muss dem Konzentrationsausgleich durch Diffusionsprozesse ständig aktiv entgegengewirkt werden (16.1).

>   16.1
> **Natriumgradient**
>
> Damit in der extrazellulären Flüssigkeit die Natriumionen und in der intrazellulären dagegen die Kaliumionen überwiegen, sind in allen Zellmembranen energieabhängige Transportsysteme vorhanden. Carrierproteinkomplexe, die tunnelförmig die Zellmembran durchqueren, befördern wie eine pulsierende Pumpe ständig Natrium vom Zellinneren nach außen und gleichzeitig Kalium nach innen. Diese Transportvorgänge gegen das Konzentrationsgefälle werden durch die gleichzeitige Umwandlung von ATP in ADP angetrieben und verbrauchen erhebliche Mengen Energie. Durch bestimmte Medikamente (Herzglykoside), z.B. Digoxin oder Digitoxin, können diese Kationenpumpen gehemmt werden.

Bei normaler Ernährung halten sich die tägliche Aufnahme von ca. 5 bis 20 g Kochsalz und die Ausscheidung die Waage. Die Natriumausscheidung erfolgt zu 95 % durch die Nieren und wird hormonell sehr exakt reguliert. Hieran beteiligt sind das antidiuretische Hormon (ADH), das Renin-Angiotensin-Aldosteron-System (s. Kap. 20 Hormone) sowie das Atriale Natriuretische Peptid (ANP). ANP wird aus den Herzvorhöfen freigesetzt und kann die glomeruläre Filtrationsrate steigern, während gleichzeitig die Natriumrückresorption im distalen Tubulus vermindert wird.

 Erhöhte Natriumkonzentrationen können lebensgefährlich sein und erfordern unsere höchste Aufmerksamkeit.

Bestimmungsindikationen. Obwohl Wasser das häufigste Molekül in unserem Organismus ist, steht es nicht unbeschränkt zur Verfügung. Die Natriumkonzentration im Plasma ist ein Maß für die Verfügbarkeit von freiem Wasser und für die Funktion der Osmoregulation. Die Bestimmung der vorhandenen Wassermenge im Organismus ist nicht einfach, da es sich als Lösungsmittel des Blutplasmas der direkten Konzentrationsbestimmung entzieht. Die Bestimmung von Natrium im Plasma und Sammelurin zusammen mit der Berücksichtigung von Anamnese, klinischem Bild, Gesamtproteinkonzentration, Hämatokrit und Säure-Basen-Status erlaubt uns indirekt einen Einblick in den Wasserhaushalt und die diagnostische Einordnung von Störungen des Wasser- und Elektrolythaushaltes.

Störungen des Wasserhaushaltes verlaufen oft schleichend und unmerklich, können aber zu lebensbedrohlichen Zuständen in Form einer ausgeprägten Exsikkose (Austrocknung) oder der Wasserintoxikation führen.

Als wichtigste Bestimmungsindikationen für die Natriummessung wollen wir festhalten:
- Verdacht und Verlaufskontrolle von Störungen des Wasserhaushaltes,
- Natriumverluste oder Natriumretention (Rückhaltung) durch die Nieren.

Analytik. Zwei Messverfahren werden heutzutage weit verbreitet angewendet:
- Flammenphotometrie und
- Ionensensitive Elektrode (ISE) für Natrium.

Unter Direktmessung verstehen wir die Natriumbestimmung im Plasmawasser ohne Vorverdünnung der Probe. Diese Technik kommt in Blutgasgeräten mit Elektrolyteinheit zur Anwendung. Dieses Verfahren liefert auch bei lipid- oder proteinreichen Proben aussagekräftige Messergebnisse.

Die meisten Natriumbestimmungen erfolgen jedoch mit der Flammenphotometrie oder mittels ISE in Analysenautomaten. In beiden Fällen geht der eigentlichen Messung ein Vorverdünnungsschritt im Gerät voraus. Bei diesen Verfahren müssen wir lipämische Proben zuerst delipidieren bzw. besonders proteinreiche Proben durch einen Deproteinisierungsschritt vorbereiten.

> Nur so können wir Fehlbestimmungen aufgrund eines Volumenverdrängungseffektes vermeiden. Beachten wir diese Maßnahmen nicht, ergibt sich eine Pseudohyponatriämie.

Referenzbereich. Die Referenzwerte für Natrium im Blutplasma liegen in sehr engen Grenzen (Tab. 16.1). Die Schwankungen beim Gesunden liegen im Bereich der Messungenauigkeit (16.2).

Tab. 16.1 Referenzbereich.	
Natrium	
Plasma, Serum	135–145 mmol/l
Urin	40–220 mmol/Tag

Beim Natrium müssen wir ganz besonders auf alarmierende Werte achten, die mit einer akuten Gefährdung des Patienten verbunden sind. Erhöhte Werte oberhalb des Referenzbereiches können zu einem Herz-/Kreislaufstillstand, Konzentrationen unter 120 mmol/l hingegen zu Muskelschwäche und solche unter 105 mmol/l zu neurologischen Ausfallerscheinungen führen.

16.2 Biologische und technische Streuung der Natriummesswerte

Bei allen Messungen sollten wir bemüht sein, den Einfluss der durch die Messung bedingten Ungenauigkeit möglichst gering zu halten. Näherungsweise kann dies erreicht werden, wenn die Unpräzision des Messverfahrens weniger als 1/3 der biologischen Schwankung der jeweiligen Messgröße beträgt (vgl. Kap. 27 Qualitätssicherung). Beim Natrium bedeutet dies folgendes: Der Referenzbereich umfasst 10 mmol/l = 4 Standardabweichungen. Die scheinbare biologische Standardabweichung beträgt daher 2,5 mmol/l. Demnach sollten wir mit einer Messungenauigkeit arbeiten, die weniger als 1/3 x 2,5 mmol/l beträgt. Dies ist technisch allerdings mit Routinemethoden gar nicht möglich. Deshalb erlauben die Richtlinien der Bundesärztekammer 2,0 % Messgenauigkeit (vgl. Kap. 27 Qualitätssicherung). In Wirklichkeit beruht auch der Referenzbereich auf Messungen, und wir können uns leicht vorstellen, dass auch das Referenzintervall selbst durch die Messungenauigkeit beeinflusst worden ist und vermutlich noch enger sein müsste.

 **Konzentrationen über 155 mmol/l sind lebensbedrohlich und erfordern u.U. sofortiges ärztliches Handeln. Werte sofort weitergeben!
Konzentrationen unter 120 mmol/l führen zu Muskelschwäche, unter 105 mmol/l zu neurologischen Ausfallsymptomen.**

Alarmierende Natriummesswerte müssen wir nach der vorläufigen Weitergabe besonders sorgfältig überprüfen und dabei folgende Punkte ausschließen:
– Fehlmessung,
– Pseudohyponatriämie und
– Infusionstherapie.

Diagnostische Bedeutung von Natrium im Blutplasma.
Von diagnostischer Bedeutung sind sowohl Erhöhungen als auch Verminderungen der Natriumkonzentration.

Tab. 16.2 Ursachen der Hypernatriämie.	
Wasserdefizit	Koma, Fieber, Erbrechen, Diarrhoe
Salzüberschuss	Trinken von Meerwasser, Therapeutische Gabe von Natriumbicarbonatlösung bei Störungen im Säure-Basen-Haushalt, verminderte renale Natriumausscheidung beim primären Hyperaldosteronismus (s. Kap. 20 Hormone), verminderte renale Wasserausscheidung bei interstitieller Nephritis

Natriumerhöhung (Hypernatriämie): Hypernatriämien kommen fast nur bei Schwerkranken vor und sind ansonsten relativ selten, da sie durch Wasseraufnahme leicht korrigierbar sind. Zustände mit Wasserverlust und/oder verminderter Wasserzufuhr werden als „Hypernatriämie und Hypovolämie" bezeichnet. Eine weitere Ursache einer Hypernatriämie ist ein echter Salzüberschuss im Organismus (Tab. 16.**2**).

Bei Kindern können schon intensives Erbrechen und/oder Durchfälle von mehr als 24 Stunden Dauer zu gefährlichen Störungen (Imbalanz) ihres Wasserhaushaltes führen.

 Kinder reagieren aufgrund ihres relativ großen täglichen Wasserumsatzes empfindlicher auf Störungen des Wasserhaushaltes.

Natriumverminderung (Hyponatriämie): Eine echte Verdünnungshyponatriämie (hypotone Hyperhydratation) ergibt sich, wenn ein Wasserüberschuss vorliegt (Tab. 16.**3**). Eine hypotone Dehydration liegt vor, wenn gleichzeitig ein Wasser- und Elektrolytverlust gegeben ist und der Elektrolytverlust dabei überwiegt. Hiervon abzugrenzen ist die bereits erwähnte **Pseudohyponatriämie**, die durch hohen Lipid- oder Proteingehalt der Probe verursacht wird. Hierzu müssen wir die Proben visuell oder durch geeignete photometrische Messungen auf Trübungen prüfen und gegebenenfalls eine entsprechende Probenvorbereitung vornehmen.

Tab. 16.3 Ursachen der Hyponatriämie.	
Wasserüberschuss	verminderte Urinproduktion bei Herzinsuffizienz und dadurch gestörter Nierendurchblutung, Wassereinlagerung ins Gewebe (Ödembildung) mit Elektrolytverschiebung bei Leberzirrhose, zu große Wasserzufuhr bei eingeschränkter renaler Ausscheidung bei Niereninsuffizienz, verminderte Wasserausscheidung bei übermäßiger Produktion von Antidiuretin (ADH), Gabe von hypotonen Infusionslösungen (z. B. Überkompensation einer Hypernatriämie).
Elektrolytverlust	über das Magen-Darm-System (gastrointestinal), durch Flüssigkeitsansammlungen in den Körperhöhlen (z. B. bei Pleuraerguss), durch vorhergehende Gabe von Medikamenten, die die renale Elektrolytausscheidung stimulieren (Diuretika), bei Stoffwechselentgleisung eines Diabetes mellitus (Hyperglucosurie).

16.2 Osmolalität

Die Osmolalität ist die molare Summe aller in einer Lösung befindlichen Teilchen. Wenn wir das Blutplasma betrachten, spielen für dessen Osmolalität vor allem Natrium, Kalium, Harnstoff und Glucose eine entscheidende Rolle. Veränderungen dieser Substanzen oder das mengenmäßig relevante Vorhandensein zusätzlicher niedermolekularer Fremdsubstanzen bewirken Abweichungen der Osmolalität vom Normalbereich.

Die Osmolalität ist in allen Wasserräumen (wässrigen Kompartimenten) des Organismus, z. B. Blutplasma, interstitielle Flüssigkeit und Zytoplasma, gleich hoch. D.h., wir finden überall die gleiche Gesamtsumme der gelösten Teilchen, wobei die Konzentration bestimmter Stoffe in den verschiedenen Flüssigkeitsräumen sehr unterschiedlich sein kann. Die Natriumkonzentration ist z. B. extrazellulär hoch und intrazellulär sehr niedrig.

Bei normaler osmotischer Teilchenkonzentration sprechen wir von isotonen Bedingungen, Abweichungen führen zu hypotonen bzw. hypertonen Zuständen (Abb. 16.1).

Bestimmungsindikationen. Osmolalitätsbestimmungen im Blutplasma erfolgen vor allem bei:

– Störungen des Wasserhaushaltes,
– intensivmedizinischer Behandlung und
– Vergiftungsverdacht mit niedermolekularen Stoffen, z. B. Methanol oder Isopropanol.

Dagegen wird die Osmolalität im Urin bestimmt, wenn man eine verminderte Harnkonzentrierungsfähigkeit des Patienten vermutet.

Analytik. Die Osmolalität gehört zusammen mit der Gefrierpunktserniedrigung und der Siedepunktserhöhung zu den sog. Kollektiven Eigenschaften einer Lösung (VW 16.3), die direkt proportional der gelösten Teilchenzahl sind. Deshalb können wir die Osmolalität durch Bestimmung der Siedepunktserhöhung oder der Gefrierpunktserniedrigung (Abb. 16.2) ermitteln. Vorteilhafter ist die Verwendung von Gefrierpunktsosmometern (16.4), weil flüchtige Substanzen, z. B. Alkohole, bei den Siedepunktsverfahren nicht korrekt erfasst werden.

16.3 Kollektive Eigenschaften

Werden in einem reinen Lösungsmittel Substanzen gelöst, so ändern sich folgende physikalische Größen: osmotischer Druck ↑, Dampfdruck ↓, Gefrierpunkt ↓, Siedepunkt ↑.
Ein Osmol entspricht einem Mol osmotisch aktiver Moleküle oder Ionen in wässriger Lösung und zwar unabhängig von der Art und dem Ladungszustand der gelösten Substanz. Es wird auf ein Kilogramm Wasser als Lösungsmittel bezogen und die Einheit der Osmolalität ist: mosmol/kg.

16.4 Osmolalitätsmessung

Zur Messung der Osmolalität eignet sich besonders die Messung der Gefrierpunktserniedrigung mit dem Gefrierpunktsosmometer (Kryoskop). Bei der Kryoskopie wird die Probe (20–50 µl) zunächst unter ihren Gefrierpunkt abgekühlt, d. h. unterkühlt. Das Gefrieren der Probe wird dann durch Vibration eines Drahtes in der unterkühlten Lösung oder durch einen „Schlag" auf das Probengefäß eingeleitet. Die Temperatur steigt an (s. Kurve in Abb. 16.2) und verharrt dann einige Zeit auf einem Plateau, das dem tatsächlichen Gefrierpunkt der Probenlösung entspricht. Die Differenz ΔT zwischen dieser Temperatur und 0 °C (reines Wasser) wird vom Gerät erfasst und umgerechnet in mosmol/kg an der Anzeige ausgegeben. Wenn die gesamte Probe durchgefroren ist, sinkt die Temperatur weiter ab, was zur Vereisung des Gerätes führt. Daher soll die gemessene Probe rasch entfernt werden. Kalibriert wird das Gefrierpunktsosmometer mit reinem Wasser (Gefrierpunkt 0 °C) und einem Standard mit definierter Osmolalität (z. B. 500 mosmol/kg).

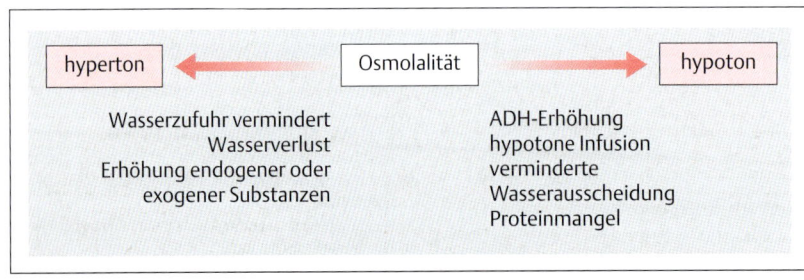

Abb. 16.1 Einflüsse auf die Osmolalität des Blutplasmas.

Osmolalität

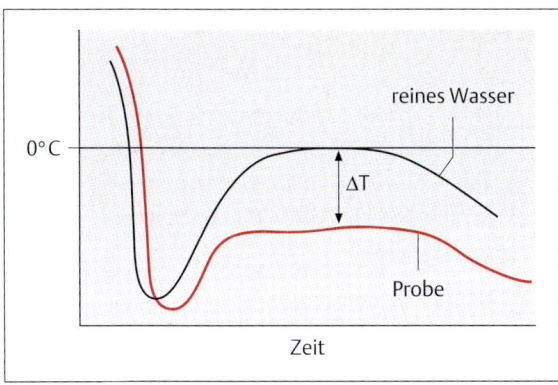

Abb. 16.2 Osmolalitätsmessung mit dem Gefrierpunktsosmometer (Beschreibung s. 16.4).

Näherungsweise können wir die Osmolalität des Plasmas auch nach folgender Formel berechnen:

Osmolalität (mosmol/kg) = 1.86 × Na$^+$ (mmol/l) + Glucose (mmol/l) + Harnstoff (mmol/l) + 9

Allerdings muss bei der Befundmitteilung unmissverständlich zu erkennen sein, ob die Osmolalität tatsächlich gemessen wurde oder ob sie nach einer solchen Formel ermittelt wurde, da ungewöhnliche Stoffwechselmetabolite oder Fremdstoffe im Blutplasma bei diesem Verfahren naturgemäß nicht erfasst werden.

Referenzbereich. Obwohl wir bei der Osmolalität nicht eine einzelne Substanz, sondern eine kollektive Eigenschaft aller gelösten Teilchen messen, ist der Referenzbereich im Blutplasma ausgesprochen eng (Tab. 16.**4**). Die Einheit der Osmolalität ist das mosmol/kg (16.**5**).

> **16.5**
> Warum hat die Osmolalität eine so ungewöhnliche Einheit?
>
> Das Lösen von Substanzen führt gewöhnlich zu einer Volumenzunahme, es kann paradoxerweise jedoch auch zu einer Volumenabnahme kommen. Um von solchen Effekten unabhängig zu sein, wird die Osmolalität in Bezug auf 1 kg Lösungsmittel, z. B. Plasmawasser, angegeben und hat daher die Einheit mosmol/kg.

Tab. 16.4 Referenzbereich.

	Osmolalität (mosmol/kg)
Serum, Plasma	275 – 295
Spontanurin	50 – 1400
Urin (12h Durst)	> 850

Spontanurin zeigt je nach Trinkverhalten des Patienten sehr unterschiedliche Osmolalitätswerte. Beim Durstversuch wird hingegen die Konzentrierungsleistung der Nieren getestet. Eine unzureichende Urinkonzentrierung ohne deutlichen Osmolalitätsanstieg deutet auf einen Mangel des antidiuretischen Hormons (ADH) hin (16.**6**).

> **16.6**
> Bedeutung des antidiuretischen Hormons (ADH)
>
> 1. ADH-Mangelzustand: Wenn die Produktion dieses Hypophysenhinterlappen-Hormons vermindert ist, kann der Primärharn von täglich bis zu 20 Litern in den Nierentubuli durch Wasserrückresorption nicht mehr ausreichend konzentriert werden. Folge ist die Ausscheidung großer Mengen hypotonen Harns. Der Zustand wird als Diabetes insipidus bezeichnet und kann auf einer Störung der Hypophysenfunktion oder einem Defekt der Rezeptoren für ADH in der Niere beruhen. Im Labor stellen wir auch nach längerem Dursten des Patienten eine niedrige Osmolalität im Urin fest. ADH-Messungen sind meist nicht erforderlich.
> 2. ADH-Überproduktion: Die ADH-Sekretion kann durch verschiedene Auslöser stimuliert werden, z. B. Nikotin, Morphin oder auch psychisch. Ferner ist auch eine unregulierte ektope ADH-Produktion außerhalb der Hypophyse durch Tumorzellen z. B. beim Bronchialcarcinom möglich. Bei ADH-Überschuss kommt es zu einer Wasserüberladung des Organismus mit dadurch bedingten niedrigen Elektrolytkonzentrationen im Blutplasma, während der Urin hyperton ist. Diagnostisch richtungsweisend ist hier die ADH-Bestimmung im Serum.

Tab. 16.5 Erhöhungen der Osmolalität.

Natrium im Plasma	Osmotische Lücke	
+	0	ungenügende Wasserzufuhr
+	0	vermehrter Wasserverlust bei – Diabetes insipidus – Diabetes mellitus – Fieber, Durchfällen, usw.
0	0	Erhöhung von Glucose oder Harnstoff
0	+	Erhöhung ungewöhnlicher Stoffwechselmetabolite
0	+	Vorliegen von Fremdstoffen in höherer Konzentration, z. B.: – Ethanol (Alkoholintoxikation) – Methanol (Vergiftung z. B. bei Genuss selbstgebrannter Alkoholika) – Isopropanol (z. B. Trinken von Fensterreiniger durch Kinder)

Diagnostische Bedeutung

Von Bedeutung sind Erhöhungen und Erniedrigungen der Osmolalität.

Erhöhung der Osmolalität: Relativer Wassermangel im Organismus führt zur gleichzeitigen Erhöhung von Natrium und Osmolalität (Tab. 16.5). Dieser Zustand wird als hypertone Dehydratation bezeichnet. Ist nur die Osmolalität erhöht, müssen abnorm hohe Konzentrationen körpereigener Stoffe oder niedermolekularer Fremdstoffe vorliegen (Tab. 16.5, s. S. 227). Bestimmen wir durch Vergleich von gemessener und berechneter Osmolalität die sog. Osmotische Lücke, so können wir differenzieren, ob die erhöhte Osmolalität durch Natrium, Blutglucose bzw. Harnstoff oder durch andere Substanzen bedingt ist (16.7). Ungewöhnliche Stoffwechselmetabolite in höherer Konzentration können bei schweren Erkrankungen, z. B. beim Leberkoma, auftreten. In seltenen Fällen findet sich weder eine endogene noch eine exogene Ursache (Fremdstoffe) für die Hyperosmolalität, sie ist dann ohne Krankheitsbedeutung und wird als „idiopathisch" bezeichnet.

Tab. 16.6 Erniedrigung der Osmolalität.

- hypotone Infusionstherapie
- akutes Nierenversagen mit verminderter Wasserausscheidung
- zu hohe Wasserzufuhr bei chronischer Niereninsuffizienz
- Hypoproteinämie und Ödembildung bei Leberzirrhose
- ADH-Überproduktion und dadurch verminderte Wasserausscheidung

Erniedrigung der Osmolalität: Ein Wasserüberschuss (hypotone Hyperhydratation) zeigt sich an einer niedrigen Natrium- und Proteinkonzentration im Blutplasma, sowie an einer erniedrigten Osmolalität (Tab. 16.6). Es kommt zu einer Vergrößerung des Intrazellulärvolumens, d.h. zu einer osmotischen Zellschwellung (16.8). Dieser Zustand kann zu Hirn-, Lungen- und Leberödemen führen.

16.7 Diagnostische Bedeutung der osmotischen Lücke

Im Abschnitt Analytik haben wir erfahren, dass die Osmolalität des Plasmas auch rechnerisch abgeschätzt werden kann. Zeigt die gemessene Osmolalität gegenüber dem berechneten Wert eine Abweichung von mehr als 10 mosmol/kg, dann liegt eine osmotische Lücke vor:

Osmotische Lücke = Gemessene Osmolalität – berechnete Osmolalität

Ursache kann die erhöhte Konzentration endogener Substanzen sein, die nicht in der Berechnungsformel berücksichtigt werden, z.B. eine Lactaterhöhung oder das Auftreten ungewöhnlicher Metabolite bei Urämie oder hämorrhagischem Schock. Die andere Möglichkeit besteht in einer Vergiftung mit niedermolekularen Stoffen exogener Herkunft.

Die Abb. 16.3 zeigt uns, dass der Effekt solcher Fremdstoffe auf die Plasmaosmolalität von ihrer Molekülmasse abhängig ist.

16.8 Osmotische Veränderungen der Zellgröße

Die osmotisch bedingte Zellschwellung kann zu Hirn-, Lungen- oder Leberödemen führen, die schwerste Organschäden verursachen können. Überhaupt wirkt sich jede Veränderung der Osmolalität auf die Zellgröße aus. Größere Veränderungen führen zu einem osmotischen Stress für die Zelle. Bei häufigem osmotischen Stress durch Hyper- und Hypoglykämien bei schlecht eingestelltem Diabetes können dauerhafte Schäden an empfindlichen Nervenzellen auftreten.

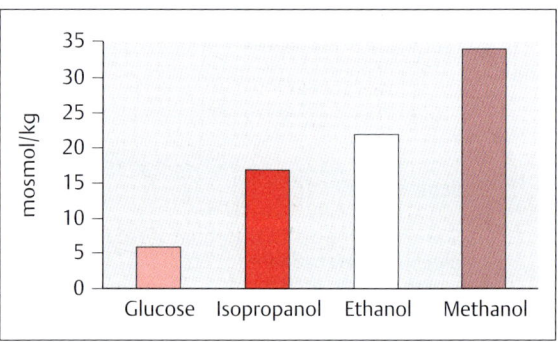

Abb. 16.3 Osmotische Lücke je 1 g Substanz pro kg Plasmawasser.

16.3 Kalium

Kalium ist das wichtigste Kation im Zellinneren.
Erhöhte bzw. erniedrigte Kaliumkonzentrationen können lebensgefährlich sein und erfordern die sofortige Befundweitergabe und ärztliches Handeln.

Nur 2 % des Kaliums befinden sich in der Extrazellulärflüssigkeit. Dadurch ergibt sich ein ausgeprägter Konzentrationsunterschied des Kaliums zwischen Zellinnerem und Extrazellulärflüssigkeit. Dieser Gradient bestimmt entscheidend das Membranruhepotential der Zellen. Die intrazelluläre Kaliumkonzentration wird in erster Linie durch die in 16.1 angesprochene Ionenpumpe (Na^+/K^+-ATPase) und die renale Kaliumausscheidung reguliert. Für diese hormonelle Steuerung sind die Mineralocorticoide, besonders das Aldosteron, verantwortlich. Der Einstrom von Kaliumionen in die Körperzellen wird zusätzlich durch Insulin beschleunigt und es gibt Hinweise, dass andererseits bei Hyperkaliämie die Insulinfreisetzung aus dem Pankreas stimuliert wird.

Bestimmungsindikationen. Es gibt eine ganz Zahl von möglichen in-vivo-Einflüssen auf die Kaliumkonzentration im Blutplasma (16.**9**). Die Prüfung/Überwachung solcher Einflüsse sind auch die wichtigsten Bestimmungsindikationen:

- Infusionstherapie,
- Schock und Herz-Kreislauf-Insuffizienz,
- Diuretikatherapie und/oder Niereninsuffizienz,
- Durchfälle und/oder Missbrauch von Abführmitteln,
- Erniedrigte Aldosteronkonzentration bei Nebenniereninsuffizienz,
- Veränderungen des Blut-pH-Wertes.

> **16.9**
> **Einflüsse auf die Kaliumkonzentration im Blut**
> 1. Infusionslösungen sind bezüglich ihres Kaliumgehaltes nicht immer isoton.
> 2. Bei Schockzuständen kommt es zu einer erhöhten zellulären Membranpermeabilität.
> 3. Medikamente, die die Wasserausscheidung der Nieren fördern (Diuretika), können auch die Kaliumausscheidung erhöhen. Kaliumsparende Präparate führen dagegen zu einem Anstieg der Kaliumkonzentration im Blutplasma.
> 4. Niereninsuffizienz führt zu verminderter Kaliumausscheidung.
> 5. Kaliumverluste sind über den Darm möglich, wenn häufiger Durchfälle auftreten oder Abführmittel (Laxantien) im Übermaß angewendet werden.
> 6. Aldosteron ist notwendig für die Rückresorption des Kaliums in den Nieren.

Zwischen dem pH-Wert des Blutes und der Kaliumkonzentration im Blutplasma besteht ein enger Zusammenhang. Nimmt die Protonenkonzentration zu (Acidose = pH-Verminderung), so strömen Protonen vermehrt in die Zellen und kompensatorisch werden Kaliumionen ins Blut befördert. Eine Abnahme des pH-Wertes um 0,1

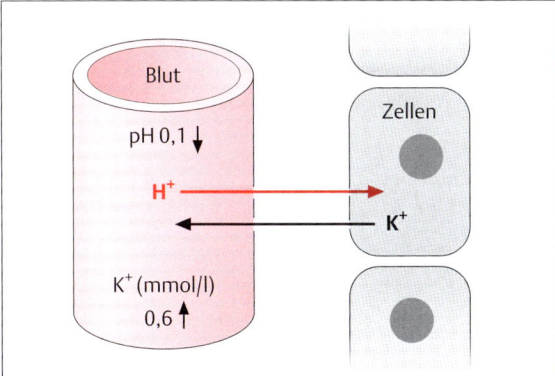

Abb. 16.4 Einfluss des pH-Wertes auf die Kaliumkonzentration im Blutplasma.

Tab. 16.7 Referenzbereich.

	Kalium
Plasma	3,4–4,5 mmol/l
Serum	3,5–5,1 mmol/l
Urin	25–125 mmol/24 h

bewirkt einen Kaliumanstieg um 0,6 mmol/l. Umgekehrtes geschieht bei der Alkalose (Abb. 16.4).

Analytik. Zwei Messverfahren werden heute hauptsächlich eingesetzt:

- Flammenphotometrie und
- Ionensensitive Elektrode (ISE) für Kalium.

Plasma gibt gegenüber Serum etwas niedrigere Werte, da die Plasmagewinnung schonender ist (keine Gerinnungsvorgänge). Hämolytisches Untersuchungsmaterial ist im Allgemeinen ungeeignet. Wie bei der Natriummessung kann bei der Kaliummessung in lipid- und proteinreichen Proben eine Pseudohypokaliämie auftreten.

 Aufpassen müssen wir bei erhöhten Thrombozytenzahlen im Blut: Thrombozyten sind sehr kaliumreich und zerstörungsempfindlich. Insbesondere bei der Serumgewinnung kommt es leicht zu einer Pseudohyperkaliämie.

Referenzbereich. Bei den Referenzwerten für Kalium im Blut müssen wir zwischen Plasma und Serum unterscheiden (Tab. 16.7). Da die Kaliumkonzentration stark von der Nahrung abhängt, treten auch beim Gesunden von Tag zu Tag teilweise deutliche Schwankungen der Kaliumkonzentration im Blut und der Kaliumausscheidung auf. Dementsprechend sind die Referenzbereiche relativ breit.

Beim Kalium müssen wir ganz besonders auf alarmierende Werte achten, die mit einer akuten Gefährdung des Patienten verbunden sind. Erhöhte und erniedrigte Werte führen zu Veränderungen des Membranpotentials von Herz- und Skelettmuskelzellen (Tab. 16.8). Die das Herz betreffenden Veränderungen sind auch im EKG erkennbar. Daher sind Störungen im Kaliumstoffwechsel unabhängig von den Laborwerten an der Pulsfrequenz und im EKG erkennbar.

Tab. 16.8 Zusammenhang von Kaliumkonzentration und Membranpotential.

Hypokaliämie	– herabgesetzte neuromuskuläre Erregbarkeit – Tachykardie (Beschleunigung der Herzfrequenz) – Gefahr eines systolischen Herzstillstands (in der Auswurfphase der Herztätigkeit)
Hyperkaliämie	
über 5,5 mmol/l	Bradykardie (Verlangsamung des Herzschlags)
über 8 mmol/l	herabgesetzte kardiale Erregbarkeit
über 9 mmol/l	Kammerflimmern, Gefahr eines diastolischen Herzstillstands (Füllungsphase der Herztätigkeit)

Tab. 16.9 Ursachen der Hyperkaliämie.

Hämolyse	in vivo (z. B. bei Verbrennungen oder künstlichen Herzklappen) oder in vitro
Gabe von Blutkonserven	das Plasma von Blutkonserven ist durch andauernde langsame Hämolyse kaliumreich
Kaliumsubstitution	übermäßige Zufuhr von kaliumreichen Infusionslösungen
postoperativer Zustand	Freisetzung von Kalium aus traumatisiertem (verletztem) Gewebe
Acidose	bei Säuerung des Blutes verdrängen die einströmenden Protonen zelluläres Kalium
Gabe von Diuretika	Diuretika fördern die Ausscheidungsfunktion der Nieren, sog. Kaliumsparende Diuretika führen zu vermehrter Wasserausscheidung ohne entsprechende Kaliumausscheidung
Niereninsuffizienz	bei Verminderung der Nierenfunktion kommt es zu einer Abnahme der Kaliumausscheidung
Aldosteronmangel	bei Nebennierenrindeninsuffizienz (Addison-Syndrom) kommt es zu Natriumverlust und Kaliumretention (s. Kap. 20 Hormone)

Tab. 16.10 Ursachen der Hypokaliämie.

Pseudohypokaliämie	Vorkommen bei lipid- oder proteinreichen Proben
Gabe von Diuretika	eine Überdosierung von Diuretika, die nicht kaliumsparend sind, führt zu einer gesteigerten Kaliumausscheidung
Aldosteronerhöhung	beim Hyperaldosteronismus (Conn-Syndrom) ist die renale Kaliumrückresorption vermindert
Abführmittel	Missbrauch (Abusus) von Laxantien führt zu Durchfällen und Kaliumverlust
Durchfall-Leiden	chronischer Durchfall oder Erbrechen können zu enteralem Kaliumverlust führen
Alkalose	bei Alkalisierung des Blutes werden Kaliumionen im Austausch gegen Protonen in die Körperzellen aufgenommen

Kaliumkonzentrationen unter 2,5 mmol/l und über 6 mmol/l können lebensbedrohlich sein und erfordern unter Umständen sofortiges ärztliches Handeln. Werte sofort weitergeben!

Diagnostische Bedeutung von Kalium im Blutplasma. Von diagnostischer Bedeutung sind sowohl Erhöhungen als auch Verminderungen der Kaliumkonzentration.

Kaliumerhöhung (Hyperkaliämie): Sehr häufig sind Kaliumerhöhungen durch in-vitro- oder in-vivo-Hämolyse bedingt, auch wenn die Hämolyse nicht unbedingt makroskopisch sichtbar sein muss. Wegen der mit einer in-vivo-Hyperkaliämie verbundenen Gefahren für den Patienten muss allerdings jede Kaliumerhöhung eilig an den behandelnden Arzt mitgeteilt werden. Die häufigsten Ursachen für eine Kaliumerhöhung finden wir in Tab. 16.9. Besonders wichtig ist es, immer an den Zusammenhang von Acidose und Hyperkaliämie zu denken.

Beim Vorliegen einer Acidose muss besonders auf die Kaliumkonzentration im Blutplasma geachtet werden.

Kaliumverminderung (Hypokaliämie): Hypokaliämie führt zu einer herabgesetzten neuromuskulären Erregbarkeit, zu Tachykardie und charakteristischen EKG-Veränderungen.

Bei jeder Hypokaliämie sollten wir als Ursache zuerst eine Pseudohypokaliämie, welche durch hohen Lipid- und/oder Proteingehalt der Probe bedingt wird, ausschließen. Hierzu müssen wir die Probe visuell oder durch geeignete photometrische Messungen auf Trübungen (Lipämie) prüfen und gegebenenfalls die Probe entfetten. Bei erhöhtem Gesamtprotein oder Vorwerten, die auf eine Erhöhung hinweisen, sollte eine Proteinfällung als Probenvorbehandlung erfolgen. Diagnostisch wichtige Ursachen einer Kaliumverminderung finden sich in Tab. 16.10.

16.4 Erdalkalimetalle

Calcium und Magnesium sind unter anderem für unsere Muskelfunktion und die Funktion zahlreicher Enzyme wichtig. Calcium besitzen wir in einer Menge von ca. einem Kilogramm, während Magnesium schon fast zu den Spurenelementen zu rechnen ist.

16.4.1 Calcium

Calcium (ca. ein Kilogramm) ist in Knochen und Zähnen zu finden. Intrazellulär ist die Calciumkonzentration sehr niedrig. Trotzdem ist das intrazelluläre Calcium für die Muskelkontraktion, intrazelluläre Signalübermittlung und die Funktion vieler Enzyme sehr bedeutend.

Die Calciumresorption im Darm ist vom Vitamin D abhängig. Ausgeschieden wird Calcium je zur Hälfte über die Nieren und die Haut.

Das Calcium liegt im Plasma teils proteingebunden, teils als Bestandteil organischer Komplexverbindungen und nur zu 50 % in ionisierter Form vor. Nur dieses ionisierte Calcium wird als biologisch aktiv betrachtet und unterliegt der Kontrolle durch Parathormon und Calcitriol. Parathormon wird von den Epithelkörperchen der Schilddrüse freigesetzt und erhöht das Calcium im Plasma durch Mobilisation aus den Knochen. Das Vitamin-D-Hormon (Calcitriol) senkt dagegen das Calcium im Plasma durch Mineralisierung der Knochen.

Erdalkalimetalle

Bestimmungsindikationen. Schlüsselindikationen für die Untersuchung von Calcium im Blutplasma und die Untersuchung der Calciumausscheidung sind:

- Störungen der Parathormonsynthese in der Nebenschilddrüse (16.10, 16.11),
- Vitamin-D-Mangel oder Überdosierung (16.12),
- Nierensteinerkrankungen,
- mögliche Mitentfernung der Epithelkörperchen bei Schilddrüsenoperation,
- Tumorerkrankungen,
- Krampfleiden und
- Bluthochdruckerkrankungen.

16.10 Primärer Hyperparathyreoidismus

Das Parathormon (PTH) steigert die Calciumkonzentration und senkt die Phosphatkonzentration im Blut. Sein hormoneller Gegenspieler ist das Calcitonin. Durch eine Nebenschilddrüsen-Überfunktion kommt es beim sog. Primären Hyperparathyreoidismus zu einer unkontrollierten PTH-Freisetzung mit immunchemisch erhöhten Konzentrationen von intaktem PTH im Serum. Folgen sind eine vermehrte Osteoklastenaktivität im Knochen, also Knochenabbau und erhöhte Calcium- und Phosphatkonzentrationen im Blut. Der Knochenabbau wird klinisch manifest, wenn die Erkrankung nicht rechtzeitig an erhöhten Calciumwerten im Blutplasma erkannt wird. Bestätigt wird das Geschehen durch die PTH-Messung und einer erhöhten Aktivität des Knochenisoenzyms der alkalischen Phosphatase. Die vermehrte Freisetzung von Calcium und Phosphat führen auch zu einer gesteigerten Ausscheidung und zur Gefahr der Ablagerung von Calciumphosphaten in den Nieren (Nephrocalcinose).

16.11 Hypoparathyreoidismus

Die Verminderung des Parathormons kann durch Fehlanlage der Nebenschilddrüsen, deren operative Entfernung oder eine Autoimmunparathyreoiditis bedingt sein. Hormonresistenz führt zum Pseudohypoparathyreoidismus. Folge des Parathormonmangels ist eine deutliche Verminderung der Calciumkonzentration im Blut, denn es wird weniger Calcium im Darm resorbiert, die Calciumrückresorption der Nieren ist vermindert und aus den Knochen wird auch kein Calcium mobilisiert.

16.12 Vitamin D und D-Hormonmangel

Calcitriol ist der Abkömmling eines Vitamins (7-Dehydrocholesterin) und gleichzeitig ein wichtiges Hormon. Es fördert vor allem die Calciumresorption im Darm. Zwar kann unser Körper die Vitaminsubstanz eigentlich selbst synthetisieren, meist aber nicht in bedarfsdeckender Menge. Somit kommt es sowohl bei unzureichender Resorption, als auch bei Störungen der Umwandlung des 7-Dehydrocholesterins in Calcitriol zum Mangel an D-Hormon. Die Umwandlungsschritte vom Vitamin zum Hormon erfolgen in der Haut, photochemisch durch Sonnenlicht katalysiert, und anschließend durch Hydroxylierungen in der Leber zum 25-Hydroxycholecalciferol und in der Niere zum 1,25-Dihydroxycholecalciferol = Calcitriol. Das bedeutet, dass sowohl Mangel an Sonnenbestrahlung als auch schwere Leber- und Nierenerkrankungen zu einem D-Hormonmangel führen können. Klinische Folge im Kindesalter ist die Rachitis mit schweren Skelettdeformationen infolge Entmineralisierung der Knochen. Manifestiert sich die Erkrankung im Erwachsenenalter als Osteomalazie sind die Symptome weniger ausgeprägt. Dank der Vitamin-D-Prophylaxe und ausreichender Sonneneinwirkung (1–2 Tage pro Jahr) ist die Rachitis heute sehr selten zu finden.

Analytik. Wir müssen unterscheiden, ob das *Gesamtcalcium* bzw. die Calciumausscheidung im Urin oder *ionisiertes Calcium* im Blutplasma bestimmt werden soll.

Gesamtcalcium (Serum oder Plasma):
- AAS
- Flammenphotometrie
- Farbkomplexe (Photometrie)

Ionisiertes Calcium (Heparinvollblut oder Plasma):
- Calciumelektrode

Die Körperlage und Stauzeit haben wegen der Proteinbindung Einfluss auf die Calciumkonzentration.

Das Ausmaß der Proteinbindung des Calciums ist unter anderem vom pH-Wert abhängig. Protonenverlust – gleichbedeutend mit einer Alkalose – führt zu einer vermehrten Bindung des Calciums an Protein und damit zu einer Verminderung des biologisch verfügbaren Calciums. Das bekannteste Beispiel für diesen Vorgang ist die Hyperventilationstetanie, wobei vermehrte Kohlendioxid-Abatmung mit nachfolgender Alkalose zu Krämpfen (Tetanus) führt.

Urin muss zur Vermeidung der Ausfällung von Calciumsalzen angesäuert werden.

Referenzbereich. Bei den Referenzwerten für Calcium im Blut müssen wir zwischen Gesamtcalcium und ionisiertem Calcium unterscheiden. Die Calciumausscheidung muss auf 24 Stunden bezogen werden (Tab. 16.11).

 Gesamtcalcium größer 4 mmol/l führt zu Tachykardie, Herzrhythmusstörungen und Koma mit Lebensgefahr. Werte sofort weitergeben!

Tab. 16.11 Referenzbereiche.

	Gesamtcalcium	Ionisiertes Calcium
Serum, Plasma	2,2–2,6 mmol/l	1,12–1,32 mmol/l
Urin	2,5–7,5 mmol/24 h	

Tab. 16.12 Erkrankungen mit Hypercalciämie.

	Calcium /Blut	Calcium/Urin	Phosphat/Blut	Phosphat/Urin	Parathormon
primärer Hyperparathyreoidismus	+	+	-	+	+
Vitamin-D-Überdosierung	+	+	+	-	-
osteoklastische Neoplasmen	+	+	(+)	(+)	+
Immobilisationsosteoporose	+/-	+	+/-	+/-	+/-

Beim Calcium sind besonders erhöhte Werte von akuter klinischer Bedeutung. Bereits grenzwertig erhöhte Werte können auf einen Hyperparathyreoidismus hinweisen (⬧16.10). Stark erhöhte Werte können zudem mit einer akuten Gefährdung des Patienten verbunden sein.

Bei Gesamtcalciumkonzentrationen kleiner 1,75 mmol/l kann es zu tonischen Muskelkrämpfen kommen.

Diagnostische Bedeutung. Von weitreichender diagnostischer Bedeutung sind sowohl Erhöhungen als auch Verminderungen der Gesamtcalciumkonzentration im Blut.

Calciumerhöhung (Hypercalciämie): Häufige Ursache leicht bis mäßig erhöhter Calciumkonzentrationen im Blutplasma ist eine vermehrte Produktion von Parathormon beim primären Hyperparathyreoidismus infolge eines Adenoms der Nebenschilddrüse (⬧16.10).

Außerdem gibt es eine ganze Reihe weiterer Ursachen für erhöhte Calciumwerte im Blut, besonders zu erwähnen ist die nicht ungefährliche Vitamin-D-Überdosierung, der Knochenabbau bei Neoplasien und der Calciumverlust bei längerer Bettlägerigkeit (Tab. 16.12).

Calciumverminderung (Hypocalciämie): Bekanntestes Beispiel ist der Vitamin-D-Mangel, oder genauer gesagt der D-Hormonmangel (⬧16.12). Heute wird das Vollbild der Erkrankung, die Rachitis, bei uns nicht mehr vorgefunden. Weitere Ursachen für eine Calciumverminderung sind der Hypoparathyreoidismus (⬧16.11) z. B. nach operativer Entfernung der Epithelkörperchen bei einer Schilddrüsenoperation, der renale Hyperparathyreoidismus, die Parathormonresistenz durch vermindertes Rezeptoransprechen und das Malabsorptionssyndrom (Tab. 16.13). Erniedrigtes Albumin im Blutplasma führt zu einer Pseudohypocalciämie. Vermindert ist nur das Gesamtcalcium, nicht aber das ionisierte Calcium, von dem wir bereits wissen, dass es die wirksame Fraktion des Calciums darstellt. Da Magnesium für die Parathormonfreisetzung wichtig ist, führt Magnesiummangel zu einem dem Hypoparathyreoidismus vergleichbaren Bild. Als weitere Einflussfaktoren wirken eine akute Pankreatitis oder die Gabe von Barbituraten und Diuretika auf den Calciumstoffwechsel und können zu einer Calciumverminderung im Blutplasma führen.

16.4.2 Magnesium

Magnesium ist wichtig für die Muskelfunktion. Sowohl im Plasma als auch intrazellulär ist das freie Magnesium der wirksame Anteil. Im Plasma macht es 50–60 %, intrazellulär nur etwa 10 % des Gesamtmagnesium aus. Während wir heute neben dem Gesamtcalcium routinemäßig auch das freie (ionisierte) Calcium messen können, ist dies für Magnesium noch nicht möglich. Der Calcium- und der Magnesiumstoffwechsel zeigen viele Übereinstimmungen, was sich auch in den kombinierten Folgen von Störungen äußert. So führt Calcium- bzw. Magnesiummangel zu einer Krampfbereitschaft infolge einer erhöhten neuromuskulären Reaktionsbereitschaft.

Bestimmungsindikationen. Wichtige Indikationen für die Bestimmung von Magnesium im Plasma bzw. besser der Magnesiumausscheidung im Urin oder der intrazellulären Magnesiumkonzentration sind:

- Muskelschwäche und Krämpfe,
- Herzrhythmusstörungen und
- forcierte Diurese sowie parenterale Ernährung.

Analytik. Routinemäßig wird zumeist das Gesamtmagnesium im Blutplasma bestimmt. Allerdings sind die freien Magnesiumionen in der Zelle die biologisch wirksame Größe. Ansatzweise gibt es Versuche, diese Größe durch Messung z. B. in Zellaufschlüssen von isolierten Blutzellen zu erfassen.

Tab. 16.13 Erkrankungen mit Hypocalciämie.

	Calcium/Blutplasma	Vitamin D	Parathormon
Vitamin-D-Mangel (Malabsorption, Gravidität, Rachitis)	-	-	+
Hypoparathyreoidismus	-	+/-	-
renaler (sekundärer) Hyperparathyreoidismus	(-)	+/-	+
Parathormonresistenz (PTH-Rezeptordefekt)	-	+/-	++
Malabsorptionssyndrom	-	+/-	+

Tab. 16.14 Referenzbereich.

	Gesamtmagnesium	Magnesium
Plasma	0,65–1,05 mmol/l	
Urin		> 1 mmol/24 h

Magnesiummangel führt zu einer Abnahme der Konzentration im Blutplasma und aufgrund einer vermehrten renalen Rückresorption zu einer verringerten Ausscheidung. Eine tägliche Magnesiumausscheidung von weniger als 1 mmol weist daher bei normaler Nierenfunktion auf einen Magnesiummangel hin.

Untersuchungstechniken zur Messung von Blut- und Urinproben sind:
– Atomabsorptionsspektrometrie und
– photometrische Bestimmung mit Komplexbildnern (z. B. Xylidylblau).

Hämolyse muss bei der Gewinnung von Plasma oder Serum vermieden werden.

Referenzbereich. Die Referenzwerte für Magnesium finden sich in Tab. 16.**14**.

Anders als beim Calcium sind beim Magnesium vor allem erniedrigte Werte von klinischer Bedeutung.

Diagnostische Bedeutung. Veränderungen der Magnesiumkonzentration führen zu längerfristigen Auswirkungen. Häufige Ursachen der Verminderung bzw. Erhöhung von Magnesium finden sich in Tab. 16.**15**. Aussagekräftiger für die Beurteilung des Magnesiumhaushaltes ist jedoch – wie wir bereits erfahren haben – die Bilanzierung der Ausscheidung im Urin bzw. die Messung in der intrazellulären Flüssigkeit (Erythrozytenhämolysat).

Tab. 16.15 Ursachen der Erhöhung oder Verminderung von Magnesium im Blutplasma.

Hypermagnesiämie	Hypomagnesiämie
Nierenversagen	renaler Verlust
Dehydratation	Durchfälle
Abusus magnesiumhaltiger Laxantien	Alkoholismus
	Hyperthyreose
	Insulinbehandlung

Magnesiumerhöhung (Hypermagnesiämie): Beim chronischen oder akuten Nierenversagen steigt die Magnesiumkonzentration im Blut an, genauso bei Wasserverlust (Dehydratation). Abführmittel (Laxantien) werden heute häufig auch missbräuchlich und ohne ärztliche Kontrolle eingenommen. Wenn sie magnesiumhaltig sind und in Überdosis genommen werden, kann es zu einer Hypermagnesiämie kommen. Klinisch führt eine Magnesiumerhöhung zur Muskelschwäche bis hin zur Bewusstlosigkeit.

Magnesiumverminderung (Hypomagnesiämie): Magnesiumverluste ergeben sich renal bei vermehrter Wasserausscheidung aufgrund erhöhter Diurese, nach Verbrennungen und nach größeren Operationen (postoperativ). Gastrointestinale Verluste treten bei Durchfall-Leiden auf, Minderversorgung eventuell bei Sondenernährung (parenteraler Ernährung). Alkoholismus führt häufig zu einer generellen Minderversorgung, u. a. auch mit Magnesium.

Magnesiummangel führt zu Herzrhythmusstörungen und Krämpfen (vgl. Calcium). Die Hypomagnesiämie wird auch als eine mögliche Ursache der Bluthochdruckerkrankung in Form der essentiellen Hypertonie diskutiert.

16.5 Anionen

Unter den vielen im Blut vorhandenen Anionen haben im Routinelabor nur das Chlorid, das Phosphat und das Bicarbonat (s. Kap. 18 Blutgase) Bedeutung. Chlorid besitzt eine ca. 100-fach höhere Konzentration als Phosphat. Das Auftreten anderer Anionen in höherer Konzentration kann durch die Untersuchung der so genannten Anionenlücke festgestellt werden (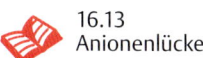16.**13**).

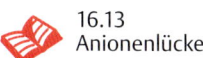
16.13
Anionenlücke

Als Anionenlücke bezeichnen wir den Differenzwert aus der Natriumkonzentration abzüglich der Chlorid- und Bicarbonatkonzentration:

Anionenlücke (mmol/l) = Natrium (mmol/l) – Chlorid (mmol/l) – Bicarbonat (mmol/l)
Beim Gesunden beträgt diese Anionenlücke nicht mehr als 8–16 mmol/l und ergibt sich dadurch, dass Proteinanionen, Sulfationen, Citrat, Lactat, Phosphat und Pyruvat in obiger Formel nicht berücksichtigt werden. Bei vermehrter Produktion solcher Anionen, z. B. bei der Lactatacidose, oder Vorkommen anderer Anionen in hoher Konzentration vergrößert sich die Anionenlücke. Beispiel hierfür ist eine durch Hyperglykämie beim Diabetes mellitus oder durch Alkoholintoxikation bedingte Ketoacidose.

16.5.1 Chlorid

Chlorid ist in der Extrazellulärflüssigkeit das Anion mit der höchsten Konzentration. Die Chloridkonzentration im Plasma verhält sich meist entsprechend der Natriumkonzentration. Daher benötigen wir die Chloridmessung auch nur in seltenen Fällen. Bei Störungen des Säure-Basen-Haushaltes verhalten sich Bicarbonat- und Chloridionen häufig gegensinnig (16.14).

> **16.14**
> **Chloridverschiebung**
>
> Der Austausch von Chloridionen gegen Bicarbonationen zwischen Erythrozyten und Blutplasma wird als Chloridverschiebung bezeichnet. Bei einer Acidose können sich so Bicarbonationen aus den Erythrozyten in das Blutplasma verlagern und dort die pH-Änderung abpuffern. Dafür strömen Chloridionen aus dem Blutplasma in die Erythrozyten (Abb. 16.5).

Bestimmungsindikationen. Wesentliche Bestimmungsindikationen für Chloridbestimmungen im Blutplasma liegen nur vor, wenn gleichzeitig der Blut-pH-Wert außerhalb des Referenzbereiches liegt. Dies ist der Fall bei

- Metabolischer Alkalose (Magensaftverlust) und bei
- Acidose infolge gestörter Nierenfunktion (Niereninsuffizienz).

In der Intensivmedizin hat die Bilanzierung der Elektrolyte und damit auch die Chloridbestimmung im Sammelurin u.U. eine wichtige Bedeutung.

Analytik. Die zwei gängigen Verfahren zur Chloridbestimmung haben wir bereits kennen gelernt (s. Kap. 6 Weitere Messverfahren) und zwar die

- Coulometrie und die
- Chloridelektrode.

Bei protein- oder lipidreichen Proben müssen wir an die Möglichkeit der Pseudohypochlorämie denken. Eine Pseudohyperchlorämie kann durch die Mitmessung von Bromidionen, z.B. nach Gabe bromhaltiger Arzneimittel, auftreten.

Referenzbereich. Die Referenzwerte für Chlorid im Plasma und Urin finden sich in Tab. 16.**16**.

Tab. 16.16 Referenzbereich für Chlorid.

Plasma	97 – 108 mmol/l
Urin	110 – 250 mmol/24 h

Diagnostische Bedeutung. Im Allgemeinen ist eine Chloridbestimmung neben der obligaten Natriumbestimmung nicht notwendig. Ursachen der Erhöhung bzw. Verminderung von Chlorid im Blutplasma sind in Tab. 16.**17** zusammengestellt.

Chloriderhöhung (Hyperchlorämie): Bei erhöhter Kochsalzzufuhr und kompensatorisch unzureichender Ausscheidung steigt neben der Natrium- auch die Chloridkonzentration im Blutplasma an. Oder es wird über die Nieren vermehrt Bicarbonat ausgeschieden, dann kommt es zu einem Basenverlust und damit zu einer Acidose im Blut (sog. Tubuläre Acidose). Aufgrund der oben bereits erwähnten Chloridverschiebung kommt es in der Folge zu einem Chloridanstieg im Blutplasma (Abb. 16.5).

Chloridverminderung (Hypochlorämie): Chloridverluste ergeben sich vor allem durch Magensaftverlust. Ursache hierfür können andauerndes Erbrechen, Fistelbildung oder wiederholtes Absaugen von Magensaft sein.

Tab. 16.17 Veränderungen der Chloridkonzentration im Plasma.

Hyperchlorämie	Hypochlorämie
tubuläre Acidose	Magensaftverlust
Chloridüberladung	metabolische Acidose
	Selenvergiftung

16.5.2 Phosphat

Phosphat ist das wichtigste Anion im Zellinneren; ca. 70 – 80 % sind in Knochen und Zähnen fixiert.

Bestimmungsindikationen. Der Stoffwechsel von Phosphat ist eng mit dem des Calciums verbunden. Daher sollten parallel zur Calciumbestimmung immer auch Phosphatbestimmungen durchgeführt werden. Zusätzliche Bestimmungsindikationen für Phosphat im Blutplasma bestehen bei:

- Nierentubulusdefekten,
- Vitamin-D-Stoffwechselstörungen,
- Mangelernährung,
- parenteraler Ernährung und
- Alkoholismus.

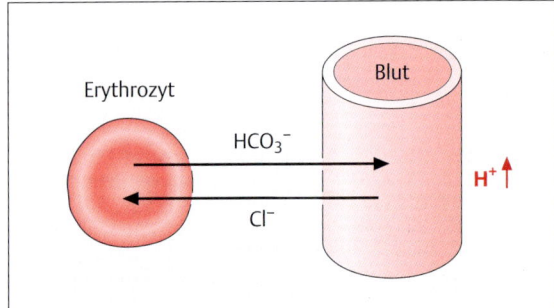

Abb. 16.5 Chloridverschiebung.

Tab. 16.18 Referenzbereich für Phosphat.

Plasma	0,87 – 1,67 mmol/l
Urin	21 – 85 mmol/24 h

In der Intensivmedizin hat die Bilanzierung der Elektrolyte und damit auch die Phosphatbestimmung im Blutplasma und Urin Bedeutung, häufig wird auch mit diesen Messgrößen die Phosphatclearance berechnet. Dies ist mit der gleichen Formel wie für die Berechnung der Creatininclearance (s. Kap. 14 Stoffwechselendprodukte) möglich.

Analytik. Zur Phosphatbestimmung gibt es die Möglichkeit der Farbkomplexbildung oder vollenzymatische Bestimmungsmethoden. Bei der Farbkomplexmethode reagiert Phosphat mit Ammoniummolybdat unter Zugabe eines Reduktionsmittels zu Molybdänblau, das photometrisch bei 570 – 650 nm gemessen werden kann.

Die Probennahme sollte morgens beim nüchternen Patienten erfolgen, da Phosphat unter der Wirkung von Insulin ansteigt.

Für die Berechnung der Phosphatclearance gilt die folgende Formel:

$$\text{Phosphatclearance} (\text{ml/min}) = \frac{\text{Phosphat (Urin)} \times \text{Sammelvolumen (ml)}}{\text{Phosphat (Plasma)} \times \text{Sammelzeit (min)}}$$

Referenzbereich. Die Referenzwerte für Phosphat finden sich in Tab. 16.**18**.

Tab. 16.19 Veränderungen der Phosphatkonzentration im Plasma.

Hyperphosphatämie	Hypophosphatämie
renaler sekundärer Hyperparathyreoidismus	renale tubuläre Rückresorptionsstörung
fortgeschrittene Niereninsuffizienz	Wilson-Krankheit
	renale tubuläre Acidose
	Mangel-/Fehlernährung

Diagnostische Bedeutung. Bei einer Reihe von Erkrankungen kommt es zu typischen Veränderungen des Calcium- und Phosphatstoffwechsels. Ursachen der Erhöhung bzw. Verminderung von Phosphat finden wir in Tab. 16.**19** zusammengestellt.

Phosphaterhöhung (Hyperphosphatämie): Veränderungen der Nierenfunktion beim sekundären Hyperparathyreoidismus oder bei fortgeschrittener Niereninsuffizienz sind Hauptursachen erhöhter Phosphatkonzentrationen im Blutplasma.

Phosphatverminderung (Hypophosphatämie): Renale Phosphatverluste ergeben sich bei meist angeborener Rückresorptionsstörung (Fanconi-Syndrom), renaler tubulärer Acidose oder der Wilson-Krankheit, die durch Kupferablagerungen in den Nierenzellen zu einer Rückresorptionsstörung führt. Darüber hinaus ist das Phosphat im Plasma ein wichtiger Ernährungsparameter und zeigt Mangelernährung oder Fehlernährung bei parenteraler Kost oder Alkoholismus an, wo im fortgeschrittenen Stadium neben alkoholischen Getränken fast keine Nahrung aufgenommen wird.

17 Spurenelemente und Vitamine

17.1 Lebenswichtige, indifferente und toxische Spurenelemente

Man unterscheidet:
1. Lebenswichtige Spurenelemente: z. B. Eisen, Kupfer, Zink
2. Indifferente Spurenelemente: diese werden hier nicht besprochen
3. Toxische (schädliche) Spurenelemente: z. B. Blei, Cadmium, Quecksilber.

Allgemeines. Spurenelemente finden wir sowohl in den Körperflüssigkeiten als auch im Gewebe nur in relativ geringen Mengen. Ihre Bedeutung haben die Spurenelemente fast immer im Gewebe. Zur Vorbeugung von Mangelerscheinungen oder Symptomen der Überdosierung bzw. Vergiftung ist eine ausgewogene Zufuhr von Spurenelementen erforderlich. Auch in der Lebensmitteltechnologie spielen die Spurenelemente eine Rolle (17.1).

Untersuchungsmaterialien für die Bestimmung von Spurenelementen sind fast immer Blut (Serum, Plasma oder Vollblut) und Sammelurin, in speziellen Fällen werden auch Organproben untersucht.

Als *Methoden* kommen die Farbkomplexbildung mit Photometrie, die Atomabsorptionsspektrometrie, die Flammenemissionsphotometrie, die Plasma-Emissionsspektrometrie (= ICP) und die Voltammetrie je nach Fragestellung und untersuchtem Element zum Einsatz (s. auch Kap. 6 Weitere Messverfahren). In der Forschung und als Referenzmethoden werden zudem sehr aufwendige Verfahren wie die Neutronenaktivierungsanalyse oder ICP-Massenspektrometrie verwendet.

Die *Präanalytik* ist bei allen Spurenelementbestimmungen von besonderer Bedeutung. Wichtige Punkte sind die richtige Auswahl von Probenmaterial und Probengefäßen, Abnahmebedingungen, Probentransport und kontaminationsfreie Probenvorbereitung sowie der Ausschluss von möglichen Störfaktoren.

> **17.1 Lebensmitteltechnologische Bedeutung von Spurenelementen**
>
> Lebensmitteltechnologisch wirken sich die Spurenelemente in den Lebensmitteln teilweise ungünstig aus. So führen Eisen und Kupfer zu einer unerwünschten Oxidation der Ascorbinsäure oder es kommt zu Geschmacksfehlern. Deshalb werden häufig störende Metallionen mit Komplexbildnern (Oxalsäure, Weinsäure, Sorbit, ATP, Triphosphorsäure, EDTA) entfernt.

17.1.1 Lebenswichtige Spurenelemente

In diesem Abschnitt werden wir uns mit drei wichtigen Spurenelementen aus der ersten Gruppe genauer beschäftigen:

1. **Eisen**
2. **Kupfer**
3. **Zink**

1. Eisen

Eisenbedarf und Eisenstoffwechsel: Jugendliche und Erwachsene benötigen täglich 12 bis 15 mg Eisen, bei Schwangeren und während der Stillzeit erhöht sich der Bedarf auf bis zu 30 mg. Die Eisenresorption aus der Nahrung erfolgt im oberen Dünndarm und wird durch Regulatorproteine dem Bedarf angepasst. Im Normalfall wird nur 1 mg Eisen pro Tag ersetzt. Die Regulatorproteine kontrollieren den für die Resorption notwendigen divalenten Kationentransporter und die Expression der mRNA des Transferrinrezeptors (s. unten) und des Eisenspeicherproteins Ferritin.

Da Eisen effektiv im Körper zurückgehalten wird, beträgt der tägliche Verlust normalerweise weniger als 1 mg und die gleiche Menge muss resorbiert werden (Abb. 17.1). Diesem täglichen Eisenumsatz stehen ca. 800 bis 1000 mg gespeichertes Eisen beim Mann bzw. 300 bis 400 mg bei der Frau gegenüber. Nach der Resorption wird zweiwertiges Eisen in den Mucosazellen mithilfe von Coeruloplasmin zu Eisen(III) oxidiert, welches von dem ß-Globulin Transferrin im Blut transportiert wird. Die Transferrin-Eisen-Komplexe können von spezifischen Transferrinrezeptoren auf Zelloberflächen in die Zelle aufgenommen werden. Erythrozytenvorstufen (Erythroblasten) besitzen dabei eine besonders hohe Dichte solcher Rezeptoren. In der Zelle wird das Eisen nach Reduktion durch Ascorbinsäure (Vitamin C) von diesem Rezeptor-Transferrinkomplex abgelöst.

Zur zellulären Eisenspeicherung wird dieses an Ferritin gebunden, das 23 % Eisen als $(FeOOH)_8 \times (FeOPO_4^{2-})$ aufnehmen kann, was maximal 4300 Eisenatomen pro Ferritinmolekül entspricht. Eine weitere Speicherform für Eisen ist das Hämosiderin, ein schlecht wasserlösliches Kondensat des Ferritins.

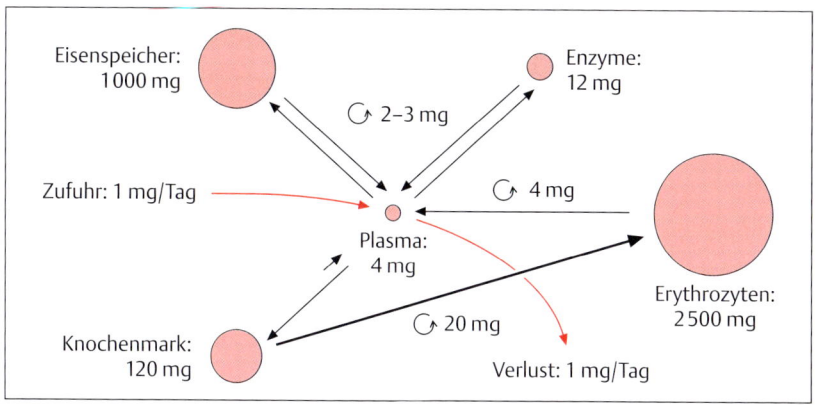

Abb. 17.1 Verteilung des Eisens im menschlichen Körper.

Bestimmungsindikationen.

- Eisenmangel
- Eisenverwertungsstörung
- Eisenüberladung (-vergiftung)

Der Eisenmangel ist die häufigste Mangelerscheinung beim Menschen überhaupt. Zur Diagnose eines Eisenmangels benötigt man die Transferrinbestimmung, die Transferrinsättigung, die zusätzlich die Serumeisenbestimmung erfordert und das Ferritin. Zur Abklärung einer Resorptionsstörung lässt sich ein oraler Eisenresorptionstest durchführen. Folge des ausgeprägten Eisenmangels ist eine Anämie.

Akut hohe Eisenkonzentrationen können eine lebensbedrohliche akute Vergiftung darstellen, chronisch erhöhte Eisenkonzentrationen können zur Hämochromatose führen.

Analytik.

Eisen: Komplexbildung mit Ferrozin oder Bathophenanthrolin und im Anschluss Photometrie. Kaum mehr eingesetzt wird die AAS.

Transferrin: Immunologisch, z. B. mit Nephelometrie oder mit Turbidimetrie.

Mittels Transferrin- und Eisenbestimmung im Plasma lässt sich die Transferrinsättigung, die eine wichtige Größe zur Beurteilung des Eisenmangels und der Eisenüberladung bzw. Vergiftung darstellt, berechnen:

$$\text{Transferrinsättigung (\%)} = 3{,}98 \times \frac{\text{Serumeisen (µmol/l)}}{\text{Transferrin (g/l)}}$$

Tab. 17.1 Referenzwerte der Messgrößen des Eisenstoffwechsels.

	Frauen	Männer
Plasmaeisen (µg/dl)	40–150	60–180
Transferrinsättigung (%)	16–45	16–45
Ferritin (µg/l)	20–300	35–440

Ferritin: Immunologisch, z. B. mit Nephelometrie oder mit Tracertechnik.

Eisenresorptionstest: Blutentnahmen nüchtern und mit definierten Zeiten nach oraler Eisenbelastung.

Referenzwerte. Die Referenzbereiche für Eisen im Blutplasma, die Transferrinsättigung und Ferritin sind in Tab. 17.1 zusammengefasst.

Serumeisen unterliegt großen Schwankungen – u. a. tageszeitlich bedingt – und eignet sich alleine auf keinen Fall zur Beurteilung der Eisenstoffwechsellage. Eine Transferrinsättigung unter 16 % ist charakteristisch für eine eingeschränkte Hämsynthese. Zusätzliche Bedeutung hat u. U. der lösliche Transferrinrezeptor (17.2). Eine Transferrinsättigung von über 100 % ist mit dem Auftreten freier Eisenionen im Blut verbunden. Diese sind hoch zytotoxisch und können zur schweren Eisenvergiftung mit Organnekrosen führen. Ferritin, genauer eisenfreies Apoferritin im Blutplasma, steht mit dem Eisenvorrat im Gleichgewicht, sodass ein erniedrigtes Ferritin sehr empfindlich eine Verminderung der Eisenspeicher anzeigt. Allerdings ist Ferritin bei Akutphase-Geschehen erhöht, was bei seiner Beurteilung unbedingt beachtet werden muss. Erhöhte Ferritinkonzentrationen haben wenig Bedeutung außer bei der Hämochromatose (s. unten).

Beim Eisenresorptionstest sollte das Eisen im Blut kurze Zeit nach Verabreichung des Eisenpräparats für einige Stunden deutlich ansteigen. Ein Ausbleiben dieses Anstieges spricht für eine Resorptionsstörung.

17.2
Löslicher Transferrinrezeptor

Der lösliche Transferrinrezeptor (soluble TfR = sTfR) transportiert eisenbeladenes Transferrin ins Zellinnere und steht mit dem zellulären Transferrinrezeptor im Gleichgewicht. Der Anstieg der sTfR-Konzentration ist direkt proportional einem Eisenmangel der Erythropoese. Einen hohen Anteil der Plasmakonzentration des sTfR tragen Erythroblasten und Retikulozyten bei, da sie viel sTfR produzieren. STfR ist außer beim Eisenmangel allerdings auch bei hyperproliferativer Erythropoese erhöht und muss daher immer zusammen mit der Ferritinkonzentration und Retikulozytenzahl betrachtet werden.

Tab. 17.2 Formen und Befunde des Eisenmangels.

Eisenmangel	prälatent	latent	manifest (Anämie)
Eisen im Knochenmark	↓	↓	↓
Esenresorption	↑	↑	↑
Ferritin		↓ (<15 µg/l)	↓
Transferrinsättigung		↓	↓
Eisen im Serum		(↓)	↓
Hb, MCV und/oder MCH			↓

Diagnostische Bedeutung des Eisenmangels. Bei negativer Eisenbilanz stellt sich allmählich durch Absinken des Eisenspeichers ein Eisenmangel ein. Häufig betroffen sind Kleinkinder und Frauen vor der Menopause und insbesondere während der Schwangerschaft. Wie wir bereits festgestellt haben, ist der Eisenmangel die häufigste Mangelkrankheit des Menschen.

Ein Eisenmangel lässt sich in drei Stadien einteilen: (Tab. 17.**2**)

1. Reserveeisenmangel = prälatenter bis latenter Eisenmangel.
2. Vollständiger Verbrauch des Reserveeisens. Es kommt zu einer eisendefizitären Hämsynthese mit Anstieg des Protoporphyrins in den Erythrozyten. Das Ferritin ist erniedrigt und die Transferrinsättigung fällt unter 16 %. Anfangs bleibt das Hämoglobin noch im Referenzbereich.
3. Hb fällt unter den Referenzbereich. Dies ist die manifeste Eisenmangelanämie. Im Vollbild finden wir eine Mikrozytose und Hypochromie des roten Blutbilds. Immer kommt es auch zum nicht zu vernachlässigenden extraerythrozytären Eisenmangel von dem z. B. Cytochrome und Myoglobin betroffen sind. Folgen sind Schleimhautatrophie, neurogene Dysfunktionen und Muskelschwäche.

Behandelt wird der Eisenmangel in der Regel durch orale Eisensubstitution (17.**3**).

17.3 Therapie des Eisenmangels

Hierzu wird zweiwertiges Eisen in entsprechender galenischer Aufbereitung in einer Tagesdosis bis zu 300 mg zumeist oral substituiert. Die Ausreifungsstörung der Erythropoese normalisiert sich dabei viel rascher als das Defizit im Eisenspeicher (benötigt Monate).

Die Ursachen, die zu einem Eisenmangel führen können, sind vielfältig:
- erhöhter Bedarf (z. B. Schwangerschaft)
- Verluste (z. B. okkulte Blutungen)
- geringe Zufuhr (Alkoholiker, Vegetarier, Magen-Darm-Erkrankungen)
- Infektionen (Verteilungsstörung zugunsten von Makrophagen)

Beim letzten Punkt, der Verteilungsstörung, ist naturgemäß die Eisensubstitution nicht die richtige Therapiemaßnahme. Hier muss die Ursache der Verteilungsstörung behandelt werden.

Diagnostische Bedeutung der Eisenüberladung oder Intoxikation. Häufige Ursachen der insgesamt eher seltenen hohen Eisenkonzentration im Blut sind:
- hämolytische Anämie
- Hämosiderose/Hämochromatose
- akute Vergiftung

Die Eisenerhöhung bei der *hämolytischen Anämie* kann verbunden sein mit dem Hämosiderinnachweis im Urin. Dies kann sowohl bei chronisch-hämolytischer Anämie als auch bei einer kürzlich zurückliegenden akuten Hämolyse der Fall sein.

Hämosiderose ist eine Bezeichnung für Eisenablagerungen, während bei der *Hämochromatose* bereits Organschäden durch die Eisenablagerung nachweisbar sind (17.**4**).

Die Überladung der Eisenspeicher (Überdosierung von Eisenpräparaten) kann aufgrund passiver Eisenspeicherung in Hepatozyten zu Leber-Parenchymschäden führen. Eisenintoxikationen kommen suizidal oder bei Kleinkindern durch Essen von „Eisenpillen" vor. Führt die erhöhte Eisenzufuhr zum Auftreten von freiem Plasmaeisen, dann können sich lebensbedrohliche Nekrosen im Gastrointestinaltrakt und anderen Organen bilden.

17.4 Ursachen und Einteilung der Hämochromatose

Die primäre Hämochromatose ist Folge einer autosomal rezessiv vererbten Störung des sog. HFE-Gens, dessen Genprodukt für die Regulation des Eisenstoffwechsels große Bedeutung hat. Umweltfaktoren, Ernährung, vorbestehende Lebererkrankung und Alkoholkonsum spielen eine zusätzliche wesentliche Rolle. Das männliche Geschlecht ist zehnmal häufiger betroffen. Die Leber wird zuerst von einer Siderose, dann Fibrose und schließlich Zirrhose betroffen. Zusätzlich zeigen sich Überpigmentierungen der Haut, eine diabetische Stoffwechsellage und weitere endokrine Störungen.
Die sekundäre Hämochromatose ist meistens Folge ausgiebiger Transfusionsbehandlungen.

2. Kupfer

Kupferbedarf: Der tägliche Kupferbedarf beträgt bei Jugendlichen und Erwachsenen ca. 1 bis 1,5 mg. Kupfer befindet sich im katalytischen Zentrum von einigen Oxidoreduktasen.

Referenzbereich im Blut: 65–160 µg/dl

Diagnostische Bedeutung. Sowohl Verminderung als auch Erhöhung sind von diagnostischer Bedeutung.

Kupferverminderung: Wegen des Nahrungsüberangebotes sind Mangelzustände sehr selten. Folgen eines Kupfermangels können Anämie, Leukopenie, Ödeme, Durchfälle und verminderte Knochenstabilität sein.

Kupfererhöhung: Eine Kupferspeicherkrankheit, bei der vor allem Auge, Gehirn und Leber betroffen sind, ist der Morbus Wilson (17.5). Dieser tritt bevorzugt im frühen Erwachsenenalter auf und hat eine jährliche Prävalenz von 1 bis 2 neuen Fällen pro 100000 Einwohnern. Labordiagnostisch zu erkennen ist ein Morbus Wilson an einer Erhöhung des freien Kupfers im Blutplasma bei gleichzeitiger Verminderung von Gesamtkupfer im Blutplasma und Coeruloplasmin sowie einer erhöhten Kupferausscheidung im Urin.

Coeruloplasmin hat zwei Aufgaben: Eisenoxidation und Kupfertransport.

 17.5 Morbus Wilson

Die Erkrankung wird autosomal rezessiv vererbt und betrifft primär eine kupfertransportierende ATPase, wobei ca. 100 Mutationen bekannt sind. Infolge kommt es zu einer verminderten Bindung von Kupfer an Apo-Coeruloplasmin und zu niedrigen Coeruloplasminkonzentrationen im Blutplasma. Die Verminderung des Kupfertransportproteins Coeruloplasmin führt zu einer Verteilungsstörung, erhöhten Resorption und renalen Ausscheidung von Kupfer. Das erhöhte freie Kupfer im Blutplasma ist Folge einer verminderten biliären Kupferausscheidung, die durch eine gesteigerte renale Kupferausscheidung nicht ausreichend kompensiert werden kann.
Klinische Symptome sind
– chronische Hepatitis, die zum Leberversagen führen kann, psychiatrische Auffälligkeiten und geistige Retardierung durch Kupferablagerungen im Kleinhirn und den Basalganglien,
– hämolytische Anämie und
– charakteristische Veränderungen der Kornea des Auges durch Kupferablagerungen.

---

3. Zink

Zinkbedarf: Dieses Metall kommt ubiquitär im menschlichen Körper vor und ist mengenmäßig dem Eisen nahezu gleich mit einem Gesamtkörpergehalt von 2 bis 4 g. Die Zinkzufuhr mit der Nahrung ist normalerweise bei weitem ausreichend. Der tägliche Bedarf ist bei Jugendlichen und Erwachsenen 7 mg (weiblich) bzw. 10 mg (männlich). Während Schwangerschaft und Stillzeit erhöht sich der tägliche Bedarf um ca. 10 mg. Der Zinktransport im Blut erfolgt durch ein zinkbindendes Plasmaprotein.

Biochemische Bedeutung hat das Zink für die Funktion einiger Enzyme:
– Alkoholdehydrogenase, Alkalische Phosphatase, Lactatdehydrogenase, Glutamatdehydrogenase, Kohlensäureanhydratase und verschiedene Isomerasen, Ligasen, Lyasen und Proteasen.

Bei der ADH ist das Zink wichtig für die Substratbindung. Die ALP wird durch Zink und andere zweiwertige Metallionen aktiviert. Auch Insulin bindet Zink. Außerdem ist Zink wichtig für das Immunsystem und die Funktion von Transkriptionsfaktoren.

Referenzbereich im Blutplasma: 72–130 µg/dl

Diagnostische Bedeutung. Sowohl Verminderung als auch Erhöhung sind von diagnostischer Bedeutung.

Zinkverminderung: Symptome sind Haarausfall, Keratosen der Zunge, Geschmacks- und Geruchsstörungen, Wachstumsverzögerung, Hypogonadismus, Wundheilungsstörungen und Minderfunktion des Immunsystems. Insbesondere nach längerer parenteraler Ernährung kann ein Zinkmangel mit Wundheilungsstörungen auftreten. Beweisend für den Zinkmangel ist die Besserung der klinischen Symptomatik nach Substitution mit Zink.

Insbesondere bei Kleinkindern mit verzögerter Wundheilung wird immer wieder ein Zinkmangel vermutet. Bei der Analytik ist daher unbedingt eine gute Präzision im unteren Messbereich notwendig.

Zinkerhöhung: Mögliche Folgen sind Lethargie, Übelkeit, Erbrechen, Anämie, Pankreatitis, Ulcus ventriculi und Lungenfibrose.

Zu einer toxischen Zinkzufuhr mit neurologischen Ausfallerscheinungen kann es kommen, wenn saure Lebensmittel, z. B. Kartoffelsalat, in verzinkten Gefäßen aufbewahrt werden.

17.1.2 Weitere nützliche und indifferente Spurenelemente

Indifferente Spurenelemente, auf die hier nicht eingegangen wird, sind:
– Rb, Br, Ba, Ti, Au, Sb, Li, Cs, U, Bi.

Sie sind oft natürliche Begleiter anderer Elemente, wie z. B. Lithium von Natrium und Rubidium von Kalium.

Mangan. Der Mensch enthält nur ca. 15 mg. Mit der Nahrung wird in der Regel ausreichend Mangan aufgenommen. Jugendliche und Erwachsene benötigen täglich ca. 2 bis 5 mg Mangan. Mangan kann teilweise Magnesium und umgekehrt in seinen Funktionen ersetzen.
Ein manganhaltiges Enzym ist die Pyruvatcarboxylase. Die ALP lässt sich ebenfalls durch Mangan aktivieren. Wichtig ist Mangan darüber hinaus für die Bildung der Proteoglykane des Knorpels. Die Manganausscheidung erfolgt über den Stuhl.

Mögliche Bestimmungsindikationen sind chronische Cholestase, parenterale Ernährung oder Manganintoxikationsverdacht.

Vermindertes Mangan führt zu verlängerter Prothrombinzeit, Hypocholesterinämie und Störung der Skelettentwicklung, Manganmangel führt bei Versuchstieren zu Sterilität und Knochenmissbildungen.

Mangan ist für den Menschen auch in hohen Konzentrationen relativ untoxisch. Bei einer Intoxikation können Tremor sowie Schizophrenie- und Enzephalitis-ähnliche Symptome auftreten.

Molybdän. Der Gesamtgehalt des menschlichen Organismus an Molybdän beträgt ca. 7 mg, die erforderliche tägliche Zufuhr liegt bei 0,05 bis 0,1 mg. Molybdänhaltige Enzyme sind die Xanthinoxidase und die Aldehydoxidase.

Zur *Pathobiochemie* des Molybdäns beim Menschen ist wenig bekannt.

Mögliche Bestimmungsindikationen liegen nach Darmresektion oder langdauernder parenteraler Ernährung vor. Untersucht werden muss die Ausscheidung im Sammelurin.

Ein *Molybdänmangel* führt zur Unverträglichkeit schwefelhaltiger Aminosäuren. Die Xanthinurie ist häufig mit einem Molybdänmangel assoziiert.

Hohe Molybdänkonzentrationen führen zur Hyperurikämie.

Übrigens: Enthält Gras über 20 Mikrogramm Molybdän pro g Trockenmasse, so führt dies beim Weidevieh zu Diarrhöen.

Kobalt. Als Gesamtgehalt beim Menschen werden ca. 1,5 mg angegeben. Die Bedarfsdeckung von täglich 0,01 bis 0,5 mg erfolgt durch die Zufuhr von Vitamin B_{12}, das besonders reichlich in Rettich und Erbsen vorkommt. Bedeutung hat Kobalt als Bestandteil von Transferasen.

Mögliche Indikation für die Kobaltbestimmung ist vor allem das Vorliegen einer perniziösen Anämie.

Kobaltmangel führt zu Anämie und Gewichtsverlust. Allerdings sind isolierte Mangelerkrankungen nicht bekannt. In Kanada wurden Todesfälle nach Genuss größerer Mengen kobalthaltigen Bieres beobachtet. Kobaltsalze waren dem Bier beim Brauen zugesetzt worden, um das Schäumen zu verbessern.

Erhöhte Kobaltkonzentrationen können zu Polyzythämie, Strumabildung der Schilddrüse und Kardiomyopathie führen.

Übrigens: Kobaltarme Weideböden führen dazu, dass die Mikroorganismen im Pansen des Weideviehs zuwenig Vitamin B_{12} bilden und die Tiere einen entsprechenden Vitaminmangel zeigen. Kobaltüberladung führt im Tierexperiment zu Herzmuskelschäden und Polyzythämie.

Fluorid. Die Gesamtmenge beträgt ca. 2 g. Die Hauptaufnahme erfolgt aus dem Trinkwasser, wobei bei Frauen täglich 3,1 mg und bei Männern 3,8 mg zugeführt werden sollten. Ausgeschieden wird das Fluorid durch die Nieren. Essentielle biochemische Funktionen des Fluorids sind bisher wenig bekannt. Bei der Knochenmineralisation spielt es in Form des Fluorapatits eine Rolle.

Bei *Fluoridmangel* ist eine höhere Karrieshäufigkeit festzustellen. Eine positive Wirkung auf die Karrieshäufigkeit wird erst bei Fluorierung des Trinkwassers mit 0,5 bis 1,5 ppm (parts per million) erreicht. Diese Maßnahme ist allerdings nicht unumstritten, da bereits bei 2 ppm ungünstige Fluoridwirkungen wie Zahnschmelzveränderungen (Dentalfluorose) bis hin zu Gewichtsabnahme, Anämie, Durchfällen, Tetanie oder Skelettdeformationen auftreten können.

Jod. Unser Organismus enthält ca. 15 mg dieses Spurenelementes. Der Tagesbedarf liegt bei ca. 0,2 mg und erhöht sich bei Schwangeren und Stillenden um ca. 0,05 mg. Verhältnismäßig jodreich ist Meersalz. Viele Algen konzentrieren das Jod und auch Meeresfische enthalten mehr Jod als die meisten anderen Nahrungsmittel. Die wichtigsten jodhaltigen Verbindungen in unserem Körper sind die Schilddrüsenhormone Trijodthyronin (T_3) und Thyroxin (T_4).

Bei *Jodmangel* vermehrt sich das Schilddrüsengewebe und es bildet sich ein endemischer Kropf aus. Wünschenswert wäre – wie wir bereits wissen – eine tägliche Jodaufnahme von 200 Mikrogramm. Reichenhaller Jodsalz enthält 1,5 bis 2,5 mg/100 g, das bedeutet, dass wir davon täglich ca. 10 g verspeisen sollten, was einer andererseits empfohlenen salzarmen Kost widerspricht. Konsequenterweise wird in der Schweiz dem Speisesalz zehnmal mehr Kaliumjodid zugesetzt.

Jodmangel mit Strumabildung und Jodüberdosierung mit der Thyreotoxikose als mögliche Folge werden im Zusammenhang mit der Schilddrüse genauer behandelt (s. Kap. 20 Hormone).

Selen. Der Mensch enthält durchschnittlich 14 mg Selen und sollte täglich ca. 0,02 bis 0,07 mg aufnehmen. Ein selenhaltiges Enzym ist die Glutathionperoxidase, die Peroxide unter gleichzeitiger Oxidation von Glutathion reduzieren kann. Außerdem hat Selen direkte antioxidative Funktionen und kann die Wirkung von Vitamin E (Tocopherol) unterstützen.

Bestimmungsindikationen für die sehr aufwendige Selenanalytik können bei vollständiger parenteraler Ernährung oder Verdacht auf Selenintoxikation bestehen.

Ein lokal begrenzter (endemischer) *Selenmangel* bestand bis vor ein paar Jahren in einigen Gegenden Chinas und war mit Wachstumsstörungen und Nekrosen von Leber, Herz und Muskulatur verbunden. Andernorts sind Mangelzustände umstritten. Daher ist eine medikamentöse (keinesfalls diätetische) Selengabe beim Menschen nur zu verantworten, wenn gleichzeitig die Konzentration im Blut gemessen wird. Von einer Selbstmedikation mit beliebten Vitamin E/Selenkombinationspräparaten muss abgeraten werden. Zu den Symptomen, die beim Selenmangel bei parenteraler Ernährung zu finden sind, gehören Kardiomyopathie und Myopathie.

Die Toxizität von Selen, das auch cancerogen wirken kann, ist aus zahlreichen Tierversuchen und aus Erkrankungen von Wiederkäuern auf selenreichen Böden bekannt. Bereits 2 bis 8 ppm Selen im Futter (= 2 mg/kg) führen zu schweren Schäden. Beim Menschen wurden wiederum Kardiomyopathie und Haarausfall sowie Leberzirrhose beobachtet.

Vanadium. Die Gesamtmenge im menschlichen Körper beträgt ca. 40 mg. Die Bedarfsdeckung erfolgt mit der Nahrung. Im Tierversuch wirkt Vanadium wachstumsfördernd. In allerletzter Zeit wurde beobachtet, dass Humanalbuminlösungen, die vielfältig in der Intensivmedizin eingesetzt werden, hohe Vanadiummengen enthalten können.

Chrom. Der menschliche Organismus enthält ca. 6 bis 12 mg. Die Chromzufuhr ist stark unterschiedlich und sollte 0,03 bis 0,1 mg täglich betragen. Chrom hat Bedeutung im Glucosestoffwechsel, da es die Phosphoglucomutase aktiviert und die Insulinwirkung steigert. Bei Chrommangel sinkt die Glucosetoleranz. Deshalb kann ein schlecht einstellbarer Diabetes mellitus Anlass für eine Chrombestimmung sein.

Chromverminderung kann mit Gewichtsabnahme, Neuropathie und Diabetes mellitus verbunden sein.

Bei *erhöhter Chromkonzentration* können Leber- und Nierenschädigungen auftreten.

Nickel. Der Gehalt des Menschen beträgt ca. 7 mg und der tägliche Bedarf beträgt 0,025 bis 0,03 mg. Nickel aktiviert die ALP und die Oxalacetatdecarboxylase. Ähnlich wie Chrom verstärkt es die Insulinwirksamkeit.

Bei *Nickelmangel* lassen sich vermindertes Wachstum, Anämie und verminderte Glucosetoleranz beobachten.

Bei *Nickelerhöhungen* (Intoxikation) kommt es zu Dermatitis und Leberschädigung.

Andererseits ist Nickel ein Allergen und kann allergieauslösend wirken, wobei sowohl Kontaktallergien z.B. durch Modeschmuck als auch Allergien nach oraler Aufnahme bei Verwendung nickelhaltigen Geschirrs möglich sind. Die Kontaktallergie ist eine Lymphozyten-vermittelte Reaktion der Haut vom Spättyp. In der Arbeitsmedizin hat Nickel zusätzliche Bedeutung als mögliches Cancerogen.

Zinn. Zinn kommt ubiquitär in einer Gesamtmenge von ca. 10 bis 20 mg im Organismus vor. Der natürliche Zinngehalt von Lebensmitteln ist gering. Saures Obst (Ananas) in Weißblechdosen kann dagegen sehr viel Zinn enthalten (bis 250 mg/kg). Da Zinn allerdings nur in geringem Ausmaß resorbiert wird, hat es geringe toxikologische Bedeutung.

Silicium. Silicium enthält der Mensch in einer Menge von ca. 1 g. Hauptzufuhrquelle sind Getreideprodukte. Silicium wird in Form löslicher Kieselsäure rasch resorbiert. Die biologische Wirkung von Silicium wird in einer wachstumsfördernden Wirkung vermutet.

Bei *Siliciummangel* wurde eine Störung der Bildung von Mucopolysacchariden (Extrazellulärsubstanz) festgestellt. Toxisch ist Kieselsäure nur in Konzentrationen über 100 mg/kg.

Bor. Die Gesamtmenge im Organismus wird mit 10 bis 20 mg angegeben. Da Borsäure in höheren Konzentrationen vor allem im Fettgewebe und im zentralen Nervensystem kumuliert, sind die Konsequenzen dieser Speicherung noch nicht abzusehen. Deshalb wird Borsäure als Konservierungsmittel, z.B. für Wein, nicht mehr verwendet.

17.1.3 Schädliche (toxische) Spurenelemente

Die toxischen Spurenelemente Blei, Cadmium, Quecksilber und Thallium sind heute auch Laien ein Begriff. In neuerer Zeit wird auch das Aluminium eher bei den schädlichen Spurenelementen eingereiht. Schädlichen Spurenelementen ist vor allem gemeinsam, dass sie sich leicht im Organismus anreichern können.

Auf eine größere Zahl weiterer schädlicher Spurenelemente wie Arsen, Antimon, Plutonium, Tellur und radioaktive Nuklide, z.B. des Cäsiums, wird hier nicht eingegangen.

Aluminium. Der menschliche Organismus enthält 50 bis 150 mg Aluminium. Nur in äußerst geringen Mengen wird Aluminium im Verdauungstrakt resorbiert. Die Ausscheidung erfolgt im Stuhl. Aluminium geht nicht in die Milch über. Aus diesen Gründen können Aluminiumsalze als ungiftig angesehen werden und gelten Aluminiumgefäße für Lebensmittel als weitgehend unbedenklich.

Ein *Aluminiummangel* ist nicht bekannt. Negative Auswirkungen von Aluminium durch Anreicherung im Organismus kennt man nur bei eingeschränkter Lungenfunktion.

Bestimmungsindikationen bestehen
– zur Überwachung gewerblich aluminiumexponierter Personen,
– bei Lungenerkrankungen und gewerblicher Exposition sowie
– bei Dialysepatienten mit einer Aluminium-Salz-Medikation zur Phosphatbindung.

Blei. Die Bleibelastung ist heute in Europa gering.

Bestimmungsindikationen bestehen nur beim Vorliegen entsprechender klinischer Symptome. Die Bestimmung erfolgt mit der AAS und Graphitrohrtechnik.

Blei kann auch als metallorganische Verbindung aufgenommen werden. Eine besondere Rolle spielte früher das Bleitetraethyl, das im Benzin als Antiklopfmittel enthalten war.

Erhöhte Bleikonzentrationen im Blut bzw. Urin beweisen die Exposition, eine Vergiftung liegt nur vor, wenn auch entsprechende Symptome beobachtet werden:

Die *akute Bleivergiftung* betrifft vor allem den Verdauungstrakt und führt zur Gastroenterokolitis. Die *chronische Bleivergiftung* zeigt unspezifische Symptome, die von Kopfschmerzen bis zu einer Streckerschwäche der Gebrauchshand reichen können.

Begleitende Laborbefunde sind:
– Erniedrigung der δ-Aminolävulinsäure-Dehydratase in den Erythrozyten,
– Erhöhung der δ-Aminolävulinsäure im Urin,
– erhöhte Ausscheidung von Koproporphyrin im Urin und
– im Verlauf Tüpfelzellen und hypochrome Anämie.

Cadmium. Cadmium wird mittels AAS bestimmt.

Die akute inhalative Vergiftung führt zum Lungenödem und ist sehr selten. Vergiftungen sind meist chronischer Natur. Hauptsymptome sind der Cadmiumschnupfen und eine tubuläre Proteinurie. Bei erwiesener Cadmiumvergiftung eignet sich die Bestimmung von α_1-Mikroglobulin im Urin zur Verlaufskontrolle der Proteinurie.

Diskutiert werden auch eine carcinogene Wirkung des Cadmiums und eine Beteiligung bei der Entstehung bestimmter Hypertonieformen.

Quecksilber. Hauptquelle für Vergiftungen ist das Einatmen von Quecksilberdämpfen (◆17.**6**). Quecksilber wird wegen der Bindung an Erythrozyten im Vollblut mittels AAS bestimmt. Der Quecksilbergehalt in den Zähnen ist ein gutes Maß für den Quecksilberbestand im Körper.

Bei der *akuten Vergiftung* treten Übelkeit, Metallgeschmack und Leibschmerzen auf. Die sich entwickelnde Nierenschädigung kann bis zur Anurie führen.

Bei der *chronischen Vergiftung* zeigen sich ein übersteigerter Bewegungsdrang (merkurieller Erethismus), Tremor, psychische Schwäche und diffuser Haarausfall.

>
> **17.6**
> **Fallgeschichte einer Quecksilbervergiftung**
>
> Ein südafrikanischer Goldschmied wurde in einer britischen Klinik vorstellig und bat um ärztliche Hilfe, da mehrere Kreditkartenunternehmen seine Unterschrift und damit Kreditkartenbelege nicht mehr akzeptierten. Die Symptomatik und seine Arbeitsbedingungen mit Goldschmelze ohne hinreichenden Dampfabzug ließen sofort an eine chronische Quecksilbervergiftung denken. Er wurde einer Entgiftungsbehandlung mit Komplexbildnern unterzogen. Sowie sich die Symptomatik besserte, kehrte er nach Südafrika zurück und erschien allerdings nach einem halben Jahr erneut mit einer noch ausgeprägteren Symptomatik. Denn die medizinische Behandlung hatte zwar seine Symptomatik, aber nicht sein Arbeitsumfeld gebessert.

Thallium. Rattengift aus älteren Beständen enthält Thallium. Bei der *Vergiftung* kommt es nach uncharakteristischen Anfangsbeschwerden (Erbrechen und Durchfall) nach 2 bis 3 Wochen zu büschelweisem Haarausfall und einer Polyneuropathie. Die schwere Vergiftung kann letal enden. Photometrisch kann Thallium im Urin, bzw. mittels AAS im Blut und Urin bestimmt werden. Allerdings wird Thallium rasch enterohepatisch und renal eliminiert und wenige Tage nach der Intoxikation kann sich die Ausscheidung bereits wieder normalisieren.

Wird eine Vergiftung frühzeitig erkannt, lässt sich der enterohepatische Kreislauf des Thalliums durch das Antidot Kaliumhexacyanoferrat unterbrechen und die Ausscheidung über den Darm beschleunigen.

17.2 Vitamine

Der Vitaminbegriff hat sich im Laufe der Wissenschaftsgeschichte stark gewandelt. Glaubte man anfangs, es gäbe ein Vitamin, so musste man bald eine Liste anlegen. Heute verstehen wir unter Vitaminen solche essentiellen Faktoren, die in kleinsten Mengen katalytische Funktionen haben. Für die meisten Vitamine ist diese katalytische Funktion bekannt:
Sie werden in **Coenzyme** (Hilfssubstrate) oder **prosthetische Gruppen** von Enzymen eingebaut.

17.2.1 Bedeutung und Analytik

Einteilung der Vitamine. Historisch werden die Vitamine in **fettlöslich** und **wasserlöslich** eingeteilt. Diese Aussage erlaubt eine gewisse Vorhersage, in welcher Art von Nahrungsmitteln das Vitamin in hoher Konzentration anzutreffen sein wird (👉17.7).

In dieser Zusammenstellung sind die Vitamine nach ihrer medizinischen Bedeutung und nicht nach biochemischen oder chemischen Prinzipien geordnet.

Hypo- und Hypervitaminosen. Bereits an dieser Stelle soll vorausgeschickt werden, dass unter den heute bei uns als normal geltenden Ernährungsbedingungen Mangelkrankheiten beim Gesunden nur extrem selten auftreten. Zwar kommt es z.B. durch Blanchieren und Kochen von Lebensmitteln, bei denen das Kochwasser nicht verzehrt wird, zu Vitaminverlusten, diese führen aber bei einer Kost, die nicht durch eine besonders einseitige Auswahl der Lebensmittel und Zubereitungsmethoden gekennzeichnet ist, zu keiner Unterversorgung.

Von klinischer Bedeutung sind daher heute weniger Avitaminosen als **Hypovitaminosen**, d.h. relative Mangelzustände, die noch nicht zu den klassischen Krankheitsbildern führen.

Eine höher dosierte Vitamintherapie sollte nur bei Avitaminosen und Hypovitaminosen und nicht bei Gesunden angewendet werden, da bei einigen Vitaminen die Gefahr schädlicher **Hypervitaminosen** besteht.

Zu einer Hypovitaminose (im Extremfall Avitaminose) kann es im Krankheitsfall durch unzureichende Vitaminzufuhr z.B. im Rahmen einer besonderen Ernährungsform oder durch eine gestörte Resorption, die auch unter Stressbedingungen auftreten kann, kommen.

Messverfahren für Vitamine. Für die Beurteilung des Versorgungszustandes kommen drei Messmethoden in Betracht:

1. Messung der Plasmakonzentration mittels HPLC oder Immunoassay
2. Messung einer vom Vitamin abhängigen Enzymaktivität
3. Absorptionstest

Messung der Plasmakonzentration: Die Messung der Plasmakonzentration erfordert meist eine sehr empfindliche Methode, sodass hier vielfach HPLC und sensitive Immunoassays eingesetzt werden. Primär kommen heute die mechanisierten Immunoassays zum Einsatz, sodass die HPLC-Analyse von Vitaminen nur dann eine Rolle spielt, wenn keine sensitiven und spezifischen Immunoassays zur Verfügung stehen. Bei den HPLC-Methoden handelt es sich meist um die **reversed-phase HPLC** (👉17.8).

**17.7
Rolle der Vitamine als Nahrungszusatz**

Vielen Fertignahrungsmitteln werden fehlende Vitamine in medizinisch unbedenklichen Mengen zugesetzt. Von einer ungezielten Einnahme von Vitaminpräparaten sollte wegen der Gefahr von Hypervitaminosen dagegen abgeraten werden.

Vitamin	Lebensmittel
B_1	Kakaopulver und abgeleitete Produkte, Getränke und Getränkekonzentrate, Backwaren u. a.
B_2	Backwaren, Getränke u. a.
B_6	Backwaren, Teigwaren u. a.
B_{12}	Getränke u. a.
Pantothensäure	Backwaren u. a.
Folsäure/Biotin	Zusatz nicht üblich
C	Fruchtsaftgetränke, Desserts, Milcherzeugnisse, Mehl u. a.
A	Magermilchpulver, Frühstücksflocken, Getränkekonzentrate Margarine, Backwaren u. a.
D	Milch, Milchpulver u. a.
E	verschiedene Lebensmittel, z. B. Margarine

Ergänzend sei noch darauf hingewiesen, dass bei der Vitaminisierung von Futtermitteln nicht so ungezielt vorgegangen wird, wie bei der selbstverordneten Vitamintherapie beim Menschen. Vitamin B_{12} – vor allem in Kombination mit Antibiotika – wirkt z. B. bei Ferkeln durch Stimulation des Proteinstoffwechsels wachstumsfördernd und macht Hühner legefähig. Dies hat allerdings zu einem unerwünschten, medizinisch nicht begründeten Antibiotikaeinsatz in der Tiermast geführt.

**17.8
HPLC-Bestimmung von Vitamin E (Tocopherol)**

Als Untersuchungsgut dient EDTA-Plasma, das mit Methanol extrahiert wird. Die 15 bis 25 cm lange Trennsäule ist mit sehr kleinen Silicagelpartikeln (3 bis 10 μm Durchmesser) gefüllt, die an ihrer Oberfläche Kohlenwasserstoffe mit einer Kettenlänge von 18 C-Atomen tragen. Da diese kleinen Partikel einen großen Widerstand für den Flüssigkeitsstrom darstellen, muss das Laufmittel (Elutionsmittel) mit hohem Druck durch diese Säule befördert werden. Die Probe, hier unter anderem das Vitamin E, verteilt sich während der Analyse ständig zwischen der lipophilen Oberfläche des Säulenfüllmaterials und dem Laufmittel, das üblicherweise aus einem Wasser-Acetonitril oder Wasser-Methanol-Gemisch besteht. Nach einer bestimmten Zeit, die als Retentionszeit bezeichnet wird, verlässt die interessierende Substanz (Tocopherol) die Trennsäule in einer relativ schmalen Bande und kann in einer Durchflussküvette, hier fluorimetrisch, nachgewiesen und quantifiziert werden.

Enzymbestimmung: Den Riboflavin-Status (Vitamin B_2) kann man durch Bestimmung der Glutathionreduktase-Aktivität im Erythrozytenhämolysat untersuchen.

Riboflavin ist ein Bestandteil des Flavinadenindinucleotids (FAD), das als prosthetische Gruppe der Glutathionreduktase fest an diese gebunden ist und eine wichtige Rolle bei der Elektronenübertragung spielt. Gemessen wird die Geschwindigkeit der Reduktion des oxidierten Glutathions (GS-SG) unter Verbrauch von NADPH:

$$GS\text{-}SG + NADPH + H^+ \rightleftharpoons 2GSH + NADP^+$$

Absorptionstest: Als Beispiel für einen Vitamin-Absorptionstest wollen wir uns den Vitamin-B_{12}-Absorptionstest (Schilling-Test) ansehen.

Der Patient erhält ein mit ^{57}Co-radioaktiv-markiertes Vitamin in einer definierten Dosis oral verabreicht. Eine Stunde später wird die tausendfache Menge nicht markiertes Vitamin intramuskulär injiziert und anschließend der 24-h-Urin gesammelt. Unter normalen Bedingungen werden 8 bis 34 % des verabreichten radioaktiven Vitamins mit dem 24-h-Urin wieder ausgeschieden, bei Patienten mit perniziöser Anämie beträgt die Ausscheidung wegen des Vitaminmangels weniger als 5 %.

Seit der Verfügbarkeit von monoklonalen Antikörpern wird das Vitamin B_{12} fast ausschließlich mit Immunoassays bestimmt.

17.2.2 Vitamine im Einzelnen

Vitamin C (Ascorbinsäure). Der Tagesbedarf liegt bei 100 mg und der Körpervorrat bei ca. 1500 mg. Reich an Vitamin C sind Hagebutten, Johannisbeeren, Erdbeeren, Petersilie und Kartoffeln. Bei der Lagerung von Kartoffeln bis in das Frühjahr hinein beträgt der Vitaminverlust bis zu 70 %. Auch die Gegenwart von Metallspuren (z. B. Kupfer) führt zu Verlusten von Vitamin C.

Die *biologische Bedeutung* des Vitamin C liegt in der katalytischen Wirkung bei Hydroxylierungsreaktionen wie sie für den Kollagenstoffwechsel, z. B. Hydroxylierung von Prolin und die Synthese von Catecholaminen (z. B. Noradrenalin) nötig sind. Die höchsten Konzentrationen finden sich in den Nebennieren und der Hypophyse.

Vitamin-C-Mangel kann sich bei Hämodialyse und chronisch-entzündlichen Darmerkrankungen ergeben. Skorbut tritt als ausgeprägte Mangelkrankheit erst nach 2 bis 4 Monaten ohne Vitaminzufuhr auf. Zu den Symptomen gehören Hyperkeratose, Blutungen und Zahnausfall. Bei Kindern kann es zur Wachstumshemmung und Blutungen kommen, wobei intracerebrale Blutungen tödlich verlaufen können. Bei Jugendlichen stehen Bindegewebsschwäche und Epiphysenlösungen im Vordergrund.

Vitamin-C-Hypervitaminosen sind nicht bekannt. Allerdings können höhere Dosen eine Antikoagulantien-Therapie mit Cumarin oder Heparin stören.

Vitamin A (Retinol). Quellen für die Versorgung mit Vitamin A sind Fischöle, Leber, Milchfett und Eidotter. Der Tagesbedarf beträgt 0,8 bis 1,0 mg, der Körpervorrat reicht 1 bis 2 Jahre und die Plasmakonzentration liegt zwischen 450 und 850 µg/l. Unter 250 µg/l liegt ein Mangelzustand vor.

Das Provitamin A (β-Carotin) und Vitamin A werden zusammen mit Gallensäuren resorbiert. Die Umwandlung in Retinol erfolgt in den Enterozyten. Mit den Chylomikronen wird Retinol gebunden an Fettsäuren zur Leber transportiert. Im Plasma ist es an Retinol-bindendes Protein im Komplex mit Präalbumin gebunden.

Die *biologischen Funktionen* sind vielfältig:

Wachstumsfaktor, Proteinstoffwechsel der Haut und Schleimhäute (wirkt der Keratinisierung = Verhornung entgegen) und hält die Membranstabilität von Epithelzellen aufrecht.

Ferner ist Retinol Bestandteil von Chromoproteiden, die für den Sehvorgang durch die Zapfen und Stäbchen der Retina nötig sind.

Mögliche *Mangelursachen* sind parenterale Ernährung, Fettmalabsorption, Abetalipoproteinämie (Fehlen der Chylomikronen!) und Mangel an Retinol-bindendem Protein, das als negatives Akutphaseprotein bei Akutphasezuständen vermindert ist.

Eine *Hypervitaminose* führt über Allgemeinbeschwerden bis zu Wachstumsstörungen und Knochenfrakturen. Bei akuter Überdosierung in Form einer Intoxikation kann Koma auftreten. Langfristig steigt das Osteoporoserisiko.

Zur *Analytik* wird Vitamin A mittels HPLC und parallel Retinol-bindendes Protein immunologisch bestimmt.

Vitamin E (Tocopherol). Vitamin E kommt in pflanzlichen Ölen, besonders in Getreidekeimölen vor. Zu Verlusten kommt es bei starker Fettsäureautoxidation vor allem in Trockenlebensmitteln. Der Tagesbedarf beträgt 12 bis 30 mg, er ist erhöht bei einem hohen Gehalt der Nahrung an ungesättigten Fettsäuren.

Das Vitamin E hat antioxidative Eigenschaften und schützt daher Carotinoide und Fettsäuren vor der Lipidperoxidation durch Sauerstoff- und Hydroxylradikale. Das Vitamin wird zum Chinon oxidiert und mit dem Urin ausgeschieden. Ferner wirkt es im Intestinaltrakt antimutagen und hemmt möglicherweise die Phospholipase A_2 durch Wechselwirkung mit dem Enzym selbst oder mit seinem Substrat.

Im Erwachsenenalter treten *Vitamin-E-Mangelerscheinungen* nur als Folge schwerster Malabsorptionen bei entzündlichen Darmerkrankungen oder bei Abetalipoproteinämie auf.

Vitamin E wird gerne wegen leistungssteigernder Effekte und vieler günstiger Wirkungen z.B. auf die Krebsentstehung, Diabetes-mellitus-Komplikationen und den Morbus Alzheimer hochdosiert eingenommen.

Vitamin K (Phyllomenadion). Vitamin K kommt in grünen Pflanzenteilen und in der Leber vor. Die Bedarfsdeckung wird aber alleine über die Produktion durch die Darmbakterien erreicht (0,07 bis 0,08 mg pro Tag bzw. 0,05 mg bei Kindern). Der Körpervorrat reicht für 2 bis 6 Wochen.

Krankheitsbedingte *Mangelerscheinungen* zeigen sich bei Malabsorption oder Störung der Gallensekretion bereits nach wenigen Tagen. Antibiotikabehandlung mit Zerstörung der intestinalen Flora kann die Produktion durch die Darmbakterien zum Erliegen bringen.

Vitamin K ist nötig für die spezifische Carboxylierung einiger Gerinnungsfaktoren (Prothrombin, Proconvertin, Christmasfaktor, Stuart-Faktor) sowie von Protein C und S. In Abwesenheit von Vitamin K bilden die Gerinnungsfaktorvorstufen nicht mehr im ausreichenden Maß Komplexe mit Calcium und Membranphospholipiden, wodurch die proteolytische Aktivierung zu den aktiven Gerinnungsfaktoren vermindert ist. Es resultieren ein niedriger Quick-Prozentwert (verminderte Prothrombinaktivität), Hypothrombinämie und Hämorrhagien.

Häufigste Ursache für einen *Vitamin-K-Mangel* ist eine Überdosierung der Vitamin-K-Antagonisten (Dicumarol und Marcumar). Coumarine verdrängen in der Leber Vitamin K aus dem Komplex mit dem Apoenzym der Carboxylase. Die Therapiekontrolle erfolgt mittels der Prothrombinzeit.

Eine *Überdosierung von Vitamin K_3* (Menadion) kann zu hämolytischen Anämien und zum Kernikterus bei Neugeborenen führen.

Eine missense-Mutation der γ-Glutamylcarboxylase führt zu einer unzureichenden Funktion aller Vitamin-K-abhängigen Proteine und gleicher Symptomatik wie ein Vitamin-K-Mangel.

Vitamin H (Biotin). Biotin wird von vielen Pflanzen synthetisiert. Der Bedarf von 0,03 bis 0,06 mg pro Tag wird durch die Nahrung und die intestinale bakterielle Synthese leicht gedeckt. Allerdings kann der Verzehr von großen Mengen rohen Eiklars zu einer Inaktivierung des Biotins führen, da sich ein äußerst stabiler Biotin-Avidin-Komplex ausbildet, der übrigens auch als Detektionssystem in vielen biochemischen Nachweisreaktionen verwendet wird. Gekochtes Hühnerprotein beeinflusst dagegen die Resorption von Biotin nicht.

Die Bedeutung des schwefelhaltigen Biotins liegt in seiner Funktion als prostethische Gruppe von carboxylierenden Enzymen bei der Fettsäurebiosynthese und Gluconeogenese.

Mangelsymptome sind bei Kindern Dermatitiden, Trinkschwäche und schließlich Koma; bei Erwachsenen Appetitlosigkeit, Erbrechen und depressive Verstimmungen.

Vitamin B_2 (Riboflavin). Vorkommen in Milchprodukten, Eiern, Hefe, Fleisch, Fischleber und Rogen. Der tägliche Bedarf beträgt 1,2 bis 1,5 mg, die Reserven reichen für 2 bis 4 Wochen. Als Indikator für den Versorgungszustand dient die Riboflavinkonzentration im 24-h-Sammelurin.

Riboflavin wird bei der Resorption phosphoryliert und in Flavinmononukleotid (FMN) und Flavinadenindinukleotid (FAD) als prosthetische Gruppe eingebaut. Beide spielen eine wichtige Rolle bei zahlreichen elektronenübertragenden Enzymen (z.B. Glutathionreduktase).

Riboflavinmangel ist beim Menschen relativ selten. Meist tritt er nur in Verbindung mit einem Mangel an anderen B-Vitaminen auf. Durch Akkumulation von Lipidperoxiden kommt es (vor allem in den Mundwinkeln) zu Schleimhautveränderungen. Riboflavin ist jedoch auch für die Nutzung der Folsäure notwendig und daher kann bei anhaltendem Mangel eine normochrome, normozytäre Anämie auftreten.

Vitamin B$_5$ (Niacin). Niacin ist ein Sammelbegriff für Nikotinsäure und Derivate. Der Mensch kann aus 60 mg mit der Nahrung zugeführten Tryptophans in der Leber ca. 1 mg Niacin bilden. Außerdem enthalten praktisch alle Nahrungsmittel Niacin. Der Tagesbedarf liegt bei 13 bis 17 mg und der Vorrat reicht für 2 bis 6 Wochen. Ebenfalls in der Leber findet die Umwandlung von Niacin in die Coenzyme NAD und NADP statt. Im Urin wird hauptsächlich 1-Methylnicotinamid ausgeschieden.

Das klassische schwere *Niacinmangelsyndrom* ist die Pellagra (4-D-Krankheit), die durch braune Hautpigmentierung (Dermatitis), Entzündungsprozesse im Verdauungstrakt und Diarrhöe, Störungen des zentralen Nervensystems (Demenz) gekennzeichnet ist und zum Tod (Death) führen kann.

Eine *Hypervitaminose* ist nicht bekannt. Die Gabe von 3 bis 6 g Nicotinsäure pro Tag kann die Triglycerid- und Cholesterinkonzentration im Blut senken.

Pantothensäure. Reichliches Vorkommen in Leber, Niere und Herz. Die Pantothensäure ist ein Baustein des Coenzym A, wobei die durch Bindung an CoA aktivierte Essigsäure (Acety-CoA) eines der wichtigsten Stoffwechselzwischenprodukte ist. Es kommen praktisch weder *Vitaminmangel* noch *Hypervitaminosen* vor.

Symptome eines seltenen *Pantothensäuremangels* sind Müdigkeit, Beinkrämpfe, burning-feet-Syndrom und schlechte Wundheilung.

Vitamin B$_6$ (Pyridoxin = Pyridoxol, Pyridoxal, Pyridoxamin). Diese Vitamingruppe wird von einer Vielzahl von Pflanzen und Mikroorganismen synthetisiert. Der Bedarf beträgt 1,2 bis 1,6 mg pro Tag und der Vorrat reicht 6 bis 10 Wochen. Die aktive Form Pyridoxalphosphat wird durch die Pyridoxalkinase in der Leber gebildet. Das Pyridoxalphosphat ist ein wichtiges Coenzym für den Aminosäurestoffwechsel (Transaminierung, Decarboxylierung, Dehydratisierung und Spaltung). Ferner beeinflusst das Pyridoxalphosphat Steroidhormon-Rezeptoren und die Genexpression.

Vitamin-B$_6$-Mangel erzeugt kein typisches Krankheitsbild. Bei Kleinkindern kommt es zur Verminderung der δ-Aminolaevulinsäure und zu einer hypochromen mikrozytären Anämie sowie zu ZNS-Störungen mit Epilepsieähnlichen Krämpfen. Diese lassen sich möglicherweise auf eine gestörte Bildung des Transmitters γ-Aminobuttersäure im Gehirn zurückführen. Bei Kindern stehen Neuropathie und Dermatitis im Vordergrund. Erwachsene zeigen eine Homocysteinerhöhung und verminderte T-Lymphozyten-Proliferation. Durch hohe Dosen des Tuberkulostatikums INH kann es zu Vitamin-B$_6$-Entzugserscheinungen kommen.

Vitamin B$_1$ (Thiamin). Dieses Vitamin findet sich in den Keimanlagen von Getreiden, Hefe, Gemüse, Hülsenfrüchten und Kartoffeln. Da es empfindlich gegen Oxidationsmittel wie Wasserstoffperoxid und Kaliumferricyanid ist, ist Vitamin B$_1$ nicht sehr stabil. Das bei der Oxidation entstehende Thiochrom kann fluorimetrisch nachgewiesen werden. Im Sauren (Zitrusfruchtsäfte) ist Thiamin dagegen stabil. Der Tagesbedarf liegt bei 1 bis 2 mg und nimmt bei kohlenhydratreicher Nahrung zu. Die Körperreseven reichen 4 bis 20 Tage.

Thiaminpyrophosphat ist biochemisch das Coenzym der Transketolasereaktion und der oxidativen Decarboxylierung. Als Indikator der Versorgungslage kann daher auch die Transketolase-Aktivität in den Erythrozyten gemessen werden.

Die erst bei einem gravierenden *Thiaminmangel* auftretenden klinischen Symptome (Beri-Beri) sind geleitet von neurologischen und kardiovaskulären Störungen. Eine Beri-Beri-ähnliche Polyneuritis kann bei chronischen Alkoholikern auftreten (Wernicke-Syndrom). Das Wernicke-Syndrom ist verbunden mit Krampfanfällen und Enzephalopathie.

Vorsicht ist bei Vitaminsupplementation und Tumorerkrankungen angezeigt:
– Hier kann Thiamin eine unerwünschte wachstumsfördernde Wirkung haben.

Vitamin D (Calciferol). Reich an Provitamin D$_2$ (Ergocalciferol) sind Hefe, Kohl, Spinat und Weizenkeimöl. D$_3$ (Cholecalciferol) findet sich in Eigelb, Butter, Milch, Fleisch und Fischölen. Der Tagesbedarf beträgt nur 0,005 mg. Vitamin D ist empfindlich gegen Sauerstoff und ultraviolettes Licht. Da der menschliche Organismus mithilfe von Sonnenlicht in der Lage ist, den Calciferolbedarf durch Umwandlung von 7-Dehydrocholesterol zu Cholecalciferol selbst zu decken, handelt es sich im eigentlichen Sinn um kein Vitamin, sondern um ein D-Hormon. Hormonell aktiv ist das 1,25-Dihydroxycholecalciferol, das nach 2-Hydroxylierungsschritten in Leber und Niere (dort stimuliert durch Parathormon) entsteht (Abb. 17.2).

Funktionen des D-Hormons (Calcitriol) sind die intestinale Calciumresorption und der Einbau von Calciumsalzen in die organische Matrix (Grundgerüst) des Knochens.

Beim *Vitaminmangel* kommt es zu einer vermehrten Ausscheidung von Calcium und Phosphat, bei totalem Mangel liegt das Krankheitsbild der Rachitis vor. Mangelfolge beim Erwachsenen ist die Osteomalazie mit Muskelschwäche, Knochenschmerzen und Frakturanfälligkeit.

Indikatoren für eine ausreichende Versorgung ist die Plasmakonzentration des Metaboliten 25-Hydroxycholecalciferol und des 1,25-Dihydroxycholecalciferols sowie die Aktivität der Alkalischen Phosphatase, die bei Vitaminmangel erhöht ist.

Bei *Überdosierung* kommt es zur Hypercalciämie mit der Gefahr von Organverkalkungen.

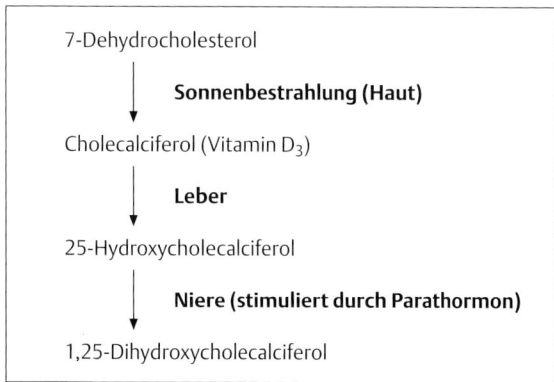

Abb. 17.2 Synthese des D-Hormons.

Vitamin M (Folsäure) und B$_{12}$ (Cobalamin). Folsäure kommt in Blattgemüse, Fleisch und Leber vor. Der Tagesbedarf beträgt 0,4 mg und der Vorrat reicht für 2 bis 4 Monate. Vitamin B$_{12}$ kommt im Fleisch vor (Heilung der perniciösen Anämie durch Verabreichung roher Leber). Der B$_{12}$-Bedarf beträgt 3 bis 4 µg täglich und der Vorrat reicht bis zu 5 Jahre. Die Darmbakterien des Menschen synthetisieren reichlich Folsäure und Vitamin B$_{12}$. Resorptionsform ist die freie Folsäure, die Folatreduktase bildet in Darm und Leber in Gegenwart von Ascorbinsäure die 5,6,7,8-Tetrahydrofolsäure.

Beide Vitamine haben Bedeutung für die Übertragung von 1-Kohlenstoffatom-Verbindungen im Stoffwechsel. Ein nahrungsbedingter Mangel ist bei beiden Vitaminen auszuschließen. Zu Mangelerscheinungen kommt es beim Vitamin B$_{12}$ nur, wenn der für die Resorption wichtige „intrinsic factor" z. B. infolge Magenschleimhautatrophie fehlt (17.9).

Folsäuremangel lässt sich ebenfalls bei gestörter Resorption und bei Anwendung von Folsäureantagonisten (Aminopterin, Amethopterin-Leukämietherapie) oder Gabe von Sulfonamiden, die zur p-Aminobenzoesäure (Bestandteil der Folsäure) strukturanalog sind, beobachten.

Ein *Folsäuremangel* äußert sich in entzündlichen Veränderungen und Ulzerationen der Schleimhäute, Skelettdeformationen und im Auftreten von makrozytären, hyperchromen Anämien und der Ausschwemmung von großen kernhaltigen Erythrozytenvorstufen (Megaloblasten) bei gleichzeitiger Leuko- und Thrombopenie (Panzytopenie).

Biochemisch ist die perniziöse Anämie gekennzeichnet durch verringerte Synthese von Phospholipiden, Desoxyribonukleinsäuren und Porphyrinen. Folsäuremangel in der Schwangerschaft erhöht das Risiko für Neuralrohrdefekte beim Foetus.

Vitamin-B$_{12}$-Mangel führt zusätzlich zu zentralnervösen Symptomen durch Demyelisierung des Rückenmarks.

Da im Stoffwechsel enge Beziehungen zwischen Vitamin B$_{12}$ und Folsäure bestehen und bei Mangelerscheinungen die hämatologische und klinische Differenzierung schwierig ist, ist die gleichzeitige Bestimmung beider Messgrößen sinnvoll. Aufgrund der Tatsache, dass die Folsäure im Blut zu 95 % in den Erythrozyten lokalisiert ist, ist die Bestimmung in den Erythrozyten für die Beurteilung der Gewebekonzentration aussagekräftiger.

Erhöhtes Homocystein im Blut kann oft durch Gabe von Folsäure und Cobolamin normalisiert werden.

17.9
B$_{12}$-Bestimmung mittels Intrinsic-Factor-Bindungstest

Für die Resorption des Vitamins B$_{12}$, das auch als Cobalamin bezeichnet wird und einen sehr komplizierten chemischen Aufbau aufweist, ist ein Glykoprotein von der Größe des Albumins erforderlich, welches in der Magenschleimhaut gebildet wird und als „intrinsic factor" bezeichnet wird. Die Bestimmung des Vitamin B$_{12}$ mit dieser Methode basiert auf der kompetitiven Bindung von radioaktiv markiertem Vitamin und dem Vitamin aus der zu untersuchenden Probe an immobilisierten „intrinsic factor".

18 Säure-Basen-Status/Blutgase

Durch die gemeinsame Messung von pH-Wert, Partialdruck des Kohlendioxids (pCO_2) und Partialdruck des Sauerstoffs (pO_2) im heparinisierten Vollblut können wir die Messgrößen des Säure-Basen-Gleichgewichts, der Kohlendioxidentsorgung und der Sauerstoffversorgung ermitteln.
Durch Berechnungen können wir zusätzlich die Basenabweichung (BA) bzw. Basenexzess (BE), die Bicarbonatkonzentration (HCO_3^-) und die Sauerstoffsättigung ermitteln.
Im Weiteren wollen wir die genannten Messgrößen als Blutgase zusammenfassen.
Die Blutgasanalytik gehört zu den oft besonders eiligen und für lebenserhaltende Maßnahmen notwendigen Untersuchungsanforderungen.

18.1 Blut-pH-Wert und Puffersysteme im Blut

Die exakte pH-Wert-Messung im Blut spielt eine ganz entscheidende Rolle, denn die Einhaltung eines pH-Wertes im Bereich von 7,40 ist lebensnotwendig. Abweichungen bezeichnen wir als Azidose oder Alkalose.

18.1.1 pH-Wert und Zellstoffwechsel

Im Zellstoffwechsel entstehen als Endprodukte vor allem sauer reagierende Verbindungen, und zwar die flüchtige Kohlensäure, sowie nicht flüchtige organische Säuren (z. B. Lactat) und anorganische Säuren (Schwefel- und Phosphorsäure) (Abb. 18.**1**). Während der Zell-pH-Wert aufgrund der Stoffwechselleistungen ca. 6,8 beträgt, liegt der extrazelluläre pH bei 7,40. Die leicht flüchtige Kohlensäure stammt überwiegend aus dem Kohlenhydrat- und Fettstoffwechsel und wird durch CO_2-Abatmung in den Lungen eliminiert. Die nicht flüchtigen Säuren entstehen im Protein- und Phospholipidstoffwechsel und werden über die Nieren ausgeschieden.

18.1.2 Puffersysteme

Veränderungen des Blut-pH-Wertes wirken verschiedene Puffersysteme entgegen. Das Gesamtpuffersystem des Blutes ist dabei so ausgerichtet, dass vor allem der vermehrte Anfall von Säuren aus dem Zellstoffwechsel (Abb. 18.**1**), d.h eine Übersäuerung = Azidose abgepuffert werden kann. Durch Ausscheidung von Säureäquivalenten in Niere und Lunge, sowie die Reabsorption von Pufferbasen in der Niere werden die Puffersysteme ständig regeneriert.

Puffersysteme lassen sich durch die Henderson-Hasselbalch-Gleichung beschreiben:

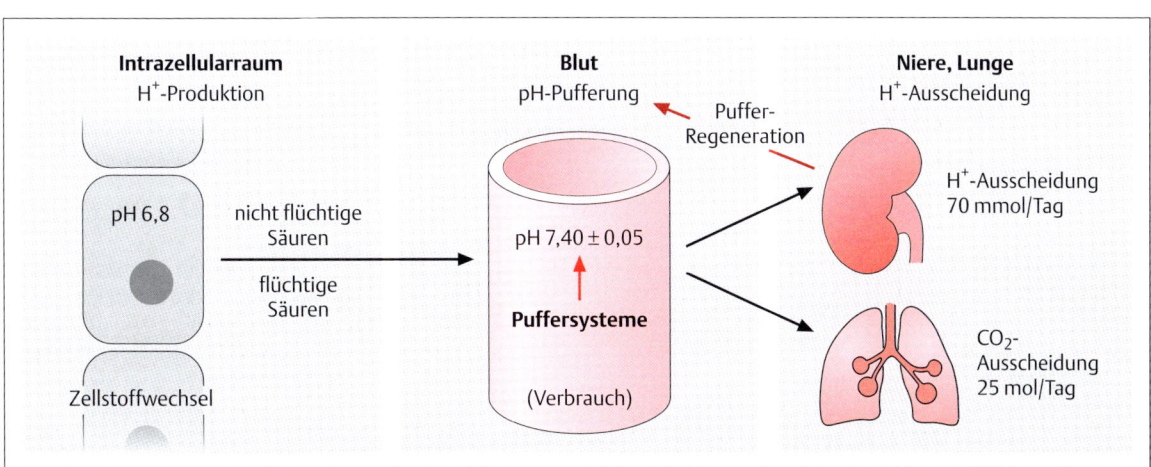

Abb. 18.1 pH in verschiedenen Kompartimenten des Körpers.

$$pH = pK_a + \log\left(\frac{\text{Basenkonzentration}}{\text{Säurenkonzentration}}\right)$$

Da alle Blut-Puffersysteme miteinander verknüpft sind, reicht es für die Beurteilung des Säure-Basen-Status aus, eines der Puffersysteme zu untersuchen. Das wirkungsvollste Einzelpuffersystem ist der plasmatische Bicarbonat-CO_2-Puffer. Für diesen gilt:

bzw.
$$pH = 6{,}11 + \log([HCO_3^-]/[H_2CO_3])$$
$$pH = 6{,}11 + \log([HCO_3^-]/(0{,}0304 \times pCO_2))$$
mit
$$[H_2CO_3] = 0{,}0304 \times pCO_2$$

Der normale Blut-pH von 7,40 ergibt sich, wenn die Pufferbase (HCO_3^-) in zwanzigfachem Überschuss vorliegt (18.1), was die bereits angesprochene Ausrichtung vor allem auf die Pufferung von vermehrt anfallenden Säuren zeigt.

Aus der Gleichung ist zu ersehen, dass der Blut-pH-Wert auf zwei Arten reguliert werden kann, je nachdem ob wir den Zähler oder den Nenner in obiger Gleichung verändern. Metabolisch (= durch den Stoffwechsel) wird der pH-Wert über das Bicarbonat, welches im Zähler steht und respiratorisch über den pCO_2 reguliert (steht im Nenner).

Neben dem plasmatischen Bicarbonatpuffer gibt es weitere wichtige Puffersysteme:
– das Hämoglobin-Puffersystem
   ($H_2CO_3 + Hb^- \rightarrow HCO_3^- + H\text{-}Hb$),
– das Phosphat-Puffersystem,
– Proteinanionen-Puffer.

Die Summe der Pufferbasen hat eine Konzentration von 48 mmol/l. Das Hämoglobin-Puffersystem der Erythrozyten dient dabei in erster Linie zur Pufferung von Kohlensäure.

> **18.1**
> **Wie berechnet sich der normale Blut-pH?**
>
> Messen wir den Blut-pH eines Gesunden, so werden wir einen Wert nahe bei pH 7,40 ermitteln. Beim Gesunden ist das Puffersystem voll regeneriert und es gilt:
>
> Bicarbonat = 20 × Kohlensäure.
>
> Setzen wir dies in der Henderson-Hasselbalch-Gleichung ein, erhalten wir:
>
> $$pH = 6{,}11 + \log(20/1) = 6{,}11 + 1{,}30 = 7{,}41$$

18.1.3 Messung der Grundgrößen der Blutgasanalytik

Im Blutgasanalyser sind entlang einer Kapillare, durch welche das Blut befördert wird, drei miniaturisierte Messelektroden angeordnet.

1. pH-Messung: Die Technik der pH-Messung mit der Glaselektrode haben wir bereits in Kapitel 5 besprochen. Dabei haben wir auch erfahren, dass sich die pH-Wert-Messung nur als Vergleichsmessung durchführen lässt. In der Blutgasanalytik benutzen wir als primären Bezugsstandard eine Pufferlösung pH = 7,392 und für die Steilheitseinstellung einen Phosphatpuffer gleicher Konzentration mit pH = 6,841. Die im Handel erhältlichen Puffer sind an Primärstandards des amerikanischen National Bureau of Standards (NBS) kalibriert.

2. Messung des CO_2-Partialdrucks: Die Messung des CO_2-Partialdrucks (pCO_2) erfolgt über eine pH-Messung, wobei die Glaselektrode mit einer Kunststoffmembran überzogen ist, die nur für CO_2 und Ammoniak durchlässig (permeabel) ist. Die Störung durch Ammoniak kann vernachlässigt werden. Zwischen der Membran und der semipermeablen Glasmembran der Glaselektrode befindet sich ein kapillärer Spalt, der mit einer Natriumhydrogencarbonat-Lösung gefüllt ist. Wenn aus der Probe CO_2 in diesen Spalt diffundiert, ändert sich der pH-Wert:

$$CO_2 + HOH \rightarrow H^+ + HCO_3^-$$

Die pH-Änderung ist direkt proportional dem pCO_2 in der Probenlösung. Die Kalibrierung der CO_2-Elektrode erfolgt mit zwei Eichgasen, die z.B. 5 % bzw. 10 % CO_2 enthalten.

3. Amperometrische Messung des pO_2: Der Sauerstoffpartialdruck (pO_2) lässt sich amperometrisch messen. Die Sauerstoffelektrode (Clark-Elektrode) besteht aus einer Platinkathode und einer Bezugselektrode in einer Elektrolytlösung und ist von der Probe durch eine sauerstoffdurchlässige (Teflon-)Membran getrennt, die nur nicht ionisierte Gase in den kapillären Spalt diffundieren lässt.

Es liegt eine Polarisationsspannung von 0,7 V zwischen Anode und Platinkathode an, bei der nur Sauerstoff (nicht Stickstoff oder Edelgase) reduziert wird:

$$O_2 + 2\,HOH + 4e^- \rightarrow 4OH^-$$

Der resultierende Strom (A) ist proportional dem Sauerstoffpartialdruck in der Probenlösung. Geeicht wird mit zwei Kalibrationsgasen, die auf definierte O_2-Partialdrücke eingestellt sind.

Qualitätskontrolle. Alle kommerziell erhältlichen Kontrollmaterialien sind in drei Abstufungen erhältlich:

Normal – Azidose – Alkalose

Da Vollblut selbst nicht haltbar ist, sind besonders solche Kontrollmaterialien zu empfehlen, die zumindest Hämoglobin enthalten. Die Kontrollmaterialien sind für die verschiedenen Kontrollbereiche mit entsprechenden Sauerstoff- und Kohlendioxid-Gasdrücken äquilibriert.

18.2 Transport und Ausscheidung von Säuren

Säureäquivalente fallen ständig als Endprodukte unseres Stoffwechsels an und müssen kontinuierlich ausgeschieden werden, wenn unsere Blut-pH-Puffersysteme nicht erschöpft werden sollen.
Wir unterscheiden zwischen flüchtigen Säuren und nicht flüchtigen Säuren. Flüchtige Säure wird als CO_2 über die Lungen ausgeschieden, während alle organischen (nicht flüchtigen) Säuren über die Nieren ausgeschieden werden.

18.2.1 Ausscheidung von CO_2

Das im Stoffwechsel der Zellen anfallende CO_2 gelangt über das Interstitium in die Blutkapillaren (Abb. 18.**1**). Da das CO_2 allerdings nur eine geringe Löslichkeit in wässrigen Flüssigkeiten besitzt, wird der größte Teil zur Kohlensäure hydratisiert. Nach Dissoziation werden die Protonen in den Erythrozyten vom Hämoglobin abgepuffert (s. Hb-Puffer). Das gleichzeitig entstehende Bicarbonat wird gelöst im Plasma transportiert. In der Lunge laufen die Vorgänge umgekehrt ab und das freigesetzte CO_2 diffundiert in die Alveolen und kann abgeatmet werden.

Die Kapazität der CO_2-Abatmung ist hoch. Im Extremfall können zehnmal mehr als die normalerweise 25 mol/Tag abgeatmet werden. Auf diese Weise können flüchtige Säuren bei normaler Lungenfunktion sehr schnell und wirksam aus dem Körper eliminiert werden.

18.2.2 Ausscheidung von nicht flüchtigen Säuren

Protonenausscheidung: Die nicht flüchtigen Säuren werden an Bicarbonat- und andere Pufferbasen gebunden vom Blut aus den Körperzellen zur Niere transportiert und dort ausgeschieden. Die H+-Ionen gelangen nur zu einem kleinen Teil in freier Form in den Urin, denn sonst würde es zu einer starken Säuerung des Urins kommen. Zum größeren Teil werden die Protonen an Puffersubstanzen gebunden ausgeschieden. Zur Urinpufferung stehen der Niere vor allem zwei Hauptmechanismen in Form der *Phosphatpufferung* und *Ammoniogenese* zur Verfügung:

Phosphatpufferung. Sie spielt die bedeutendste Rolle. HPO_4^{2-} -Ionen verbinden sich mit den H+-Ionen zu $H_2PO_4^{1-}$-Ionen. Diese reagieren weniger sauer als H+.

Ammoniogenese. Die Niere produziert beim Abbau von Aminosäuren laufend NH_3, mit dem die H+-Ionen NH_4^+-Ionen bilden können.

Durch diese Mechanismen wird die Niere in die Lage versetzt, täglich 70 mmol, bei Belastung bis zu 500 mmol nicht flüchtige Säuren bzw. deren Protonen auszuscheiden.

Pufferregeneration: Die Rückgewinnung von Pufferbasen ist außerordentlich wichtig, denn Bicarbonat wird in den Glomeruli frei filtriert und würde ohne Rückgewinnung ständig in großen Mengen im Urin ausgeschieden werden. Renale Bicarbonatverluste kann die Niere durch Ausscheidung von Protonen nicht flüchtiger Säuren vermeiden, die mit der Bicarbonatreabsorption verknüpft ist. Erst bei einer Bicarbonatkonzentration von mehr als 26 mmol/l im Blutplasma wird dieser Mechanismus inaktiviert. Durch Carboanhydrasehemmer (Azetazolamid) wird dieser Schwellenwert medikamentös erniedrigt, d.h. die Bicarbonatrückgewinnung wird vermindert. Carboanhydrasehemmer werden zur Korrektur eines alkalischen Blut-pH-Wertes (Alkalose) eingesetzt.

Bicarbonatreabsorption. Ein Teil der Wasserstoffionen tritt im Tubulusharn mit filtriertem Bicarbonat zu H_2CO_3 zusammen, das in Wasser und Kohlendioxid zerfällt. Das Kohlendioxid diffundiert in die Tubuluszellen und wird dort enzymatisch wieder zur Kohlensäure hydratisiert, die in H+-Ionen und Bicarbonat dissoziiert. Das Bicarbonat gelangt wieder ins Blut und die Protonen erneut in den Urin.

18.3 Oxigenierung und Sauerstofftransport

Ohne Sauerstoff ist kein Überleben möglich, wir benötigen ihn für die Zellatmung. Der Transport erfolgt im Blut gebunden an Hämoglobin.

18.3.1 Sauerstoffaufnahme

Die Sauerstoffaufnahme erfolgt in der Lunge durch Gasaustausch. Der pO_2 in den Alveolen beträgt ca. 100 mmHg, im gemischt-venösen Blut der Lungenkapillaren aber nur 40 mmHg. Diese Druckdifferenz ist die treibende Kraft für den Gasaustausch. Aufgrund der großen Gasaustauschfläche von ca. 100 m² und der geringen Diffusionsstrecke in den Alveolen von weniger als 1 μm haben wir für die Sauerstoffdiffusion deutliche Reserven. Normalerweise ist die Sauerstoffbeladung der Erythrozyten schon nach einem Drittel der Verweildauer des Blutes in den alveolären Kapillaren beendet. Zu einer Verminderung der Diffusionskapazität kann es aufgrund verschiedener Ursachen kommen (Tab. 18.1).

18.3.2 Sauerstofftransport und Sauerstoffgehalt im Blut

Hämoglobin als Sauerstofftransporter: Der Sauerstofftransport von der Lunge zu den Körperzellen ist eng mit dem Säure-Basen-Haushalt verknüpft. Die Fähigkeit des Hämoglobins Sauerstoff zu binden, hängt von zahlreichen Faktoren ab:

- Der Art des Hämoglobins (HbA oder HbF).
- Dem pH-Wert des Blutes. Die Affinität des Sauerstoffs zum Hb ist im alkalischen höher als im mehr sauren pH-Bereich. Damit ist die Sauerstoffabgabe in der Körperperipherie, wo die sauren Stoffwechselprodukte ins Blut gelangen, erleichtert.
- Die Sauerstoffaffinität des Hämoglobins ist abhängig vom Gehalt der Erythrozyten an 2,3-Diphosphoglycerat. Hierbei handelt es sich um eine Regulatorsubstanz.
- Bei gegebenem pO_2 ist die Sauerstoffsättigung bei niedriger Temperatur höher.

Physikalisch gelöst enthält das Blut nur 3 ml Sauerstoff pro Liter Blut. Insgesamt finden wir bei normalem Hb-Wert allerdings 200 ml Sauerstoff je Liter arterielles Blut und immer noch 150 ml Sauerstoff je Liter venöses Blut. Dies verdeutlicht die Bedeutung des Hämoglobins als Sauerstofftransporter.

So können wir verstehen, dass erst die Beatmung mit einem hohen pO_2 bei schlechter Sauerstoffbindung einen nennenswerten Anteil physikalisch gelösten Sauerstoffes ergibt, dieser liegt bei einem pO_2 von 600 mmHg bei 20 ml Sauerstoff je Liter Blut.

Die sigmoide Form der Sauerstoffbindungskurve (Abb. 18.2) ermöglicht sowohl die Sättigung des Hämoglobins mit Sauerstoff bei vermindertem pO_2 als auch bei beschleunigter Durchblutung. Aufgrund des steilen Kurvenverlaufes ist die kontinuierliche Diffusion des Sauerstoffes in das Gewebe trotz gleichzeitiger Entsättigung möglich.

Störungen der Sauerstoffbindung und des Sauerstofftransportes: Die Sauerstoffbindungskurve (Abb. 18.2) wird nach rechts verschoben durch

- Anämie,
- Fieber und
- Azidosen (respiratorischer bzw. metabolischer Ursache).

Bei Hypoxämie setzen die Nieren vermehrt das Hormon Erythropoetin frei und die Hämoglobinsynthese wird gesteigert, was zur Polyglobulie führen kann. Sind infolge mehr als 5 g Hämoglobin je dl Blut nicht mehr sauerstoffgesättigt, kommt es zur Zyanose. Ursachen können Herzinsuffizienz oder periphere Blutstauungen sein. Bei Anämie dagegen ist eine Zyanose kaum möglich.

Eine Gewebshypoxie, d.h. eine Unterversorgung mit Sauerstoff, kann aufgrund verschiedener Ursachen auftreten (Tab. 18.2, S. 251).

Tab. 18.1 Verminderung der Sauerstoff-Diffusionskapazität.

verminderte Diffusionskapazität		
	Alveolarwandverdickung	Alveolitis Lungenfibrose
	verkleinerte Gasaustauschfläche	nach Pneumektomie Lungenemphysem

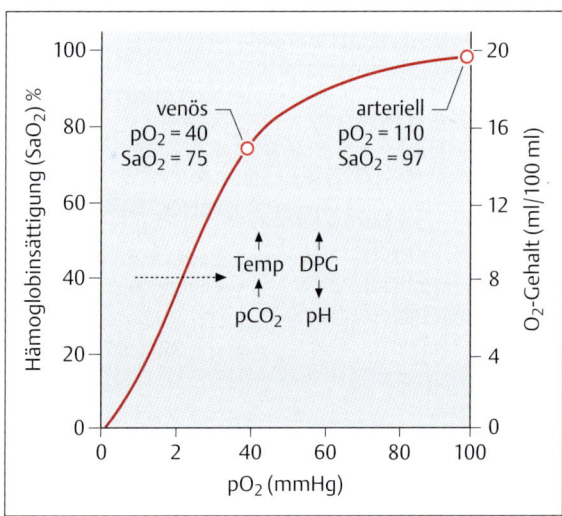

Abb. 18.2 Sauerstoffbindungskurve.
SaO_2 = Sauerstoffsättigung; DPG = Diphosphoglycerat.

Tab. 18.2 Beispielhafte Ursachen für eine Gewebshypoxie.

	art. PO_2	venöser pO_2	Herzzeit-volumen
respiratorische Insuffizienz mit Hypoxämie	↓	(↓)	↓↑
Kreislaufinsuffizienz bei Herzinsuffizienz, Hypovolämie, Hypotonie	(↓)	↓	↓
Vergiftung mit Zellschädigung	(↑)	(↑)	-
körperliche Belastung	(↓)	↓	↑
Anämie, CO-HB-Erhöhung, Hämoglobinopathie mit verringertem Sauerstofftransport	-	(↓)	(↑)

18.4 Berechnung der abgeleiteten Messgrößen

Nach der Messung von pH, pCO_2 und pO_2 können wir weitere Größen berechnen:
- Plasmabicarbonat,
- Basenabweichung (BA) oder Basenexzess (BE) und
- näherungsweise die Sauerstoffsättigung.

Plasmabicarbonat. Das Plasmabicarbonat kann nach entsprechender Auflösung der Henderson-Hasselbalch-Gleichung berechnet werden:

$$HCO_3^- (mmol/l) = 0{,}0307 \times pCO_2(mmHg) \times 10^{(pH-6{,}1)}$$

Die Berechnung wird von Blutgasanalysatoren automatisch durchgeführt.

Unter Standardbicarbonat versteht man die Angabe normiert auf ein pCO_2 von 40 mmHg, auch diese Umrechnung erledigt das Blutgasmessgerät für uns.

Basenabweichung (BA) oder Basenexzess (BE). Die Basenabweichung gibt an, wie viel mmol Säure oder Base in jedem Liter Extrazellulärvolumen fehlt bzw. im Überschuss vorhanden ist:

$$BA \text{ oder } BE\,(mmol/l) = HCO_3^- - 24{,}5 + 16{,}2\,(pH - 7{,}4)$$

Der Faktor 16,2 leitet sich von der Pufferkapazität der extrazellulären Flüssigkeit ab.

Sauerstoffsättigung. Genau kann diese nur mit einem Oximeter bestimmt werden. Näherungsweise ist die Sauerstoffsättigung (sO_2) aus dem pO_2 und dem pH-Wert erhältlich. Gleichzeitig wird der Hb-Wert benötigt. Wird das Hämoglobin nicht vom Blutgasanalyser selbst bestimmt, wird ein mittlerer Hb-Wert angenommen und verschiedene Rechenformeln zugrunde gelegt. Die erhaltenen Werte sind jedoch ungenau.

18.5 Ablauf der Blutgasanalyse

Stoffwechselentgleisungen und Atemstörungen sind die häufigsten Indikationen. Die Präanalytik ist bei der Blutgasanalytik besonders kritisch. Wegen der meist gebotenen Eile und der Bedeutung der Messgrößen müssen wir die Referenzbereiche stets parat haben. Die Messwerte müssen wir sofort einer einfachen Beurteilung unterziehen, um unplausible Wertekonstellationen zu erkennen.

Bestimmungsindikationen. Schwere Stoffwechselentgleisungen und Atemstörungen sind die häufigsten Indikationen, z. B.:

- Dekompensierter Diabetes mellitus
- Tubuläre Nierenerkrankungen
- Intoxikationen
- Hypo- und Hyperkaliämie
- Ventilationsstörungen
- Schock und Koma

Präanalytik. Untersucht wird arterielles oder kapilläres Vollblut mit 50 E/ml Heparinzusatz. Die Probe muss unter Luftabschluss abgenommen und transportiert werden.

Tab. 18.3 Referenzbereiche für arterielles Blut.

Messgröße	SI-System	konventionell
pH	7,37–7,45	7,37–7,45
pCO_2	4,67–6,00 kPa	35–45 mmHg
BE	-2,00 bis +3,00 mmol/l	-2,00 bis +3,00 mmol/l
HCO_3^-	22–26 mmol/l	22–26 mmol/l
pO_2	8,66–13,30 kPa	71–104 mmHg
O_2-Sättigung	0,90–0,96	90–96 %

Tab. 18.4 Referenzbereiche für gemischt venöses Blut.

Messgröße	SI-System	konventionell
pH	7,35–7,43	7,35–7,43
pCO_2	4.94–6.66 kPa	37–50 mmHg
BE	-2,00 bis +3,00 mmol/l	-2,00 bis +3,00 mmol/l
pO_2	4,80–5,85 kPa	36–44 mmHg

Proben in Spritzen müssen unbedingt gekühlt werden, wobei Gefrieren zu vermeiden ist. Verschlossene Kapillaren dagegen können bei Raumtemperatur transportiert werden. Die Messung sollte spätestens 30 Minuten nach der Blutentnahme durchgeführt werden.

Fehlerquellen:
- Venöses Blut (zeigt je nach Abnahmestelle schwankende Resultate).
- Luftkontakt führt zu pO_2 ↑ und pCO_2 ↓.
- Ansäuerung durch Heparinüberschuss.
- In-vitro-Veränderungen bei mangelnder Probenkühlung.
- Schlechte Mischung der Probe vor der Analyse.
- Gerinnselbildung.
- Nichtberücksichtigung einer deutlich von 37 °C abweichenden Körpertemperatur des Patienten.

Referenzbereiche. Mit Ausnahme vom pCO_2 sind die Referenzwerte geschlechtsunabhängig, aber auch dort sind die Unterschiede so gering (Frauen 32 bis 43 mmHg, Männer 35 bis 46 mmHg), dass auf eine Differenzierung in den folgenden beiden Tabellen verzichtet wird. Unterscheiden müssen wir die Referenzwerte in arteriellem Blut (Tab. 18.3) und gemischt venösem Blut (Tab. 18.4).

Medizinische Beurteilung

Unter **Azidose** versteht man einen klinischen Zustand mit relativer Vermehrung von Säuren (Zunahme von Säure oder Verlust von Basen).

Unter **Alkalose** versteht man einen klinischen Zustand mit relativer Vermehrung der Basen (Säureverlust oder Basenzunahme).

Je nach der Ursache spricht man von **respiratorischen** (Atmung, Gasaustausch) oder **metabolischen** (Stoffwechselentgleisung) Störungen. Wir versuchen daher bei pathologischen Befunden eine Zuordnung zu den möglichen Befundtypen zu treffen, um frühzeitig unplausible Konstellationen zu erkennen.

Die Grundtypen der Störungen sind hier entsprechend ihrer Häufigkeit geordnet:
- Metabolische Azidose
- Respiratorische Azidose
- Metabolische Alkalose
- Respiratorische Alkalose

Die vier verschiedenen Störungen gehen mit typischen Ergebnissen von pH, pCO_2 und BE einher (Tab. 18.5).

Die Störungen können auch in jeder beliebigen Kombination vorliegen:
- Metabolische und respiratorische Azidose
- Metabolische Azidose und respiratorische Alkalose
- Respiratorische Azidose und metabolische Alkalose
- Metabolische und respiratorische Alkalose

Azidosen sind häufiger als Alkalosen und metabolische Störungen sind wiederum häufiger als respiratorische.

Jede Störung versucht unser Organismus durch gegenregulatorische Maßnahmen auszugleichen. Dies erklärt z.B., dass bei einer respiratorischen Azidose mit pH-Erniedrigung und pCO_2-Anstieg (Tab. 18.5) oft auch ohne zusätzliche metabolische Störung ein positiver Basenexzess zu messen ist. Dies ist Ausdruck des Kompensationsvorganges. Grundsätzlich gleicht unser Körper eine respiratorische Störung metabolisch und umgekehrt eine metabolische Störung respiratorisch aus.

Eine Störung ist voll kompensiert, bei Veränderung anderer Säure-Basen-Messgrößen, wenn der pH noch im Referenzbereich liegt.

Tab. 18.5 Typische Messwertkonstellationen bei den Grundformen der Blutgasstörung.

	Metabolische Azidose	Respiratorische Azidose	Metabolische Alkalose	Respiratorische Alkalose
pH	↓–↓↓↓	↓–↓↓↓	↑–↑↑	↑–↑↑
pCO_2	–	↑↑–↑↑↑	–	↓–↓↓
BE	↓–↓↓	–	↑–↑↑↑	–

18.6 Pathobiochemie und Interpretation der Messwerte

Die Ursachen der Blutgasstörungen und die Interpretation der Messwerte sind im Wesentlichen Aufgaben des behandelnden Arztes. Trotzdem wird hier zum besseren Verständnis ein einfaches Beurteilungsschema vorgestellt.

18.6.1 Ursachen der Blutgasstörungen

Metabolische Azidose:

Erhöhter Anfall nicht flüchtiger Säuren (BE ↓)

Eine metabolische Azidose ist vor allem durch Stoffwechselentgleisungen möglich, aber wir kennen auch andere Ursachen:
a) Vermehrte Säureproduktion bei Ketoazidose (Hunger, entgleister Diabetes), Lactatazidose (allgemeiner oder lokaler Sauerstoffmangel = Hypoxie).
b) Basenverlust durch Fisteln, Diarrhöe, Ileus.
c) Übermäßige Kaliumzufuhr. Bei Kaliumüberschuss geht die Protonenausscheidung der Nieren zurück, da verstärkt Kaliumionen ausgeschieden werden. Es ergibt sich leicht eine metabolische Azidose. Umgekehrt werden bei Kaliummangel verstärkt Protonen ausgeschieden, was zu einer metabolischen Alkalose führen kann.
d) Verminderte Säureausscheidung bei terminaler Niereninsuffizienz oder akutem Nierenversagen.

Respiratorische Azidose:

Mangelhafte CO_2-Abatmung (pCO_2↑)

Die wesentlichen Ursachen für diese Art der Störung sind:
a) Ventilationsstörung bei Schädel-Hirn-Trauma, Rippenserienfraktur, Fremdkörper oder Einwirkung von Muskelrelaxantien.
b) Diffusionsstörungen, z.B. bei Lungenödem oder Pneumonie.

Metabolische Alkalose:

Kennzeichen ist ein positiver Wert des BE

Ursachen sind
– Hypokaliämie (s.o.) bei Laxantienabusus
– Magensaftverlust
– *Kompensation bzw. Überkompensation* einer respiratorischen Azidose.

Respiratorische Alkalose:

Kennzeichen ist ein sehr niedriger pCO_2

Ursachen sind
– Hyperventilation, Schädel-Hirn-Trauma, Bakterientoxine, Lungenödem, Pneumonie, Kälte, Höhenaufenthalt
– *Kompensation bzw. Überkompensation* einer metabolischen Azidose (Coma diabeticum).

 Da die Hirndurchblutung wesentlich über den pCO_2 reguliert wird und mit dessen Abnahme vermindert wird, kommt es bei sehr niedrigem pCO_2 zu Bewusstlosigkeit.

Kombinierte Störungen. Die Störung des respiratorischen oder metabolischen Systems kann im Organismus nicht nur Kompensationsvorgänge auslösen, sondern auch zu Folgestörungen führen:
Bei Neugeborenen mit Atemnot-Syndrom kommt es beispielsweise häufig aufgrund einer Diffusionsstörung zu einer schweren respiratorischen Azidose und durch den gleichzeitigen Sauerstoffmangel im Gewebe aufgrund anaerober Glykolyse zu einer zusätzlichen metabolischen Azidose.

18.6.2 Interpretation der Messwerte

Nach der einfachen Einteilung der Art der Störung und der Plausibilitätskontrolle gilt es im Weiteren klinisch die Ursache der Störung zu finden. Dies ist zwar im Wesentlichen die Aufgabe des behandelnden Arztes und dieser benötigt oft auch zusätzlich die klinische Symptomatik, die Messergebnisse der Elektrolytbestimmung, Einschätzungen des Wasserhaushaltes, Blutlactat, pH-Wert im Urin u.a.. Trotzdem wollen wir uns für das bessere Verständnis ein einfaches Schema zur primären Interpretation von Blutgasbefunden erarbeiten und dieses anschließend im nächsten Abschnitt an Praxisbeispielen erproben.

Hierzu hat es sich als geeignet erwiesen, ganz stur die einzelnen Parameter der Blutgasanalytik in festgelegter Reihenfolge durchzugehen:

1. pH-Wert

2. Basenabweichung (BA oder BE)

3. Kohlendioxid-Partialdruck (pCO_2)

4. pO_2 und O_2-Sättigung

1. pH-Wert

Normal:	Keine Störung oder die Störung ist kompensiert.
Pathologisch:	Die Störung ist dekompensiert. Werte unter 7,1 und über 7,6 sind lebensgefährlich, besonders wenn sie akut respiratorisch bedingt sind.

Der Organismus versucht, metabolische Störungen respiratorisch zu kompensieren. Dazu können die Lungen die Kohlendioxidabatmung kurzfristig auf das Zehnfache steigern. Umgekehrt kann die Säureausscheidung der Nieren von 70 auf 500 mmol/Tag gesteigert werden.

Die resultierenden Bicarbonatverschiebungen mit unteren Extremwerten bei 5 und oberen Extremwerten bei 55 mmol/l haben nur wenig Aussagekraft. Der Grad der Gefährdung des Patienten ist besser an der pH-Verschiebung zu erkennen.

2. Basenabweichung (BA oder BE)

Die Basenabweichung ist der zuverlässigste Parameter zur Beschreibung des metabolischen Anteils einer Säuren-Basen-Störung. Die Basenabweichung ist unabhängig von respiratorischen Größen und vom Hb.

Negativ:	Basendefizit = Metabolische Azidose
Positiv:	Basenüberschuss = Metabolische Alkalose

Aufgrund des BE-Wertes wird die Bicarbonattherapie bei klinischen Azidosen durchgeführt:

$$BE \times 0{,}3 \times \text{Körpergewicht (kg)} = \text{ml Bicarbonatlösung (1 mol/l)}.$$

3. Kohlendioxid-Partialdruck (pCO$_2$)

Dieser gibt Auskunft über den respiratorischen Anteil der Störung.

Erniedrigt:	Respiratorische Alkalose (Hyperventilation)
Erhöht:	Respiratorische Azidose (Störung der Ventilation oder des Gasaustausches)

pCO$_2$ akut unkompensiert unter 25 bzw. über 60 mmHg ist lebensgefährlich, weil die Kompensation durch die Nieren verzögert einsetzt.

Dagegen kann pCO$_2$ zur Kompensation einer metabolischen Azidose kurzfristig unter 15 mmHg absinken. Die hierbei zu beobachtende verstärkte Atmung wird auch als Kußmaul-Atmung bezeichnet.

4. pO$_2$ und O$_2$-Sättigung

pO$_2$ gibt zusätzliche äußerst wichtige Informationen bei respiratorischen Störungen, denn dieser Wert informiert uns direkt über die Sauerstoffversorgung des Organismus.

Erhöht:	Maschinelle Beatmung (maximal 500–670 mmHg)
Erniedrigt:	Sauerstoffmangel (Diffusions- und Ventilationsstörungen, Kurzschluss von Lungen- und Körperkreislauf)

Arterielle pO$_2$-Werte unter 50 mmHg (O$_2$-Sättigung < 85%) sind lebensgefährlich.

 Eine pO$_2$-Erniedrigung kombiniert mit einer pCO$_2$-Zunahme wird als Globalinsuffizienz der Lunge bezeichnet.

Die O$_2$-Sättigung gibt Auskunft über die Sauerstoffbeladung des Hämoglobins und damit die Sauerstoffversorgung des Organismus. Bei einem bestimmten pO$_2$ ist die Sauerstoffsättigung bei Alkalosen höher und bei Azidosen niedriger als bei normalem pH.

Kompensierte Störungen. Mit etwas Erfahrung können wir bei einem vorliegenden Blutgasbefund anhand der Wertekonstellation oft relativ leicht erkennen, welche Werteveränderungen durch eine primäre Störung und welche durch ein Kompensationsgeschehen (18.2) bedingt sein werden. Die stärker ausgeprägten Veränderungen sind meistens die Folgen der primären Störung, aber in seltenen Fällen ist auch eine Überkompensation möglich. Nicht zuletzt deshalb brauchen wir für die vollständige Interpretation eines Blutgasbefundes oft weitere klinische Angaben.

Während unser Körper immer metabolische Störungen respiratorisch und umgekehrt zu kompensieren versucht, ist das Ziel des ärztlichen Eingreifens natürlich die zugrunde liegende Störung möglichst rasch zu beseitigen oder zu therapieren.

18.2 Respiratorische und renale Kompensation

Kompensation metabolischer Störungen: Diese zeigen sich immer an einer Verschiebung des BE-Wertes. Zur Kompensation wird die Atmung intensiviert oder vermindert, was entsprechend zu einer Abnahme oder Erhöhung des pCO$_2$ führt. Dieser Kompensationsvorgang setzt sofort ein.

Kompensation respiratorischer Störungen: Bei der akuten respiratorischen Azidose werden die Protonen der Kohlensäure primär vom Hb-Puffer aufgenommen, während gleichzeitig vermehrt Bicarbonat entsteht. Beide Vorgänge gleichen sich aus und die Basenabweichung insgesamt bleibt unverändert. Bei der chronischen respiratorischen Azidose steigert die Niere die Säureausscheidung und gleichzeitig die Bicarbonatreabsorption. Das Bicarbonat wird dem Blutplasma zugeführt und führt zum Anstieg der Basenabweichung. Dieser Anpassungsvorgang benötigt einige Tage. Auf respiratorische Alkalosen reagiert die Niere mit vermehrter Bicarbonatausscheidung.

18.7 Näher betrachtet: Beispiele aus der Praxis

Nachdem wir die Theorie genügend erarbeitet haben und uns die Referenzbereiche für die Blutgase gut eingeprägt haben, können wir uns an ein paar Praxisbeispiele heranmachen. Unser Ziel ist es dabei, die Tragweite der Blutgasbefunde und mögliche unplausible Wertekonstellationen zu erkennen.

Zur Vorgehensweise: Am besten immer Messgröße für Messgröße anhand des Referenzbereiches untersuchen und dann ein Situationsbild ggf. unter Berücksichtigung der zusätzlichen Informationen entwerfen!

1) Arterielle Probe aus dem Lungenfunktionslabor

pH	=	7,41
pCO_2	=	36 mmHg
BE	=	–1,7 mmol/l
pO_2	=	85 mmHg

2) Gemischt-venöse Probe aus der Diabetologie (Blutglucose 467 mg/dl)

pH	=	7,27
pCO_2	=	38 mmHg
BE	=	-8,1 mmol/l
pO_2	=	43 mmHg

3) Arterielle Probe aus der Intensivstation
(Beatmungsplatz)

pH	=	7,21
pCO_2	=	55 mmHg
BE	=	-1,7 mmol/l
pO_2	=	34 mmHg

4) Arterielle Probe aus der Nothilfe

pH	=	7,41
pCO_2	=	12 mmHg
BE	=	+ 1,2 mmol/l
pO_2	=	13 mmHg

5) Arterielle Probe aus der Neugeborenenintensivstation
(Lactat 9.6 mmol/l)

pH	=	7,03
pCO_2	=	49 mmHg
BE	=	-7,2 mmol/l
pO_2	=	44 mmHg

6) Arterielle Probe aus dem Schockraum
(Lactat 16,0 mmol/l, Blutglucose 145 mg/dl, Kalium 9 mmol/l)

pH	=	6,91
pCO_2	=	71 mmHg
BE	=	-11,3 mmol/l
pO_2	=	24 mmHg

7) Gemischt-venöse Probe aus der Gastroenterologie
(Kalium 1,9 mmol/l bei Erbrechen)

pH	=	7,47
pCO_2	=	68 mmHg
BE	=	+8,6 mmol/l
pO_2	=	30 mmHg

8) Arterielle Probe aus der kardiologischen Wachstation
(Kalium 2,1 mmol/l bei Diuretikatherapie)

pH	=	7,31
pCO_2	=	65 mmHg
BE	=	+12,1 mmol/l
pO_2	=	51 mmHg

9) Arterielle Probe eines Frühgeborenen mit Digitalisintoxikation durch Überdosierung
(Kalium 11,1 mmol/l)

pH	=	7,02
pCO_2	=	18 mmHg
BE	=	-17 mmol/l
pO_2	=	112 mmHg

10) Gemischt-venöse Probe eines Patienten im Leberkoma
(Lactat 5,6 mmol/l)

pH	=	7,01
pCO_2	=	71 mmHg
BE	=	-6,7 mmol/l
pO_2	=	24 mmHg

Wie sind die obigen Blutgasbefunde einzuordnen und wie korrelieren sie ggf. mit dem klinischen Bild?

Zu 1) Alle Messergebnisse unauffällig: Normalbefund.

Zu 2) Azidose mit negativem BE: metabolische Azidose.

Zu 3) Azidose mit erhöhtem Kohlendioxidpartialdruck: Respiratorische Azidose. Außerdem kritisch niedriger Sauerstoffpartialdruck: Sauerstoffminderversorgung bei Globalinsuffizienz der Lungen.

Zu 4) Normaler pH und BE. Kohlendioxidpartialdruck deutlich erniedrigt, dies müsste eine ausgeprägte respiratorische Alkalose sein, was nicht zum pH passt. Es gibt auch keinen Hinweis auf entsprechende metabolische Kompensation. Auch der Sauerstoffpartialdruck ist extrem vermindert. Messwertkonstellation nicht plausibel: Fehlmessungen z.B. bei Fehleichung oder zu geringer Blutmenge in der Messkammer.

Zu 5) pH zeigt Azidose, es handelt sich um eine respiratorische Azidose. BE zeigt gleichzeitig eine metabolische Azidose: Respiratorische und metabolische Azidose. Es liegt eine Sauerstoffminderversorgung und eine Globalinsuffizienz der Lungen sowie eine Hyperlactatämie vor.

Klinische Ursache: Unzureichende Lungenfunktion führt sekundär zur Gewebshypoxie.

Zu 6) pH zeigt Azidose, es handelt sich auch hier um eine respiratorische Azidose. Auch hier ist die respiratorische Azidose mit einer metabolischen Azidose kombiniert. Gleichzeitig liegt eine akut-bedrohliche Sauerstoffminderversorgung vor. Das erhöhte Kalium führt zur zusätzlichen Protonenfreisetzung. Der Blutzuckeranstieg ist nicht bedeutsam. Die Lactaterhöhung erklärt sich durch die Globalinsuffizienz der Lungen. *Klinik:* Herz- und Kreislaufstillstand bei Volumenmangelschock.

Zu 7) pH zeigt eine grenzwertige Alkalose bei deutlich erhöhtem BE. Sauerstoffpartialdruck ist vermindert (reduzierte Atmung). Der Kaliummangel führt zur Protonenverlagerung in die Zellen und damit zur Alkalose, diese ist weitgehend kompensiert durch reduzierte Atmung.

Zu 8) pH zeigt insgesamt Azidose, dabei liegen als Teilvorgänge eine respiratorische Azidose und eine metabolische Alkalose vor. Gleichzeitig findet sich eine Sauerstoffminderversorgung. Eine durch niedriges Kalium bedingte metabolische Alkalose könnte überkompensiert sein (Gesamt pH erniedrigt) oder wahrscheinlicher liegt neben der metabolischen Störung unabhängig eine Globalinsuffizienz der Lungen vor.

Zu 9) pH zeigt Azidose. Die weiteren Messgrößen zeigen eine Kombination von respiratorischer Alkalose und metabolischer Azidose, welche überwiegt. Die Sauerstoffversorgung ist normal hoch. Die Digitalisintoxikation hat zur massiven Hyperkaliämie geführt. Zelluläre Protonen werden freigesetzt und führen zur Azidose. Der Patient versucht durch verstärkte Atmung und Bicarbonatrückresorption erfolglos zu kompensieren. *Klinisch* ist der Zustand bei gleichzeitigen Herzrhythmusstörungen lebensbedrohlich.

Zu 10) Es zeigt sich eine respiratorische und metabolische Azidose bei gleichzeitiger Sauerstoffminderversorgung. *Klinik:* Durch das Leberversagen ist es sekundär zu einer Rechtsherzinsuffizienz gekommen und zu einer Globalinsuffizienz der Lungen. Im Gewebe entwickelt sich eine Hyperlactatämie.

VII Immun- und Hormonsystem

Kapitel 19 Spezielle Diagnostik des Immunsystems
Kapitel 20 Hormone

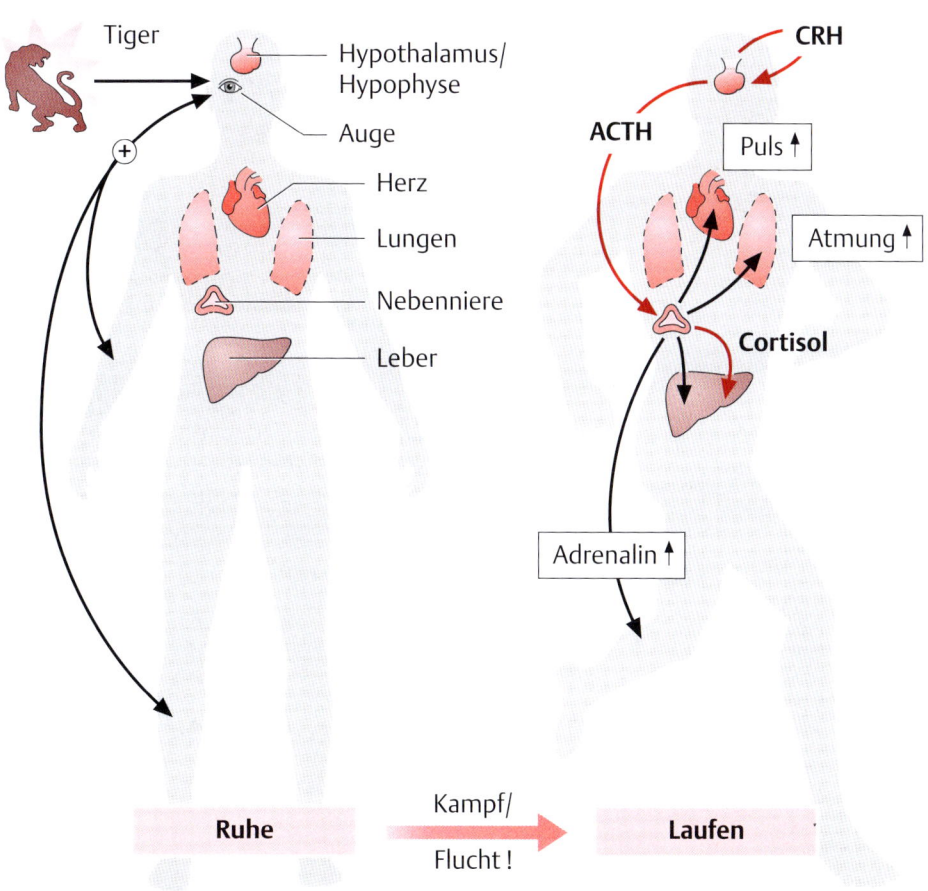

19 Spezielle Diagnostik des Immunsystems

In diesem Kapitel werden wir uns näher mit drei wichtigen Teilgebieten der speziellen immunologischen Diagnostik beschäftigen:
19.1 Nachweis und Bedeutung von Autoantikörpern,
19.2 Labordiagnostische Untersuchungen bei Allergien,
19.3 Einsatz der Durchflusszytometrie zur Messung des sog. Immunstatus.

19.1 Nachweis und Bedeutung von Autoantikörpern

Bereits Paul Ehrlich beschäftigte sich mit Erkrankungen, bei denen sich das Immunsystem des Organismus gegen eigenes Gewebe richtet. Seine Definition „horror autotoxicus" ist gleichzusetzen mit dem Begriff Autoimmunität. Wir kennen heute eine sehr große Zahl mehr oder weniger gut untersuchter Autoimmunprozesse (19.1). Nur einen kleinen Ausschnitt der Untersuchungsstrategien, denen unser Hauptaugenmerk gilt, und der mit dem Nachweis von Autoantikörpern verbundenen Erkrankungen können wir hier besprechen:
Antinukleäre Antikörper (ANA),
Schilddrüsen-Autoantikörper,
Autoantikörper bei Lebererkrankungen,
Autoantikörper bei Gefäßentzündungen (Cardiolipin-Ak und ANCA),
Autoantikörper bei der rheumatoiden Arthritis,
Autoimmunologische Gelenkprozesse,
Bedeutung von weiteren Autoantikörper-Befunden.

19.1 Entwicklung von Autoimmunität

Die Elimination von gegen eigenes Gewebe reaktiven Thymozyten durch programmierten Zelltod (Apoptose) ist ein Hauptmechanismus für den Schutz vor Autoimmunität bzw. die Entwicklung von Selbsttoleranz. Trotz dieses und anderer Schutzmechanismen kann es zu Autoimmunreaktionen und Autoimmunerkrankungen kommen. Experimentell kann die Selbsttoleranz durch das direkte Zusammenwirken des entsprechenden Antigens und des Entzündungsmediators Interleukin 2 gebrochen werden. Daraus können wir vereinfacht folgern, dass Autoimmunität zwei Vorgänge voraussetzt: Die Aktivierung von T-Zellen, wobei chronisch aktivierte T- und B-Zellen in der Regel durch Apoptose beseitigt werden, und eine Entzündungsreaktion des Zielorgans, die die Wanderung und das Eindringen von T-Zellen in das Zielorgan erlaubt.

19.1.1 Grundlagen

Die Bildung von Autoantikörpern bei Autoimmunerkrankungen kann andauernd oder intermittierend erfolgen. Die Höhe des Autoantikörper-Titers, d. h. dessen Syntheserate, korreliert oft mit der Schwere der Krankheit und kann zur Stadieneinteilung mit verwendet werden. Bei vollständiger Besserung (Remission) durch erfolgreiche Therapiemaßnahmen kann zum Teil ein Abfall des Autoantikörper-Titers bis unter die Nachweisgrenze erreicht werden.

Bei Autoimmunerkrankungen unterscheiden wir *organspezifische* und *systemische* Erkrankungen, bei denen die im Serum nachweisbaren Autoantikörper eine unterschiedliche Rolle spielen.

Autoantikörper bei organspezifischen Autoimmunerkrankungen: Hier liegen T-Zellen bzw. Autoantikörper vor, die mit organspezifischen Strukturen (Antigenen) reagieren. Diese Antikörper können entweder spezielle Organfunktionen verändern, so hemmen Acetylcholinrezeptor-Autoantikörper diesen Rezeptor bei der Muskelerkrankung „Myasthenia gravis" oder TSH-Rezeptorantikörper (TRAK) stimulieren bei der Basedow-Hyperthyreose den Rezeptor für das Hypophysenhormon TSH. Des Öfteren aber bewirken Autoantikörper durch Entzündungsmechanismen eine Destruktion und einen Umbau des Gewebes, offensichtliches Beispiel ist die Zerstörung des Inselapparates des Pankreas (B-Zellen) beim Typ-I-Diabetes.

Autoantikörper bei systemischen Autoimmunerkrankungen: Bei systemischen Autoimmunerkrankungen liegen die entsprechenden Antigenstrukturen in verschiedenen Zielgeweben vor. Auch hier können krankheitstypische Autoantikörper mit großer Bedeutung für die Diagnostik nachgewiesen werden, das klinische Bild

wird aber hauptsächlich durch sekundäre Mechanismen bestimmt:
- Komplementverbrauch
- Ablagerung von Immunkomplexen
- Zytokinstimulation

Solche Autoimmunerkrankungen ähneln oft der aus der Transplantationsmedizin bekannten „graft versus host-Erkrankung", also der Abstoßungsreaktion.

Labordiagnostische Nachweisverfahren für Autoantikörper

1) Indirekte Immunfluoreszenz als Screeningtechnik
2) ELISA zur Bestätigung und Ergänzung von 1)
3) Western-Blot zur weiteren Bestätigung von 1) oder 2)

Beginnen sollte die Untersuchung im Allgemeinen mit der Immunfluoreszenz (1), da hiermit das größte Spektrum möglicher Autoantikörper untersuchbar ist.

(1) Technik der indirekten Immunfluoreszenz: Es handelt sich um eine Kombination von histologischer und immunologischer Technik (s. auch Kap. 5 Immunologische Messverfahren). Im Patientenserum vorhandene Autoantikörper zeigen sich durch Reaktion mit Testzellen oder Gewebeschnitten, die sich fixiert auf einem Objektträger befinden. Diese Gewebe enthalten die Antigenstrukturen, gegen die gerichtete Autoantikörper aus dem Patientenserum nachgewiesen werden sollen.

Eine große Zahl von Autoantikörpern lässt sich mithilfe von **HEp-2-Zellen,** die aus einer permanenten Zellkultur humaner Epithelzellen gewonnen werden, nachweisen. Mit weiteren Gewebeschnitten (Leber, Niere, Magen, Nebennierenrinde usw.) oder auch fixierten Zellen, z. B. Granulozyten, lässt sich das Spektrum der untersuchten Autoantikörper noch erweitern.

Durchführung der indirekten Immunfluoreszenz: Auf einem Objektträger stehen meist 6 bis 12 Auftragsstellen zur Verfügung. Der Gewebeschnitt oder Zellausstrich wird mit verdünntem Serum inkubiert, sodass im positiven Fall organ- oder strukturspezifische Autoantikörper aus der Probe binden können. Nach einem Waschschritt wird ein Sekundärantikörper (gegen humanes Ig gerichtet) zugegeben. Dieser ist fluorochrommarkiert, z. B. mit Fluorescein-Isothiocyanat. Nach nochmaligem Waschen werden die Präparate im ultravioletten Licht unter dem Fluoreszenzmikroskop untersucht, wo der gebundene Sekundärantikörper grün aufleuchtet. Wir müssen unspezifische Bindung mit schwacher diffuser Fluoreszenz und spezifische Bindung mit deutlicher Fluoreszenz und Darstellung spezifischer Muster unterscheiden.

 Auf der HEp2-Zellen werden homogene und gesprenkelte Fluoreszenzmuster unterschieden.

Auf den HEp2-Zellen wird vor allem die Immunfluoreszenz des Kernes (Nachweis von antinukleären Antikörpern = ANA) beurteilt und als homogen oder granulär beschrieben. Ferner wird geprüft, ob Mitosen, Nukleoli, Zentriolen, Spindelapparate, Kernmembranen (Laminin), Nuclear Dots u. a. Kernstrukturen reagieren. Zytoplasmatische Fluoreszenzen sind oft unspezifisch, können aber auch auf Antikörper gegen Mitochondrien, Jo-1 (bei Polymyositis), Vimentin (= feines Fasergeflecht) oder Zytokeratin (Zellskelett) hinweisen.

Serumverdünnungen werden bei positiver Reaktion in der Grundverdünnung, diese liegt meist zwischen 1:10 und 1:100, durch Titration weiter untersucht. Ist z. B. die Grundverdünnung 1:80, dann kann im Weiteren 1:320, 1:1280, 1:5120 und 1: 20480 verdünnt werden. Als Titer wird diejenige Verdünnungsstufe angegeben, bei der eine spezifische (!) Fluoreszenz gerade noch erkennbar ist. Ggf. werden auch Zwischentiter angegeben. Für die Beurteilung ist die tägliche Mitführung von positiven und negativen Kontrollen unerlässlich.

(2) Einsatz von ELISA-Verfahren: Die Technik ist uns bereits bekannt (Kap.5 Immunchemische Messverfahren). Bis heute können mehr Autoantikörper mit der Immunfluoreszenz als mittels ELISA nachgewiesen werden. Mittels ELISA lassen sich allerdings monospezifisch definierte Antigene, soweit sie in reiner Form verfügbar sind, nachweisen. Gegen diese Antigene sind die so definierten Autoantikörper gerichtet. Wichtig ist hier, dass die Zielantigene in absolut reiner Form extrahiert werden, da sonst Begleitantigene falsch positive Reaktionen hervorrufen können. Ideal ist daher auf den ersten Blick der Einsatz gentechnisch hergestellter Antigene. Da diesen aber posttranslationale Modifikationen, z. B. Kohlenhydratreste, fehlen, verhalten sie sich oft nicht gleich wie die natürlichen Antigene der zu untersuchenden Antikörper.

Die ELISA-Testverfahren haben vor allem Bedeutung als Bestätigungsverfahren. In einzelnen Fällen, z. B. bei der Untersuchung auf Schilddrüsenantikörper, wird auch der ELISA als erster Schritt eingesetzt.

(3) Einsatz des Western-Blotting-Verfahrens: Dieses Verfahren hat seine Hauptbedeutung noch immer im Bereich der Forschung oder als Bestätigungstest in schwierigen Fällen. Mit den Zielantigenen wird eine Polyacrylamidgelelektrophorese meist mit und ohne SDS-Zusatz durchgeführt. Nach der elektrophoretischen Auftrennung werden die Antigenbanden auf eine Trägermembran, die meist aus Nitrocellulose besteht, übertragen. Die verbleibenden Proteinbindungsstellen der Membran blockiert man durch Zugabe von Rinderserumalbumin oder Casein und inkubiert dann mit dem Patientenserum. Vorgefertigte Blots sind auch käuflich erhältlich. Nach dem Waschen werden die gebundenen Autoantikörper mit einem anti-human-Ig-Antikörper, der mit Peroxidase oder Alkalischer Phosphatase markiert ist, nachgewiesen. Nach erneutem Waschen wird Substrat zugegeben und die Farbreaktion zeigt, an welche Antigenbanden im Patientenserum vorhandene Autoantikörper gebunden haben. Der Ablauf ähnelt also der indirekten Immunfluoreszenz. Blots mit und ohne SDS geben unterschiedliche Bandenmuster, da durch SDS aus mehreren Polypeptidketten bestehende Antigene in die Einzelfragmente zerlegt werden. Mit dieser Technik lassen sich molekulare Details zu den Zielantigenen und zur Antikörperspezifität erforschen.

Im Routinelabor wird der Western-Blot derzeit nur als Bestätigungstest eingesetzt, eine wesentlich weniger aufwändige Alternative sind die sog. Dot-Blots. Hier werden gereinigte Antigene linien- oder punktförmig auf einen

Träger aufgesprüht. Dieser vorgefertigte Träger wird dann vom Anwender mit Patientenserum überschichtet und anschließend eine Farbreaktion untersucht. Die Qualität dieser Tests hängt entscheidend von der Güte der Antigenpräparation durch den Testhersteller ab.

Festlegung der Prozessaktivität von Autoimmunerkrankungen: Nur in relativ wenigen Fällen korrelieren die Autoantikörper-Titer direkt mit der Krankheitsaktivität. Die Schwere der Erkrankung lässt sich oft besser anhand krankheitsunspezifischer Messgrößen festlegen. Hierzu gehören:

- **Entzündungsmarker:** Blutkörperchensenkung, C-reaktives Protein, Neopterin, Immunglobuline (s. Kap. 7 Proteine).
- **Marker der Komplementaktivierung:** C_3, C_4, C_{3d}, C_{4d} (s. Kap. 7 Proteine).
- **Fibrosemarker:** Procollagen (III)-Peptid.
- **Zirkulierende Immunkomplexe:** Präzipitierende Immunkomplexe werden in vielen Fällen als eigentliche Verursacher der Autoimmunsymptomatik angesehen. Sie sind allerdings im Serum keiner Untersuchung zugänglich. Sog. zirkulierende Immunkomplexe (19.2) werden als eine Art Vorläufer betrachtet, wobei nur Kryoglobuline (19.3) als diagnostisch wertvoll betrachtet werden.

19.2 Bestimmung zirkulierender Immunkomplexe

Patientenserum, Puffer und Polyethylenglykol als Fällungsreagenz für vorhandene Immunkomplexe werden intensiv gemischt und dann 60 Minuten in der Kälte inkubiert und anschließend 60 Minuten bei 3000 g zentrifugiert. Der Überstand wird vorsichtig abgesaugt und das Präzipitat in warmem Puffer aufgenommen. Nach erneuter kurzer Zentrifugation wird eine normale Immunglobulinbestimmung der so vorbereiteten Probe durchgeführt. Orientierend gelten Messwerte bis 40 mg/dl bei IgG und bis 10 mg/dl bei IgM oder IgA als unauffällig.

19.3 Kryoglobuline

Kryoglobuline präzipitieren in der Kälte bzw. führen zur Gelierung von Serum oder Plasma bei Temperaturen unter 37 °C. Bei Erwärmung auf 37 °C lösen sich die Ausfällungen wieder auf. Bei Autoimmunerkrankungen sind Kryoglobuline vom Typ II, die komplexartig aus einem monoklonalen und 1–2 polyklonalen Immunglobulinen aufgebaut sind, oder Kryoglobuline vom Typ III, die aus polyklonalen IgM-Komplexen mit anti-IgG-Spezifität bestehen, von Bedeutung. Nachweisen lassen sie sich durch die reversible Ausfällung in der Kälte und Untersuchung der Präzipitate nach Wiederauflösen in der Wärme mittels Immunfixationselektrophorese.

19.1.2 Interpretation des Autoantikörper-Nachweises

Unsere Untersuchungen spielen in der Diagnose und Verlaufskontrolle von Autoimmunerkrankungen eine Rolle. Zum einen finden sich bestimmte Autoantikörper-Konstellationen mehr oder weniger spezifisch assoziiert mit definierten Krankheitsbildern. Zum anderen korrelieren einige Autoantikörper entsprechend ihrem Titer oder ihrer quantitativ bestimmten Konzentration im ELISA mit der Schwere der Erkrankung und haben daher für Fragen der Therapieüberwachung und Prognose Bedeutung.

> Unter einem Overlap-Syndrom verstehen wir das parallele Vorliegen der Symptome und Autoantikörper-Befunde mehrerer Autoimmunkrankheits-Spezies.

Bedeutung von antinukleären Antikörpern (ANA): Die Untersuchung auf das Vorhandensein von ANAs mittels HEp2-Zellen ist strategisch besonders wichtig in der Ausschlussdiagnostik, da hier ca. 50 Autoantikörper-Spezifitäten erfassbar sind, die unter anderem gegen dsDNA, Einzelstrang-DNA, Histone und Nukleosomen gerichtet sein können. Die Bezeichnung solcher Autoantikörper ist entweder

- entsprechend der Antikörper-Spezifität, z. B. anti-dsDNA-Antikörper,
- oder abgeleitet von einer assoziierten Erkrankung, z. B. Pm-Scl-Ak bei progressiver Systemsklerose,
- bzw. gibt den Namen des Patienten wieder, bei dem der entsprechende Antikörper zum ersten Mal charakterisiert wurde, z. B. Sm-Ak für Patient Smith.

Bei positiven ANAs auf der HEp2-Zelle wird in der Regel beim Erstbefund mittels Untersuchungen auf z. B. dsDNA-Ak und auf bestimmte ANA-Spezifitäten im ELISA oder dot-Blot weiter untersucht. Häufig wird zuerst ein Screeningtest durchgeführt. Ein solcher ANA-8-Screen bedeutet z. B., dass in einem Ansatz gleichzeitig auf acht Zielantigene untersucht wird. Ist der Screeningtest positiv,

Tab. 19.1 ANA-Subspezies im ANA-Profil.

Zielantigen des Autoantikörpers	Vorkommen	ungefähre Häufigkeit (%)
Sm	hochspezifisch für SLE	20
SS-A (= Ro)	primäres Sjögren-Syndrom sekundäres Sjögren-Syndrom, z. B. bei SLE	85 40
SS-B (= La)	primäres Sjögren-Syndrom sekundäres Sjögren-Syndrom	60 10
U1-nRNP	Mischkollagenose (= MCTD = Sharp-Syndrom)	95
PM-Scl	Polymyositis	60
Zentromer-Protein-B	Progressive Systemsklerose	90
Scl-70	Progressive Systemsklerose	50
Jo-1 (Zytoplasma)	Jo-1-Syndrom	95

muss mit spezifischen ELISA-Tests (z. B. auf Sm) weiter untersucht werden. Sehr häufig wird hierbei ein Panel dieser acht Zielantigene parallel untersucht (Tab. 19.1).

Am wichtigsten sind beim Systemischen Lupus erythematodes (SLE), einer der bekanntesten Autoimmunerkrankungen (19.4), die dsDNA-Ak neben der ANA-Diagnostik auf den HEp2-Zellen, die ca. 98 % diagnostische Sensitivität besitzen. Da der SLE oft mit einem Sjögren-Syndrom (19.5), Glomerulonephritis oder mit einem Phospholipantikörper-Syndrom mit Thrombosen verbunden sein kann, ist zumindest die zusätzliche Untersuchung auf Sm-Antikörper, SS-A und SS-B-Ak und anti-Phospholipid-Ak notwendig. In der Verlaufsuntersuchung genügt dagegen oft die Bestimmung der dsDNA-Ak.

> **19.4**
> Näher betrachtet: Der SLE als eine der wichtigsten Autoimmunerkrankungen
>
> Der SLE ist charakterisiert durch Entzündungen der Haut und weitere Organbeteiligungen. Zum klinischen Bild gehören schmetterlingsförmiger Ausschlag, dünne Haare, Pleuritis, Lungenfellentzündung, Perikarditis, Arthritis, Nierenversagen und wiederholte Fehlgeburten.
> Beim SLE sind die nachweisbaren Autoantikörper direkt für die Pathogenese verantwortlich. Es handelt sich dabei um Antikörper gegen Doppelstrang-DNA (ds-DNA-Ak), die mit dsDNA Immunkomplexe bilden. Diese lagern sich in den kleinen Blutgefäßen von Haut, Gelenken, Lunge, Niere usw. ab. Auf den HEp2-Zellen finden wir positive ANAs, wobei sich eine homogene Immunfluoreszenz mit oft deutlicher Darstellung von Mitosen zeigt. Dabei handelt es sich hauptsächlich um den Nachweis von Antikörpern gegen dsDNA. Im ELISA oder RIA können diese Antikörper quantitativ bestimmt und in zwei Subgruppen unterteilt werden:
> – schwach-avide dsDNA-Ak werden vorwiegend im ELISA und
> – stark-avide dsDNA-Ak im RIA erfasst.
> Vor allem die stark-aviden dsDNA-Ak sind sehr spezifisch für den SLE. Sie werden allerdings nur in 60 bis 90 % der Patienten mit SLE gefunden. Neben dsDNA-Ak führen auch Histon-Ak zu einer homogenen Immunfluoreszenz. Bei den Histonen handelt es sich um Zellkernproteine. Ihre Prävalenz beträgt 70 bis 95 %.
> Der zusätzliche Nachweis von Einzelstrang-DNA-Antikörpern (ssDNA-Ak) mittels Immunfluoreszenz auf Vogelerythrozyten oder ELISA ist wenig spezifisch. Mittels ELISA lassen sich bei SLE-Patienten häufig noch weitere Antikörper gegen nukleäre Antigene nachweisen. Diese werden oft mit den ersten zwei Buchstaben des Nachnamens des Patienten, bei dem sie erstmals gefunden und charakterisiert wurden, beschrieben. Sm steht zum Beispiel für Smith. Anti-Sm-Antikörper (gegen ein bestimmtes Ribonukleoprotein gerichtet) sind sehr spezifisch für den SLE, kommen aber nur mit einer Prävalenz von 20 % vor.
> In der Verlaufskontrolle korreliert insbesondere der Messwert für stark-avide dsDNA-Ak gut mit dem klinischen Verlauf und dient daher zur Therapiekontrolle und Prognose.

> **19.5**
> Autoantikörper beim Sjögren-Syndrom
>
> Hier ist meist die Produktion von Tränenflüssigkeit und Speichel vermindert. Diese Erkrankung kommt primär und recht häufig verbunden mit dem SLE als so genanntes sekundäres Sjögren-Syndrom vor.
> Charakteristische Autoantikörper-Befunde sind vor allem die Erhöhung von SS-A und SS-B. Die Bezeichnung leitet sich vom Sjögren-Syndrom (SS) ab. Anstelle von SS-A finden wir auch die Bezeichnung Ro (wir wissen schon, dass hier die Anfangsbuchstaben eines Patienten verwendet wurden). Entsprechend ist La gleichzusetzen mit SS-B. Antikörper gegen SS-A werden insgesamt häufiger bei Patienten mit primärem Sjögren-Syndrom (Prävalenz 85 %) gefunden als solche gegen SS-B (60 %), die fast überwiegend nur bei Frauen mit primärem SS nachweisbar sind.
> Im Screening auf HEp2-Zellen findet sich meist ein fein gesprenkelter ANA-Befund.

Bedeutung von Schilddrüsen-Autoantikörpern

Hashimoto-Thyreoiditis: Sie ist die häufigste Ursache der Schilddrüsen-Unterfunktion und kann anhand des Nachweises von Antikörpern gegen Thyreoglobulin (Tg-Ak) und/oder Schilddrüsen-Peroxidase (TPO-Ak) diagnostiziert werden. Thyreoglobulin-Ak werden aber auch bei der primären Schilddrüsen-Unter- bzw. Überfunktion und anderen Schilddrüsen-Erkrankungen gefunden. Ca. 10 % offenbar Gesunder zeigen ebenfalls erhöhte Messwerte.

Morbus Basedow: Die hierbei nachweisbaren Thyreoidea-Rezeptorantikörper (= TRAK) gehören zu den stimulierenden Autoantikörpern, sie täuschen der Schilddrüse das Vorhandensein erhöhter TSH-Mengen vor.

Autoantikörper bei Lebererkrankungen

Verschiedene Lebererkrankungen werden zu den Autoimmunerkrankungen gezählt.

Chronisch aktive Hepatitis: Unbehandelt kann diese Erkrankung mit schleichendem Beginn innerhalb weniger Jahre zum Tod führen. In der Labordiagnostik spielen hochtitrige Antikörper gegen glatte Muskulatur (SMA), die auf Magenschnitten gut nachweisbar sind, und gegen Mikrosomen (LKM) auf Leber-Nieren-Schnitten eine wichtige Rolle. Gleichzeitig finden wir zumeist positive ANAs.

Primär biliäre Zirrhose: Charakteristisch sind Antikörper gegen Mitochondrien (AMA), die auf Nieren- und Magengewebe Reaktion zeigen.

Primär sklerosierende Cholangitis: Hier können positive ANCA (s. unten) richtungsweisend sein.

Autoantikörper bei Gefäßentzündungen

Bei den Autoimmunvaskulitiden haben wir es mit Entzündungen der Gefäße zu tun.

ANCA. Eine schwere Autoimmunvaskulitis ist z. B. die Wegener-Granulomatose, bei der wir Antikörper gegen Granulozyten-Zytoplasma (ANCA) finden können. Das Zytoplasma von Neutrophilen zeigt das Vorhandensein von Antikörpern gegen Granulozyten-Zytoplasma an und wir können C-ANCA sowie P-ANCA (19.6) und ggf. X-ANCA (19.7) differenzieren.

Beim Morbus Wegener finden wir in der Immunfluoreszenz auf ethanolfixierten Granulozyten eine schollige Fluoreszenz im Zytoplasma (C-ANCA). Dieser Befund lässt sich durch einen antigenspezifischen ELISA für das Markerantigen Proteinase 3 bestätigen.

In der Immunfluoreszenz müssen wir solche C-ANCA insbesondere von P-ANCA, mit u. a. der Myeloperoxidase als Zielantigen, unterscheiden. Auf den ethanolfixierten Granulozyten finden wir unterschiedlich zu den C-ANCA bei P-ANCA eine perinukleäre meist ringförmige Fluoreszenz (19.6). P-ANCA werden z. B. bei der mikroskopischen Polyangitis gefunden.

19.6 ANCA-Differenzierung

Nun ein interessantes Labordetail: Ist der untersuchte Patient gleichzeitig ANA positiv, dann kommt es zur homogenen Fluoreszenz des Kerns und P-ANCA sind wegen möglicher Überdeckungen kaum zu beurteilen. Hier können wir auf eine Methodenvariante ausweichen. Wir fixieren die Granulozyten mit Formalin. Hierbei zeigen sich P-ANCA als zytosolische Fluoreszenz. Diese ist zwar nicht von C-ANCA zu unterscheiden, erlaubt aber die Abgrenzung von ANA.

19.7 X-ANCA

Die Colitis ulcerosa, eine chronisch entzündliche Darmerkrankung, ist oft mit einer primär sklerosierenden Cholangitis (s. Lebererkrankungen) verbunden. Ca. 80 % dieser Patienten zeigen eine besondere Form der ANCA, sog. X-ANCA. Wollen wir X-ANCA nachweisen, müssen wir ethanol- und formalinfixierte Neutrophile untersuchen. Auf ethanolfixierten Neutrophilen stellen sich X- und P-ANCA sehr ähnlich dar, während auf formalinfixierten Neutrophilen X-ANCA negativ sind und P-ANCA positiv sind, ohne dass sie von C-ANCA unterschieden werden können (s. auch 19.6).

Phospholipid-Antikörper. Außer ANCA werden öfter auch Antikörper gegen Phospholipide, z. B. Lupus-Antikoagulantien oder Cardiolipin, gefunden. Anti-Cardiolipin-Antikörper der Immunglobulin-G-Klasse (GCLAK) und der IgM-Klasse (MCLAK) spielen z. B. eine Rolle bei tiefen Beinvenenthrombosen oder ischämischen Hirnepisoden aufgrund einer zentralen Minderdurchblutung.

Autoantikörper bei rheumatoider Arthritis (RA)

Typische Kennzeichen der RA sind Entzündungen der Synovialismembranen mit Gelenkschmerzen und Gelenkveränderungen. Zusätzlich können Geschwüre an den Beinen, Perikarditis, Milzvergrößerung usw. auftreten.

Labordiagnostisch charakteristisch ist das Auftreten von Rheumafaktoren. Diese Autoantikörper richten sich ihrerseits gegen die Fc-Region von IgG. Die Rheumafaktoren selbst gehören meist der IgM-Klasse an, sie können aber auch als IgG- oder IgA-Subtypen vorkommen. Wichtig ist, dass ein Normalbefund bei den Rheumafaktoren eine rheumatoide Arthritis (RA) nicht ausschließt, und andererseits Rheumafaktorerhöhungen auch bei vielen anderen Erkrankungen vorkommen können. Deshalb werden ggf. weitere Autoantikörper untersucht. Diese richten sich z. B. gegen Citrullin, eine Aminosäure, und gegen Keratin. Beide Nachweise sind zwar hoch spezifisch, haben aber eine geringe diagnostische Sensitivität.

ANA sind nur bei einem Teil der Patienten mit RA nachweisbar, Zielantigen sind dabei Histone. Auf der HEp2-Zelle finden wir eine homogene Immunfluoreszenz.

Autoimmunologische Gelenkprozesse

In die Synovialflüssigkeit können verschiedenste Infektionserreger, z. B. Staphylokokken, Streptokokken usw. gelangen, zusammen mit einer Einblutung und dem Auftreten von Kristallen ergeben sich postinfektiöse arthritische Syndrome. Die serologische Diagnostik oder die mikrobiologische Kultur führen oft nicht zur Diagnosestellung. Dagegen ist der Kristallnachweis mittels Polarisationsmikroskopie von entscheidender Bedeutung, denn kristallassoziierte Folgen können Hyperparathyreoidismus oder Hämochromatose sein. Beweisend für Uratkristalle ist übrigens deren Auflösung mit Uricase.

Bedeutung weiterer Autoantikörper-Nachweise

Basalmembran-Antikörper beim Goodpasture-Syndrom. Bei dieser schwerwiegenden Erkrankung finden wir eine schnell fortschreitende Glomerulonephritis und Lungenblutungen. Auftreten kann diese Erkrankung nach schweren Atemwegsinfektionen oder Inhalation von Kohlenwasserstoffen. Durch Zellschädigung werden in der Lunge Antigenstrukturen freigelegt, die auch in der Niere vorhanden sind. Charakteristischerweise können wir deshalb auf Nierenschnitten mit der Immunfluoreszenz Antikörper gegen glomeruläre Basalmembranen nachweisen (Abb. 19.1). Auch hier sind die Antikörper unmittelbar mit dem Krankheitsgeschehen verknüpft (vgl. dsDNA-Ak beim SLE). Entfernt man die Basalmembran-Antikörper durch Plasmapherese, lässt sich häufig eine Besserung der ansonsten oft tödlich verlaufenden Erkrankung erreichen.

Parietalzell-Antikörper bei Perniziöser Anämie. In der Immunfluoreszenz-Untersuchung des Serums mithilfe eines Magenschnittes der Ratte lassen sich u. a. Parietalzell-Antikörper nachweisen. Der charakteristische Vitamin-B_{12}-Mangel ergibt sich durch das Vorkommen dieser Parietalzell-Antikörper und durch Antikörper gegen den intrinsic factor.

Zentromer- und Scl- Antikörper bei Systemischer Sklerose. Bei der Systemischen Sklerose lassen sich verschiedene Autoantikörper finden, die auch unterschiedlich progredient verlaufende Krankheitssubspezies charakterisieren. Der Nachweis von Topoisomerase-I-Antikörper ist z. B. oft mit einer langsam progredienten diffusen Sklerodermie verbunden; höher progredient sind die Formen mit Zentromer-B-Protein-Nachweis oder PM-Scl-Nachweis.

Autoantikörper bei der idiopathischen Myositis und Myasthenia gravis. Symptome der idiopathischen Myositis sind ein entzündlicher Skelettmuskelbefall, Synovitis und Alveolitis. Charakteristischer Antikörper-Befund ist der Jo-1-Ak, ein anti-Synthetase-Ak. Diesen finden wir allerdings nur in ca. 60 % der Fälle positiv.

Die von einer Myasthenia gravis betroffenen Patienten leiden unter einer extremen Muskelschwäche. Immunserologisches Merkmal dieser Erkrankung sind Antikörper gegen den Acetylcholinrezeptor, der an der neuromuskulären Endplatte sitzt, wo das Nervensignal über die Freisetzung von Acetylcholin an die Muskelzelle weitergeleitet wird.

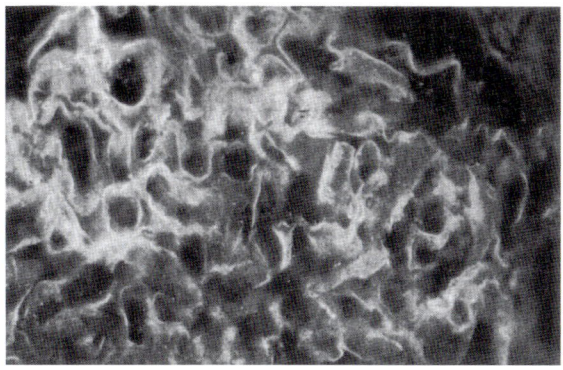

Abb. 19.1 Nachweis von Basalmembran-Antikörpern. Anti-Basalmembran-Ak bilden mit der glomerulären Basalmembran festgebundene Komplexe aus.

19.2 Labordiagnostische Untersuchungen bei Allergien

In diesem Abschnitt beschäftigen wir uns mit den Grundlagen der allergischen Reaktion und dem Nachweis der Allergensensibilisierung.

19.2.1 Grundlagen der allergischen Reaktion

Allergien sind Immunreaktionen nach Exposition mit harmlosen Substanzen. Es handelt sich bei den entsprechenden Antigenen um
– Proteine von z. B. Pollen oder Milben oder auch um
– kleinmolekulare Substanzen wie Metalle, Chemikalien oder Arzneistoffe.

Klinische Symptome von Allergien sind
– Heuschnupfen,
– allergisches Asthma,
– atopische Dermatitis,
– akute Urtikaria,
– Anaphylaxie,
– hämolytische Anämie,
– leukozytoklastische Vaskulitis oder
– Kontaktdermatitis z. B. bei Nickelallergie.

Rolle von Veranlagung und Umweltexposition: Allergische Erkrankungen nehmen in unserer Bevölkerung stetig zu. Je mehr Mitglieder einer Familie Allergiker sind, desto höher ist das Risiko für ein Kind ebenfalls allergische Erkrankungen zu entwickeln. Des Weiteren spielen Umweltfaktoren im weiteren Sinn eine entscheidende Rolle bei der Entstehung solcher Erkrankungen. Auch die Lebensbedingungen sind entscheidend, so weisen Kinder selbst aus ländlichen Regionen häufiger Allergien auf als Kinder, die direkt auf einem Bauernhof aufwachsen.

Einteilung der allergischen Reaktionen: Wir können die allergischen Immunreaktionen in vier Typen einteilen (Abb. 19.**2**).

Typ I ist IgE-vermittelt und Typ IV T-Zell-vermittelt. Typ I (19.**8**) und IV sind sehr häufig. Beim Typ II binden die Antikörper an antigentragende Zielzellen und werden entweder durch Fc-Rezeptor-tragende Killerzellen oder Komplementaktivierung lysiert. Bei Typ III führt eine Immunkomplexablagerung zur Komplementaktivierung. Typ II und III sind deutlich seltener.

19.8
Näher betrachtet: Typ-I-Allergie

Mehr als 25 % der Bevölkerung leiden an Typ-I-Allergien. Die Symptome reichen von der allergischen Rhinokonjunktivitis von Nase und Auge bis zum lebensbedrohlichen anaphylaktischen Schock. Die Sofort-Typ-Reaktion wird durch eine allergeninduzierte Kreuzvernetzung von IgE-tragenden Zellen und Ausschüttung von Mediatorsubstanzen verursacht. Spättyp-Reaktionen werden durch eine IgE-Antikörper vermittelte Allergenpräsentation ausgelöst. Daher lassen sich Typ-I-Allergien durch den Nachweis von allergenspezifischen IgE (s. 19.2.2, ff S. 265) oder durch klinisch-kontrollierte Allergenprovokation nachweisen.

Die Krankheitsrelevanz von allergenspezifischem IgG ist dagegen noch nicht gesichert und es ist zumindest bisher keine bedeutende diagnostische Rolle für die Messung allergenspezifischer IgG-Antikörper absehbar.

Rolle des IgE bei allergischen Erkrankungen: Leider bringt uns das IgE zumindest heute mehr Probleme als Nutzen. Normalerweise sollten wir auf Allergene nicht reagieren. Denn durch entsprechende Antigenaufnahme in den ersten Lebensjahren sollte sich gegenüber Allergenen eine Immunignoranz, d.h. Ausbleiben der Immunantwort, oder zumindest eine Toleranzentwicklung ergeben.

Personen, die nach respiratorischer oder gastrointestinaler Allergenaufnahme eine IgE-vermittelte Sensibilisierung zeigen, bezeichnet man als Atopiker. Sie entwickeln allergenspezifisch erhöhte IgE-Konzentrationen und weisen meistens ein erhöhtes Gesamt-IgE auf.

Erfolgt die Allergenverabreichung hingegen parenteral z.B. durch Bienen- oder Wespenstiche, so haben die betroffenen Personen in der Regel normales Gesamt-IgE.

 Der Nachweis einer IgE-vermittelten Sensibilisierung ist ca. doppelt so häufig wie eine klinisch manifeste Allergie.

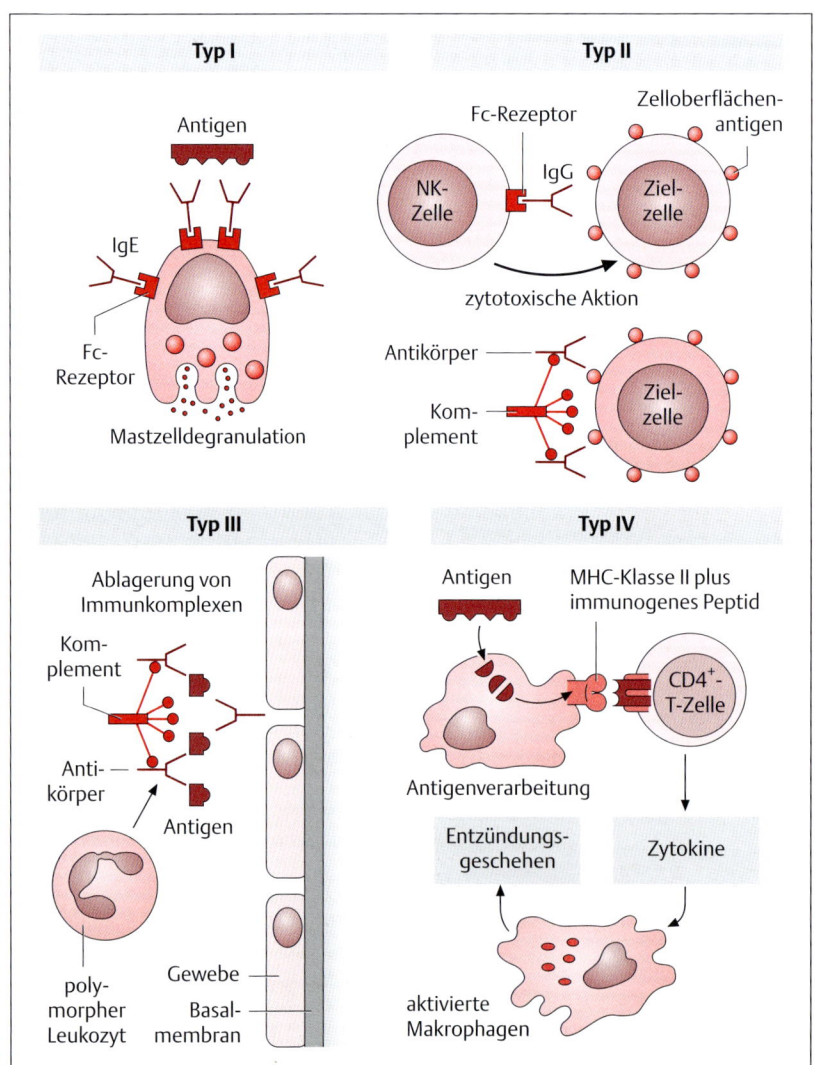

Abb. 19.2 Grundtypen der allergischen Reaktion.

19.2.2 Labordiagnostischer Nachweis von atopischer Veranlagung und Allergie

Die Allergietestung erfordert ein mehrstufiges diagnostisches Vorgehen:
1. Anamnese
2. Nachweis der Sensibilisierung (allergenspezifisches IgE)
3. Hauttestung nach Prick
4. Klinische und in-vitro-Provokationstests

Bei positivem Allergiescreeningtest (2) sollte die weitere Abklärung durch Hauttests (3) und klinische Provokationstests (4) sowie ggf. in-vitro-Provokationstests (4) erfolgen. Nur die Punkte (2) und (4) bezüglich der in-vitro-Diagnostik werden wir hier besprechen.

Nachweis von allergenspezifischem IgE:

Gesamt-IgE. Eine Erhöhung des Gesamt-IgE kann verschiedene Ursachen haben (s. Kap. 7 Proteine) und ist daher kein Beweis für eine allergische Sensibilisierung, obwohl eine gewisse Korrelation zwischen chronischer Allergenexposition und Gesamt-IgE besteht. Andererseits zeigen viele Atopiker mit leichter oder nur saisonaler Symptomatik ein unauffälliges Gesamt-IgE.

Gewinnung und Nomenklatur von Allergenen. In der in-vitro-Allergietestung ist es sehr wichtig, hoch reine Allergene einzusetzen. Bisher wurden Allergenextrakte aus Pflanzenpollen, Milben usw., die durch Extraktion gewonnen wurden und nicht ausreichend standardisiert werden konnten, verwendet. Durch Anwendung molekularbiologischer Techniken kann nun allerdings die allergenkodierende DNA für viele Allergene isoliert werden und es können hoch reine rekombinante Allergenmoleküle gewonnen werden.

Die Allergennomenklatur beruht auf den ersten drei Buchstaben des lateinischen Speziesnamens und Untergruppierung mit arabischen Ziffern, z. B. Fel d 1 bei der Katze.

Bestimmungsmethoden für allergenspezifisches IgE. Bislang wurden Immunoassays mit radioaktiver Markierung, z. B. RAST, eingesetzt, die zwischenzeitlich durch Lumineszenzimmunoassays und andere nicht radioaktive Testverfahren abgelöst werden. Als Untersuchungsmaterial wird Serum eingesetzt.

Außer der gezielten Untersuchung auf definierte Allergene z. B. bei Milben oder Katzenepithel (Fel d 1) werden häufig im ersten Schritt Gruppentests eingesetzt (Tab. 19.2). Die Zusammensetzung solcher Allergen-Mischungen ist herstellerabhängig und muss bei der Beurteilung berücksichtigt werden. Bei positivem Screeningtest muss mit Einzelallergenen weiter getestet werden. Werden die IgE-Antikörper im Serum quantifiziert, so müssen wir darauf achten, dass der Testhersteller seiner Methode WHO-Kalibratoren zugrunde legt.

Bewertung der allergenspezifischen- IgE-Nachweise. Die Höhe des IgE-Nachweises ist besonders ausgeprägt bei Patienten mit schwerer atopischer Dermatitis und

Tab. 19.2 Beispiele für Allergen-Gruppentests.

Tierallergene	Hamster, Hund, Kaninchen, Katze, Maus, Meerschweinchen, Ratte, Rind, Schaf
Baumpollen	Ahorn, Buche, Eiche, Grauerle, Hasel, Kiefer, Olive, Platane, Salweide, Ulme, Warzenbirke, Wacholder

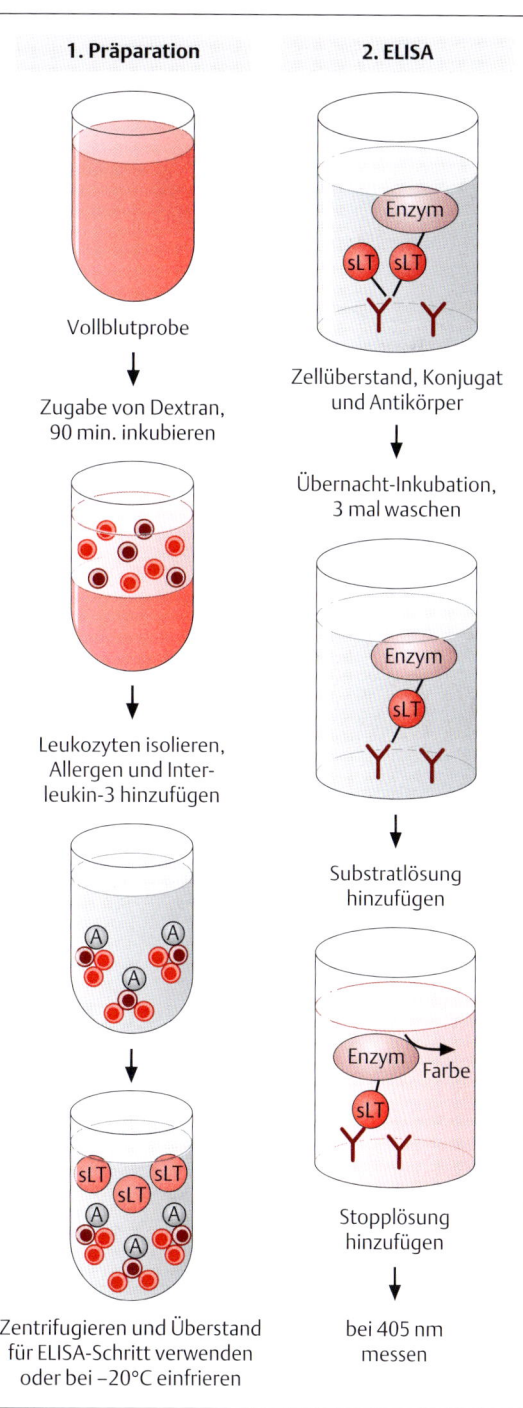

Abb. 19.3 Stimulation der Sulfidoleukotrien (sLT)-Bildung und Messung im ELISA.

bei anderen klinisch-schweren unbehandelten Allergien, sie muss aber nicht mit der Symptomatik korrelieren. Die IgE-Titer müssen auch unter Hyposensibilisierungstherapie nicht unbedingt deutlich zurückgehen.

Aufgrund der Instabilität von Nahrungsmittelallergenen ist hier die Übereinstimmung von spezifischem-IgE, Hauttest (19.9) und Symptomatik am schlechtesten. Ein weiteres Problemfeld sind Allergien durch Arzneimittel oder Hilfsstoffe in Medikamenten. Hier kommt der Anamnese und Beobachtung eine besondere Rolle zu.

Im medizinischen Arbeitsbereich stellen Latexallergien ein größeres Problem dar. Etwa 20% der gegen Latex sensibilisierten zeigen eine ausgeprägte Symptomatik, die es ihnen u.U. unmöglich macht, ihre bisherige Arbeit fortzusetzen. Quellen für das Allergen sind z. B. Handschuhe, insbesondere an Puder absorbierter Latexabrieb und Latexpartikel-haltige Reagenzien. Zur Diagnostik dient einmal der spezifische IgE-Nachweis, die Hautreaktion und als Provokationstest das Aufblasen von Luftballons unter medizinischer Überwachung.

In-vitro-Provokationstest: Während bei der in-vivo-Provokation mit dem Allergen die Klinik und z. B. das Ausmaß einer Eosinophilie und Histaminfreisetzung untersucht werden können, wird bei den in-vitro-Provokationstests eine allergeninduzierte Mediatorfreisetzung untersucht. Es handelt sich hierbei um aufwendige Bioassays. Z.B. werden aus Heparinvollblut Leukozyten einschließlich der basophilen Granulozyten angereichert und Proben mit den verdächtigen Allergenen inkubiert. Im Zellüberstand wird das freigesetzte Histamin in Relation zum Gesamthistamingehalt gemessen und als Prozent der maximalen Histaminfreisetzung angegeben. Bei einer anderen Variante produzieren die basophilen Neutrophilen in Gegenwart von Allergen und Interleukin-3 Sulfidoleukotriene (sLT) (Abb. 19.**3**, S. 265). Diese sLT werden mittels ELISA gemessen.

19.9
IgE-Nachweis und Hauttest

Bei positivem IgE-Nachweis muss nicht immer auch eine positive Hautreaktion erfolgen und umgekehrt. Ein erhöhtes spezifisches IgE zeigt uns nämlich nur die Sensibilisierung an. Andererseits hat das IgE im Blutplasma nur eine Halbwertszeit von wenigen Tagen (dieses wird im Serum nachgewiesen), während Mastzellständiges IgE Monate bis Jahre nachweisbar ist (dieses wird im Hauttest nachgewiesen).

19.3 Einsatz der Durchflusszytometrie zur Messung des sog. Immunstatus

Bei der Durchflusszytometrie werden gleichzeitig Leukozytenoberflächen-Antigene mithilfe von monoklonalen Antikörpern und bestimmte Zelleigenschaften wie bei der mechanisierten Zelldifferenzierung durch Lichtstreuungsmessungen erfasst. Dadurch wird die Zuordnung einzelner Zellen in der Durchflusszelle des Messgerätes zu bestimmten Zellpopulationen und Zelldifferenzierungsstadien möglich.

Hier wollen wir nur auf die Unterscheidung und quantitative Bestimmung von immunkompetenten Zellen eingehen, wozu B-Lymphozyten und T-Lymphozyten, deren Subpopulationen T-Helfer- und T-Suppressorzellen sowie Natural-Killerzellen (NK-Zellen) gehören.

19.3.1 Methodik der Durchflusszytometrie

Grundlagen: Die zur Differenzierung eingesetzten monoklonalen Antikörper werden international nach sog. „CD"-Nummern unterschieden (Tab. 19.**3**). Heute lassen sich annähernd 100 solcher CD-Marker unterscheiden, wobei die meisten eine wichtige Rolle bei der Klassifizierung von Leukämien spielen, worauf hier nicht eingegangen werden soll (19.10). Für uns wichtig sind solche Marker, die eine Unterscheidung der oben angegebenen immunkompetenten Zellen erlauben.

Normalerweise werden ca. 10000 Einzelzellen untersucht. Die eingesetzten Antikörper sind fluoreszenzmarkiert, um ihre Reaktion mit den entsprechenden Zellen im Durchflusszytometer messen zu können. Damit auch zwei monoklonale Antikörper gleichzeitig nebeneinander untersucht werden können, müssen unterschiedliche Fluoreszenzfarbstoffe eingesetzt werden. Gängig sind FITC mit Fluoreszenzlicht von 530 nm und PE mit Fluoreszenzlicht von 585 nm. Die Anregung kann beide Male mit einem Laser von 488 nm erfolgen.

19.10
Weitere Einsatzgebiete für die Durchflusszytometrie

Die Durchflusszytometrie wird zum Nachweis und zur Klassifizierung von Leukämien und anderen hämatologischen Erkrankungen eingesetzt. Ferner können auch andere Untersuchungsmaterialien mittels Durchflusszytometrie untersucht werden, z. B. Urin zur Differenzierung von Zylindern, Erythrozyten usw. oder es kann die Thrombozytenfunktion untersucht werden.

Tab. 19.3 Wichtige CD-Marker für den Immunstatus.

Marker	Zielzellen
CD 3	T-Lymphozyten
CD 19	B-Lymphozyten
CD 4	T-Helferzellen
CD 8	T-Suppressorzellen
CD 3/CD8-Kombination	Trennung von zytotoxischen T-Suppressorzellen und ebenfalls CD8 exprimierenden NK-Zellen
CD 16 + CD 56	Natural-Killer-Zellen
HLA-DR / CD 3	aktivierte T-Zellen

19.3.2 Durchführung der Lymphozytendifferenzierung

1. Kalibration: Justierung des Gerätes und Fluoreszenzkompensation erfolgen mit künstlichen fluoreszenzmarkierten Partikeln (beads).

2. Inkubationsansätze: Normalerweise werden ca. 500000 Zellen in einem Ansatz in der Regel gleichzeitig mit zwei verschiedenen monoklonalen Antikörpern (mit unterschiedlicher Fluoreszenzmarkierung) für ca. 30 Minuten im Dunkeln inkubiert. Die Doppelmarkierung erlaubt eine spezifischere Zellerkennung und vermindert die Einflüsse von unspezifischen Bindungen und Farbstoffausbleichungen.

3. Messung: Die Streulichteigenschaften der Zellen dienen zur Vordifferenzierung, d. h. Ausschluss von Neutrophilen, Monozyten usw.. Dabei ist das Vorwärtsstreulicht (FSC-H) ein Maß für die Zellgröße und das 90°-Seitwärtsstreulicht (SSC-H) für die intrazelluläre Granularität (Abb. 19.**4**). D.h. im ersten Schritt wird das Kollektiv der interessierenden Zellen festgelegt.

Die Zellen werden einzeln durch die Messkapillare des Durchflusszytometers gesaugt und die Signale von ca. 10000 Zellen ausgewertet. Zur Auswertung bestimmter Zellpopulationen werden jeweils zwei CD-Marker bzw. Markerkombinationen gegeneinander in zweidimensionalen Bildern dargestellt und durch Setzung von Grenzlinien die Zellpopulationen voneinander abgetrennt (Abb. 19.**5**). Dieses „Gating" erfolgt automatisch durch die Gerätesoftware, kann aber auch manuell nachbearbeitet werden.

19.3.3 Interpretation der Lymphozytendifferenzierung

Die einzelnen Zellpopulationen werden aufgrund ihrer charakteristischen CD-Marker prozentual ermittelt, z.B. sind die T-Helferzellen in Abb. 19.**5b** als das Kollektiv zu erkennen, welches für CD3-(T-Zellmerkmal) und CD4-

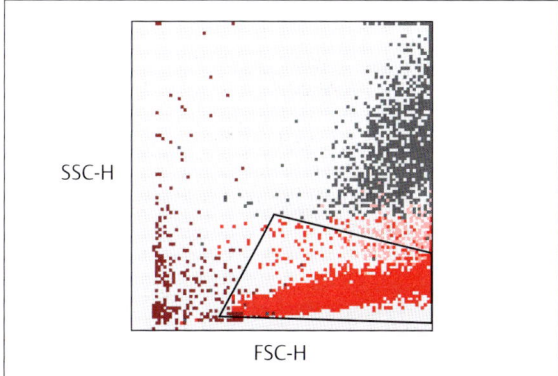

Abb. 19.4 Isolierung der zu untersuchenden Zellpopulation durch Streulichtmessungen.

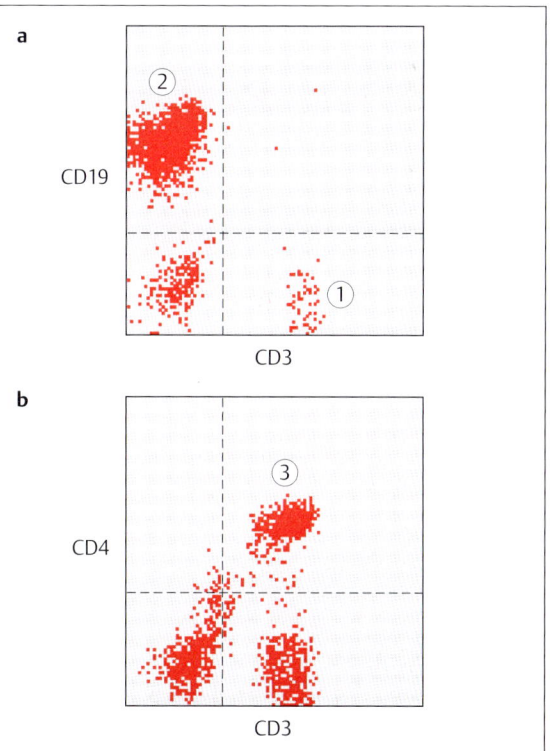

Abb. 19.5 a. Trennung von T-Lymphozyten ① (CD3 +) und B-Lymphozyten ② (CD19 +). **b.** Messung der T-Helferzellen ③ (CD3 + und CD4 +).

(spezielles Helferzellmerkmal) positiv ist. Unter Berücksichtigung der Gesamtlymphozytenzahl können auch Absolutzahlen für die einzelnen Zellpopulationen angegeben werden. Die Referenzwerte finden sich in Tab. 19.4.

Pathologische Ergebnisse finden sich z. B. bei HIV-Infektion mit Ausbildung des Krankheitsbildes AIDS. Hier kommt es zu einer deutlichen Verminderung der T-Helferzellen und Erniedrigung des Quotienten (Ratio) von T-Helfer- und T-Suppressorzellen.

Bronchoalveoläre Lavage. Wenn Lungenspülflüssigkeit untersucht wird, gehört ebenfalls die Lymphozytendifferenzierung zum Untersuchungsprogramm. Hier ist der Anteil der HLA-DR positiven T-Zellen von zusätzlicher Bedeutung, da er ein Maß für die immunologische Stimulation der T-Zellen ist.

Tab. 19.4 Referenzwerte Lymphozytendifferenzierung.

Marker	Zelltyp	Referenzbereich %
CD3 + gesamt	Total T-Zellen	60 - 85
CD19 + (CD3 -)	Total B-Zellen	6 - 23
CD3 + CD4 +	T-Helferzellen	29 - 60
CD3 + CD8 +	T-Suppressorzellen	11 - 38
CD4 / CD8 Ratio		0,9 – 3,6
CD3 - und CD16 + CD56 +	Total NK-Zellen	6 - 31

20 Hormone

20.1 Funktion der Hormone im Überblick

Das Hormonsystem organisiert durch Signalwirkungen das Zusammenspiel der verschiedenen Gewebe in unserem Organismus.
Hormone werden gebildet in:
- Hypothalamus und Hypophyse (**glandotrope Hormone**),
- peripheren endokrinen Drüsen (**glanduläre Hormone**),
- spezialisierten Gewebszellen und in
- entartetem Gewebe (ektope Hormonbildung).

20.1.1 Definition des Hormonbegriffes

Bei höher organisierten Lebewesen (wie dem Menschen) sind die verschiedenen Aufgaben, die zur Anpassung an die Umwelt und zur Reaktion auf externe Reize bewältigt werden, auf zahlreiche spezialisierte Organe verteilt. Diese Aufteilung von Einzelfunktionen macht eine enge Kommunikation und Koordination zwischen den spezialisierten Zellverbänden erforderlich. Diese Koordination der speziellen Organfunktionen wird durch das Nerven- und das Hormonsystem bewirkt (20.1).

Hormone sind chemische Signalstoffe. Sie werden in spezialisierten Zellen, die in Drüsen organisiert oder auch diffus verteilt sind, gebildet und gelangen auf dem Blutweg zu ihren Erfolgsorganen. An den Zellen ihrer Erfolgsorgane erfüllen sie bestimmte physiologische oder biochemische Regulationsfunktionen. Da die Hormondrüsen ihre Sekrete in das Blutsystem und andere Körperräume abgeben, sprechen wir auch von
- endokrinen Drüsen,
- innerer Sekretion oder
- endokrinem System.

Störungen der Synthese oder Regulation von Hormonen betreffen bevorzugt die Schilddrüsen-, die Nebennierenrinden- und die Nebennierenmarkfunktion, daneben die Hypophyse und die Keimzellen.

Das Beispiel in 20.1 lehrt uns, dass es keinen grundsätzlichen Unterschied zwischen Nervensystem und endokrinem System gibt:

Aus dem Umweltsignal werden Nervenimpulse, daraus hormonelle Signale sowie intrazelluläre Signalreaktionen usw..

Das alles geschieht in einem hierarchisch aufgebauten System mit dem Großhirn als oberster Instanz, dem Hypophysen-Hypothalamus-Komplex oder entsprechenden Ganglien als ausführenden Organen und den übrigen Hormondrüsen oder peripheren Synapsen als nachgeordneten Gliedern (Abb. 20.1).

Produziert normalerweise endokrin nicht aktives Gewebe aufgrund maligner Entartung Hormone, so spricht man von einer *ektopen Hormonsynthese*.

Typische Beispiele ektoper Hormonsynthese sind die Produktion von Corticotropin (ACTH) durch Bronchialcarcinome und von HCG (Choriongonadotropin) durch Pankreas- und Lebercarcinome. Beim Gesunden wird ACTH dagegen ausschließlich vom Hypophysenvorderlappen (HVL) und HCG von der Plazenta und dem HVL gebildet. Die ektope Hormonbildung ist nicht nur Zeichen der malignen Entartung, sondern sie kann als Komplikation auch zu schweren endokrinen Störungen führen.

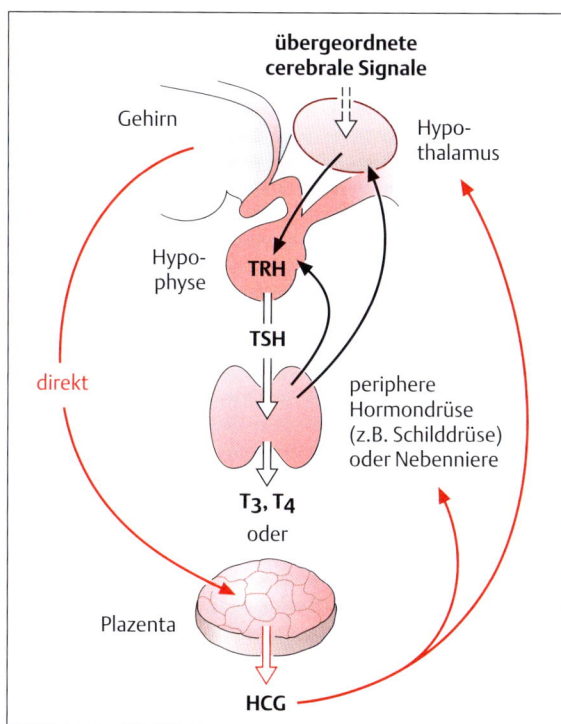
Abb. 20.1 Organisation des Hormonsystems.
Das Gehirn steuert über Hypothalamus und Hypophyse die peripheren Hormondrüsen (z. B. Schilddrüse oder Plazenta).

20.1 Zusammenwirken von Nerven- und Hormonsystem

Das komplexe Zusammenwirken von Nerven- und Hormonsystem soll an einem vielleicht nicht alltäglichem Beispiel veranschaulicht werden: Stellen Sie sich vor, dass Sie plötzlich ungeschützt einem Tiger gegenüberstehen (Abb. 20.**2**). Zunächst ist da der bloße Sinneseindruck; Nervenimpulse werden vom Auge an das Gehirn geleitet, dort kommt es im zweiten Schritt zur Verarbeitung des Sinneseindruckes; er wird – durch Abrufen von Gedächtnisinhalten, woran Neurotransmitter beteiligt sind – als „Tiger" und damit als Gefahr erkannt. Zugleich wird im dritten Schritt die Gegenreaktion festgelegt, die – je nach der physischen und psychischen Konstitution des Bedrohten – entweder „Kampf" oder „Flucht" bedeuten wird.

In beiden Fällen ist eine Aktivierung von Motoneuronen erforderlich: Vom Gehirn laufen Impulse zu den Muskeln, an der neuromuskulären Endplatte wird Acetylcholin ausgeschüttet und der Muskel kontrahiert sich. Durch die Muskeltätigkeit werden die momentan verfügbaren Energiereserven schnell verbraucht, die Blutzuckerkonzentration sinkt und zeigt damit an, dass es Zeit wird, die Energiedepots (Glykogen und Fett) zu mobilisieren. Jetzt erst kommen die echten Hormone ins Spiel.

Als „oberste Hormondrüse" signalisiert das Gehirn durch entsprechende Nervenimpulse (wieder über Acetylcholin als Transmitter) dem Nebennierenmark, Adrenalin auszuschütten, welches im Muskel und in der Leber den Abbau von Glykogen und im Fettgewebe die Lipolyse ankurbelt, indem es entsprechende Schlüsselenzyme aktiviert. Darüber hinaus werden auf nervösem und humoralem Wege Blutdruck, Herzschlag und Atemfrequenz gesteigert. Dauert die Stresssituation länger und können die Depots nicht rasch genug aus der Nahrung wieder aufgefüllt werden, so werden auch Gewebsproteine zur Energieerzeugung verstoffwechselt. Dafür müssen sie zuvor durch die Gluconeogenese in den Kohlenhydratstoffwechsel eingeschleußt werden, ein biochemischer Prozess, der unter der Kontrolle des Cortisols (Hydrocortison) steht, welches von der Nebennierenrinde nach Stimulation (Anregung) durch das Hypophysenhormon Corticotropin (ACTH) gebildet und abgegeben wird. Die Hypophyse erhält ihrerseits den Befehl zur Hormonausschüttung durch ein entsprechendes Hormon des Hypothalamus (Corticotropin Releasing Hormon = CRH), dem eigentlichen endokrinen Schaltzentrum, das letztlich selbst auch wieder unter der Oberaufsicht des Großhirns steht.

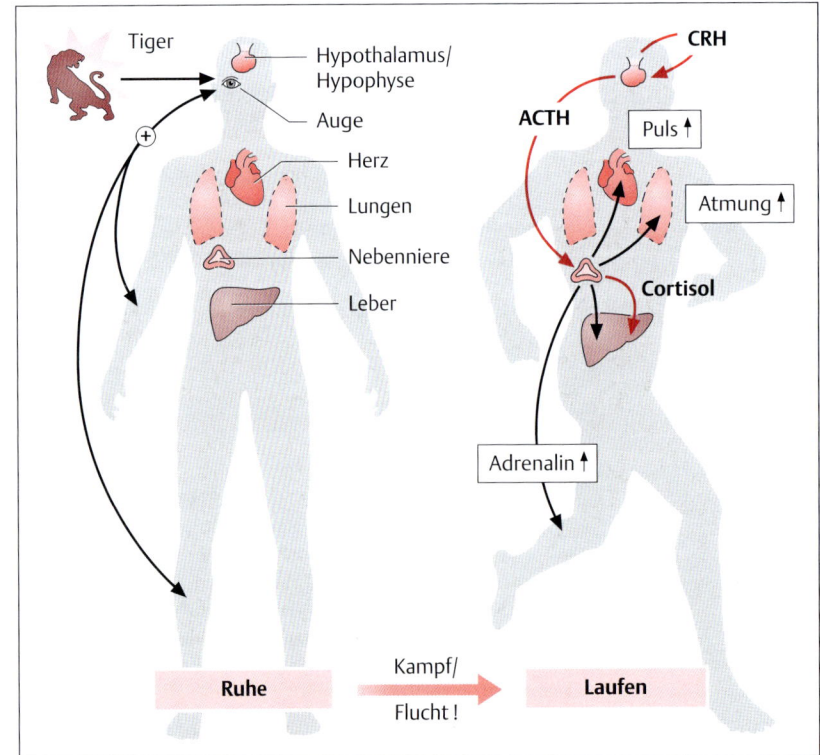

Abb. 20.2 Zusammenspiel von Nerven- und Hormonsystem bei der Fluchtreaktion.

20.1.2 Aufbau und Einteilung der Hormone

Die Hormone können eingeteilt werden in:
- neurosekretorische Hormone,
- glandotrope Hormone,
- glanduläre Hormone und
- Gewebshormone.

Neurosekretorische Hormone sind hauptsächlich als Produkte von Hypothalamus und Hypophyse zu finden, Syntheseorte sind aber auch andere Gewebe wie z.B. die Plazenta. **Glanduläre Hormone,** ihre typischen Bildungsorte sind die Nebennieren, die Schilddrüse und die Ovarien (Tab. 20.**1**).

Gewebshormone spielen für die Zell-Zell-Kommunikation eine wesentliche Rolle, hier sind z.B. die Somatomedine zu nennen, die Wachstums- und Proliferationsreize vermitteln und die Cytokine, die z.B. bei der Reifung verschiedener Blutzellen eine entscheidende Rolle spielen.

Ihrer chemischen Natur nach gehören die Hormone entweder zu den **Steroiden** mit dem typischen Steroidringsystem (Abb. 20.**3**) oder zu den **Peptiden** bzw. **Proteinen** (Tab. 20.**1**). Eine Ausnahmestellung nehmen die Schilddrüsenhormone (T_3, T_4) und die Katecholamine (Adrenalin, Noradrenalin und Dopamin) ein, die sich von Aminosäuren ableiten.

20.1.3 Störungen des Hormonsystems

Der Informationsfluss von der hormonproduzierenden Zelle bis zu den Zielzellen am Erfolgsorgan kann auf verschiedene Weise gestört sein:
- Störung der Sekretion glandotroper Hormone.
- Störung der Hormonbiosynthese (z.B. Enzymdefekt).
- Veränderung der Konzentration von Hormonbindungsproteinen.
- Fehlende oder herabgesetzte Expression von Hormonrezeptoren.
- Verzögerte oder beschleunigte Abbaurate und/oder Ausscheidung von Hormonen (Veränderung der Halbwertszeit).

Tatsächlich können wir im Klinischen Alltag verschiedenste Erkrankungen beobachten, die auf den aufgezählten Störungen des endokrinen Systems beruhen.

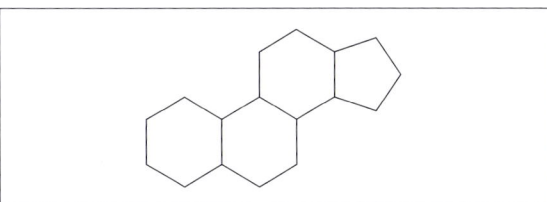

Abb. 20.3 Steroidringsystem (Steran).

Tab. 20.1 Herkunft und Wirkung verschiedener Hormone (Auswahl).

Hormon	Abkürzung	Syntheseort	Wirkung
Steroidhormone			
Aldosteron		Nebennierenrinde	Mineralhaushalt: Natriumretention
Cortisol		Nebennierenrinde	Stimulation der Gluconeogenese
Progesteron		Gelbkörper / Ovar	Sekretionsphase der Uterusschleimhaut
Estradiol	E_2	Follikel / Ovar	Proliferation der Uterusschleimhaut
Calcitriol		Niere	Calciumresorption, Mineralisierung der Knochen
Peptid- und Proteohormone			
Parathormon	PTH	Nebenschilddrüse	Calciummobilisierung
Calcitonin		Schilddrüse	Senkung der Calciumkonzentration
Insulin		endokriner Pankreas	Blutzuckersenkung
Glucagon		endokriner Pankreas	Blutzuckersteigerung
Erythropoetin	EP	Niere	Reifung der Erythrozyten
Renin		Niere	Freisetzung von Angiotensin I, schließlich Freigabe von Aldosteron durch das Nebennierenmark
Ocytocin		Hypophysenhinterlappen	Uteruskontraktion
Vasopressin	ADH	Hypophysenhinterlappen	Diuresehemmung
Somatotropin	STH	Hypophysenvorderlappen	Wachstum, Stoffwechsel
Corticotropin	ACTH	Hypophysenvorderlappen	Stimulation der Nebennierenrinde
Thyreotropin	TSH	Hypophysenvorderlappen	Stimulation der Schilddrüse
follikelstim. Hormon	FSH	Hypophysenvorderlappen	Stimulation der Sexualhormonbildung
luteinisierendes Hormon	LH	Hypophysenvorderlappen	Stimulation der Sexualhormonbildung
Prolactin		Hypophysenvorderlappen	Milchproduktion, Gonadenfunktion
Freisetzungs-(Releasing)hormone			
Thyreotropin Releasing H.	TRH	Hypothalamus	Steuerung der Hypophyse (TSH)
Choriongonadotropin	HCG	Plazenta	Stimulation der Sexualhormonbildung
Aminosäure-ähnliche Hormone			
Thyroxin	T_4, T_3	Schilddrüse	Steigerung des Grundumsatzes, körperliche und geistige Entwicklung
Adrenalin		Nebennierenmark	Glykogenabbau, Blutdruck

20.2 Näher betrachtet: Wirkungsweise und Regulation von Hormonen

Wie wirken die Hormone? Dazu ist es nötig, dass wir die Zielzellen der Hormone und ihre dortigen Bindungsstellen – die Hormonrezeptoren – näher betrachten. Unterschieden werden muss dabei die Wirkung der
- **Steroidhormone** und der
- **Proteohormone**.

Hormone sind im Allgemeinen in biologische Regelkreise eingebaut, bei denen die glandulären Hormone sich unter der Kontrolle glandotroper Hormone befinden. Diese Regelkreise halten einerseits einen bestimmten Funktionszustand des endokrinen Systems aufrecht und erlauben es dem Organismus andererseits auf Störgrößen zu reagieren.

Wirkungsweise der Steroidhormone. Die Steroidhormone und das Thyroxin wirken intrazellulär. Sie verbinden sich im Zytosol der Zelle mit bestimmten Proteinen, die als Rezeptoren bezeichnet werden. Anschließend werden sie in den Zellkern befördert und kontrollieren dort die Transkription, also die Bildungsrate von Matrizen-RNA (mRNA) und damit die Proteinbiosynthese (Abb. 20.4). Die Spezifität der Hormonwirkung ergibt sich durch die Bindungsspezifität der zytosolischen Hormonrezeptoren und die Ausstattung der Zielzellen mit solchen Rezeptoren. Dies erklärt uns, dass nicht nur die Zellen verschiedener Gewebe, sondern selbst Nachbarzellen in einem Gewebeverband einer unterschiedlichen hormonellen Kontrolle unterliegen können.

Von einer **Hormonresistenz** spricht man, wenn den Zielzellen die erforderlichen Rezeptoren fehlen. Eine relative Hormonresistenz liegt vor, wenn die Zahl der Rezeptoren vermindert ist oder die Bindungsaffinität der Rezeptoren weniger hoch ist.

Wirkungsweise der Peptidhormone. Die Peptid- und Proteohormone wirken über Rezeptoren an der Zelloberfläche (Abb. 20.5). Durch die Hormon-Rezeptor-Wechselwirkung wird z.B. das Enzym Adenylatcyclase aktiviert (↯20.2). Durch die Wirkung dieses Enzyms entsteht im Zellinneren als „zweiter Messenger" cyclo-AMP (cAMP), ein Abkömmling des ATPs.

Der Membranrezeptor bedingt hier die Selektivität der Hormonwirkung. Das cAMP hat je nach Zelltyp verschiedene intrazelluläre Wirkungen. Im Fall von Insulin/Glucagon-suszeptiblen (empfindlichen) Zellen kann es z.B. ein Proteine-phosphorylierendes Enzym (Proteinkinase) aktivieren oder hemmen. Diese Proteinkinase schaltet intrazelluläre Enzyme geradezu an oder aus. Dies wird durch die Anhängung oder Abspaltung eines Phosphorsäurerestes bewirkt. Auf diese Weise werden intrazelluläre Enzymreaktionen reguliert und z.B. der Glykogenstoffwechsel kontrolliert.

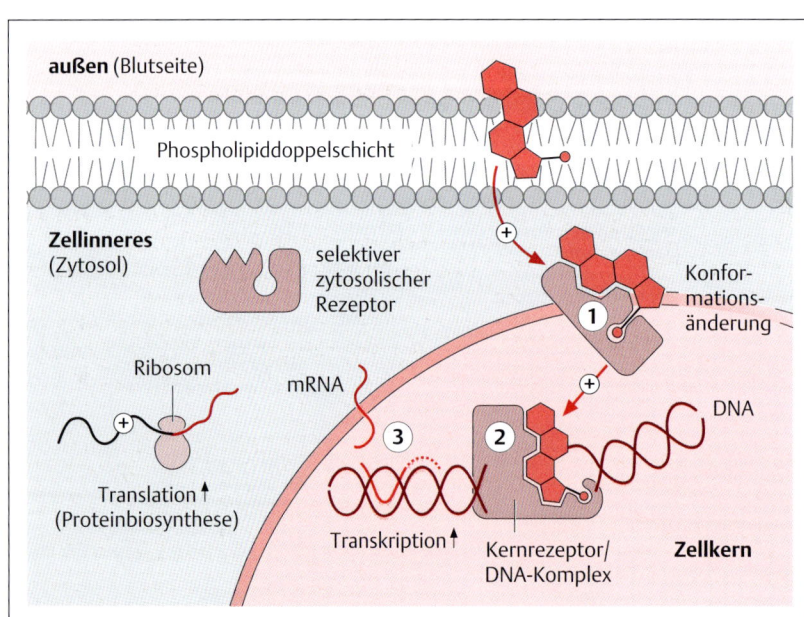

Abb. 20.4 Wirkungsweise der Steroidhormone. Das Hormon bindet an einen zytosolischen Rezeptor ①, gelangt dann an einen Kernrezeptor gebunden in den Zellkern ② und modifiziert dort die Genexpression ③.

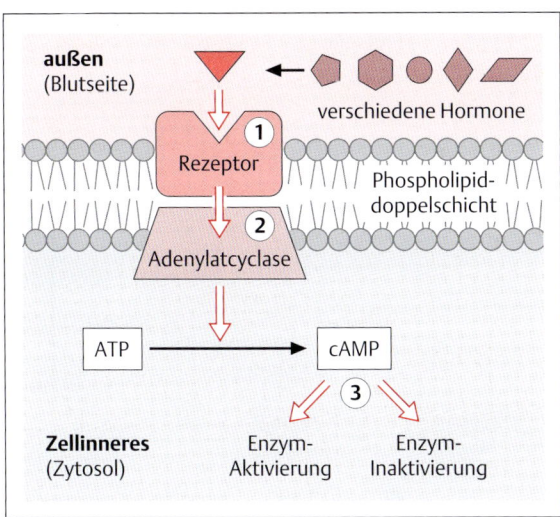

Abb. 20.5 Wirkungsweise von Peptid- und Proteohormonen. Das Hormon bindet an den Rezeptor auf der Zelloberfläche ① und aktiviert die Adenylatcyclase ②. cAMP vermittelt intrazellulär die Signalinformation des Hormons weiter ③.

 Steroidhormone und andere kleine Hormone, z. B. Thyroxin, wirken intrazellulär, während die Peptid- und Proteohormone an Rezeptoren auf der Zelloberfläche binden und über sog. second messenger wirken.

 20.2
Intrazelluläre Vermittlung der Signalwirkung von Proteohormonen

Außer durch cAMP kann intrazellulär die Hormonwirkung auch durch zyklisches Guanosinmonophosphat (cGMP), Inositoltriphosphat (IP$_3$), Diacylglycerol, Calcium-Calmodulin und tyrosinspezifische Proteinkinasen weitergeleitet werden.

Hormonrezeptordefekte. Voraussetzung für die Hormonwirkung ist die Ausstattung der Zielzellen mit funktionstüchtigen spezifischen Rezeptoren. Ein genetischer Defekt der Rezeptoren (z. B. Insulinrezeptor beim Diabetes mellitus Typ II) oder gar ein Fehlen der Rezeptoren (z. B. Vasopressin (ADH)-Rezeptor beim Diabetes insipidus renalis; 20.3) führt auch bei ausreichender Hormonkonzentration zum Ausbleiben der Hormonwirkung.

 20.3
Diabetes insipidus

Kennzeichen dieser Erkrankung ist das Unvermögen der Nieren den Urin ausreichend zu konzentrieren. Es kommt zur Ausscheidung von überaus großen Urinmengen bis ca. 20 Liter täglich. Ursächlich ist eine nicht ausreichende Vasopressinwirkung. Diese kann durch fehlende ADH-Produktion oder einen Rezeptordefekt bedingt sein.

Nicht selten lässt sich bei normaler Hormonkonzentration ein relativ vermindertes Ansprechen der Rezeptoren (= Resistenz) feststellen. Beispiele für durch Hormonresistenz bedingte Erkrankungen sind:
– die testikuläre Feminisierung von Männern bei Androgenresistenz,
– der Pseudohypoparathyreoidismus bei Parathormonresistenz und
– bestimmte Formen des Pseudohypoaldosteronismus bei Mineralocorticoidresistenz.

Auch Autoantikörper (s. Kap. 19) können die Ursache solcher Hormonresistenzen sein. z. B. wird die Myasthenia gravis (20.4) durch Autoantikörper gegen den Acetylcholinrezeptor ausgelöst. Autoantikörper können aber auch zu einer Stimulation der Rezeptoren ohne die Gegenwart des Hormons führen (z. B. Schilddrüsenrezeptor-Autoantikörper TRAK, s. Schilddrüsenerkrankungen, S. 282) und damit eine hormonähnliche Wirkung ausüben, die keiner endokrinen Kontrolle unterliegt.

 20.4
Krankheitsbild Myasthenia gravis

Die Signalweiterleitung vom Nerv zur Muskelzelle erfolgt über Acetylcholin als Transmitter. Hierzu sind allerdings ausreichend viele funktionstüchtige Rezeptoren notwendig. Die Funktion dieser Rezeptoren ist bei der Myasthenia gravis durch Autoantikörper gestört. Dadurch kommt es klinisch zu einer Schwäche und abnormen Ermüdbarkeit der willkürlichen Muskulatur.

Halbwertszeit von Hormonen. Hormone haben in der Regel sehr kurze Halbwertszeiten und werden durch Proteolyse oder chemische Umwandlung (Metabolisierung) und anschließende Ausscheidung rasch eliminert. Die Ausscheidung der Hormone und ihrer zum Teil noch aktiven Metaboliten erfolgt über die Nieren und Galle. Die Metabolisierung geschieht meist in Form einer Glucuronidierung (s. Bilirubin, S. 199) oder Sulfatierung und erhöht dadurch die Wasserlöslichkeit der Steroidhormone.

Regulation der Hormonwirkung. Gerade zuvor haben wir uns mit der Ausscheidung (Elimination) der Hormone beschäftigt. Neben der Elimination wird die Hormonkonzentration im Blut meistens dadurch reguliert, dass

– die Aktivität der bildenden endokrinen Drüse abhängig ist von der Konzentration anderer Hormone im Blut, die oft aus übergeordneten (sog. glandulären) Drüsen kommen,
– die endokrine Drüse von ihrem selbst gebildeten Hormon (hormonelle Rückkopplung) abhängig ist und dass
– auch Stoffwechselmetaboliten auf das Hormonsystem zurückwirken können.

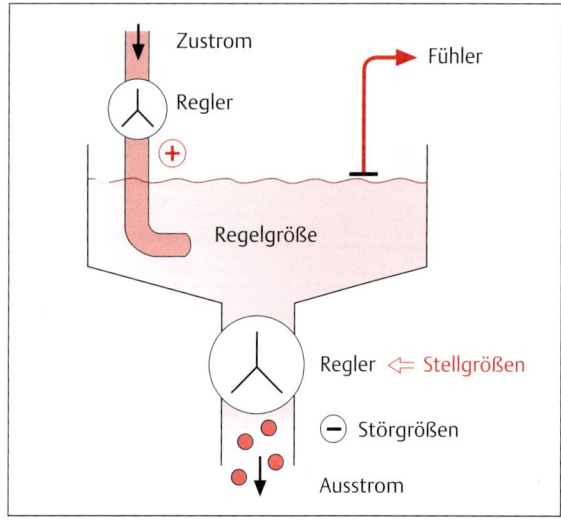

Abb. 20.6 Allgemeines Schema eines Regulationssystems.

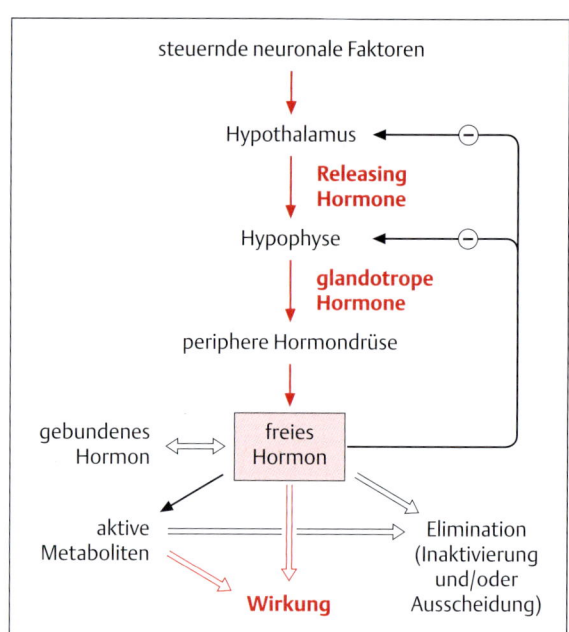

Abb. 20.7 Schema eines hormonellen Regulationssystems. Freies und gebundenes Hormon stehen im Gleichgewicht.

Die wichtigsten Glieder eines Regulationssystems zeigt Abb. 20.6. Solche Regelkreise bestehen mindestens aus der Regelgröße selbst, aus Stellgrößen und Störgrößen. Übertragen auf Hormonsysteme ist die Regelgröße die biologisch wirksame Hormonkonzentration im Blut. Stellgröße ist letztlich das zentrale Nervensystem, das über glandotrope Hormone in einer hormonellen Hierarchie (Abb. 20.7) die Hormonkonzentration im Blut bestimmt. Damit es letztlich zu einer adäquaten Hormonwirkung kommt, muss sowohl die periphere Hormondrüse funktionstüchtige Rezeptoren für das glandotrope Hormon besitzen und die Hormonzielzellen müssen über ausreichend Rezeptoren für das betreffende Hormon verfügen. Als Störgrößen können die Hormoninaktivierung und Ausscheidung, Rezeptordefekte und das Auftreten von hemmenden oder aktivierenden Autoantikörpern aufgefasst werden.

Zusätzlich liegen viele Hormone im Blut in sehr unterschiedlichem Ausmaß gebunden an Transportproteine vor, sodass deren biologische Wirkung primär nicht von der Gesamtkonzentration, sondern von der Konzentration der freien Fraktion abhängt. Näherungsweise kann jedoch unter der Annahme eines konstanten Verhältnisses zwischen gebundener und freier Fraktion auf die Konzentration des freien Hormons geschlossen werden (Abb. 20.7). Überlegen sind diagnostisch allerdings Verfahren bei denen tatsächlich die freie Fraktion gemessen wird.

20.3 Prinzipien der endokrinen Diagnostik

Die einfachsten Untersuchungen zur endokrinen Diagnostik sind einmalige Hormonbestimmungen im Blut. In vielen Fällen müssen wir aber mehrere Messungen durchführen. Hormone, die weitgehend unverändert renal ausgeschieden werden, können auch im Urin gemessen werden. Meistens müssen wir hierzu Sammelurin untersuchen. Feinere Einblicke in die hormonellen Regulationssysteme erlauben uns erst Stimulations- und Suppressionstests.

20.3.1 Hormonbestimmung im Blut

Bei der Bestimmung von Hormonen im Blut (Serum oder Plasma) müssen wir bei unseren Untersuchungen auf tageszeitliche (circadiane) Abhängigkeiten der Konzentration und auf das Verhältnis von freiem und gebundenem Hormon achten.

Hormonbestimmungen sind in der Regel auch heute noch erheblich methodenabhängig, sodass Normalwerte nicht leicht von Labor zu Labor übertragen werden können.

Tageszeitabhängigkeit. Schon bei der Blutentnahme müssen tageszeitliche Schwankungen aufgrund einer cir-

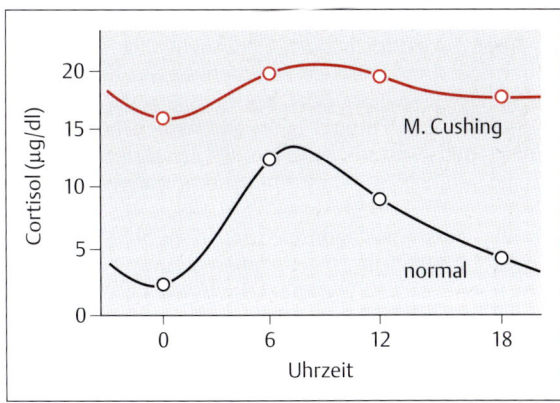

Abb. 20.8 Circadiane Rhythmik des Cortisols.

cadianen Rhythmik beachtet werden. So ist es z. B. beim Cortisol notwendig, eine longitudinale Beobachtung mit Cortisolmessungen zu festgelegten Tageszeiten durchzuführen (Abb. 20.8). Wir sprechen hier vom „Tagesprofil".

Gegebenfalls kann die diagnostische Sensitivität der Bestimmung im Blut auch durch integrale Messung, d. h. Verwendung einer Mischprobe aus unterschiedlichen Blutentnahmen, erhöht werden. Hierbei werden tageszeitliche Schwankungen zumindest teilweise ausgeglichen.

Freie Hormonkonzentration. Hormone liegen häufig gebunden an Proteine im Blutplasma vor. Allerdings wird die biologische Wirkung nur vom freien (ungebundenen) Anteil der Hormone ausgeübt. Der Anteil der freien Hormone kann durch verschiedene Methoden erfasst werden:

– Einmal gibt es für das freie Hormon spezifische Assays, vor allem durch Einsatz hochspezifischer monoklonaler Antikörper.
– Vor die eigentliche Messung kann auch eine Probenvorbereitung geschaltet werden, z. B. durch Extraktion.
– Schließlich haben wir noch die Möglichkeit der indirekten Bestimmungsverfahren, indem wir die Gesamtkonzentration des Hormons und zusätzlich wichtige Bindungsproteine messen und daraus indirekt die freie Hormonkonzentration rechnerisch abschätzen (20.5).

20.5
Indirekte Bestimmung des freien Schilddrüsenhormons

Hierzu werden das Gesamt-T_4 und das Thyroxin-bindende Globulin (TBG) gemessen und daraus ein Quotient gebildet.
Früher hatte auch der freie Thyroxin-Index (FTI) große Bedeutung: Der Serumprobe wird eine bekannte Menge radioaktiv-markiertes T_3 zugesetzt (T_3 uptake) und im Vergleich zu einem Referenzserum die gebundene Radioaktivität gemessen. Anschließend wird dieser Quotient mit der Gesamt-T_4-Konzentration multipliziert und wir erhalten den FTI-Wert.

Welche dieser Methoden zur Ermittlung der freien Hormonkonzentration ist besonders vorteilhaft? Verfahren, die einen Trennungsschritt benötigen wie z. B. Extraktion oder Gleichgewichtsdialyse, sind sehr aufwändig. Die indirekten Bestimmungsverfahren unterliegen großen Unsicherheiten, weil es viele Einflüsse auf die Bindungseigenschaften der hormonbindenden Proteine gibt (20.6) und damit bei gleicher Proteinkonzentration und gemessener Gesamthormonkonzentration dennoch erheblich unterschiedliche Anteile an freiem Hormon vorliegen können. Dies ist bei dieser Verfahrensweise nicht feststellbar und kann zu Fehlinterpretationen führen. Daher ist es auf jeden Fall vorteilhaft, die freie Konzentration des Hormons direkt zu bestimmen, soweit dies messtechnisch möglich ist.

Freie und Gesamthormonkonzentration sind verschiedene Messgrößen! Sie besitzen nicht nur unterschiedliche Referenzbereiche, sondern sie führen oft auch zu verschiedenen diagnostischen Aussagen.

20.6
Einflüsse auf Hormonbindungsproteine

Wir kennen eine ganz erhebliche Zahl von hormonbindenden Proteinen: Thyroxin-bindendes Globulin (TBG), Transcortin, Sexualhormon-bindendes Globulin (SHBG), Präalbumin, Albumin und viele weitere. Zur Veränderung der Bindungskapazität solcher Hormone kommt es z. B. in der Schwangerschaft oder bei der Anwendung von oralen Antikonzeptiva (Pille). Aber auch bei schweren Allgemeinkrankheiten oder einer Heparintherapie ist häufig das Bindungsverhältnis verschiedener Transportproteine untereinander verändert.

20.3.2 Hormonbestimmung im Urin

Aufgrund des Konzentrierungseffektes sind Hormon- und vor allem deren Metabolitenkonzentrationen im Urin höher als im Blut, und daher im Urin auch häufig einfacher messbar.

Die Urinsammlung ist notwendig, da die Hormonfreisetzung ins Blut und die renale Filtration und Diurese erheblichen zeitlichen Schwankungen unterliegen können. Die Messergebnisse werden daher üblicherweise als Ausscheidungsmenge pro Tag (24-Stunden-Urin) angegeben. Gegebenfalls ist bei der Beurteilung das Körpergewicht zusätzlich zu berücksichtigen.

Ein Bezug auf die Creatininkonzentration im Urin, wie dies für zahlreiche andere Messgrößen im Urin (z. B. Proteine) praktiziert wird, ist nicht sinnvoll, da dadurch die mögliche diskontinuierliche Hormonfreisetzung in das Blut nicht berücksichtigt wird. Andererseits kann aber die Bestimmung der Creatininausscheidung für die Plausibilitätskontrolle der leider häufig unrichtigen Angaben zu Sammelzeit und Sammelvolumen herangezogen werden.

Hormonbestimmungen im Urin werden uns besonders im Rahmen der Gonadenfunktion begegnen. Als Ausnahme verwenden wir für die Bestimmung des gonadotropen

Hormons HCG zum Schwangerschaftsnachweis Spontanurin. Dies ist möglich, da die HCG-Ausscheidung im Verlauf der ersten Schwangerschaftswochen massiv ansteigt und bereits 14 Tage nach der Einnistung des befruchteten Eies ein Mehrfaches der physiologischen HCG-Ausscheidung der Nichtschwangeren beträgt.

20.3.3 Funktionsdiagnostik

Die Messung einer einzelnen Hormonkonzentration im Blut in Form einer Stichprobe gibt häufig kein hinreichendes Bild vom Funktionszustand z.B. einer bestimmten endokrinen Drüse. Dies wird uns klar, wenn wir uns vergegenwärtigen, dass das endokrine System in Form von Regelkreisen organisiert ist. Diese Regelkreise versetzen den Körper in die Lage, auf vielfältige Reize entsprechend reagieren zu können. Daher liegt die Annahme nahe, dass man viel mehr Informationen über den Funktionszustand des endokrinen Systems erhalten wird, wenn man experimentell die natürlichen Regulationsvorgänge nachahmt. In der endokrinologischen Funktionsdiagnostik wird daher in vivo durch exogene Beeinflussung eine Störung (Störgrößenaufschaltung) eines endokrinen Regelkreises herbeigeführt und die Reaktion des endokrinen Systems anhand veränderter Bluthormonkonzentrationen gemessen.

In der Funktionsdiagnostik können als Störgröße physiologische Änderungen z.B. der Orthostase oder häufig auch Testsubstanzen (synthetische Hormone, Hemmsubstanzen) eingesetzt werden. Soll eine vermehrte Aktivität des untersuchten endokrinen Organs bewirkt werden, so sprechen wir von einem **Stimulationstest**, im gegenteiligen Fall von einem **Suppressionstest**.

Häufige mittels Funktionstests untersuchte Regelkreise sind in Tab. 20.2 aufgeführt.

Einige wichtige Funktionstests werden wir im Folgenden genauer betrachten.

Tab. 20.2 Hormonelle Regelkreise und Funktionstests.

übergeordnete Drüse(n)	endokrine Drüse	peripheres (glanduläres) Hormon	Funktionstest (Beispiel)
Hypothalamus (CRH), Hypophyse (ACTH)	Nebennierenrinde	Cortisol	Stimulationstest mit CRH
Hypothalamus (LHRH), Hypophyse (LH, FSH)	Gonaden	Sexualhormone, z.B. Estradiol, Testosteron	Stimulationstest mit FSH
Hypothalamus (TRH), Hypophyse (TSH)	Schilddrüse	freies T_3, freies T_4	Stimulationstest mit TRH
Niere (Renin): Angiotensinogen ↓ Renin Angiotensin 1 ↓ Converting Enzym Angiotensin 2	Nebennierenrinde	Aldosteron	Orthostasetest: normal: Aldosteronanstieg nach Aufstehen. Captopriltest: Hemmung des Converting-Enzym.

20.4 Hypothalamus-Hypophysen-Nebennierenrinde-System

> Die Nebennierenrinde sezerniert Steroidhormone, nämlich
> – Glucocorticoide (Cortisol),
> – Mineralocorticoide (s. S. 298),
> – Androgene und Estrogene (s. S. 290).
> Das hauptsächliche Glucocorticoid ist das lebensnotwendige Cortisol, mit dem wir uns im Folgenden näher beschäftigen werden.

Die Cortisolabgabe der Nebennierenrinde wird durch das Hypophysenhormon ACTH (Adrenocorticotropes Hormon) gesteuert und unterliegt wie dieses einer circadianen (tageszeitlichen) Rhythmik mit Maximalwerten in den frühen Morgenstunden und Minimalwerten um Mitternacht. Die ACTH-Freisetzung wiederum wird durch das CRH (Corticotropin-Releasing-Hormon) und das Vasopressin (ADH) aus dem Hypothalamus reguliert (Abb. 20.**9**).

Eine pathologisch erhöhte Cortisolfreisetzung (Hypercortisolismus) ist Kennzeichen eines Cushing-Syndroms, während ein Hypocortisolismus Zeichen eines Morbus Addison ist. Die zugrunde liegende Störung kann jeweils auf verschiedener Ebene des Hormonsystems, nämlich Nebennierenrinde, Hypophyse oder Hypothalamus zu finden sein.

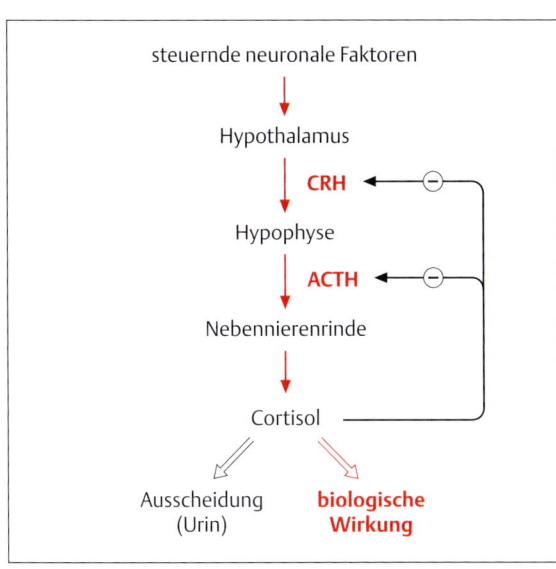

Abb. 20.9 Regulation der Cortisolkonzentration.

20.4.1 Hypercortisolismus (Cushing-Syndrom)

Ein Cushing-Syndrom findet sich am häufigsten als Folge einer langdauernden Behandlung mit Glucocorticoiden oder ACTH, d. h. es ist iatrogen ausgelöst. Diese iatrogenen Formen gleichen dem zentralen Morbus Cushing, bei dem es aufgrund einer gestörten funktionellen Rückkopplung trotz erhöhter Cortisolfreisetzung zu immer höherer ACTH-Sekretion und damit wiederum zu weiter stimulierter Cortisolfreisetzung kommt.

Beim selteneren adrenalen Cushing-Syndrom liegt ein cortisolproduzierender Tumor der Nebennierenrinde vor. Zu einer ektopen Bildung von CRH oder ACTH kommt es relativ häufig in den Tumorzellen beim kleinzelligen Bronchialcarcinom.

Die klinischen Folgen des Hypercortisolismus sind vielfältig: Es kommt zu Stoffwechselstörungen und zur Beeinflussung von Haut, Psyche, Kreislauf und bei Frauen auch der sekundären Geschlechtsausprägung.

20.4.2 Hypocortisolismus

Ein Hypocortisolismus, d. h. der Morbus Addison (20.**7**), ist am häufigsten durch eine autoimmunologische Zerstörung der Nebennierenrinde bedingt. Daneben kann ein Morbus Addison auch Folge eines ACTH-Mangels sein.

Tab. 20.3 Cortisol-Referenzbereich.

Cortisol 8 Uhr	Cortisol 24 Uhr	Einheit
5–25	0–5	µg/dl

> **20.7**
> **Morbus Addison**
>
> Bei einer Nebennierenunterfunktion kann sich nach einem längeren, oft symptomlosen Intervall oder höchstens einer leichten Antriebsschwäche, plötzlich eine Addison-Krise einstellen. Diese ist durch rasche Ermüdbarkeit, Überpigmentierung der Haut, Gewichtsverlust und niedrigen Blutdruck gekennzeichnet.

20.4.3 Cortisolbestimmung

Die Bestimmung eines einzelnen Cortisolwertes im Blut ist aufgrund der ausgeprägten circadianen Rhythmik, der die Cortisolsekretion unterliegt, diagnostisch von geringem Wert. Die Bestimmung der Ausscheidung des freien, nicht metabolisierten Cortisols im 24-Stunden-Urin unterliegt der Unzuverlässigkeit der Urinsammlung, weswegen als erster diagnostischer Schritt häufig ein Cortisoltagesprofil erstellt wird, wofür zu festgelegten Zeiten (z. B. 6, 12, 18, 24 Uhr) das Cortisol im Plasma (Serum) gemessen wird.

Bestimmungsmethoden. Zur Bestimmung können verschiedene Immunoassays eingesetzt werden, z. B. Fluoreszenzimmunoassay (FPIA) oder Lumineszenzimmunoassay (LIA).

Referenzbereich. Die Referenzwerte für Cortisol sind tageszeitabhängig (Tab. 20.**3**). Kinder zeigen niedrigere Werte als Erwachsene. Eine aufgehobene circadiane Rhythmik ist typisch für das Cushing-Syndrom (Abb. 20.**8**, S. 275), kann aber auch bei akuten Psychosen und schweren Allgemeinkrankheiten auftreten.

 Zur weiteren Diagnosesicherung und Differenzierung sind zusätzliche Funktionstests erforderlich, wobei jeweils das Plasmacortisol als Messgröße untersucht wird.

ACTH-Stimulationstest. Der ACTH-Test dient zur Erkennung einer Nebenniereninsuffizienz. Bedingt kann der Test auch zur Diagnose des Cushing-Syndroms eingesetzt werden. Meistens wird der so genannte Kurzzeittest durchgeführt:

Vor dem Test wird dem Patienten Blut abgenommen, dann erhält er i.v. eine dem ACTH-analoge synthetische Substanz. In Proben, die ein bzw. zwei Stunden nach der Stimulation abgenommen werden, wird erneut das Cortisol bestimmt. Ein Anstieg des Plasmacortisols über 25µg/dl schließt eine Nebenniereninsuffizienz aus (Abb. 20.**10**).

Beim Cushing-Syndrom kann es zu einem deutlichen Anstieg des Plasmacortisols kommen, vor allem bei beidseitiger Hyperplasie der Nebennierenrinde

Pathobiochemischer Hintergrund ist die vermehrte Cortisolsynthese beim primären Cushing-Syndrom. Dieses Cortisol wird durch die ACTH-Stimulation freigesetzt. Allerdings schließt das Ausbleiben eines deutlichen Plasmacortisolanstieges ein Cushing-Syndrom nicht aus.

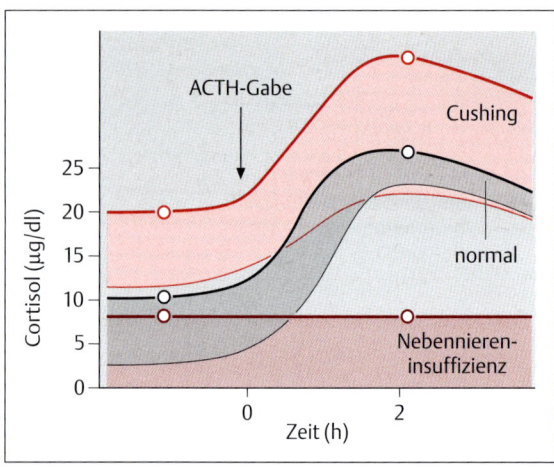

Abb. 20.10 ACTH-Stimulationstest.
Untersucht wird das Verhalten des Plasmacortisols.

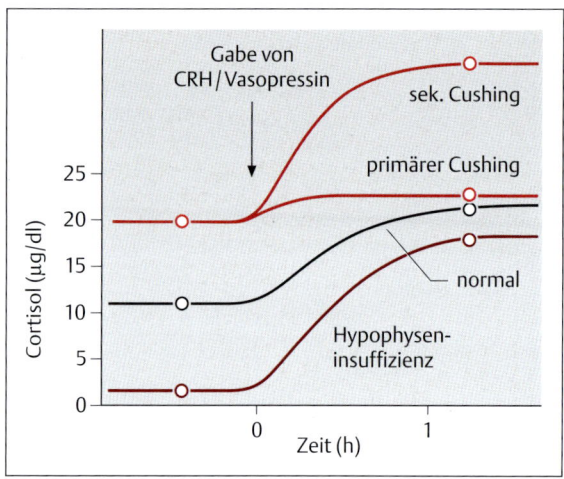

Abb. 20.12 CRH-Test.
Untersucht wird das Verhalten des Plasmacortisols.

Dexamethasonhemmtest. Dieser Suppresionstest ist vor allem zur Diagnose des Cushing-Syndroms geeignet. Bei Einsatz einer höheren Dosis von Dexamethason, einer dem Cortisol ähnlichen Substanz, kann zusätzlich zwischen einem primären und sekundären Cushing-Syndrom unterschieden werden.

Das Plasmacortisol wird vor und eine Stunde nach Gabe von zuerst 2 mg Dexamethason gemessen (Abb. 20.11).

Dexamethason führt zur gleichen hormonellen Rückkopplung wie Cortisol selbst. Deshalb wird bei gesunden Probanden die hypophysäre ACTH-Freisetzung gehemmt, die Stimulation der Nebennierenrinde entfällt und das Plasmacortisol fällt auf sehr niedrige Werte (Abb. 20.11). Beim Patienten mit Cushing-Syndrom bleibt dagegen der Abfall der Plasmacortisolkonzentration beim 2-mg-Test aus.

Die Gabe einer höheren Dosis Dexamethason von 8 bis u.U. 32 mg differenziert zwischen einem adrenalen (primär) und einem hypothalamo-hypophysären Cushing-Syndrom (sekundär). Beim primären Cushing-Syndrom bleibt als Folge der Nebenierenautonomie auch bei der hohen Dexamethasondosis der Abfall des Plasmacortisols aus. Dagegen lässt sich beim sekundären Cushing-Syndrom eine Suppression erreichen.

Releasinghormontest. Die Stimulation mit CRH (Corticotropin-Releasing-Hormon) und Vasopressin, die die ACTH-Sekretion (20.8) und damit die Cortisolsekretion stimulieren, wird eingesetzt zur Erkennung sowohl von

– Hypophyseninsuffizienz als auch zur
– Diagnose und Differenzierung des Cushing-Syndroms.

Gemessen wird das Plasmacortisol vor und 30 bzw. 60 Minuten nach i.v.-Injektion von CRH und Vasopressin.

Beim hypothalamo-hypophysären Cushing-Syndrom (sekundär) kommt es zu einem exzessiven Anstieg des Plasmacortisols (Abb. 20.12). Beim Cushing-Syndrom auf der Grundlage eines autonomen Nebennierenrindentumors (primär) wird dagegen in der Regel kein weiterer Anstieg des Cortisols beobachtet. Patienten mit Hypophyseninsuffizienz als Folge eines Tumors oder eines neurochirurgischen Eingriffs zeigen eine Stimulierbarkeit der Cortisolfreisetzung wie gesunde Probanden.

> **20.8**
> **ACTH-Bestimmung**
>
> ACTH-Bestimmungen sind neben der Messung des Plasmacortisols bei den aufgeführten Funktionstests selten erforderlich. Sie erfordern wegen der Instabilität des ACTH eine besondere Probennahme unter Zusatz von Trasylol (Peptidase-Inhibitor) und Mercaptoethanol (Oxidationsschutz), die sofortige Zentrifugation der Proben und deren Aufbewahrung bei mindestens −20 °C.

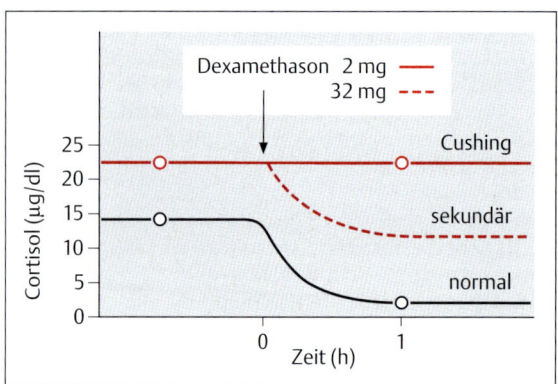

Abb. 20.11 Dexamethasonhemmtest.
Untersucht wird das Verhalten des Plasmacortisols.

! Oft werden mehrere Funktionstests gleichzeitig durchgeführt, z. B. um eine totale Hypophyseninsuffizienz abzuklären. Hier müssen wir besonders gut auf die Probenzuordnung, die Dokumentation und die Stabilität der einzelnen Messgrößen achten.

20.5 Hypophysen-Schilddrüsen-System

Durch das Kropfleiden ist die Schilddrüse auch medizinischen Laien gut vertraut. In ihr werden die Hormone Tetrajodthyronin (Thyroxin, T_4) und Trijodthyronin (T_3) synthetisiert, die eine aktivierende Wirkung auf den Stoffwechsel entfalten.
Wir beschäftigen uns hier mit der Biosynthese der Schilddrüsenhormone sowie mit der Regulation und den Störungen der Schilddrüsenfunktion.

20.5.1 Biosynthese der Schilddrüsenhormone

T_4 und T_3 werden im Follikelepithel und im Kolloid der Schilddrüse aus Jod und der Aminosäure Tyrosin aufgebaut. Genauer finden diese Reaktionen am Thyreoglobulin-Molekül statt. Dazu nimmt die Schilddrüse Jodid aus dem Blut unter gleichzeitiger Oxidation zu Jod auf. Das schilddrüsenspezifische Thyreoglobulin enthält eine große Zahl Tyrosinreste. Zunächst werden enzymatisch Monojodtyrosin und Dijodtyrosin gebildet (Abb. 20.13). Im Weiteren erfolgt dann die Konjugation von zwei Molekülen Dijodtyrosin zu Tetrajodthyronin oder von je einem Molekül Monojodtyrosin und Dijodtyrosin zu Trijodthyronin. Anschließend werden T_4 und in geringerem Ausmaß T_3 aus dem Thyreoglobulin enzymatisch freigesetzt und ins Blut abgegeben.

Freie Hormone. Im Blut liegen die Schilddrüsenhormone ganz überwiegend an thyroxinbindendes Globulin (TBG), Präalbumin und Albumin gebunden vor. Nur ein sehr kleiner Anteil der Gesamtmenge dieser Hormone liegt in der freien Form vor:
– 0,05 % des T_4
– 0,5 % des T_3

Biologisch wirksam ist nur der freie Anteil der Schilddrüsenhormone. Wir bezeichnen die freie Form als fT_4 und fT_3. Nur die freien Hormone sind in der Lage, an die entsprechenden Zellrezeptoren zu binden. Dabei besitzt das fT_3 eine größere biologische Wirksamkeit als das fT_4.

20.5.2 Regulation der Schilddrüsenfunktion

Die im Blut biologisch wirksame Konzentration an freien Schilddrüsenhormonen wird durch drei Regulationsvorgänge bestimmt. Daran sind beteiligt:
1. Glandotrope Hormone (TRH und TSH)
2. Periphere Regulationsvorgänge (Umwandlung von T_4 in T_3)
3. Autoregulation der Schilddrüse

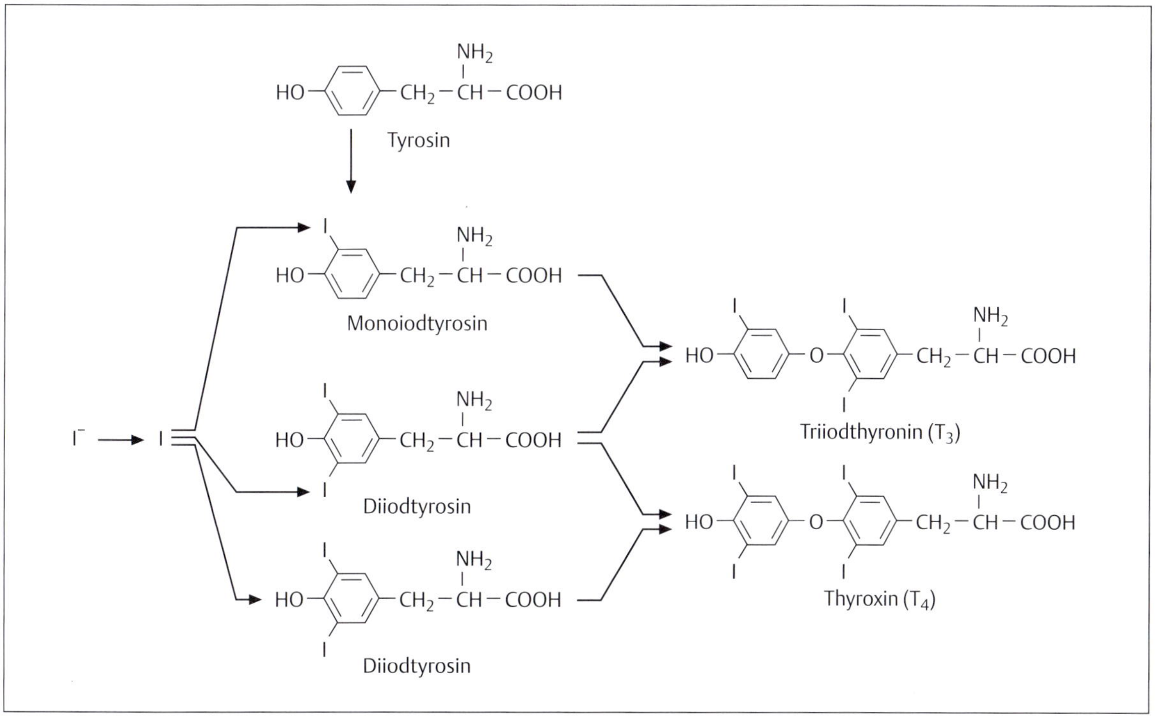

Abb. 20.13 Biosynthese der Schilddrüsenhormone.

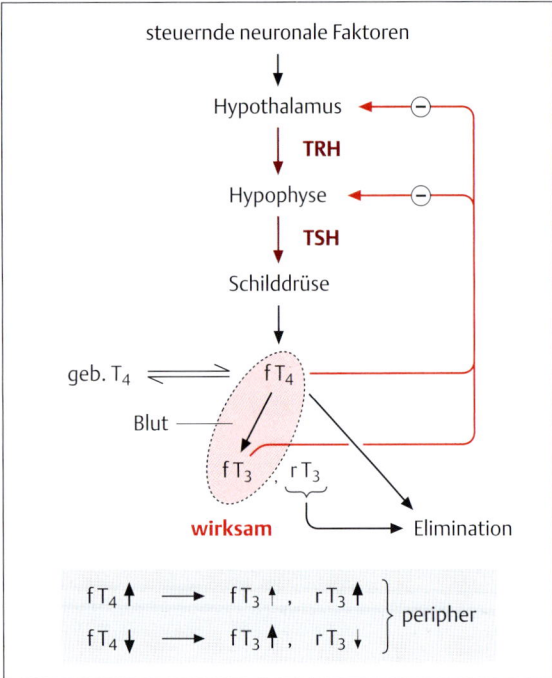

Abb. 20.14 Schilddrüsen-Regelkreis.

1. Regulation durch das Hypothalamus-/Hypophysensystem. Bildung und Ausschüttung der Schilddrüsenhormone werden durch das Thyreoidea-stimulierende Hormon (TSH, Thyreotropin) gesteigert. Das TSH selbst wird im Hypophysenvorderlappen gebildet. Es stimuliert die Biosynthese von T_4 und T_3 und ihre Freisetzung aus der Speicherform Thyreoglobulin im Schilddrüsenfollikel (Abb. 20.**14**).

TSH hat außerdem noch eine zweite wichtige Wirkung auf die Schilddrüse:

Es führt zu einer Zunahme der Zellzahl und Zellgröße in der Schilddrüse; d.h. TSH wirkt hier als spezifischer Wachstumsfaktor.

Gesteigert wird die TSH-Ausschüttung der Hypophyse durch das hypothalamische Thyreotropin-Releasing-Hormon (TRH). Hypothalamus und Hypophyse andererseits stehen selbst unter Kontrolle von Groß- und Kleinhirn:

Zu gesteigerter TRH und TSH-Freisetzung kommt es durch neuronale Reize der thermorezeptiven Gehirnareale (Temperaturzentrum) und auch bei psychischer Belastung (Abb. 20.**14**).

Wesentlich für die regelrechte Schilddrüsenfunktion sind zwei Rückkopplungsmechanismen:
- Niedrige freie Schilddrüsenhormonkonzentration (fT_4 und fT_3) stimuliert die Bildung von TRH und TSH (**positive Rückkopplung**).
- Bei genügend hoher freier Schilddrüsenhormonkonzentration hemmen fT_4 und fT_3 die TSH-Ausschüttung der Hypophyse (**negative Rückkopplung**).

2. Periphere Regulation. Im Blut kann T_4 in T_3 umgewandelt werden. Auch dieser Vorgang weist einen Regelmechanismus auf: Je nach Bedarf an wirksamem Schilddrüsenhormon kann T_4 durch enzymatische Dejodierung entweder in stoffwechselaktives T_3 oder in biologisch inaktives reverse-T_3 (rT_3) umgewandelt werden (Abb. 20.**14**).

rT_3 und T_3 unterscheiden sich nur in der Stellung eines Jodrestes im Monojodtyrosinanteil des Moleküls.

3. Autoregulation. Die Jodaufnahme und Hormonsynthese der Schilddrüse werden in einem gewissen Ausmaß auch unabhängig vom TSH durch die Schilddrüse selbst gesteuert. Diesen Vorgang bezeichnen wir als Autoregulation. Bei steigendem Jodidangebot im Blut wird ab einer kritischen Grenze die Jodidaufnahme und Oxidation zum Jod gehemmt, was zu einer Verminderung der Schilddrüsenhormonsynthese führt. Dieser Vorgang kann zur vorübergehenden funktionellen Ausschaltung der Schilddrüse genutzt werden (20.**9**).

> **20.9**
> **Blockierung der Schilddrüse**
>
> Bei Nuklearunfällen mit Freisetzung radioaktiver Jodisotope ist die Schilddrüse wegen der Jodanreicherung besonders strahlungsgefährdet.
> In solchen Situationen kann durch Gabe von Kaliumjodid-Tabletten auf dem Weg der Autoregulation die Jodaufnahme der Schilddrüse durch die große Menge Kaliumjodid vorübergehend blockiert werden. Die radioaktiven Isotope werden dann nicht von der Schilddrüse aufgenommen und rasch wieder ausgeschieden.
> Allerdings besteht bei Personen, die vorher mit Jod unterversorgt waren, die Gefahr, dass die Autoregulation versagt und im Gegenteil durch plötzlich gesteigerte Hormonsynthese eine hyperthyreote Krise ausgelöst werden kann.

20.5.3 Wirkung der Schilddrüsenhormone

Das Wirkungsmuster der Schilddrüsenhormone ist abhängig von ihrer Konzentration.

In *physiologischer Konzentration* fördern die Schilddrüsenhormone besonders die Proteinbiosynthese (*anabole Wirkung*) und den Grundumsatz; d.h. der Sauerstoffverbrauch wird auf ein physiologisch sinnvolles Niveau reguliert und der Organismus in Leistungsbereitschaft versetzt. Darüber hinaus ist eine bestimmte Mindestkonzentration an Schilddrüsenhormonen für die regelrechte Organentwicklung nötig. Die Schilddrüsenhormone haben u.a. auch einen stimulierenden Einfluss auf das Längenwachstum der Knochen. Schließlich können wir geistige Reife nur unter der stimulierenden Wirkung von Schilddrüsenhormonen erlangen; d.h. Schilddrüsenhormone sind für die funktionelle Entwicklung des Gehirns und die geistige Leistungsbereitschaft unabdingbar notwendig.

Liegen die Schilddrüsenhormone dagegen *in erhöhter Konzentration* vor, dann stimulieren sie den Proteinabbau (*katabole Wirkung*) und entkoppeln den oxidativen Abbau von Stoffwechselsubstraten von der ATP-Gewinnung. Dies führt zu einem nutzlos erhöhten Abbau von Glykogen und Fetten. Der gesamte Energiegehalt dieser Substrate wird ausschließlich in Wärme umgewandelt und die physiologisch sinnvolle ATP-Bildung bleibt aus. Dies führt zu einer übermäßigen Wärmeproduktion (20.10) und Steigerung des Grundumsatzes. Es kommt unter anderem zu einer erhöhten Herzschlagfrequenz und vermehrter Schweißsekretion.

20.10
Oxidative Entkopplung bei Neugeborenen

Nur Säuglinge zeigen physiologisch eine solche Entkopplung. Da sie sehr rasch auskühlen können, haben sie im Bereich der Schultermuskulatur besonders viele Mitochondrien und können dort ohne ATP-Gewinnung viel Wärme produzieren.

Inaktivierung der Schilddrüsenhormone. Die Inaktivierung der Schilddrüsenhormone erfolgt durch Dejodierung, wobei das Jodid über das Blut zurück zur Schilddrüse gelangt. Der Aminosäurerest wird in der Leber desaminiert oder über die Hydroxylgruppe des Tyrosins an Glucuronsäure gebunden.

20.5.4 Pathologische Veränderungen der Schilddrüsenfunktion

Schilddrüsenerkrankungen können zu einer Über- oder Unterfunktion der Schilddrüse führen. Besonders häufig ist allerdings das Jodmangelstruma (20.11), bei dem es meist über lange Zeit zu keiner Veränderung der Schilddrüsenfunktion kommt. Auch die gefährlichste Schilddrüsenerkrankung, das Schilddrüsencarcinom (20.12), verhält sich meistens labordiagnostisch unauffällig, führt also zu keiner Funktionsänderung der Schilddrüse.

20.11
Endemische Struma (Jodmangelkropf)

Mehr als 50 % der Schilddrüsenerkrankungen macht das endemische Struma bei Jodmangel aus (Abb. 20.15). Hierbei führt intrathyreoidaler Jodmangel über eine erhöhte Sensitivität der Schilddrüse gegenüber TSH zur Hyperplasie (Größenzunahme des Organs). Die gleichzeitige Aktivierung des Epidermal Growth Factor (EGF) bewirkt eine zusätzliche Hypertrophie (Zellvergrößerung) der Thyreozyten. Dennoch weisen Patienten mit Jodmangelstruma meist eine normale (**euthyreote**) Stoffwechsellage auf, d. h. die Schilddrüsen-Labordiagnostik ist unauffällig. Nur in wenigen Fällen ist die Stoffwechsellage aufgrund extremen Jodmangels hypothyreot.
Andererseits kann sich bei längerem Bestehen des Kropfleidens eine Autonomie der Schilddrüse entwickeln. Sie unterliegt dann nicht mehr der Kontrolle durch TSH. Beim Vorliegen einer Autonomie kann eine plötzlich vermehrte Jodzufuhr sehr rasch zu einer ausgeprägten Hyperthyreose führen.
Zur Vermeidung des Jodmangelstruma ist auf eine genügende Jodzufuhr mit der Nahrung z. B. durch jodiertes Speisesalz zu achten. Dies ist besonders wichtig in den bekannten Jodmangelgebieten (s. Kap. 17 Spurenelemente und Vitamine).

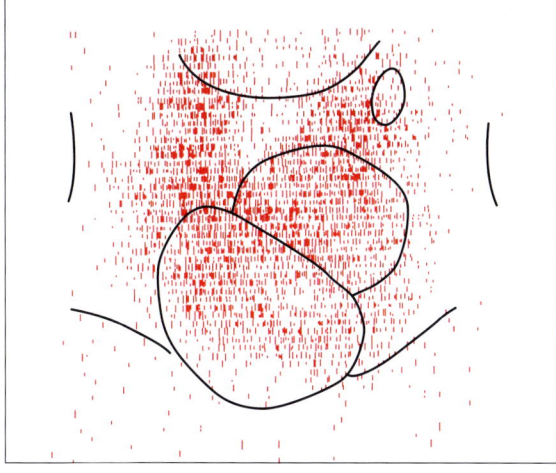
Abb. 20.15 Szintigramm eines euthyreoten Knotenkropfes. Es zeigt sich eine heterogene Verteilung des ^{131}J- oder Technetiumisotops, wodurch sich sog. kalte und warme Bezirke außerhalb und innerhalb des Knotens ergeben.

20.12
Schilddrüsencarcinom

Bei der *szintigraphischen Untersuchung* der Schilddrüse weisen so genannte *kalte Knoten* (Abb. 20.16), das sind Bereiche ohne Hormonproduktion, auf ein Schilddrüsencarcinom hin. Die Weiteruntersuchung erfolgt durch Feinnadelbiopsie.
Schilddrüsentumoren führen in der Regel nicht zu einer Abweichung von der euthyreoten Stoffwechsellage und sind daher labordiagnostisch nicht nachweisbar. Eine Ausnahme machen die selteneren C-Zellcarcinome, die zum Teil vermehrt Calcitonin sezernieren und daher aufgrund erhöhter Calcitoninmesswerte im Blut erkannt werden können.

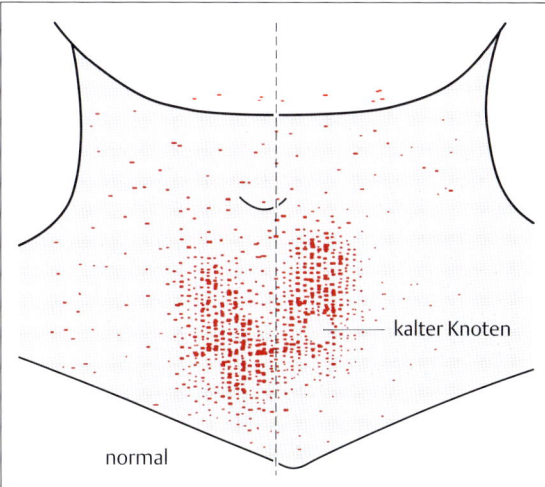
Abb. 20.16 Szintigramm beim Vorliegen eines Schilddrüsencarcinoms. Im Vergleich zum Gesunden (links) ergibt sich beim Patienten mit Schilddrüsencarcinom (rechts) ein deutlich erkennbarer Bezirk ohne Einlagerung des ^{131}J- oder Technetiumisotops, dies wird als kalter Knoten bezeichnet.

20.5.5 Schilddrüsenüberfunktion (Hyperthyreose)

Die Hyperthyreose ist gekennzeichnet durch eine erhöhte Konzentration von freien Schilddrüsenhormonen im Blut. Von einer primären Hyperthyreose (Tab. 20.4) sprechen wir, wenn die Ursache der Hyperthyreose bei der Schilddrüse selbst liegt. Hierzu gehören die häufigten Formen der Hyperthyreose, der *Morbus Basedow* und die *Thyreotoxikose*. Eine sekundäre bzw. tertiäre Hyperthyreose liegt vor, wenn der Rückkopplungsmechanismus auf die TSH- bzw. TRH-Sekretion gestört ist. Auch medikamentös (iatrogen) kann eine Hyperthyreose ausgelöst werden. Mögliche Ursachen sind eine Überdosierung von Schilddrüsenhormonen oder die Gabe von jodhaltigen Röntgenkontrastmitteln (20.13).

Tab. 20.4 Ursachen für eine Hyperthyreose.

Störung	
primär	– Autoimmunerkrankung (z. B. Morbus Basedow) – Autonomes Adenom (bei langdauerndem Jodmangel) – Entzündung (Thyreotoxikose) – iatrogen (Überdosierung von Schilddrüsenhormonen, jodhaltige Röntgenkontrastmittel)
sekundär	– gestörte Rückkopplungshemmung des TSH – TSH-produzierender Tumor – ektope TSH-Bildung (z. B. beim Chorioncarcinom)
tertiär	gestörte Rückkopplungshemmung des TRH

> **20.13**
> **Einsatz von jodhaltigen Röntgenkontrastmitteln**
>
> Liegt bei einem Patienten eine latente Hyperthyreose (klinisch noch unauffällig) oder ein Jodmangelstruma vor, so kann die Gabe eines jodhaltigen Kontrastmittels zur Hyperthyreose führen.
> Daher sind jodhaltige Kontrastmittel nur bei strenger Indikation und nach Untersuchung der Schilddrüse anzuwenden.

Morbus Basedow. Diese Form der Hyperthyreose wird zu den Autoimmunerkrankungen gerechnet. Man findet im Blutplasma der Erkrankten ein Immunglobulin, das die Schilddrüse stimuliert und „long acting thyroid stimulator" (LATS) genannt wurde. Es handelt sich um Schilddrüsen-Rezeptorantikörper. Daher hat die Abkürzung TRAK die frühere Bezeichnung „LATS" abgelöst. Die TRAK binden an die gleichen Rezeptoren der Schilddrüsenzellen wie TSH und führen dort wie TSH zu einer Aktivierung, die zu einer erhöhten Freisetzung von Schilddrüsenhormonen führt.

Zwar wird das TSH supprimiert, aber die TRAK unterliegen nicht dieser Rückkopplungskontrolle. Das heißt, die Bildung der Schilddrüsen-Rezeptorantikörper erfolgt ungeregelt. Die Folge ist eine ebenso unkontrollierte Steigerung der Freisetzung von Schilddrüsenhormonen beim Morbus Basedow (Abb. 20.17). Klinische Kennzeichen des Morbus Basedow sind Struma, Hervortreten der Augäpfel (Exophthalmus) und Tachykardie.

 Beim Morbus Basedow funktioniert die hormonelle Rückkopplung weiter. Deshalb führt die erhöhte wirksame Schilddrüsenhormonkonzentration im Blut zu einem Absinken der TSH-Freisetzung aus der Hypophyse (Suppression).

Thyreotoxikose. Ein Schilddrüsenadenom (gutartige Gewebevermehrung) kann zu einer Thyreotoxikose führen. Auslöser für die Hyperthyreose ist häufig eine virale oder bakterielle Entzündung. In der Szintigraphie finden sich so genannte heiße Areale. Das sind Orte vermehrter Hormonproduktion. Auch bei der Thyreotoxikose ist das TSH supprimiert.

20.5.6 Schilddrüsenunterfunktion (Hypothyreose)

Die Hypothyreose ist gekennzeichnet durch eine verminderte Konzentration von freien Schilddrüsenhormonen im Blut. Eine primäre Hypothyreose (Tab. 20.5) liegt vor, wenn die Ursache der Hypothyreose bei der Schilddrüse selbst liegt. Hierzu gehören der Kretinismus (20.14) und die Hashimoto Thyreoiditis auf der Grundlage einer chronischen Entzündung der Schilddrüse. Das Krankheitsbild der Hypothyreose wird beim Erwachsenen als Myxödem bezeichnet (20.15).

Eine sekundäre bzw. tertiäre Hypothyreose liegt bei Ausfall des Hypophysenvorderlappens oder des Hypothalamus vor. Auch iatrogen kann eine Hypothyreose z. B. durch Thyreostatika, welche die Freisetzung von Schilddrüsenhormonen vermindern, ausgelöst werden.

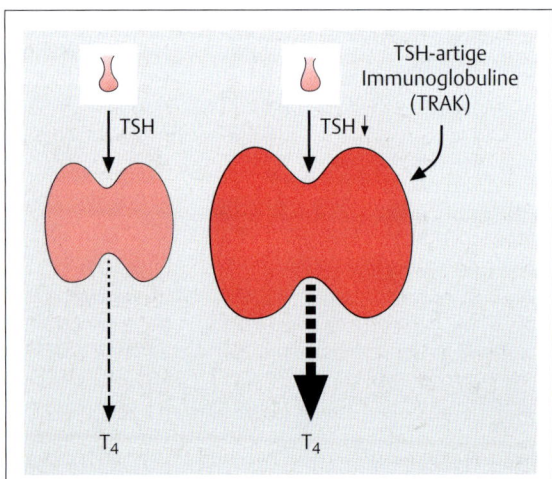

Abb. 20.17 Pathogenese des Morbus Basedow. Die Stimulation durch TRAK führt im Gegensatz zum Knotenkropf zu einer Überstimulierung aller Zellen sämtlicher Follikel und damit zu einem diffusen Kropf.

Tab. 20.5 Ursachen einer Hypothyreose.

Störung	

primär	– Aplasie oder Dysplasie der Schilddrüse
	– Enzymdefekt mit Jodfehlverwertung
	– chronische Entzündung (Hashimoto Thyreoiditis)
	– extremer Jodmangel
	– renaler oder intestinaler Hormonverlust
	– **iatrogen**
	   – Thyreostatika (Carbimazol)
	   – Schilddrüsenblock
	   – Strahlenbehandlung
	   – postoperativ nach Schilddrüsenentfernung

sekundär	Ausfall des Hypophysenvorderlappens (TSH↓)
tertiär	Hirntumor mit Beteiligung des Hypothalamus (TRH↓)

20.14
Kretinismus

Angeborenes Fehlen (Aplasie) oder Fehlanlage (Dysplasie) der Schilddrüse führt zum Kretinismus. Klinische Kennzeichen sind eine Wachstumsverzögerung und eine körperliche und geistige Unterentwicklung. Durch Substitution mit Schilddrüsenhormon kann eine normale Entwicklung erreicht werden. Zur frühzeitigen Erkennung gehört die Untersuchung der Schilddrüsenfunktion zum Neugeborenen-Screening.

20.15
Myxödem (z. B. Hashimoto Thyreoiditis)

Die Hypothyreose führt beim Erwachsenen zum Klinischen Bild des Myxödem. Dieses ist gekennzeichnet durch verminderte Wärmeproduktion mit Kälteempfindlichkeit, geistiger Stumpfheit und Ablagerung von Mucopolysacchariden in der Haut, was zu einer Hautverdickung führt.

20.6 Strategie der Schilddrüsenlabordiagnostik

Die Schilddrüse spielt in der Hormonanalytik eine zentrale Rolle. Dies liegt an
– der Häufigkeit von Schilddrüsenerkrankungen und an
– der zentralen Bedeutung der Schilddrüsenhormone im Stoffwechsel.
Bei der Untersuchungsstrategie muss vom Arzt differenziert werden, ob ein Suchtest für eine Schilddrüsenfunktionsstörung oder eine Therapiekontrolle bei bekannter Schilddrüsenerkrankung geplant ist. Als Sonderfälle lernen wir die Screeninguntersuchung bei Neugeborenen und die weitergehenden Untersuchungen zur Diagnosestellung bei Schilddrüsenfehlfunktion kennen.

20.6.1 Schilddrüsen-Erstuntersuchung (Suchdiagnostik)

Sie umfasst die TSH-Bestimmung und bei Feststellung erniedrigter (supprimierter) bzw. erhöhter TSH-Werte die anschließende Schilddrüsenhormonbestimmung.

**Bei Schilddrüsenüberfunktion (Hyperthyreose) ist das TSH erniedrigt (supprimiert) und bei Schilddrüsenunterfunktion (Hypothyreose) erhöht.
Normales TSH liegt bei Euthyreose vor.**

Bedeutung der TSH-Bestimmung

Die Reaktion des TSH auf Änderungen der Schilddrüsenfunktion haben wir bereits als hormonelle Rückkopplung in Abb. 20.14 kennen gelernt. Diese Eigenschaft des TSH macht es als zentrale Messgröße für die Beurteilung der Schilddrüsenfunktion besonders geeignet. Betrachten wir den Referenzbereich (Tab. 20.6), so sehen wir, dass zur Feststellung einer TSH-Verminderung im niedrigen Messbereich zuverlässige Messungen notwendig sind. Eine echte Suppression muss von grenzwertigen Verminderungen und niedrig normalen Werten abgrenzbar sein.

Während TSH-Erhöhungen schon länger zuverlässig festgestellt werden konnten, kann man erst seit einigen Jahren mit den so genannten sensitiven bzw. ultrasensitiven TSH-Testkits anhand der TSH-Verminderung die hyperthyreote Stoffwechsellage eindeutig feststellen.

TSH-Bestimmungsmethoden. Mit verschiedenen Immunoassays, z. B. früher RIA bzw. IRMA, und heute Mikropartikel-Immunoassay oder Lumineszenzimmunoassay auf zahlreichen mechanisierten Systemen, kann das TSH bestimmt werden. Bei der Auswahl der Methode ist sorgfältig auf die Präzision im unteren Messbereich und die Nachweisgrenze zu achten, damit hyperthyreote Stoffwechselzustände sicher diagnostiziert werden können.

TSH-Referenzbereich. Als basales TSH wird ein Messwert im Rahmen der Erstdiagnostik bezeichnet, der ohne externe Einflussnahme auf die Schilddrüse gewonnen wurde. D. h. es wird vorausgesetzt, dass keine medikamentöse Behandlung der Schilddrüse und keine Funktionsdiagnostik vorliegt (Tab. 20.6, Abb. 20.18).

Tab. 20.6 Referenzbereich TSH.

TSH basal	Einheit
0,3–3,5 (Erwachsene)	mU/l

Beurteilung des TSH-Basalwertes. Messwerte des TSH im Referenzbereich sprechen für eine euthyreote Stoffwechsellage (Abb. 20.**18**). Eine Schilddrüsenfehlfunktion können wir daher im Allgemeinen alleine mit der TSH-Bestimmung ausschließen.

TSH-Screening beim Neugeborenen. Die Untersuchung wird zur Früherkennung einer angeborenen Hypothyreose durchgeführt. Dazu wird dem Neugeborenen am 5. Lebenstag im Rahmen der Vorsorgeuntersuchung U-2 Blut abgenommen, auf eine Filterpapierkarte gegeben und ins Labor gesendet.

Zur Analyse wird ein kleines Scheibchen aus der Karte ausgestanzt und das TSH bestimmt. Für Neugeborene gilt ein anderer Referenzbereich als für Erwachsene. Daher gelten Werte, die einer Blutplasmakonzentration bis 20 mU/l entsprechen, als unauffällig. Ergebnisse über 20 mU/l sind kontrollbedürftig und über 100 mU/l beweisend für eine angeborene (konnatale) Hypothyreose, die unbehandelt zum Kretinismus führen würde.

Bedeutung erniedrigter (supprimierter) TSH-Werte. Wichtig ist – wie bereits hervorgehoben – die zuverlässige Messung im niedrigen Konzentrationsbereich. Eine nahezu nicht messbare TSH-Konzentration von weniger als 0,1, oder besser noch unter 0,01 mU/l ist Zeichen einer hyperthyreoten Stoffwechsellage. Das Ausmaß der Stoffwechselstörung lässt sich anhand der Konzentration der Schilddrüsenhormone abschätzen. Hierbei ist zumindest beim T_4 die Bestimmung des freien Hormons, welches ja nur biologisch wirksam ist, dem Gesamt-T_4 vorzuziehen.

– Scheinbar normales fT_4 und T_3 werden häufig bei einer hyperthyreoten Stoffwechsellage von Schwerkranken gefunden. Die Hyperthyreose lässt sich bei diesen Patienten mit einem TRH-Stimulationstest (s. unten) belegen.
– Liegt keine schwere Erkrankung vor und das TSH ist bei unauffälliger Schilddrüsenhormonkonzentration supprimiert, dann spricht man von einer Grenzhyperthyreose. Diese Patienten muss der behandelnde Arzt im Auge behalten.

Grenzwertig erniedrigte TSH-Messwerte können z.B. bei einer Schilddrüsenautonomie auftreten. Zur weiteren Abklärung sind die Ultraschalluntersuchung und die Szintigraphie der Schilddrüse nützlich. Ursache für grenzwertig erniedrigte TSH-Werte können aber auch Medikamenteneinflüsse sein, die Stoffwechsellage ist dann euthyreot.

Bedeutung erhöhter TSH-Werte. Messwerte oberhalb 6 mU/l zeigen sehr sicher eine hypothyreote Stoffwechsellage an. Zur Abschätzung des Ausmaßes der Hypothyreose auch bei grenzwertigen TSH-Werten reicht die Bestimmung des freien T_4. Die Ursache der Hypothyreose kann erst durch die Hinzunahme weiterer Untersuchungen abgeklärt werden (s. S. 286).

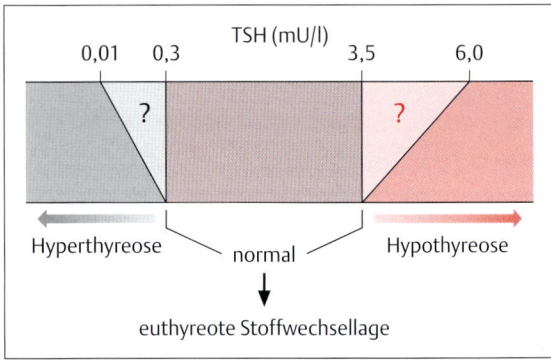

Abb. 20.18 Bedeutung des basalen TSH.

Bestimmung der peripheren Schilddrüsenhormone

Freies T_4. Dieses ist weitgehend unabhängig von den Bindungsproteinen. Die direkte Bestimmung (20.**16**) gelingt mittels ELISA, FPIA, RIA (früher) oder LIA. Der Referenzbereich liegt zwischen 10 und 26 pmol/l. Falsch hohe Werte können bei Heparintherapie und Anwendung einiger Medikamente auftreten. Die Bedeutung der fT_4-Bestimmung liegt in der Abschätzung der aktuellen peripheren Stoffwechsellage.

Indirekt kann die fT_4-Konzentration durch das Verhältnis von Gesamt-T_4 zu Thyroxinbindendes Globulin (TBG) abgeschätzt werden. Die direkte Bestimmung ist wegen geringerer Störanfälligkeit auf jeden Fall vorzuziehen.

> **20.16**
> **Bestimmungsmethode für freies T_4**
>
> In Immunoassays setzen wir normalerweise Antikörper möglichst hoher Affinität ein. Hier ist allerdings entscheidend, dass die im Test verwendeten Antikörper eine vergleichbare Affinität zum fT4 haben wie die Bindungsproteine im Blutplasma, damit das Bindungsgleichgewicht nicht gestört wird. Anstelle von markiertem Thyroxin selbst werden meist bromierte Derivate als Tracer eingesetzt, damit nicht durch die Tracerzugabe das oben angesprochene Bindungsgleichgewicht gestört wird.

Gesamt T_3/fT_3. Im Rahmen der Schilddrüsen-Basisdiagnostik ist die T_3-Bestimmung zum Nachweis der isolierten T_3-Hyperthyreose notwendig. Der Referenzbereich des Gesamt-T_3 für Erwachsene liegt zwischen 0,75–2,5 nmol/l. Der Verdacht auf eine T_3-Hyperthyreose liegt vor, wenn das TSH supprimiert ist und ein normales fT_4 vorliegt. Anders als beim T_4 sind beim T_3 die Vorteile der Bestimmung des freien Hormons (fT_3) nicht so ausgeprägt. Sein Referenzbereich liegt zwischen 3,0 und 8,5 pmol/l.

Bei Hypothyreose wird das T_3 selten erniedrigt gefunden, da in dieser Stoffwechselsituation die periphere Umwandlung des T_4 zu T_3 durch Dejodierung verstärkt abläuft; d.h. T_3 kann bei einer Hypothyreose noch lange im Normalbereich bleiben, während das verminderte fT_4 das wahre Ausmaß der Schilddrüsenunterfunktion zeigt. Daher ist eine T_3-Bestimmung im Rahmen der Diagnose einer Hypothyreose im Allgemeinen nicht erforderlich.

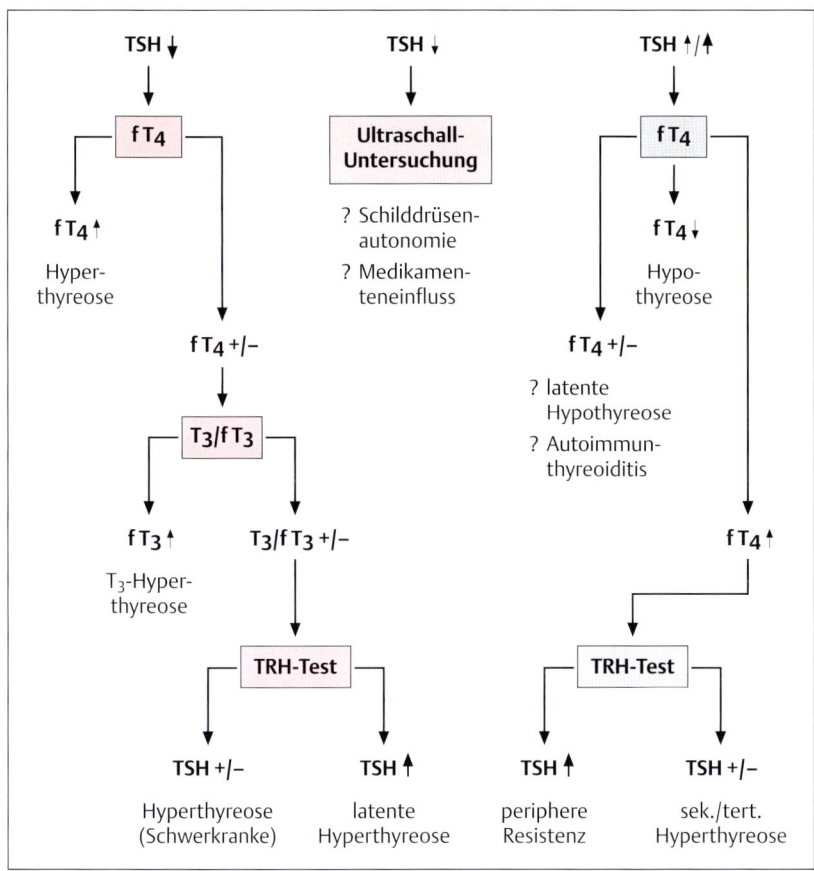

Abb. 20.19 Weiterführende Untersuchungen bei auffälligem basalem TSH.

20.6.2 Weiterführende Untersuchungen bei auffälligem TSH

In Abb. 20.**18** haben wir bereits die zentrale diagnostische Bedeutung des TSH kennen gelernt. Die ergänzende Untersuchung von fT_4 und T_3 kann direkt vom TSH-Messwert abhängig gemacht werden (20.**17**). Abb. 20.**18** können wir so ausbauen, dass auch die Strategie weiterführender Untersuchungen ersichtlich wird (Abb. 20.**19**).

> **20.17**
> Strategie der Schilddrüsen-Erstuntersuchung
>
> Bei der Schilddrüsen-Erstuntersuchung lässt sich auf dem Untersuchungsantrag von konkreten Untersuchungsanforderungen abweichen und es wird nur die Fragestellung „Erstuntersuchung" angegeben. Im Labor wird dann zuerst das TSH bestimmt. Ist dieses unauffällig, erfolgt keine weitere Untersuchung (Abb. 20.**18**). Bei supprimiertem TSH werden fT_4 und T_3 ergänzend gemessen, bei erhöhtem TSH-Wert nur fT_4 (Abb. 20.**19**). Dieser Ablauf kann auch von der Labor-EDV gesteuert werden.

TSH supprimiert. Vermindertes TSH und erhöhtes fT_4 charakterisieren die Hyperthyreose (Abb. 20.**18**, Abb. 20.**19**). Wenn trotz supprimiertem TSH sowohl scheinbar normales fT_4 und T_3 vorliegen, kann mit dem TRH-Test die hyperthyreote Stoffwechsellage, z. B. bei Schwerkranken, gesichert bzw. ausgeschlossen werden.

Der TRH-Stimulationstest ist eine empfindliche Untersuchung zur Beurteilung des Regelkreises Hypophyse-Schilddrüse. Im Normalfall reagiert die Hypophyse auf Stimulation durch eine externe Gabe von TRH mit einer TSH-Freisetzung.

Außer zum Test der Hypothalamus-/Hypophysenfunktion hat der TRH-Test vor allem Bedeutung bei nicht interpretierbaren Ergebnissen der basalen TSH- und Schilddrüsenhormonbestimmung.

Nach der Blutentnahme für die *basale* TSH-Bestimmung wird dem Patienten synthetisches TRH i.v. (0,2 mg) oder als Nasenspray (2 mg) verabreicht. Nach 30 Minuten wird eine zweite Probe für eine weitere TSH-Bestimmung (*stimulierter* Wert) gewonnen. Beurteilt werden der Basalwert und das Ausmaß der Stimulation (TSH-Anstieg). Normalerweise muss eine deutliche Stimulation erfolgen.

Das Ausbleiben der Stimulation bei der Hyperthyreose erklärt sich dadurch, dass die hypophysäre TSH-Freisetzung einer Rückkopplungskontrolle durch die erhöhte Schilddrüsenhormonkonzentration unterliegt. Diese kann auch durch die recht große TRH-Testdosis nicht wieder aufgehoben werden (Tab. 20.**7**).

Tab. 20.7 TRH-Stimulationstest.

TSH basal (mU/l)	TSH-Anstieg (mU/l)	Schilddrüsenfunktion
< 0,1	< 2,0	Hyperthyreose
0,3–3,5	2–25	Euthyreose
0,1–3,5	< 2,0	latente Hyperthyreose (Behandlung mit Schilddrüsenhormon)
erhöht	< 2,0	fT_4 erhöht: sekundäre oder tertiäre Hyperthyreose
variabel	> 30	fT_4 normal: latente Hypothyreose fT_4 erniedrigt: manifeste Hypothyreose

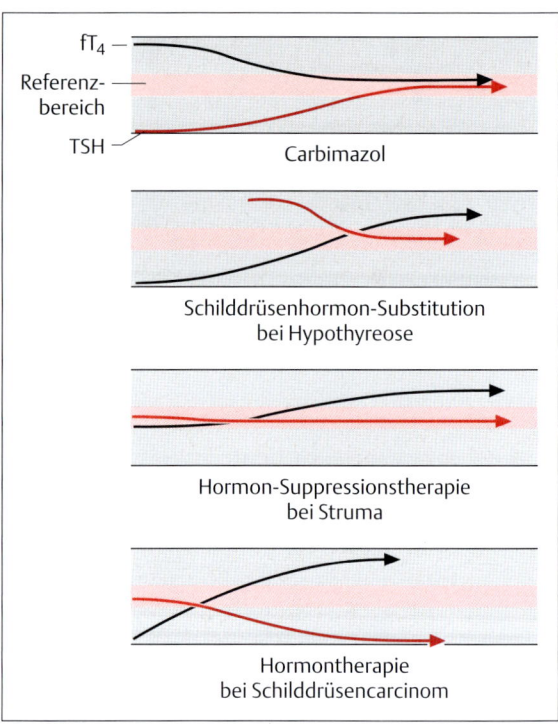

Abb. 20.20 Therapieziele bei der Behandlung von Schilddrüsenerkrankungen.

Eine Testwiederholung sollte dementsprechend frühestens nach 14 Tagen erfolgen, da es infolge der TRH-Verabreichung ebenfalls zu einer vorübergehenden Hemmung der TSH-Freisetzung kommen kann.

Immunogene Hyperthyreose. Ob eine durch die Hormonbestimmungen festgestellte Hyperthyreose immunogen bedingt ist, kann durch Autoantikörperbestimmungen abgeklärt werden.

Bei einer immunogen bedingten Hyperthyreose finden sich häufig mikrosomale Antikörper, bevorzugt anti-Peroxidase-(POD)-Antikörper mit hohem Titer. Beim Spezialfall des Morbus Basedow findet man mit einer diagnostischen Sensitivität von 70 % stimulierende TSH-Rezeptorantikörper (TRAK).

TSH erhöht. Erhöhtes TSH und vermindertes fT_4 charakterisieren die Hypothyreose (Abb. 20.**18**; Abb. 20.**19**). Eine auf den ersten Blick paradoxe Konstellation liegt vor, wenn TSH und fT_4 erhöht sind. Ursache kann eine periphere Resistenz gegen Schilddrüsenhormone sein. Der Körper versucht durch vermehrte Hormonsynthese diese Resistenz auszugleichen. Andererseits kann die hypophysäre TSH-Freisetzung bei Tumoren der Hypophyse oder des Hypothalamus unkontrolliert und ohne hormonelle Rückkopplung erfolgen. Im TRH-Test (Tab. 20.**7**) bleibt die Stimulation bei einer sekundären oder tertiären Hyperthyreose aus.

Erhöhtes TSH, besonders nach TRH-Stimulation, in Verbindung mit normalem fT4 wird bei der latenten Hypothyreose (Tab. 20.**7**) und der Autoimmunthyreoiditis gefunden. Bei der hierzu gehörigen Hashimoto-Hypothyreose finden sich z.B. anti-POD und/oder anti-Thyreoglobulin-Antikörper erhöht.

20.6.3 Therapiekontrolle bei Schilddrüsenerkrankungen

Thyreostatische Behandlung der Hyperthyreose. Carbimazol hemmt die Jodaufnahme der Schilddrüse. Dadurch wird die übermäßige Hormonproduktion vermindert. Ziel dieser thyreostatischen Behandlung sind Messwerte des TSH und fT_4, die möglichst im Referenzbereich liegen sollten (Abb. 20.**20**).

Substitutionstherapie bei hypothyreoter Stoffwechsellage. Eine Schilddrüsenentzündung (Thyreoditis) oder operative Entfernung von Schilddrüsengewebe kann die Substitution von Schilddrüsenhormonen erforderlich machen.

Bei einer hypothyreoten Stoffwechsellage wird Schilddrüsenhormon, z.B. Levothyroxin, mit den gleichen Zielwerten für TSH und fT_4 wie bei der Suppressionstherapie verabreicht (Abb. 20.**20**).

Auch bei der Therapiekontrolle sind T_3-Messungen selten erforderlich. Eine Ausnahme besteht bei der ausschließlichen Substitutionstherapie mit Trijodthyronin-Präparaten.

Suppressionstherapie bei Struma. Durch therapeutische (exogene) Gabe von Schilddrüsenhormonen kann über die Rückkopplungshemmung die wachstumsfördernde Wirkung des TSH auf die Schilddrüse beim euthyreoten Struma herabgesetzt werden. Die Zielwerte liegen dabei für das TSH im unteren Referenzbereich (Abb. 20.**20**). Das fT_4 darf gleichzeitig bis 40 pmol/l erhöht sein, ohne dass dies Zeichen einer Überdosierung oder Hyperthyreose ist.

Suppressionstherapie nach Schilddrüsencarcinom-Operation. Die primäre Behandlung des Schilddrüsencarcinoms (◆20.**18**) erfolgt durch totale Entfernung der Schilddrüse (Thyreoidektomie). Damit möglicherweise verbliebenes Gewebe keinen Wachstumsanreizen unterliegt, wird soviel Schilddrüsenhormon substituiert, bis auch der TRH-Test keine Stimulation mehr aufweist (Abb. 20.**20**).

20.18
Medulläres Schilddrüsencarcinom

Das Schilddrüsencarcinom ist im Allgemeinen labordiagnostisch nicht nachweisbar, da die Stoffwechsellage euthyreot bleibt. Eine Ausnahme stellt das medulläre C-Zell-Carcinom dar, das durch erhöhte Calcitoninmesswerte nachgewiesen werden kann. Die Calcitoninfreisetzung lässt sich zusätzlich mit Pentagastrin stimulieren. Stark erhöhte Werte weisen auf das Vorliegen eines medullären Schilddrüsencarcinoms hin.

Thyreoglobulinbestimmung. Zur Verlaufskontrolle des Schilddrüsencarcinoms wird das Thyreoglobulin eingesetzt. Diese Vorstufe der Schilddrüsenhormone ist ein normales Sekretionsprodukt der Schilddrüse. Nach Totalentfernung der Schilddrüse sollte es nicht mehr nachweisbar sein. Daher ist das Thyreoglobulin als Tumormarker für die Verlaufskontrolle geeignet. Ansteigende Werte zeigen eine Tumorneubildung an.

20.7 Pankreashormone

In den Organen des Verdauungstrakts finden wir die so genannten gastrointestinalen Hormone (🔖 20.**19**). Von besonderer Wichtigkeit sind das Insulin aus den B-Zellen des endokrinen Pankreas und sein Gegenspieler im Kohlenhydratstoffwechsel, das Glucagon (A-Zellen). Diese pankreatischen Hormone unterliegen keiner Steuerung durch übergeordnete Hormondrüsen.

Für die Labordiagnostik hat das C-Peptid die größere Bedeutung. Dieses wird im Verhältnis 1:1 mit dem Insulin von den Inselzellen sezerniert.

20.19
Gastrointestinale hormonelle Störungen (Beispiele)

Gastrinom (Zollinger-Ellison-Syndrom):
Es handelt sich um einen meist im Pankreas oder auch Duodenum lokalisierten malignen Tumor. Dieser produziert Gastrin, das normalerweise hauptsächlich in der Antrumschleimhaut gebildet wird, und oft auch andere gastrointestinale Hormone. *Kennzeichen* ist eine erhöhte Gastrinkonzentration im Serum. Die erhöhte Gastrinkonzentration bewirkt eine Dauerstimulation der Parietalzellen im Magen. Dadurch kommt es zur Ausbildung von Magenulcera.
Vipom (Verner-Morrison-Syndrom):
Das vasoaktive intestinale Polypeptid (VIP) bewirkt eine Vasodilatation, Absinken des Blutdruckes und über die Aktivierung der Adenylatcyclase eine extreme intestinale Flüssigkeitssekretion. Das pankreatische Polypeptid (PP) bewirkt eine Stimulation der Darmmotorik und hemmt die Sekretion von Pankreassaft. Beim meist im Pankreas lokalisierten Vipom finden sich VIP und PP im Blutplasma erhöht. PP wird auch von vielen anderen gastrointestinalen Tumoren sezerniert.
VIP und PP sind aufgrund ihrer Instabilität Beispiele von Messgrößen, die eine besonders sorgfältige *Präanalytik* erforderlich machen: Heparinblut muss unter Zusatz von Aprotinin (Proteaseinhibitor) gewonnen werden. Anschließend muss sofort kühl zentrifugiert werden und das Plasma bei -70 °C bis zur Analyse mittels RIA aufbewahrt werden.

20.7.1 Insulin und C-Peptid

In den B-Zellen der Langerhans-Inseln des Pankreas wird zunächst ein größeres Vorläuferprotein – das Präproinsulin – gebildet. Über die Zwischenstufe Proinsulin erfolgt die intrazelluläre Spaltung dieses Vorläufers in gleiche Mengen Insulin und Verbindungspeptid, das entsprechend dem Englischen Begriff „connecting" als C-Peptid bezeichnet wird (Abb. 20.**21**).

Bei Insulinbedarf, entsprechend einem Ansteigen der Blutglucose, wird das Insulin gemeinsam mit dem C-Peptid und einer kleineren Menge Proinsulin in das Blut abgegeben. Während das Insulin im Blut aufgrund seiner raschen Metabolisierung in der Leber nur eine kurze Halbwertszeit von einigen Minuten besitzt, ist die des C-Peptids deutlich länger. Daher ist für viele diagnostische Fragestellungen die Messung des C-Peptids vorteilhafter. Zudem können Insulinbestimmungen durch das Vorhandensein von Insulinantikörpern im Blut des Patienten verfälscht werden, während diese Störung die C-Peptidbestimmung nicht betrifft.

20.7.2 Diagnostische Fragestellungen

Die häufigste Fragestellung für die Bestimmung des Insulins und/oder C-Peptids ist gar nicht der Diabetes mellitus (20.**20**), wie es sich leicht vermuten ließe. Sondern hauptsächlich ergeben sich entsprechende Untersuchungsanforderungen, wenn es darum geht, unklare Hypoglykämien z. B. beim Insulinom (🔖20.**21**) in ihrer Ursache aufzuklären.

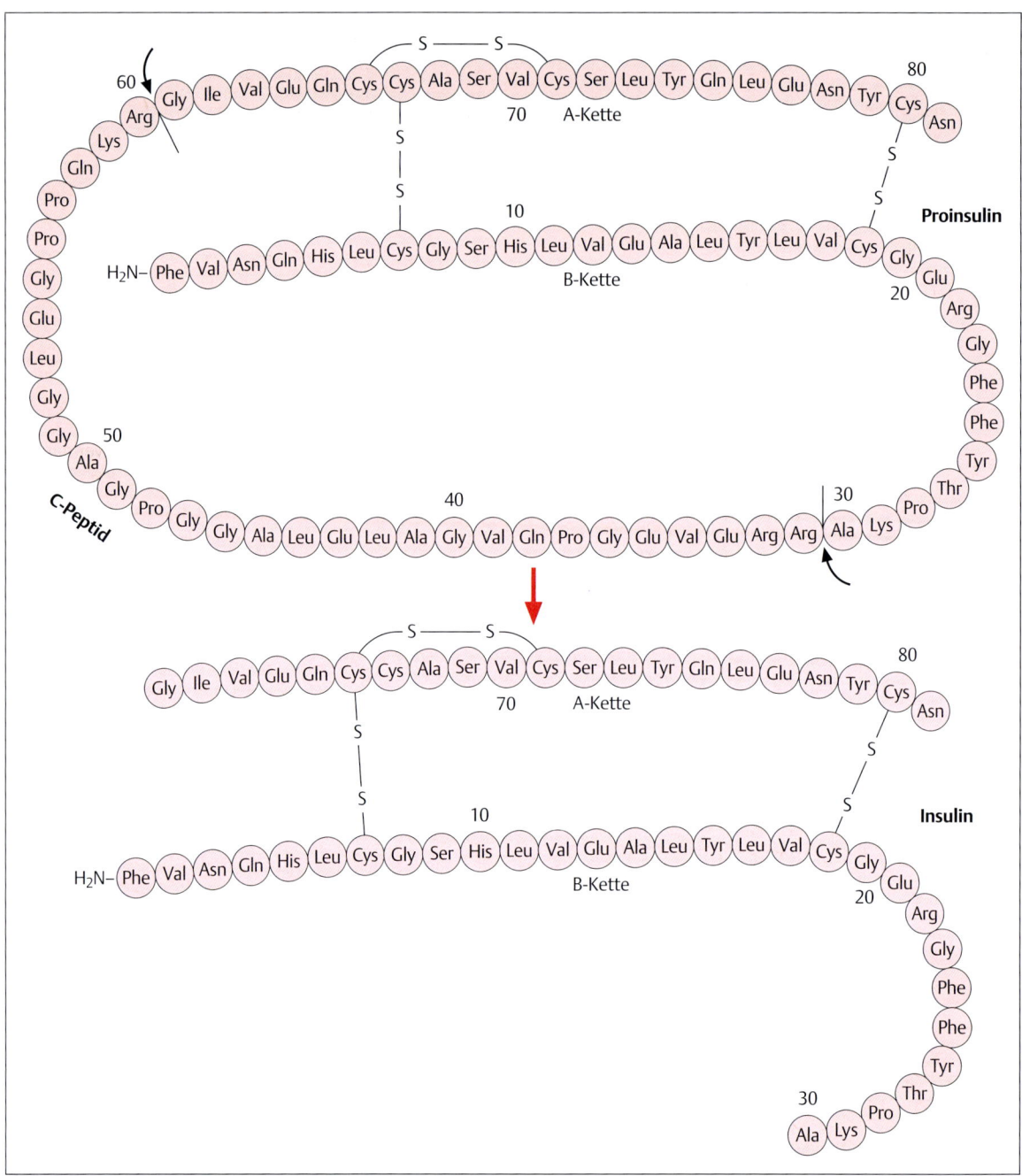

Abb. 20.21 Vereinfachte Struktur von Proinsulin, Insulin und C-Peptid.
Aus dem Proinsulin spaltet eine spezielle Protease das C-Peptid heraus. Das Insulinmolekül besteht daher aus zwei Teilstücken (Peptidketten), die durch zwei Disulfidbrücken zusammengehalten werden.

20.7.3 Untersuchungsverfahren

Mit immunologischen Testverfahren, die von verschiedenen Herstellern angeboten werden, lassen sich C-Peptid, Insulin und für spezielle wissenschaftliche Fragestellungen auch Proinsulin (dieses immer noch radioimmunologisch) bestimmen. Am häufigsten werden die entsprechenden Messungen im Rahmen von Funktionstests durchgeführt, auf die wir als Nächstes eingehen wollen.

Hungerversuch. Bei diesem Fastentest erhält der Patient unter ärztlicher Überwachung über einen Zeitraum bis zu 72 Stunden keinerlei energiehaltige Nahrung. Gleichzeitig soll er sich körperlich bewegen. Proben für die Bestimmung von Blutglucose, C-Peptid und gegebenenfalls Insulin werden ca. alle 4 bis 6 Stunden oder bei Anzeichen einer Hypoglykämie gewonnen.

C-Peptid- und Insulinbestimmungen sind nicht unbedingt aus allen gewonnenen Blutproben notwendig, auf jeden Fall aber aus solchen, wo die Blutglucosebestimmung eine Hypoglykämie anzeigt. Das Verhalten der drei Messgrößen beim Insulinom und anderen Hypoglykämieursachen ist in Abb. 20.22 dargestellt.

Ein Anstieg des Insulin/Glucose-Quotienten ist besonders aussagekräftig.

Bei anderen Ursachen der Hypoglykämie (z. B. großer Tumor im Bauchraum, Alkohol, Nebenniereninsuffizienz) bleibt der Insulin/Glucose-Quotient wie bei Gesunden normal mit anfänglich u. U. sogar verminderten Werten.

Einen gegensinnigen Verlauf von Insulin und C-Peptid zeigt die Hypoglykämia factitia (◆20.22, Abb. 20.22).

Tolbutamidtest. Tolbutamid haben wir bei der Besprechung des Diabetes (s. S. 173) bereits als orales Antidiabetikum kennen gelernt. Die intravenöse Gabe von Tolbutamid führt zu einer sehr raschen Insulinfreisetzung aus den Speichergranula der B-Zellen. Beim Gesunden erreichen Insulin und C-Peptid bereits nach fünf Minuten einen Maximalwert und normalisieren sich innerhalb einer Stunde wieder. Entsprechend kommt es nur kurzzeitig zu einem Abfall der Blutglucose.

Beim Insulinom-Patienten steigen Insulin und C-Peptid langsamer, aber länger anhaltend an. Der Blutglucoseabfall erfolgt auf zum Teil extrem niedrige Werte.

Insulinsuppressionstest. Beim Insulinsuppressionstest werden i.v. 0,15 Einheiten Alt-Insulin/kg Körpergewicht gegeben. Beim Gesunden sinkt die C-Peptidkonzentration auf unter 60 % des Ausgangswertes, während es bei Patienten mit Insulinom zu keiner Änderung der C-Peptidkonzentration kommt.

20.20
Bedeutung von Insulin- und Proinsulinmessungen beim Diabetes mellitus

Neben Insulin und C-Peptid sezernieren die B-Zellen auch geringe Mengen Proinsulin. Alle drei Polypeptide lassen sich immunologisch bestimmen.
Zur Diagnose eines Typ-I- oder Typ-II-Diabetes (s. Diabetes, S. 171) werden diese Untersuchungen im Allgemeinen nicht benötigt.
Aus wissenschaftlichem Interesse oder bei speziellen Fragestellungen, z. B. bezüglich der Restinsulinsekretion im Anfangsstadium eines Typ-I-Diabetes, werden diese Untersuchungen herangezogen. Eine andere Indikation liegt bei folgendem *Klinischen Fall* vor:
Eine 17-jährige junge Frau wird mit immer wiederkehrenden deutlichen Hypoglykämien in die Klinik aufgenommen. Ein Typ-I-Diabetes ist seit mehreren Jahren bekannt. Die Patientin gibt an, sich kein Insulin – wie es beim Typ-I-Diabetes unbedingt notwendig wäre – zu spritzen. Der behandelnde Arzt geht davon aus, dass die Patientin die Unwahrheit sagt und sich Insulin unregelmäßig in viel zu hoher Dosierung spritzt. Er lässt zur Absicherung seiner Annahme Proinsulin, Insulin und C-Peptid messen. Die Laboruntersuchungen ergeben im Einzelnen:
Proinsulin: unter der Nachweisgrenze.
Insulin: deutlich über Referenzbereich (8 bis 24 mU/l).
C-Peptid: unter Nachweisgrenze.
Diese Ergebnisse belegen, dass die Patientin selbst keine nachweisbare Insulinproduktion zeigt. Dies wird beim langjährigen Typ-I-Diabetiker auch erwartet. Die gefundene hohe Insulinkonzentration lässt sich damit nur durch eine exogene Zufuhr erklären. Der behandelnde Arzt zieht einen Psychologen hinzu, um der Patientin zu helfen.

20.21
Insulinom

Das Insulinom ist der häufigste endokrine Pankreastumor. Er ist meist gutartig und durch eine übermäßige – nicht den Stoffwechselerfordernissen angepasste – Insulinsekretion gekennzeichnet. Vor allem bei Nahrungskarenz kommt es zu häufigen Spontanhypoglykämien. Eine schnelle Besserung der Hypoglykämiesymptome wird durch intravenöse Glucosegabe erreicht. In 50 % der Fälle produziert das Insulinom neben Insulin zusätzlich andere gastrointestinale Hormone (s. auch ◆20.19).

20.22
Hypoglykämia factitia

Wird eine Hypoglykämie durch Insulinüberdosierung versehentlich bei der Hypoglykämia factitia oder aus suizidaler oder Tötungsabsicht herbeigeführt, so ist dies anhand diskrepanter C-Peptid- und Insulinwerte erkennbar. Das C-Peptid ist hierbei sehr niedrig, während die Insulinwerte erhöht sind.

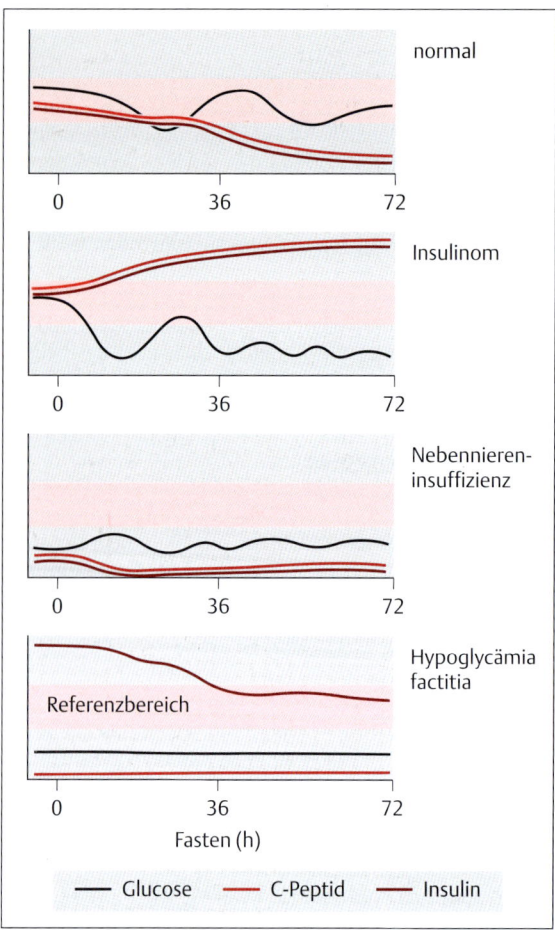

Abb. 20.22 Fastentest (Hungerversuch).
Normalpersonen zeigen nur grenzwertig erniedrigte Blutglucosewerte und ein kontinuierliches Abfallen der Messwerte von C-Peptid und Insulin über die Hungerperiode. Bei Insulinom-Patienten kommt es eher zu einem Insulinanstieg.

Glucagontest. Durch intravenöse Gabe von Glucagon wird ein Anstieg der Blutglucose und gegenregulatorisch eine vermehrte Insulinsekretion bewirkt. Bei Patienten mit Insulinom fällt der Insulinanstieg (auf Werte > 200 mU/l) dabei in der Regel deutlicher aus als bei Gesunden.

20.7.4 Glucagon

Auch Glucagon wird über ein Präpropeptid als Vorläufer gebildet. Gegenüber Insulin, das aus 51 Aminosäuren besteht, ist das in den A-Zellen der Langerhans-Inseln gebildete Glucagon mit nur 29 Aminosäuren kleiner, sein Vorläufer allerdings ein Stück größer als Präproinsulin.

Die Glucagonbestimmung spielt zumindest bisher in der Labordiagnostik keine Rolle. Fragestellungen kann man sich vorstellen beim Verdacht auf einen – sehr selten vorkommenden – glucagonproduzierenden Tumor (20.23). Biochemisch ist zudem interessant, dass das Verhältnis von Glucoseauf- und abbau (Gluconeogenese und Glykolyse) bzw. Auf- und Abbau von Glykogen mehr als von den absoluten Insulin- und Glucagonkonzentrationen von deren Verhältnis zueinander abhängig zu sein scheint.

> **20.23 Glucagonom**
>
> Es handelt sich bei dieser sehr seltenen Erkrankung um einen Inselzelltumor der A-Zellen, wobei diese *glucagonproduzierenden Tumoren* oft extrapankreatisch auftreten. Klinische Merkmale des Glucagonoms sind ein wanderndes nekrotisierendes Exanthem und eine meist leichte diabetesähnliche Symptomatik.

20.8 Gonadenhormone

Ausbildung und Funktion der Fortpflanzungsorgane und die Entwicklung der sekundären Geschlechtsmerkmale sind von den Sexualhormonen abhängig.
Auf den folgenden Seiten werden wir uns überblickartig mit den Sexualhormonen aus den Gonaden (Testes und Ovarien) beschäftigen, nämlich mit
  – Testosteron,
  – Androstendion, Dehydroepiandrosteronsulfat (DHEAS),
  – Estradiol, Estriol,
  – Progesteron.
Außerdem wollen wir auf deren glandotrope Kontrolle durch FSH, LH und Prolactin eingehen.

Gonadenhormone werden in den Gonaden und in der Nebennierenrinde gebildet. Eine vermehrte Bildung von Androgenen in der Nebennierenrinde führt zum adrenogenitalen Syndrom (20.24), das Folge eines Nebennierencarcinoms oder eines angeborenen Defektes der Steroidsynthese in der Nebennierenrinde sein kann.

20.24 Adrenogenitales Syndrom

Wichtiger Vorläufer der Steroide aus der Nebennierenrinde ist das Progesteron (Abb. 20.23). Defekte der Steroidsynthese in der Nebennierenrinde, die dort zu einer vermehrten Bildung von Androgenen (männlichen Sexualhormonen) führen, werden unter dem Begriff *adrenogenitales Syndrom* zusammengefasst.

In 95 % aller Fälle ist die Ursache ein 21-Hydroxylasemangel. Dadurch sind die Stoffwechselwege zum Aldosteron und zum Cortisol blockiert. Beide werden deshalb erniedrigt im Plasma gefunden.

Als Folge kommt es über die Zwischenstufe 17-Hydroxyprogesteron zu einer vermehrten Androgensynthese. Diese kann z.B. über die Messung der 17-Ketosteroide im Urin nachgewiesen werden.

Klinisch kommt es beim adrenogenitalen Syndrom bei Jungen bereits in der frühen Kindheit zur Ausbildung sekundärer Geschlechtsmerkmale (Pseudopubertas praecox), andererseits wird durch die hohe Androgensyntheserate die Bildung von Gonadotropinen in der Hypophyse durch eine negative Rückkopplung gehemmt. Dies führt zu einer verminderten Spermienbildung und damit zur Sterilität.

Bei Mädchen kommt es zu einer Vermännlichung (Virilismus), Brustentwicklung und Geschlechtsreife bleiben aus.

Das erworbene adrenogenitale Syndrom ist meist Folge eines androgenbildenden Nebennierencarcinoms. Die Bildung von Aldosteron und Glucocorticoiden ist hierbei nicht beeinträchtigt.

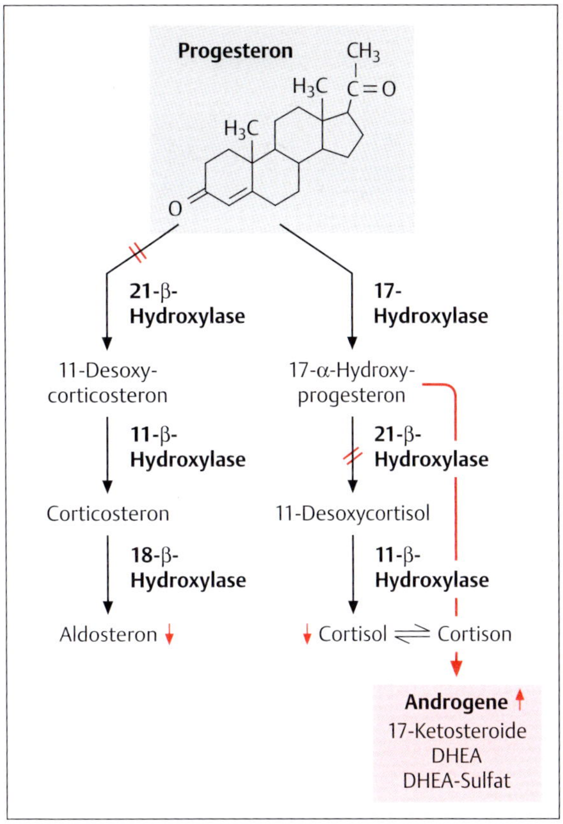

Abb. 20.23 Veränderung der Hormonproduktion beim adrenogenitalen Syndrom.

20.8.1 Sexualhormone

Die Sexualhormone haben nicht nur eine geschlechtsspezifische Wirkung, sondern sie beeinflussen auch den allgemeinen Stoffwechsel und das psychische Verhalten. Einen Überblick über die Biosynthese der Sexualhormone (Abb. 20.24) und die Organisation der entsprechenden glandotropen und glandulären Sexualhormone können wir mithilfe von Abb. 20.25 gewinnen.

In der Tab. 20.8 sind die Referenzbereiche für die Sexualhormone und die zugehörigen glandotropen Hormone für beide Geschlechter einander gegenübergestellt. Erstaunlicherweise finden wir alle Hormone bei beiden Ge-

Tab. 20.8 Plasmakonzentrationen von Androgenen, Estrogenen und zugehörigen glandotropen Hormonen.

Hormon	Mann	Frau (geschlechtsreif)	Frau (postmenopausal)
Estradiol (ng/l)	<10	30–300 Follikelphase	<10
Estriol (ng/l)		0,2–0,6 30–450 ab 20. Woche der Schwangerschaft	
Progesteron (nmol/l)	<3	0,5–4,5 Follikelphase bis 300 ab 36. Woche der Schwangerschaft	
Testosteron (nmol/l)	12,1–31	0,5–1,9	
Androstendion (nmol/l)	1,4–9	0,7–9	
Dehydroepiandrosteronsulfat (mmol/l)	2,6–7,7	1,8–7,7	0,5–2,6
LH (U/l) basal	2–10	2–15 Follikelphase	20–100
FSH (U/l) basal	2–10	2–11 Follikelphase	27–100
Prolactin (μg/l)	3,5–15	4–20	
HCG (U/l)	<5	<5 (nicht schwanger)	

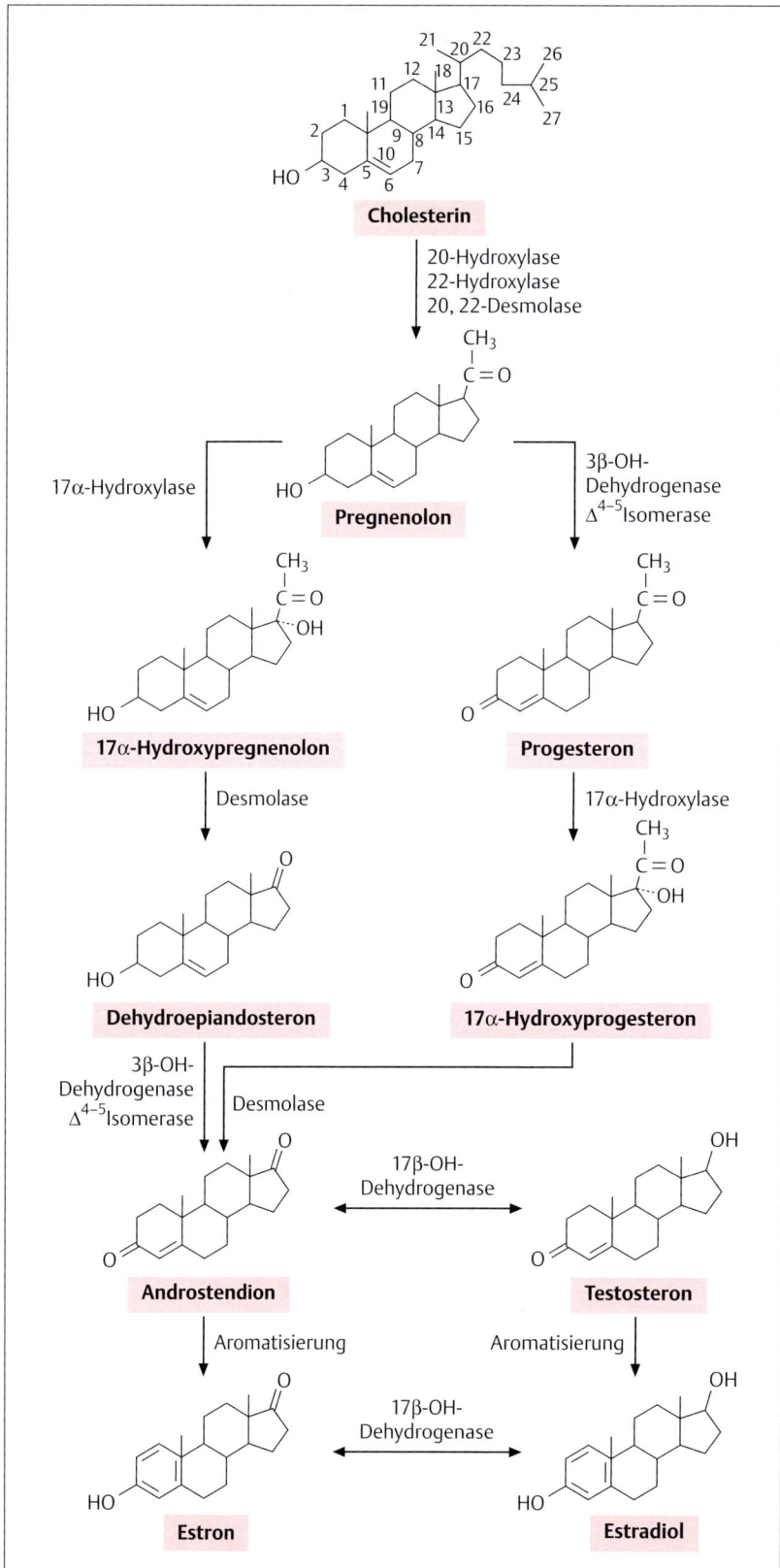

Abb. 20.24 Biosynthese der Sexualhormone ausgehend vom Cholesterin (vereinfacht).

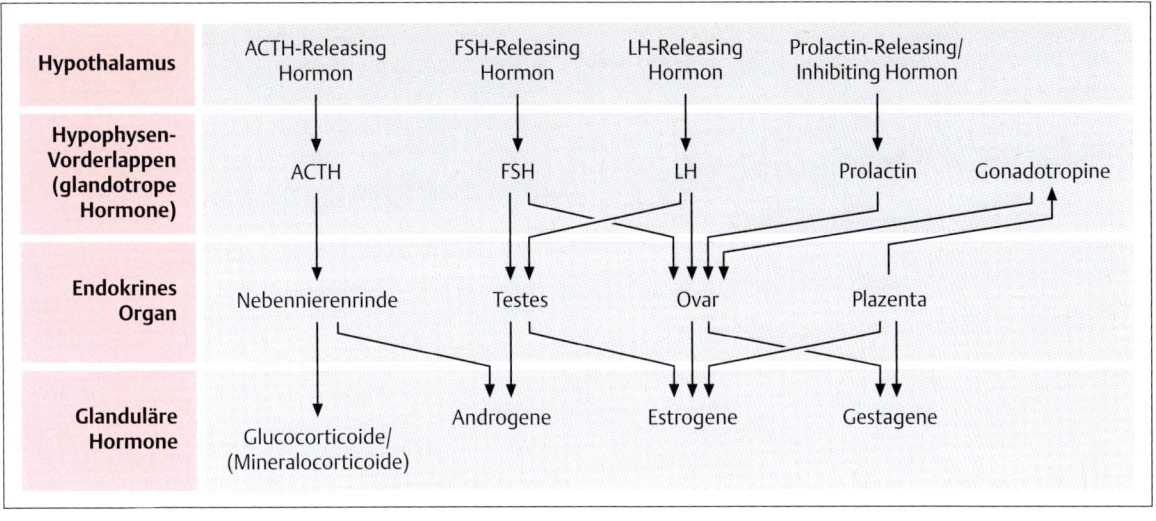

Abb. 20.25 Sexualhormone und ihre glandotrope Kontrolle.

schlechtern, d.h. der Unterschied muss in der jeweiligen Konstellation zu suchen sein. Beim Älterwerden fallen die Konzentrationen der Sexualhormone bei beiden Geschlechtern ab, die Substitution insbesondere von DHEAS soll hier positive Effekte zeigen (20.25).

> **20.25**
> **Die Rolle von DHEAS in der „anti-aging Medizin"**
>
> Wird beim älterwerdenden Menschen eine Verminderung des DHEAS festgestellt, so können durch Substitution unter Kontrolle der Blutkonzentration anscheinend positive Effekte auf Gonadenfunktion, z.B. Estrogenproduktion, Psyche und „wellness" erreicht werden.

20.8.2 Bedeutung der Sexualhormone bei der Frau

Das im Hypothalamus gebildete Neurohormon LH-RH steuert die Freisetzung der hypophysären Gonadotropine FSH und LH (Abb. 20.25). Diese regulieren die generative und vegetative Funktion des Ovars:
- Unter generativer Ovarfunktion verstehen wir die Bereitstellung reifer und befruchtungsfähiger Eizellen (Follikelreifung und Ovulation) sowie die Bildung des Gelbkörpers (Corpus luteum).
- Die vegetative Ovarialfunktion umfasst die Bildung und Sekretion von Estrogenen (Estradiol, Estriol) und Gestagenen (Progesteron).

Zum Verständnis der hormonellen Änderungen bei Schwangerschaft und Ovarialinsuffizienz müssen wir uns als erstes mit den zyklusabhängigen Änderungen von Gonadotropinen und Sexualhormonen bei der Frau beschäftigen.

Menstrualer Zyklus. Die Ovarien unterliegen der hormonellen Regulation durch Hypothalamus und Hypophysenvorderlappen (Abb. 20.26). Am Anfang eines Zyklus (Abb. 20.27) stimuliert vor allem FSH die zunehmende Estrogenproduktion im Ovarialfollikel. Der plötzliche LH-Konzentrationsanstieg am 14. Zyklustag (LH-Gipfel) löst im Ovar die Ruptur des Follikels und die Freisetzung der Eizelle aus. Die Progesteronbiosynthese erfolgt anfänglich hauptsächlich im Corpus luteum des Ovars, das sich nach dem Eisprung unter der Wirkung von LH aus dem Follikel bildet. Gegen Ende des Zyklus haben Progesteron und Estradiol (2. Gipfel) relativ hohe Konzentrationen erreicht. Da Progesteron aber die LH- und Estradiol die FSH-Freisetzung hemmt, kann für den Regelfall, dass keine Schwangerschaft eintritt, die ovarielle Hormonproduktion nicht aufrechterhalten werden. Dies führt zur Menstruation.

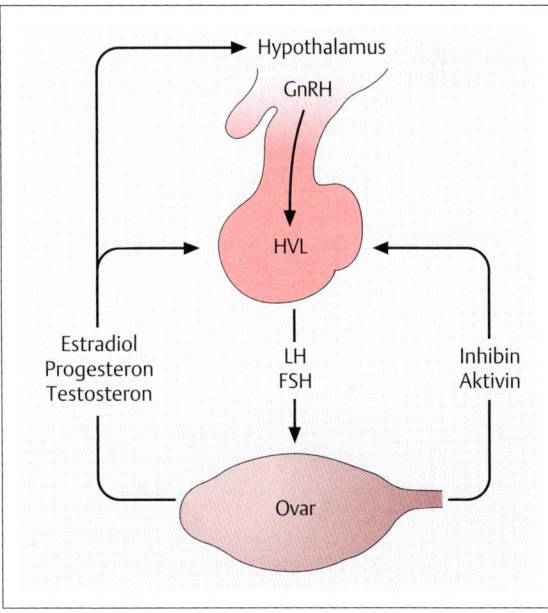

Abb. 20.26 Hormonelle Regelung der weiblichen Gonadenfunktion.

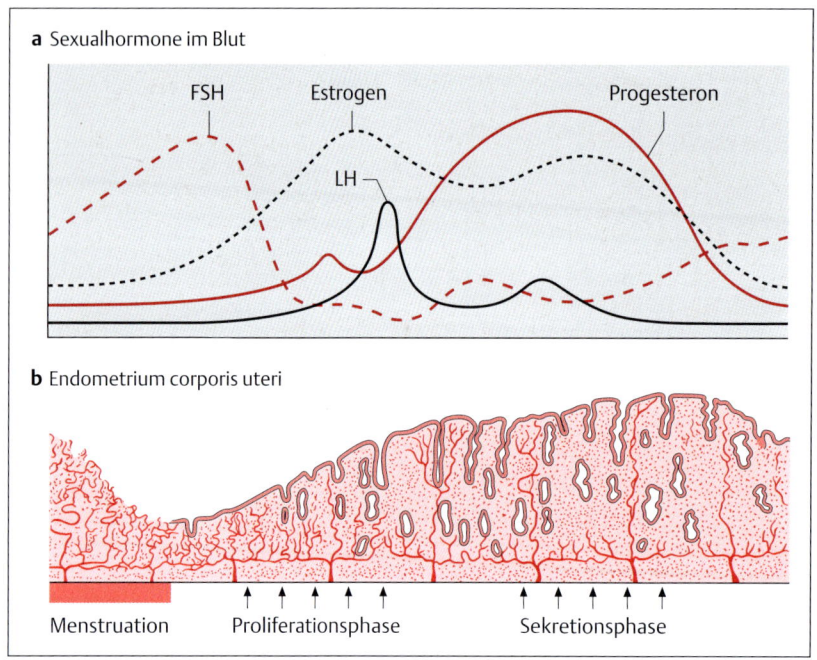

Abb. 20.27 Zyklusabhängige Änderungen von Gonadotropinen und Sexualhormonen bei der Frau. **a.** Hormonelle Rhythmik; **b** Reaktion der Uterusschleimhaut.

Der normale Zyklusablauf kann vielfältig gestört sein (20.**26**).

> **20.26**
> **Störungen der weiblichen Ovarialfunktion**
>
> – Bei Ausfall des LH-Gipfels im Menstruationszyklus bleibt der Eisprung aus. Durch eine verminderte, nicht zyklusgerechte Sekretion von Gonadotropinen wird die Ovarialfunktion gestört. Ein mehr als dreimaliges Ausbleiben der periodischen Regelblutung wird als *Amenorrhoe* bezeichnet.
> – Bei Ausfall der Steroidhormonproduktion des Ovars kommt es durch Ausbleiben der hormonellen Rückkopplung zu einem steilen Anstieg der Gonadotropine, z. B. beim Übergang in die Menopause (Klimakterium).
> – Hyperprolactinämie (Prolactinom) und erhöhte Androgensynthese (adrenogenitales Syndrom) führen zu Zyklusstörungen, nicht geburtsbedingten Milchfluss (Lactorrhoe) und Vermännlichung (Androgenisierung).

Untersuchungen zur Feststellung und Differenzierung einer Ovarialinsuffizienz.

Die Grunduntersuchungen umfassen Estradiol und Estriol, Progesteron und die Gonadotropine (LH und FSH). Liegen Anzeichen einer Androgenisierung oder eines Hirsutismus (männlicher Behaarungstyp) vor, so müssen zusätzlich die Androgene untersucht werden.
   Wichtige Funktionstests sind
– der Gestagentest, bei dem auf die Zufuhr von Gestagen hin eine Menstruationsblutung eintritt, wenn die Gebärmutterschleimhaut durch Estrogene proliferiert war (1. Zyklushälfte).

– der Stimulationstest mit LHRH (Gonadoliberin), der bei der gesunden Frau zu einem Anstieg von LH und FSH auf das Doppelte führt. Bleibt dieser Anstieg aus, ist eine hypophysäre Schädigung anzunehmen.

Ursache einer Ovarialinsuffizienz kann eine Unterentwicklung der Gonaden, z. B. beim Turner-Syndrom (Chromosomentyp X0), sein (Estrogene ↓, Gestagene ↓, LH und FSH ↑). Ovarialtumoren und polyzystische Ovarien können zu einer Dauerstimulation der Ovarien (LH ↑, Estrogene ↑) und vermehrter Androgenbildung (Androgenisierung, Hirsutismus) führen. Zeichen einer sekundären Ovarialinsuffizienz bei gestörter Hypophysenfunktion sind die Verminderung von LH und FSH, auch nach Stimulationsversuch mit LHRH.

Andere Ursache bei zum Teil normalen Hormonbefunden kann die Störung der ovariellen Homöostase durch zahlreiche Medikamente sein. Als Beispiele können Androgene und Anabolika genannt werden, die durchaus auch in Fitnessstudios zum Doping benutzt werden, des Weiteren Diuretika, Dopaminantagonisten und Psychopharmaka (20.**27**). Schließlich kann eine zentralbedingte Amenorrhoe auch psychisch-reaktiv auftreten.

> **20.27**
> **Ovarialinsuffizienz durch Phenothiazine**
>
> Phenothiazine gehören zu den Psychopharmaka. Sie können über eine vermehrte Prolactinfreisetzung eine Zyklusstörung und Milchfluss (Lactorrhoe) auslösen. Ursache für die vermehrte Prolactinfreisetzung ist eine Hemmung des prolactininhibierenden Faktors durch die Phenothiazine.

Gonadenhormone

20.8.3 Bedeutung der Sexualhormone beim Mann

Biosynthese der Androgene und Regulation. Unter den männlichen Keimdrüsenhormonen besitzt das Testosteron (Abb. 20.24), oder genauer gesagt das Dihydrotestosteron die stärkste androgene Wirkung. Die Androgensynthese in den Leydig-Zellen der Testes steht unter der Kontrolle von LH. Ein Gesamtmaß für die Bildung von Androgenen in den Testes und der Nebennierenrinde ist die 17-Ketosteroidausscheidung im Urin.

Untersuchungen zur Feststellung und Differenzierung eines Hypogonadismus

Wichtigste Untersuchung ist die immunologische oder gaschromatographische Testosteronbestimmung (20.28) im Blut (Plasma oder Serum). Gegebenenfalls kann mit HCG (Choriongonadotropin) ein Stimulationsversuch unternommen werden. Für gesunde junge Männer ergibt sich dabei eine Verdopplung des Basalwertes. Zur Differenzierung eines Hypogonadismus werden LH und FSH basal und nach LHRH-Stimulation gemessen.

> **20.28**
> **Freies Testosteron**
>
> Zwei Drittel des Testosterons sind normalerweise an *sexualhormonbindendes Globulin* (SHBG) gebunden. Dieses Transportprotein aus der Leber bindet das besonders wirksame Dihydrotestosteron, Testosteron und Estradiol mit abnehmender Affinität.
> Die mit dem Alter abnehmende Androgenwirkung kommt nicht nur durch nachlassende Testosteronproduktion, sondern auch durch eine vermehrte SHBG-Bindung des Testosterons zustande.

Abb. 20.28 fasst die Laborbefunde bei verschiedenen Formen des männlichen Hypogonadismus zusammen.
- Beim **primären Hypogonadismus** (Klinefelter-Syndrom (Chromosomentyp XXY), Hodentrauma usw.) ist das Testosteron nur leicht vermindert, denn die Nebennierenrinde als zweiter Syntheseort ist nicht betroffen. LH und FSH sind erhöht. HCG, das wirkungsanalog zu LH ist, führt charakteristischerweise zu keiner Stimulation der Testosteronbildung.
- Bei der **sekundären Form des Hypogonadismus** sind FSH, LH und Testosteron vermindert. Mit LHRH lässt sich keine Stimulation der LH- /FSH-Produktion erreichen, während eine Stimulation der Androgenproduktion durch die Gabe von LH bzw. HCG jedoch möglich ist.

20.8.4 Prolactin bei hypophysären und hypothalamischen Erkrankungen und als Marker cerebraler Krampfanfälle

Normale und pathophysiologische Rolle des Prolactins

Eine normale Funktion des Prolactins aus dem HVL ist die Anregung der Milchproduktion während der Stillphase. Die Steuerung der Synthese und Sekretion erfolgt durch ein hypothalamisches Prolactin-Inhibiting-Hormon, dabei handelt es sich um Dopamin.

Diagnostisch bedeutsam ist in Hinsicht auf die hormonelle Funktion ausschließlich die gesteigerte Prolactinsekretion infolge eines Prolactinoms (20.29). Dieses tritt bei der Frau sechsmal so häufig wie beim Mann auf. Für die Hyperprolactinämie-Diagnostik genügt es in der Regel, die basale Prolactinkonzentration mittels Immunoassay zu bestimmen. Serumkonzentrationen über 200 µg/l sind beweisend für ein Prolactinom (Referenzbereich bis 20 µg/l).

> **20.29**
> **Prolactinom**
>
> Das Prolactinom ist ein Tumor des Hypophysenvorderlappens und führt bei der Frau zu Amenorrhoe und Lactorrhoe, beim Mann zu Libido- und Potenzstörungen. Ursache ist die hemmende Wirkung des Prolactins auf die Freisetzung des GHRH (Gonadotropin-Releasing-Hormon).
> Wegen einer insulinantagonistischen Wirkung des Prolactins kann sich eine diabetische Stoffwechsellage entwickeln.
> Das Prolactinom wird je nach Tumorgröße operativ oder medikamentös mit Dopamin-Analoga behandelt. Im letzteren Fall wird die Stimulation der Prolactinsynthese gehemmt.

Rolle der Prolactinmessung bei unklarer Bewusstlosigkeit

Epileptische und andere cerebrale Krampfanfälle können zu einer kurzzeitig gesteigerten Prolactinfreisetzung führen, die über einige Stunden zu erhöhten Blutkonzentrationen führt. Da bei notfallmäßig bewusstlos in die Klinik eingelieferten Patienten sehr rasch metabolische Ursachen, Vergiftungsursachen, Hirnblutungen oder cerebrale Krampfanfälle gegeneinander abgegrenzt werden müssen, ist hier die Prolactinbestimmung eine sehr hilfreiche labordiagnostische Maßnahme geworden.

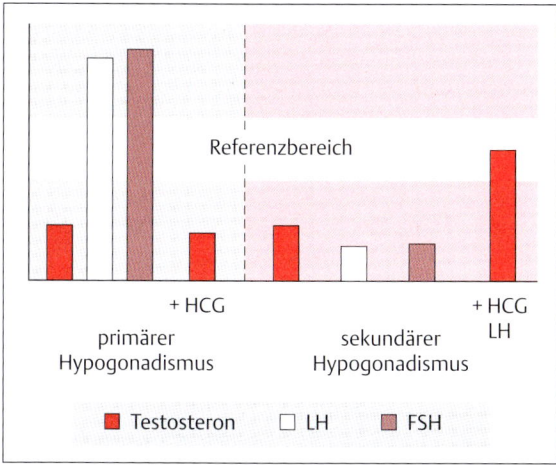

Abb. 20.28 Verhalten von Testosteron und gonadotropen Hormonen beim Hypogonadismus.

20.9 Näher betrachtet: Bedeutung der HCG-Bestimmung (Schwangerschaftsnachweis)

HCG (Choriongonadotropin) hat Bedeutung für
- Nachweis und Verlaufskontrolle der Schwangerschaft und für
- Nachweis und Verlaufskontrolle gonadaler Tumoren.

20.9.1 Schwangerschaftsnachweis und Überwachung

HCG (20.**30**) wird in der Außenschicht des Zottenepithels der Plazenta von den Trophoblastenzellen gebildet. Kleine Mengen werden bei Frauen und Männern auch vom Hypophysenvorderlappen sezerniert. HCG hat eine LH-ähnliche Wirkung. Sobald nach Eintritt der Schwangerschaft ca. 10 000 trophoblastische Zellen vorliegen, kommt es im Blutplasma zu einem messbaren HCG-Anstieg. Vom Zeitpunkt der Einnistung des befruchteten Eies an stimuliert HCG die Progesteronsynthese im Corpus luteum, eine Abstoßung der Gebärmutterschleimhaut unterbleibt (Abb. 20.**27**). HCG ist im späteren Verlauf der Schwangerschaft nicht mehr notwendig, da dann der Synzytiotrophoblast um die 8. Schwangerschaftswoche auch die Funktion des Gelbkörpers übernimmt.

20.**30**
Struktur und molekulare Formen des HCG

HCG besteht aus zwei nicht kovalent gebundenen Untereinheiten, die als α- und β-Kette bezeichnet werden. Die α-Untereinheit ist identisch mit einer Untereinheit von FSH, LH und TSH. Auch die β-Ketten von HCG und LH zeigen 82 % Übereinstimmung (Homologie), nur das 30 Aminosäuren lange carboxyterminale Ende ist unterschiedlich. Spezifische Antikörper müssen gegen ein Epitop in dieser Region gerichtet sein.
Intaktes HCG ist sehr stabil solange kein mikrobielles Wachstum mit Freisetzung von Proteinasen stattfindet, wodurch HCG gespalten wird. Das Spaltprodukt wird als nicked HCG bezeichnet. Diese nicked Formen werden von den Antikörpern der Testverfahren in der Regel nur schlecht erfasst.

Schwangerschaftsnachweis im Harn. Für den Schwangerschaftsnachweis aus Spontanurin stehen zahlreiche Immunoassays zur Verfügung. Die Tests erfassen meist das intakte HCG und auch die freie β-Kette (HCGβ-Tests).

Ein sehr einfach durchführbarer, leicht ablesbarer (Plus/Minus) und zuverlässig arbeitender Test sollte ausgewählt werden. Als Beispiel ist hier das Prinzip eines fluorochromatischen Diffusionsimmunoassays (20.**31**) näher erläutert.

Die Empfindlichkeit der qualitativen Tests zur HCG-Bestimmung ist aufgrund der kurzen Inkubationsdauer (3 bis 5 Minuten) stark temperaturabhängig. Daher müssen die Reagenzien (Teststreifen u.ä.) zur Testdurchführung unbedingt Raumtemperatur haben.

Bei Vorliegen einer Schwangerschaft steigt ca. 10 Tage nach dem LH-Gipfel der HCG-Wert im Serum (20.**32**) und Urin auf über 10 IU/l an (Referenzbereich im Serum und Urin geschlechts- und altersabhängig bis ca. 5 IU/l). Die mittlere Verdopplungsgeschwindigkeit beträgt für Einlingsschwangerschaften 2,6 Tage. Bei Mehrlingsschwangerschaften ist sie noch kürzer.

20.**31**
Fluorochromatischer Schwangerschaftstest im Urin

Bei diesem Schnelltest wird der zu untersuchende Urin in die Probenvertiefung gegeben und fließt in Richtung Testendeanzeige. Die Messkammer enthält mobile farbstoffmarkierte Anti-α-HCG-Antikörper, die das HCG aus der Probe binden. Überschüssige freie Anti-α-HCG-Antikörper und die Komplexe mit HCG bewegen sich auf das Plus-/Minus-Reaktionsfeld zu.
Dort sind auf der einen Achse HCG-Moleküle gebunden an Anti-β-HCG-Antikörper fixiert. Auf der anderen Achse sitzen nur Anti-β-HCG-Antikörper.
Enthält der Patientenurin HCG unterhalb der Sensitivität des Verfahrens, dann binden die mobilen Anti-α-HCG-Antikörper ausschließlich an die fixierten HCG-Moleküle. Bei korrektem Testablauf entsteht ein Minuszeichen.
Enthält der Patientenurin dagegen genügend HCG, dann erzeugen zwar die überschüssigen freien Anti-α-HCG-Antikörper wieder den 1. Teilstrich. Zum anderen können nun Komplexe mit HCG aus der Probe zusätzlich an die Achse binden, auf der nur Anti-β-HCG-Antikörper fixiert sind. So entsteht im Falle eines positiven Ergebnisses ein Pluszeichen (Abb. 20.**29**).
In jedem Falle sollte zusätzlich überprüft werden, ob die Testendeanzeige angefärbt wird.

Bei wichtigen *medizinischen Indikationen*, z.B. Schwangerschaftstest vor Röntgenuntersuchung, sollten Testverfahren mit einer Entscheidungsgrenze möglichst nahe dem oberen Normalbereich, d.h. mit hoher analytischer Empfindlichkeit (nicht über 20 IU/l) gewählt werden. Für nicht primär medizinische Fragestellungen, z.B. Schwangerschafts-Selbsttestung sollten dagegen eher Tests, die auf eine höhere Entscheidungsgrenze (Bereich bei 50 IU/l) eingestellt sind, verwendet werden. Ansonsten ergeben sich zu viele „falsch positive" Ergebnisse, da ein beträchtlicher Prozentsatz der Schwangerschaften in den ersten Tagen einen spontanen und unmerklichen Abortus zeigt.

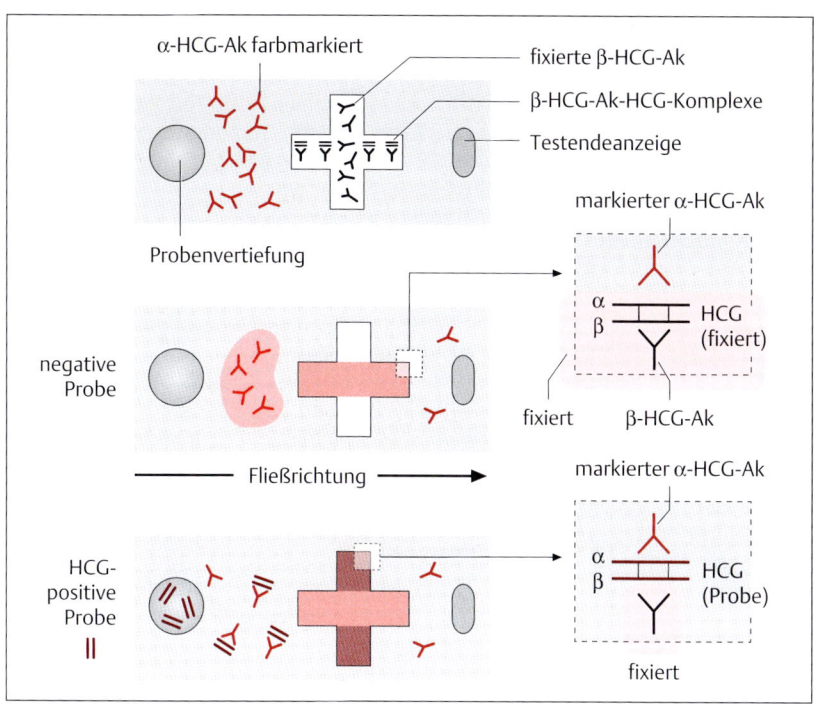

Abb. 20.29 Prinzip eines fluorochromatischen Schwangerschaftstests im Urin.

20.32
Schwangerschaftsnachweis im Serum

Unter der Voraussetzung einer normalen renalen Hormonausscheidung kann die Grenze für die Entscheidung „schwanger/nicht schwanger" bei 10 IU/l angesetzt werden. Bei in-vitro-Fertilisation und Ingangkommen einer Schwangerschaft wird dieser Wert z. B. bereits 9 Tage nach Implantation des Embryos überschritten. Bei durch Gonadotropine stimulierten Schwangerschaften ist allerdings zu beachten, dass 10 Halbwertszeiten abgewartet werden muss, bevor Schlüsse auf Eintritt einer Gravidität möglich sind. Dies liegt daran, dass LH zum Teil bei der HCG-Messung miterfasst wird. In der Tat ist der geringste Teil des bei nicht schwangeren Gesunden messbaren HCGs auf HCG aus dem Hypophysenvorderlappen rückführbar, denn das meiste „gemessene HCG" ist miterfasstes LH.

Überwachung von Risikoschwangerschaften durch HCG-Bestimmungen im Serum.

Auch im Serum kann HCG mit verschiedenen Immunoassays bestimmt werden, z. B. ELISA, LIA oder Mikropartikel-Enzymimmuno-Fluoreszenz-Assay (MEIA). Die interindividuelle Variabilität ist so groß, dass zur Beurteilung einer intakten Schwangerschaft in der Regel der Anstieg in definierten Zeiträumen herangezogen wird. Maximalwerte bis über 200 000 IU/l werden in der 10. Schwangerschaftswoche erreicht. Überwachungsmarker für die spätere Phase der Schwangerschaft sind das Estriol und α-Fetoprotein (AFP).
– Bei einer **Extrauteringravidität** (sog. Bauchhöhlenschwangerschaft oder Eileiterschwangerschaft) sind die HCG-Anstiege weniger ausgeprägt als bei einer normal verlaufenden Schwangerschaft.
– Ein sich anbahnender **Abortus** ist häufig an nicht weiter ansteigenden HCG-Serumkonzentrationen erkennbar. Tritt der Abort ein, sinkt die HCG-Serumkonzentration in den ersten beiden Tagen sehr rasch mit einer Halbwertszeit von 0,63 Tagen und danach mit einer Halbwertszeit von 3,8 Tagen.

Infolge des Fruchttodes kann es zu einer Entartung der Plazenta mit Fehlbildung der Chorionzotten kommen, dies wird als **Blasenmole** bezeichnet. Die Blasenmole ist ein gutartiger Trophoblastentumor, es besteht allerdings die Gefahr, dass sich ein Chorioncarcinom entwickelt (s. unten). Im Harn sinkt HCG mit einer Halbwertszeit von 1,3 Tagen. Nach einem Abortus wird daher auch ein sensitiver Harntest im Verlauf von zwei Wochen negativ. Ist dies auch nach vier Wochen nicht der Fall und besteht keine neue Schwangerschaft, dann spricht dies für eine andauernde Trophoblastaktivität im Sinne einer Blasenmole. Therapeutisch wird eine Ausschabung der Gebärmutter vorgenommen.

20.9.2 HCG-Bestimmung bei Verdacht auf gonadale Tumoren

Besonders bei malignen Tumoren kommen außer intaktem HCG auch in höherem Ausmaß multiple molekulare Formen vor. Deshalb sollten ausschließlich sog. HCGβ-Tests eingesetzt werden, die intaktes HCG, nicked HCG, freie β-Ketten und das β-core Fragment erkennen können und die Kalibration sollte auf der Basis des neuesten WHO-Standards erfolgen.

Insbesondere beim **Chorioncarcinom** ist der zusätzliche Einsatz eines Tests für freies β-HCG sinnvoll, denn ein Konzentrationsverhältnis von β-HCG/Gesamt-HCG über 0,1 ist hochverdächtig für ein Chorioncarcinom. Außerdem korreliert die Menge an β-HCG mit der Tumormasse, entsprechend sind hohe Messwerte prognostisch ungünstig.

Was ist los, wenn bei einem männlichen Patienten ein Schwangerschaftstest verlangt wird?

Auch hier wird an Tumoren, besonders Hodentumoren, gedacht. Grundsätzlich ist die Durchführung eines Schwangerschaftstests hier der falsche Weg, sondern es sollte wie beim Verdacht auf Chorioncarcinom bei der Frau HCGβ und ggf. β-HCG im Serum bestimmt werden.

Hodentumoren können intaktes HCG und β-Ketten (Chorioncarcinom) oder überwiegend nur freie β-Ketten (embryonales Carcinom) sezernieren. Deshalb ist auch hier wieder der Einsatz eines HCGβ-Tests wichtig.

Eine ganze Reihe weiterer Tumoren exprimieren HCG oder Teilstücke davon. Hierzu gehören alle trophoblastgewebehaltige Keimzelltumoren, also nicht nur Chorionepitheliom, Hodentumoren, Ovarialtumoren, sondern auch extragonadale, häufig im Mediastinum oder Retroperitoneum lokalisierte, Keimzelltumoren.

Zudem bilden ca. 70 % der malignen Tumoren des Pankreas die α-Kette des HCG. Vipome sezernieren oft parallel mit dem VIP ebenfalls die α-Kette des HCG. Labordiagnostisch werden bei diesen Fragestellungen, meistens in der Verlaufsbeobachtung, quantitative HCGβ-Bestimmung im Serum durchgeführt.

20.10 Renin-Angiotensin-Aldosteron-System

Dieses System ist ausgesprochen wichtig für die Regelung des Elektrolythaushaltes. Untersucht wird dieses System bei Verdacht auf ein Conn-Syndrom.
Charakteristische Laborbefunde beim Conn-Syndrom sind:
– Aldosteronerhöhung,
– Reninerniedrigung,
– Hypokaliämie und mögliche Hypernatriämie.

Wenn bei einer Nebennierenüberfunktion die Mineralocorticoide betroffen sind, dann sprechen wir von einem Conn-Syndrom. Die betroffenen Patienten weisen eine schwer behandelbare arterielle Hypertonie, neuromuskuläre Schädigungen, Nierenschädigungen und Kopfschmerzen als Folge einer Aldosteronerhöhung und eine dadurch bedingte Hypokaliämie auf.

Das Conn-Syndrom wurde früher als Rarität eingestuft, aber heute wissen wir, dass ca. 2 bis 3 % aller Hypertoniker einen Hyperaldosteronismus aufweisen.

20.10.1 Untersuchung von Renin und Aldosteron

Um Renin und Aldosteron aussagekräftig beurteilen zu können, ist eine besondere Patientenvorbereitung erforderlich. Es müssen die meisten Medikamente abgesetzt und die Wasser- und Salzzufuhr in der Vorbereitungsphase kontrolliert werden.

Renin setzt im Blutplasma aus Angiotensinogen Angiotensin I frei. Daraus entsteht – katalysiert durch das Converting-Enzym – Angiotensin II, das schließlich die Aldosteronbildung und -ausschüttung reguliert.

Durch das Renin-Angiotensin-Aldosteron-System werden die Flüssigkeits- und Elektrolytbilanz des Organismus ganz wesentlich beeinflusst. Weiterhin kontrolliert dieses System u.a. den Blutdruck.

Beim Vorliegen eines aldosteronproduzierenden Nebennierentumors ergibt sich ein primärer Hyperaldosteronismus, der als Conn-Syndrom bezeichnet wird. Klinisch kommt es zu einer erhöhten Kaliumausscheidung und in Folge der Hypokaliämie zu EKG-Veränderungen und Muskelschwäche. Die gleichzeitige Retention (Zurückhaltung) von Natrium wird als Ursache einer häufig zu beobachtenden Hypertonie betrachtet. Schließlich werden Protonen vermehrt ausgeschieden, was zur Alkalose führt.

Die hormonelle Rückkopplung führt bei hoher Aldosteronplasmakonzentration zu erniedrigten Plasmareninwerten, was labordiagnostisch genutzt werden kann. Üblicherweise wird zur Untersuchung auf einen primären Hyperaldosteronismus der Captopriltest angewendet.

Zur Unterscheidung von einem Adenom wird Renin vor und nach orthostatischer Belastung gemessen, die bei Adenompatienten keine Auswirkung zeigt.

20.10.2 Captopriltest

Captopril ist ein Medikament und vermindert normalerweise die Aldosteronproduktion durch Hemmung des Angiotensin-Converting-Enzyms (ACE) und stimuliert gleichzeitig die Reninproduktion. Beim Captopriltest zeigen Patienten mit Conn-Syndrom weder eine Veränderung der Aldosteron- noch der Reninkonzentration.

In Tab. 20.**2** (S. 276) haben wir erfahren, dass das Converting-Enzym Angiotensin I in Angiotensin II umwandelt. Captopril kann diese Reaktion hemmen. Im Captopriltest wird dem ruhenden Patienten vor und 2 Stunden nach Gabe von 25 mg Captopril Heparinplasma abgenommen und darin Aldosteron und Renin gemessen. Normalerweise muss das Renin auf mindestens 150 % seines Ausgangswertes ansteigen.

Beim primären Hyperaldosteronismus (Conn-Syndrom) sind beide Aldosteronmesswerte hoch, beim sekundären Hyperaldosteronismus, z.B. aufgrund einer tumorbedingten vermehrten Reninsynthese in der Niere (Schwartz-Bartter-Syndrom), ist der Messwert nach Captopril deutlich niedriger.

Die höchste Sensitivität und Spezifität hat die Messung von Tetrahydroaldosteron im Urin. Hiermit lässt sich ein Conn-Syndrom bereits im Frühstadium erkennen.

In Grenzfällen kann beim Captopriltest seitengetrennt Nierenvenenblut untersucht werden. Eine Wertedifferenz um mehr als den Faktor 1,5 bedeutet ein verdächtiges Ergebnis.

20.11 Bedeutung von Adrenalin und Noradrenalin

Die wichtigsten Hormone des Nebennierenmarks sind Adrenalin, (Dopamin) und Noradrenalin.

Diagnostisch wichtig ist die Bestimmung von Adrenalin und Noradrenalin, bzw. der Metanephrine als Metabolite, beim Phäochromozytom und bei der Synkopenabklärung.

20.11.1 Grundlagen

Adrenalin, Dopamin und Noradrenalin werden wegen ihrer chemischen Struktur mit dem Grundelement Brenzkatechin auch als Katecholamine bezeichnet. Ihre Biosynthese leitet sich von der Aminosäure Phenylalanin ab (Abb. 20.**30**). Die Methylierung von Adrenalin führt zum Metanephrin bzw. beim Noradrenalin zum Normetanephrin. Endprodukt des Katecholaminabbaus ist die Vanillinmandelsäure.

Einleitend haben wir Adrenalin und Noradrenalin bereits als typische Stresshormone kennen gelernt. Die Katecholamine lösen über verschiedene Rezeptortypen ein breites Spektrum von Wirkungen aus. Hauptwirkungen sind die Kreislaufregulation am Herzen und den peripheren Blutgefäßen, Dilatation von Bronchien, sowie Wirkungen auf Magen/Darm, Niere, Harnblase und Genitalorgane. Hier wollen wir uns primär mit den Kreislaufwirkungen beschäftigen. Dopamin kann im Gegensatz zu seiner wichtigen Rolle im ZNS bei der Messung im Blut oder Urin in der Regel vernachlässigt werden.

Bestimmungsmethoden: Sowohl für die Messung im Plasma wie im Urin lassen sich HPLC mit elektrochemischer Detektion oder RIA-Verfahren nach affinitätschromatographischer Anreicherung der Katecholamine einsetzen. Für Urinuntersuchungen ist die 24-Stunden-Sammlung angesäuerten Harns unerlässlich. Starke körperliche Aktivität, die mit einer vermehrten Katecholaminproduktion einhergeht, muss während der Sammelperiode unbedingt vermieden werden. Vor Blutabnahmen muss der Patient mit liegender und durchspülter Kanüle mindestens 30 Minuten ruhig liegen. Nur alleine nach dem Aufstehen kommt es bereits zu Katecholaminanstiegen von bis zu 100% (s. Kap. 1).

Die HPLC-Verfahren erlauben nicht nur die Bestimmung von Adrenalin und Noradrenalin, sowie ggf. von Dopamin, sondern auch die Bestimmung der Metanephrine (Metaboliten).

Referenzbereiche: Im Nebennierenmark wird sehr viel mehr Adrenalin als Noradrenalin synthetisiert und gespeichert. Allerdings liegen unter Basalbedingungen (Ruhe) die Noradrenalinmesswerte deutlich höher. Dies liegt daran, dass größere Mengen Noradrenalin zusätzlich in den sympathischen Nervenendigungen gebildet werden. Die normalen Ausscheidungsmengen im 24-Stunden-Urin und die Plasmakonzentrationen sind in Tab. 20.9 zusammengestellt. Die Ausscheidung der Vanillinmandelsäure spielt aufgrund ihrer geringen diagnostischen Sensitivität nur mehr eine untergeordnete Rolle.

Tab. 20.9 Ausscheidungsmengen und Plasmakonzentrationen.

	Ausscheidung (µg/24h)	Plasmakonzentration (ng/l)
Adrenalin	1–35	bis 85
Noradrenalin	20–230	185–275
Dopamin	5–375	bis 85
Metanephrin	70–300	
Normetanephrin	100–360	
Vanillinmandelsäure	1000–7000	

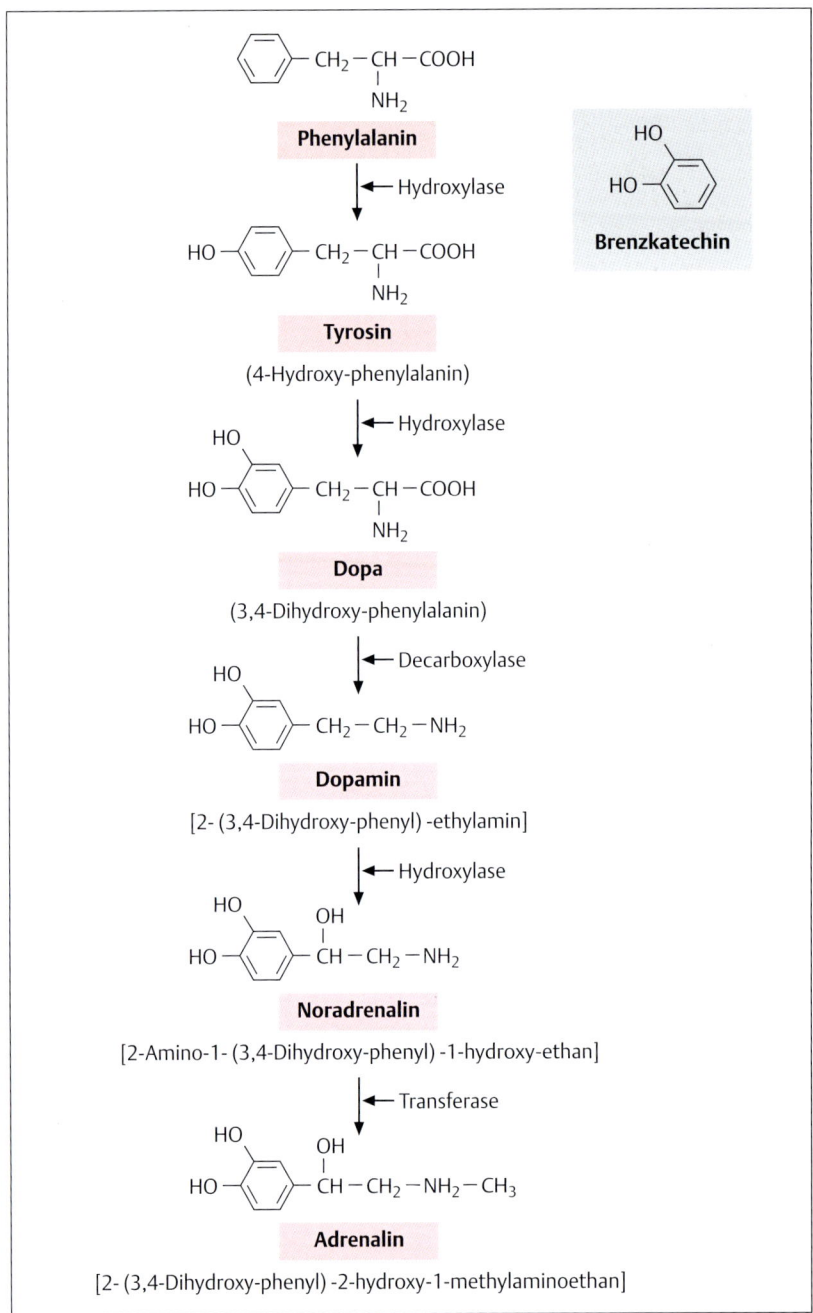

Abb. 20.30 Biosynthese der Katecholamine.

20.11.2 Phäochromozytom

Das typische Überfunktionssyndrom des Nebennierenmarks ist das Phäochromozytom. Stets werden die Kreislaufverhältnisse beeinflusst mit persistierender Hypertonie oder anfallsartigen Blutdruckkrisen. Zusätzlich kann sich eine diabetische Stoffwechsellage durch die Insulin-antagonistische Wirkung der Katecholamine einstellen.

Bei den Phäochromozytomen handelt es sich zumeist um in den Nebennieren lokalisierte primär gutartige Adenome. Allerdings sind ca. 10% der Katecholamin-produzierenden Tumoren maligne. Sie haben häufiger eine extramedulläre Lokalisation. Etwa weitere 10% der Phäochromozytome sind in beiden Nebennieren lokalisiert oder primär multilokulär, besonders dann, wenn sie im Rahmen anderer Erkrankungen, z.B. des Werner-Syndroms mit Nebenschilddrüsentumor, Pankreastumor, Hypophysentumor, Carcinoid und eben der Nebennierenrinden-Hyperplasie auftreten.

Die Phäochromozytomdiagnostik wird im ersten Schritt durch die Bestimmung von Adrenalin und Noradrenalin und ggf. der Metanephrine, bei unauffälligen Katecholaminen, durchgeführt. Dann schließt sich die klinische Lokalisationsdiagnostik mit Kernspin- und Szintigraphischen Verfahren an.

Die Hauptbedeutung hat der Noradrenalinnachweis vor allem bei kleinen Tumoren. Höchste Sensitivität erreichen wir durch die parallele Bestimmung von Noradrenalin, Adrenalin und der Metanephrine.

20.11.3 Abklärung von Synkopen/Kreislaufdysregulation

Schwere Kreislaufdysregulationen mit plötzlichem Synkopieren (bewusstloses Kollabieren des Patienten) können für den betroffenen außerordentlich gefährlich und belastend werden.

Synkopen lassen sich zur diagnostischen Ursachenabklärung mithilfe eines Kipptisches provozieren. Der Proband wird im Liegen an einen kippbaren Tisch geschnallt und es werden venöse Zugänge und Monitorüberwachungssonden gelegt. Der Proband wird dann in eine aufrechte Körperlage gebracht, ohne dass die Füße den Boden berühren können. Dies bedingt einen außergewöhnlichen Kreislaufregulationsstress.

Im Normalfall steigt während der bis zu 30-minütigen Verharrung in der aufrechten Lage das Noradrenalin kontinuierlich an, während das Adrenalin kaum eine Reaktion zeigt. Bei Auftreten einer Synkope lässt sich dagegen häufig direkt vor dem Kolabieren des Probanden ein sprunghafter Anstieg des Adrenalins im Blutplasma festellen (20.33). Notwendig sind mehrfache Blutabnahmen angepasst an den Versuchsablauf.

> **20.33**
> **Reaktion des Adrenalins beim Kipptischversuch**
>
> Eine nicht adäquate Adrenalinausschüttung führt nach der derzeitigen pathophysiologischen Vorstellung zu einer immer stärker werdenden Kontraktion der Herzmuskulatur und aufgrund der ausbleibenden Entspannung regelrecht zu einer Art Leerpumpen der Herzkammern und damit zu einer immer geringeren Auswurfleistung. Folge ist der Kollaps. Wird diese Art der Fehlregulation erkannt, kann sie fortan durch medikamentöse Behandlung verhindert werden.

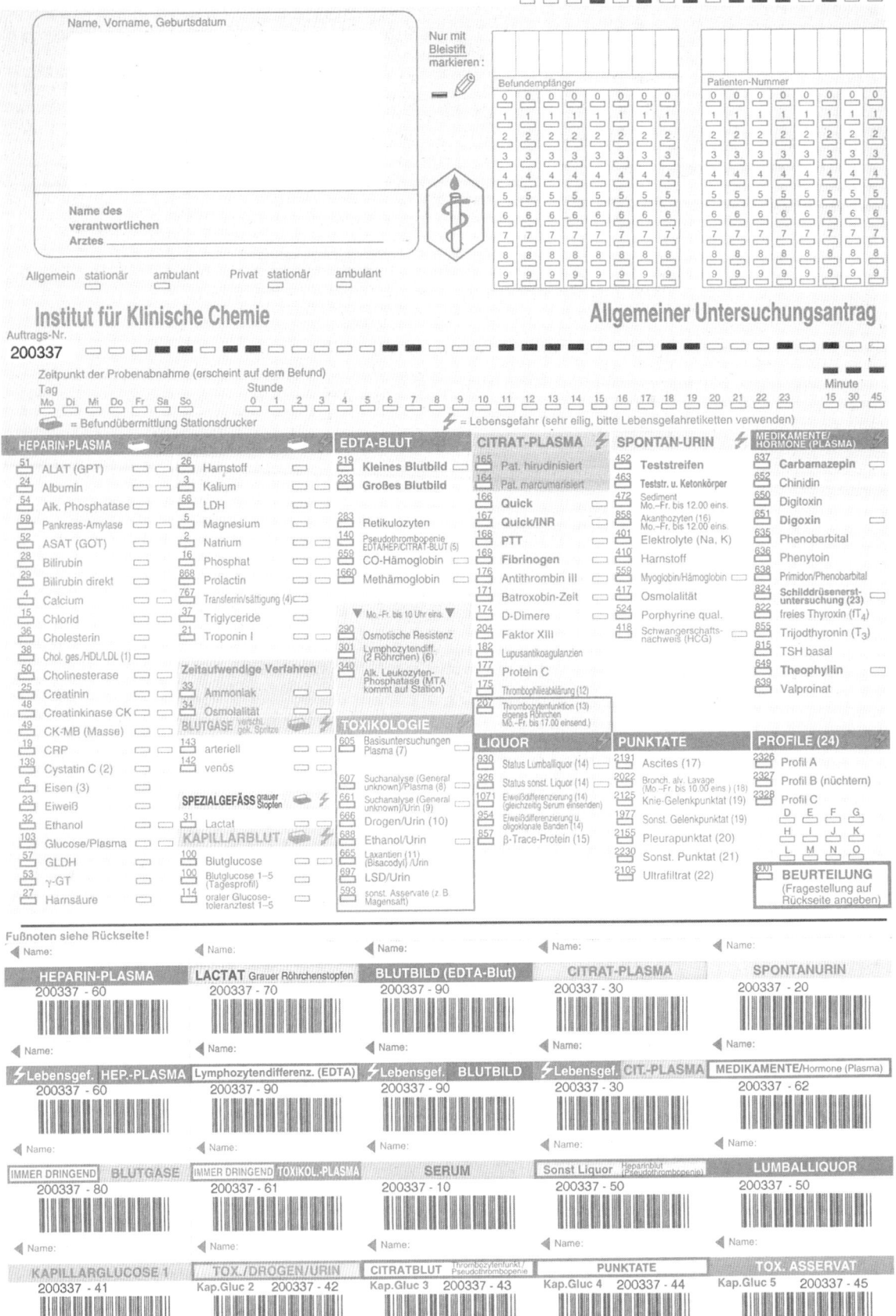

VIII Körperfremde Substanzen

Kapitel 21   Bestimmung der Plasma-, Serumkonzentration von Medikamenten Therapeutic Drug Monitoring (TDM)

Kapitel 22   Vergiftungen

Kapitel 23   Drogen

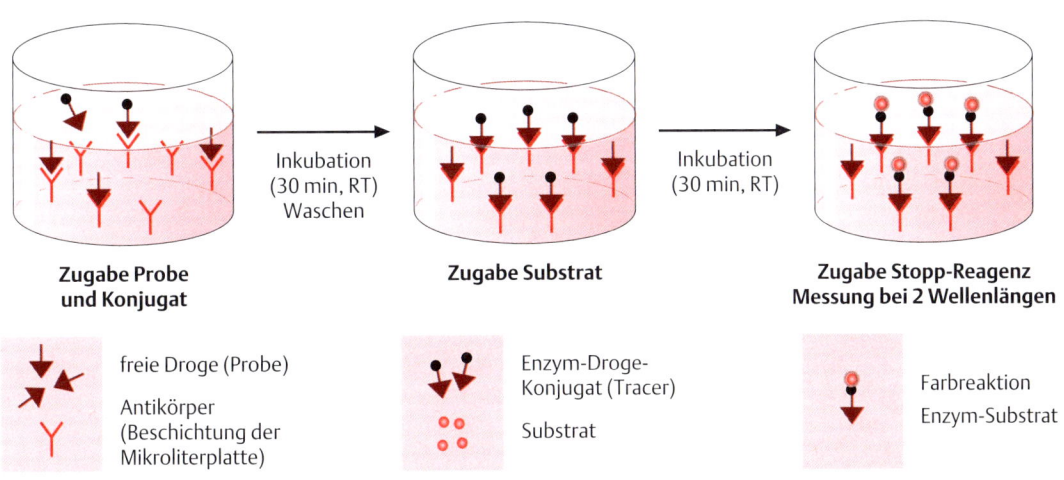

21 Bestimmung der Plasma-, Serumkonzentration von Medikamenten Therapeutic Drug Monitoring (TDM)

Vorbemerkung
Eine ganz wesentliche Komponente des ärztlichen Handelns ist die Gabe von Medikamenten. Unter „Therapeutic Drug Monitoring" (TDM) versteht man die Bestimmung der Blutkonzentration von Arzneisubstanzen im Rahmen ihres therapeutischen Einsatzes. Ziel des TDM ist die Steuerung der Arzneitherapie anhand von therapeutischen Bereichen in Analogie zu Referenzbereichen in der sonstigen Klinischen Chemie.
Ziele sind
- die gewünschte Wirkung in möglichst kurzer Zeit zu erreichen und
- toxische Wirkungen durch Überschreiten des therapeutischen Bereiches möglichst zu vermeiden.

Dort, wo das TDM sinnvoll eingesetzt wird, ist die Steuerung der Therapie mittels TDM der Therapie ohne TDM überlegen, da die Beziehung zwischen der Wirkung eines Medikamentes und seiner Plasmakonzentration enger ist als die zwischen der verabreichten Arzneidosis und der Wirkung.

21.1 Grundzüge der Pharmakokinetik und Pharmakodynamik

Die wirksame Konzentration eines Pharmakons wird durch ihr pharmakokinetisches Verhalten bestimmt, während die eigentliche Wirkung des Pharmakons von seinem pharmakodynamischen Verhalten abhängt. Pharmakokinetik und Pharmakodynamik werden hier sehr vereinfacht im Überblick dargestellt.

 Arzneimittel bzw. Medikamente enthalten die Arzneistoffe, die entweder direkt und/oder nach einem first-pass-Metabolismus (s.u.) im Organismus als Pharmakon wirken.

21.1.1 Pharmakokinetik: Begriffe und Vorgänge

Die Pharmakokinetik beschreibt quantitativ das Schicksal eines Pharmakons im Organismus. Drei für uns wichtige Vorgänge sind hierbei
- die Absorption (Resorption),
- die Verteilung und
- die Elimination des Arzneistoffes (Abb. 21.1).

Nehmen wir ein Pharmakon zu uns, so laufen diese drei Vorgänge nicht streng hintereinander im Körper ab, sondern diese Vorgänge zeigen in der Regel zeitliche Überlappungen sehr unterschiedlichen Ausmaßes.

Absorption und Bioverfügbarkeit. Die Absorption von Arzneimitteln ist abhängig von der Funktion des Magen-Darm-Traktes und von evtl. gleichzeitig aufgenommener Nahrung. Nicht alles was absorbiert wird, gelangt aber auch in den großen Körperkreislauf, über den die Verteilung im Organismus erfolgt. Einige Substanzen zeigen einen sog. first-pass-Effekt, sie werden bereits bei der Resorption oder der ersten Leberpassage, die sie über den entero-hepatischen Kreislauf erreichen, zum Teil soweit metabolisiert, dass dieser Anteil des Pharmakons seine Wirksamkeit bereits verliert, bevor er in den großen Körperkreislauf gelangt. z.B. wird die Acetylsalicylsäure, das allgemein bekannte Aspirin, schon im Darm in erheblichem Ausmaß metabolisiert. Seine Bioverfügbarkeit, d.h. die effektiv im Körper verfügbare Arzneimenge, hängt deshalb erheblich von diesem first-pass-Effekt (hier im Darm) ab. Zusätzlich wird die Verfügbarkeit eines Pharmakons im Organismus (Bioverfügbarkeit) durch die Geschwindigkeit der Resorption und damit u.a. durch die Zubereitung des Arzneimittels (Galenik) bestimmt. Die Bedeutung der Galenik zeigt sich z.B. bei Retardpräparaten, die verlangsamt absorbiert werden.

Grundzüge der Pharmakokinetik und Pharmakodynamik

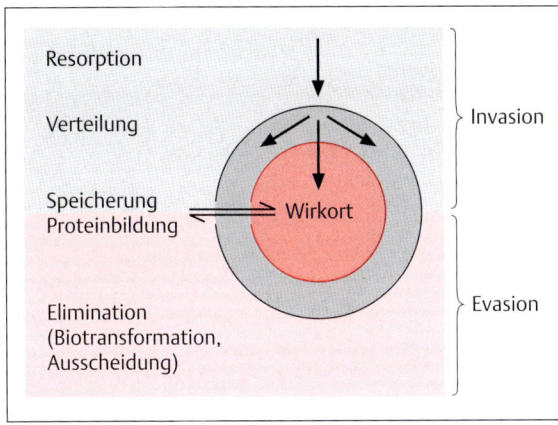

Abb. 21.1 Durchlauf eines Pharmakons von Resorption, Verteilung und Elimination.

Die Bioverfügbarkeit ist die wirksame effektive Dosis im Körper, die für die Verteilung zur Verfügung steht. Sie wird als Bruchteil der effektiven Dosis von der Gesamtdosis angegeben. Die Bioverfügbarkeit kann maximal den Wert 1 annehmen. Sie sollte möglichst hoch sein (>0,7), damit einigermaßen von einer verabreichten Dosis auf die zu erwartende Wirkung geschlossen werden kann.

Verteilung. Abhängig von seinen Eigenschaften kann sich ein Pharmakon in unterschiedlichem Ausmaß im Organismus verteilen. Das Verteilungsvolumen eines Pharmakons im Organismus ist einer direkten Messung zwar nicht zugänglich, aber wir können es leicht berechnen, wenn wir die im Organismus zu einem bestimmten Zeitpunkt vorhandene Pharmakondosis und die Konzentration im Blutplasma kennen:

$$V = \frac{D_0}{y_0}$$

mit D_0 verabreichte Dosis

mit y_0 Plasmakonzentration nach Erreichen des Verteilungsgleichgewichtes

Das Verteilungsvolumen ist keine anatomische Größe (👁21.1), es kann auch größer als das Gesamtkörpervolumen sein. Dies gilt für sehr lipophile Substanzen, deren Gewebekonzentration größer als ihre Plasmakonzentration ist. Deshalb wird das Verteilungsvolumen auch gerne in Bezug auf das Körpergewicht in l/kg angegeben, z. B. beträgt das Verteilungsvolumen des Antidepressivums Imipramin ca. 40 l/kg.

Aminoglykosid-Antibiotika dagegen gelangen normalerweise nur durch aktive Transportprozesse in die Körperzellen und haben deshalb im Blutplasma eine höhere Konzentration als im Gewebe, was sich in einem Verteilungsvolumen von deutlich unter 1 l/kg niederschlägt. Bei Schwerbrandverletzten findet man dagegen häufig ein sehr hohes Verteilungsvolumen dieser Substanzen, da es durch den Verbrennungsschaden durch toxische Zellschädigung zu einer erhöhten Permeabilität der Zellmembranen kommt.

Das Verteilungsvolumen für viele Substanzen ist bei Schwangerschaft oder einer Aszitesbildung häufig vergrößert.

**21.1
Einfluss des Verteilungsvolumens auf die ärztliche Dosierung von Medikamenten**

Da die Plasmakonzentration bei gleicher verabreichter Dosis von der Größe des Verteilungsvolumens abhängig ist, werden Arzneimittel häufig unter Berücksichtigung von Körpergewicht, fettfreier Körpermasse oder nach Körperoberfläche dosiert.

Bedeutung der Proteinbindung im Plasma. Pharmaka werden häufig von Plasmaproteinen gebunden. Saure Pharmaka werden im Plasma gewöhnlich von Albumin gebunden, basische von saurem α-1-Glykoprotein und Lipoproteinen. In hohem Ausmaß an Plasmaproteine gebundene saure Pharmaka zeigen häufig ein kleines Verteilungsvolumen von 0,1–0,2 l/kg, einige basische Pharmaka werden dagegen stärker an Gewebestrukturen als an Plasmaproteine gebunden und weisen ein extrem hohes Verteilungsvolumen auf (10 l/kg und mehr). Verdrängung aus der Bindung an Plasmaproteine durch andere Substanzen wirkt sich im ersten Fall (saure Pharmaka) deutlich, im zweiten Fall (basische Pharmaka) praktisch nicht auf ihre Wirkung aus.

Eine krankheitsbedingte Verringerung der Proteinbindung wird bei Urämie und Protein-Synthesestörungen der Leber gefunden. Die freie Fraktion des Pharmakons nimmt im Fall albumingebundener Wirkstoffe bei Hypoalbuminämie zu und sie nimmt ab bei Bindung der Substanz an saures α1-Glykoprotein, wenn die Konzentration dieses Proteins im Rahmen einer Akute-Phase-Reaktion ansteigt.

Gewöhnlich ist bei therapeutischer Dosierung nur ein kleiner Teil der Bindungsstellen durch ein Pharmakon besetzt, sodass die wirksame freie Pharmakonkonzentration proportional der Gesamtkonzentration ist. Bei Überschreitung der Bindungskapazität steigt aber der freie Anteil überproportional an. Das Lokalanästhetikum und Antiarrhythmikum Lidocain z. B. zeigt eine solche konzentrationsabhängige Proteinbindung bereits im therapeutischen Bereich.

 Wirksam ist nur der freie Anteil von Arzneistoffen im Blut. Die Proteinbindung kann die Relation des freien Anteils zur Gesamtmenge u. U. entscheidend beeinflussen.

Elimination. Kein Pharmakon soll weder für unbeschränkte Zeit noch für zu kurze Zeit seine Wirkung im Körper entfalten, deshalb besitzt auch die Elimination große Bedeutung für die wirksame Konzentration des Pharmakons im Blut. Die Elimination eines Pharmakons, d. h. seine Ganzkörper-Clearance, setzt sich zusammen aus der Metabolisierung durch zumeist enzymkatalysierte chemische Umwandlungen zu unwirksamen Metaboliten im Rahmen der sog. Biotransformation und der eigentlichen Ausscheidung der Substanz. Der wichtigste Ort für die Biotransformation von Pharmaka ist die Leber (👁21.2). Die Ausscheidung erfolgt meist über die Nieren und/oder Galle. Wenn Substanzen in großem Umfang unverändert über die Nieren ausgeschieden werden, wie z. B. das Herzglykosid Digoxin oder das Antibiotikum Gentamycin, dann ist die Kenntnis der Creatinin-Clearance als Maß für die glomeruläre Filtrationsrate wichtig für eine regelrechte Arzneidosierung. Bedeutsam für die Elimination ist auch die Ausscheidung von sog. aktiven, d. h. pharmakologisch wirksamen Metaboliten, durch die Nieren oder Galle.

Bei Erkrankungen der Leber oder der Nieren wird je nach Hauptausscheidungsweg eine verzögerte Elimination des Medikamentes oder seiner (pharmakologisch wirksamen) Metaboliten beobachtet.

>
> **21.2**
> **Induktion des Arzneimittel-Metabolismus**
>
> Bestimmte Substanzen wie z. B. das Antiepileptikum Phenobarbital können in der Leber die Aktivität mikrosomaler Enzymsysteme, durch welche viele Pharmaka metabolisiert werden, induzieren (= Aktivitätssteigerung durch erhöhte Transskription der Gene der Cytochrom P_{450}-Enzyme). Die Plasmakonzentration anderer Arzneistoffe sowie das Ausmaß und die Dauer ihrer Wirkung können durch die resultierende verstärkte Metabolisierung erheblich vermindert werden.
> Ein wichtiger Schritt im Rahmen der Biotransformation ist auch die Acetylierung, sie gehört zu den nicht mikrosomalen Systemen der Biotransformation und ihr Ausmaß ist genetisch bestimmt. Patienten mit langsamer Acetylierung weisen ein erhöhtes Risiko für das Auftreten toxischer Nebenwirkungen von z. B. Procainamid, Isoniazid und einigen Sulfonamiden auf.

21.1.2 Pharmakokinetik: Berechnungsmodelle

Nach peroraler Gabe eines Medikamentes kommt es je nach Bioverfügbarkeit zu einer mehr oder minder schnellen Absorption. Nach Übertritt in die Blutbahn verteilt sich das Medikament auf bestimmte Kompartimente des Organismus. Dieser Vorgang wird als α-Phase bezeichnet. Die anschließende β-Phase ist bestimmt durch die Geschwindigkeit der Elimination des Pharmakons (Abb. 21.2). Bei

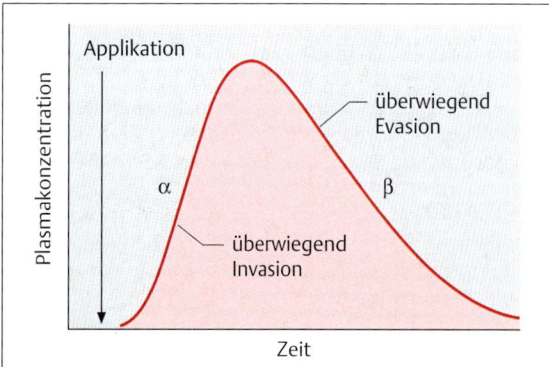

Abb. 21.2 Zeitverlauf der Medikamenten-Plasmakonzentration mit α- und β-Phase.

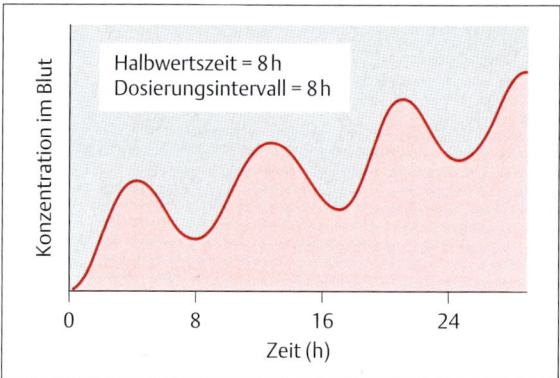

Abb. 21.3 Kumulation eines Pharmakons.

oraler Gabe oder i.m. Injektion zeigt die Plasmakonzentration einen komplizierteren Verlauf, der durch die sog. Bateman-Funktion, auf die wir hier nicht eingehen wollen, beschrieben wird. Die Resorption aus dem Verdauungstrakt oder der Muskulatur und die Verteilungsphase überlagern sich hierbei.

Während der Verteilungsphase besteht kein Gleichgewicht zwischen der Konzentration der Arzneisubstanz im Plasma und der am Wirkort. Frühestens nach Abschluss der Verteilungsphase ist die Entnahme einer Blutprobe für das TDM sinnvoll. Die Dauer der Verteilungsphase ist je nach Substanz und Applikationsart verschieden.

In den meisten Fällen erfolgt das TDM erst nach mehreren Dosierungsintervallen im sog. „Steady-state" und hier auch wieder nach Abschluss der letzten Verteilungsphase. Bei Dauerinfusion oder wiederholter Gabe kann das applizierte Pharmakon je nach Eliminationshalbwertszeit kumulieren, bis sich ein Gleichgewicht zwischen Zufuhr und Elimination einstellt (Abb. 21.3). Bei konstanter Dosierung wird eine „steady-state"-Plasmakonzentration nach Ablauf von ca. fünf Halbwertszeiten erreicht. Die therapeutischen Bereiche für Arzneistoffe (Tab. 21.1) beziehen sich in der Regel auf die Konzentration im Steady-state.

Ein-Kompartiment-Modell: Sehr vereinfacht wird der gesamte Organismus als ein Flüssigkeitsraum (Box) gesehen. Obwohl dieses offensichtlich die wahren Verhältnisse (🕮 21.3) sehr vereinfacht, können wir mit dem sog. Ein-Kompartiment-Modell sehr leicht die Halbwertszeit der meisten Pharmaka ermitteln. In diesem einfachen Modell ergibt die Auftragung des Logarithmus der Plasmakonzentration gegen die Zeit eine Gerade. Die Halbwertszeit lässt sich aus der Steigung der Geraden entnehmen (Abb. 21.4) oder rechnerisch aus der Eliminationskonstante ableiten, die in pharmakologischen Stoffsammlungen nachgeschlagen werden kann (🕮 21.4). Für eine Einmaldosierung ergibt sich, dass nach fünf Halbwertszeiten nur noch 3 % der Dosis bzw. der anfänglichen Plasmakonzentration vorhanden sind. Nach Absetzen der weiteren Zufuhr und Abwarten von fünf Halbwertszeiten sind damit alle Arzneisubstanzen praktisch vollständig aus dem Körper entfernt. Die Halbwertszeit wird in diesem Sinne auch als Eliminationshalbwertszeit bezeichnet.

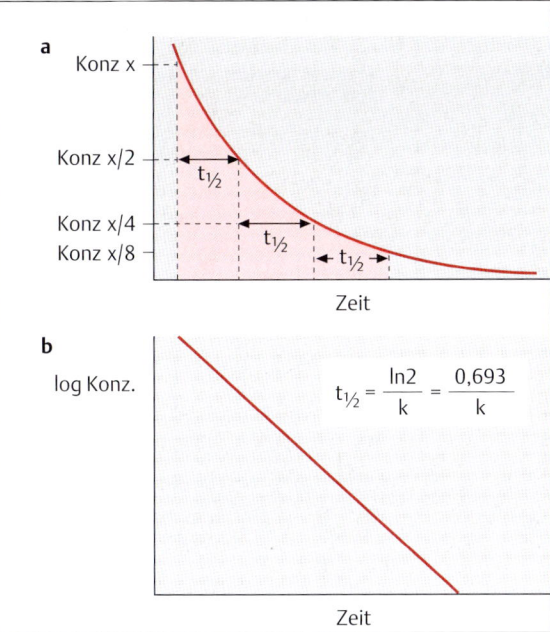

Abb. 21.4 Verlauf der Plasmakonzentration nach Beendigung der Dosierung im Ein-Kompartiment-Modell und Ableitung der Halbwertszeit.
a Lineare Auftragung der Konzentration,
b Logarithmische Auftragung der Konzentration.

Bei manchen Pharmaka wird pro Zeiteinheit nur eine bestimmte Menge des Pharmakons eliminiert, welche unabhängig von der Dosis oder der Plasmakonzentration ist (Kinetik 0. Ordnung). Die Ursache liegt z. B. bei der Aufnahme größerer Ethanolmengen in einer Sättigung des Abbaus (Metabolisierung) in der Leber. Auch bei therapeutischer Dosierung von Phenytoin kann eine solche Sättigung der hepatischen Enzymsysteme auftreten. Die Eliminationshalbwertszeit verlängert sich dabei mit steigender Dosis und zunehmender Plasmakonzentration. Eine Verdoppelung der Dosis führt damit zu einer Erhöhung der mittleren Steady-state-Plasmakonzentration auf mehr als das Doppelte.

Einen zweiphasigen Verlauf der Plasmakonzentration findet man auch beim Digoxin: Durch Verteilung ins Gewebe kommt es anfänglich zu einem raschen Abfall, nach Erreichen des Verteilungsgleichgewichtes bestimmt die Elimination das weitere Verhalten der Plasmakonzentration. Trotzdem können auch hier abschätzende Berechnungen mit dem Ein-Kompartiment-Modell vorgenommen werden.

21.3
Mehr-Kompartiment-Modelle

Die Betrachtung mehrerer Kompartimente ist z. B. bei der Anwendung von Thiopental als Kurznarkotikum notwendig: Diese Substanz verteilt sich zuerst rasch aus dem Plasma in das ZNS und im weiteren zeitlichen Verlauf langsamer in andere Gewebe mit geringerer Affinität und Kapazität (Rückverteilungsphase). Nach Absinken der ZNS-Konzentration kommt der Patient wieder zu Bewusstsein. Wird das Medikament aber erneut appliziert, so verzögert sich die Rückverteilungsphase und es kann zu einer unerwünscht tiefen Narkose kommen.
Um dieses mathematisch zu beschreiben, sind wesentlich komplexere pharmakokinetische Modellrechnungen notwendig.

> Im Ein-Kompartiment-System ist die Menge des pro Zeiteinheit eliminierten Arzneistoffes abhängig von der zu Beginn des Zeitintervalls vorhandenen Ausgangsmenge, dies wird als Kinetik 1. Ordnung bezeichnet. Die Halbwertszeit ist unabhängig von der Dosis.

21.4
Herleitung der Halbwertszeit im Ein-Kompartiment-System:

Voraussetzungen:
1. rasche intravenöse Injektion des Medikamentes
2. Dosis D proportional der Blutkonzentration conc.
3. Zur Zeit t_0 wird das Verteilungsgleichgewicht erreicht, für das Verteilungsvolumen gilt:

$$V = \text{Dosis } D(t_0) / \text{conc}(t_0)$$

4. Die Elimination (Metabolisierung und/oder renale Ausscheidung) sei proportional der jeweils noch im Körper vorhandenen Dosis (Eliminationskonstante proportional der Dosis = konstanter Verteilungskoeffizient):

$$k_{el} \sim D$$

Unter diesen Voraussetzungen gilt, dass die zeitliche Abnahme der Dosis gleich der Eliminationskonstante ist:

$$-dD/dt = k_{el}; \quad -dD = k_{el} \times dt;$$

nach Integration: $D = D(t_0) \times \exp(-k_{el} \times t)$

mit $D \sim \text{conc}$:

$$\text{conc} = \text{conc}(t_0) \times \exp(-k_{el} \times t)$$

mit $\text{conc} = 1/2 \times \text{conc}(t_0)$ wird die Halbwertszeit definiert ($t_{1/2}$):

$$\begin{aligned}
1/2 \times \text{conc}(t_0) &= \text{conc}(t_0) \times \exp(-k_{el} \times t_{1/2}) \\
1/2 &= \exp(-k_{el} \times t_{1/2}) \\
\ln 1/2 &= -k_{el} \times t_{1/2} \\
\ln 2 &= k_{el} \times t_{1/2} \\
0{,}69 &= k_{el} \times t_{1/2} \\
t_{1/2} &= 0{,}69 / k_{el}
\end{aligned}$$

D. h., wenn wir die Eliminationskonstante kennen, können wir die Halbwertszeit einfach berechnen.

Tab. 21.1 Therapeutische Bereiche.

Freiname	Verwendung	Abnahmezeit*	Einheit	Therpeut. Bereich Max. / Min.	Toxische Symptome ab
Amikacin	Antibiotikum	1 / vFD	mg/l	15–25 / 1–4	>35 / >8
Amitriptylin u. a.	Antidepressivum	vFD	mg/l	0,12–0,25	0,5
Amiodaron	Antiarrhythmikum	vFD	mg/l	0,5–2,5	2,5
Carbamazepin	Antiepileptikum	6	mg/l	3–8	15
Chinidin	Antiarrhythmikum	vFD	mg/l	2–5	10
Cyclosporin A	Immunsuppresivum	vFD	µg/l	100–350	bereits therap.
Digitoxin	Herzkontraktilität	8	µg/l	13–25	25
Digoxin	Herzkontraktilität	8	µg/l	0,5–2,0	2,5
Disopyramid	Antiarrhythmikum	vFD	mg/l	2–5	7
Ethosuximid	Antiepileptikum	unkritisch	mg/l	40–100	100
Gentamycin	Antibiotikum	1 / vFD	mg/l	5–10 / 0,5–1,5	>12 / >2
Lidocain	Antiarrhythmikum	2	mg/l	1.5–5	7
Lithium	Antidepressivum	12	mmol/l	0,3–1,3	1.8
Methotrexat	Zytostatikum	48 genau	µmol/l	nicht def.	0.45
Paracetamol	Analgetikum	4 genau	mg/l	bis 11	150 (nach 4 h)
Phenobarbital	Antiepileptikum	unkritisch	mg/l	15–40	50
Phenytoin	Antiepileptikum	unkritisch	mg/l	10–20	20
Primidon	Antiepileptikum	vFD	mg/l	5–12	15
Salicylate	Analgetikum		mg/l	50–300	450
Theophyllin	Bronchodilatator	3	mg/l	10–20	20
Tobramycin	Antibiotikum	1 / vFD	mg/l	5–10 / 0,5–1,5	>12 / >2
Valproinat	Antiepileptikum	1	mg/l	50–100	200
Vancomycin	Antibiotikum	1 / vFD	mg/l	30–40 / 4–5	>40 / >10

* Bis zur Blutentnahme muss mindestens die angegebene Stundenzahl nach vorausgegangener Dosis gewartet werden, oder sie erfolgt vor der Folgedosis (vFD). Vor allem bei Antibiotika wird zu zwei Zeitpunkten, d. h. nach Erreichen des Verteilungsgleichgewichtes (Maximum) und vor der nächsten Dosis (Minimum) gemessen.

Amikacin/Gentamycin/Tobramycin: Sie gehören zu den Aminoglykosiden. In Abhängigkeit von der Konzentration bakteriostatische bis bakterizide Wirkung auf extrazellulär gelegene Bakterien. Nierentoxisch.

Carbamazepin: Antiepileptikum. Struktur- und wirkungsähnlich den tricyclischen Antidepressiva. Toxische Nebenwirkungen sind Schläfrigkeit, Verwirrtheit u. a..

Chinidin: Antiarrhythmische Wirkung am Herzen. Anzeichen einer schweren toxischen Wirkung ist eine drastische Hemmung der Erregungsausbreitung.

Digitoxin und Digoxin (Herzglykoside): Die Hauptindikation für die Herzglykoside ist die manifeste Schlaginsuffizienz des Herzens. Therapeutische Konzentrationen werden bei Digitoxin in der Regel erst nach 4–6 Wochen, bei Digoxin nach 8–10 Tagen erreicht. Da Digoxin überwiegend renal eliminiert wird, muss die Dosis bei Niereninsuffizienz reduziert werden; bei Digitoxin ist hingegen keine Dosisreduktion bei Niereninsuffizienz nötig. Die Vergiftungssymptomatik der Herzglykoside umfasst Störungen der Herzrhythmik, gastrointestinale Störungen und neurotoxische Wirkungen.

Disopyramid: Ähnliche Wirkungen wie Chinidin.

Ethosuximid: Antiepileptikum unbekannter Wirkungsweise. Nebenwirkungen sind Kopfschmerz, Erbrechen u. a..

Lidocain: Lokalanästhetikum, Antiarrhythmikum vor allem zur Herzinfarkt-Therapie. Nebenwirkungen sind Paraesthesien (Fehlempfindungen), Hörstörungen u. a..

Methotrexat: Chemotherapeutikum. Hemmt die Dihydrofolsäure-Reduktase. Toxische Wirkung ist vor allem eine Thrombocytopenie. Bei der Anwendung hoher Methotrexat-Dosen (z. B. bei der ALL) wird anschließend versucht, die Wirkung auf normale Zellen mit Leucovorin (Tetrahydrofolsäure) zu neutralisieren. Es wird angenommen, dass Tumorzellen den Faktor nicht aufnehmen.

Paracetamol: Schmerzmittel, das bei erheblicher Überdosierung akut lebertoxisch wirkt. Die Vergiftungsbehandlung ist mit N-Acetylcystein möglich (s. auch Kap. 22).

Phenobarbital: Antiepileptikum, Sedativum (Schlafmittel). Metabolit des Primidon. Vergiftungen mit Bewusstlosigkeit und der Gefahr von Atem- und Herzstillstand.

Phenytoin: Antiepileptikum, Mittel gegen Herzrhythmusstörungen. Induziert (beschleunigt) den Abbau anderer Medikamente. Wirkt vor allem bei Überdosierung erregend (Schlaflosigkeit, Ataxie = ungezielte Bewegungen) u. a..

Primidon: vgl. Phenobarbital.

Salicylate: Schmerzmittel. Chronische Toxizität bewirkt Nierenschäden, akute Vergiftung führt über schwere Entgleisung des Säure-Basen-Haushaltes u. U. zum Tod.

Theophyllin: Anwendung bei Herz- und Kreislaufstörungen, Hirndurchblutungsstörungen und Asthma (relaxierende = erweiternde Wirkung auf die Bronchien). Überdosierung führt zu Kopfschmerzen, Blutdruckabfall, Krampfanfällen u. a..

Valpro(in)at: Antiepileptikum. Toxische Wirkungen: Erbrechen, Sedierung, Blutgerinnungsstörungen u. a..

Vancomycin: Vancomycin ist ein Antibiotikum das vorwiegend nur als ultima ratio eingesetzt wird. Toxische Wirkung auf Gehör und Nieren.

21.1.3 Pharmakodynamik

Das *pharmakodynamische Verhalten* einer Arzneisubstanz wird bestimmt durch die Dosis bzw. Plasmakonzentration (Resultat der **Pharmakokinetik**) und die Ansprechbarkeit des Zielgewebes (**Rezeptorverhalten**).

Wirkungsprinzip. Nach der Rezeptortheorie führt die Bindung eines Pharmakons an strukturspezifische Rezeptoren zur Auslösung physiologischer Vorgänge (Agonisten) oder zu deren Hemmung (Antagonisten). Pharmaka haben also keine eigenständige Wirkung, sondern sie modulieren (verändern) nur bereits bestehende körpereigene Funktionen. Arzneimittel können auch verschiedene Wirkungen zeigen, z. B. kann die Acetylsalicylsäure sowohl die Thrombozytenaggregation vermindern, als auch zur Schmerzbekämpfung eingesetzt werden. Für solche verschiedene Wirkungen einer Substanz werden oft auch unterschiedliche Konzentrationen benötigt.

Bei Toleranzentwicklung gegenüber einem Pharmakon kommt es zu einer Rezeptorunempfindlichkeit und diese führt zu ungenügender Wirkung des Arzneimittels, obwohl die Konzentration im therapeutischen Bereich liegt.

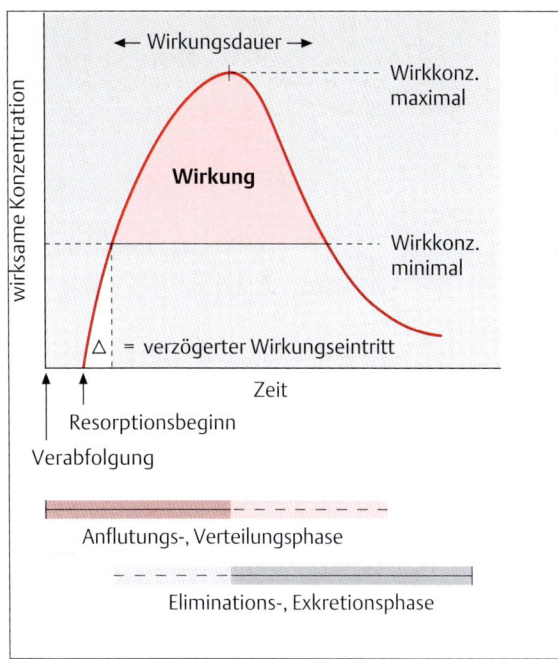

Abb. 21.5 Zusammenhang von Plasmakonzentration und Wirkungsstärke.

Die Rezeptortheorie gilt nicht für alle Arzneistoffe. Ausnahmen sind z. B. die salinischen Abführmittel und Inhalationsnarkotika.

Wirkungsstärke. Die Wirkungsstärke eines Pharmakons hängt von der Höhe der verabreichten Dosis und exakter von der Plasmakonzentration ab (Abb. 21.5). Der einfachste Fall einer solchen Abhängigkeit, die sog. „Alles-oder-Nichts-Reaktion", kommt bei vielen Nebenwirkungen oder auch bei der karzinogenen Wirkung z. B. von Zytostatika vor. Viele Pharmaka zeigen eine lineare Abhängigkeit der Wirkungsstärke von der Dosis. Wird die Dosis verdoppelt, verdoppelt sich auch die Wirkung. Noch häufiger ist jedoch eine nicht lineare Beziehung zwischen Dosis und Wirkung.

Für die meisten Pharmaka besteht zumindest eine grobe Korrelation zwischen der verabreichten Dosis und ihrer pharmakologischen Wirkung. Die Korrelation mit der Plasmakonzentration ist häufig besser, da die Plasmakonzentration des Pharmakons durch wesentlich weniger Faktoren beeinflusst wird als die Dosis-Wirkungs-Relation. Insbesondere die Einflüsse durch die Compliance (zuverlässige Medikation durch den Patienten), Dosierungszuverlässigkeit, Absorption und Verteilung entfallen.

Therapeutische Breite. Für die Sicherheit der Arzneimittelanwendung ist besonders der Abstand des therapeutischen Dosisbereichs von einer zweiten, nicht therapeutischen Wirkung (schwere Nebenwirkung oder toxische Wirkung) wichtig. In Abb. 21.**6** ist die therapeutische Breite als Abstand der Empfindlichkeitskurven für die therapeutische und die letale Wirkung gezeigt. Da für die erwünschte Wirkung eine minimale therapeutische Konzentration nötig ist, andererseits aber die minimale toxisch wirksame Konzentration möglichst nicht über-

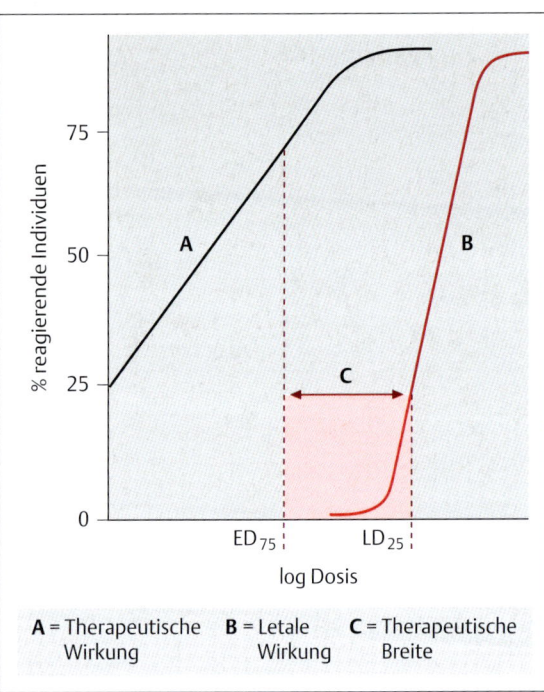

Abb. 21.6 Therapeutische Breite.

schritten werden soll, ist es oft günstig, die Tagesdosis auf mehrere Einzeldosen zu verteilen.

Kombinationswirkung von Arzneistoffen. Die praktische Pharmakotherapie (und besonders die Toxikologie, s. Kap. 22) haben sich häufig mit Stoffkombinationen zu befassen. Solche Kombinationen können beabsichtigt sein oder auch unbeabsichtigt auftreten.

Der Synergismus (Zusammenwirken) von Pharmaka kann additiv oder auch überadditiv sein. Beim Antagonismus (Gegenspiel) unterscheidet man kompetitives Verhalten, bei dem die Dosis-Wirkungs-Kurve nur parallel unter Erhaltung von Steilheit der Kurve und Maximalwirkung verschoben ist, vom nicht kompetitiven Verhalten, wo neben der Kurvensteilheit oft auch die Maximalwirkung vermindert ist.

Eine Kombinationstherapie kann zu einer Verdrängung aus der (inaktivierenden) Proteinbindung und zum Anstieg der (wirksamen) freien Fraktion bei unveränderter Gesamtkonzentration führen.

Vorteile der Kombinationstherapie sind z. B. Addition der therapeutischen Wirkung und Verminderung unerwünschter Nebenwirkungen. Um eine rasche Wirkung zu erzielen, kann z. B. gerade bei antibiotischer Therapie die Kombination einer schnell wirksamen Substanz mit einer Depotform eingesetzt werden (z. B. Benzylpenicillin und Procainpenicillin). Die schnell wirksame Substanz wird so lange gegeben bis die Wirkung der Depotsubstanz einsetzt.

Pharmakodynamische Messungen. Das pharmakodynamische Monitoring misst die biologische Antwort auf einen Arzneistoff und liefert alleine oder in Verbindung mit dem konventionellen TDM einen neuen Ansatz, um die Arzneimitteldosierung zu optimieren. Derzeit wird das pharmakodynamische Monitoring bei der besonders kritischen immunsuppressiven Therapie erprobt.

Cyclosporintherapie. Untersucht wird die Inosinmonophosphat-Dehydrogenase. Enzym- und Cyclosporin-Konzentrationsverlauf sind in etwa parallel. Bei der Talkonzentration des Cyclosporins findet man eine ca. 50 %ige Reduktion der Enzymkonzentration.

Azathioprintherapie (Imurek). Die Thiopurin-Methyltransferase wird durch 6-Mercaptopurin, einen Metaboliten von Azathioprin, induziert. Nierentransplantierte, bei denen unter Azathioprintherapie ein Anstieg der Thiopurin-Methyltransferase-Aktivität feststellbar ist, zeigen weniger häufig Abstoßungsreaktionen, was für ein gutes Ansprechen auf die Therapie mit dem Immunsuppressivum spricht.

21.2 Voraussetzung für ein sinnvolles TDM

Grundsätzlich erscheint die Bestimmung der Serumkonzentration eines Pharmakons für die Steuerung der Therapie sinnvoll, wenn bei einem Medikament mit reversiblem Effekt die Konzentration im Plasma mit der Konzentration am Wirkort (Rezeptor) im Gleichgewicht steht.
Des Weiteren müssen eine triftige Indikation für die Konzentrationsmessung und eine adäquate Bestimmungstechnik vorhanden sein.

Bei Medikamenten, deren Wirkung auf einfache Weise z. B. durch Blutdruckmessung bei Herz-/Kreislauf-wirksamen Substanzen, Glucosebestimmung bei Antidiabetika, Gerinnungstests bei Antikoagulantien direkt erfasst werden kann, ist eine Bestimmung der Plasmakonzentration in der Regel nicht notwendig.

Grundsätzlich nicht durchführbar ist TDM bei Substanzen mit einem extrem hohen Verteilungsvolumen, die z. B. wegen ihrer hohen Lipophilie bereits während der Verteilungsphase nahezu vollkommen in ein sog. peripheres Kompartiment verschwinden, denn die Wirkung eines solchen Pharmakons kann dann trotz dessen fehlender Nachweisbarkeit im Plasma weiterbestehen. Ebenso nicht für das TDM geeignet sind Pharmaka, die zu einer Toleranz am Rezeptor führen oder dort irreversible Effekte hervorrufen.

21.2.1 Indikationen für das TDM

Grundvoraussetzungen für das TDM sind neben den nachstehenden Indikationen zuverlässige Bestimmungsverfahren und eine klare Beziehung zwischen der Plasmakonzentration und der pharmakodynamischen Wirkung, es muss also ein sog. therapeutischer Bereich der Plasmakonzentration definierbar sein (Tab. 21.**1**).

Indikationen:

(1) Wirkung des Medikamentes nicht messbar bei prophylaktischer Therapie.

Bei prophylaktischer Anwendung von Pharmaka, z. B.
– Antiepileptika bei Anfallskranken,
– Theophyllin zur Verhütung von Asthmaanfällen,
– Lithium bei manischen Depressionen,
– Cyclosporin zur Immunsuppression nach Organtransplantationen

besteht die Gefahr, dass eine unzureichende Wirkung des Medikamentes aufgrund zu geringer Dosierung erst durch Auftreten von Symptomen der Erkrankung erkannt wird.

(2) Enger therapeutischer Bereich mit der Gefahr der Über- oder Unterdosierung.

Insbesondere bei der Anwendung von Zytostatika ist kein Sicherheitsabstand zwischen therapeutischem und toxischen Bereich gegeben.

(3) Nicht lineare Pharmakokinetik oder beträchtliche inter- und intraindividuelle Unterschiede in der Pharmakokinetik:

– Besonderheiten der Absorption (Bioverfügbarkeit)
– stark variabler first-pass-Effekt (Bioverfügbarkeit)
– Änderung der Proteinbindung / Verteilung
– Metabolisierung mit z. B. Anhäufung pharmakologisch wirksamer Metabolite
– Störung der Ausscheidung.

Das Antiepileptikum Phenytoin zeigt z. B. eine nicht lineare Pharmakokinetik. Dies bedeutet, dass Dosiserhöhungen wegen der Möglichkeit eines überproportionalen Anstiegs der Plasmakonzentration sehr vorsichtig vorgenommen werden müssen.

(4) Anwendung bei lebensbedrohlichen Erkrankungen.

Patienten, die auf die Wirkung eines Pharmakons unbedingt angewiesen sind, können vor schwerwiegenden Nebenwirkungen bewahrt werden. Zum Beispiel kann bei der hochdosierten Therapie mit dem Zytostatikum (Antimetaboliten) Methotrexat bei Erreichen toxischer Plasmakonzentrationen das Antidot Leucovorin (Tetrahydrofolsäure) gegeben werden.

(5) Überwachung der Compliance (Zuverlässigkeit der Medikamenteneinnahme).

Durch die Messung der Plasmakonzentration eines Medikamentes lässt sich feststellen, ob dieses überhaupt eingenommen wurde. Durch gleichzeitige Messung von Metaboliten lässt sich in manchen Fällen auch klären, ob der Patient sein Medikament erst kurz vor dem Arztbesuch wieder eingenommen hat. Primidon wird z. B. zu Phenobarbital metabolisiert.

Messergebnisse von Primidon: Phenobarbital im Verhältnis 1 : 3 sind aufgrund der unterschiedlichen Halbwertszeiten typisch für Patienten unter Dauertherapie. Wird dagegen ein Verhältnis von nur 1 : 1 gefunden, so spricht dieses dafür, dass der Patient erst kurz vor der Untersuchung die Medikation wieder aufgenommen hat.

21.2.2 Probennahme für das TDM

Der Zeitpunkt der Blutentnahme richtet sich nach der klinischen Fragestellung und ist abhängig von der Pharmakokinetik des zu untersuchenden Medikamentes.

 Auf keinen Fall darf die Probennahme noch während der Verteilungsphase erfolgen. Die Messergebnisse sind ansonsten irrelevant hoch.

Die Verteilungsphase ist bei intravenöser Gabe von Aminoglykosiden z. B. nach ca. 30 Minuten abgeschlossen, dauert aber bei oraler Gabe von Digoxin z. B. bis zu 10 Stunden. Probennahmen während der ersten Dosisintervalle können zur schnellen und optimalen Dosisfindung verwendet werden (s. 21.3, S. 313). Häufiger sind allerdings Messungen zur Therapiekontrolle. Hier werden die Proben dagegen erst im „Steady-state" wieder unter Ausschluss der Verteilungsphase genommen.

Die maximale Plasmakonzentration (peak) nach abgeschlossener Verteilung wird in der Regel als Maß für die toxische Gefährdung des Patienten verwendet. Die Blutentnahme unmittelbar vor der nächsten Dosierung (trough = Talkonzentration) lässt erkennen, ob eine ausreichende Medikamentenkonzentration für die gesamte Dauer des Dosierungsintervalls gegeben ist.

 Bei Aminoglykosidantibiotika ist dagegen die peak-Konzentration ein Maß für die angestrebte maximale Hemmkonzentration und die trough-Konzentration ein Maß für die Toxizität durch Kumulation im Gewebe.

Bei vielen Pharmaka ist es nicht notwendig, Peak- und Talkonzentrationen zu messen, sondern es reicht eine Messung am Ende des Dosierungsintervalls. Bei Pharmaka mit langer Halbwertszeit (z.B Phenobarbital: $t_{½} = 4$ d) können die Proben nach Abschluss der Verteilungsphase sogar zu beliebiger Zeit während des Dosierungsintervalls entnommen werden. Bei Verlaufskontrollen sollte trotzdem der zeitliche Abstand zur jeweils letzten Einnahme möglichst immer gleich sein.

21.2.3 Bestimmungsmethoden

Notwendig sind Methoden, die es erlauben, das jeweilige Pharmakon spezifisch, präzise und richtig zu erfassen. Metaboliten dürfen die Bestimmung nicht stören und müssen, soweit sie auch pharmakologisch wirksam sind, getrennt gemessen werden (z.B. Phenobarbital neben Primidon oder Pentobarbital neben dem Narkotikum Thiopental). Für die quantitative Bestimmung von Pharmaka im Plasma sind zahlreiche Verfahren entwickelt worden. Große Bedeutung haben vor allem Immunoassays und die Hochdruckflüssigkeitschromatographie bzw. die Gaschromatographie-Massenspektrometrie (s. Kap. 3).

Vorteile der Immunoassays in der Routinediagnostik sind die Signalverstärkung, einfache Durchführbarkeit und Möglichkeit zur Mechanisierung. Für alle Immunoassays gilt, dass ihre Spezifität entscheidend von der Qualität der Antikörper abhängt. Assays mit monoklonalen Antikörpern sind hier in der Regel spezifischer als solche mit polyklonalen Antikörpern.

Die HPLC- und GC/MS-Verfahren eignen sich für die Entwicklung von Referenzmethoden und zur Untersuchung von Metabolitenmustern. Sie haben aber auch zunehmende Bedeutung als Routineverfahren, insbesondere wenn keine Immunoassays verfügbar sind.

Schnelltests für die sog. bedside-Diagnostik stehen für einige Medikamente in Form von Teststreifen, der Filmtechnologie und einer visuell auswertbaren Enzymimmunochromatographie-Technik zur Verfügung.

Einige Messgrößen des TDM sind in die Richtlinien der Bundesärztekammer für die Verfahrenskontrolle aufgenommen, sodass verbindliche Kriterien für die Qualitätskontrolle bestehen. In der Regel beträgt die maximal zulässige relative Messabweichung vom Lageparameter 24% (s. Kap. 27).

21.2.4 Funktionstests auf der Basis des TDM

Der Metabolismus von Arzneistoffen kann auch als klinisch-chemischer Funktionstest für Organfunktionen untersucht werden. Ein bekanntes Beispiel ist die Leberfunktionsprüfung durch Lidocain-Metabolit-Bestimmung (MEGX-Test).

Lidocain wird durch das hepatische mikrosomale Cytochrom P_{450}-System zu Monoethyl-glycinxylilid (MEGX) metabolisiert. Die Bildungsrate dieses Metaboliten ist ein direktes Maß für die Leberfunktion.

Durchführung. 0,75 mg/kg Körpergewicht Lidocain werden iv. verabreicht und genau nach 15 Minuten eine Plasmaprobe abgenommen. Mittels FPIA (s. Kap. 5) oder HPLC wird die MEGX-Konzentration bestimmt.

Beurteilung. Die nach 15 Minuten erreichte MEGX-Plasmakonzentration ist ein Maß für die Metabolisierungsrate des Lidocains und damit für die Leberfunktion (Tab. 21.**2**).

Die letzten 48 Stunden vor dem Test darf kein Lidocain gegeben werden und genauso muss bis zu einer Testwiederholung 48 Stunden gewartet werden. Bei Patienten mit Multiorganversagen gelten MEGX-Messwerte unter 50 µg/l als prognostisch ungünstig.

Tab. 21.2 MEGX-Test.

MEGX-Konz. (µg/l) nach exakt 15 Minuten	Beurteilung der Leberfunktion
> 90	gut
50–90	mäßig
10–50	schlecht
< 10	sehr schlecht

21.3 Interpretation: Dosisanpassung und Dosisvorhersage

Anhand der therapeutischen Bereiche können wir die Plasmakonzentration von Arzneistoffen interpretieren.
Die ggf. notwendige Dosisanpassung erfolgt mittels einfacher Dreisatzrechnungen oder pharmakokinetischer Computerprogramme.
Eine möglichst schnell zum „Steady state" führende Therapie kann durch Dosisvorhersagen aufgrund von Modellrechnungen anhand weniger Plasmamesswerte erfolgen.

21.3.1 Beurteilung der gefundenen Plasma-Arzneistoffkonzentrationen

Therapeutischer Bereich: Die Interpretation der Plasmakonzentration eines Pharmakons erfolgt in erster Linie anhand des sog. therapeutischen Bereiches (Tab. 21.**1**, s. S. 308).

Allerdings kann je nach therapeutischer Zielsetzung die anzustrebende Plasmakonzentration auch unterschiedlich sein, z.B. benötigt man bei Digoxin eine relativ niedrige Plasmakonzentration, wenn eine Besserung der Herzmuskel-Kontraktilität angestrebt wird, während zur Behandlung des Vorhofflimmerns höhere Dosierungen gebraucht werden.

 Plasmakonzentration und „Blutspiegel" bedeuten beim TDM das gleiche.

Grundvoraussetzungen für eine sachgerechte Interpretation der Plasmakonzentrationen sind die Erzielung eines Steady-state und die Kenntnis der Zeitspanne zwischen Verabreichung der letzten Dosis und Entnahme der Blutprobe.

Bedeutung von Einflussgrößen. Die Änderung von pharmakokinetischen Einflussgrößen kann die Pharmakonkonzentration genauso wie eine Änderung der Dosierung des Medikamentes beeinflussen. Da die aktuelle Plasmakonzentration eines Pharmakons immer die Resultante verschiedener solcher Einflussgrößen ist, stellen die therapeutischen Bereiche im Vergleich zu den Referenzbereichen in der übrigen Klinischen Chemie nur grobe Rahmenempfehlungen dar. Jenseits der oberen Grenze des therapeutischen Bereiches ist in der Regel mit einem gehäuften Auftreten toxischer Nebenwirkungen zu rechnen und im Allgemeinen auch keine weitere Verbesserung der Wirkung zu erwarten.

Eine ausreichende Wirkung des Pharmakons tritt aufgrund der individuellen Unterschiede des therapeutischen Bereiches gelegentlich schon bei „subtherapeutischen" Konzentrationen oder auch erst im potentiell toxischen Bereich auf.

Die obere Grenze kann beispielsweise durch eine Toleranzentwicklung beim Phenobarbital für einzelne Patienten wesentlich zu niedrig liegen. Ziel muss hier die Anfallsfreiheit und nicht eine bestimmte Plasmakonzentration sein.

Arzneimittelwechselwirkungen können ebenfalls die Bedeutung des therapeutischen Bereiches für das betreffende Individuum einschränken.

Im oberen Grenzbereich kann bei Pharmaka, bei denen eine mögliche Intoxikation ähnliche klinische Symptome wie die Grunderkrankung hervorruft, allein aufgrund der Plasmakonzentration nicht die Diagnose einer manifesten Intoxikation gestellt werden. Besonders bei den Herzglykosiden werden häufiger Überschreitungen des therapeutischen Bereiches als manifeste Digitalis-Intoxikationen festgestellt. Es muss immer das gesamte klinische Bild berücksichtigt werden.

Andererseits kann bei Pharmaka, bei denen die Konzentration am Wirkort ein Vielfaches der Plasmakonzentration beträgt, selbst bei einer unauffälligen Plasmakonzentration klinisch bereits eine Intoxikation vorliegen. Auch hier kann das Herzglykosid Digoxin wieder als Beispiel angeführt werden. Insbesondere endogene Einflussgrößen können das Rezeptorverhalten verändern. Z.B. lässt sich eine vermehrte Digoxinempfindlichkeit bei Hypokaliämie (Laxantien-, Diuretika-Gabe), Hypercalciämie, Hypothyreose und myokardialer Ischämie (Sauerstoffunterversorgung des Herzens) beobachten.

Unerwartete Plasmakonzentrationen in Relation zur gegebenen Dosis müssen auch an Besonderheiten in der individuellen Pharmakogenetik denken lassen (🕮 21.5).

**21.5
Pharmakogenetik**

Verschiedene Enzyme in der Leber, Niere und Lungen sind an der Metabolisierung von Arzneistoffen beteiligt. Eine herausragende Rolle spielen dabei die verschiedenen Isoenzyme des Cytochrom P_{450}. Von diesen und anderen Arzneistoff-metabolisierenden Enzymen gibt es nun genetische Varianten, was dazu führt, dass wir phänotypisch sog. schnelle und langsame Metabolisierer beobachten können. Bei schnellen Metabolisierern kann z.B. mit speziellen PCR-Techniken eine Vervielfachung bestimmter Cytochrom P_{450}- codierender Gene festgestellt werden, während langsame Metabolisierer Gendefekte aufweisen. Außer molekularbiologisch können solche genetischen Variationen, die eine adäquate Pharmakotherapie deutlich erschweren können, auch phänotypisch nachgewiesen werden. Dazu wird am betroffenen Patienten der Metabolismus von Testsubstanzen untersucht, bei denen wir ganz genau wissen, von welchen Enzymen sie metabolisiert werden.

21.3.2 Methoden der Dosisanpassung und Dosisvorausberechnung

Messungen der Plasmakonzentration können auch für die individuelle Dosisanpassung herangezogen werden. Besonders wichtig ist der Einsatz von Methoden zur Dosisvorhersage beispielsweise für die Therapie kritisch kranker Patienten mit Aminoglykosiden. Die individuell erforderlichen Dosen können sich bei solchen Patienten um mehr als das Zehnfache unterscheiden.

Dreisatzmethode. Bei Pharmaka mit linearer Kinetik und unter der Voraussetzung einer gleichbleibenden Gesamtkörper-Clearance kann die optimale Dosis anhand eines einfachen Dreisatzes berechnet werden:

$$\text{optimale Dosis} = \text{bisherige Dosis} \times \frac{\text{therapeutisch optimale Plasmakonzentration}}{\text{gemessene Plasmakonzentration}}$$

Einpunktmethode beim Theophyllin nach Oellerich. Für das bronchodilatorisch wirkende Theophyllin kann anhand einer empirischen Formel oder sehr einfach anhand eines Nomograms nach *Oellerich* (Abb. 21.7) die geeignete Arzneistoffdosis (Erhaltungsdosis) gefunden werden.

$$\text{Erhaltungsdosis} = \frac{(\text{gew. Steady-state-Konzentration} \times \text{Testdosis} \times \text{gew. Dosierungsintervall})}{(\text{Konstante für die vorliegende Zeit nach der Testdosis} \times \text{Plasmakonzentration nach der Testdosis})}$$
gew. = gewünscht

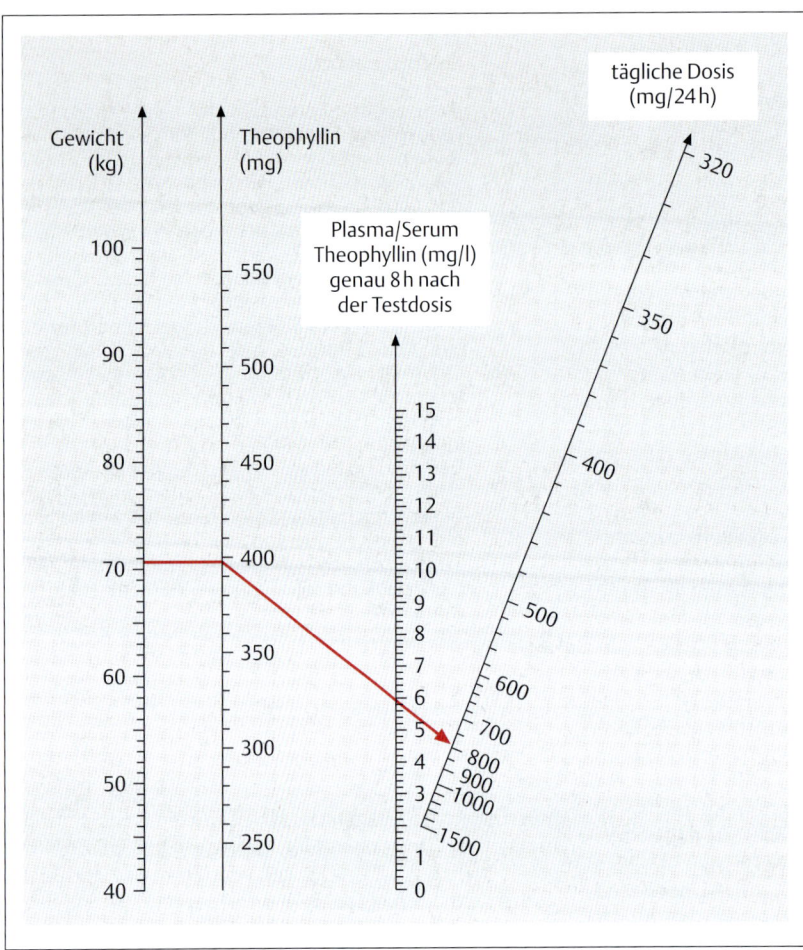

Abb. 21.7 Nomogramm für die Dosisfindung beim Theophyllin. In Abhängigkeit vom Körpergewicht des Patienten wird eine individuelle Testdosis Theophyllin gegeben und 8 Stunden später die Plasmakonzentration gemessen. Verbinden wir die Punkte auf der Dosierungsskala und der Konzentrationsskala, dann können wir in Fortsetzung der Geraden auf der rechten Skala die empfohlene Erhaltungsdosis ablesen.

Die in der Formel enthaltene Konstante hat die Dimension einer Zeit und beträgt unabhängig von der Testdosis 23,7 Stunden bei Theophyllin, wenn genau 8 Stunden nach der Testdosis die Plasmakonzentration gemessen wird. Sie ist der Mittelwert individueller Konstanten, die gegeben sind als:
exp (Eliminationskonstante × Zeit nach Dosis) / Eliminationskonstante).

Komplexere Fälle. Sobald nicht mehr Ein-Kompartiment-Modelle unseren Betrachtungen zugrunde liegen, werden die Verhältnisse wesentlich komplexer. Trotzdem können oft noch mit relativ einfachen Formeln Berechnungen durchgeführt werden (◆21.6). Häufig werden in solchen Fällen allerdings pharmakokinetische Berechnungsprogramme eingesetzt (s. unten). Hier muss der Anwender die Validität seiner Eingaben und die Plausibilität der Berechnungsergebnisse aufgrund des eigenen Fachwissens unbedingt überprüfen können.

Dosisvorausberechnung. Soll die Dosierung bereits vor Erreichen eines Steady-state aufgrund von Plasmakonzentrationen optimiert werden, so sind häufig anders als beim Theophyllin komplexere Verfahren notwendig, bei denen auch populationskinetische Daten zusätzlich berücksichtigt werden (z.B.: „Bayesian prediction method"), die meist in Form von Computerprogrammen angewendet werden.

Der springende Punkt hierbei ist, dass der Patient einer definierten Patientengruppe mit entsprechenden pharmakokinetischen Schätzwerten zugeordnet werden muss. Aufgrund von 1 bis mehreren Plasmakonzentrationsmessungen werden diese Parameter dann immer stärker individualisiert und fließen in die Berechnungen mit ein. Ferner werden auch die renale Clearance des Patienten und weitere individuelle Faktoren berücksichtigt.

21.6
Wir betrachten einen Berechnungsfall aus der forensischen Pharmakokinetik

Ein Mann gibt im Zusammenhang mit einer Straftat an, bei der er auf eine Strafmilderung wegen Medikamenteneinflusses hofft, er habe um 18, 19, 21, 22:30 und 24 Uhr jeweils 5 mg eines Beruhigungsmittels (Rohypnol = Flunitrazepam) eingenommen. Um 2:45 Uhr wurde eine Blutprobe gewonnen und darin wurden 40 µg/l Flunitrazepam gemessen.
Können die Angaben des Mannes zutreffend sein, oder hat er vielleicht nur eine Dosis nach der Straftat eingenommen?
Folgende Formel wird vom Gutachter für die Berechnungen verwendet:

$$c = k_a \times f \times D / [V \times (k_a - \beta)] \times [\exp(-\beta \times t) - \exp(-k_a \times t)]$$

Bekannt sind die Halbwertszeit für die Absorption (0,144 h) und damit k_a = 4,81 [1/h].
Die Halbwertszeit für die Elimination (13,5 h) und damit β = ln2 / 13,5 = 0,0513 [1/h].
Bioverfügbarkeit f = 0,8.
Einzeldosis = 5 mg.
Verteilungsvolumen = 4,44 [l/kg].
Körpergewicht = 70 kg.

Zuerst muss das Gesamtverteilungsvolumen berechnet werden:
V = 4,44 l/kg × 70 kg = 310,8 l

Für die letzte behauptete Dosierung, entsprechend dem Zeitintervall von 24 Uhr bis 2:45 Uhr = 2,75 Stunden, rechnet der Gutachter vor:

Flunitrazepam (mg/l) = 4,81 x 0,8 x 5 / [(310,8 × (4,81 − 0,0413)] × e $^{-(0,0513 \times 2,75)}$
= 0,013 x 0,868 = 0,011
Flunitrazepam (µg/l) = 11.

Dann sagt der Gutachter, dass unter Addition der noch vorhandenen Konzentrationsanteile aus den 4 übrigen Dosierungen die Behauptung des Angeklagten im Rahmen der Wahrscheinlichkeit nicht widerlegt werden könnte.

Näherungsweise ergibt sich aus den insgesamt 5 Dosierungen eine Gesamtkonzentration in Höhe der gemessenen 40 µg/l (Gerne dürfen Sie nachrechnen!).

21.4 Näher betrachtet: TDM einer Auswahl wichtiger Arzneistoffe

Im Folgenden sind wichtige Arzneimittelprofile tabellarisch zusammengefasst:

Tab. 21.**3** Amitriptylin,
Tab. 21.**4** Carbamazepin,
Tab. 21.**5** Chinidin,
Tab. 21.**6** Digoxin,
Tab. 21.**7** Methotrexat,
Tab. 21.**8** Primidon,
Tab. 21.**9** Theophyllin,
Tab. 21.**10** Tobramycin.

Tab. 21.3 Amitriptylin z. B. Saroten.

Pharmakokinetik	Erwachsene	
– Zeit bis zum Steady State – Eliminationshalbwertzeit – Ausscheidungsweg – Proteinbindung	3–8 Tage 17–40 h hepat. → Nortriptylin → 10-OH-Nortriptylin renal: vor allem Ausscheidung der Metabolite (Glucuronide) ca. 90%	
Wirkung und Nebenwirkungen	erwünscht Antidepressivum	unerwünscht Tachykardie, ventrikuläre Arrhythmien, Hypotonie, Anticholinerg (Mundtrockenheit, Harnretention, Sehstörungen), Sedierung
Dosierung	Erwachsene 75 bis 300 mg/d oral	
TDM – Probenentnahme – Therapeutischer Bereich – Toxische Symptome ab	vor Folgedosis 0,12–0,25 mg/l (einschl. Nortriptylin) 0,5 mg/l	
Klinische Interpretation		

Faktoren mit Einfluss auf
die Plasmakonzentration
	Pharmaka
	↑ andere Antidepressiva,
	  Haloperidol,
	  Phenothiazine
	↓ Carbamazepin
		andere
		↑ Alkalischer Harn,
		  Geriatrische Patienten
		↓ Azidurie,
		  Rauchen

Anmerkungen	• Überwachung vor allem bei Patienten mit endogener Depression, Vergiftungen. • Bei vorausgegangenem Herzinfarkt sollte anfänglich die Plasmakonzentration im unteren therapeutischen Bereich gehalten werden (Verteilungsvolumen, Halbwertszeit ↑).	

Tab. 21.4 Carbamazepin z. B. Tegretal.

Pharmakokinetik	Erwachsene	Kinder
– Zeit bis zum Steady State – Eliminationshalbwertzeit – Ausscheidungsweg – Proteinbindung	2–6 Tage 6–25 h 99% hepatisch → 10,11-Carbamazepinepoxid 65–80%	2–6 Tage 6–25 h
Wirkung und Nebenwirkungen	erwünscht Antiepileptikum	unerwünscht Kopfschmerzen, Nystagmus, Sedierung, höhere Anfallhäufigkeit, Herzrhythmusstörungen, Allergie (Exantheme)
Dosierung	Erwachsene 5–25 mg/kg/d	Kinder 5–30 mg/kg/d
TDM – Probenentnahme – Therapeutischer Bereich – Toxische Symptome	vor Folgedosis 3–8 (12) mg/l über 15 mg/l	

Klinische Interpretation
Faktoren mit Einfluss auf die
Plasmakonzentration
	Pharmaka
	↑ Cimetidin, Diltiazem,
	  Makrolid-Antibiotika,
	  Verapamil
	↓ Barbiturate
		andere
		↑ Lebererkrankung
		↓ Schwangerschaft

Abweichende Tagesdosis / Plasmakonzentration	Patienten, die andere Antiepileptika zusätzlich erhalten, zeigen meist eine ausreichende Wirkung bei Plasmakonzentrationen von 4–8 mg/l und können schon bei 9 mg/l Toxizitätssymptome zeigen. Dagegen benötigen Patienten unter Monotherapie optimale Plasmakonzentrationen von 8–12 mg/l.	
Anmerkungen	Nach 1–3 Wochen können die Plasmaspiegel durch Induktion sinken (Kontrolle erforderlich).	

Tab. 21.5 Chinidin z. B. Chinidin-Duriles.

Pharmakokinetik	Erwachsene	Kinder
– Zeit bis zum Steady State	bis 2 Tage	bis 2 Tage
– Eliminationshalbwertzeit	6 bis 7 h (bis 9 bei Leberzirrhose)	bis 6 h
– Ausscheidungsweg	bis 80% hepatisch, der 3-Hydroxy-Metabolit besitzt fragl. pharmakol. Wirksamkeit; renal bis 30% unverändert (bei Azidurie erhöht)	
– Proteinbindung	80–90%	
Wirkung und Nebenwirkungen	erwünscht Antiarrhythmikum	unerwünscht Nausea, Erbrechen, Diarrhoe, Hypotonie, Tachykardie, Kammerflimmern, Herz/Kreislaufversagen
Dosierung	Erwachsene 14–30 mg/kg/d	Kinder 15–60 mg/kg/d
TDM – Probenentnahme – Therapeutischer Bereich – Toxische Symptome ab	vor Folgedosis 2–5 mg/l 10 mg/l	
Klinische Interpretation Faktoren mit Einfluss auf die Plasmakonzentration	Pharmaka ↑ Acetazolamid (Alkalisierung des U.) ↓ Phenobarbital	andere ↑ Leberzirrhose Herzinsuffizienz
Anmerkungen	– Chinidin ist das optisch rechtsdrehende Isomer des Chinins. – Wird Chinidin zusätzlich zu Digoxin verabreicht, so kann die Reduktion der Digoxinkonzentration notwendig werden. – Immunoassays sind i.a. unspezifisch, da sie die großteils inaktiven Metaboliten miterfassen.	

Tab. 21.6 Digoxin z. B. Lanicor.

Pharmakokinetik	Erwachsene	Kinder
– Zeit bis zum Steady State	5–7 Tage, länger bei eingeschränkter Nierenfunktion.	
– Eliminationshalbwertzeit	bis 40 h	12–24 h (Neugeborene bis 42)
– Ausscheidungsweg	renal: unverändert bis 80% hepatisch: erhöht bei Pat. mit Niereninsuffizienz	
– Proteinbindung	ca. 20%	
Wirkung und Nebenwirkungen	erwünscht + Inotropie – Chronotropie – Erregungsleitung + Reizbildung	unerwünscht Ventrikul. Rhythmusstörungen, Kammertachykardie, AV-Block, Vorhofflimmern, Gastrointestinaltrakt Neurologisch (Farbsehen)
Dosierung – Initialdosis – Erhaltungsdosis	Erwachsene 12–20 µg/kg in Abhängigkeit von der Initialdosis Crea-Cl(ml/min) % der Initialdosis. 100 33 50 25 25 20 0 14	
TDM – Probenentnahme – Therapeutischer Bereich – Toxische Symptome ab	8–24h nach Dosis 0,5–2,0 µg/l über 2,5 µg/l	
Klinische Interpretation Faktoren mit Einfluss auf die Plasmakonzentration	Pharmaka ↑ Chinidin, Amiodaron, Spironolacton	andere ↑ Nierenfunktionsstörung, schwere, dekompensierte Herzinsuffizienz
Anmerkungen	– i.v. Initialdosen erforderlich bei Pat. mit lebensbedrohender Tachykardie. – Acetyldigoxin wird sehr rasch zu Digoxin metabolisiert. – Hypokaliämie erhöht die Wirkung des Digoxin; – Hyperkaliämie kann partiell als Antidot wirken.	

Tab. 21.7 Methotrexat z.B Lantarel.

Pharmakokinetik		
– Zeit bis zum Steady State	12 bis 24 h	
– Eliminationshalbwertszeit	initial 2–4 h; terminal 8–15 h	
– Ausscheidungsweg	bis 90% unverändert renal 7-Hydroxy-Methotrexat hat eine geringe zytotoxische Wirkung	
– Proteinbindung	ca. 50%	
Wirkung und Nebenwirkungen	erwünscht Zytotoxizität	unerwünscht Nausea und Erbrechen Knochenmark(pan)depression Schleimhautentzündungen Leber/Nierenstörungen
Dosierung - oral niedrigdosiert - i.v. hochdosiert	ca. 20 mg/m² Körperoberfläche höhere Dosierungen nur mit Leucovorin-Antidotgabe	
TDM – Probenentnahme – Therapeutischer Bereich – Toxische Symptome ab	nach individuellem Protokoll minimale zytotoxische Konzentration 0,01 μmol/l nach 6-stündiger Infusion (z.B. 5 g/m²) gelten als erhöht toxisch: größer 5 μmol/l nach 24 h größer 0,5 μmol/l nach 48 h größer 0,05 μmol/l nach 72 h Methotrexat 1–5 μmol/l nach 48 h erfordert z.B. 30 mg/m² Leucovorin i.v. als Antidot	
Klinische Interpretation		

Faktoren mit Einfluss auf die
Serumkonzentration
	Pharmaka
	↑ andere nephrotoxische
	  Medikamente, Probenicid,
	  Salicylate
		andere
		↑ Nierenfunktionsstörung,
		  Aszites, Pleuraerguss

Tab. 21.8 Primidon und Phenobarbital (Metabolit) z.B. Resimatil.

Pharmakokinetik	Erwachsene	Kinder
– Zeit bis zum Steady State	2–4 Tage (Phenobarbital bis 25 Tage)	
– Eliminationshalbwertszeit	Phenobarbital: 100 h	Phenobarbital: 65 h (Neugeborene bis 200 h)
– Ausscheidungsweg	hepat.: → Phenylethylmalonamid (PEMA) und Phenobarbital renal: ca. 40% unverändert	
– Proteinbindung	bis 35%	
Wirkung und Nebenwirkungen	erwünscht Antiepileptikum	unerwünscht Intoleranzsyndrom, Sedierung, Verwirrtheit, Vitamin -D-Mangel, höhere Anfallshäufigkeit, Allergische Reaktionen
Dosierung	Erwachsene 7,5–20 mg/kg/d	Kinder 5–25 mg/kg/d
TDM – Probenentnahme – Therapeutischer Bereich – Toxische Symptome ab	vor Folgedosis 5–12 mg/l (Primidon) 15–40 mg/l (Phenobarbital) über 15 mg/l (Primidon) über 50 mg/l (Phenobarbital)	
Klinische Interpretation Faktoren mit Einfluss auf die Plasmakonzentration	Pharmaka ↑ Valproinsäure, Mesuximid	andere ↑ Schwangerschaft ↓ Alkalischer Urin
Anmerkungen	– Nierenfunktionsstörungen können zur Kumulation von Primidon selbst und PEMA führen. – Wichtig ist vor allem die Konzentrationsprüfung des entstandenen Phenobarbitals.	

Tab. 21.9 Theophyllin, i.v. z. B. Euphyllin.

Pharmakokinetik	Erwachsene	Kinder
– Zeit bis zum Steady State	2–3 Tage	1–2 Tage (Neugeborene bis 5)
– Eliminationshalbwertzeit	9 h (3–12), Raucher 4 h	2–10 h (Neugeborene bis 30 h)
– Ausscheidungsweg	hepat. Metabolismus ++ renal: inaktive Metabolite	Achtung: Coffein ist Metabolit bei Neugeborenen
– Proteinbindung	ca. 60%	ca. 30%
Wirkung und Nebenwirkungen	erwünscht Broncholytikum Cardiakum Diuretikum	unerwünscht Nausea, Erbrechen, Diarrhoe, Reizbarkeit, Kopfschmerz, Arrhythmien, Krämpfe, kardiorespiratorischer Kollaps
Dosierung	Erwachsene	Kinder
– Initialdosis	5 mg/kg i.v. in 30 min	4 mg/kg i.v. in 30 min
– Erhaltungsdosis	0,4 mg/kg/h	0,008–0,8 mg/kg/h
TDM		
– Probenentnahme	vor Initialdosis	30 min nach Initialdosis
– Therapeutischer Bereich	10–20 mg/l	10–20 mg/l 6–11 mg/l (Neugeborene)
– Toxische Symptome ab	20 mg/l; >35 mg/l hoch wahrscheinlich	
Klinische Interpretation Faktoren mit Einfluss auf die Plasmakonzentration	Pharmaka ↑ Erythromycin, Verapamil ↓ Carbamazepin, Rifampicin	andere ↑ Fieber Leberzirrhose ↓ Rauchen
Abweichende Tagesdosis / Plasmakonzentration	Erhöhung notwendig bei Rauchern bei Kindern (erhöhte Clearance)	Verminderung notwendig Cardiale Dekompensation Leberdysfunktion Neugeborene
Anmerkungen	– Bei vorbekannter Theophyllingabe immer die Plasmakonzentration bestimmen. – Werte können morgens höher sein als abends.	

Tab. 21.10 Tobramycin z. B. Gernebcin.

Pharmakokinetik	Erwachsene	Kinder
– Zeit bis zum Steady State	2,5–15 h (bis 75 h bei über 30-jährigen)	2,5–12,5 h (Neugeborene 10–45 h)
– Eliminationshalbwertzeit	0.5–3 h (bis 15 h bei über 30-jährigen)	0,5–2,5 h (Neugeborene 2–9 h)
– Ausscheidungsweg	renal: mehr als 90% unverändert	
– Proteinbindung	unter 10%	
Wirkung und Nebenwirkungen	erwünscht Antibiose, z.B.: Staph. aureus Pseudomonas E. coli Klebsiella	unerwünscht Nephrotoxizität (NAG und α1-Mikrogobulin im Urin prüfen!) Ototoxizität Neuromuskuläre Blockade
Dosierung	Erwachsene	Kinder
– Initialdosis	1 bis 2 mg/kg	Neugeborene 2–2,5 mg/kg
– Erhaltungsdosis	3 bis 6 mg/kg/d (2–4 Dosierungen)	Neugeborene 2–7,5 mg/kg
TDM	Minimum	Maximum
– Probenentnahme	vor Folgedosis	nach 30 min (iv); nach 60 min (im)
– Therapeutischer Bereich	unter 2,0 mg/l	5 bis 10 mg/l
– Toxische Symptome ab	über 2,0 mg/l Ototoxizität, Nephrotoxizität ↑	über 12,0 mg/l Nephrotoxizität ↑
Klinische Interpretation Faktoren mit Einfluss auf die Plasma/Serumkonzentration	Pharmaka ↑ andere nephrotoxische Medikamente ↓ Carbenicillin (Inaktivierung des Tobramycins)	andere ↑ Nierenfunktionsstörung, Dehydratation ↓ Verbrennungen
Abweichende Tagesdosis, Plasma/Serumkonzentration	Erhöhung notwendig bei Schwerbrand- verletzten, bei zystischer Fibrose, Ascitesbildung	Verminderung notwendig reduzierte Nierenfunktion, geriatrische Patienten, Frühgeborene
Anmerkungen	– Die Verabreichung von nur einer Dosis täglich wird z.T empfohlen. – Bei vorausgegangenem Herzinfarkt sollte anfänglich die Plasma/Serumkonzentration im unteren therapeutischen Bereich gehalten werden, da Verteilungsvolumen und Halbwertszeit (↑).	

22 Vergiftungen

22.1 Vergiftungsursachen und Untersuchungsstrategie

Vergiftungen (Intoxikationen) sind durch Gifte unmittelbar verursachte Erkrankungen. Man kann unterscheiden zwischen chronischen und **akuten** Vergiftungen, wobei hier nur auf letztere eingegangen wird.

Während bei klinisch-chemischen Untersuchungen und der Arzneimittelkonzentrationsbestimmung (TDM) der zu untersuchende Analyt bekannt ist, kann bei der toxikologischen Analyse im günstigsten Fall von einer Verdachtsdiagnose ausgegangen werden. Deshalb ergibt sich für die klinisch-toxikologische Analytik in den meisten Fällen ein stufenweises Vorgehen:
- *Screeningverfahren* vor allem zum Ausschluss fraglicher Gifte
- *Gruppentests* zur Prüfung auf bestimmte vermutete Substanzklassen
- spezifischer *Einzelsubstanznachweis*
- *Quantifizierung* des Giftes im geeigneten Untersuchungsmaterial

22.1.1 Vergiftungsursachen

Ursachen für eine Giftaufnahme sind bei Erwachsenen meist absichtliche Vergiftungen (Selbstmord, Selbstmordversuch, Gewöhnung, Sucht), bei Kindern stehen Giftunfälle im häuslichen Bereich an erster Stelle.

Es gibt praktisch kein für ein bestimmtes Gift typisches Krankheitsbild, sondern allerhöchstens so genannte Leitsymptome (Tab. 22.1), deren Ausbildung aber bei Mischintoxikationen im Einzelfall völlig fehlen kann. Andererseits kann das Zusammenwirken verschiedener Gifte eine Symptomatik hervorrufen, die scheinbar auf ein ganz bestimmtes Gift hinweist. Nicht selten werden Patienten auf bloßen Verdacht hin, oft mit invasiven Verfahren untersucht und behandelt, obwohl keine Vergiftung vorliegt. Deshalb ist die analytische Abklärung einer möglichen Intoxikation dringend erforderlich.

Für die Diagnose „Vergiftung" ist ein Cluster von Symptomen und Zeichen entscheidend:
- Klinische Symptome: „Barbituratblasen", Muskelverletzungen, Schwellungen, Hauttemperatur
- Notwendigkeit lebenserhaltender Maßnahmen (Laboruntersuchungen zur Risikoabschätzung)
- Bestätigung der Diagnose „Vergiftung". Zu berücksichtigen ist, dass die Patienten zwar meist die Wahrheit sagen, aber sie wissen oft nicht genügend Bescheid, z.B. aufgrund einer mentalen Einschränkung durch Ethanol (Alkoholeinfluss) oder Medikamente
- Giftidentifikation
- Diagnostischer Antidoteinsatz
- Behandlung der toxischen Effekte/Giftelimination
- Zeitliche Vorstellung vom Ablauf der Geschehnisse und Prognose (auch psychiatrisch)

In der Praxis zeigen sich bei positivem Giftnachweis häufig Mischintoxikationen, die das Klinische Bild erheblich komplizieren können. Das Vorhandensein mehrerer Gifte kann durch Addition oder auch Substraktion ihrer Einzeleffekte die beobachtbare Gesamtwirkung entscheidend verändern. Eine gegensinnige Wirkung ist z.B. bei gleichzeitiger Aufnahme von Amphetaminen und Benzodiazepinen oder Barbituraten und Strychnin zu beobachten. Gleichsinnig wirken z.B. Barbiturate und Ethanol oder Benzodiazepine und Opiate.

22.1.2 Strategie der Vergiftungsanalytik

Präanalytische Aspekte. Vergiftungen können jederzeit auftreten und klinisch-toxikologische Analysen werden daher häufig auch außerhalb der Routinearbeitszeit erforderlich. Die diagnostischen Fragestellungen sind (s. auch Tab. 22.2 s. S. 322):

- Ausschluss/Bestätigung der Verdachtsdiagnose „Vergiftung"
- Prognose hinsichtlich Zeitverlauf und möglichen Ausgangs der Behandlung
- Überwachung der Therapie
- Hirntoddiagnostik (22.1)
- Ausschluss/Bestätigung eines Alkohol-, Drogen- oder Medikamentenmissbrauchs (s. Kap. 23)

Tab. 22.1 Leitsymptome bei möglichen Vergiftungen (Auswahl).

Beobachtung/Untersuchung	Leitsymptom	Vorkommen (Beispiele)
Pupillen	Weitstellung (Mydriasis)	Hypoxie, Hypothermie (Unterkühlung), anticholinerge Substanzen, z. B. Atropin
	Engstellung (Miosis)	Opiate (z. B. Heroin), Barbiturate, Phosphorsäureester (z. B. Kampfgase), Cocain, Amphetamine
Speichelfluss	Erhöhung (Hypersalivation)	cholinerg wirksame Substanzen, z. B. vermehrtes Acetylcholin bei Hemmstoffen der CHE
	Verminderung (trockener Mund!)	anticholinerge Substanzen, z. B. Atropin
Herz/Kreislauf	toxische Herzinsuffizienz Rhythmusstörungen und/oder Bradykardie	β-Blocker, anticholinerge Substanzen, Phosphorsäureester Herzglykoside, Antiarrhythmika, Tri- und Tetracyclische Antidepressiva
Atmung/Lungen	zentrale/periphere Atemlähmung	Hypnotika, Schlafmittel (Sedativa), Botulinustoxin, Ethanol
Zellatmung		Kohlenmonoxid, Methämoglobinbildner, Cyanid
Säure-Basen-Haushalt	Acidose	z. B. Salicylate
Zellnekrosen	meistens ist die Leber betroffen	Paracetamol, Pilzgifte (Amanita), Eisen
Neurologische Veränderungen	tiefes Koma ohne Reflexe motorische Unruhe Krämpfe	Opiate, Barbiturate Amphetamine (Designerdrogen), anticholinerge Substanzen Schmerzmittel (z. B. Salicylate, Tramadol), Opiate, Antiarrhythmika
	Muskelzuckungen	Phosphorsäureester
	Fehlempfindungen (Parästhesien), z. B. Taubheitsgefühl, Brennen der Mundschleimhaut	Antiarrhythmika (z. B. Chinidin), Alkaloide (z. B. Akonitin)

22.1
Toxikologische Laboruntersuchungen bei der Hirntoddiagnostik

Bei der Hirntodfeststellung – insbesondere von potentiellen Organspendern – können Untersuchungen auf narkotisierend wirksame Pharmaka notwendig werden, um sicherzustellen, dass solche Substanzen nicht in wirksamer Konzentration vorliegen. Gezielte chromatographische Bestimmungsverfahren im Rahmen der Hirntoddiagnostik werden am häufigsten für Substanzen zur Hirndrucktherapie bzw. Dauersedierung nachgefragt. Hierzu gehören die Barbiturate Thiopental, Pentobarbital und Methohexital und aus der Gruppe der Benzodiazepine Midazolam, Diazepam und Flunitrazepam. Als Untersuchungstechnik dient meist die Hochleistungsflüssigkeitschromatographie mit Diodenarraydetektion. Die Zuverlässigkeit der Analytik muss bei jeder Durchführung mit einer Qualitätskontrollprobe im Bereich der Entscheidungsgrenze überprüft werden. Die Identitätsprüfung der nachgewiesenen Substanzen erfolgt durch Spektrenvergleiche.

22.2
Rechtliche Aspekte bei der toxikologischen Analytik

Bei der klinisch-toxikologischen Analytik ist anders als bei der forensisch-toxikologischen Analytik die Untersuchung auf Alkohol-, Drogen- oder Medikamentenmissbrauch in der Regel im Sinne des Patienten, da sie eine notwendige Voraussetzung oder Ergänzung für die klinische Behandlung darstellt oder in besonderen Fällen den Patienten sogar vor späteren Verdachtsmomenten bewahren kann, dass er unter Drogen, Medikamenten usw. gestanden sei. Kommt es zum Begehren der Beschlagnahme von Probenmaterialien, so hat der behandelnde Arzt ein Zeugnisverweigerungsrecht, deshalb sollte das Labor selbst keine Proben herausgeben, auch bei Vorliegen eines richterlichen Beschlusses, sondern immer auf den behandelnden Arzt verweisen.

Klinisch-toxikologische Untersuchungen haben zum Ziel, schnellstens herauszufinden, welche Arznei- und Giftstoffe in Urin, Blut oder Magenspülflüssigkeit vorliegen und ob deren Wirkungsprofil und Konzentration das Klinische Bild erklären kann. Zudem muss im klinisch-toxikologischen Labor ggf. die forensische Relevanz (22.2) der in Auftrag gegebenen Untersuchungen bzw. Untersuchungsbefunde, häufig in Verbindung mit der Drogenanalytik (s. Kap. 23), erkannt werden.

Grundvoraussetzung für die *toxikologische Analytik* ist die Asservierung (Gewinnung) aller relevanten Untersuchungsmaterialien (Blut, Urin, Mageninhalt, Giftproben). Das Vorgehen der Untersuchung bei akuten Vergiftungen hängt ab von
– der Vorgeschichte des Patienten,
– der Art, der bei der ersten Notversorgung des Patienten verabreichten Arzneistoffe,
– der Ausstattung des Labors und
– der Erfahrung des Personals.

 Um eine umfangreiche Analysenstrategie zu gewährleisten, sollten 5 ml Plasma und mindestens 10 ml Urin asserviert werden.

Im Zusammenhang mit der *Probennahme bei akuten Vergiftungen* ist es wichtig, folgende Zeitpunkte möglichst genau zu ermitteln und festzuhalten:
– Ingestion,
– Probennahme von Serum, Heparinplasma, Urin, Mageninhalt, Mundinhalt, Speichel, weiteren Asservaten und ggf. Besonderheiten zum Probengefäß,
– Probenankunft im Labor,
– Befunderstellung und Befundmitteilung.

Umfangreiche chromatographische Screeninguntersuchungen, Gruppen- und Einzelsubstanz-Nachweisverfahren dienen in erster Linie dem Ausschluss bzw. der Identifizierung der für die Vergiftung relevanten Substanzen und ihrer Metabolite (Stoffwechselabkömmlinge). Durch eine anschließende quantitative Bestimmung der einzelnen Fremdsubstanzen (Gifte) und gegebenenfalls ihrer Metabolite kann die Schwere der Vergiftung labordiagnostisch beurteilt werden und die Indikation zu invasiven Entgiftungsmaßnahmen (z. B. Hämodialyse) vom behandelnden Arzt gestellt werden. Nur für wenige Substanzen empfiehlt sich sogleich eine gezielte quantitative Untersuchung, z. B. Ethanol und Paracetamol (s. S. 329).

Grundsätzlich lassen sich besonders viele Arznei- und Giftstoffe im Urin nachweisen. Zur Abschätzung des Schweregrades und des Verlaufs einer Intoxikation besonders bei Antidottherapie oder Eliminationsverfahren müssen die Fremdstoffe zusätzlich im Plasma quantifiziert werden, sofern deren Plasmakonzentration mit der Wirkung korreliert. Dies setzt voraus, dass verlässliche Referenzwerte zur Verfügung stehen. Zusätzliche Informationen kann die Untersuchung der ersten (!) Magenspülfraktion und aufgefundener Asservatreste liefern. Wichtig ist zudem, dass parallel relevante klinisch-chemische Untersuchungen durchgeführt werden (s. S. 336).

Die „General-unknown"-Analyse in möglichst kurzer Zeit stellt eine erhebliche Herausforderung für das klinisch-toxikologische Labor dar. Notwendig ist die kontinuierliche Kommunikation zwischen behandelndem Arzt und Analytiker, sodass jederzeit die Weichen des strategischen Vorgehens neu gestellt werden können. Die klinisch-toxikologische Analytik ist in die medizinische Diagnostik eingebettet und wird wie alle diagnostischen Maßnahmen aufgrund von Zwischenbefunden ggf. intensiviert oder auch abgebrochen.

Ablauf des „General-unknown-Screening". Das Vorgehen beim „General-unknown-Screening" bzw. zum Vergiftungsausschluss hängt erheblich von den örtlichen Bedingungen ab und weist in der Praxis deshalb erhebliche Unterschiede auf (22.3). Eine standardisierte Vorgehensweise ist nicht verbindlich geregelt. Wichtig ist, dass etablierte Techniken und Methoden möglichst mit gut geprüften Vorschriften (SOPs, s. auch Kap. 27) rund um die Uhr zur Verfügung stehen.

Häufig vorzufindende Techniken sind Schnelltests (Photometrie), Immunoassays, HPLC mit UV- oder scannender UV- bzw. Diodenarraydetektion, Headspace-GC, GC/MS (s. S. 332), sowie relevante Methoden aus dem Bereich der Klinischen Chemie (z. B. CHE, Osmolalitätsbestimmung, Blutgasanalytik, s. S. 336).

Durch Anwendung dieser Methoden können wir innerhalb von ca. zwei Stunden auf zahlreiche Substanzen untersuchen:

Schnelltests z. B.
- Trinder-Test auf Salicylate
- Dithionit-Test auf Paraquat

Immunoassays (Urin- und oder Plasmaprobe):
Prüfung auf Amphetamine, Barbiturate, Benzodiazepine, Cannabinoide, Carbamazepin, Cocain, LSD, Methadon, Paracetamol, Valproat und weitere Arzneistoffe (s. S. 327 und Kap. 21).

Headspace-GC (gaschromatographische Dampfraumanalyse):
Mindestens Methanol, Ethanol, Aceton, Isopropanol im Plasma und/oder Urin.

HPLC/DAD von Urin- und Plasmaproben:
Möglichkeit des Nachweises von ca. 2000 geprüften Substanzen einschließlich Metaboliten mittels Spektrenbibliothek.

GC/MS-Analyse von Urin-/Magensaft- oder Plasmaproben:
Nach Extraktion und ggf. Derivatisierung können die gefundenen Substanzen durch Spektrenvergleich mittels Spektrenbibliotheken (über 5000 geprüfte Substanzen und Metabolite, ca. 100000 Literaturspektren) identifiziert werden.

Zusätzliche Untersuchungen bei besonderem Verdacht:
CO-Hb,
MetHb-Bestimmung,
Cyanid,
Halogenierte Lösungsmittel (Fujiwara-Reaktion),
Dräger-Gaspürsystem (Brandgase, Lösungsmittel in der Atemluft),
Lithiumbestimmung (Flammenphotometrie oder ionensensitive Elektrode),
Schwermetalle (AAS oder ICP-MS),
Digoxin, Digitoxin (Immunoassay bei Verdacht auf Vergiftungen mit Herzglykosiden),
Amanitatoxine (RIA, ELISA).

Tab. 22.2 Erforderliche Angaben auf dem Untersuchungsantrag/Fallbesprechung.

Angaben zum Patienten
Angaben zu den Asservaten
Angaben zum Anforderer (vor allem Rufnummer für die telefonische Befundübermittlung)
Aktueller klinischer Zustand des Patienten und Dringlichkeit der Untersuchung
Fragestellung (Sicherung, Ausschluss einer Vergiftung, Indikation für invasive Entgiftungsmaßnahmen, Verlaufskontrolle)
Art und Zeitpunkt der vermuteten Vergiftung, anamnestische Angaben und klinische Symptomatik
Vermutete Giftaufnahme (wann und wie)
Zeitpunkt der Probenentnahme
Vor der Probenasservierung verabreichte Medikamente
Gewünschte Untersuchungen, ggf. auch in anderen Laboratorien

Beispiel einer möglichen Untersuchungsstrategie
(durchführbar innerhalb von zwei Stunden):

Serum, Plasma:	Immunoassays, GC/MS Mischprobe nativ und nach Acetylierung, Elektrolyte, Osmolalität, Glucose.
Urin:	HPLC nativ, ggf. GC/MS Mischprobe nativ und nach Acetylierung, Immunoassays.
Mageninhalt:	GC/MS nach Acetylierung
EDTA-Blut:	kleines Blutbild
Citratblut:	Gerinnungsglobaltests

Bedeutung der Quantifizierung: Eine Quantifizierung ist oft zeitaufwendig und nur sinnvoll, wenn eine hinreichend validierte Bestimmungsmethode für den Fremdstoff existiert und dessen Plasmakonzentration mit der toxischen Wirkung korreliert. Ferner sollte geklärt sein, ob vom Ergebnis differentialdiagnostische Konsequenzen und/oder therapeutische Entscheidungen abhängen werden.

Klinisch-toxikologischer Befund: Die klinisch-toxikologischen Analysenergebnisse können meist nur im Dialog zwischen dem Toxikologen und dem behandelnden Arzt unter Berücksichtigung aller vorliegenden Befunde des Patienten interpretiert werden. Folgende Punkte sind im Einzelnen zu berücksichtigen:

– Welche Erkrankungen kommen differentialdiagnostisch infrage?
– Liegt evtl. zusätzlich zur Vergiftung eine internistische oder neurologische Erkrankung vor?
– Liegt eine Sekundärsymptomatik vor; z.B. Schock, Hypoxie, Leber- oder Niereninsuffizienz?
– Lässt sich das Klinische Bild mit dem Wirkungsprofil und der Menge der nachgewiesenen Stoffe in Einklang bringen?
– Stimmt die klinische Symptomatik nach Detoxikationsmaßnahmen mit den jeweils gemessenen Konzentrationen überein?
– Prognostische Schlussfolgerungen.

Der schriftliche Befund muss bezüglich der Analytik genaue Angaben zu den einzelnen Analysenverfahren, insbesondere zur analytischen Spezifität und Sensitivität enthalten.

22.3 Fallbeispiel für eine General-unknown-Analyse

Die Komplexität und Bedeutung der klinisch-toxikologischen Analytik soll an einem konkreten Fallbeispiel erläutert werden:
Vorgeschichte: Ein 10-jähriges Kind fühlt sich morgens nicht ganz wohl, geht dann aber doch in die Schule. In der Pause muss das Kind erbrechen, kurz vor Unterrichtsschluss kollabiert es schließlich bewusstlos im Klassenzimmer und wird vom Kindernotarzt auf eine Kinderintensivstation verbracht. Nach neurologischer und internistischer Abklärung ergibt sich ein Vergiftungsverdacht und die Mutter des Kindes vermutet, dass das Kind in der Schule irgend etwas bekommen haben müsse. Im Kliniklabor wird ein „negatives" Drogenscreening durchgeführt.
Toxikologische Analytik: Schließlich erhält das toxikologische Untersuchungslabor eine zunächst nur relativ geringe Menge Plasma, die um 22 Uhr gewonnen wurde. Die Untersuchung dieses Probenmaterials erfolgte parallel mittels HPLC-Untersuchung und GC/MS-Untersuchung. Hierfür wurde das Probenmaterial flüssig/flüssig extrahiert und die Hälfte des Extraktes durch Acetylierung derivatisiert. Der vereinigte Extrakt wurde dann mittels GC-MS-Analytik untersucht. Mit beiden Verfahren wurde kein Hinweis auf toxikogisch-relevante Fremdstoffe gefunden. Dies war nicht im Einklang mit der fortbestehenden Symptomatik, für die es keine sonstige Erklärung gab. Im weiteren Verlauf wurde dann Urin mittels Blasenkatether gewonnen. Darin fanden sich mittels HPLC und GC-MS-Analytik große Mengen von Chlorprothixen-Metaboliten. Chlorprothixen ist ein Neuroleptikum, das als Psychopharmakon zur Therapie schizophrener Psychosen eingesetzt wird. Zwischenzeitlich wurde aus dem Labor des Krankenhauses, in dem sich das Kind zur intensivmedizinischen Behandlung befand, eine Blutprobe zugesandt, die sofort nach Klinikaufnahme gewonnen worden war. Darin konnte Chlorprothixen in einer Konzentration ca. 10mal oberhalb des therapeutischen Bereichs gefunden werden.
Durch die pharmakologischen/toxikodynamischen Eigenschaften der Substanz konnte der Zustand des Kindes erklärt werden, der sich aufgrund der Therapie innerhalb von 36 Stunden wieder normalisierte.
Forensisch ergab sich die Frage, wie kam das Kind zu dem Chlorprothixen. Erst auf intensives Befragen ergab sich, dass die Mutter dem Kind morgens wegen des Unwohlseins ein paar Esslöffel eines Arzneisaftes, sie hielt ihn für Hustensaft, gegeben habe. Die Überprüfung des Saftes ergab, dass es sich um Chlorprothixen handelte. Wie dieser in die Hausapotheke kam, war angeblich unbekannt.
Toxikologisch ergibt sich die Frage, warum die zuerst untersuchte Plasmaprobe keinen Chlorprothixennachweis zeigte. Ursache ist, dass sich Chlorprothixen aufgrund seines Verteilungsvolumens überwiegend im Gewebe befindet und die zuerst zugesandte Plasmaprobe auch nicht mit Sicherheit von dem intoxikierten Kind stammte.
Ableiten können wir, dass bei Vergiftungsverdacht, insbesondere auch zu einem validen Vergiftungsausschluss, möglichst Proben aus verschiedenen Giftwegen (Plasma, Urin usw.) gewonnen werden sollen und dass eine für den Fall adäquate Analysenstrategie eingesetzt werden muss. Die hier zuerst durchgeführten immunologischen Drogennachweisverfahren waren nicht zielführend.

22.2 Einfache Methoden der Vergiftungsanalytik

Im eigentlichen toxikologischen Labor kommen heute viele aufwendige Nachweis- und Messverfahren zur Anwendung, z. B. Gaschromatographie-Massenspektrometrie, Hochdruckflüssigkeitschromatographie, LC-Massenspektrometrie und z. B. Atomabsorptionsspektrometrie (s. S. 331). Außer den immunchemischen Nachweisverfahren haben aber auch noch einige ganz einfache Testverfahren ihre Bedeutung behalten, die hier vorgestellt werden sollen.

Bis vor wenigen Jahren spielten einfache Methoden insbesondere als sog. Vorfeldanalytik eine größere Rolle (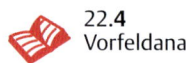22.4). Ein typisches Beispiel für ein solches Testverfahren ist der Phenothiazinnachweis nach Forrest (VW. 22.5). Heute haben solche einfachen Messmethoden nur noch dort Bedeutung, wo sie die chromatographischen Verfahren ergänzen oder sehr schnell eine Reihe von definierten Substanzen ausschließen können.

22.4
Vorfeldanalytik

Die Analytik im Krankenhaus war früher im Rahmen eines nicht spezialisierten Labors als sog. Vorfeldanalytik bekannt. Sie umfasste meistens die Prüfung der Asservate mit einfachen Farbreaktionen, Schnelltests (Teststreifen), enzymmunochemischen Gruppentests, Spektralphotometrie, Dünnschichtchromatographie und gegebenfalls Gasspürtests (Prüfröhrchen und Dräger-Gasspürgerät).

Häufig kann durch die Auswahl eines relativ beschränkten Screeningprogramms die Erfassung von zwar zwei Drittel der Gifte erreicht werden, die im Einzugsgebiet des betreffenden Krankenhauses bei akuten Vergiftungen vorkommen, mit einem Wandel des Spektrums muss allerdings jederzeit gerechnet werden und eine exakte Einordnung/Beurteilung der Vergiftung ist mit der Vorfeldanalytik nur selten möglich. So waren früher Vergiftungen mit Kohlenmonoxid und mit Bromcarbamiden, solange diese rezeptfrei erhältlich waren, sehr häufig. An ihre Stelle traten Benzodiazepine, Tricyclische Antidepressiva und z. B. Diphenhydramin, ein heute rezeptfrei erhältliches Schlafmittel. Die Bedeutung der Barbiturate, die großteils zu den Betäubungsmitteln gehören, ist stark rückläufig. Im Rahmen der illegalen Drogen gilt heute die größte Aufmerksamkeit der Entwicklung auf dem Gebiet der synthetischen Drogen (Designer Drogen), die in sog. Kellerlabors gefertigt werden.

22.5
Phenothiazinnachweis nach Forrest

Phenothiazine gehören zu den Neuroleptika und sind relativ häufig die Ursache akuter Vergiftungen.
Prinzip: Schwermetallsalze in konzentrierten Mineralsäuren ergeben mit Phenothiazin- und Imipraminderivaten und ihren im Urin ausgeschiedenen Metaboliten Farbreaktionen mit Farbtönen von orange über rosa, violett bis schwarzblau, sowie grün bei Imipramin, das zu den Tricyclischen Antidepressiva gehört. Die Reaktionen nach Forrest sind ausreichend sensitiv bei Vergiftungen und recht spezifisch, wenn die Ablesung genau nach den angegebenen Zeiten erfolgt.
Durchführung: Es gibt 5 Testvarianten, wobei Variante V als „Universalreaktion" bezeichnet und hier beschrieben wird: 1 ml Reagenz (Eisen(III)chlorid / Salpetersäure / Perchlorsäure) wird in einem Reagenzglas mit 1 ml Probe (Urin, Magensaft) gemischt und nach 5 Sekunden die Färbung gegen einen Reagenzienleerwert festgestellt. Zur Beurteilung gibt es Farbtafeln, die jedoch relativ wenig hilfreich sind, denn die Farben sind stark konzentrationsabhängig.
Typische Farbbefunde sind: Fluphenazin (Dapotum, Lyogen) rosa, Levomepromazin (Neurocil) violett, Perazin (Taxilan) rost-rot, Perphenazin (Decentan) pink, Promethazin (Atosil) hellrot, Sulforidazin (Inofal) rosa, Thioridazin (Melleril) blaugrün, Triflupromazin (Psquil) rötlich sowie Imipramin (Tofranil) grün.

22.2.1 Schnelltest zur Erfassung basischer Substanzen (TBPE)

Tetra**b**rom**p**henolphthalein-**E**thylester (TBPE) bildet gelöst in Chloroform mit vielen basischen Arzneistoffen (Tab. 22.3), die zu den starken Analgetika (Schmerzmittel), Psychopharmaka, Antihistaminika, Calciumantagonisten, ß-Blockern und Antiarrhythmika gehören, orangerote bis violette sog. Charge-Transferkomplexe bzw. blaugefärbte Ionenpaarkomplexe. Der TBPE-Test ist insbesondere zum Ausschluss einer Vergiftung mit diesen häufig missbräuchlich oder in suizidaler Absicht eingenommenen Pharmaka geeignet. Positive Ergebnisse müssen wir durch weiterführende chromatographische Untersuchungen absichern und differenzieren. Ein negativer Testbefund dagegen bedeutet einen sicheren Ausschluss von vielen Arzneistoffen in toxikologisch relevanten Konzentrationen im untersuchten Asservat.

Durchführung: 1 ml Probe (Urin, Magensaft) wird mit Phosphatpuffer neutralisiert und im Reaktionscup aus Kunststoff mit 100 μl Reagenz (TBPE in Chloroform) geschüttelt. Nach Phasentrennung, dies dauert maximal 15 Sekunden, wird die Färbung der unteren Chloroformphase

Tab. 22.3 Beispiele von Substanzen, die mit dem TBPE-Reagenz in einer Konzentration ab 10 mg/l im Urin sicher nachweisbar sind.

Substanzklasse	Arzneistoffe			
Analgetika	Dextropropoxyphen	Pentazocin	Pethidin	Methadon
Psychopharmaka:				
Antidepressiva	Amitriptylin	Clomipramin	Dibenzepin	Doxepin
Neuroleptika	Alimemazin	Chlorprothixen	Clopenthixol	Fluanison
Antihistaminika	Antazolin	Astemizol	Diphenhydramin	Doxylamin
Calciumantagonisten	Flunarizin	Verapamil		
ß-Blocker	Bupranolol	Penbutolol	Propranolol	
Antiarrhythmika	Ajmalin	Flecainid	Prajmalium	Spartein
Sonstige	Biperiden	Codein	Dihydrocodein	Dihydroergotamin

gegen einen Reagenzienleerwert beurteilt. Jede vom Leerwert (gelb) abweichende Färbung gilt als positiv.

Wichtig nicht nur bei diesem Test, sondern bei allen toxikologischen Untersuchungen, ist jeweils die Mitführung einer Negativ- und einer Positivkontrollprobe, die eine der nachweisbaren Substanzen in dem zu prüfenden Konzentrationsbereich enthält.

22.2.2 Chromometrische Atemluftanalyse

Die Ausatemluft des Patienten kann bei Vergiftungen mit gasförmigen oder flüchtigen Verbindungen mittels geeigneter Prüfröhrchen und eines Dräger-Gasspürgerätes untersucht werden. Gegebenenfalls kann die Ausatemluft in einem großen Plastiksack zur Untersuchung ins Labor gebracht werden.

Zum Methanolnachweis werden z. B. zwei Prüfröhrchen hintereinander geschaltet: Im Röhrchen Alkohol 100a wird Methanol mit Dichromat-Schwefelsäure zu Formaldehyd oxidiert und es entsteht grünes Chrom(III)sulfat, das jedoch auch in Gegenwart von Ethanol entstehen kann. Im nächsten Röhrchen (Formaldehyd 0,002) wird dann jedoch selektiv der im ersten Röhrchen aus Methanol entstandene Formaldehyd nachgewiesen.

22.2.3 Nachweis und Quantifizierung von Salicylaten

Die Acetylsalicylsäure und verwandte Substanzen haben schmerzstillende, fiebersenkende und entzündungshemmende Eigenschaften und können die Thrombozytenaggregation vermindern. Vergiftungen führen vor allem zu einer starken metabolischen Azidose.

Teststreifen. Der qualitative Nachweis ist mit Phenistix-Teststreifen möglich. Die Reaktionszone enthält Eisen(III)chlorid, Ammonium- und Magnesiumsulfat und Cyclohexylsulfaminsäure zur Pufferung. Die Eisen(III)-Ionen reagieren mit Salicylsäure zu einem graurotem bis violetten Farbstoff.

Photometrische Bestimmung (Trinder-Reaktion). Die Bildung einer rot-violetten Komplexverbindung mit Eisen(III)-Ionen kann auch für die quantitative photometrische Salicylatbestimmung benutzt werden. Ein Probenleerwert ist erforderlich.

Da die Analgetika Acetylsalicylsäure und Paracetamol (s. S. 329) oft verwechselt werden, sollten grundsätzlich bei Anfrage immer beide untersucht werden.

22.2.4 Nachweis von Paraquat

Paraquat ist ein sehr toxisches Herbizid. Die Vergiftung ist schleichend und zeigt unbehandelt (d.h. unerkannt) häufig eine schlechte Prognose.

Nachweis. Aus der Probe (Plasma, Urin, Mageninhalt, Giftasservat) wird Paraquat mit Chloroform/Ethanol/Natriumthiosulfat extrahiert und mit Natriumdithionit zum blaugefärbten Paraquatradikal reduziert.

Dieses Nachweisverfahren ist extrem schnell durchführbar und außerordentlich wichtig, da Paraquat weder mit HPLC noch mit GC/MS nachgewiesen werden kann.

22.2.5 Bestimmung des Methämoglobin-Gehaltes im Blut

Met-Hb entsteht durch Oxidation des zweiwertigen Eisens im Hämoglobin zur dreiwertigen Form. Dieses kann keinen Sauerstoff mehr binden. Ab ca. 15 % Met-Hb haben die Patienten eine blaue bis blaugrüne Gesichtsfarbe und zeigen Symptome der Anoxie. Die Met-Hb-Bildung kann erblich veranlagt sein oder durch Substanzen wie

Chlorate, Bromate, Anilin, Sulfonamide und Nitrit als Metabolit des Nitrats aus dem Trinkwasser ausgelöst werden.

Bis 2 % sind physiologisch, Vergiftungen ab 50 % Met-Hb verlaufen sehr oft tödlich.

Bestimmungsverfahren: Da in vitro leicht die Rückreaktion zu Oxyhämoglobin abläuft, muss die Blutprobe gleich nach der Blutentnahme durch 1:10-Verdünnung mit Wasser stabilisiert werden. Gleichzeitig erfolgt dabei eine Hämolyse.

Met-Hb besitzt in schwach saurer Lösung ein ausgeprägtes Absorptionsmaximum bei 620 nm (im Alkalischen liegt das Maximum bei 590 nm und wird nur als Schulter am Rande des ersten Oxihämoglobinmaximums bei 576 nm erkannt). Zur Erhöhung der Nachweisempfindlichkeit wird eine Differenzmessung vor und nach Zusatz von Cyanidlösung bei 630 nm vorgenommen und der Anteil des Met-Hb am Gesamt-Hb wird durch Vergleich mit einer mittels Ferricyanid in 100 % Met-Hb übergeführten Blutprobe bestimmt. Der Zusatz von Cyanid bewirkt die Entstehung eines Cyan-Met-Hb-Komplexes, der bei 630 nm keine Absorption aufweist (Leerwert). Dies ermöglicht die Differenzierung von Sulf-Hämoglobin, dessen Absorption bei 630 nm gegenüber Cyanidzusatz stabil ist.

Alternativ gibt es oximetrische Messgeräte (Blutgasanalysatoren), die direkt aus Vollblut Oxyhämoglobin, Methämoglobin und CO-Hämoglobin bestimmen können.

22.2.6 Kohlenmonoxid-Hämoglobin

Kohlenmonoxid (CO) entsteht bei der unvollständigen Verbrennung von organischen Substanzen. Es findet sich in Industriegasen, Brand- und Explosionsgasen, Gärungsgasen und in den Auspuffgasen von Kraftfahrzeugen (ohne Katalysator). Außerdem entsteht es auch beim Rauchen. CO bindet ca. 300-mal fester an Hämoglobin als Sauerstoff und blockiert daher den Sauerstofftransport. Raucher können bis 10 % CO-Hb im Blut aufweisen. Bei CO-Hb-Konzentrationen größer 65 % besteht unmittelbare Todesgefahr.

Bestimmungsverfahren: Die Ermittlung der prozentualen Sättigung des Hämoglobins mit Kohlenmonoxid erfolgt mithilfe der Differenzphotometrie.

50 µl EDTA-Blut werden mit 10 ml luftgesättigtem Boratpuffer (offenes Gefäß vorsichtig schütteln!) in einem Reagenzglas vermischt und die Erythrozyten hämolysiert. Nach 2 bis 3 Minuten wird die Absorption bei 578 und 546 nm gegen Boratpuffer als Leerwert gemessen und so oft bestimmt bis sie konstant bleibt. Die Absorptionswerte sollten zwischen 0,5 und 0,85 liegen. Gegebenenfalls muss die Analyse unter Wahl eines anderen Verdünnungsverhältnisses der Blutprobe mit Boratpuffer wiederholt werden. Ausgewertet wird der Absorptionsquotient $Q = A_{546} / A_{578}$ anhand einer Tabelle oder Eichkurve.

Alternativ können wiederum moderne Blutgasanalysatoren eingesetzt werden.

22.2.7 Ethanol (enzymatische Bestimmung)

Im klinischen Labor wird Ethanol sehr oft enzymatisch mit der ADH-Methode bestimmt.

Gleichzeitiges Vorkommen von Ethanol und Medikamenten kann besonders schwere Vergiftungsbilder hervorrufen. Die Ethanolbestimmung gehört daher zu jeder toxikologischen Untersuchung. Bei Erwachsenen, nicht alkoholgewöhnten Personen ist ab einer Ethanolkonzentration von ca. 4,0 g/l im Serum oder Plasma mit einem tiefen, ohne ärztliche Überwachung evtl. tödlichen Koma zu rechnen.

Die Konzentration im Plasma ist um den Faktor 1,2 höher als der sog. Blutalkohol (Promille = g/kg).

Bestimmungsverfahren: Die enzymatische Ethanolbestimmung beruht auf der durch die Alkoholdehydrogenase (ADH) katalysierten Oxidation von Ethanol zu Acetaldehyd bei gleichzeitiger Reduktion von NAD zu NADH:

$$\text{Ethanol} + \text{NAD}^+ \xrightarrow{\text{ADH}} \text{Acetaldehyd} + \text{H}^+ + \text{NADH}$$

Gemessen wird die Absorptionszunahme im Maximum bei 340 nm. Die Gleichgewichtslage der Reaktion ist pH-abhängig. Durch ein alkalisches Reaktionsmilieu und Abfangen des gebildeten Acetaldehyds mit Semicarbazid, TRIS oder Aminoessigsäure wird das Gleichgewicht nach rechts verschoben. Die enzymatische Bestimmung wird in der Regel als Endpunktbestimmung durchgeführt und ist mechanisierbar. Außer Ethanol werden mit abnehmender Empfindlichkeit auch 1-Propanol bis 1-Pentanol erfasst. Wichtig ist es zu wissen, dass Methanol praktisch nicht erfasst wird. Bei der Durchführung der Messungen ist eine relevante Probenverdunstung z. B. durch geeignete Probenröhrchen zu vermeiden.

Die forensische (gerichtschemische) Ethanolbestimmung erfolgt zusätzlich mit der sog. Headspace(Dampfraum)-Gaschromatographie.

Bei einem alkoholisierten Patienten ohne Ethanolnachweis sollte auch an Vergiftungen durch Methanol oder andere leicht flüchtige Substanzen gedacht werden. Orientierend kann hier, wenn keine Headspace-GC zur Verfügung steht, die osmotische Lücke (s. Kap. 14) untersucht werden.

22.2.8 Immunchemische Gruppentests

Nachweisverfahren nach dem EMIT-Prinzip, mittels Fluoreszenzpolarisation (FPIA), latexverstärkter Immundiffusion oder CEDIA-Prinzip sind verbreitet (s. auch Kap. 5).

Bewertung der Messergebnisse: Besondere Bedeutung bei den Immunoassays, die ein „quantitatives Ergebnis" liefern, hat die Bewertung des Testergebnisses. Durch Vergleich des Messsignals der Probe mit einem „cut-off-Kalibrator" oder der matrixbereinigten Nachweisgrenze (s. u.) ist eine Aussage an einer Entscheidungsgrenze (ja/nein-Entscheidung) möglich.

Üblicherweise wird die analytische Nachweisgrenze durch Mehrfachbestimmung nur einer analytfreien Probe ermittelt.

> **Unter dem Begriff** der matrixbereinigten Nachweisgrenze ist dagegen die Nachweisgrenze zu verstehen, die unter Verwendung von zuverlässig wirkstofffreien Probenmaterialien von mindestens 30 Probanden (Mittelwert + 3 SD des Messsignals) ermittelt wurde. Die matrixbereinigte Nachweisgrenze berücksichtigt dadurch die interindividuelle Matrixvariabilität.

Mit der matrixbereinigten Nachweisgrenze als Entscheidungsgrenze kann die Zahl falsch negativer Ergebnisse auf ein Mindestmaß reduziert werden. Falsch positive Ergebnisse müssen wir selbstverständlich durch Bestätigungsanalysenverfahren eliminieren, wie dies insbesondere in der Drogenanalytik erforderlich ist.

Für die Auswahl eines geeigneten Tests kann das Verfahren nach *Kutter* hilfreich sein (**22.6**, s. auch Kap. 28).

> **22.6**
> Ermittlung der maximalen und praktischen Empfindlichkeit nach Kutter:
>
> Die geringe Matrixabhängigkeit eines EMIT-Tests für Tricyclische Antidepressiva lässt sich z. B. mit Nortriptylin als Testsubstanz zeigen: Eine größere Zahl von Leerproben wurde schrittweise mit Nortriptylin aufgestockt. Mit 50 µg/l als Entscheidungsgrenze wurden für die maximale Empfindlichkeit (E_{10}) 50 µg/l (n = 30) und für die praktische Empfindlichkeit (E_{90}) 75–100 µg/l Nortriptylin (n = 30) ermittelt. Für 25 µg/l Nortriptylin als Entscheidungsgrenze wurde $E_{10} = 25$ µg/l und $E_{90} = 75$ µg/l gefunden.

Toxikologische Bedeutung einzelner immunchemischer Testverfahren: Sehr häufig können die Testverfahren sowohl für Urin als auch für Plasma, evtl. nach Deproteinisierung, eingesetzt werden.

Barbiturate. Durch Kondensation von Harnstoff mit Malonsäure entsteht Malonylharnstoff, Barbitursäure genannt. Durch unterschiedliche Substitution dieser Grundverbindung werden die verschiedenen Barbiturate erhalten.

Barbiturate finden therapeutisch Anwendung als
- Sedativa (nicht mehr gebräuchlich),
- Hypnotika,
- injizierbare Narkotika (zur Kurznarkose, Narkoseeinleitung),
- funktionelle Antagonisten bei Vergiftungen mit zu Krämpfen (konvulsiv) führenden Stoffen wie z. B. DDT oder Strychnin,
- nach Überdosierung von Lokalanästhetika und als
- Antiepileptika (z. B. Phenobarbital).

Wir unterscheiden kurz-, mittel- und langwirksame Barbiturate. Pentobarbital oder Thiopental als kurzwirksame Barbiturate werden z. B. zur Narkoseeinleitung angewendet.

Der Barbituratmissbrauch ist früher häufig gewesen, heute durch Unterstellung unter das Betäubungsmittelgesetz eher selten. Barbiturate können bei manchen Personen Euphorie erzeugen. Symptome einer zentralen Dämpfung kompensieren Süchtige häufig durch die gleichzeitige Einnahme von zentral erregenden Substanzen (z. B. Methamphetamin). Solche Patienten werden als polytoxikoman bezeichnet.

Mit den meisten Immunoassays wird am empfindlichsten Secobarbital, gefolgt von Pentobarbital erfasst. Wesentlich unempfindlicher werden Phenobarbital und Butalbital nachgewiesen; nicht oder nur in sehr hoher Konzentration erfasst werden Hexobarbital, Heptabarbital, Barbital und Thiopental.

Benzodiazepine: Die weltweit am häufigsten verwendeten Tranquillantien sind die Benzodiazepine. Charakteristisch für Tranquillantien ist ein allgemein beruhigender, Emotionen dämpfender Effekt. Im Einzelnen sind die Wirkungen

- Anxiolyse (Angstbeseitigung),
- Beruhigung bis Sedierung,
- Muskelrelaxation und Krampflösung.

Nach chronischer Anwendung kann es zur Gewöhnung kommen, die durch Kumulation zuerst verdeckt sein kann. Es kann sich eine psychische und darüber hinaus auch eine physische Abhängigkeit entwickeln. Die Wirkung zahlreicher zentralwirksamer Pharmaka, speziell die des Ethanols und von Hypnotika, aber auch Analgetika und Stimulantien, wird zum Teil erheblich erhöht.

Benzodiazepine binden an überall im ZNS vorhandene Benzodiazepinrezeptoren und fördern die durch GABA (Gamma-Aminobuttersäure) vermittelte synaptische Hemmung, indem sie durch Bindung an ihre eigenen Rezeptoren die benachbarten GABA-Rezeptoren so beeinflussen, dass diese auf GABA viel effektiver ansprechen.

Seit einigen Jahren kann die Wirkung der Benzodiazepine durch den spezifischen Gegenspieler (Antagonisten) Anexate aufgehoben werden, wobei die klinische Anwendung jedoch nicht ganz ungefährlich ist. Dieser Antagonist wird hauptsächlich zu diagnostischen Zwecken eingesetzt.

Nachweisbar sind Benzodiazepine und einige ihrer Metaboliten im Urin bzw. hauptsächlich die Muttersubstanzen im Plasma. Wegen der Häufigkeit der Glucuronidbildung sollten Urinproben grundsätzlich vor der Bestimmungsreaktion einer Glucuronidspaltung z. B. enzymatisch mit Glucuronidase unterzogen werden. Problematisch ist die stark unterschiedliche Empfindlichkeit der verfügbaren Immunoassays gegenüber Benzodiazepinen des deutschen/europäischen Marktes.

Neben einer Reihe gut erfassbarer Substanzen sprechen die Testverfahren auf verschiedene andere nur schlecht an, z. B. Clonazepam, Ketazolam, Lorazepam und Lormetazepam. Niedrige therapeutische Dosierung einiger neuerer Derivate, eine unterschiedliche, teilweise erhebliche Konjugatbildung (Oxazepam, Lorazepam) und schlechte Erfassung einiger Metaboliten stellen weitere Probleme der Benzodiazepintests dar. So kann es selbst bei Einnahme größerer Dosen an Benzodiazepinderivaten (auch bei gutem Testrespons der Stammsubstanz) zu negativen Testergebnissen im Urin kommen. Abhilfe kann ein Anreicherungsverfahren nach enzymatischer Hydrolyse bieten. Ferner kann die Entscheidungsgrenze bis maximal zur matrixbereinigten Nachweisgrenze herabgesetzt werden.

Plasmatest für Tricyclische Antidepressiva: Diese sehr häufig verwendeten Substanzen sind den Phenothiazinen ähnlich. Die Tricyclischen Antidepressiva beeinflussen beim Menschen ähnlich wie Neuroleptika sowohl die Psyche als auch das Vegativum, sie wirken eng mit den Catecholaminen zusammen.
Bei Intoxikationen (z. B. Suizidversuch) mit Tricyclischen Antidepressiva werden folgende Erscheinungen beobachtet:

– Herzarrhythmien (Vorhoftachykardie, AV-Block),
– zentralnervöse Erregung,
– Halluzinationen, „Hellhörigkeit",
– Krämpfe und Koma.

Die Testverfahren weisen Tricyclische Antidepressiva und deren Metaboliten im Serum oder Plasma nach. Die Kreuzreaktivität ist etwas unterschiedlich für Desipramin, Imipramin, Amitriptylin, Nortriptylin, Clomipramin, Protriptylin, Trimipramin und Doxepin bzw. deren Metaboliten. Auch Tetracyclische Antidepressiva, Chlorpromazin und Cyclobenzapin werden mit erfasst. Bei Vorliegen toxischer Konzentrationen an Diphenhydramin kann der Test aufgrund einer Kreuzreaktivität ebenfalls positiv ausfallen.

Weitere Testverfahren: Weitere Tests sind verfügbar für Opiate, wobei Codein, Morphin und Heroin erfasst werden; für Amphetamine (Aufputschmittel, Stimulantien); für Cannabis, wobei der Haschisch-Metabolit Tetrahydrocarbonsäure (THC) nachgewiesen wird; Cocain (Metaboliten-Nachweis); LSD; Methadon (Ersatzdroge); Methaqualon (Sedativum) und Phencyclidin, welches in Europa praktisch nicht vorkommt (s. auch Kap. 23).

Interpretation der Messergebnisse: Die aufgeführten Tests sind bei negativem Ausfall in der Regel geeignet, um akute Intoxikationen mit den erfassten Substanzen auszuschließen. Besondere Bedeutung kann dabei der Steigerung der Empfindlichkeit der Tests durch Herabsetzung des „cut-off" bis maximal zur matrixbereinigten Nachweisgrenze zukommen.

Da es sich um Gruppentests handelt, muss immer der Aspekt der Kreuzreaktivitäten beachtet werden. Andererseits kann aufgrund eines positiven Testergebnisses mit diesen Verfahren oft nicht zwischen einer therapeutischen Dosierung und einer Intoxikation differenziert werden. Nur die Anwesenheit der fraglichen Substanzgruppe kann mit hoher Wahrscheinlichkeit gezeigt werden.

Damit die Analysenergebnisse die medizinischen Erfordernisse erfüllen, ist ein Qualitätssicherungsprogramm erforderlich. Grundsätzlich sollte jedes positive und alle nicht plausiblen negativen Ergebnisse mit einer anderen Analysentechnik bestätigt werden. Nur bei Befunden ohne therapeutische oder sonstige Konsequenzen kann auf die weitere Untersuchung verzichtet werden.

Bei positivem Testausfall kann der alleinige Gruppentest nur differentialdiagnostische Hinweise geben und Anlass für bestimmte Vorsichtsmaßnahmen sein: z. B. Atemüberwachung bei Nachweis von Barbituraten und Opiaten, oder EKG-Überwachung bei Tricyclischen Antidepressiva und ähnlichen Substanzen.

Eine eingehendere klinische Interpretation kann erst erfolgen, wenn durch Folgeuntersuchungen die aufgenommenen Verbindungen identifiziert wurden (klassisches Beispiel: Differenzierung Codein-/Heroinaufnahme) und eine gegebenenfalls durchgeführte quantitative Analyse in Verbindung mit bereits vorliegenden Erkenntnissen über Stoffwechsel und Toxizität weitere notwendige Informationen liefert.

Berücksichtigt werden muss, dass im Urin bei Aufnahme relevanter Dosen mindestens ein Tag lang positive Ergebnisse zu erwarten sind. Dagegen sind die Nachweiszeiten im Plasma teilweise wesentlich kürzer. Vorteile der Plasmauntersuchungen beim akuten Vergiftungsfall sind die im Krankenhaus unproblematische Probengewinnung, die Möglichkeit, den Wirkstoff sehr früh nach der Ingestion nachzuweisen und dass ggf. halbquantitative Konzentrationsabschätzungen vorgenommen werden können.

22.3 Näher betrachtet: Die Vergiftung mit Paracetamol

Paracetamol ist eine in der Apotheke frei verkäufliche Substanz mit schmerz- und fiebersenkender Wirkung, die in therapeutischer Dosierung nahezu nebenwirkungsfrei ist. Da das Klinische Bild der akuten Paracetamolvergiftung anfangs wenig auffällig und uncharakteristisch ist, andererseits eine effiziente Antidottherapie (zur Verhinderung einer u.U. tödlichen Leberzellnekrose) zur Verfügung steht, sollte bei jedem Verdacht auf eine Arzneimittelvergiftung eine Untersuchung auf Paracetamol durchgeführt werden.

 Da nur der quantitative Messwert im Plasma eine Risikoabschätzung zulässt, sollten wegen der Dringlichkeit der Untersuchung bevorzugt mechanisierte quantitative Bestimmungsverfahren eingesetzt werden.

22.3.1 Toxikokinetik von Paracetamol

Paracetamol besitzt eine Halbwertszeit von ein bis drei Stunden, das Verteilungsvolumen beträgt 0,7 bis 1 l/kg und die Plasmakonzentration liegt nach einer üblichen Einmaldosis von 500 mg bei ca. 10 mg/l. Bei therapeutischer Dosierung wird Paracetamol überwiegend durch sog. Phase-II-Metabolisierung mit Glucuronsäure oder Sulfatresten verknüpft und dann ausgeschieden. Bei toxischer Plasmakonzentration findet zusätzlich sog. Phase-I-Metabolismus unter Cytochrom P_{450}-Beteiligung statt. Dabei kommt es in diesem Fall zu einer toxischen Aktivierung des Paracetamols (Abb. 22.**1**). Das dabei entstehende N-Acetyl-p-Benzo-chinonimid ist außerordentlich reaktiv, deshalb wird seine Bildung auch als Giftungsreaktion bezeichnet. Allerdings kann dieser reaktive Metabolit anschließend durch Reaktion mit dem Tripeptid Glutathion unschädlich gemacht werden, dabei entsteht ein Mercaptursäurederivat, das über die Nieren ausgeschieden wird. Reicht der körpereigene Vorrat an Glutathion bei Vergiftungen mit Paracetamolkonzentrationen im Plasma über einer kritischen Grenze nicht für diese „Entgiftung" aus, dann kann das N-Acetyl-p-Benzochinonimid an Proteine, Nukleinsäuren und Lipide binden und Zellschäden hervorrufen, die innerhalb weniger Tage durch komplettes Leberversagen unbehandelt zum Tod führen (Abb. 22.**2**).

Als sehr wirksames Antidot wird N-Acetylcystein, das sonst als Schleimlöser bei Erkältungen Verwendung findet, eingesetzt. Es beschleunigt die Neusynthese von Glutathion (GSH) und bei frühzeitiger Gabe kann es auch eine Umkehrung der Proteinarylierung bewirken (22.7). Ein Fallbeispiel findet sich in (22.8).

 Insbesondere bei gezieltem Vorgiftungsverdacht und negativem Analysenresultat sollte die Befundabsicherung durch eine Doppelbestimmung erfolgen.

> **22.7**
> **Klinisches Management bei Paracetamolvergiftung**
>
> 1. Blutentnahme für die Paracetamolbestimmung.
> 2. Ggf. sofort mit der Therapie mit N-Acetylcystein (NAC) beginnen, diese kann beendet werden, wenn die Paracetamolkonzentration unter der Behandlungsgrenze liegt.
> 3. Ggf. weitere Blutentnahme für die Paracetamolbestimmung 4 Stunden nach Ingestion.
>
> Bei mehr als 15 Stunden zurückliegender Vergiftung gilt es, zusätzlich sofort Blut abzunehmen für Quickwert, ALAT/ASAT, Creatinin, Blutgase und Bilirubinbestimmung.
> Bei der Entwicklung eines Leberversagens bleibt oft nur eine Lebertransplantation als letzte Therapiemaßnahme. Häufiger kommt es bei nicht stationären Patienten durch kardiopulmonale Komplikationen und nicht aufgrund der Hepatopathie zum Tod.
> Bei Einnahme von Paracetamol in mehreren Dosierungen mit Erreichen der kritischen Blutplasmakonzentration muss mit einer viel schlechteren Prognose gerechnet werden.

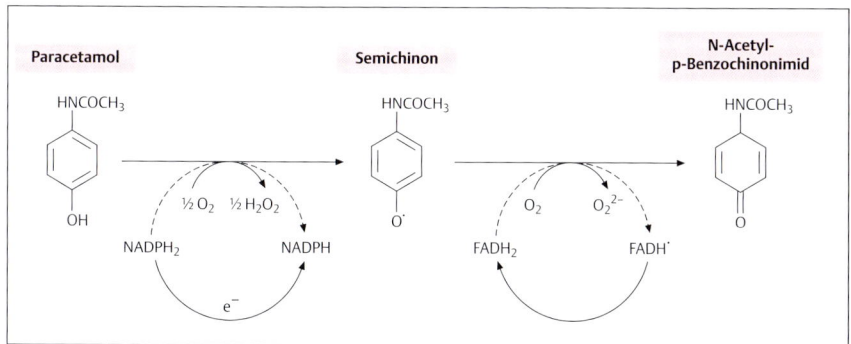

Abb. 22.1 Metabolismus von Paracetamol in der Phase-I-Reaktion.

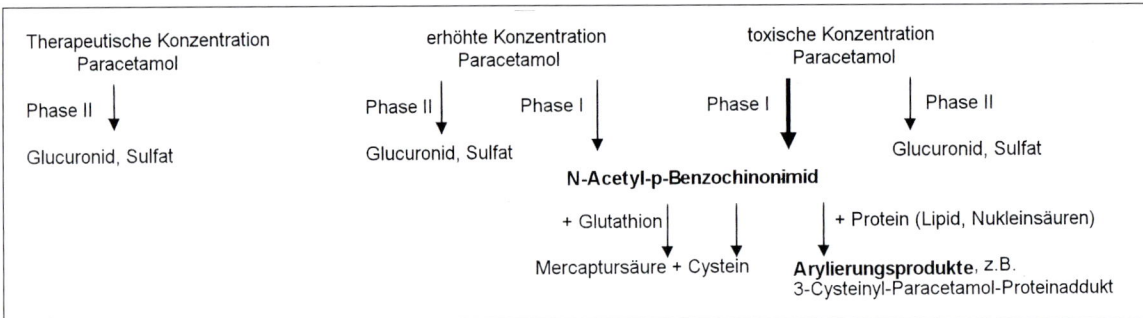

Abb. 22.2 Metabolismus von Paracetamol in Abhängigkeit von der Konzentration. Das N-Acetyl-p-Benzochinimid kann limitiert mit Glutathion entgiftet werden. Nur bei toxischer Paracetamolkonzentration im Blut entstehen hepatotoxische Arylierungsprodukte.

 22.8 Fallbeispiel einer Paracetamolvergiftung

Eine junge Frau wird in der Nacht von ihrem Lebensgefährten in die Aufnahmestation einer Klinik gebracht. Beide geben an, sie habe eine Schachtel Valium, dieses enthält das Benzodiazepin Diazepam, aus irgend einem Kummer geschluckt und dann aber kurz darauf die Tabletten wieder erbrochen. Der Aufnahmearzt untersuchte sie und entschloss sich dann bei unauffälliger körperlicher Untersuchung und unauffälligen „Routinelabor"-Ergebnissen zu einer Beobachtung in der Aufnahmestation. Am folgenden Nachmittag kurz vor der geplanten Entlassung der Patientin wurde dann doch ein Benzodiazepinnachweis im Blut in Auftrag gegeben, der ein negatives Ergebnis erbrachte. Plötzlich kam es zu einer klinischen Verschlechterung des Zustandes der Patientin und aus der bereits vorhandenen Blutprobe wurde ein umfangreiches toxikologisches Screening in Auftrag gegeben, bei dem sich bereits nach wenigen Minuten eine Paracetamolkonzentration im lebergefährdenden Bereich herausstellte. Aufgrund einer dann sofort begonnenen Antidottherapie konnte die Patientin trotz massiver Transaminase- und Bilirubinanstiege sowie eines Quickabfalls unter 10 % zwar vor einem gefährlichen Leberschaden bewahrt werden, aber es kam zu einer Nierenschädigung, die wesentlich seltener vorkommt, mit nachfolgend bleibender Dialysepflicht.

22.3.2 Bedeutung des Paracetamolblutspiegels

Trotz der möglichen Antidottherapie hat die rasche Messung der Paracetamolkonzentration im Blut entscheidenden Einfluss für den Ausschluss und die Behandlung von Paracetamolvergiftungen. Schädigungsmarker steigen erst im späteren Verlauf mit einer Latenz von 12 bis mehr als 24 Stunden an und haben mehr prognostische Bedeutung. Hierzu gehört der Quickwert, der je niedriger er ist, eine um so ungünstigere Prognose wahrscheinlich macht. Ein hoher Maximalwert des Bilirubins zeigt dagegen das Überleben der frühzeitigen Komplikationen der Paracetamolvergiftung (zerebrales Ödem und Hypotension) an.

Paracetamolmessung: Mittels mechanisierter Immunoassays kann Paracetamol wie andere Messgrößen des TDM einfach untersucht werden. Wegen der immensen Bedeutung, vor allem zum Ausschluss einer Paracetamolvergiftung, ist eine Doppelbestimmung und Mitführung von Kontrollen unbedingt anzuraten.

Beurteilung der Paracetamolmesswerte: Wenn der Einnahmezeitpunkt (Ingestionszeitpunkt) einigermaßen sicher ermittelt werden kann, dann kann die potentielle Lebergefährdung anhand eines Nomogramms abgeschätzt werden (Abb. 22.3). Der Befund muss alle wichtigen Zeitangaben, Informationen zur Analytik und eine schlüssige Interpretation enthalten (22.9).

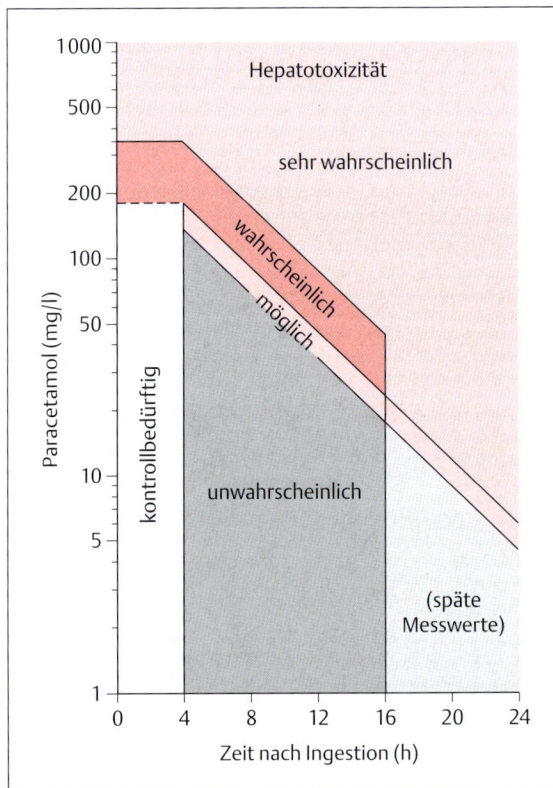

Abb. 22.3 Nomogramm zur Beurteilung der Paracetamolkonzentration.

22.9 Befundmuster

Messgröße	Einheit	therap. Bereich	Messwert	Zeitpunkt der Blutentnahme
Paracetamol/Plasma	mg/l	0–10	18	20.09.00 19:00
Paracetamol/Plasma	mg/l	0–10	58	20.09.00 16:30

Ingestionszeitpunkt (wie von Ihnen mitgeteilt):   20.09.00   ca. 15:00

B e u r t e i l u n g :
Im zeitlichen Verlauf (2 Blutentnahmen) wurde keine als lebertoxisch zu betrachtende Paracetamol-konzentration im Blut gefunden.

Mit kollegialen Grüßen

E r l ä u t e r u n g e n :
Paracetamol im toxischen Bereich: 4-Stunden-Wert größer 150 mg/l
Die Beurteilung erfolgte mithilfe des Diagramms nach Rumack (beiliegend).

Untersuchungsmethode: Quantitativer Immunoassay (FPIA)

H i n w e i s z u r A s s e r v i e r u n g :
Weitere Untersuchungen oder Bestätigungsanalysen bitte unter Tel. ——– anfordern. Das Untersuchungsgut wird 14 Tage asserviert.

22.4 Chromatographische Verfahren in der Vergiftungsanalytik

Die moderne chromatographische Vergiftungsanalytik nutzt heutzutage
- die GC/MS-Analytik für ein breites Screening und für Quantifizierungen,
- die HPLC/DAD oder HPLC/scannende UV-Detektion als eingeschränkte Alternative und Ergänzung,
- sowie neuerdings in speziellen Fällen die LC/MS-Technik.

Verfahren, die für eine moderne Vergiftungsanalytik bis auf Ausnahmen kaum mehr zeitgemäß sind, sind die Dünnschichtchromatographie (22.10) und die Gaschromatographie mit unspezifischer Detektion (22.11), Ausnahme ist hier die Headspace-GC zum Nachweis flüchtiger Substanzen.

22.10 Dünnschichtchromatographische Screeninguntersuchung

Die Dünnschichtchromatographie war eine wertvolle Screeningmethode in der toxikologischen Analytik vor allem für den Ausschluss einer Vergiftung bzw. die Bestätigung einer z. B. durch Auffinden von Tablettenresten relativ wahrscheinlichen Vergiftung. Für die „General-unknown"-Suche oder eine dünnschichtchromatographische Quantifizierung ist der erforderliche Aufwand recht groß.

22.4.1 Einsatz der Gaschromatographie-Massenspektrometrie zum General-unknown-Screening

Zum General-unknown-Screening beim Verdacht auf eine Intoxikation sind vielfältige analytische Verfahren notwendig. Ein sehr breites Substanzspektrum lässt sich nach adäquater Probenaufbereitung mit einer gaschromatographisch/massenspektrometrischen Suchanalyse unter Verwendung geeigneter Spektrenbibliotheken erfassen.

>
> **22.11**
> **Gaschromatographie mit unspezifischer Detektion**
>
> Die Gaschromatographie (GC) ist eine der wichtigsten Methoden in der toxikologischen Analytik. Sie zeichnet sich durch ein sehr hohes Trennvermögen, hohe Reproduzierbarkeit (die durch Verwendung von sog. Retentionsindices zur Auswertung noch verbessert werden kann) und leichte Quantifizierbarkeit der gaschromatographisch getrennten Substanzen aus. Früher wurden am häufigsten unspezifische Detektoren, z. B. der Flammenionisationsdetektor (FID) eingesetzt. Er zeigt alle zu CO_2 verbrennbaren Substanzen an, sein Signal ist angenähert proportional der C-Zahl und er zeigt einen großen Linearitätsbereich.
> Grundsätzlich sind alle Substanzen (gegebenenfalls nach chemischer Derivatisierung, z. B. Methylierung), die sich unzersetzt verdampfen lassen, gaschromatographisch bestimmbar. Hierzu gehören flüchtige Substanzen wie Lösungsmittel, Kohlenmonoxid und Alkohole, aber auch feste Substanzen wie z. B. Barbiturate, Benzodiazepine, Psychopharmaka und Schädlingsbekämpfungsmittel. Früher erfolgte die Identifizierung anhand tabellierter Retentionsindices, heutzutage wird zusätzlich die Massenspektrometrie zur Identitätssicherung verwendet (s. u.).

Probenvorbereitung: Für Einzelproben ist immer noch eine Flüssigextraktion der Festphasenextraktion vorzuziehen. Der Notfallsituation angepasst ist die Verwendung einer standardisierten und leicht durchführbaren kommerziellen Extraktionsmethode.

GC-Trennung: Eine Säule mit hoher Trennleistung und ein weit angelegter Temperaturgradient sollten gewählt werden, ebenso sollte eine möglichst große Substanzmenge auf die Säule aufgebracht werden. Empfohlen werden kann aus Gründen der Praktikabilität mindestens die Untersuchung von zwei Materialien, z. B. Serum und Urin nach Hydrolyse (enzymatisch) und jeweils zur Hälfte als Nativextrakt und nach Acetylierung zur Derivatisierung weniger gut flüchtiger Substanzen (22.12). Auch flüchtige Substanzen lassen sich neuerdings mittels GC/MS-Analytik alternativ zur etablierten Headspace-GC untersuchen (22.13).

> **22.12**
> **Acetylierung als Derivatisierung für die GC/MS-Analytik**
>
> Die Extraktionsrückstände werden eingedampft und zu diesen jeweils 40 µl Acetylierungsgemisch aus Essigsäureanhydrid und Pyridin gegeben. Dann wird 30 Minuten bei 50 °C im verschlossenen Röhrchen im Wärmeblock oder 5 Minuten im Ultraschallbad inkubiert. Es wird erneut mit Stickstoff zur Trockene eingeengt und mit zweimal 50 µl Ethylacetat in ein GC-Röhrchen mit konischem Einsatz überführt.

> **22.13**
> **GC/MS-Analytik flüchtiger Substanzen**
>
> Das Probenmaterial wird in einem dicht verschlossenen Alubeutel mit reichlich Luftraum leicht erwärmt. Nach ca. 15 Minuten wird ein Probennehmer eingestochen, der ein kurzes Stück einer Kapillarsäule mit der adsorbierenden Oberfläche nach außen gekehrt in einer Schutzhülse enthält. Im Dampfraum wird dieses Kapillarstück ausgefahren und adsorbiert die flüchtigen Substanzen aus der Probe, z. B. Glykole, höhere Alkohole, Kohlenwasserstoffe usw.. Dann wird die Kapillare wieder zurückgefahren und in den Einspritzblock der GC/MS-Anlage eingebracht. Dieser hat in der Regel eine Temperatur von ca. 250 °C und deshalb desorbieren die zuvor adsorbierten Substanzen dort und werden auf der Trennsäule in einzelne Peaks, die massenspektrometrisch identifiziert werden können, aufgetrennt.

Durchführung der GC/MS-Analyse: Splitless, d. h. unter Aufbringung der gesamten Probenmenge wird 1 µl Probe bei einem Trägergasdruck (Helium) von 30 psi und einer Temperatur von ca. 70 °C eingespritzt. Bei konstantem Fluss (1 ml/min) wird die Anfangstemperatur 2 Minuten gehalten, dann z. B. mit 20 Grad/min auf 280 °C gesteigert und dort mindestens 10 Minuten gehalten. An den Kapillargaschromatographen ist ein massenselektiver Detektor direkt angeschlossen, in dem die Substanzen im Hochvakuum z. B. durch Elektronenstoß-Ionisation fragmentiert werden. Es entstehen substanztypische Molekülfragmente mit charakteristischer Masse (sog. m/e-Wert).

Die gaschromatographische Trennung kann durch die simultane Aufzeichnung des sog. Totalionenstroms (Abb. 22.**4**) verfolgt werden. Ferner werden innerhalb von Sekundenbruchteilen jeweils die Massenspektren (Fragmentzusammensetzung) der eluierten Komponenten aufgezeichnet, wobei der Massenbereich von ca. 10 m/e bis über 500 m/e abgedeckt wird. Die Substanzidentifizierung erfolgt anhand eines Vergleiches mit in einer elektronischen Bibliothek gespeicherten Massenspektren (Abb. 22.**5**) unter Hinzuziehung von Retentionsindices. Quantifizierungen sind durch Selektion charakteristischer Fragmentmassen aus dem Totalionensignal durch Integration der Peakfläche unter Verwendung der internen und externen Standardisierung möglich. Wesentlich sensitiver wird die Quantifizierung, wenn die Signale nur bei solchen Massen aufgezeichnet werden, die für die zu bestimmende Substanz charakteristisch sind.

Dies bedeutet bei Vergiftungsfällen zwei Analysenläufe: In der ersten Analyse erfolgt über das Totalionenspektrum die Substanzidentifizierung und im zweiten Lauf die exakte und empfindliche Quantifizierung.

Abgesehen von einigen weiteren Spezialverfahren wie GC/Infrarotspektrometrie, Kapillarelektrophorese und Supercritical Fluid Chromatographie ist die GC/MS das leistungsstärkste und zuverlässigste Analysenverfahren in der toxikologischen Analytik, das weiteste Anwendungsbereiche zulässt.

Qualitätssicherung beim GC-MS-Screeningverfahren: Eine Kalibrierung auf die vielen zu untersuchenden Verbindungen beim Screening ist unmöglich. Daher hat

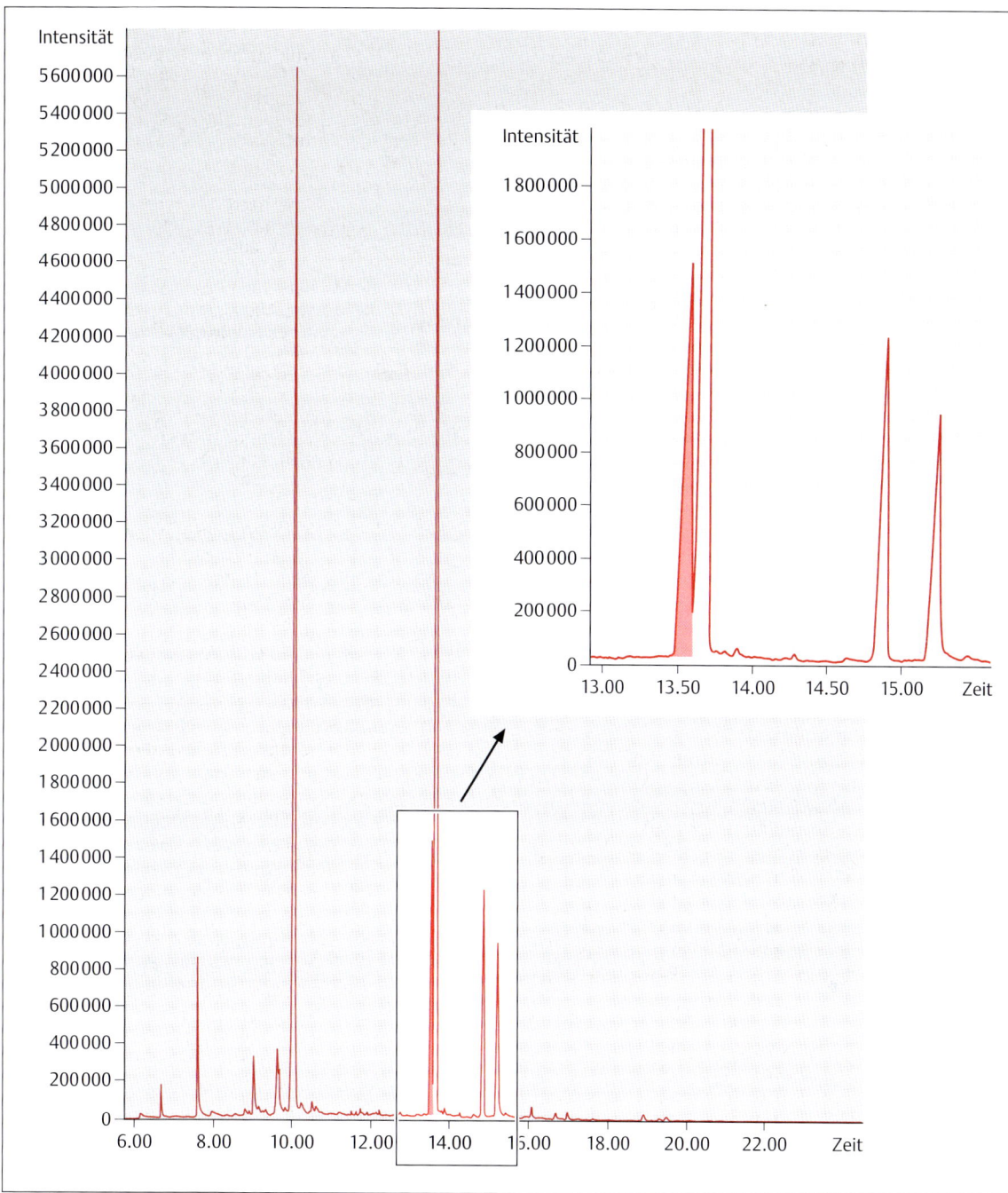

Abb. 22.4 Totalionenchromatogramm bei einem typischen Vergiftungsfall. Der gekennzeichnete Peak wird in Abb. 22.**5** identifiziert.

sich für die Überprüfung der Leistungsfähigkeit der GC-MS-Geräte die Analyse eines Testgemisches bewährt. Die Komponenten sind so ausgewählt, dass der gesamte infrage kommende Retentionszeitbereich abgedeckt wird: je 50 ng absolut von Metamfepramon, Amphetamin acetyliert, Pentobarbital, Diphenhydramin, Phenobarbital, Methaqualon, Codein, Morphin, Nalorphin, Chinin, Haloperidol, Strychnin und dem Kohlenwasserstoff C_{40}.

Sind die Komponenten bis zur Basislinie getrennt, die Peaks scharf und die Peakflächen im Erwartungsbereich, dann sind Trennleistung und Nachweisempfindlichkeit in Ordnung. Als besonders empfindliches Qualitätskriterium gilt die Detektion von underivatisiertem Morphin.

Ein mögliches Problem stellen Verschleppungen dar, wenn Extrakte hoher Analytkonzentration analysiert werden. Reste können dann zu einer Gerätekontamination z.B. im Bereich der Injektionsnadel oder des sog. Liners, in diesem Glasgefäß wird die Probe verdampft bevor sie auf die Säule gelangt, erfolgen. Sicherheitshalber sollten deswegen Leerproben zwischen den Analysen untersucht werden.

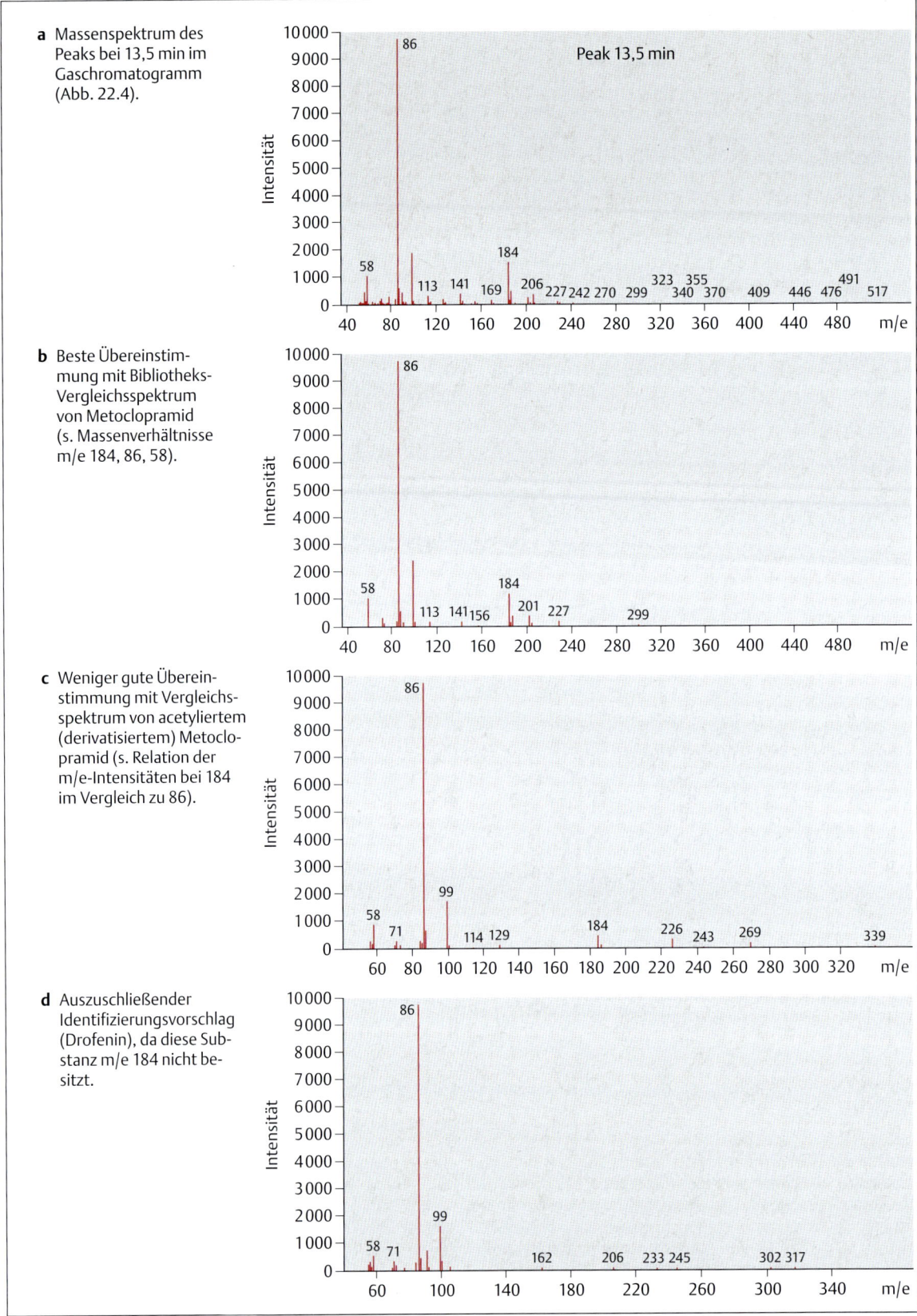

Abb. 22.5 Identifizierung einer Substanz durch Spektrenvergleich mit gespeicherten Massenspektren von Vergleichssubstanzen. Gezeigt sind drei Identifizierungsvorschläge (**a–c**) mit abnehmender Übereinstimmung zwischen dem Massenspektrum aus der Probenuntersuchung und dem jeweiligen Bibliotheksspektrum. Die Substanz (**d**) kann bereits auf den ersten Blick ausgeschlossen werden.

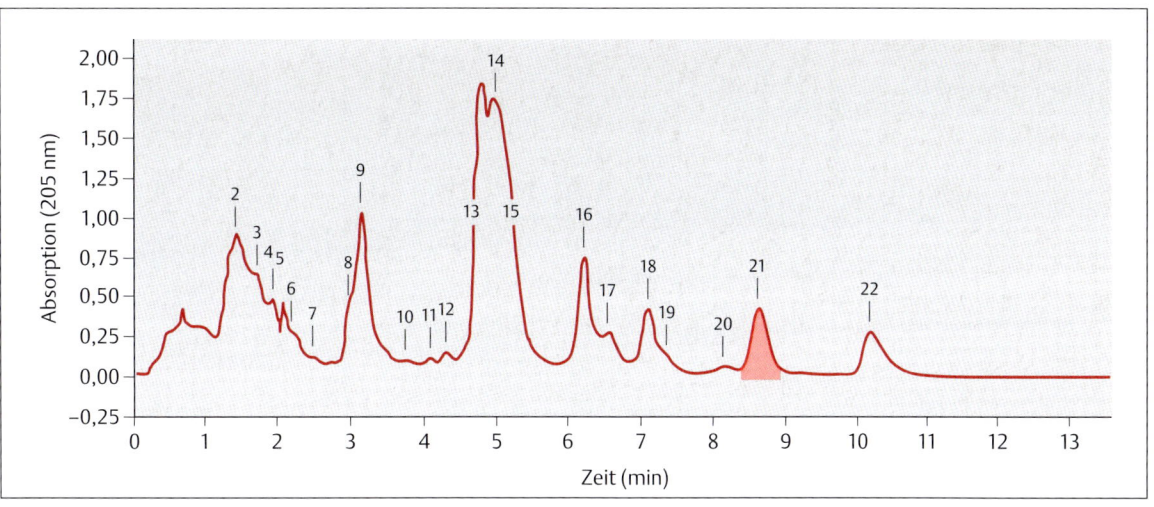

Abb. 22.6 Typisches HPLC-Chromatogramm bei einem Vergiftungsfall (gleicher Fall wie bei der in Abb. 22.4 gezeigten GC/MS-Untersuchung).

22.4.2 Einsatz der HPLC/DAD-Technik zum General-unknown-Screening

Die Hochdruckflüssigkeitschromatographie (HPLC) wird in der toxikologischen Analytik vorrangig zur Erfassung von UV- oder sichtbares Licht absorbierenden Substanzen (Diodenarraydetektion) sowie von Substanzen, die sich elektrochemisch oxidieren oder reduzieren lassen, eingesetzt. Da die Trennleistung nicht so hoch ist wie bei der Gaschromatographie, ist die HPLC etwas weniger als universelle Screeningmethode geeignet, besitzt aber wegen der leichten Quantifizierbarkeit (Photometrie) besondere Bedeutung für das therapeutische Drugmonitoring.

Gegenüber der Gaschromatographie können auch schwer flüchtige Substanzen, zersetzungsempfindliche Substanzen und Ionenverbindungen untersucht werden. Hier hat besonders die LC/MS-Technik deutliche Vorteile (22.14). Die Identifizierung erfolgt bei der klassischen HPLC anhand der Retentionszeit bzw. korrigierter Retentionszeiten mittels interner Standards (Abb. 22.6), zusätzlich werden zur Identitätssicherung von vermuteten Substanzen Absorptionsquotienten und die Aufzeichnung von Absorptionsspektren im Substanzpeak (Abb. 22.7) mittels Photodiodenarraydetektor (DAD) oder registrierendem Durchflussspektraldetektor verwendet.

Nachteilig gegenüber der Massenspektrometrie ist, dass strukturell ähnliche Substanzen wie in Abb. 22.7 gezeigt, oft sehr ähnliche Spektren besitzen. Die Quantifizierung erfolgt durch Mitführung eines inneren Standards (zur Korrektur der Wiederfindung) und Vergleich mit einem Kalibrationslauf eines externen Standards.

> **22.14**
> **Einsatz der LC/MS-Analytik in der Toxikologie**
>
> Nachweise sind in der Literatur derzeit vor allem für schwer flüchtige Analyte wie Aconitin, Aflatoxine, Amanitine (Knollenblätterpilz-Toxine), Antihypertensiva, Herzglykoside, Immunsuppressiva, Lysergide (LSD), quartäre Amine, aber auch zum Nachweis GC-gängiger Stoffe wie Amphetamine, Anabolika, Benzodiazepine, Cocain, Corticosteroide, Neuroleptika, Nicotin, nicht-steroidale Antirheumatika, Opiate und Opioide beschrieben.
> Ansätze, die LC-MS auch für die General-unknown-Analyse einzusetzen, sind dadurch erschwert, dass die Trennleistung der LC unter den gegebenen Bedingungen (flüchtiger Puffer, geringer Substanzfluss) eingeschränkt ist und die Identifikationsleistung der Ionisationsmethode bei der LC-MS aufgrund schwacher Fragmentierung und relativ schlechter Reproduzierbarkeit geringer ist als bei der GC/MS.
> Die Kopplung der Flüssigchromatographie mit der Tandem-Massenspektrometrie (LC-MS-MS) erlaubt dagegen die schnelle, empfindliche und selektive Quantifizierung. Hier ist die Chromatographie oft nur zur Entfernung der Matrix notwendig. Die Trennung wird im ersten Massenanalysator und die Detektion im zweiten durchgeführt. Bei großen pharmako- und toxikokinetischen Studien werden LC-MS-MS-Verfahren wegen der hohen Durchsatzrate deshalb heute gerne bevorzugt.

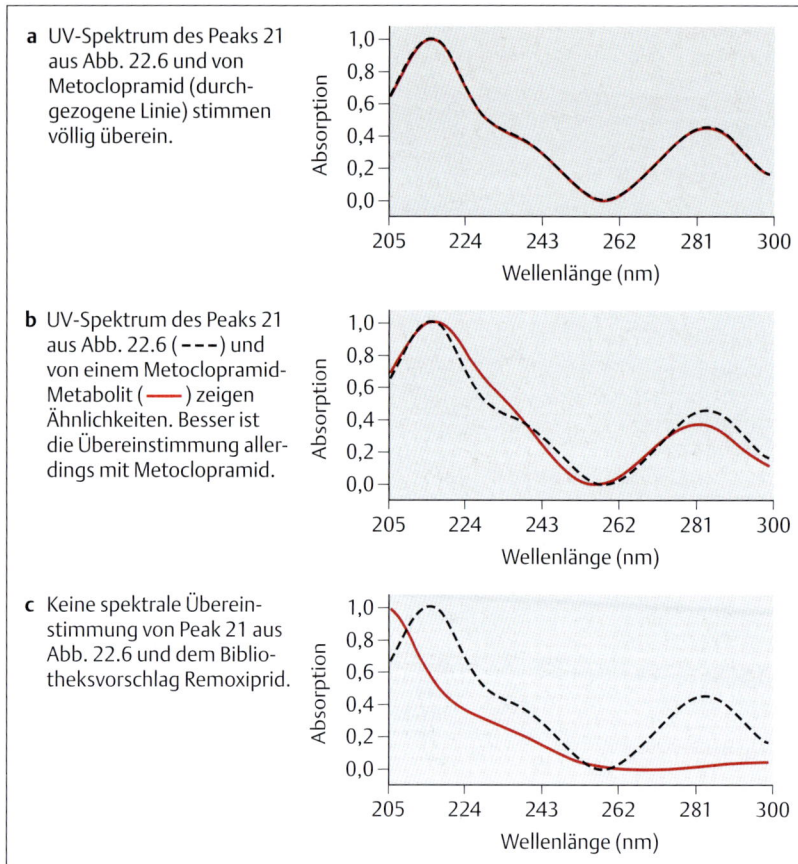

Abb. 22.7 Identifizierung eines Peaks durch Spektrenvergleich. Gezeigt sind drei Identifizierungsvorschläge (**a-c**) mit abnehmender Übereinstimmung zwischen dem UV-Spektrum aus der Probenuntersuchung und dem jeweiligen Bibliotheksspektrum. Die zwei sehr ähnlichen Substanzen (**a.** Metoclopramid und **b.** Metoclopramid-Metabolit) zeigen kaum spektrale Unterschiede.

22.5 Bedeutung klinisch-chemischer Messgrößen bei Vergiftungen

Messgrößen des „Routinelabors" haben auch bei Vergiftungen Bedeutung.
In einigen Fällen sind diese Untersuchungen sogar für die direkte Aufklärung einer möglichen Vergiftung heranzuziehen:
– CO-Hb (Brandgasvergiftung)
– Met-HB (Phenacetin, nitrathaltiges Wasser)
– CHE (Vergiftung mit Phosphorsäureestern, z.B. E_{605})
– Quick (Cumarinvergiftung)
– Eisen (Eisenvergiftung)
Weitere Bedeutung haben klinisch-chemische Messgrößen zur Prognose bei Vergiftungserkrankungen.

22.5.1 Allgemeine Messgrößen des Routinelabors

Für die Elementarhilfe, die Beurteilung des Gesamtzustandes des Patienten, zur Differentialdiagnose gegenüber endogenen Stoffwechselentgleisungen (z.B. Hyperglykämie), zur Erkennung spezifischer Organschäden, für die Verlaufsprognose und die Therapieüberwachung sind außer den spezifischen toxikologischen Untersuchungen immer bestimmte klinisch-chemische, hämatologische und hämostaseologische Untersuchungen unbedingt erforderlich, die meistens mit dem „Notfall-Methodenspektrum" abgedeckt werden.

22.5.2 Spezielle Messgrößen des Routinelabors

CO-Hb s. 22.2, S. 326

Met-Hb s. 22.2, S. 325

CHE (s. auch Kap. 11): Die Verminderung der Cholinesteraseaktivität im Blutplasma kann Hinweise auf eine Vergiftung mit organischen Phosphorsäureestern und Carbamaten geben. In vielen Fällen erlaubt die Bestimmung der Acetycholinesterase aus dem Erythrozytenhämolysat eine gute Verlaufsbeobachtung der Intoxikation. Diese ist für den behandelnden Arzt von Bedeutung: Carbamate zeigen im Gegensatz zu den Alkylphosphaten nur eine mehrstündige Hemmung der Plasmacholinesterase, während bei den Alkylphosphaten, z. B. Parathion, eine irreversible Blockade über Wochen typisch ist. Erst durch Neusynthese wird die esteratische Aktivität wiederhergestellt.

Quickwert: Hämostaseologische Untersuchungen sind zwar nicht Gegenstand dieses Buchs, aber die Quickwertbestimmung ist im Rahmen der toxikologischen Analytik unerlässlich.

Nach Inkubation der Probe mit Gewebsthromboplastin wird mit Calciumionen der Gerinnungsvorgang gestartet und die Gerinnungszeit gemessen. Diese wird auf die Gerinnungszeit eines Normalplasmapools bezogen (Quick-%). Für toxikologische Fragestellungen ist die Berechnung der internationalen normalisierten Prothrombinratio INR nicht notwendig.

Verminderungen des Quick-%-Wertes werden gefunden bei:
– Faktorenmangel im exogenen System oder Mangel von Fibrinogen,
– Therapie mit oralen Antikoagulantien,
– Vergiftung mit Cumarinderivaten (orale Antikoagulantien, Rodentizide),
– Vitamin-K-Mangel bei Leberschaden,
– intensiver Heparintherapie.

Toxikologisch bedeutsam sind sowohl absichtlich herbeigeführte (Münchhausen-Syndrom, s. 22.15, Suizid, Mordversuch) als auch akzidentelle Vergiftungen mit Cumarinderivaten. Der eigentliche Giftnachweis von Rodentiziden oder Marcumar, insbesondere beim sog. Münchhausen-Syndrom (22.15), erfolgt anschließend chromatographisch.

Klinische Symptome einer Cumarinintoxikation sind schwere Blutungen, wobei jedes Körperorgan betroffen sein kann und im späteren Verlauf oft Cumarinnekrosen der Haut auftreten. Die auffällige Verminderung des Quickwertes steht bei Vergiftungen im krassen Gegensatz zur normalen Syntheseleistung der Leber (Albumin, CHE).

22.15
Münchhausen-Syndrom

Aufgrund psychischer Störungen kommt es vor, dass sich jemand durch Überdosierung von Medikamenten entweder selbst oder eine andere Person, z. B. das eigene Kind, krank macht. In solchen Fällen ist der Nachweis des auslösenden Agens ausgesprochen wichtig. Das Krankheitsbild wird als Münchhausen-Syndrom bezeichnet.

Eisen (s. auch Kap. 17): Große Aussagekraft für Diagnose und Einschätzung des Schweregrades der Eisenvergiftung sowie über die Wirksamkeit der Therapie besitzen die Bestimmung der Plasmaeisenkonzentration und der Transferrinsättigung. Bei der Eisenvergiftung ist das Plasmaeisen deutlich erhöht und die Transferrinsättigung größer 100 %. Für die Beurteilung der Schwere einer Eisenvergiftung sind Eisenbestimmungen nur in Blutproben aussagekräftig, die maximal sechs Stunden nach dem Ingestionszeitpunkt gewonnen wurden. Bei späterer Abnahme können aufgrund einer Umverteilung in das Gewebe bereits wieder normale Plasmaeisenkonzentrationen vorliegen. Bei der Vergiftung kommt es zur direkten toxischen Schädigung des Magen-Darm-Traktes und zu Wirkungen auf andere Organe, die durch überhöhte zelluläre Eisenaufnahme bedingt sind.

22.5.3 Die späte Phase der Vergiftung: Klinisch-chemische Messgrößen als Marker von Organschäden

Prognostische Marker werden bei vielfältigen Krankheitsbildern untersucht. Diese Marker sind zwar oft krankheitsunspezifisch, aber sie korrelieren allgemein
– mit der Schwere des Krankheitsbildes, z. B. das C-reaktive Protein (CRP)
oder sie sind Zeichen spezieller Organschäden, z. B.
– Freisetzung von CKMB und Troponinen aus geschädigter Myokardmuskulatur;
– Proteinurie infolge Nierenschädigung;
– Leitenzymfreisetzung aus der Leber;
– Erhöhung von Protein S-100 und
– Neuronenspezifische Enolase (NSE) bei Schädigungen des zentralen Nervensystems.

Während für viele Krankheitsbilder systematische Studien zur Verwendung solcher Marker in der Literatur existieren, gibt es im Bereich der Toxikologie bisher nur Einzelbeobachtungen im Zusammenhang mit sog. „case reports". Allerdings können solche Marker beim vergifteten Patienten zur Unterstützung wichtiger akuter klinischer Entscheidungen wie Aufnahme des Patienten in die Intensivstation oder Durchführung invasiver Behandlungsmethoden und vor allem für die Verlaufsprognose herangezogen werden. Hier werden einige wenige Beispiele angesprochen.

Schädigungsmarker des ZNS: Im Gehirn findet sich in den Gliazellen hauptsächlich Protein S-100 (22.16) und in Neuronen hauptsächlich die neuronenspezifische Enolase (22.17). Beide Marker zeigen bei Hirnschädigungen deutliche Anstiege.

**22.16
Protein S-100**

Protein S-100 ist eine Familie von 17 sauren, Calcium-bindenden Isoproteinen mit gewebetypischem Expressionsmuster. Dabei kommen die Dimere S-100 A1B und S-100 BB vor allem in Gliazellen vor. Die Freisetzung in Blut und Liquor kann bei Ausschluss anderer Ursachen (z. B. Hirntumoren) als Zeichen einer Schädigung des zentralen Nervensystems gewertet werden.

**22.17
NSE, Gamma-Enolase**

Die *neuronenspezifische Enolase = Gamma-Enolase = NSE* kommt in Neuronen, peripherem Nervengewebe und neuroendokrinem Gewebe vor. Es handelt sich um ein Glykolyse-Enzym, das die Reaktion vom 2-Phosphoglycerat zum Phosphoenolpyruvat katalysiert. Die diagnostische Bedeutung war ursprünglich die Funktion als Tumormarker für das Neuroblastom, das kleinzellige Bronchialcarcinom und das medulläre Schilddrüsencarcinom (s. Kap. 9). Als Referenzbereich wird für die NSE bis 12.5 µg/l angegeben.
Zahlreiche zerebrale Erkrankungen führen ebenfalls zu NSE-Erhöhungen. Kommt es infolge einer Intoxikation z. B. zu einer hypoxischen Hirnschädigung, dann ist die NSE-Verlaufsbeobachtung ebenfalls prognostisch brauchbar.

Myokardschädigung bei Vergiftungen: Hierbei können wie z. B. bei einer instabilen Angina pectoris geringfügige Erhöhungen von CK-MB und Troponinen als Zeichen einer „minor myocardial injury" auftreten. Obwohl kardiale Komplikationen bei vielen letalen Vergiftungen letztendlich die Todesursache darstellen, gibt es leider keine systematische Untersuchung kardialer Marker bei Vergiftungsfällen. Andererseits kann aber auch die Entgiftung, z. B. beim klinischen Alkoholentzug zu leichten Erhöhungen kardialer Marker führen, ohne dass sich eine Myokardschädigung abzeichnet, Ursache dürfte eine Adrenalin-bedingte Stressreaktion sein.

Leitenzyme der Leber: Patienten nach schweren Operationen, Infektionen, **Vergiftungen**, kardialen Erkrankungen mit Pumpversagen des Herzens oder hämatologischen Erkrankungen zeigen trotz eigentlicher Lebergesundheit aufgrund einer sekundären Störung der Leberfunktion zum Teil erhebliche Veränderungen lebertypischer Enzymaktivitäten im Blut.

C-reaktives Protein als Beispiel eines Organ-unabhängigen Schädigungsmarkers (s. Kap. 7)**:** Auch bei einem z. B. durch eine Paracetamolintoxikation ausgelösten Leberschaden sind erhöhte CRP-Werte zu erwarten. Eine gefürchtete Komplikation bei Vergiftungen ist die Aspirationspneumonie. Während Körpertemperatur und Leukozytenzahl beim vergifteten Patienten schlechte Indikatoren einer bakteriellen Aspirationspneumonie sind, ist das CRP ein geeigneter Frühmarker.

Bedeutung von Prolactin zur Differentialdiagnose der unklaren Bewusstlosigkeit (s. auch Kap. 20 und 22.18)**:** In Blutproben, die eine Stunde nach einem epileptischen Anfall der untersuchten Patienten gewonnen wurden, fand sich Prolactin mit einer diagnostischen Sensitivität von 80% erhöht. Vermutlich wird die Hormonfreisetzung durch das Fortschreiten der epileptischen Aktivität in Richtung der Hypothalamus-Hypophysen-Achse getriggert. Damit können erhöhte Prolactinwerte bei einem Bewusstlosen in Richtung eines vorausgegangenen epileptischen Anfalles weisen. Da es allerdings 15 bis 20 Minuten dauert, bis die Prolactinerhöhung auftritt, ist beim plötzlichen unerwarteten Tod während eines epileptischen Anfalles forensisch nicht mit erhöhten Prolactinkonzentrationen zu rechnen.

**22.18
Fallbeispiel zur Rolle des Prolactins**

Ein 26-jähriger Patient wird über die Nothilfe auf die interdisziplinäre internistische/neurologische Intensivstation aufgenommen. Der Patient ist agitiert, unruhig, schweißig und nicht ausreichend orientiert. Fremdanamnestisch wird durch den Rettungsdienst berichtet, dass durch die Freundin des Patienten ein Krampfanfall beobachtet wurde, ferner bestehe ein regelmäßiger Alkoholkonsum (6 bis 7 Bier je Tag) und Haschischgebrauch. Bislang sei kein zerebraler Krampfanfall bekannt.
Es ergeben sich folgende *Verdachtsdiagnosen*: Zerebraler Krampfanfall, Intoxikation, Hirnödem (aufgrund Hyponatriämie). Klinisch fallen auf Tachykardie (ca. 140/min), weite Pupillen (minimal lichtreagibel), Lippenbiss und Zungenbiss.
Laborbefunde bei Aufnahme (03:55 Uhr) in Auswahl: Hyponatriämie 116 mmol/l, Leukozytose 19,8 /nl, CK 367 U/l, LDH 657 U/l, Troponin I grenzwertig erhöht auf 1,9 µg/l, zu diesem Zeitpunkt unauffälliges Prolactin 7,2 µg/l (Referenzbereich 4,0 – 20,0), Ethanol 0,27 g/l, weitere toxikologische Untersuchungen ohne Befund.
Laborbefunde drei Stunden später: Prolactinanstieg auf 29,5 µg/l, weiterer CK-Anstieg auf 1330 U/l, Lactatacidose 9,5 mmol/l, weiterhin Hyponatriämie 115 mmol/l. Eine CCT-Untersuchung war zum Akutzeitpunkt angesichts der Agitiertheit des Patienten nicht möglich. Der Prolactinanstieg spricht für einen epileptischen Anfall. Nachmittags konnte der Patient von der Intensiv- auf eine Normalstation verlegt werden.

23 Drogen

23.1 Drogenscreening

Untersuchungen auf das Vorhandensein von Drogen erfolgen nicht nur aus medizinischen, sondern auch aus juristischen (forensischen) Beweggründen. Auf den folgenden Seiten werden in knapper Form dargestellt:
- Die verschiedenen Methoden des Drogenscreenings,
- präanalytischen Aspekte,
- die Bewertung der erhaltenen Ergebnisse,
- die Notwendigkeit der Bestätigungsanalytik (s. S. 344) und
- die Einschränkungen bei Nichterfassung weiterer Suchtmittel (s. S. 346).

23.1.1 Was wird warum und wie beim Drogenscreening untersucht?

Untersuchungsprogramm. Die Untersuchungen des Drogenscreenings basieren in der Regel auf Nachweisverfahren für folgende Substanzgruppen bzw. Einzelsubstanzen:

- **Amphetamine**, z. B. Amphetamin, Methamphetamin, MDA, MDMA = „Ecstasy",
- **Barbiturate**, z. B. Phenobarbital, Secobarbital, Pentobarbital,
- **Benzodiazepine**, z. B. Flunitrazepam, Lorazepam, Diazepam,
- **Cannabinoide**, Haschisch, Marihuana = THC,
- **Cocain**, meist Benzoylecgonin als Metabolit,
- **Opiate**, z. B. Heroin, Dihydrocodein, Codein),
- und neuerdings wieder **LSD**.

Bei der Substitutionstherapie von Drogenabhängigen kommt die Untersuchung auf die Substitutionsmittel **Methadon** und **Buprenorphin** hinzu.

Indikationen. Bereits die Indikationen für die Drogenanalytik sind vielschichtig:

- Drogenfreiheitskontrolle aus medizinischen Gründen, z. B. Drogenentzugsbehandlung oder in der psychosomatischen Medizin oder
- aus rechtlichen Gründen, z. B. als Bewährungsauflage. Ferner erfolgt das Drogenscreening
- zur Erkennung akuter Drogenzwischenfälle in der Notfallmedizin (23.1),
- zur Erkennung des Beigebrauchs anderer Substanzen bei der Substitutionsbehandlungen z. B. mit Methadon,
- zur Therapiekontrolle auf Drogenentzugsstationen,
- zur Differentialdiagnostik unklarer Vergiftungen und psychotischer Zustände,
- zur Aufklärung forensischer Fragestellungen im Zusammenhang mit Straftaten und Verkehrsdelikten.

Des Weiteren gibt es Vereinbarungen zu Drogentesten an bestimmten Arbeitsplätzen.

> **23.1**
> **Untersuchungen bei Verdacht auf akute Drogenüberdosierung**
>
> Im Krankenhaus ist das Erkennen akuter Drogenzwischenfälle für die Einleitung der optimalen Therapiemaßnahmen von besonderer Wichtigkeit. Um die aktuelle Situation der Intoxikation mit Drogen richtig einschätzen zu können, hat es sich hier wie sonst auch in der toxikologischen Analytik bewährt, Plasma und Urin parallel zu untersuchen. Da Vergiftungen mit anderen Substanzen zu einer ähnlichen Symptomatik wie bei Drogengebrauch führen können oder Mischintoxikationen vorliegen können, sollte die gezielte Drogenanalytik immer mit einem chromatographischen Screening (s. Kap. 22) verbunden werden. Wird das chromatographische Verfahren als erster Analysenschritt durchgeführt, dann ist keine aufwendige Bestätigungsanalytik mehr notwendig, denn bei diesem Vorgehen können dann Immunoassays als quasi umgekehrte Bestätigungstests eingesetzt werden.

Untersuchungsmaterial. In der Regel wird für die Analysen Urin verwendet, da die Konzentration der Drogen und ihrer Metabolite in diesem Untersuchungsmaterial höher ist als z. B. im Blut oder Speichel (23.2). Im Urin ist der Nachweis für die meisten Substanzen bis zu einigen Tagen nach der Einnahme möglich, im Blut dagegen oft nur wenige Stunden. Da bei Urin meistens eine größere Probenmenge vorhanden ist, können zusätzlich bei Bedarf Anreicherungsverfahren der Analyse vorgeschaltet werden. Allerdings lassen sich Urinproben leicht manipulieren. Deshalb sollte die Miktion möglichst unter Aufsicht erfolgen und die beabsichtigte Probennahme auch nicht vorher angekündigt werden. Denn insbesondere die physiologische Urinverdünnung durch reichliches Trinken vor der Probennahme ist eine gängige Methode der Manipulation, deshalb sollte zusätzlich zu den Drogensuchtests immer auch die Osmolalität oder die Creatininkonzentration im Urin untersucht werden. Bei akuten Drogenintoxikationen in der Notfallmedizin wird meistens Katheterharn ge-

> **23.2**
> **Gewinnung und Bedeutung von Blut und Speichel für das Drogenscreening**
>
> Bei der Blutgewinnung für Drogenuntersuchungen sind keine besonderen Vorkehrungen zu treffen, sofern sie nicht als angeordnete forensische Blutentnahme vorgenommen werden. Allerdings ist es in jedem Fall günstig zwei Blutproben, das heißt eine zusätzliche Rückstellprobe zu gewinnen. Manipulationen durch den Probanden sind nahezu unmöglich und die Untersuchungsergebnisse spiegeln die aktuelle Situation wieder. Deshalb sind Blutproben übrigens für die Drogenanalytik im Zusammenhang mit Verkehrskontrollen/delikten zwingend vorgeschrieben. Speichelprobennahmen verursachen keine Verletzung (Venenpunktion) und enthalten die meisten Drogen in ähnlicher Konzentration wie Blut. Ähnlich wie die Blutentnahme kann auch eine Speichelprobe jederzeit gewonnen werden. Vor der Blutentnahme muss der Proband unter Aufsicht den Mund gründlich spülen und vollkommen entleeren. Zur Gewinnung gibt es verschiedene Systeme. Vorteilhaft sind solche, bei denen ein zur Steigerung des Speichelflusses angesäuerter Saugkörper an einer Haltevorrichtung in den Mund genommen wird. Der Saugkörper kommt dann nach ca. zwei Minuten, sobald er mit Speichel durchtränkt ist, in ein Transport- und Zentrifugationsgefäß, das dicht verschlossen wird. Durch Zentrifugation, am besten durch einen Filter, wird klarer und dünnflüssiger Speichel als Untersuchungsprobe gewonnen.

> **23.3**
> **Gewinnung und Bedeutung von Schweiß und Haaren für das Drogenscreening**
>
> Schweiß lässt sich durch kleine saugfähige Hautaufkleber jederzeit gewinnen. Vorteilhaft ist, dass kaum Verfälschungen möglich sind und die aktuelle Situation gut widergespiegelt wird. Nachteilig ist jedoch die Abhängigkeit der Zusammensetzung vom pH-Wert usw. sowie die meist geringe Probenmenge.
> Haare haben als Untersuchungsmaterial in der forensischen Analytik, insbesondere bei Fragen der Wiedererlangung der Fahrerlaubnis und bei Straftaten, große Bedeutung erlangt, da hier die Drogeneinnahme ggf. über mehrere Monate überblickt werden kann (entsprechend einem Haarwachstum von ca. 1 cm pro Monat). Zur Probengewinnung wird ein Haarbüschel mehrfach mit Klebefilm gegen nachträgliche Verschiebungen fixiert und wurzelnah abgeschnitten. Das Haar wird danach gewaschen und in mehrere Abschnitte, die dann getrennt untersucht werden, aufgeteilt. Die Haarproben werden mechanisch z. B. in einer Kugelmühle zerkleinert und dann z. B. mit einem überwiegend methanolischen Lösungsmittel extrahiert. Wegen der insgesamt geringen Analytgehalte müssen anschließend sehr sensitive Untersuchungstechniken angewendet werden (ELISA, GC/MS, s. u.). Auch häufiges Haarewaschen oder Haarfärben usw. vermag in der Regel die in die Haarmatrix eingelagerten Drogen nicht zu entfernen.

wonnen, der wiederum keinen Manipulationsgefahren unterliegt.

Speziell im Bereich der forensischen Drogenanalytik sind Schweiß und Haare weitere interessante Untersuchungsmaterialien (23.3).

Anforderungen an die Drogensuchtests. Entgegen einer weit verbreiteten Vorstellung sind Nachweis oder Ausschluss eines Drogengebrauchs keine einfache Screeningprozedur, sondern sie erfordern eine einwandfreie Probengewinnung (s. o.), genaue Kommunikation zwischen Anforderer und Labor insbesondere wegen des Umfangs der Untersuchungen und der individuellen Besonderheiten. Diese erfordern in manchen Fällen eine ganz erheblich komplexe Analysenprozedur und schließlich immer eine klare und präzise Befunderstellung.

Die Entscheidungsgrenzen der verwendeten Tests, die sog. cut-off-Werte müssen möglichst so liegen, dass eine fragliche Drogeneinnahme auch sicher erkannt werden kann. Niedrige Entscheidungsgrenzen sind auch erforderlich, damit z. B. mit Methadon substituierte Süchtige von der Wirksamkeit der ihnen auferlegten Suchtests auf die Einnahme anderer Drogen (sog. Beigebrauch) überzeugt sind. In Europa gibt es keine verbindlichen Richtlinien für die cut-off-Werte, wobei sich die Testhersteller mit den von ihnen vorgeschlagenen cut-off-Werten meist an der Klassifikation des amerikanischen „National Institute of Drug Abuse" (NIDA, 1988) orientieren. Kurze Halbwertszeit und zum Teil schlechte Erfassbarkeit einzelner Substanzen erfordern jedoch teilweise deutlich niedrigere cut-off-Werte (Tab. 23.1), damit nicht zu viele falsch negative Ergebnisse resultieren. Diese Diskrepanz ergibt sich, da die NIDA-cut-off-Werte sich hauptsächlich an den Bedürfnissen der in den USA weitverbreiteten Drogentests am Arbeitsplatz im zivilen und militärischen Bereich orientieren.

Durchführung. Die Durchführung eines Drogensuchtests umfasst wesentlich mehr als die Durchführung einer einfachen Analyse mit z. B. einem Teststreifen. Zu den Aufgaben des Untersuchers gehört die Beratung hinsichtlich Auswahl und Entnahmezeitpunkt des Untersuchungsmaterials, die Wahl des Testsystems oder Analysengerätes, die fachgerechte Durchführung der präanalytischen Schritte und die Analyse selbst unter Berücksichtigung stoffspezifischer Eigenschaften der Analyte und der sog. chain of custody, d. h. unter nachvollziehbarer Zuordnung der einzelnen Arbeitsschritte zum konkreten Patienten oder Probanden anhand einer klaren Dokumentation. Hier sind wiederum in den USA sehr eindeutige Vorgaben vorhanden, während diese zumindest in Deutschland in der Hand des Labors liegt.

Beurteilung. Die abschließende Beurteilung muss den zugrunde liegenden cut-off-Wert, mögliche Störfaktoren und Einflussgrößen berücksichtigen. Die Kenntnis von Kreuzreaktivitäten (unterschiedliche Erfassung einzelner Substanzen aus einer Substanzgruppe insbesondere bei den sog. Gruppentests) aber auch die Berücksichtigung von Metaboliten ist zur Interpretation des Ergebnisses von wesentlicher Bedeutung.

Tab. 23.1 cut-off-Werte bei gängigen Drogensuchtests im Urin.

Substanzgruppe	cut-off NIDA / USA (µg/l)	cut-off Beispiel / Deutschland (µg/l)
Amphetamine	1000	500
Barbiturate	(200)	100
Benzodiazepine	(300)	100
Cannabinoide	50	50
Cocain	300	100
Opiate	2000	100

Eine weitere Herausforderung an die Analtik ergibt sich dadurch, dass beim Drogenscreening typischerweise nicht nur auf einen einzelnen Analyten, sondern jeweils auf ein ganzes Set von Analyten, das zunehmend umfangreicher wird, geprüft wird. Dies bedingt, dass exzellent erscheinende Spezifitäts- und Sensitivitätsangaben der einzelnen Nachweisverfahren, wie sie in den Methodenbeschreibungen angegeben werden, in einem anderen Licht dastehen, wenn alle Ergebnisse für die Beantwortung der schlichten Frage „Drogen ja/nein" zusammengefasst werden.

Die Prüfung und Gewährleistung der analytischen Zuverlässigkeit der Untersuchungsverfahren in der Drogenanalytik stellt daher eine besondere Herausforderung dar. Die Zielsetzung für die moderne Drogenanalytik sollte deshalb nicht nur eine ständige Vereinfachung der Analysenverfahren, sondern auch eine ständige Verbesserung der Testmethoden hinsichtlich Spezifität, Sensitivität und Umfang der erfassbaren Substanzen beinhalten.

Immunchemische Verfahren. Zum Drogensuchtest werden heute fast ausschließlich immunchemische Methoden eingesetzt. Grundlage dieser Verfahren ist die Antigen-Antikörper-Reaktion. Die entscheidende Komponente ist bei all diesen Testsystemen der spezifische Antikörper, der gegen die entsprechende körperfremde Substanz gerichtet ist.

Schnelltests. In neuerer Zeit kamen verstärkt trägergebundene Testsysteme (Teststreifen) auf den Markt, bei denen die immunchemische Nachweisreaktion mit einem Diffusionsprozess oder einer Art chromatographischen Vortrennung zu einem System verbunden ist, das ohne Geräteausstattung, weiteren Reagenzienbedarf oder Vorbereitung des Probenmaterials durchführbar ist. Angeboten werden sowohl Einzeltests (z. B. Frontline) als auch Kombinationstestsysteme (z. B. Triage). Die in der Probe vorhandene Droge konkurriert mit der im Träger membrangebundenen Droge um eine begrenzte Anzahl von spezifischen Bindungsstellen des durch den Teststreifen wandernden farbmarkierten Antikörpers.

Beim Einsatz solcher Systeme sollte man unbedingt über Nachweisgrenze und Spezifitäten der Antikörper Bescheid wissen. Möglichkeiten der Probenverfälschung und Unspezifitäten, vor allem im Grenzbereich, führen zu Problemen bei der Interpretation und erfordern es, positive Ergebnisse mit unabhängigen Verfahren zu bestätigen. Nachteile sind, dass der Anwender keinen Einfluss auf die Entscheidungsgrenzen hat, Ablesefehler auftreten können und keine Dokumentation in Form z. B. von Geräteausdrucken usw. vorliegt.

Mechanisierte Testverfahren. Zur Drogenfreiheitskontrolle und Erkennung des Beigebrauchs können in der Regel die weit verbreiteten mechanisierten immunchemischen Verfahren wie EMIT, FPIA bzw. CEDIA (s. Kap. 5) eingesetzt werden, die auf definierte Einzelsubstanzen bzw. bestimmte Substanzgruppen (z. B. Benzodiazepine) prüfen. Wichtig sind hier die richtige Wahl der Entscheidungsgrenze und wiederum die Absicherung positiver Ergebnisse durch Bestätigungsanalysen. Die Gefahr bei der Fixierung auf ein solches starres Untersuchungsprogramm besteht darin, dass Umwälzungen auf dem lokalen Drogenmarkt u. U. nicht erkannt werden.

Stichpunktartig können genannt werden: schlecht erfassbare Amphetaminderivate, LSD (sofern nicht mit untersucht) und neuerdings vor allem in Großbritannien

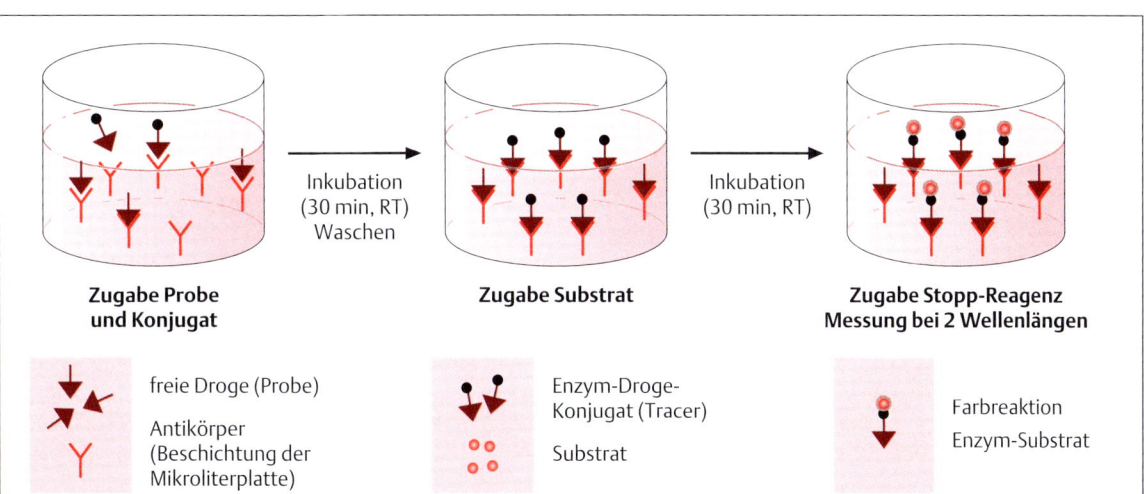

Abb. 23.1 Testprinzip eines ELISA zum Drogennachweis. Droge und enzymmarkierter Tracer konkurrieren um die Bindung an den Antikörper. Zur Detektion wird der Substratumsatz gemessen.

der Missbrauch von Ketamin (s. S. 347). Vorteile der mechanisierten Techniken sind die Protokollierung der Untersuchungsabläufe und die Möglichkeit zur Qualitätskontrolle wie bei quantitativen Messverfahren.

ELISA-Testverfahren. Diese sind in der Regel deutlich sensitiver als die oben angesprochenen Nachweistechniken und daher nicht nur für Urinproben, sondern auch sehr gut für die Analytik von Blut, Speichel oder auch Haarproben geeignet. Die ELISA-Methodik hat das früher etablierte RIA-Verfahren nahezu abgelöst. Ein großer Vorteil der ELISA-Tests ist, dass bei Verfügbarkeit geeigneter Antikörper ELISA-Testverfahren (Abb. 23.1) von den Herstellerfirmen sehr schnell aufgebaut werden können. Dies zeigt sich auch daran, dass unter den immunchemischen Verfahren die größte Testpalette derzeit bei den ELISA-Tests angeboten wird. Insbesondere bei großen Serien lohnt sich die Automatisierung unter Verwendung eines ELISA-Prozessors, der die gesamte Abarbeitung des ELISA-Tests (Abb. 23.1) automatisiert durchführt.

23.1.2 Messgrößen der immunchemischen Drogensuchtests

Amphetamine und ähnliche Substanzen. Die immunchemischen Gruppentests erfassen Amphetamin, Methamphetamin und Amphetamin-ähnliche Substanzen wie Ephedrin, Pseudoephedrin, Phenylephrin, Phenylpropanolamin und andere Phenylethylaminderivate.

Zu diesen gehören auch die als sog. „Designerdrogen" bezeichneten Phenylethylaminderivate Methylendioxyamphetamin (MDA), Methylendioxymethamphetamin (MDMA) und Methylendioxyethylamphetamin (MDE), die in der Szene auch unter dem Namen Ecstasy = EXTASY (XTC) gehandelt werden.

Nicht erfasst werden allerdings die ebenfalls als Designerdrogen vorkommenden Butanaminderivate BDB und MBDB. Nachteilig ist ferner, dass auch einige andere strukturell ähnliche Substanzen wie Ephedrin von den Screeningtests erfasst werden und zudem völlig unerwartete Kreuzreaktionen wie mit dem Neuroleptikum Perazin auftreten können. Insbesondere bei dieser Substanzgruppe gibt alleine ein positiver Immunoassay nicht einmal einen Hinweis auf das wahrscheinliche Vorliegen einer Substanz aus der untersuchten Gruppe, hier Amphetamine. Weitere Untersuchungen sind deshalb unerlässlich.

Barbiturate. Sie spielen heute nur noch selten eine Rolle. Am empfindlichsten wird Secobarbital erfasst, wesentlich unempfindlicher werden Phenobarbital, Butalbital und Barbital nachgewiesen. Nicht oder nur in sehr hoher Konzentration werden Hexobarbital, Heptabarbital und Thiopental erfasst.

Benzodiazepine. Nachweisbar sind Benzodiazepine und einige ihrer Metaboliten im Urin. Neben einer Reihe gut erfassbarer Substanzen (z.B. Diazepam, Nordiazepam) sprechen die Tests auf verschiedene andere Klassenvertreter (z.B. Camazepam, Clonazepam) nur schlecht an (Tab. 23.2).

Tab. 23.2 Kreuzreaktivitäten eines FPIA Benzodiazepinassays.

Nordiazepam (Kalibratorsubstanz)	100%
Temazepam	80%
Midazolam	62%
Flunitrazepam	40%
Bromazepam	23%
Ketazolam	7%

Bei manchen Substanzen sind die Konzentrationen besonders niedrig oder es liegt eine erhebliche Konjugatbildung im Urin vor (z.B. Flunitrazepam, Lormetazepam). Deshalb ist bei den Benzodiazepinen immer eine Glucuronidspaltung vor Durchführung des Immunoassays angezeigt. Hierzu wird die Urinprobe für mindestens 10 Minuten mit einer hohen Enzymaktivität von Glucuronidase am besten im Gemisch mit einer Sulfatase bei erhöhter Temperatur (37 bis 55 °C) vorinkubiert. Für die Untersuchung von Plasmaproben gibt es von verschiedenen Herstellern gesonderte Testvarianten. Die empfindliche immunchemische Erfassung von niedrig dosierten und in vielen Tests relativ schlecht kreuzreagierenden Benzodiazepinen, z.B. Flunitrazepam oder seines Hauptmetaboliten 7-Aminoflunitrazepam, ist zuverlässig nur mit der ELISA-Technik möglich.

Cannabinoide. Nachgewiesen wird der Hauptmetabolit des Δ^9-Tetrahydrocannabinols, die 11-nor-Δ^9-THC-Carbonsäure neben anderen Metaboliten. Mit dem empfohlenen cut-off-Wert (Tab. 23.1) kann Cannabiskonsum in üblicher Menge, nicht jedoch eine geringfügige Aufnahme insbesondere durch „Passivrauchen" oder eine länger zurückliegende Aufnahme (>1 Woche) nachgewiesen werden.

Cocain. Die Testverfahren weisen Benzoylecgonin, den Hauptmetaboliten des Cocains, nach; kaum erfasst werden dagegen Cocain und Ecgonin. Hier ist zu beachten, dass Blutproben und insbesondere Speichel deutlich mehr Cocain als Benzoylecgonin enthalten.

Methadon. Erfasst wird das Methadon selbst, kaum jedoch der Hauptmetabolit EDDP. Bei Patienten unter Methadonsubstitution (Maintenance) in sog. Methadonprogrammen sind regelmäßige Kontrollen zur Überprüfung der Methadoneinnahme und zum Ausschluss des Beigebrauchs von Suchtmitteln erforderlich.

Erst bei der chromatographischen Untersuchung – Trennung von Methadon und Metabolit – lässt sich einerseits prüfen, ob das Methadon regelmäßig genommen wird und andererseits klären, ob es sich beim Therapieversager möglicherweise um einen schnellen Metabolisierer handelt. Neuerdings kann bei dieser Fragestellung auch ein spezieller Immunoassay für den EDDP-Nachweis eingesetzt werden, der bei positivem Resultat die Methadoneinnahme belegt. Ein weiteres Problem entsteht dann, wenn der Patient einfach Urin mit etwas Methadon versetzt, um die Methadoneinnahme vorzutäuschen. Auch diese Situation kann nur chromatographisch aufgrund des Missverhältnisses von Methadon und EDDP erfasst werden.

Opiate. Da neben Morphin und seinen Glucuroniden auch Codein, Dihydrocodein, Hydrocodon und Hydromorphon erfasst werden, u.U. sogar Opiumalkaloide nach Genuss von Mohnkuchen, eignet sich der Gruppentest nur zum allgemeinen Screening auf Opiate und ein positiver Testausfall ist keinesfalls beweisend für einen Morphin- bzw. Heroinkonsum. Da Heroin (= Diacetylmorphin) über das Zwischenprodukt Monoacetylmorphin (MAM) zu Morphin metabolisiert wird, ist MAM ein spezifischer Marker des Heroinkonsums. Spezifische Immunoassays für MAM sind verfügbar. Nachteilig ist die relativ kurze Nachweisbarkeit nach Heroinkonsum (23.4).

LSD. Diese teilsynthetische Droge kann ebenfalls mit Immunoassays mehrerer Hersteller nachgewiesen werden, wobei Nachteile die kurze Nachweisbarkeit und die Häufigkeit von Kreuzreaktivitäten sind. Verbesserungen sind durch den Einsatz von Immunoassays für den länger nachweisbaren LSD-Metaboliten zu erwarten.

23.4
Überwachung der Heroinsubstitution

Wie bei der Methadonsubstitution muss auch bei der kontrollierten Heroinsubstitution (derzeit auch in Deutschland als Modellprojekt in Planung) regelmäßig auf den Beigebrauch anderer Suchtmittel und insbesondere auf den Gebrauch von anderweitig verschafften Heroins untersucht werden. Das therapeutisch verabreichte Heroin ist hochrein, während sog. Straßenheroin immer auch acetyliertes Codein, also Acetylcodein enthält. Wird dieses nachgewiesen (mittels GC/MS-Analytik), so lässt es auf einen solchen Heroinbeigebrauch schließen.

23.1.2 Strategie und postanalytische Phase

Strategie. In Europa gibt es weder verbindliche Richtlinien bezüglich der Entscheidungsgrenzen für Drogensuchtests noch Empfehlungen, auf welche Drogen untersucht werden soll. Auch Anforderungen an die Sensitivität und Spezifität der durchzuführenden Tests sind nicht geregelt.

Zudem wird bei den meisten Screeningprozeduren eine ganze Reihe oft missbräuchlich genutzter Substanzen, z.B. Carbamazepin (Antiepileptikum wirkt wie Benzodiazepine), Clomethiazol (Medikament zur Alkoholentzugsbehandlung mit eigenem Rauschpotential), Doxepin (Antidepressivum), Gammahydroxybuttersäure (sog. liquid Ecstasy), Ketamin oder Diuretika nicht erfasst, was entsprechende Ringversuche sehr gut belegen.

Daher sollte die Suchstrategie, d.h. die Auswahl von Probenmaterial und durchzuführender Untersuchungen, idealerweise fallorientiert individuell festgelegt werden. Dies unterstreicht die besondere Rolle der Präanalytik in der Suchtmittelanalytik. Auch bei negativem Ausgang der primär durchgeführten Drogensuchtests sollten ggf. weitere Untersuchungen oder Methoden mit besserer Spezifität und/oder niedrigerer Entscheidungsgrenze durchgeführt werden.

Zwei kurze Fallbeispiele sollen die Notwendigkeit der Kommunikation zwischen Labor und anforderndem Arzt, die Notwendigkeit auch von Nachweisverfahren für über die mittels Immunoassays erfassbaren Substanzen hinaus und für die Bestätigungsanalytik (s.u.) zeigen (23.5).

23.5
Mittels Immunoassay nicht abklärbare Drogenfälle:

1. Fall: Serum und Urin eines 40-jährigen Mannes, der zuhause komatös aufgefunden worden war, wurden zur Bestätigungsanalytik aus einem Labor in ein anderes Labor geschickt mit der Mitteilung, dass mittels Immunoassays positive Ergebnisse für Barbiturate, Cocain, Methadon und Opiate vorlägen. Die Rücksprache mit dem behandelnden Arzt ließ an der Richtigkeit dieser Ergebnisse Zweifel aufkommen, denn inzwischen lagen wichtige Anhaltspunkte für eine fortgeschrittene Lebererkrankung mit u.a. deutlichem Ammoniakanstieg auf über 200 µmol/l vor. Tatsächlich konnten die Immunoassayergebnisse bis auf den Methadonnachweis chromatographisch nicht bestätigt werden. Da keine anderen Medikamente als mögliche Ursache von Kreuzreaktivitäten und auch keine heterophilen Antikörper nachweisbar waren, lag der Schluss nahe, dass aus der Leber freigesetzte endogene Metabolite Ursache der falsch positiven Immunoassayergebnisse waren.

2. Fall: Ein wegen Drogendelikten inhaftierter junger Mann wurde bewusstlos in der Zelle aufgefunden und musste reanimiert werden. Eine Drogenüberdosierung wurde vermutet, allerdings ließen sich keine Drogen nachweisen. Bei der GC/MS-Analytik des Urins fand sich die Erklärung für den Zustand des Patienten: es war eine Überdosis Clomethiazol.

Zur Notwendigkeit von Bestätigungsanalysen. Auch geeignete Drogensuchtests schließen die Möglichkeit falsch positiver Befunde immer ein. Daher sind für alle positiven Ergebnisse der Drogensuchtests Bestätigungsanalysen zur Absicherung notwendig. Die Bestätigungsanalysen erfordern ein unterschiedliches Analysenverfahren, eine bessere Spezifität und niedrigere Entscheidungsgrenze.

„Unterschiedliches Analysenverfahren" bedeutet, dass die Bestätigungsmethode auf einem anderen physikalischen Grundprinzip beruht. Die üblichen immunchemischen Screeningtests müssen daher chromatographisch bestätigt werden. Dies ist erforderlich, weil zum Beispiel der Zusatz von Kochsalz oder Flüssigseife als Mittel zur Probenmanipulation von Urin sich auf alle immunchemischen Methoden in ähnlicher Weise auswirkt oder alle Opiatassays ähnlich hohe Kreuzreaktivitäten für Morphin, Codein oder Dihydrocodein, oder auch Opiate aus Speisemohn besitzen. Erst chromatographisch mittels DC, GC/MS oder HPLC ist eine Differenzierung und Identifizierung der tatsächlich vorliegenden Wirkstoffe möglich.

Da von den Ergebnissen des Drogenscreenings, insbesondere in Positivfällen, schwer wiegende Schlussfolgerungen und Konsequenzen abhängen können, besteht weltweiter Konsens, dass diese Ergebnisse immer mit einem zweiten überlegeneren Testverfahren (chromatographische Technik) bestätigt werden sollten.

Bewertung der Testergebnisse und Befundmitteilung. Die Ergebnisse des Drogenscreenings können zu sehr entscheidenden medizinischen oder juristischen Schlussfolgerungen beim Auftraggeber beitragen oder diese direkt bedingen. Deshalb müssen falsch positive Befunde unbedingt vermieden werden. Die Verwendung irrelevant hoher Entscheidungsgrenzen, um nichts falsch zu machen, wäre allerdings nicht die richtige Lösung, sondern es gilt, die Ergebnisse durch hohe Ansprüche an die Zuverlässigkeit der Durchführung, durch die Verwendung validierter Testverfahren und eine adäquate Bestätigungsanalytik möglichst sicher zu machen. Auch falsch negative Ergebnisse im Einzelfall oder gar systematische Schwachstellen in der Analytik können die Effektivität von Behandlungsprogrammen empfindlich beeinträchtigen.

Häufig führen Laboratorien leider nur eine gewisse Anzahl kommerziell verfügbarer Immunoassays als Drogenscreening durch und differenzieren im Befund zu wenig, auf welche Substanzen im Einzelnen und mit welcher Empfindlichkeit geprüft wurde. Schnell wird der Befund dann verkürzt zu der Aussage „Drogenscreening negativ" und ein unerfahrener Befundempfänger glaubt dann, dass aufgrund des Befundes der Gebrauch von Suchtmitteln ausgeschlossen sei. Oft wird nicht einmal das häufigste Suchtmittel Ethanol (s. S. 345) mit untersucht, geschweige denn die Analytik bei entsprechenden Verdachtsmomenten auf weitere Substanzen (s. S. 346) ausgeweitet.

Wegen des Wegfalls von präanalytischen Unsicherheiten haben Nachweise im Blut oder Speichel einen besonders hohen Aussagewert. Die Untersuchung von Haarproben erlaubt es, einen viel längeren Zeitraum auf möglichen Drogenkonsum zu prüfen als es bei der Urinanalytik möglich ist.

Befund. Um auf Missverständnissen beruhende Fehlinterpretationen möglichst auszuschließen, ist eine alsbaldige schriftliche Befundmitteilung mit klaren Erläuterungen zu präanalytischen Besonderheiten, zum Umfang der vorgenommenen Untersuchungen, zu Spezifität und Sensitivität der Testverfahren und zu den verwendeten Entscheidungsgrenzen erforderlich.

23.2 Bestätigungsverfahren und Ausweitung der Analytik auf weitere Suchtstoffe

Zumindest bei positiven Ergebnissen des Drogenscreenings müssen diesem zur Absicherung Bestätigungsverfahren nachfolgen. Bei unzureichender Klärung des gegebenen Falles sollte immer auch die Ausweitung auf weitere, im üblichen immunchemischen Drogenscreening nicht erfassbare Substanzen, erwogen werden. Schließlich muss immer auch ein (zusätzlicher) Alkoholmissbrauch in Betracht gezogen werden.
Im Folgenden werden deshalb auch die gängigen Marker zur Erkennung eines Alkoholmissbrauchs neben der Blutalkoholbestimmung kurz vorgestellt.

23.2.1 Bestätigungsverfahren

Immunchemisch positive Testergebnisse müssen mit einer spezifischeren Technik, die zudem eine niedrigere Entscheidungsgrenze hat, bestätigt werden. Zur Bestätigungsanalytik gehört auch die eindeutige Identifizierung der entsprechenden Substanz (Droge). Deshalb braucht es eine exakt durchgeführte und für die Fragestellung optimale Probenextraktion, ggf. eine die Sensitivität der Analytik erhöhende Derivatisierung der extrahierten Substanzen und schließlich einer „sauberen" chromatographischen Trennung und eindeutigen Substanzidentifizierung.

Methoden. Die **Dünnschichtchromatographie** wird hierfür nur noch selten eingesetzt. Die **GC/MS-Kombination** ist derzeit die Methode der Wahl zur chromatographischen Bestätigungsanalyse, vereint sie doch die hohe Trennschärfe der Kapillar-GC mit der großen Substanzspezifität der Massenspektrometrie. Die Auswertung wird heute durch Spektrenbibliotheken und Suchprogramme stark erleichtert.

Andere Techniken (zumeist **HPLC**) können zwar ebenfalls „endgültige" Ergebnisse liefern, GC/MS ist heute aber die praktikabelste und ökonomischste Methode. Überdies erfüllt die korrekt durchgeführte GC/MS strengste gesetzliche Anforderungen, da sie den Standard „unzweifelbar" erfüllt. In den USA ist behördlich durch die bereits erwähnte NIDA die GC/MS-Analytik als Bestätigungsverfahren vorgeschrieben.

Durchführung der Bestätigungsanalytik. Hierbei handelt es sich nicht mehr um eine Suchanalytik, sondern es soll möglichst zweifelsfrei geklärt werden, ob die infrage kommende Substanz in der Untersuchungsprobe vorhanden ist oder nicht. Deshalb sollten die chromatographischen Untersuchungstechniken für die Bestätigungsanalytik auch für den Nachweis der fraglichen Substanz oder Substanzgruppe optimiert werden (⊳23.**6**). Dies beginnt bei der optimalen Extraktions- und ggf. Derivatisierungsmethode und schließt die gaschromatographische Trennmethode und die Einstellungen des nachgeschalteten Massenspektrometers mit ein.

Häufig werden bei der Bestätigungsanalytik zur Erreichung einer höheren Empfindlichkeit keine vollständigen Massenspektren aufgenommen, sondern charakteristische Fragmentmassen ausgewählt und nur diese untersucht.

Damit eine Substanz sicher identifiziert ist, muss
– die gaschromatographische Retentionszeit des Peaks aus der Untersuchung der Probe mit der entsprechenden Standardsubstanz übereinstimmen,
– müssen die charakteristischen Fragmentmassen alle gefunden werden,
– müssen die Intensitäten der nachgewiesenen Fragmentmassen im Probenpeak und bei der Standardsubstanz sehr ähnlich sein.

Besonders zuverlässig wird die Analytik bezüglich der Identifizierung und auch der Quantifizierung (⊳23.**7**), wenn deuterierte Analoga der nachzuweisenden Substanz als interne Standards bei der Analytik eingesetzt werden können. Die deuterierten Substanzen (ein oder mehrere Deuteriumatome statt Wasserstoffatome im Molekül) verhalten sich bei der Extraktion und Chromatographie nahezu gleich wie der nicht deuterierte Analyt, sie lassen sich massenspektrometrisch aber eindeutig unterscheiden.

Eine Substanzgruppe, die im Screening besonders fragliche Ergebnisse liefert, sind – wie bereits gesagt – die Amphetaminderivate. Deshalb ist bei Verdacht z. B. auf Ecstasykonsum und positivem Immunoassay für Amphetamine die Bestätigungsanalytik besonders wichtig und wird exemplarisch kurz beschrieben (⊳23.**8**).

23.6
Einsatz des REMEDi-HS-HPLC-Systems

Idealerweise werden für eine sensitive Bestätigungsanalytik die Probenextraktion und die chromatografische Trennung optimiert sowie ggf. vor Ort verfügbare Vergleichssubstanzen in der Spektrenbibliothek aufgezeichnet. Auf die ersten zwei Punkte hat der Anwender des Remedi-hs-Systems, einer vollautomatisierten HPLC-Anlage, keinen Einfluss. Allerdings kann das System bei klinischen Drogennotfällen, wo mit aktuell hohen Drogenkonzentrationen zu rechnen ist, wertvolle Dienste leisten. Hier erlaubt es sofort die Differenzierung verschiedener Opiate, Amphetamine und auch die Unterscheidung zwischen Methadon und EDDP. Zusätzlich werden eine Reihe weiterer Substanzen, die beim Missbrauchsgeschehen eine Rolle spielen können (s. u.), z. B. Doxepin, Ketamin und Scopolamin im gleichen Analysenlauf innerhalb von 20 Minuten identifiziert.

23.7
Quantifizierung von Drogen im Blut

Im Gegensatz zu den bekannten „Promillegrenzen" beim Blutalkohol wurden juristisch für Drogen im Straßenverkehr keine Grenzwerte festgelegt. Eine Ordnungswidrigkeit setzt nur den Nachweis der Drogenwirkstoffe im Blut voraus. Um einheitliche und definitive Ergebnisse zu erhalten, die strengen forensischen Anforderungen genügen, wurden Standardarbeitsmethoden für die GC/MS-Analytik mittels deuterierter Standards ausgearbeitet und Qualitätsnormen für die Identifizierung, Nachweis- und Bestimmungsgrenzen usw. festgelegt.

23.8
Ecstasynachweis mit GC/MS

Die Untersuchungsproben werden mit einer Festphase in kleinen Säulchen unter Mitführung eines internen Standards, hier Amphetamin-d3, extrahiert und dann mit Trifluoressigsäure derivatisiert. Amphetamin-d3-TFA wird spezifisch anhand der charakteristischen Retentionszeit und der Fragmentmassen 143, 121 und 91 m/e nachgewiesen (Abb. 23.**2**), während Ecstasy, also MDMA-TFA über die Massen 289, 154 und 135 m/e erfasst wird.

23.2.2 Nachweis des Alkoholkonsums (Alkoholismusmarker)

Die aktuelle Situation einer Alkoholisierung lässt sich am treffsichersten über die Ethanolbestimmung im Blut mittels enzymatischer ADH oder gaschromatographischer Headspace-Analyse nachweisen (s. Kap. 22). Oft stellt sich allerdings die Frage eines vorausgegangenen Ethanolgebrauchs oder, ob über längere Zeit eine Alkoholabstinenz tatsächlich eingehalten wurde. Hierfür kommen weitere Marker infrage, die kurz vorgestellt werden sollen:
– Ethanol im Urin (Nachweiszeit ca. 12 Stunden),
– Ethylglucuronid im Blut und Urin (Nachweiszeit bis 48 Stunden),
– Methanol im Blut oder Urin (Nachweiszeit bis ca. 48 Stunden),
– Carboxy Deficient Transferrin = CDT (Nachweiszeit 1 bis 2 Wochen).

Ethanol im Urin. Dieses wird mit den gleichen Verfahren wie Ethanol im Blut (Plasma) bestimmt. Allerdings kann Ethanol im Urin wegen der Blasenpassage noch nachgewiesen werden, während im Blut bereits kein Ethanol mehr zu finden ist. Untersuchungsindikation kann z. B. im Rahmen von therapeutischen Fragestellungen die Prüfung auf vorabendlichen Alkoholkonsum sein.

Ethylglucuronid. Ethanol wird nicht nur oxidativ durch die ADH katalysiert zu Acetaldehyd und zur Essigsäure metabolisiert, sondern auch in einer Phase-II-Reaktion mit Glucuronsäure verknüpft. Das Ethylglucuronid kann nach einer spezifischen Extraktion mit GC/MS unter Ver-

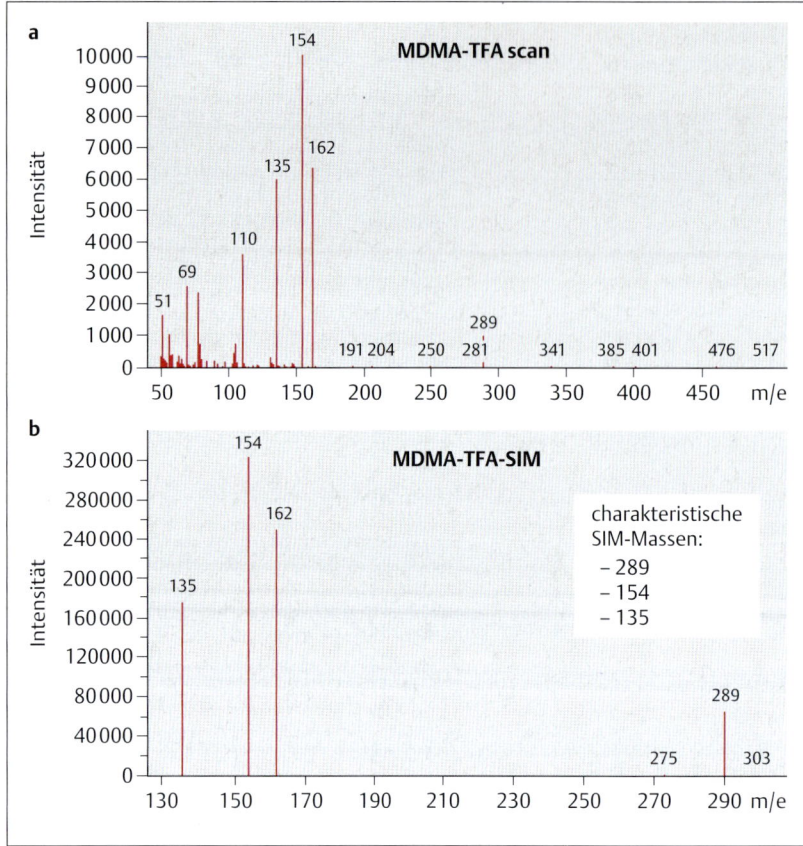

Abb. 23.2 Massenspektrum von MDMA-TFA (Ecstasy nach Derivatisierung).
a. Volles Massenspektrum von MDMA-TFA.
b. Nachweis charakteristischer Massen für MDMA-TFA. Die charakteristischen Massen müssen im totalen Massenspektrum nicht die höchsten Intensitäten besitzen. SIM = Single Ion Monitoring.

wendung eines deuterierten internen Standards bis in den Konzentrationsbereich von 1 µg/l nachgewiesen werden. Seine Spezifität für einen Alkoholkonsum ist theoretisch 100 %.

Methanolnachweis. Alkoholische Getränke enthalten immer auch begleitend neben Ethanol kleine Mengen Methanol. Da beide Alkohole über die ADH metabolisiert werden und die ADH zuerst einmal K_m-abhängig bevorzugt den Ethanol umsetzt, verbleibt Methanol immer etwas länger im Körper als Ethanol. So lässt mit der Headspace-GC nachgewiesenes Methanol auf einen vorausgegangenen Ethanolkonsum schließen.

CDT. Das Transferrin ist im unterschiedlichen Ausmaß mit Kohlenhydratanteilen, die Sialinsäure enthalten, verknüpft. Liegt weniger als normal an solchen Sialinsäureresten vor, wird dies als CDT bezeichnet. Auffällig ist, dass ein hoher Prozentsatz von stark alkoholisierten Patienten, die notfallmäßig ins Krankenhaus eingeliefert werden, erhöhte CDT-Werte aufweisen. Dies lässt darauf schließen, dass hier meistens eine Alkoholkrankheit oder doch zumindest ein erheblicher regelmäßiger Konsum vorliegt. Eingesetzt wird CDT zur Erkennung eines Alkoholkonsums und zur Abstinenzkontrolle bei Probanden, die ihren Führerschein nach Alkoholvorgeschichte wiedererhalten wollen oder bei Patienten, die aus medizinischen Gründen abstinent sein müssen.

Früher wurden hierzu die γ-GT und das MCV verwendet. Deren Erhöhungen haben keinerlei Alkoholspezifität. Obwohl die Wertigkeit des Kohlenhydrat-defizienten Transferrins (CDT) als Marker für chronischen Alkoholabusus nicht völlig unumstritten ist und ein generelles Screening von Alkoholikern nicht empfohlen wird, und vor allem noch keine Standardisierung der Bestimmungsmethoden gegeben ist, sehen einige Studien trotzdem eine Bedeutung für den klinischen Einsatz von CDT. Klinisch zeigte sich insbesondere eine prädiktive Rolle des CDT bei chirurgischen Intensivpatienten, wobei Patienten mit erhöhtem CDT häufiger Komplikationen und im Durchschnitt eine deutlich längere Liegezeit auf der Intensivstation aufwiesen.

Nach eigener Erfahrung fanden sich bei Patienten unter klinischer Langzeitrehabilitation nach Schädel/Hirnverletzung, die absolut abstinent sein müssen, bei beiden Geschlechtern recht häufig γ-GT-Erhöhungen, dies aber in keinem einzigen Fall in Kombination mit einer CDT-Erhöhung (Abb. 23.3). Auch klinisch konnten die γ-GT-Erhöhungen keiner Alkoholerkrankung zugeordnet werden, während in den meisten Fällen mit einer CDT-Erhöhung eine Alkoholerkrankung bekannt war. Das MCV erreichte in keinem Fall den i.a. angesetzten Schwellenwert von 95 fl.

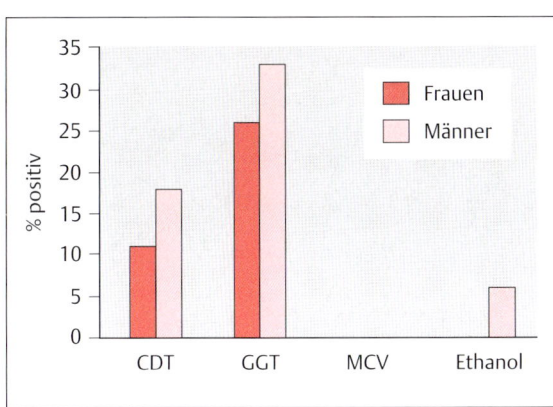

Abb. 23.3 CDT bei Patienten unter Alkoholabstinenz. Häufigkeit erhöhter CDT-Werte und anderer Parameter bei Patienten unter klinischer Langzeitrehabilitation (N = 60).

23.2.3 Nachweis weiterer Suchtmittel

Die ständig notwendige Anpassung der Analytik betrifft nicht nur die Verwendung weiterer Probenmaterialien neben dem klassischen Untersuchungsmaterial Urin, wie z.B. Blut, Haare, Schweiß und Speichel, sondern von bedeutendem Interesse ist auch die Anpassung an neue Entwicklungen auf dem Markt der legalen und illegalen Drogen und Suchtmittel. Hier können wir nur einige Entwicklungen kurz streifen.

Doxepin. Dieses oft von Drogensüchtigen beigebrauchte Antidepressivum lässt sich leicht mittels Immunoassay für Tricyclische Antidepressiva, HPLC oder GC/MS nachweisen.

Carbamazepin. Dieses Antiepileptikum, das wiederum auch in der Suchtmittelszene Bedeutung hat, lässt sich mit den für das TDM angebotenen Immunoassays oder mittels GC/MS nachweisen.

Halluzinogen wirkende Substanzen. Hierher gehören z.B. Scopolamin (aus der Engelstrompete) und Atropin. Nachweisbar sind diese Substanzen besonders gut mit GC/MS, in höherer Konzentration lassen sie sich auch mittels HPLC erfassen.

Ketamin, Tramadol. Ketamin als nicht atemdepressiv wirkendes Anästhetikum wird leider nicht nur in der Intensivmedizin angewendet, sondern taucht zunehmend auch im Missbrauchsgeschehen auf. Ähnliches gilt für das starke Schmerzmittel Tramadol. Beide Substanzen und ihre Metaboliten lassen sich hoch sensitiv mit HPLC oder GC/MS nachweisen.

Clomethiazol. Spezielle Anforderungen an die Drogenanalytik im weiteren Sinne entstehen, wenn z.B. eine Alkoholerkrankung mit Clomethiazol (Distraneurin) vorübergehend behandelt werden soll. Hier sollte zuvor abgeklärt werden, ob nicht bereits eine Doppelabhängigkeit von Ethanol und Distraneurin besteht, sodass das Distraneurin dann selbstverständlich kontraindiziert ist. Für den Nachweis des Clomethiazols kommt analytisch nur die GC/MS infrage.

Gammahydroxybuttersäure (GHB). Diese als Liquid Ecstasy bezeichnete Substanz ist klinisch besonders heimtückisch, da sie mehrmals hintereinander zu rasch wechselnden komatösen Zuständen und Wachphasen führen kann. Die Analytik ist zwar prinzipiell mittels GC/MS möglich, allerdings nur unter erheblichen Schwierigkeiten.

Halluzinogene Pilze. Unter dem Begriff „Magic Mushrooms" werden Pilze mit potentiell halluzinogener Wirkung verstanden. Hier ist neben der Untersuchung von Urinproben auch die Asservatuntersuchung durch Kombination botanischer und forensisch-chemischer Analysenmethoden von besonderer Bedeutung. Nachgewiesen werden die Wirkstoffe Psilocybin und Psilocin.

Bedeutung von k.o.-Mitteln. Im forensisch-analytischen Bereich ergeben sich Herausforderungen für die Analytik, z..B. in Fällen des Einsatzes sog. k.o.-Tropfen durch die Notwendigkeit u.a. Benzodiazepine, die bereits in sehr niedriger Konzentration wirksam sind, noch Stunden bis Tage später in Spurenkonzentrationen sicher zu identifizieren.

Fazit. Die Feststellung des Gebrauchs von Suchtmitteln wird weiterhin dadurch erschwert, dass bestimmte Substanzen mittels GC/MS und auch HPLC nur schlecht oder überhaupt nicht nachgewiesen werden können. Erwähnt haben wir schon das GHB, manche pflanzlichen Wirkstoffe wie Oleandrin lassen sich nur mit LC/MS und **Schnüffelstoffe,** hierunter fallen eine ganze Reihe flüchtiger Substanzen, nur mittels Headspace-GC nachweisen.

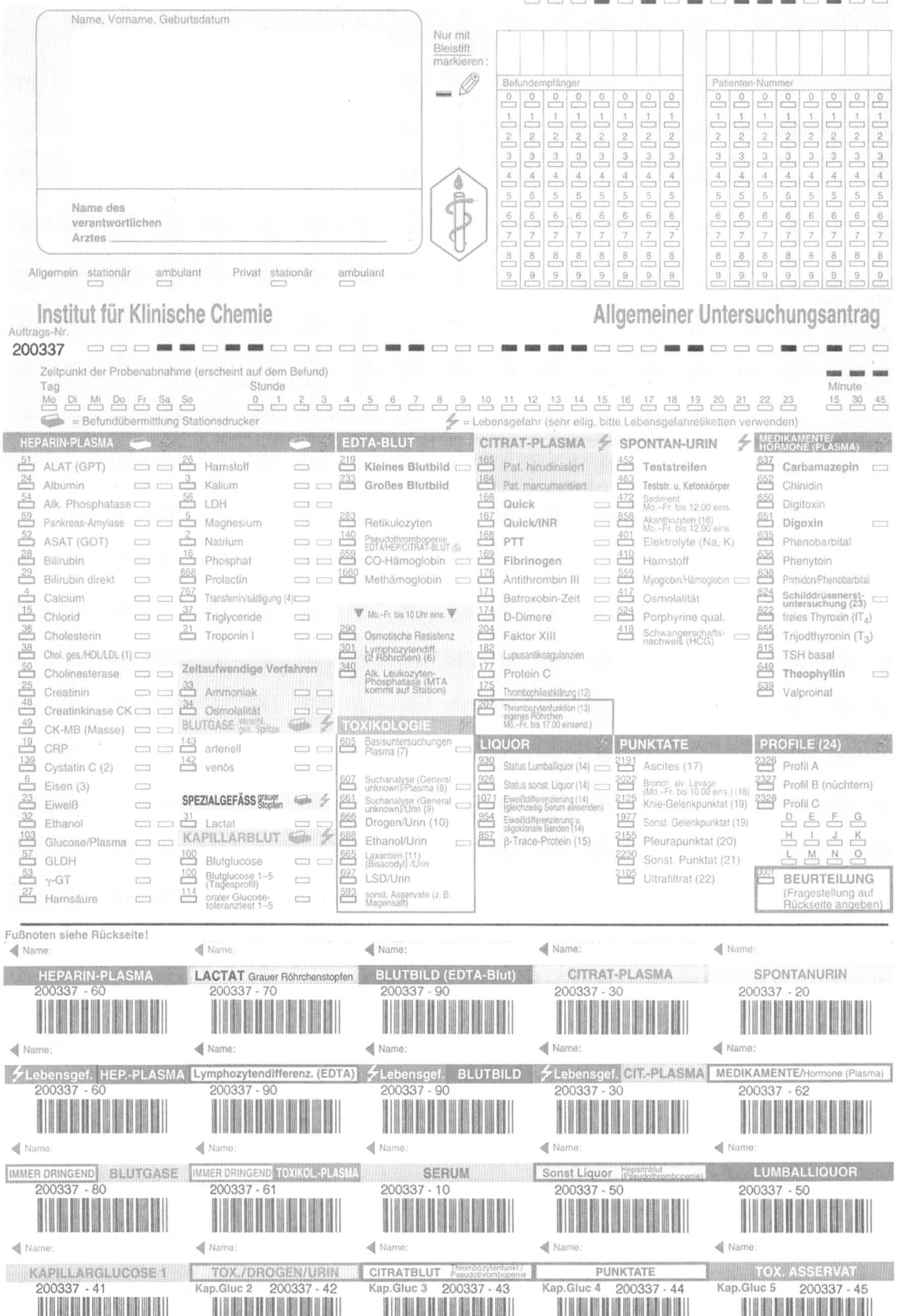

IX Weitere Körperflüssigkeiten

Kapitel 24 Harnuntersuchung
Kapitel 25 Liquoruntersuchung
Kapitel 26 Untersuchung von Stuhl und Punktionsflüssigkeiten

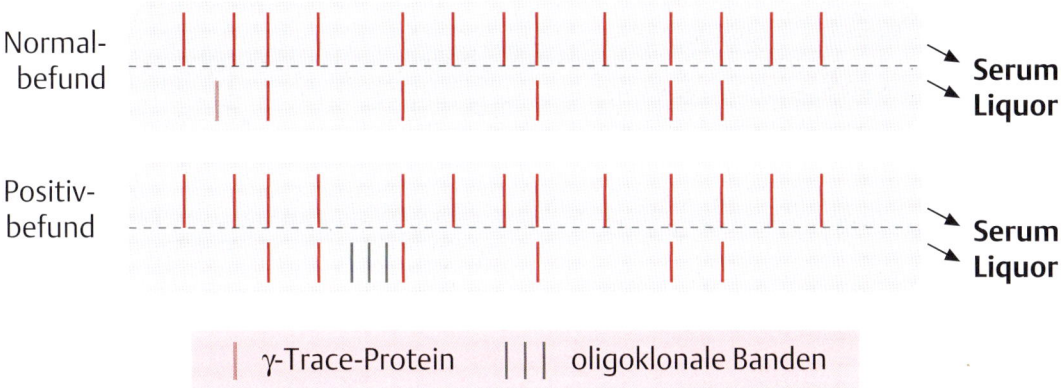

24 Harnuntersuchung

24.1 Harnstatus

Der Harnstatus umfasst drei Untersuchungsabschnitte:
- Makroskopische Harnbeurteilung
- Teststreifenuntersuchung
- Mikroskopische Sedimentuntersuchung

24.1.1 Makroskopische Harnbeurteilung

Die **Urinmenge** trägt wesentlich zur Wasserbilanz des Körpers bei. Bei einer Tagesausscheidung von mehr als 2,5 l spricht man von **Polyurie**, von unter 400 ml von **Oligourie** und unter 100 ml von **Anurie**.

> Für Kinder gelten natürlich geringere Werte, jedoch beträgt die auf die Körperoberfläche bezogene Harnausscheidung bei Kleinkindern das 3–10fache der Menge von Erwachsenen.

Der Urin von Gesunden ist klar und stohgelb (24.1). Bei jeder **Trübung** von frischem Urin muss an eine pathologische Ursache gedacht werden. Hauptursachen für Trübungen sind:
- Eiter (Pyurie),
- Fetttröpfchen (Lipidurie),
- Lymphe (Chylurie),
- Calciumphosphate im alkalischen Urin (Phosphaturie) oder
- amorphe Natriumurate im sauren Urin (Uraturie).

Trübungen beim längeren Stehenlassen und bei der Aufbewahrung im Kühlschrank sind dagegen meist ohne pathologische Bedeutung.

> **24.1 Abweichung der Harnfarbe**
>
> Jede Abweichung von der normalen strohgelben bis gelb-orangen Harnfarbe bei konzentriertem Urin sollte beachtet und abgeklärt werden. Bernstein- bis Braunfärbung des Urins wird durch Bilirubin, Rotfärbungen dagegen werden meist durch Blut (Hämoglobin) verursacht. Aber auch Porphyrine, Nahrungsmittelbestandteile und Medikamente bzw. deren Abbauprodukte können zu Verfärbungen des Urins führen.

Harngeruch nach Ammoniak weist auf bakterielle Zersetzung von Harnstoff und damit bei frischem Urin auf eine bakterielle Infektion der Harnwege hin. Bei Neugeborenen kann ein auffälliger Harngeruch ein erster Hinweis auf das Vorliegen einer angeborenen Störung des Aminosäure- oder Fettstoffwechsels sein. Acetongeruch lässt sich bei der Ketonurie (Diabetes, Hunger) feststellen. Einen eigentümlichen Harngeruch können auch Nahrungsmittel, Medikamente und Gifte (z. B. organische Lösungsmittel) verursachen.

24.1.2 Teststreifenuntersuchungen

Die Teststreifenuntersuchung kann manuell oder auch mit Hilfe von Automaten erfolgen, die das Identifizieren der Probe über einen Barcode, das Eintauchen der Probe und die Ablesung des Streifens vollautomatisch durchführen.

pH-Wert des Urins. Der pH-Wert frischer Harnproben schwankt zwischen 4,5 und 7,5. Das Farbindikator-Testfeld enthält ein Indikatorengemisch, z. B. Methylrot und Bromthymolblau. Bei gemüsereicher Kost (Vegetarier) reagiert der Urin neutral bis alkalisch, nach fleischhaltiger Kost, bei Abbau von endogenen Proteinen bei Hunger oder hohem Fieber eher sauer. Ein alkalischer pH-Wert kann uns darüber hinaus auf eine Harnwegsinfektion mit harnstoffspaltenden Bakterien oder auf eine lange Transport- und Lagerzeit des Urins vor der Untersuchung hinweisen.
Bei der renal tubulären Azidose besteht eine entgegengesetzte pH-Abweichung im Blut (Azidose) und Urin, der durch gesteigerte Bicarbonatausscheidung neutral bis alkalisch reagiert.
Darüber hinaus sollte die Urin-pH-Messung bei der Beurteilung des Protein-Testfeldes berücksichtigt werden.

Glucose-Testfeld. Suchtest auf Diabetes mellitus und renale Glucosurie sowie Therapiekontrolle bei Diabetes mellitus (vgl. Kap. 12 Kohlenhydrate).

Protein-Testfeld. Die Bestimmung des Urin-Proteins ist die wichtigste Untersuchung zum Ausschluss von Nierenerkrankungen (vgl. Kap. 8 Proteine im Urin). Die qualitative Untersuchung mit dem Teststreifen erfasst Proteinurien größer 200 mg/l. Unbedingt zu beachten ist, dass Globuline schlechter als Albumin und Bence-Jones-Proteine z. B. gar nicht erfasst werden (Tab. 24.1). So kann ein Patient 10 g Bence-Jones-Protein je Tag im Urin aus-

Tab. 24.1 Erfassung verschiedener Proteine durch einen üblichen Vielfachmessstreifen.

Protein	Erfassbarkeit (in %)
Albumin	100
Transferrin	30
α-, β-Globuline	20
γ-Globuline	10
Leichtketten (Bence-Jones-Protein)	ca. 1

scheiden und wir erhalten mit dem normalen Teststreifen einen negativen Befund. Bei alkalischem pH-Wert des Urins müssen wir beachten, dass sich falsch positive Ergebnisse ergeben können.

Nachweis: Teststreifen mit immunologischem Nachweis von Albumin haben eine weit niedrigere Nachweisgrenze (20 mg/l) und sind daher für den Ausschluss der sog. Mikroalbuminurie geeignet.

Weiterführende Untersuchungen bei positivem Proteinnachweis sind die Sedimentuntersuchung (Zylinder) und die Urinproteindifferenzierung mittels SDS-PAGE oder immunologischen Proteinbestimmungen (s. Kap. 8 Proteine im Urin).

Blut-Testfeld. Grundlage des Hämoglobin-(Erythrozyten-)Nachweises ist eine Peroxidase-artige Aktivität des Hämoglobins. Im Testfeld sind ein organisches Hydroperoxid als Substrat und ein Chromogen (z. B. o-Tolidin) enthalten. Hämoglobin (oder auch Myoglobin) aus dem aufgebrachten Urin katalysieren die Oxidation des Chromogens. Da das Testfeld Hilfsstoffe enthält, die die Zellmembran der Erythrozyten lysieren, werden auch intakte Erythrozyten nachgewiesen. Daher handelt es sich um einen Suchtest auf Hämaturie bzw. Hämoglobin- oder Myoglobinurie.

Empfindliche Teststreifen führen bereits bei 10 Erythrozyten/µl in über 90% der Fälle zu einer sichtbaren Nachweisreaktion. Einzelne Erythrozyten zeigen sich als punktförmige Verfärbungen auf dem Teststreifen, die Hämoglobinurie ergibt dagegen eine homogene Verfärbung.

Falsch negative Ergebnisse können sich bei hoher Konzentration von Ascorbinsäure im Urin und falsch positive Ergebnisse durch Reste von oxidierenden Desinfektionsmitteln (Wasserstoffperoxid) ergeben.

Weiterführende Untersuchungen sind die Sedimentuntersuchung (Erythrozyten-Zahl und Morphologie) und die Urin-Proteindifferenzierung.

Als Mikrohämaturie werden mit dem Auge nicht sichtbare Erythrozyt- und Hämoglobinurien bezeichnet, während Makrohämaturien mit Blutbeimengungen von mehr als 1 ml Blut pro Liter Urin mit dem Auge sichtbar sind.

Ursachen der Hämaturie können z. B. sein:
- schwere Schädigungen der Glomeruli (renale Hämaturie),
- Tumoren der Niere und ableitenden Harnwege oder
- Steinleiden.

Im Sinne einer Kontamination sind Vaginalblutungen aufzufassen.

Folgen extrarenaler Erkrankungen sind die
- Hämoglobinurie, z. B. paroxysmale Hämoglobinurie, Verbrennungen, große körperliche Anstrengung, hämolytische Vorgänge bei Anämie, Sepsis, Blutgruppenunverträglichkeit oder Vergiftungen und die
- Myoglobinurie, die z. B. bei Rhabdomyolyse (= Muskelzerstörung) oder großen traumatischen Verletzungen auftritt.

Leukozyten-Testfeld. Mit diesem Suchtest können wir Entzündungen im Bereich der Niere und der ableitenden Harnwege nachweisen.

Nachweis. Mit dem Teststreifen wird eine in den Granulozyten vorhandene Esterase erfasst. Das Testfeld enthält einen Indoxylester, der durch die Granulozytenesterase gespalten wird. Das freiwerdende Indoxyl reagiert mit einem Diazoniumsalz zu einem violetten Farbstoff. Die Nachweisgrenze liegt bei etwa 20 Leukozyten/µl.

Erfasst werden auch lysierte Leukozyten. Falsch negative Ergebnisse können sich bei starker Proteinurie und nach hohen Gaben von Cefalosporinen (Antibiotika) ergeben.
Weiterführende Untersuchung zur Abklärung der Ursache der Leukozyturie ist die Sedimentuntersuchung.
Ursachen der Leukozyturie sind Nierenbeckenentzündungen (Pyelonephritis), aber auch aufsteigende renale Infektionen oder Entzündungen der ableitenden Harnwege. Im Sinne einer Kontamination sind bei Frauen höhere Leukozytenzahlen im Urin durch Vaginalsekret-Beimengung aufzufassen.

Nitrit-Testfeld. Neben der Urinkultur wird dieses Testfeld als Suchtest für Harnwegsinfekte eingesetzt. Nitritbildende Bakterien (Colibakterien, Proteus, Klebsiellen, Aerobakter und Citrobakter) machen ca. 80% der vorkommenden Keime bei Harnwegsinfekten aus und wandeln das im Urin stets in geringer Konzentration vorhandene Nitrat in Nitrit um. Nitrit diazotiert bei saurem pH im Testfeld Sulfanilamid, und das entstehende Diazoniumsalz wird mit einem Benzochinonderivat zu einem rosa bis rotvioletten Farbstoff gekuppelt.

Falsch negative Ergebnisse erhält man
- beim Vorliegen von Bakterien, die kein Nitrit bilden (z. B. Enterokokken),
- bei zu geringer Verweildauer des Urins in der Blase und
- bei sehr hoher Ascorbinsäurekonzentration im Urin.

Falsch positive Ergebnisse werden nach langem Stehen des Urins (in-vitro-Wachstum von Bakterien) erhalten.

Weitere Testfelder. Einige Teststreifen enthalten zusätzlich Testfelder für

- Ascorbinsäure – Aufklärung von Interferenzen,
- Ketonkörper – Diabetes, Azidosen (vgl. Kap. 12 Kohlenhydrate),
- Bilirubin und Urobilinogen – Hepatopathien, posthepatischer Ikterus (vgl. Kap.14 Stoffwechselendprodukte).

Zur Erzielung verlässlicher Ergebnisse ist es unbedingt notwendig, dass die Herstellerangaben zur Teststreifenbenutzung genau beachtet werden. Die Inkubationszeit und Ablesung lassen sich durch Verwendung von Auswertegeräten nach dem Reflektionsphotometer-Prinzip standardisieren.

Für die Zukunft zeichnet sich ab, dass quantitative mechanisierte Bestimmungen an üblichen Analysenautomaten die Bedeutung des klassischen Harnstatus zurückdrängen werden.

24.1.3 Mikroskopische Sedimentuntersuchung

Bei positiven Ergebnissen mit der Teststreifenuntersuchung (Protein, Blut, Leukozyten) sollte eine Sedimentanalyse durchgeführt werden.

Zur Sedimentanalyse ist nur frischer Mittelstrahlurin geeignet. Untersucht werden Spontanurinproben, wobei der erste Morgenurin wegen der höheren Konzentration von geformten Bestandteilen besonders geeignet ist.

Durchführung der Sedimentuntersuchung

Ca. 10 ml frischer Urin wird gut gemischt (Resuspension bereits sedimentierter Bestandteile), damit ein homogenes Sediment gewonnen wird und anschließend 5 Minuten bei 800 g zentrifugiert. Der Überstand wird dekantiert und der Rückstand mit dem verbliebenen Flüssigkeitsrest aufgeschüttelt. Einen Tropfen dieser Suspension gibt man auf einen Objektträger und bedeckt ihn mit einem Deckgläschen.

Die mikroskopische Untersuchung beginnt bei starker Abblendung mit 100facher Vergrößerung, um in der Übersicht seltener vorkommende Bestandteile wie Zylinder aufzufinden. Die eigentliche mikroskopische Beurteilung erfolgt durch Betrachtung von ca. 20 Gesichtsfeldern bei 400facher Vergrößerung.

Neuerdings stehen für die Mikroskopie auch Durchflusszählkammern zur Verfügung, die eine bessere Reproduzierbarkeit der halbquantitativen Ergebnisse erlauben. Auf die Abzentrifugation wird hier verzichtet, so dass es sich genau genommen um eine Harnmikroskopie aber nicht mehr um eine Sedimentuntersuchung handelt.

Zur Untersuchung der Erythrozytenmorphologie wird gegebenfalls die Phasenkontrastmikroskopie angewendet.

Die geformten Urinbestandteile werden unterteilt in
– organisierte Bestandteile wie Erythrozyten, Leukozyten, Zylinder und andere Zellen
– und in nicht organisierte Bestandteile (Kristalle).

Die organisierten Bestandteile stammen
– aus der Niere (renal),
– aus den Harnwegen (postrenal) und
– aus Vagina, Prostata oder Hoden (nicht renal).

Art und Zahl von Erythrozyten, Leukozyten und Zylindern sind diagnostisch besonders wichtig. Zylinder entstehen als Ausgussmodelle der distalen Tubuli und Sammelrohre. Ihre Matrix wird von dem wasserunlöslichen Tamm-Horsfall-Protein gebildet und aus ihrem Inhalt lassen sich wichtige diagnostische Schlüsse ziehen.

Beurteilung des Harnsediments

Normalbefund: Es finden sich im Gesichtsfeld vereinzelt Leukozyten (bis 4), Erythrozyten (bis 1), Plattenepithelien und Kristalle sowie ganz vereinzelt auch hyaline Zylinder.

Pathologische Sedimentbefunde: Vermehrung der Leukozyten bzw. Erythrozyten (mehr als 20 je Blickfeld „zahlreich" und mehr als 50 „massenhaft"), von Bakterien, Auftreten von Zylindern und Nachweis von Rundepithelien aus der Niere (24.2). Normale und pathologische Sedimentbestandteile s. Abb. 24.1.

24.2
Nebenbefunde

Nebenbefunde, die nur bei entsprechender Fragestellung Symptomwert haben, stellen Platten- und Übergangsepithelien aus dem Genitaltrakt und den ableitenden Harnwegen, Spermien, Schleimfäden, Prostatakörperchen, Stuhlbestandteile, Cellulose- und Wollfasern, Stärke, Fetttröpfchen, Pollen und Pflanzenzellen dar. Zufällig werden auch manchmal Infektionen des Genitals (Trichomaden, Pilze) oder des Darmes (Wurmeier) aufgedeckt.

Organisierte Sedimentbestandteile im Einzelnen

Leukozyten: Gleich große, runde Zellen mit Kern und granulärer Struktur.
Erythrozyten: Kleiner als Leukozyten, rund und flach, scharfe Zellgrenzen (beim Drehen der Mikrometerschraube doppelt konturiert). Stechapfelformen in hypertonem Urin und nach längerem Stehen.
Bei einer glomerulären Hämaturie lässt sich im Phasenkontrastmikroskop charakteristischerweise eine größere Zahl dysmorpher Erythrozyten (Akanthozyten) nachweisen (s. auch Erythrozytenzylinder).
Hyaline Zylinder: Sie kommen im normalen Sediment ganz vereinzelt vor und sind transparente, farblose und homogene Gebilde, die nur bei Abblendung mikroskopisch sichtbar sind. Man findet sie bei körperlicher Anstrengung, Fieber, Dehydratation, Trauma und nach Proteinurie.
Epithelzylinder: Sie entstehen durch Einlagerung meist fettig degenerierter Nierenepithelien in die Matrix und deuten immer auf eine floride Erkrankung der Niere hin (akutes Nierenversagen, nephrotisches Syndrom).
Erythrozytenzylinder: Ihr Vorhandensein ist beweisend für eine renale Hämaturie (typisch für Glomerulonephritiden).
Leukozytenzylinder: Sie entstehen durch Auflagerung von Granulozyten auf hyaline Zylinder. Ihr Vorhandensein beweist den renalen Ursprung einer Leukozyturie. Sie sind ein verlässliches Indiz für die chronische Nierenbeckenentzündung, kommen aber auch bei einer eitrigen akuten Glomerulonephritis vor.
Granulierte Zylinder, **Wachszylinder** (stärker lichtbrechend als hyaline Zylinder) und **Fettkörperchenzylinder** sind Abbauformen anderer Zylinder und finden sich besonders bei der Glomerulonephritis.
Pigmentzylinder: Sie haben eine gelblich-braune Farbe und kommen bei Chromoproteinurie vor (Fehltransfusion, Seifenhämolyse, Muskeltrauma, Schock).

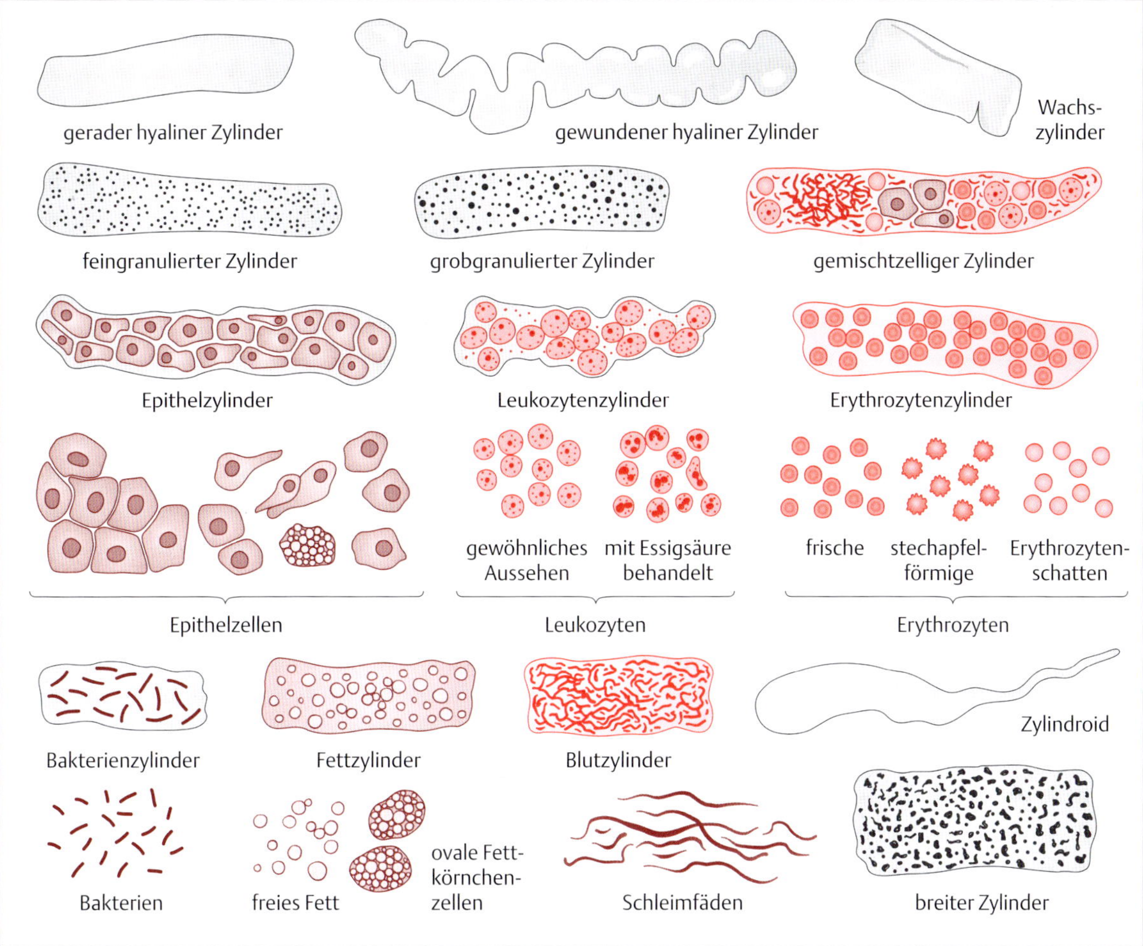

Abb. 24.1 Normale und pathologische Harnsedimentbestandteile.

Harnkristalle

Harnkristalle (Abb. 24.2) spielen diagnostisch – abgesehen von Ausnahmen – eher eine untergeordnete Rolle.

Pathologische Kristallformen sind Cystin-, Tyrosin- oder Leucinkristalle. Ihr Auftreten deutet auf eine angeborene Cystinurie oder Aminosäurereabsorptionsstörungen hin. Bei Leberzirrhose findet sich eine selektive Tyrosinurie.

Mittels spezieller **Durchflusscytometer** lässt sich ebenfalls die Sedimentuntersuchung automatisieren und standardisieren. Ähnlich wie in der Hämatologie bei der automatisierten Erstellung des Differentialzellbildes bleiben dann nur mehr wenige Urinproben für die mikroskopische Nachuntersuchung übrig. Diese fraglichen Proben können dann intensiviert von uns mikroskopiert werden, während heute häufig auf ein Sediment nur wenige Sekunden aufgewendet werden.

Differenziertere Aussagen als der Harnstatus erlaubt die **quantitative Urinanalytik**, die sich derzeit z.B. in Form von Einzelproteinbestimmungen (vgl. Kap. 8. Proteine im Urin) oft an den Harnstatus bei pathologischen Befunden anschließt.

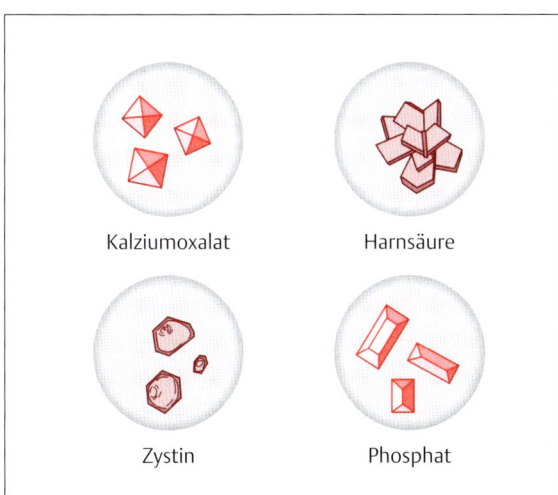

Abb. 24.2 Mikroskopische Erscheinungsformen häufig zu findender Harnkristalle.

24.2 Harnsteinanalyse und Steinmetaphylaxe

Die Ursache einer Konkrementbildung (Steinbildung) kann extrarenal (Gifte, Hyperparathyreoidismus), intrarenal (tubuläre Acidose, Cystinurie, Nierenbeckenentzündung) oder postrenal (Harnwegsinfektion, Fremdkörper) sein. Unter Steinmetaphylaxe versteht man vorsorgende Untersuchungen auf steinbildende Komponenten im Urin von bekannten Steinträgern.

24.2.1 Grundlagen

Von besonderer Bedeutung sind die Konzentration der entsprechenden Harnbestandteile, die Anwesenheit von Kristallisationskeimen und der pH-Wert.

Am häufigsten finden sich **Calcium**- und **Uratsteine**. Sie entstehen fast immer im sauren Urin durch Überschreitung des entsprechenden Löslichkeitsproduktes. Calciumoxalate und Urate können dabei als Kristallisationskeime für **Calciumphosphatsteine** (Apatit) wirken. Da diese allerdings nur im alkalischen Milieu auskristallisieren, muss als Voraussetzung im Rahmen einer Nierenbeckenentzündung Ammoniak durch bakterielle Urease gebildet werden. Aufgrund der postrenalen Alkalisierung des Harns können sich außerdem **Magnesiumammoniumphosphat-haltige Steine** (Struvit) bilden, die schließlich das ganze Nierenbecken ausfüllen können.

Cystinsteine kommen ausschließlich bei der angeborenen Cystinurie vor, da Cystin erst ab einer 10fach erhöhten Ausscheidung (200 mg/Tag) im sauren Urin ausfällt. Andere seltene Konkremente bestehen aus
– Protein, Quarz oder Calciumcarbonat (Kalzit).

Das bei 55% aller Harnsteine gefundene Oxalat kann sowohl aus der Nahrung (vermehrte Absorption bei Malabsorption durch Bildung von Calciumsalzen von freien Fettsäuren) als auch aus dem Stoffwechsel (angeborene Stoffwechseldefekte) stammen.

24.3 Röntgendiffraktometrie

Bei der Röntgendiffraktometrie wird das Untersuchungsmaterial fein gepulvert und in Form eines Stäbchens gepresst. Eine monochromatische Röntgenstrahlung findet unter den vielen ungeordneten Kriställchen immer auch solche vor, deren Orientierung eine Beugung am Kristallgitter (Reflexionsbedingung) erlaubt. Die so an einer Kristallnetzebene gebeugten Strahlen erfüllen einen Kegelmantel, dessen Öffnungswinkel, abzulesen auf einem koaxial um das Stäbchen gelegten Film, den Abstand der betreffenden Netzebenen ergibt. Aus dem Beugungsbild (Abb. 24.3) lässt sich die Kristallstruktur rekonstruieren und damit eine Kristallidentifizierung durchführen. In der Praxis vergleicht man die Beugungsbilder bekannter Vergleichssubstanzen und Gemische mit dem des zu analysierenden Steins. Aus der Signalhöhe kann auf den quantitativen Anteil der entsprechenden Komponente geschlossen werden.

24.2.2 Methoden der Harnsteinanalyse und der Steinmetaphylaxe

Harnsteinanlyse: Die einfachste Art der Analytik sind Löslichkeitsversuche. Weitere Aufschlüsse geben qualitative und quantitative chemische Analysengänge. Diese Me-

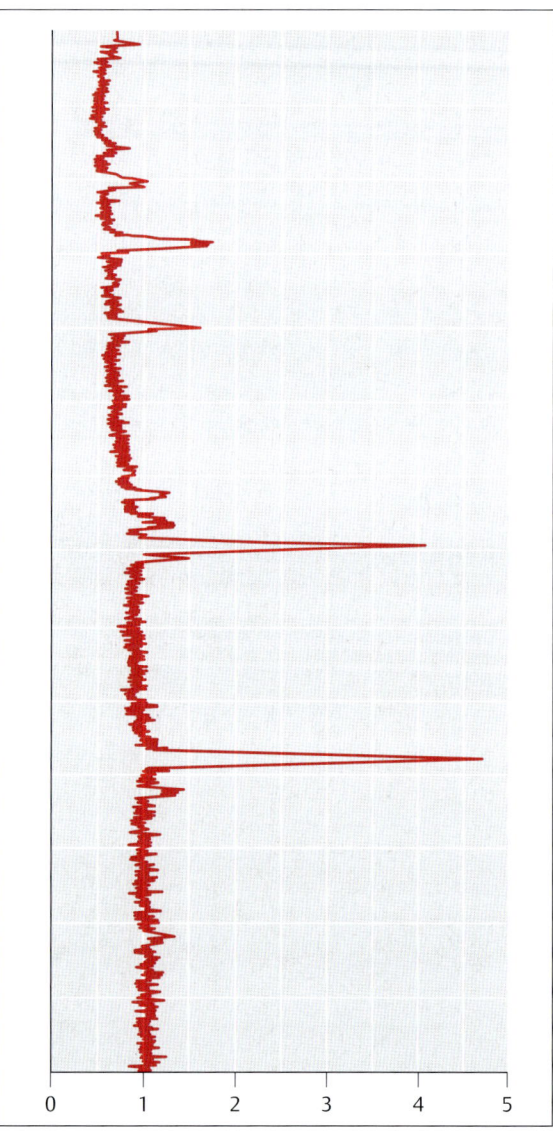

Abb. 24.3 Röntgenbeugungsbild eines Harnsteins.

thoden können aber nur die Komponenten der Harnsteine aufklären und geben keine Information zu den vorliegenden Kristallarten. In der Praxis ist zudem die Fehlerhäufigkeit sehr groß.

Da eine sinnvolle Harnsteinanalytik auch Nebenbestandteile mit 5% Anteil noch erfassen soll, kommen heute eigentlich nur die Infrarotspektroskopie und die Röntgendiffraktometrie als Analysenverfahren in Betracht (❖24.**3**).

Steinmetaphylaxe: Unter dem Begriff „*Steinmetaphylaxe*" versteht man vorsorgende Untersuchungen auf steinbildende Komponenten (Calcium, Oxalat, usw.) im Urin von bekannten Steinträgern. Hierzu muss an mehreren Tagen Harn gesammelt werden. Dieser wird auf Thymol als Schutz gegen bakterielles Wachstum und angesäuert mit verdünnter Salzsäure gesammelt. Häufig untersucht werden solche Komponenten, die regelmäßig in Harnsteinen zu finden sind:

– Calcium, Magnesium, Phosphat und Oxalat.

Werden erhöhte Werte gefunden, so muss der Steinträger seine Flüssigkeitsaufnahme weiter intensivieren und Nahrungsmittel meiden, die entsprechende Substanzen in höherer Konzentration enthalten.

25 Liquoruntersuchung

25.1 Liquorbildung und Liquorstatus

Die Liquorzusammensetzung wird durch passive Diffusionsprozesse über die sog. Blut-Liquor-Schranke und resorptive Prozesse im ZNS reguliert. Viele Komponenten zeigen große Konzentrationsunterschiede zwischen Serum und Liquor. Fettlösliche Pharmaka diffundieren leicht in den Liquor. Harnstoff und Creatinin diffundieren auch frei, aber verlangsamt. Die Glucose gelangt durch ein Transportsystem (Carrier) in den Liquor und hat dort eine konstant niedrigere Konzentration als im Plasma. Substanzen wie Penicillin und Streptomycin treten dagegen unter normalen Bedingungen nicht aus dem Plasma in die CSF.

25.1.1 Grundlagen

Der Liquor (Cerebrospinalflüssigkeit, CSF) wird im Gehirn und dort zu 70% im Plexus chorioideus in den Seitenventrikeln gebildet. Die Gesamtliquormenge beträgt 150–200 ml, wobei die durchschnittliche Tagesproduktion 400 ml beträgt. Die notwendige Rückresorption erfolgt durch die arachnoidalen Villi der Hirnhäute. Der Liquor umgibt als dünner Flüssigkeitsmantel allseits Hirngewebe und Rückenmark und schützt somit das zentralnervöse Gewebe vor äußeren mechanischen Einwirkungen.

Proteine diffundieren entlang ihrem Konzentrationsgefälle sehr langsam in die CSF und haben dort stets eine wesentlich geringere Konzentration als im Plasma. Es wird angenommen, dass die Blut/CSF-Schranke durch verschiedene Mechanismen wie bei Hochdruckkrisen oder bei Krampfanfällen reversibel kurzzeitig geöffnet werden kann. Längere Störungen ergeben sich bei Verletzungen (Traumen) mit Subarachnoidal- oder Intracerebral-Blutung, infektiösen Meningitiden, endokrinen Störungen, Ethanolvergiftung, raumfordernden Prozessen im Bereich des ZNS usw..

Man kann dabei beobachten:
- leichte Permeabilitätserhöhungen, mit Anstieg des Liquorproteins bis auf 1000 mg/l, wobei vor allem sehr selektiv Albumin in den Liquor übergeht und
- schwere Formen, mit wesentlich höherer Liquorproteinkonzentration und Angleichung von dessen Zusammensetzung an das Serumproteinmuster.

Bei einer Unterbrechung in der Liquorzirkulation findet sich unterhalb der Zirkulationssperre ein dem Plasma sehr ähnlicher Sekundärliquor (Stoppliquor), der zum Teil Spinnwebsgerinnsel zeigt.

Da der Liquor nicht beliebig oft gewonnen werden kann und spezielle Abnahmebedingungen erfüllt sein müssen, handelt es sich um ein besonders wertvolles Probenmaterial. In der Analytik sollten deshalb Methoden mit wenig Probenvolumen eingesetzt werden. Zur Unterscheidung von entzündlichen und nicht entzündlichen Prozessen im ZNS wird das durch Lumbalpunktion gewonnene Probenmaterial in der Klinischen Chemie, Mikrobiologie und Pathologie untersucht. In der Klinischen Chemie wird primär die Basisdiagnostik (Tab. 25.1) durchgeführt.

Tab. 25.1 Ablauf der Untersuchungen des Liquorstatus (Basisdiagnostik).

A. Makroskopische Beurteilung des Liquors	
1. vor Zentrifugation	klar, trüb, farblos, blutig?
2. nach Zentrifugation	xanthochrom?
B. Teststreifenuntersuchng (Urinstix) (qualitativer Zellnachweis)	
1. Erythrozyten	Pseudoperoxidase positiv?
2. Leukozyten	Leukozytenesterase positiv?
C. Zellzählungen (Zählkammer)	
1. Leukozyten (immer!)	wenn > 10 /μl, Cytopräparat und Zelldifferenzierung
2. Erythrozyten (nur bei positivem Teststix)	wenn > 3000 /μl, Cytopräparat und Untersuchung auf phagozytierte Erythrozyten
D. Quantitative Bestimmungen (nach Zentrifugation)	
1. Liquorglucose u. Plasmaglucose	
2. Liquorlactat	
3. Liquorprotein	

25.1.2 Durchführung des Liquorstatus

Die Liquorbasisuntersuchung sollte wegen der Instabilität der Probe innerhalb einer Stunde durchgeführt werden.

Trübes Aussehen des nativen Liquors ist bereits ein Hinweis auf eine massive granulozytäre Reaktion. Bei einer artifiziellen Blutbeimengung sind die einzelnen abgenommenen Liquorfraktionen meist unterschiedlich blutig, gleichmäßig blutige Fraktionen können bereits ein erster Hinweis auf eine intrathekale Blutung sein. Ist der Liquor nach Zentrifugation xanthochrom, weist dies auf eine mehrere Tage zurückliegende Blutung hin.

Weiterhin wird eine einfache Untersuchung mit dem Teststreifen auf Blut (Pseudoperoxidase) und Granulozyten-Esterase (negativ mit Lymphozyten!) durchgeführt. Aus nativem Liquor wird die Zellzahl bestimmt und bei einer Leukozytenzahl größer 10 je Mikroliter eine Cytozentrifugation zur Zellanreicherung durchgeführt und ein Zellpräparat für die Zelldifferenzierung angefertigt (Pappenheimfärbung).

War der Blutnachweis mit dem Teststreifen positiv, so werden auch die Erythrozyten in der Zählkammer gezählt. Ist deren Zahl größer 3000 je Mikroliter, so ist die Blutbeimengung im Liquor so groß, dass keine sicher auswertbaren Ergebnisse für die Leukozytenzahl und -differenzierung und die Proteinbestimmung mehr erhalten werden können. Die Untersuchung des Zellpräparats beweist eine ältere intrathekale Blutung, wenn sich Makrophagen nachweisen lassen, die Erythrozyten phagozytiert haben. Aus dem zentrifugierten Liquor werden in der Regel Glucose, Lactat und Gesamtprotein bestimmt.

Quantitative Bestimmungsmethoden im Liquor

Glucosebestimmung: Gleiche Bestimmungsmethoden wie im Plasma.

Lactatbestimmung: Gleiche Bestimmungsmethoden wie im Plasma.

Proteinbestimmung mittels Biuretmethode: Der Liquor muss für die Untersuchung konzentriert werden. Dazu wird das Liquorprotein mit Phosphorwolframsäure oder Trichloressigsäure ausgefällt und in einem kleinen Volumen des nativen Liquors resuspendiert. Anschließend wird eine Biuretreaktion mit Proben- und Reagenzleerwert durchgeführt. Eine andere Möglichkeit besteht darin, ein konzentrierteres Biuretreagenz einzusetzen.

Turbidimetrische Liquorproteinbestimmung: Die Trübung nach Mischung von Trichloressigsäure und Nativliquor kann gemessen werden. Hierbei muss ein Probenleerwert mit HCl als Leerwertreagenz berücksichtigt werden. Die Bestimmung ist als Handmethode nicht zu empfehlen, hat sich aber als Methode mit mechanisierten Systemen bewährt.

25.2 Bewertung der Liquormessgrößen

Die Bewertung beinhaltet:
Normalbefund, Bakterielle Meningitiden, Virale ZNS-Erkrankungen, Tuberkulöse Meningitiden, Stoppliquor, Liquorproteinverminderung, Chronische intrathekale Entzündung.

Normalbefund: Die Zellzahl im Liquor liegt üblicherweise zwischen 0 und 5 Zellen pro Mikroliter, wobei kleine Lymphozyten vorherrschen. Die Gesamtproteinkonzentration liegt zwischen 15–45 mg/dl, die Glucose bei 50–75 mg/dl (vorausgesetzt die Plasmaglucose befindet sich im Referenzbereich) und das Lactat zwischen 1,2 und 2,0 mmol/l.
Eine Übersicht zu den Referenzbereichen und häufigen Erkrankungsformen gibt Tab. 25.**2**.

Bakterielle Meningitiden: Man findet meist stark erhöhte Zellzahlen (1000–10000 /µl), die Gesamtproteinkonzentration kann bis 700 mg/dl erhöht sein, die Glucose ist meist vermindert (Verbrauch durch die Bakterien) und die Lactatkonzentration deshalb deutlich erhöht.

Virale ZNS-Erkrankungen: Bei viralen Meningoencephalitiden oder der Virusradikulomeningitis findet man meist eine Zellzahl kleiner 1000 je Mikroliter, wobei hauptsächlich Lymphozyten, die z.T. aktiviert sind, vermehrt gefunden werden. Gleichzeitig ist die Liquorglucose meist normal und die Lactatkonzentration kleiner 3,5 mmol/l. Die Proteinerhöhung hilft meistens zur Diagnosefindung nicht weiter.

Tuberkulöse Meningitiden: Zellzahlen kleiner 1000 /µl, Gesamtproteinerhöhungen bis 1000 mg/dl und Glucoseverminderung bei meist nur leicht erhöhtem Lactat sind Kennzeichen einer tuberkulösen Meningitis. Bis zum Ausschluss oder zur Bestätigung der Tuberkulose muss auf Verdacht hin behandelt werden.

Stoppliquor: Charakteristisch für einen Stoppliquor sind Proteinkonzentrationen bis 3000 mg/dl und leichte Lactaterhöhungen. Ursachen sind Bandscheibenvorfall oder Tumoren, welche die Liquorzirkulation behindern.

Liquorproteinverminderung: Beim Gesunden wird die gesamte Liquormenge mehrmals täglich neu gebildet und auch wieder resorbiert. Bei Liquorvermehrung (Hyperliquorrhösyndrom) z.B. durch Liquorresorptionsstörungen findet man meist Proteinkonzentrationen kleiner 20 mg/dl.
Eine verminderte Proteinkonzentration findet man auch bei Liquorverlusten, z.B bei Austritt des Liquors in das Nasensystem oder Mittelohr, oder nach mehrmaligen Punktionen. In diesen Fällen strömt proteinarme Flüssigkeit in den Liquorraum nach.

Chronische intrathekale Entzündung: Es zeigen sich meist eine geringe Zellvermehrung (bis 50 Zellen /µl) und eine geringe Gesamtprotein- und Lactaterhöhung, wobei diese Messwerte aber auch völlig unauffällig sein können.

Tab. 25.2 Referenzbereiche und krankheitstypische Veränderungen der Liquormessgrößen.

	Zellzahl /µl	Differen-zierung	Gesamtprotein (mg/dl)	Glucose (mg/dl)	Lactat (mmol/l)
Normalbefund	0–5	kleine Lymphozyten	15–45	50–75	1,2–2
Akute Phase einer bakt. Meningitis	1000–10000	primär Granulozyten	bis 700	meist erniedrigt	> 3,5
Virale Meningitis	50–1000	primär Lymphozyten, teils aktiviert	bis 700	selten erniedrigt	< 3,5
Tuberkulöse Meningitis	100–1000	gemischt-zellig	bis 1000	meist erniedrigt	2–3,5
Stoppliquor	5–20	variabel	bis 3000	variabel	2–3,5
Chronische intrathekale Entzündung	5–50	lympho-monozytäre Reaktion	bis 100	normal	< 3,5
Fallbeispiel I	200	Lymphozyten	120	55	2,5
II	1500	Granulozyten	450	14	7,8
III	18000	Granulozyten	940	< 10	14,7

Die Differenzierung zwischen bakteriellen, viralen und tuberkulösen Meningitiden bereitet meist keine Schwierigkeiten. Dagegen ist die Klärung chronisch entzündlicher Erkrankungen nur durch eine spezifische Proteindiagnostik (Liquor/Serum-Quotienten, Isoelektrische Fokussierung) möglich (s. unten).

Im Fallbeispiel I wird ein 19-jähriger Mann mit heftigen Kopfschmerzen, Abgeschlagenheit und 40 °C Fieber in die Klinik eingewiesen (Tab. 25.2). Bei der körperlichen Untersuchung fällt eine ausgesprochene Genickstarre auf. Die Liquorbasisuntersuchung mit unauffälliger Glucose, das grenzwertige Lactat, die Proteinerhöhung bei einer Zellzahl von 200 /µl mit lymphozytärem Zellbild weist auf eine virale Meningoenzephalitis hin. Eine Behandlung mit Antibiotika wie bei bakteriellen Meningitiden (Fallbeispiel II) bzw. eine tuberkulostatische Behandlung war in diesem Fall folglich nicht notwendig.

Im Fallbeispiel III war ein Patient über 7 Tage zuhause als schwerer Grippefall behandelt worden, bis er notfallmäßig mit hohem Fieber, Nierenversagen und hohem CRP-Messwert in die Klinik eingeliefert wurde. Es lag bereits eine Meningosepsis vor.

25.3 Weiterführende Liquoruntersuchungen

Sie bestehen aus:
Liquor/Serum-Quotienten für Albumin- und IgG
Oligoklonale Banden (Isoelektrische Fokussierung)

25.3.1 Albumin- und IgG-Liquor/Serum-Quotient

Eine Erhöhung der Proteinkonzentration im Liquor ergibt sich, wenn entweder eine Schrankenstörung mit vermehrter Permeabilität oder eine vermehrte Synthese von Immunglobulinen im ZNS (intrathekale Ig-Synthese) vorliegt. Auch das kombinierte Auftreten beider Störungen ist möglich. Da Albumin niemals im ZNS synthetisiert wird, eignet sich die vergleichende Bestimmung von Albumin im Liquor und Serum zur Beurteilung der Schrankenfunktion. Eine überproportional hohe IgG-Konzentration im Liquor im Vergleich zur IgG-Serumkonzentration deutet auf eine intrathekal vermehrte Proteinsynthese hin. Allerdings muss gleichzeitig das Ausmaß einer möglicherweise bestehenden Schrankenstörung untersucht werden, damit wir beurteilen können, inwieweit die IgG-Erhöhung im Liquor auf einer Schrankenstörung beruhen könnte.

Durchführung: Albumin und IgG werden im Serum und im Liquor (nach definierter Einengung) bestimmt und die entsprechenden Liquor/Serum-Quotienten berechnet.

Auswertung. Zur Auswertung wird das Diagramm nach *Reiber* und *Felgenhauer* verwendet (Abb. 25.1). Hierbei wird jeweils ein Quotient aus Liquor- und Serumkonzentration von Albumin und IgG gebildet und gegeneinander aufgetragen. Da die Liquorkonzentrationen immer niedriger als die Serumkonzentrationen sind, würden sich Quo-

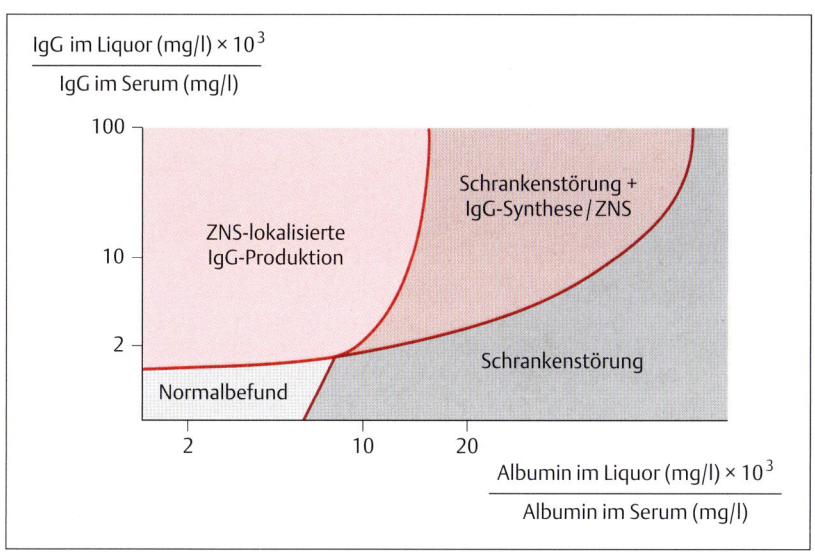

Abb. 25.1 Graphische Auswertung der Liquor/Serum-Quotienten nach Reiber (vereinfacht).

tientenwerte kleiner 1 ergeben. Um Zahlenwerte größer 1 zu erhalten, werden die Quotienten oft mit dem Faktor 1000 multipliziert.

Für jede Patientenprobe ergibt sich durch Eintragung der beiden Quotientenwerte ein definierter Punkt im Diagramm. Dessen Lage kann dem Normalbefund oder einer bestimmten Patientengruppe zugeordnet werden.

Eine vermehrte IgG-Synthese im ZNS findet man z.B. bei der Multiplen Sklerose. Bei manchen Meningitiden, der infektiösen Polyneuritis (Guillain-Barre-Syndrom) und anderen Erkrankungen können eine vermehrte intrathekale Proteinsynthese und eine Schrankenstörung auch in Kombination vorkommen.

In Sonderfällen können zusätzliche Untersuchungen der Liquor/Serum-Quotienten von IgM oder IgA oder auch von Erreger-spezifischen Immunglobulinen notwendig sein.

25.3.2 Oligoklonale Banden (Isoelektrische Fokussierung)

Die Immunglobulinvermehrung im Serum bei chronischen Entzündungen ist in der Regel polyklonal, das bedeutet die Antikörper sind bezüglich Typ und Spezifität vielfältig.

Wird nach Konzentrierung des Liquors das Proteinbandenmuster im Liquor mit dem im Serum desselben Patienten verglichen, so finden sich mit Ausnahme des Cystatin C (Gamma-Trace-Protein) normalerweise alle Liquorbanden auch im Serum wieder. Bei ZNS-Erkrankungen werden zusätzliche Antikörper im ZNS infolge einer autochtonen Ig-Synthese gefunden. Diese zeigen typischerweise nur eine begrenzte Heterogenität, und wir finden bei der isoelektrischen Fokussierung der Gamma-Globuline im Liquor dementsprechend einige wenige Banden, denen im parallel untersuchten Serum keine entsprechenden Banden zuzuordnen sind. Wir sprechen von oligoklonalen Banden im Liquor (Abb. 25.**2**). Eindeutige Positivbefunde ergeben sich mit 3 und mehr Banden.

Solche nur im Liquor feststellbaren oligoklonalen Banden werden regelmäßig bei Multipler Sklerose gefunden, treten aber auch bei chronischen und akuten Entzündungen des ZNS und bei anderen degenerativen Erkrankungen auf.

Die Ergebnisse der Liquor/Serum-Quotienten (Reiber Schema) und der Nachweis von oligoklonalen Banden im Liquor ergänzen sich.

Bei der Beurteilung von Befunden der isoelektrischen Fokussierung muss zusätzlich auf das Auftreten von Hämoglobinbanden (blutiger Liquor) oder ein charakteristisches Bandenmuster bei systemischen Erkrankungen (z.B. Plasmozyten oder SLE = system. Lupus) geachtet werden.

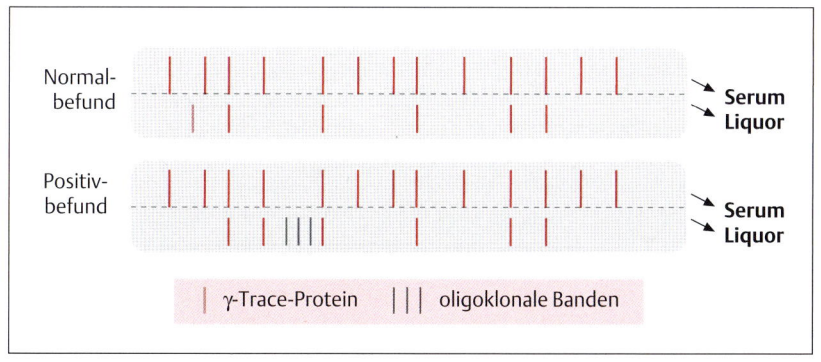

Abb. 25.2 Isoelektrische Fokussierung von Liquor und Serum (schematisch).

26 Untersuchung von Stuhl und Punktionsflüssigkeiten

26.1 Klinisch-chemische Stuhlanalytik

Wichtige klinisch-chemische Messgrößen bei der Untersuchung von Stuhlproben sind:
- Nachweis von Hämoglobin als Zeichen einer intestinalen Blutung,
- Feststellung des Stuhlgewichtes und
- Bestimmung des Fettgehaltes als globales Maß für die Effizienz der Verdauung sowie
- Bestimmung von Verdauungsenzymen im Stuhl, z. B. des Chymotrypsins.

26.1.1 Okkultes Blut im Stuhl

Indikation. Verdacht auf makroskopisch nicht sichtbaren intestinalen Blutverlust, wie er vor allem bei colorectalen Carcinomen auftritt. Wegen der geringen Blutmengen, die dabei festgestellt werden müssen, spricht man auch von okkultem Blut.

Präanalytik. Drei Tage vor der Untersuchung muss der Patient folgendes beachten:

- Kein Verzehr – wegen des Hämoglobin- und Myoglobingehaltes – von Blutwurst, kurzgebratenem Fleisch und Tartar.
- Kein Verzehr – wegen des Peroxidasegehaltes – von Rettich, Meerrettich, Radieschen, Sellerie, Rüben und Bananen.
- Keine Einnahme von Eisen- und Kupfer-haltigen Medikamenten, da die oxidierende Wirkung zu falsch positiven Ergebnissen führt.
- Keine Aufnahme von hohen Vitamin-C-Dosen, da die reduzierende Wirkung der Ascorbinsäure zu falsch negativen Ergebnissen führt.
- Keine Salicylate; sie steigern den physiologischen gastrointestinalen Blutverlust.
- Ballaststoffreiche Ernährung wird empfohlen.

Untersuchungsmaterial. Da intestinale Blutungen meistens nicht kontinuierlich ablaufen, werden mit der bislang am häufigsten eingesetzten Testbriefchen-Methode je zwei Stuhlproben an drei aufeinander folgenden Tagen untersucht.

Durchführung der Testbriefchen-Methode. Je zwei Spatelspitzen Stuhl von verschiedenen Stellen verteilt der Patient an drei aufeinander folgenden Tagen dünn auf die Reaktionsfelder (Fenster der Vorderseite des Testbriefchens). Die verschlossenen Testbriefchen können versandt werden.

Das Testprinzip beruht auf der Peroxidase-artigen Wirkung des Hämoglobins. Das Filterpapier in den Testfeldern ist mit Guajakharz präpariert. Nach Aufbringen von verdünnter Wasserstoffperoxidlösung auf die Rückseite des Filterpapiers entwickelt sich in Anwesenheit von Hämoglobin eine blaue Farbe.

Die Untersuchung auf okkultes Blut ist positiv, wenn auch nur eine der sechs Proben eine Blaufärbung ergibt. Nachteilig sind die zu geringe Sensitivität und die Unspezifität, da z. B. Myoglobin und Peroxidasen aus verschiedenen Nahrungsmitteln zu falsch positiven Ergebnissen führen können.

Durchführung der immunologischen Bestimmung des humanen Hämoglobin (hHb). Humanes Hämoglobin kann auch immunologisch durch radiale Immundiffusion, Latex-Agglutinationstests und Doppelantikörpertechniken nachgewiesen werden.

Beispielsweise wird bei einem kommerziellen Test eine geringe Menge Stuhl mit einem Probennehmer an drei bis vier Stellen aufgenommen und in ein Transportmedium eingebracht. Zwei Tropfen des Extraktes werden dann auf die Startöffnung des Testträgers aufgebracht. Dort liegt ein Konjugat aus blaufarbigen Partikeln und monoklonalen anti-hHb-Antikörpern (Maus) vor, die mit Blut (hHb) aus der Probe einen Immunkomplex bilden (Abb. 26.1). Die Immunkomplexe wandern in die Testzone und reagieren dort mit einem fixierten polyklonalen anti-Hb-Antikörper (Maus). Die dadurch gebildete blaue Testlinie zeigt ein positives Resultat an.

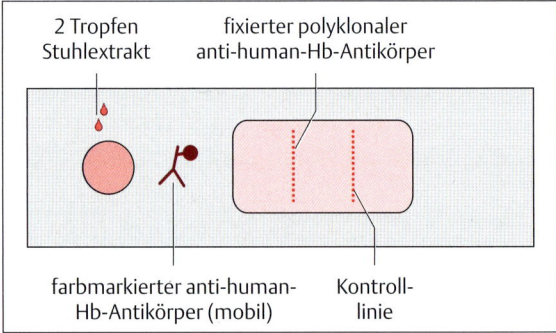

Abb. 26.1 Schematische Darstellung des Doppelantikörpertests für hHb. Die verdünnte Stuhlprobe wird links an der Probenauftragstelle aufpipettiert. Mithilfe der Pufferlösung beginnt ein Diffusionsprozess und die eine oder beide Linien im Sichtfenster können sich je nach Testergebnis wie im Text beschrieben anfärben.

Überschüssiges Konjugat wandert weiter und wird in einer zweiten Linie von anti-Maus IgG-Antikörpern (Ziege) gebunden. Diese Kontrolllinie zeigt die richtige Funktion und Durchführung des Tests an.

Die Nachweisgrenze des Tests beträgt 0,5 mg Hb/g trockenem Stuhl (0,1 mg/l im Extrakt). Damit sind bereits 0,05 % Blutbeimengung des Stuhls oder 1 Tropfen Blut (ca. 200 mg) je 400 g Stuhl nachweisbar, d.h. der Test ist sehr empfindlich. Deshalb reicht im Gegensatz zum Testbriefchen eine einmalige Probennahme. Allerdings können auch geringste Blutungen aus dem Mundbereich miterfasst werden.

Der Test reagiert aufgrund der Antikörperspezifität nicht mit tierischem Hämoglobin, wodurch sich die präanalytischen Unsicherheiten erheblich verringern.

Nuklearmedizinischer Hb-Nachweis. Am verlässlichsten sind die nuklearmedizinischen Untersuchungsverfahren, bei denen ^{59}Fe oder ^{51}Cr-markierte Erythrozyten i.v. verabreicht werden und anschließend der Stuhl auf Radioaktivität untersucht wird.

Diagnostische Bedeutung. Jedes positive Ergebnis des Suchtests ist verdächtig und muss in der Regel durch nachfolgende endoskopische Untersuchungen abgeklärt werden.

26.1.2 Stuhlgewicht, fäkales Chymotrypsin, Stuhlfettbestimmung

Indikation. Suchtests bei Verdacht auf exokrine Pankreasinsuffizienz, Maldigestion und Malabsorption.

Bestimmung der Stuhlmenge. Sie erfolgt durch Wägung des in Plastik-Einmalgefäßen gesammelten 24-Stunden-Stuhls. Die Untersuchung muss an mindestens drei Tagen durchgeführt werden, damit eine durchschnittliche Ausscheidung berechnet werden kann.

Bestimmung des fäkalen Chymotrypsins. Aus einer aliquoten Probe wird das Chymotrypsin mit einem Detergenz extrahiert und anschließend photometrisch die Enzymaktivität gemessen.

Bestimmung des Stuhlfetts. In einer aliquoten Probe wird das Stuhlfett alkalisch verseift. Durch Ansäuern erhält man die freien Fettsäuren, die mit Petrolether extrahiert werden. Der Petrolether wird z.B. mithilfe eines Rotationsverdampfers destillativ entfernt und der Rückstand in Ethanol aufgenommen. Mit Natronlauge und Thymolblau als pH-Indikator wird anschließend titriert. Aus der verbrauchten Menge Natronlauge errechnet man mit einem Titrationsfaktor die Fettsäurenausscheidung im Gesamtstuhl.

Diagnostische Bedeutung. Bei Patienten mit Störungen der Verdauungs- oder Resorptionsvorgänge nimmt das Stuhlgewicht infolge der erhöhten Ausscheidung unverdauter Nahrungsbestandteile zu. Mehr als 6 U/g fäkales Chymotrypsin gelten als unauffällig. Bei schwerer Pankreasinsuffizienz finden sich erniedrigte Werte.

Bei der Stuhlfettbestimmung gilt eine Fettsäurenausscheidung bis 6 g/Tag als unauffällig. Erhöhte Werte finden sich
– bei schwerer Pankreasinsuffizienz, infolge einer reduzierten Lipasesekretion, oder bei
– vermindertem Gehalt an konjugierten Gallensäuren im Dünndarm,
– bei Überwucherung der Dünndarmflora mit Dickdarmflora, infolge verkürzter Passagezeit,
– bei z.B. entzündlicher Schädigung der Dünndarmmukosa (Morbus Crohn) und
– einigen seltenen Erkrankungen mit gestörter Fettresorption.

26.2 Punktionsflüssigkeiten

Weitere Körperflüssigkeiten wie
– Punktate von Flüssigkeiten aus Körperhohlräumen
– Zystenflüssigkeiten u.a.
werden meistens mit zwei unterschiedlichen Zielsetzungen untersucht:
– Untersuchungen zur Differentialdiagnose und Verlaufskontrolle bestimmter Erkrankungen (gleiche Zielsetzung wie bei der Untersuchung von Serum).
– Untersuchungen zur Identifizierung der Art einer unbekannten Körperflüssigkeit bzw. Entscheidung, ob ein Gemisch verschiedener Körperflüssigkeiten vorliegt.

Bei diesen Untersuchungen erfolgt meist eine Probenaufteilung für die Klinische Chemie, Pathologie und Mikrobiologie. Erst die Summe der Untersuchungsergebnisse erlaubt die Erstellung einer Diagnose. Teilfragen lassen sich häufig schon mit wenigen gezielten Untersuchungen klären.

Ein systematisches Vorgehen ist bei der klinisch-chemischen Untersuchung, auf die sich diese Darstellung beschränken soll, nur in wenigen Aspekten sinnvoll, ansonsten muss sich das Vorgehen an der klinischen **Fragestellung** orientieren. Daher sind die folgenden Ausführungen nur als beispielhafte Auswahl zu verstehen.

26.2.1 Unterscheidung Transsudat und Exsudat

Beim Auftreten von Ascites (Bauchwassersucht), Pleura-, Perikard- und Gelenkergüssen ist es von grundsätzlicher Bedeutung, ob der entsprechende Erguss (Flüssigkeitsvermehrung) entstanden ist
– durch vermehrte Ultrafiltration = **Transsudation**, d. h. infolge z. B. einer Hypoalbuminämie, Herzinsuffizienz, Leberstauung und dergleichen oder
– durch Sekretion = **Exsudation**, d. h. infolge Entzündung, Verletzung von Drüsen oder Lymphgängen bzw. tumoröser Prozesse.

Zur Unterscheidung von Transsudat und Exsudat reichen in aller Regel die parallele Bestimmung von Gesamtprotein und LDH im Serum (Plasma) und in der Ergussflüssigkeit (Tab. 26.**1**). Eine Proteinkonzentration < 30 g/l im Erguss und ein Verhältnis der Proteinkonzentrationen von Erguss/Serum < 0,5, sowie eine LDH-Aktivität < 200 U/l im Erguss und ein Verhältnis der LDH-Aktivitäten von Erguss/Serum < 0,6 weisen mit hoher Zuverlässigkeit auf ein Transsudat hin. Werte oberhalb dieser Grenzen sprechen für ein Exsudat.

Beim Vorliegen maligner Ergüsse, die zu den Exsudaten zählen, findet sich gehäuft im Erguss eine höhere LDH-Aktivität als im Serum, d. h. das Verhältnis der LDH von Erguss/Serum ist größer 1. Hinweise auf mögliche Malignität können neben der cytologischen Untersuchung die Bestimmung der Zellzahl und der Nachweis von Tumormarkern (z. B. CEA, ß-HCG) liefern.

Entzündliche Prozesse lassen sich neben der serologischen und mikrobiologischen Untersuchung zum Teil anhand von pH-Wert, Glucose, Lactat, Entzündungsmarkern (CRP, Elastase) und der Zelldifferenzierung charakterisieren.

Bei der Untersuchung von Gelenkspunktaten sind vor allem
– die Untersuchung der Viskosität als Maß für die Funktion als Gleitmittel,
– der Nachweis von Kristallen im Nativpräparat (bei der Gicht) und
– die Proteinkonzentration
von entscheidender Bedeutung für die Diagnose.

26.2.2 Untersuchungen zur Klärung der Herkunft unbekannter Körperflüssigkeiten

Hier ist für die Auswahl der Untersuchungsverfahren das klinische Bild und die Angabe einer Verdachtsdiagnose von entscheidender Bedeutung.

In den ersten beiden Beispielen ist die grundsätzliche Art des Untersuchungsmaterials noch bekannt. Für uns stellt sich jedoch die Frage, ob eine bestimmte pathobiochemische Veränderung Ursache für die vermehrte Ergussbildung ist und diesen Sachverhalt gilt es abzuklären.

1. Untersuchungsmaterial:	Pleurapunktat
Verdachtsdiagnose:	Pankreasaffektion

Der Transport zahlreicher Enzyme erfolgt durch die Lymphe, sodass auch im Pleuraerguss pankreasspezifische Enzyme (P-Amylase, Lipase) bei akuter Pankreasaffektion auftreten können. Wird eine hohe Enzymaktivität gefunden, so lässt sich der Erguss mit hoher Wahrscheinlichkeit auf die Pankreatitis zurückführen.

2. Untersuchungsmaterial:	Ascites
Verdachtsdiagnose:	Biliäre Leberzirrhose

Die Leberzirrhose ist die häufigste Ursache für die Bildung von Ascites. Normalerweise findet sich dabei eine niedrige Cholesterinkonzentration im Ascites (deutlich unter der Serumkonzentration). Bei der biliären Leberzirrhose werden dagegen im Ascites ausgesprochen hohe Cholesterinkonzentrationen (bis 3000 mg/dl) gefunden.

Detektivische Fähigkeiten sind schließlich gefragt, wenn insgesamt die **Art der Untersuchungsprobe unklar** ist:

3. Untersuchungsmaterial:	Fruchtwasser oder Urin?

Serum-ähnliche Werte für Glucose, Gesamtprotein, Harnstoff und Kalium sprechen für Fruchtwasser. Niedrige Konzentrationen von Glucose und Protein bei hoher Kalium- und Harnstoffkonzentration weisen auf Urin hin.

4. Untersuchungsmaterial:	Fistelsekret
Verdachtsdiagnose:	Nierenfistel oder reines Wundsekret nach Operation?

Wundsekrete ähneln in ihrer Zusammensetzung dem Serum. Beimengung von Urin äußert sich in erhöhter Harnstoff- und Creatininkonzentration.

Tab. 26.1 Unterscheidung von Transsudat und Exsudat.

	Transsudat	Exsudat
Protein im Erguss (g/l)	< 30	> 30
Protein im Erguss/Protein im Serum	< 0,5	> 0,5
LDH im Erguss (U/l)	< 200	> 200
LDH im Erguss/LDH im Blutplasma	< 0,6	> 0,6

5. Untersuchungsmaterial:	Blutiges Sekret aus der Nase
Verdachtsdiagnose:	Liquorrhoe

Z. B. nach Schädelbasisfrakturen stellt sich die Frage, ob das aus der Nase austretende Sekret Liquor ist. Bei nicht blutigen Proben kann eine Entscheidung durch Messung der Glucosekonzentration, des Proteingehaltes und der Kaliumkonzentration getroffen werden. Nasensekret enthält meist nur wenig Glucose (bis 10 mg/dl), eine deutlich höhere Kaliumkonzentration als Liquor (oder Serum) und eine höhere Proteinkonzentration als Liquor.

Schwieriger wird die Lage bei blutigem Sekret. Hier empfiehlt sich die vergleichende Untersuchung des Sekretes zum Serum und die Bestimmung des Hämatokrits im Blut und Sekret. Ist der Hämatokrit des Sekrets deutlich niedriger als der des Blutes sprechen Serum-ähnliche Messwerte bei grenzwertig bis deutlich niedriger Proteinkonzentration für eine Liquorrhoe, während blutiges Nasensekret gegenüber Serum eine erhöhte Kaliumkonzentration und erniedrigte Glucose aufweist.

Eine neu verfügbare Methode für die Feststellung von Liquor ist der hochspezifische immunnephelometrische Nachweis von β-Trace-Protein in der Probe.

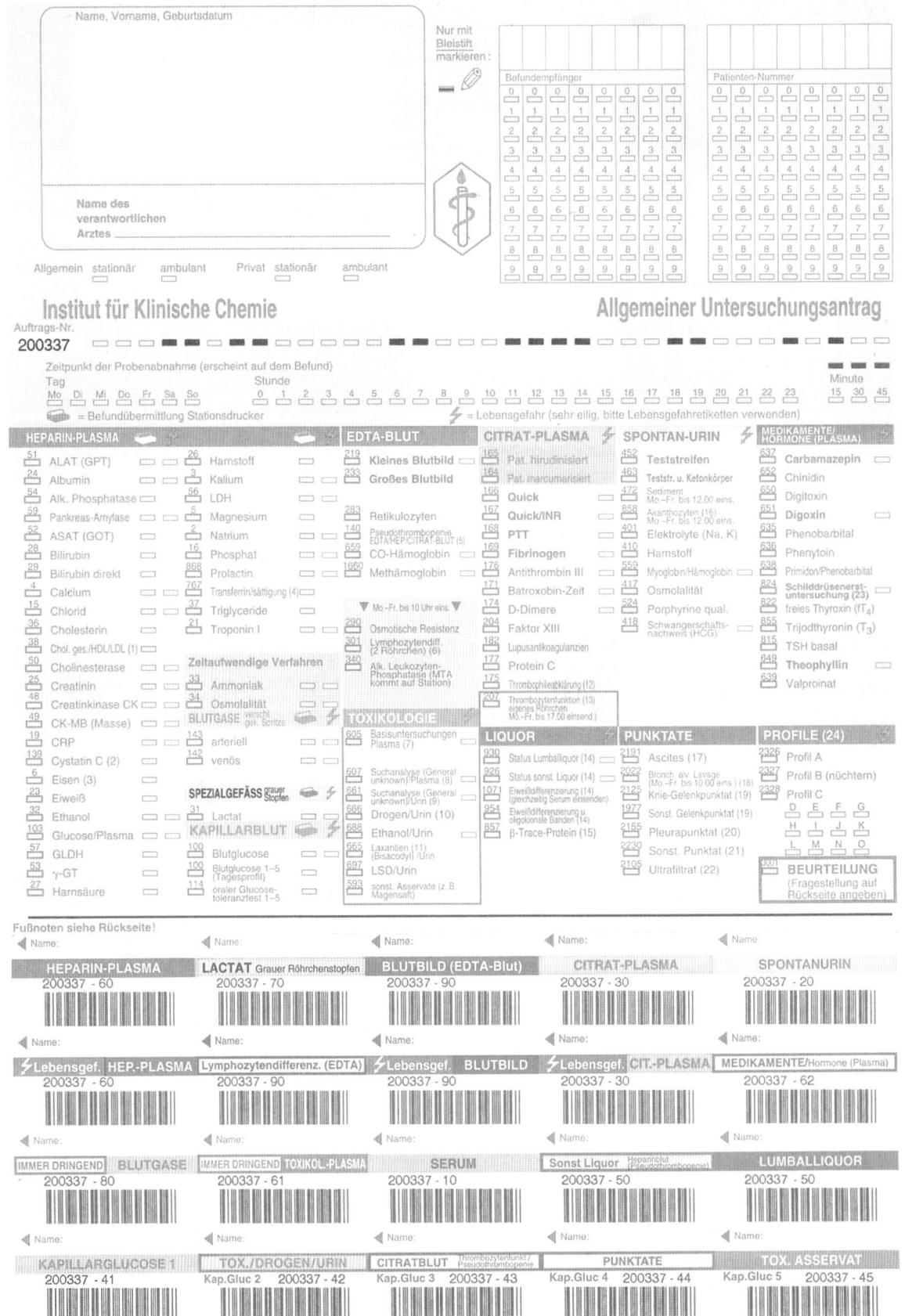

X Qualitätssicherung

Kapitel 27 Qualitätssicherung
Kapitel 28 Methoden- und Geräteevaluierung
Kapitel 29 Hinter den Kulissen von Laborwerten

Kassenärztliche Vereinigung Bericht über die Richtigkeitskontrolle			Qualitätssicherung Monat(e)/Jahr 2001	
Methode: Glucose-Dehydrogenase / Hitachi		**Bestandteil:** Glucose im Heparinplasma	**Einheit:** mg/dl	

Zulässige prozentuale Abweichung (nach Anlage 1 der RILIBÄK): ___ 3 x __5__ %

Datum	Kontrollprobe / Sollwert (1)	Istwert (2)	Abweichung (1) − (2) = (3)	Prozentuale Abweichung (3) x 100 / (1)	Übereinstimmung ausreichend ja / nein	Arzt
4.3	Precipath 87	84	−3	−3,5	✓	MS
6.3	Biorad-1 115	122	+7	+6,1	✓	JH
7.3	Precipath 87	73	−14	−16,1	nein!	JH
7.3	Biorad-1 115	112	−3 (kalibriert)	−2,6	✓	JH
11.3	Kontr-LP 44	45	+1	+2,2	✓	MS
21.3	Biorad-2 320	349	+29	+9,1	✓	RH

Maßnahmen: 7.3.01, Neukalibration des Systems nach Probennadelwechsel

27 Qualitätssicherung

Gesamtziel der Qualitätssicherung in der Labordiagnostik ist, dass der Befund die medizinischen Erfordernisse erfüllt.
Deshalb ist ein umfassendes Qualitätsmanagement im Labor erforderlich:
- dieses muss auf allgemein anerkannten Normen und Regelwerken beruhen,
- gesetzliche Vorschriften müssen eingehalten werden,
- die Zuverlässigkeit muss ständig dokumentiert werden und transparent sein,
- quantitative Untersuchungen sollen durch statistische Qualitätskontrolle regelmäßig überprüft werden,
- qualitative Untersuchungen sollen zumindest einer Verfahrenskontrolle durch negative und positive Kontrollproben unterworfen werden,
- an Ringversuchen als externe Kontrollmaßnahme muss regelmäßig teilgenommen werden,
- zutreffende Referenzbereiche müssen mit den Ergebnissen mitgeteilt werden,
- die einzelnen Patientenwerte sollten nach festgelegten Kriterien validiert werden.

Kriterien für die Auswahl und Validierung von Methoden sind in Kapitel 28 beschrieben.

27.1 Qualitätsmanagement im Überblick

Die schriftliche Definition von Qualitätszielen, die Erstellung eines Qualitätshandbuches und Standardarbeitsvorschriften sowohl für die Gerätebedienung als auch für die eigentliche Analysendurchführung sind heute unabdingbar.

Wenn das interne Qualitätsmanagement auch nach außen transparent gemacht werden soll, dann kommen Maßnahmen wie Zertifizierung und Akkreditierung für das Labor infrage.

27.1.1 Anforderungen an ein Qualitätsmanagementsystem im Labor

Was ist Qualität? Dies lässt sich anhand des Vorworts zu DIN EN ISO 9000 beantworten:

> „Vertrauen in die Fähigkeiten eines Lieferanten zu gewinnen, dass er festgelegte Mindestanforderungen an sein Qualitätsmanagementsystem erfüllt, wird heute weltweit immer mehr eine Voraussetzung für die Zusammenarbeit zwischen dem Kunden und seinem Lieferanten. Dieses Vertrauen kann durch die Darlegung des Qualitätsmanagementsystems gegenüber dem Kunden oder einer autorisierten Stelle gebildet werden. Alle in diesem Rahmen geplanten, systematischen, vertrauensbildenden Tätigkeiten werden nach DIN EN ISO 8402 als Qualitätssicherung oder Qualitätsmanagementdarlegung benannt."

Qualität ist demnach die Gesamtheit von Eigenschaften und Merkmalen eines materiellen (z. B. Analysenresultat) oder immateriellen Produktes (z. B. präanalytische Beurteilung oder Befund), die sich auf dessen Eignung zur Erfüllung festgelegter oder vorausgesetzter Bedürfnisse, in Übereinstimmung mit dem vorgesehenen Verwendungszweck beziehen (27.1).

> **27.1**
> **Ursprung der Normen**
>
> DIN = Deutsches Institut für Normierung. EN = Europäisches Komitee für Normung. ISO = International Standards Organisation. Speziell für in-vitro-Diagnostika ist die europäische Richtlinie 98/79/EG maßgeblich, die in Deutschland noch in nationales Recht umgesetzt werden muss. Diese IVD-Richtlinie führt die auch aus anderen Bereichen bekannte CE-Kennzeichnung von Reagenzien, Kontrollmaterialien usw. in der Labordiagnostik ein.

Wie lässt sich Qualität im Labor erreichen und fortentwickeln? Hierfür ist der Wille der Leitung der Institution (Laborleitung) und der Krankenhausleitung Voraussetzung, eine Gesamtheit von Qualitätssicherungsvorhaben als Ziel zu definieren und zu realisieren. Die Qualitätspolitik erfordert zur Durchführung ein Qualitätsmanagement. Dieses betreibt eine Qualitätsplanung mit der Definition von Zielen und Verantwortlichkeiten und eine Qualitätslenkung hin zu einer Qualitätsverbesserung. Gelingen kann dies nur, wenn geeignete Arbeitsbedingungen vorhanden sind oder geschaffen werden und insbesondere Fehleranalysen zum Zwecke der Fehlervermeidung in vertrauensvoller Weise betrieben werden. Wichtige Bedeutung für das Qualitätsmanagement haben folgende Punkte:

Berücksichtigung der Gesetzgebung: Selbstverständlich müssen gesetzliche Vorgaben wie die Richtlinien der Bundesärztekammer (RILIBÄK), Standesrecht, Laborrichtlinien, Gefahrstoffverordnung, Strahlenschutzverordnung, Betäubungsmittelgesetz (BTM-Gesetz), Arbeitsschutzbestimmungen usw. als höherwertige Rechtsnormen eingehalten werden.

Laborstruktur: Die Laborstruktur, insbesondere Personalausstattung und Geräteausstattung, Leistungsspektrum, Zeitmanagement (z. B. Organisation von Bereitschaftsdiensten) und die finanzielle Situation (Budget) müssen die Qualitätsentwicklung ermöglichen.

Dokumentation: Ein wichtiger Grundsatz ist die Dokumentation aller Vorgänge und Maßnahmen z. B. im Qualitätshandbuch des Labors (s. u.). Alle für die Laboruntersuchung erforderlichen Vorgänge vom Probeneingang, ggf. auch präanalytische Maßnahmen wie Beratung zu Abnahmebedingungen, Transportorganisation usw. bis zur Befundausgabe müssen erfasst werden. Alle Arbeitsschritte müssen in Standardarbeitsanleitungen (SOP) beschrieben werden (s. S. 368) und entsprechend der SOP durchgeführt werden.

Prüfung der Ergebnisse: Durch Kontrollmaßnahmen müssen Fehler erkannt und deren Beseitigung sichergestellt sein. Solche Kontrollmaßnahmen müssen zur Sicherstellung der Validität der Analysenergebnisse regelmäßig und vorschriftsmäßig durchgeführt werden.

Fortentwicklung der Qualität: Die Qualitätsplanung garantiert auch zukünftig – unter veränderten Anforderungsbedingungen – für eine qualitativ hochwertige Arbeit. Dazu ist die Fortbildung der Mitarbeiter, die Bereitstellung einer angemessenen technischen Ausstattung usw. erforderlich.

Zuletzt muss das Qualitätsmanagement auch erreichen, dass bei allen Maßnahmen der Aufwand die vertretbaren Grenzen nicht überschreitet. Zwei Vorgehensweisen für das Qualitätsmanagement im medizinischen Laboratorium werden vielerorts verfolgt:

Total Quality Management (TQM): Entsprechend dem allgemeinen Ziel, dass die Labordiagnostik einen hohen Qualitätsstandard und die Vergleichbarkeit von Messergebnissen und Befunden gewährleisten soll, kann das Qualitätsmanagement des Labors in ein übergeordnetes TQM des Krankenhauses eingebettet werden, das insgesamt eine Bestätigung der Qualität und Kompetenz z. B. des gesamten Krankenhauses dokumentiert. Ziele sind dabei absolute Qualität und eine strikte Kundenorientierung gegenüber Patient, einsendendem Arzt usw..

Gute Analytische Praxis im medizinischen Laboratorium (GAP-ML): Dieses Vorgehen ist zuerst einmal auf das Labor beschränkt. Ziel ist die Schaffung eines internen Regelwerkes in Übereinstimmung mit den übergeordneten Vorschriften zur Qualitätsnachweisführung bei der Analytik und in den nicht analytischen Bereichen der Laborarbeit. Hier ist die Leitung des Labors gefordert, Organisationsstrukturen, Einrichtungen, Personalausstattung usw. entsprechend diesen Zielen zu schaffen. Die Unterstützung der Laborleitung erfolgt durch einen Qualitätssicherungsbeauftragten, der an der Planung mitwirkt und insbesondere die Dokumentation der Qualitätssicherungsmaßnahmen übernimmt. Das notwendige Qualitätssicherungsprogramm muss umfassend sein und alle Tätigkeitsfelder im Labor abdecken, z. B. Logistik, SOPs, Validierung der Analytik und Befundung, Personalführung usw.. Die Einhaltung der Qualitätssicherungsmaßnahmen ist dabei durch regelmäßige Selbstinspektion (*internes Audit*) zu überprüfen, wobei die Personen der zu prüfenden Laboruntereinheit und die Inspektoren voneinander unabhängig sein müssen. Günstig ist ferner eine regelmäßige Fremdinspektion (*externes Audit*).

Qualitätshandbuch. In diesem wird das Qualitätsmanagementsystem des Labors in allen Einzelheiten beschrieben. Das Handbuch und die darin aufgeführten Dokumente müssen allen Mitarbeitern ständig zur Verfügung stehen. Das Qualitätshandbuch soll den aktuellen Ist-Zustand des Labors beschreiben und laufend aktualisiert werden. In der Regel werden im Qualitätshandbuch schwerpunktmäßig folgende Themenkreise behandelt:

– Verantwortung und Befugnisse aller Mitarbeiter, die qualitätsrelevante Tätigkeiten im Labor ausführen
– schriftliche Durchführungsbestimmungen für qualitätssichernde Maßnahmen (z. B. Verfahrensanweisungen)
– Regeln zur Überprüfung, Aktualisierung und Überwachung des Handbuchs

Das Qualitätshandbuch macht alle Abläufe und qualitätssichernden Maßnahmen transparent und vermeidet unnötige Arbeiten; es sorgt indirekt für einsehbare und für alle Mitarbeiter nachvollziehbare Arbeitsabläufe und fördert eine ständige Effizienzprüfung durch den Zwang zur Dokumentation und Aktualisierung. Schließlich hat es auch eine Wirkung nach außen und erhöht das Qualitätsimage des Labors.

27.1.2 Standardarbeitsanweisungen (SOP)

Alle Prüfverfahren und Prüfanweisungen, d.h. Bedienungsvorschriften für Geräte und Arbeitsanleitungen müssen schriftlich im Labor niedergelegt werden und bei Verwendung von Vorlagen zumindest soweit angepasst werden, dass die im Labor vorhandenen Standard Operation Procedures (SOP) die Besonderheiten und Bedürfnisse des jeweiligen Labors konkret berücksichtigen. Auf weitere Unterlagen, z.B. Geräteanleitung des Herstellers darf selbstverständlich verwiesen werden, die tägliche Gerätebedienung und Durchführung der Analysen soll aber alleine anhand der SOP nach einer entsprechenden Schulung/Einweisung möglich sein. Die SOP müssen den jeweiligen Zweckbestimmungen der Geräte und Analysenverfahren angepasst sein und Hinweise auf mögliche Einflussfaktoren auf die Analytik und zur Fehlererkennung und Fehlerbehebung enthalten. SOP müssen mit einem Gültigkeitsdatum versehen sein und dürfen nur durch die im Qualitätshandbuch benannten verantwortlichen Personen abgeändert werden.

Falls es im Einzelfall nötig ist, nicht genormte Prüfverfahren und -anweisungen anzuwenden, beispielsweise wenn bei einer fallbezogenen toxikologischen Analytik ein Verfahren kurzfristig entsprechend einer Literaturangabe durchgeführt wird, dann ist das gesamte Vorgehen schriftlich in der Untersuchungsakte festzuhalten.

SOP-Inhalte für die Bedienung und Wartung eines Gerätesystems: Hier werden in einem allgemeinen Teil Zweck und Geltungsbereich der betreffenden SOP, Erläuterungen, z.B. der verwendeten Abkürzungen und eine allgemeine Einleitung und relevante Literaturhinweise sowie eine Beschreibung des Gerätesystems vorgenommen.

In der eigentlichen Arbeitsanleitung wird die Gerätebedienung speziell für den vorgesehenen Zweck beschrieben. Alle Schritte wie Vorbereitung von Reagenzien, Inbetriebnahme des Systems und Systemprüfungen, Probenanforderung und Durchführung der Messungen, Auswertung und ggf. Übergabe der Messresultate an die Labor-EDV müssen detailliert beschrieben werden.

Wichtig ist auch die Dokumentation von Betriebsabläufen, z.B. Wechsel von Ionenaustauscherkartuschen, Photometerlampen usw., die Dokumentation der Ergebnisermittlung und Weitergabe. Ferner müssen die regelmäßigen Wartungsmaßnahmen und das Vorgehen bei Betriebsstörungen beschrieben und die Dokumentation dieser Vorgänge festgelegt sein. Typisch sind auch Anlagen für die Bestellung von Zubehör- und Ersatzteilen, ein detaillierter Wartungsplan nebst Wartungsprotokoll, Dokumentationen z.B. über Verschleppungs- und Photometerprüfungen usw.. Alle in Verbindung mit der SOP geltenden Dokumente, z.B. Gerätehandbücher, ggf. Hilfesoftware, SOPs für die durchzuführenden Analysen usw. müssen genannt werden.

SOP-Inhalte für die Durchführung einer bestimmten Analyse: Im allgemeinen Teil finden wir wieder Angaben zu Zweck und Geltungsbereich der SOP, Abkürzungen und eine kurze Einführung.

Dann müssen Reagenzien und Materialien mit genauen Bezugsquellen aufgelistet sein und notwendige präanalytische Maßnahmen beschrieben sein. Das Ansetzen von Arbeitsreagenzien muss detailliert ausgeführt werden und gegebenfalls die Durchführung der Probenvorbereitung. Bei komplexer und für mehrere Analyte gleichermaßen durchzuführender Probenvorbereitung kann dies auch in einer eigenen SOP erfolgen. Unter Querverweis auf die SOP zur Gerätebedienung müssen dann die einzelnen Schritte der Messung und Ergebnisauswertung und technischen Validation (s. S. 378) und Dokumentation genau beschrieben werden. Wiederum sind zusätzlich notwendige Anlagen und Dokumente, z.B. Beipackzettel des Testherstellers, zu benennen.

 Voraussetzung für die Erstellung einer SOP für eine bestimmte Analyse ist eine vorausgehende Validierung des Analysenverfahrens (s. Kap. 28).

27.1.3 Zertifizierung und Akkreditierung

Zertifizierung ist definiert als Maßnahme durch einen unparteiischen Dritten, die aufzeigt, dass angemessenes Vertrauen besteht, dass ein ordnungsgemäß bezeichnetes Erzeugnis, Verfahren oder eine ordnungsgemäß bezeichnete Dienstleistung in Übereinstimmung (Konformität) mit einer bestimmten Norm oder einem bestimmten anderen normativen Dokument ist.

Zertifizierungen sind gesetzlich nicht vorgeschrieben. Als Nachweis ausreichender Qualität ist neben der Zertifizierung unbedingt die Einhaltung von TQM oder GLP/ML notwendig (s.o.).

Akkreditierung gibt die Bestätigung, dass ein Prüflabor („testing laboratory"), hierunter ist das jeweilige akkreditierte Labor gemeint, für die Ausführung bestimmter Prüfungen oder Prüfungsarten kompetent ist. Die Akkreditierung erfolgt durch eine Akkreditierungsinstitution, die ihrerseits von seiten des Staates eine Berechtigung haben muss.

Eine wichtige Funktion im medizinischen Bereich nimmt hierbei die Zentralstelle der Länder für Gesundheitsschutz bei Medizinprodukten (ZLG) ein. Die ZLG ist eine Gemeinschaftseinrichtung der Bundesländer mit Sitz in Bonn. Die von ihr ausgesprochenen Akkreditierungen gelten europaweit.

Für labordiagnostische Fragestellungen ist eine bestimmte Untergliederung des ZLG, das Sektorkomitee für Medizinische Laboratorien, zuständig. Der Umfang einer Akkreditierung ist gesetzlich nicht geregelt und kann daher vom antragstellenden Laboratorium mitbestimmt werden. Die Akkreditierung steht selbstverständlich nicht in Konkurrenz zu gesetzlichen Anforderungen oder verbindlichen Richtlinien, wie z.B. den RILIBÄK (s. S. 369). Bei einer Akkreditierung dürfen keine kommerziellen, finanziellen oder anderen Abhängigkeiten entstehen.

Wesentliche Prüfpunkte umfassen die
- Personalorganisation: Jeder Mitarbeiter muss Umfang und Grenzen seiner Verantwortung kennen, es muss eine angemessene Aufsicht und technische Leitung geben, das Organogramm muss aktuell sein und fachliche Qualifikation und Schulungen müssen gegeben sein.
- Ausstattung: Alle Einrichtungen (z. B. Laborabzüge und Kühlgeräte) und Geräte (Analysensysteme usw.) müssen ordnungsgemäß unter Protokollierung regelmäßig überprüft und gewartet werden, die Kalibrierung der Messverfahren muss auf zertifizierten Referenzmaterialien beruhen und die Kalibration und Messungen müssen durch ein Qualitätssicherungsprogramm (s. unten) überwacht werden. Qualitätshandbuch, SOPs und Unterlagen zur Qualitätssicherung müssen jederzeit zugänglich sein.
- Dokumentation: Diese muss umfassend sein und z. B. die Erfassung aller Einrichtungen und Methoden, Wartungsmaßnahmen und Reparaturen beinhalten.
- SOPs: Diese müssen geprüft, d. h. validiert sein (s. Kap. 28) und bevorzugt genormt, z. B. zertifiziert sein. Ist es erforderlich nicht genormte Prüfverfahren anzuwenden, so müssen diese vollständig schriftlich niedergelegt werden.
- Prüfberichte: Diese bilden prinzipiell die Grundlage für die technische Validation und müssen normenkonform sein. Sie sollen alle Angaben zur Unsicherheit der Ergebnisse, zur Qualitätssicherung und zu Störungen enthalten.

27.2 Interne Qualitätssicherung

Wichtige Regularien für die Interne Qualitätssicherung sind die Richtlinien der Bundesärztekammer (RILIBÄK) und die in-vitro-Diagnostika Direktive (98/79/EG) der Europäischen Gemeinschaft für Reagenzien und Kontrollmaterialien, sowie das Medizinproduktegesetz und die entsprechenden Richtlinien für die Geräte.

Die Durchführung der Qualitätskontrolle unterscheidet sich bei quantitativen und qualitativen Messverfahren.

Qualitätssicherung ist die Gesamtheit aller geplanten und systematischen Tätigkeiten im Qualitätsmanagementsystem, um Vertrauen dafür zu schaffen, dass durch die Einheit (Gesamtlabor oder Teilbereich) die Qualitätsforderungen erfüllt werden.

27.2.1 Grundlagen der internen Qualitätssicherung

Weitgefasst müssen wir bei der Qualitätssicherung nicht nur an die Kontrollmaßnahmen, sondern auch an die Messgeräte und die Methodenauswahl (s. Kap. 28) denken.

Messgeräte. Die Neufassung des Eichgesetzes (BGB1 I, 410–422 vom 22. Februar 1985), das Medizinproduktegesetz und die Medizingeräteverordnung in der jeweils gültigen Fassung regeln die Zulassung und Gewährleistung der Messsicherheit von medizinischen Messgeräten. Notwendig sind insbesondere:

- amtliche Eichung
- Bauartzulassung
- Wartungs- und Gebrauchsanweisungen (in deutsch erforderlich)
- Gerätewartung

Die Erfüllung europäischer Normen, insbesondere die CE-Kennzeichnung, erlaubt unter Berücksichtigung der deutschen Bestimmungen die Inverkehrbringung von Analysengeräten und anderen Messgeräten ohne besondere Neuzulassung in Deutschland.

Für bestimmte Geräte wie z. B. Photometer und Partikelzählgeräte sind nach der Eichordnung Gerätekontrollen durch technische Ringversuche vorgesehen (z. B. Photometer-Ringversuch).

Damit die verwendeten Messgeräte die Voraussetzung für eine den medizinischen Erfordernissen genügende Analytik gewährleisten, müssen sie durch laufende technische Kalibration und Kontrolle (z. B. Wellenlänge, Temperatur, Dunkelstrom, Pipettiervolumina) von den Bedienern einsatzbereit gehalten werden. Diese Maßnahmen müssen von uns entsprechend der jeweiligen Geräte-SOP durchgeführt und dokumentiert werden.

Richtlinie über In-vitro-Diagnostika (IVD-Richtlinie). Diese EG-Richtlinie wurde am 7.12.1998 im Amtsblatt der Europäischen Gemeinschaft veröffentlicht und ist für alle Mitgliedsstaaten bindend, die entsprechendes nationales Recht anpassen müssen. Ziel der Richtlinie ist vor allem die Sicherheit von In-vitro-Diagnostika. Dabei fallen Laborapparate für In-vitro-Untersuchungen, Reagenzien, Kits, Kalibratoren, Kontrollproben und auch Probengefäße unter die IVD-Richtlinie. Da die Anforderungen der RILIBÄK bei Kontrollmaterialien zum Teil andere Anforderungen vorsehen wie die IVD-Richtlinie und keine Behinderung des freien Warenverkehrs vorgenommen werden darf, gelten in Deutschland IVD-Richtlinie und Bestimmungen der RILIBÄK in dieser Hinsicht nebeneinander. Daher kann Kontrollmaterial verwendet werden, das entsprechend der IVD-Richtlinie CE-gekennzeichnet ist oder mit den RILIBÄK konform ist. Wichtig zu wissen ist für uns als Anwender, dass zertifizierte internationale Referenzmaterialien, z. B. WHO-Standards und Materialien, die für externe Qualitätsbewertungsprogramme verwendet werden, nicht unter die IVD-Richtlinie fallen.

CE-Kennzeichnung: In der IVD-Richtlinie ist festgelegt, dass bei den meisten In-vitro-Diagnostika mit Ausnahme von Testkits z. B. für HIV, Blutgruppenbestimmung, Hepatitis- und andere Infektionsserologie der Hersteller nach einer EG-Konformitätserklärung und dem Anbringen des CE-Kennzeichens auf allen Komponenten des Produktes und der Gebrauchsanweisung diese Produkte in Eigenverantwortung in Verkehr bringt. Wegen der Selbstverantwortung müssen letztlich sowohl Hersteller wie Betreiber ein Qualitätssicherungssystem einrichten, das der Art, der Bedeutung und dem Umfang der durchzuführenden Leistungen angemessen ist. Während dies für die Hersteller bereits geregelt ist, stehen für die Betreiber, d. h. für uns im Labor, die genauen Regelungen noch aus.

Richtlinien der Bundesärztekammer (RILIBÄK). Derzeit ist die Qualitätskontrolle in medizinischen Laboratorien gesetzlich geregelt durch das Eichgesetz und die Richtlinien der Bundesärztekammer (Dtsch. Ärzteblatt 85, C451–C464; 1988), sowie deren Ergänzungen, z. B.

- für quantitative labormedizinische Untersuchungen mit vorportionierten Reagenzien,
- zur Enzymaktivitätsbestimmung: Messtemperatur 25 anstelle 37 °C weiterhin erlaubt bis 31.12.2001,
- zu TDM-Kontrollen: Es können auch Kontrollmaterialien mit Sollwerten nach Herstellerangaben verwendet werden. Zukünftig ist allerdings der Hersteller zur CE-Konformität verpflichtet.

Die darin enthaltenen Vorschriften sind gültig für die quantitative Bestimmung von Messgrößen (Analyten, Kenngrößen), die in Anlage 1 genannnt sind, sofern deren quantitative Bestimmung in medizinischen Laboratorien durchgeführt wird. Diese Messgrößen müssen folgende Voraussetzungen erfüllen:

- Messgröße (System, Bestandteil, Analyt, Maßeinheit)
- Kontrollmaterialien (Verfügbarkeit und Stabilität)
- Lageparameter (Referenzmethodenwert, methodenabhängiger Sollwert)
- Medizinische Erfordernisse (Longitudinale und transversale Beurteilung)
- Maximal zulässige Unpräzision

Ein Entwurf für die Neufassung der RILIBÄK (27.2) liegt vor, seine Verabschiedung ist derzeit aber noch nicht absehbar. Bei der kassenärztlichen Versorgung müssen außerdem die Richtlinien der Kassenärztlichen Bundesvereinigung (KBV) für die Durchführung von Laboratoriumsuntersuchungen vom 11. Juli 1987 beachtet werden. Die Richtlinien der KBV behandeln nicht nur die Qualitätssicherung des analytischen Schrittes, sondern auch die Probennahme und Probenverwahrung sowie die Beurteilung der Ergebnisse.

> **27.2**
> Was wird sich mit den neuen Richtlinien der Bundesärztekammer nach jetzigem Stand ändern?
>
> Es entfällt die Ermittlung der Präzisionsdaten mit einem eigenen Präzisionskontrollmaterial aufbauend auf der Vorperiode, dafür sind aber mindestens zwei Richtigkeitskontrollen je Analyt erforderlich. Die längste Analysenserie beträgt 8 Stunden. Der Kontrollzyklus umfasst einen Monat bzw. mindestens 15 Kontrollmessungen in verschiedenen Arbeitsschichten (Analysenserien). Alle Messwerte der laborinternen Kontrollmessungen müssen dokumentiert und bewertet werden. Die Beurteilung der Kontrollprobenergebnisse erfolgt anhand eines vorgegebenen Basiswertes. Insgesamt wird die interne Qualitätskontrolle in ihrer Bedeutung etwas herabgestuft und dafür nach angelsächsischem Vorbild die externe Qualitätskontrolle durch Verpflichtung zur häufigeren Teilnahme an Ringversuchen (mindestens zweimal pro Jahr und Messgröße) aufgewertet. Einzelheiten finden sich auf den folgenden Seiten.

27.2.2 Statistische Qualitätskontrolle quantitativer Verfahren nach RILIBÄK

Die Durchführung von Doppelbestimmungen, wie sie früher als einfachste Art der Qualitätskontrolle verbreitet war, ist als Qualitätssicherungsmaßnahme i. a. ungeeignet, da der Standardfehler nur um $\sqrt{2}$ reduziert wird, während sich Zeitaufwand und Kosten verdoppeln. Ausnahme sind Messverfahren, die zu testbedingten Ausreißern neigen.

Hier werden die wesentlichen Inhalte der Richtlinie aus 1988 (bei Drucklegung noch in Kraft) und die Änderungen durch die IVD-Direktive und die vorgesehene Neufassung der RILIBÄK zusammenfassend und als Einführung in die Materie dargestellt.

 Selbstverständlich müssen die zeitlich aktuellen gesetzlichen Vorgaben und Richtlinien beachtet werden.

Basisprogramm der Qualitätskontrolle

Ziele der Qualitätskontrollen sind:
- Kontrolle der zufälligen Fehler
- Kontrolle der systematischen Fehler über den ganzen klinisch relevanten Messbereich
- Kontrolle jeder Analysenserie auch bei Notfallanalysen
- sofortige Auswertung der Kontrollmessungen
- Anwendbarkeit in allen Laboratorien

Die statistische Qualitätskontrolle kann nur dann eine wirksame Kontrolle der Zuverlässigkeit der Analysenergebnisse aus einer Analysenserie von Patientenproben gewährleisten, wenn die folgenden weiteren Voraussetzungen erfüllt sind:
– Jede Analysenserie umfasst Patientenprobe(n), Kontrollprobe(n) und gegebenenfalls Kalibrator(en).
– Die Kontrollprobe(n) muss (müssen) repräsentative Stichproben aus einer Analysenserie bilden.
– Präzision und Richtigkeit werden durch Vergleich der Messergebnisse der Kontrollproben mit Vorgaben für die maximal zulässige Unpräzision und Unrichtigkeit überprüft, die von genau definierten medizinischen Vorgaben abgeleitet werden.

Zur Qualitätssicherung ist eine ständige interne Qualitätskontrolle erforderlich, die jede Untersuchungsserie begleitet (Präzisionskontrolle). Eine Richtigkeitskontrolle muss in jeder Analysenserie und eine weitere in jeder vierten Analysenserie durchgeführt werden. Darüber hinaus wird durch die externe Qualitätskontrolle (Ringversuche) zu ermitteln versucht, wie die Qualität der Laboratorien im Vergleich untereinander aussieht. Wobei es einleuchtend ist, dass ohne die wesentlich häufigere interne Qualitätskontrolle die externe sinnlos wäre.

> *Neu:* Vorperiode und Präzisionskontrollproben entfallen und es werden nur noch Richtigkeitskontrollen durchgeführt. Mindestens eine Richtigkeitskontrolle je Messgröße ist innerhalb von 8 Stunden (längste Serie) erforderlich, eine zweite Richtigkeitskontrolle in jeder vierten Serie.

Analysenserie: Eine Analysenserie ist

– eine Folge von gleichartigen Analysen, die
– mit demselben kontinuierlich betriebenen Gerät
– und derselben Kalibrierung
– von demselben Untersucher
– in kurzen Zeitabständen durchgeführt wird.

Die kleinste Serie umfasst eine Einzelprobe. Die längste Serie erstreckt sich bei stabilen Analysensystemen über eine Arbeitsschicht.

> *Neu*: Eine Analysenserie umfasst längstens 8 Stunden.

Kontrollproben: Die Zuverlässigkeit der Analysen kann nur gewährleistet werden, wenn die Kontrollproben und gegebenenfalls auch die Kalibratoren in sachgemäßer Weise benutzt werden und die für ihre Zwecke notwendigen Eigenschaften besitzen. Kontrollproben und Kalibratoren müssen voneinander völlig unabhängig sein.

Ideale Kontrollproben sollten den Analyten in der zu untersuchenden biologischen Matrix (z.B. Heparinplasma, Serum, Liquor, Urin) enthalten. Die Matrix von Kontrollproben sollte der Matrix der Untersuchungsproben so ähnlich wie möglich sein (27.3), damit die durch die Matrix der Proben bedingten Verfahrensmängel und Analysenstörungen kontrolliert werden. Bei der angewandten Analysenmethode sollten sich die gleichen Matrixeinflüsse bemerkbar machen wie in der Patientenprobe.

> **27.3**
> Praxisbeispiel für die Matrixbedeutung bei Kontrollproben
>
> Die Albuminbestimmung mit der Bromcresolgrün-Methode und Messung im Absorptionsmaximum erfasst Fibrinogen in Gegenwart von Heparin mit. Dies führt zur Messung falsch hoher Albuminkonzentrationen in Heparin-Plasmaproben, während Kontrollserumproben, welche kein Fibrinogen enthalten, diese Störung nicht aufweisen. Erst durch Vergleich der Serum- und Plasmaproben von denselben Patienten wurde diese Störung erkannt. Sie kann durch bichromatische Messung verhindert werden.

Präzisionskontrolle: Präzisionskontrollproben können in ihrer quantitativen Zusammensetzung unbekannt sein. Abfüllungen derselben Kontrollprobe können so lange benutzt werden, wie die Kontrollprobe bei sachgemäßer Lagerung unverändert haltbar ist. Wegen des geringeren Infektionsrisikos und der besseren Stabilität sollten kommerzielle Kontrollmaterialien selbst hergestellten Poolproben vorgezogen werden.

> *Neu:* Es werden nur mehr Richtigkeitskontrollproben verwendet (s. o.).

Richtigkeitskontrolle: Richtigkeitskontrollproben müssen Lageparameter (Referenzmethodenwert oder Sollwert) aufweisen, die durch offizielle Referenzinstitutionen ermittelt wurden. Die Matrix der verschiedenen Richtigkeitskontrollproben soll deutliche Unterschiede in der Art und Konzentration der Haupt- und Nebenbestandteile aufweisen, damit Matrixeinflüsse erkannt werden können. Richtigkeitskontrollproben unterschiedlicher Konzentration dürfen daher keinesfalls einfach durch Auflösung gleicher lyophilisierter Kontrollproben mit unterschiedlichen Volumina von Wasser gewonnen werden.

> *Neu:* Nach der IVD-Direktive müssen die dem Kontrollmaterial zugeschriebenen Werte rückverfolgbar sein und durch Referenzmessverfahren und/oder übergeordnete Referenzmaterialien gewährleistet sein. Der Hersteller kann die Zielwerte von Referenzinstitutionen erstellen lassen oder nach eigenen, dokumentierten Verfahren ermitteln. Vermutlich wird die interne Qualitätssicherung hierdurch in ihrer Bedeutung herabgestuft. Es bleibt zu hoffen, dass die Genauigkeit der Zielwerte für die interne Qualitätskontrolle auf dem gleichen Niveau gehalten werden kann, wie es nach RILIBÄK weiterhin für die Ringversuchsproben vorgeschrieben ist.

Kalibratoren: Kalibratoren sollten so rein und genau definiert sein, wie es nach dem Stand der Wissenschaft und Technik möglich ist. Für die Bereitung der Lösungen sollten im Idealfall nur genau definierte reine Bestandteile benutzt werden. So erhält man einen primären Standard.

 Unter einem primären Standard versteht man einen Kalibrationsstandard aus abgewogener Reinsubstanz gelöst in reinem Lösungsmittel.

Kalibriermaterialien sollen keine Komponenten enthalten, die einen unspezifischen Beitrag zum Messsignal liefern. Kalibratoren dienen ausschließlich der Kalibration.

Medizinische Erfordernisse: Die Festlegung der Kontrollgrenzen soll so erfolgen, dass bei der medizinischen Beurteilung der Analysenergebnisse der Anteil der Fehlzuordnungen aufgrund der Unpräzision und der Unrichtigkeit möglichst klein gehalten wird. Der Anteil der möglichen Fehlzuordnungen muss abgeschätzt werden. Die Grundlage für diese Abschätzung sind die Vorgaben für eine wirksame Qualitätskontrolle. Aufgrund dieser Information ist dann bei den verschiedenen Arten der medizinischen Beurteilung zu entscheiden, ob der Anteil der zu erwartenden Fehlzuordnungen mit den medizinischen Erfordernissen vereinbar ist.

D.h. die medizinischen Erfordernisse machen Vorgaben für die notwendige Messgenauigkeit. Dies verdeutlicht die folgende Betrachtung:

Die Breite des Referenzbereiches umfasst definitionsgemäß 95 % der Analysenergebnisse von Probanden mit definierter Gesundheit.

Vereinfacht entspricht der Referenzbereich 4 mal der Streuung der Referenzwerte, d. h. die biologische Streuung der Messgröße beträgt 1/4 des Referenzbereiches.

Die Messstreuung muss nun so klein gehalten werden, dass durch sie die Merkmalstreuung (biologische Streuung) nicht verfälscht wird. Deshalb soll die Impräzision der Analysenergebnisse im Regelfall nicht größer als 1/3 der relativen Streuung der Referenzwerte sein.

Dies bedeutet die analytische Streuung sollte nicht größer als 1/3 x 1/4 = 1/12 mal der Breite des Referenzbereiches betragen.

Der Prozentsatz der Fehlzuordnungen beträgt dann 5 %.

Für die Definition der medizinischen Erfordernisse wird der Wert der analytischen Streuung in Prozent des Referenzbereich-Mittelwertes herangezogen.

Beispiel Glucose im Plasma: Referenzbereich 60–120 mg/dl.
Mittelwert 90 mg/dl und 1/12 des Referenzbereiches 5 mg/dl, daraus folgt eine erforderliche Genauigkeit von ca. 5,5 %.

Festgelegt wurden 5 % als erlaubte relative Messwertabweichung.

Beispiel Natrium (Plasma oder Serum): Referenzbereich 135–145 mmol/l.
Mittelwert 140 mmol/l und 1/12 des Referenzbereiches 0,85 mmol/l, daraus folgt eine wünschenswerte Genauigkeit von ca. 0,6 %.

Da diese messtechnisch nicht erreichbar ist, wurden 2 % als erlaubte relative Messwertabweichung festgelegt.

Durchführung der laborinternen statistischen Qualitätskontrolle

Die Qualitätssicherung nach den Richtlinien der Bundesärztekammer umfasst die laborinterne Qualitätskontrolle (Präzisions- und Richtigkeitskontrolle) und die externe Qualitätskontrolle in Form von Ringversuchen (Vergleichsuntersuchungen). Sie ist verbindlich für die in Anlage 1 der Richtlinie genannten Messgrößen, wird aber auch dringend für alle anderen dort nicht genannten Messgrößen empfohlen. Die Anlage 1 wird ständig erweitert. Die laborinterne Qualitätskontrolle gilt für alle Formen des medizinischen Labors, also für Zentrallaboratorien, dezentrale Laboratorien, Praxislaboratorien im gesamten medizinischen Bereich (z. B. auch bei Heilpraktikern).

Die laborinterne statistische Qualitätskontrolle erfolgt bislang mit einem Kontrollprobensystem mit zwei verschiedenen Versuchsanordnungen:
- Präzisionskontrolle. Für die Kontrolle der Präzision ist es ausreichend, wenn sie an der wichtigsten Entscheidungsgrenze erfolgt.
- Richtigkeitskontrolle. Die Kontrolle der Richtigkeit muss über den jeweils klinisch relevanten Messbereich erfolgen. Dazu sollen verschiedene Kontrollproben eingesetzt werden, welche die unterschiedlichen Konzentrationen der Analyte und die Variabilität der Matrix bei den Patientenproben widerspiegeln.

Präzisionskontrolle: Die Präzisionskontrolle ist eine offene Arbeitsplatzkontrolle. Sie wird jeweils von der Person, die auch die Analyse durchführt, vorgenommen und bewertet. Die Präzisionskontrolle soll in jeder Serie noch vor der Freigabe der Resultate durchgeführt werden, sodass sofort erkennbar ist, wenn eine Methode außer Kontrolle gerät (⇨27.**4**).

EDV-Anlagen können hier durch automatische Sperrung der Messwertfreigabe – bei Kontrollergebnissen außerhalb der zulässigen Grenzen – eine sehr nützliche Hilfe darstellen. Vorteilhaft ist es, wenn bei der Freigabe der Patientenwerte immer auch die Lage der letzten gültigen Qualitätskontrolle mitangezeigt wird. Zusätzlich werden die Analysenergebnisse der Präzisionskontrollprobe unmittelbar anschließend an die Messung einem graphischen statistischen Test unter Benutzung der Kontrollkarte (auch in Form eines entsprechenden EDV-Ausdruckes) unterzogen.

Der Untersucher erkennt dadurch sofort, ob das analytische System noch unter den vorgegebenen Grenzen stabil ist. Der Ordinatenmaßstab dieser Graphik entspricht in der Regel der Breite des Referenzbereiches. Die Abszisse wird nach Analysentagen (oder Analysenserien) eingeteilt. Die Vorgaben der Kontrollkarte sind
- der arithmetische Mittelwert aus der Vorperiode und
- der Mittelwert zuzüglich und Mittelwert abzüglich der dreifachen Standardabweichung als obere bzw. untere Kontrollgrenzen.

Vorperiode. Die für die Kontrollgrenzen notwendigen Werte erhält man aus den Ergebnissen einer Vorperiode von 20 Arbeitstagen. Zusätzlich wird die relative Standardabweichung (VK) der Vorperiode berechnet und mit der maximal zulässigen relativen zufälligen Messabweichung verglichen. Deren Größe findet sich im Anhang der Richtlinien der Bundesärztekammer (z. B.: Glucose 5 %; Natrium 2 %).

$$VK = \frac{\text{gefundene Standardabweichung}}{\text{Mittelwert der Vorperiode}} \times 100\ (\%)$$

Die Vorperiode weist auf eine ausreichende Präzision des Analysenverfahrens hin, wenn die gefundene relative

Standardabweichung nicht größer ist als die nach Anlage 1 der RILIBÄK maximal zulässige relative zufällige Messabweichung (maximal zulässige Unpräzision). In der Praxis sollten wir bemüht sein, eine geringere Unpräzision anzustreben, die oft auch zu erreichen ist.

 Die Vorperiode gilt jeweils nur für das Gerät, an dem sie ermittelt wurde.

Beurteilung der Präzisionskontrolle. Ein Analyseverfahren ist außer Kontrolle, wenn die Präzisionkontrolle ein Ergebnis außerhalb der Kontrollgrenzen liefert.

In diesem Fall dürfen die in der gleichen Serie ermittelten Messwerte der Patientenproben nicht freigegeben werden. Der Fehler muss gesucht und beseitigt werden. Anschließend ist die Analysenserie einschließlich der Kontrollmaßnahmen zu wiederholen.

Ein Analyseverfahren muss überprüft werden, wenn sieben aufeinanderfolgende Messergebnisse der Präzisionskontrolle
– auf einer Seite des Mittelwertes liegen,
– eine steigende Tendenz zeigen,
– eine fallende Tendenz zeigen.

Auch während der Kontrollperiode, die sich der Vorperiode anschließt und bei stabilen Kontrollmaterialien u.U. mehrere Jahre dauern kann, sollen jeden Monat oder nach Vorliegen von mindestens 15 Messergebnissen der Präzisionskontrollprobe (von verschiedenen Tagen während längstens 4 Monaten) erneut Mittelwert, Standardabweichung von Tag zu Tag und relative (prozentuale) Standardabweichung neu berechnet werden.

Danach ist zu überprüfen, ob die erzielte relative Standardabweichung noch den medizinischen Erfordernissen entspricht. Denn es ist durchaus möglich, dass alle Messergebnisse der Präzisionskontrolle innerhalb der vorgegebenen Grenzen liegen und trotzdem ihre Streuung höher ist als es nach der maximal zulässigen Unpräzision erlaubt ist. Dies ist allein durch Betrachtung der Kontrollkarte nicht mit hinreichender Zuverlässigkeit zu erkennen.

Zeigt sich, dass die Unpräzision zwar zugenommen hat, aber noch innerhalb der maximal zulässigen Unpräzision liegt, dann dürfen die Kontrollgrenzen angepasst werden.

> *Neu:* Präzisionskontrollproben werden nicht mehr benötigt.

Richtigkeitskontrolle. Ein analytisches Resultat ist richtig, wenn es innerhalb sehr enger Toleranzen mit dem wahren Wert übereinstimmt. Dieses Ziel ist erreichbar, wenn das Analysengut qualitativ identisch wie ein Primärstandard zusammengesetzt ist und sich von diesem nur durch die Quantität der Messkomponente unterscheidet.

Bei biologischen Proben sind aber in eine schlecht definierte Matrix tausende solcher Komponenten eingebettet, die sich gegenseitig unterschiedlich beeinflussen. Die verschiedenen analytischen Verfahren sind gegenüber diesen Matrixeinflüssen unterschiedlich empfindlich. Dadurch werden die meist eher geringeren Abweichungen durch Verfahrensmängel (z. B. Wellenlängenungenauigkeit, Volumenfehler) von den Störfaktoren und unspezifischen Komponenten der Matrix derart überlagert, dass erhebliche Abweichungen von wahrem Wert resultieren können.

Da diese Abweichungen methodenabhängig sind, kann die Vergleichbarkeit der verschiedenen Methoden zur Bestimmung des gleichen Analyts erheblich eingeschränkt sein.

Die Richtigkeit der Ergebnisse quantitativer Bestimmungen wird im Rahmen der laborinternen Qualitätskontrolle mithilfe von Richtigkeitskontrollen geprüft. Der Zielwert (Lagerparameter) sollte bevorzugt ein Referenzmethodenwert, sonst ein methodenabhängiger Sollwert sein.

Wir benötigen mindestens zwei Richtigkeitskontrollproben für jede Messgröße. Die eine Richtigkeitskontrolle wird in jeder Serie und die zweite in jeder vierten Serie gemessen. Am besten sind verschiedene Kontrollproben mit unterschiedlichen Konzentrationen über den gesamten medizinisch relevanten Messbereich in zufälliger Reihenfolge zu verwenden. Dem Untersucher sollen die Lageparameter unbekannt sein („blinde Richtigkeit"). Die Richtigkeitskontrolle wird vom Laboratoriumsleiter oder einer beauftragten Person durchgeführt.

Beurteilung der Richtigkeitskontrolle. Die Abweichung der einzelnen Kontrollprobenmessung vom Lageparameter darf das 3-fache der maximal zulässigen relativen Messabweichung der RILIBÄK nicht überschreiten (Abb. 27.**1**).

Ist die Messabweichung größer als erlaubt, so muss die Ursache festgestellt und die gesamte Untersuchungsserie einschließlich der Kontrollmaßnahmen wiederholt werden. Empfehlenswert ist eine zusätzliche graphische Auswertung der Richtigkeitskontrolle in Anlehnung an die Kontrollkarte bei der Präzisionskontrolle:

Die graphische Darstellung der Richtigkeitskontrolle hat als obere Grenze den Lageparameter plus 3mal erlaubte relative Abweichung und als untere Grenze entsprechend Lageparameter minus 3mal erlaubte relative Abweichung.

27.4
Bisherige Ausnahmeregelungen bei der Präzisionskontrolle

1. Werden in einem Labor oder in einer Praxis bei einzelnen Messgrößen weniger als 50 Analysenserien pro Jahr durchgeführt, dann gelten vereinfachte Bestimmungen. Auf die Durchführung der Präzisionskontrolle darf verzichtet werden. Die Richtigkeitskontrolle muss dann jedoch in jeder Analysenserie in mindestens zwei unterschiedlichen Konzentrationsbereichen durchgeführt werden.

2. Die Präzisionskontrolle muss für jedes Gerät gesondert durchgeführt werden. Muss wegen eines Gerätedefektes ein Ersatzgerät verwendet werden, dann muss zwangsläufig erst einmal auf die Präzisionskontrolle verzichtet werden. Die Richtigkeitskontrolle muss dann jedoch in jeder Analysenserie in mindestens zwei unterschiedlichen Konzentrationsbereichen durchgeführt werden.

Neu: Hier ergeben sich die größten Änderungen. Wie bisher ist es ausreichend, eine Richtigkeitskontrolle je Analysenserie von maximal 8 Stunden Dauer und eine 2. Kontrollprobe in jeder 4. Serie zu messen. Die Bewertung der einzelnen Kontrollprobenmesswerte erfolgt sofort anhand eines konzentrationsabhängigen absoluten Basiswertes. Dieser berechnet sich folgendermaßen:
Absoluter Basiswert = Basiswert x Zielwert/100.
Die Messwertabweichung der einzelnen Kontrollprobe darf nicht größer sein als das dreifache des absoluten Basiswertes:

$$|Messwert - Zielwert| \leq 3 \times Basiswert \times Zielwert/100.$$

Zusätzlich wird als Ersatz für die Präzisionskontrolle die Stabilität des Analysensystems hinsichtlich der jeweiligen Messgröße durch eine Spannweitenanalyse überprüft, wozu jeweils 10 fortlaufende Messwerte zu einem Bündel zusammengefasst werden (Näheres s. Neue Richtlinien).
Die Erfassung zu großer Messwertabweichungen erfolgt primär durch Vergleich jeder Kontrollprobenmessung mit dem Zielwert. Zusätzlich wird die relative zufällige Messabweichung von Kontrollzyklus zu Kontrollzyklus und die mittlere systematische Messabweichung jeweils für die in jeder Serie untersuchte Kontrollprobe überprüft.

Werden weniger als 20 Analysenserien in 120 Tagen durchgeführt, müssen beide Kontrollproben in jeder Serie gemessen werden, dafür erfolgt die Auswertung nach einem vereinfachten Verfahren ohne statistische Auswertungen.
Neu ist auch, dass bei Auftreten von Fehlern die Wiederholung von Patienten- und Kontrollprobenmessungen in der Verantwortung der Laborleitung steht und die interne Qualitätskontrolle offen durchgeführt wird. Schließlich brauchen die Ergebnisse der internen Qualitätskontrolle nach dem neuen Entwurf nur mehr zwei Jahre aufbewahrt werden, zusätzlich wird allerdings eine Anzeigepflicht gegenüber der zuständigen Eichbehörde eingeführt.

Dokumentation der laborinternen Qualitätskontrolle. Die Messergebnisse der Präzisions- und Richtigkeitskontrollen müssen dokumentiert werden. Die nach Messgrößen und Analysenmethoden geordneten Ergebnisse der Richtigkeitskontrollen werden in Listen eingetragen (Abb. 27.**1**), die zusammen mit den dazugehörigen Berechnungen bisher über einen Zeitraum von mindestens fünf Jahren aufzubewahren sind. Entsprechendes gilt für die Kontrollkarten der Präzisionskontrolle.

Die entsprechenden Daten können alternativ auch in der Labor-EDV archiviert werden, wenn das Qualitätskontrollprogramm RILIBÄK-konform ist.

Kassenärztliche Vereinigung
Bericht über die Richtigkeitskontrolle

Qualitätssicherung
Monat(e) / Jahr 2001

Methode:	Bestandteil:	Einheit:
Glucose-Dehydrogenase / Hitachi	Glucose im Heparinplasma	mg/dl

Zulässige prozentuale Abweichung (nach Anlage 1 der RILIBÄK):   3 x 5 %

Datum	Kontrollprobe / Sollwert (1)	Istwert (2)	Abweichung (1) – (2) = (3)	Prozentuale Abweichung (3) x 100 / (1)	Übereinstimmung ausreichend ja / nein	Arzt
4.3	Precipath 87	84	– 3	– 3,5	✓	MS
6.3	Biorad-1 115	122	+ 7	+ 6,1	✓	JH
7.3	Precipath 87	73	– 14	– 16,1	nein!	JH
7.3	Biorad-1 115	112	– 3 (kalibriert)	– 2,6	✓	JH
11.3	Kontr-LP 44	45	+ 1	+ 2,2	✓	MS
21.3	Biorad-2 320	349	+ 29	+ 9,1	✓	RH

Maßnahmen: 7.3.01, Neukalibration des Systems nach Probennadelwechsel

Abb. 27.1 Richtigkeitskontrolle am Beispiel der Glucosebestimmung im Plasma.

27.2.3 Laborinterne Qualitätssicherung qualitativer Verfahren

> Analytische Zuverlässigkeitskriterien und Kontrollmaßnahmen für qualitative Analysen sind bis heute viel weniger entwickelt als für quantitative Analysen.

Nach *Kutter* (27.**5**) kann man unter dem Blickwinkel der Spezifität eine qualitative Methode für biologisches Material als brauchbar betrachten, wenn sie bei einer umfangreichen Erprobung nicht mehr als 10% falsch positive Ergebnisse liefert. Bei der Charakterisierung einer qualitativen Analysenmethode wird als maximale Empfindlichkeit (E_{10}) die niedrigste Substanzkonzentration bezeichnet, bei der unter einer größeren Probenzahl mindestens 10% positiv reagieren. Die praktische Empfindlichkeit (E_{90}) entspricht der Substanzkonzentration, die mit mindestens 90% der Proben eine positive Reaktion zeigt. Die Differenz der beiden Eckwerte ergibt sich aus den Matrixeffekten.

Zur Auswahl eines geeigneten qualitativen Testverfahrens müssen die Werte für E_{10} und E_{90} bekannt sein. Die Empfindlichkeit eines Nachweisverfahrens ist scharf begrenzt, wenn sich E_{10} und E_{90} nur geringfügig voneinander unterscheiden. Für ein diagnostisch brauchbares Analysenverfahren ist zu fordern, dass E_{90} so nahe wie möglich an der medizinischen Entscheidungsgrenze liegt, ohne dass E_{10} in den Bereich einer „normalen" Stoffausscheidung hineinreicht (Abb. 27.**2**).

> **27.5**
> **Beurteilungsverfahren nach Kutter für qualitative Messverfahren**
>
> Zur Ermittlung von E_{10} und E_{90} für Substanzen, die normalerweise nicht in der zu untersuchenden Körperflüssigkeit vorkommen, wird am einfachsten eine große Zahl verschiedener Proben mit steigenden Mengen des Analyten aufgestockt, bis alle Proben eine positive Reaktion ergeben. Aus einer tabellarischen oder graphischen Gegenüberstellung (Abb. 27.**2**) von Konzentration und jeweils insgesamt positiv reagierenden Proben erhält man E_{10} und E_{90}.
> Für Analyten, die auch in einem Referenzkollektiv definierter Gesunder nachweisbar sind, müssen zuerst die Basiskonzentrationen der Proben zuverlässig ermittelt werden. Danach werden die Proben ebenfalls mit steigenden Analytmengen aufgestockt.

Ein Analysenverfahren kann auch mehrere Entscheidungsgrenzen besitzen, z. B. negativ, leicht positiv, deutlich positiv und stark positiv. Was bisher gezeigt wurde, wiederholt sich an jeder Entscheidungsgrenze.

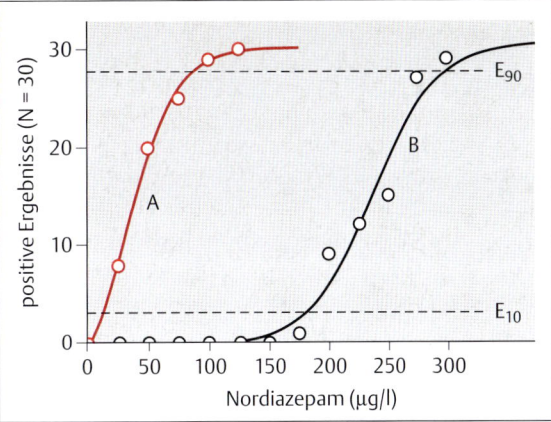

Abb. 27.2 Graphische Ermittlung von E_{10} und E_{90} nach Kutter. Prüfung von maximaler und praktischer Empfindlichkeit (E_{10}, E_{90}) an der Nachweisgrenze (Kurve A) und an einer festgelegten cut-off-Konzentration von 300 µg/l Nordiazepam (Kurve B).

Durchführung der Qualitätskontrolle bei qualitativen Untersuchungsverfahren

Ziel der Qualitätssicherung qualitativer Untersuchungen ist
– die Minimierung der Anzahl von falsch positiven und falsch negativen Ergebnissen,
– die Erkennung unzuverlässiger Methoden und gegebenenfalls deren Ersatz durch zuverlässigere und
– die Verbesserung der Vergleichbarkeit von Methoden.

Eine Qualitätskontrolle durch Negativ- und Positivkontrollproben kann hier leider nur als grobe Verfahrenskontrolle eingesetzt werden. Die Kontrollproben sollen die gleiche Matrix aufweisen wie die zu untersuchende Patientenprobe.
Die Negativkontrolle gewährleistet, dass
– die verwendeten Reagenzien nicht verunreinigt sind,
– keine Kontamination durch unsaubere Geräte (Verschleppung) sowie
– keine Kontamination durch die Raumluft erfolgte.

Die Positivkontrolle sollte den Analyten in einer gerade so hohen Konzentration enthalten, dass die Reaktion deutlich positiv ausfällt, damit der Untersucher nicht in einen Entscheidungskonflikt kommt. Geeignet ist eine Konzentration oberhalb E_{90}, z. B. 3 x E_{90}. Andererseits sollte die Konzentration aber auch nicht zu hoch sein, damit eine Einbuße der Sensitivität des Nachweisverfahrens mit dieser Kontrolle erkannt werden kann.
Die laborinterne Qualitätskontrolle für qualitative Untersuchungen (Verfahrenskontrolle) kann in „offener" Form durchgeführt werden. Der Untersucher erkennt dadurch sofort, ob das angewandte analytische System noch in Ordnung ist. Negativ- und Positivkontrollen müssen in jeder Serie geprüft werden. Zusätzliche „blinde" Kontrollen und Ringversuche werden als wünschenswert angesehen.

27.3 Laborexterne Qualitätssicherung (Ringversuche)

Ringversuche dienen der objektiven Überwachung der Richtigkeit von Ergebnissen quantitativer Laboratoriumsuntersuchungen. Sie ergänzen als externe Richtigkeitskontrolle die laborinterne Qualitätskontrolle.

Bei den Ringversuchen werden üblicherweise zwei Kontrollproben mit verschiedenen Konzentrationen analysiert.

27.3.1 Grundlagen

Wer mit medizinischen Messgeräten quantitative labormedizinische Untersuchungen durchführt, hat die Messergebnisse gemäß Eichordnung bzw. RILIBÄK durch laborinterne Qualitätskontrollen und durch Teilnahme an jährlich zwei Vergleichsmessungen (Ringversuche) zu überwachen (27.**6**). Die Unterlagen über die interne Qualitätskontrolle und die Bescheinigungen über die Teilnahme an Ringversuchen müssen für die Dauer von fünf Jahren aufbewahrt und auf Verlangen den zuständigen Behörden vorgelegt werden.

> **27.6**
> **Regelung bei mehreren Laboreinrichtungen unter einer fachlichen Leitung**
>
> Wenn ein fachlicher Leiter die Verantwortung für alle in der Einrichtung (z. B. Krankenhaus, ggf. Laborverbund) betriebenen Laboratorien hat und überall die gleichen Messgrößen mit den gleichen Messmethoden analysiert werden, dann braucht nur das Zentrallabor an den Ringversuchen teilzunehmen. Allerdings ist in diesem Fall ein regelmäßiger Geräteabgleich in den beteiligten Laboratorien erforderlich.

Die Ringversuchsproben sollen im Labor nicht anders als Patientenproben oder interne Kontrollproben behandelt werden (27.**7**).

> **27.7**
> **Verwendung der Ringversuchsproben**
>
> Die Ringversuchsproben sind meistens lyophilisiert und müssen vor Gebrauch durch Zugabe einer genau mit einer Vollpipette abgemessenen Menge bidestillierten Wasser rekonstituiert werden. Die Angaben zur Auflösung (insbesondere zur Wartezeit) und zur Verwahrung der Proben (Temperatur, Zeit, Lichtschutz) sind ganz genau zu beachten. Die Analyse der Ringversuchsproben soll genau wie bei der laborinternen Richtigkeitskontrolle in einer Serie mit vorausgehenden Präzisionskontrollproben und nachfolgenden Patientenproben erfolgen. Beim Eintrag der Analysenergebnisse ist besonders auf die Einheit zu achten. Das verwendete Analysenprinzip wird meistens mithilfe einer Codenummer aus dem Methodenschlüssel der Versuchsbeschreibung angegeben.

27.3.2 Bewertung der Ringversuchsergebnisse

Für die Bewertung der internen und externen Qualitätskontrolle gilt das Kohärenzprinzip. Deshalb sollte für die maximal zulässigen Messabweichungen von den Lageparametern der Ringversuchsproben das gleiche wie für die interne Richtigkeitskontrolle gelten. Allerdings sind zukünftig Abweichungen zu erwarten, da nach der IVD-Direktive Hersteller von Kontrollproben für die interne Qualitätskontrolle selbst die Bewertungsgrenzen festlegen dürfen.

Der Ringversuch ist für eine Messgröße bestanden, wenn die Messergebnisse des Teilnehmers innerhalb der Bewertungsgrenzen liegen. Gegenüber der Eichbehörde hat der ringversuchspflichtige Teilnehmer nur die Nachweisverpflichtung über die Teilnahme an mindestens zwei Ringversuchen pro Jahr, nicht aber über das Bestehen. Erhält ein Teilnehmer für eine Messgröße kein Zertifikat, so ist er in Eigenverantwortung verpflichtet, die Ursachen der Unrichtigkeit des Laborergebnisses zu klären und zu beseitigen sowie eine Nachkontrolle vorzunehmen. Auf die Nachkontrolle finden die Vorschriften zur laborinternen Qualitätskontrolle entsprechend Anwendung.

Die Auswertung von Ringversuchen mit zwei Proben, die quantitativ gemessen werden, erfolgt unter graphischer Darstellung im Youden-Diagramm (Abb. 27.**3**). Der Ringversuch ist in Fällen mit zwei Proben nur bestanden, wenn für beide Proben Messwerte angegeben wurden, die innerhalb der Bewertungsgrenzen lagen. Im Youden-Diagramm müssen die Messwerte auf der Werteskala für Probe A bzw. B einen Schnittpunkt ergeben, der im eingezeichneten inneren Kästchen liegt, damit der Ringversuch bestanden ist. Alle Punkte außerhalb haben den Ringversuch nicht bestanden, besonders weit von der Zielvorgabe liegende Schnittpunkte werden als Ausreißer bezeichnet. Der Punkt des eigenen Labors ist besonders kenntlich gemacht.

27.3.3 Vorgehen bei nicht bestandenem Ringversuch

Ist ein Ringversuchsergebnis nicht ausreichend (27.**8**), so können einige Maßnahmen allgemein empfohlen werden:
– Überprüfung der Protokollierung und Berechnung,
– Überprüfung der internen Qualitätskontrolle,

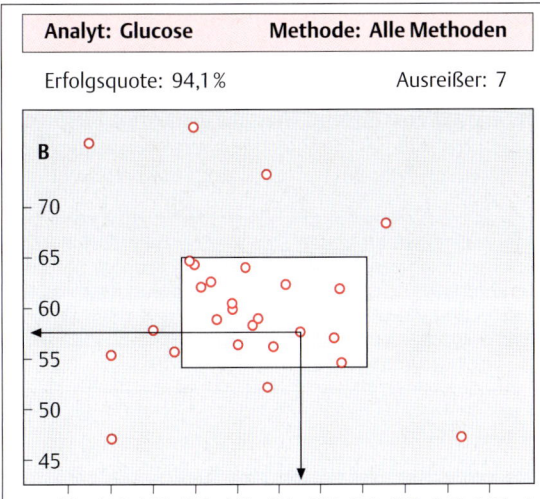

Abb. 27.3 Youden-Diagramm.

- Abschätzung des Fehlertyps (grober Fehler oder systematischer Fehler) aus der graphischen Auswertung des Ringversuchs (Youden-Diagramm, Abb. 27.**3**),
- Vergleich des Messergebnisses mit denen anderer Ringversuchsteilnehmer, die die gleiche Methode benutzt haben und
- Durchführung einer verstärkten internen Qualitätskontrolle.

In der Detailauswertung von Ringversuchen finden wir eine Aufschlüsselung der Ergebnisse aller Teilnehmer nach unterschiedlichen Methoden und Geräten. So erhält man leicht einen vergleichenden Überblick und kann sich bei Schwierigkeiten mit der eigenen Methodik über Alternativverfahren sehr objektiv informieren.

> **27.8**
> **Allgemeine Mängel bei Ringversuchen**
>
> Wenn viele Teilnehmer mit einem Bestandteil den Ringversuch nicht bestehen, so liegen häufig Mängel an den Kalibriermaterialien, Reagenzien oder Geräten vor. Oder es wurde z. B. der Lichtschutz nicht beachtet (Bilirubin, Creatinkinase).
> In seltenen Fällen kann auch die Ringversuchsprobe beim Transport zum Teilnehmer gelitten haben.

27.3.4 Besondere und nicht zertifikatpflichtige Ringversuche

Unterschiedlich nach Fragestellung können bei Ringversuchen auch verschiedene Bewertungsmaßstäbe zur Anwendung kommen, z. B. bei der Ethanolbestimmung; je nachdem ob diese für klinische Zwecke oder zur forensischen Blutalkoholbestimmung durchgeführt wird.

Besondere Anforderungen an die Teilnehmer von Ringversuchen werden dort gestellt, wo nicht nur quantitative Messungen, sondern zusätzlich eine Identifizierung der nachzuweisenden Substanzen verlangt wird, z. B. Ringversuche für die Toxikologie, Drogennachweis, Autoimmundiagnostik usw..

In vielen Bereichen werden auch Ringversuche angeboten, bei denen der Veranstalter anschließend kein offizielles Zertifikat ausstellt. Oft sind Firmen oder selbst nicht zertifizierte Fachgruppen die Veranstalter. Die Teilnahme an solchen Ringversuchen ist selbstverständlich vollkommen unverbindlich. Bezüglich Kosten, Nutzen und Validität solcher Ringversuche lohnt es sich aber, zuvor genaue Informationen einzuholen.

27.4 Validierung der Messergebnisse und Befunde

Eine wichtige Grundlage für die Beurteilung und Gültigkeitserklärung von Messergebnissen (Validierung) ist die Verfügbarkeit von Referenzbereichen.
In die technische Validierung fließen Daten der Qualitätssicherung und technische Grenzen (Nachweisgrenze, Verdünnungsgrenze usw.) ein.
Die medizinische Validierung berücksichtigt zusätzlich biologische und medizinische Faktoren.

27.4.1 Referenzbereiche

Referenzbereiche sind der Ausdruck der inter-individuellen Variabilität. Sie werden von der Bestimmungsmethode und präanalytischen Faktoren, wie Alter, Geschlecht, Größe, Gewicht, circadiane Rhythmik und Ernährungsgewohnheiten der Probanden (Referenzindividuen) beeinflusst.

Normalbereiche. Früher wurden Normalbereiche angegeben. Unterschiedliche Normalbereiche von Labor zu Labor sind jedoch ein unbefriedigender Zustand, weil dadurch der Vergleich von Messwerten und Befunden aus verschiedenen Laboratorien erschwert, wenn nicht unmöglich gemacht wird. Die angegebenen Normalbereichsgrenzen schwanken häufig mehr als die Ergebnisse in Ringversuchen, sodass nicht alleine verschiedene Analysenmethoden zur Erklärung der Unterschiede ausreichen.

Die zweite Ursache ist ein statistisches Problem: Zur Ermittlung der Normalbereiche kann immer nur eine Stichprobe der Grundgesamtheit („normale Gesunde") untersucht werden, der Normalbereich ist daher ein Bereich von Werten, die mit einer vorgegebenen Wahrscheinlichkeit bei Gesunden vorkommen können. Häufig ist das Normalkollektiv schlecht definiert.

Es mangelt an Angaben
- zu den Auswahlkriterien,
- zur Probennahme (Vorbereitung der Probanden),
- zur Analysenmethode (Zuverlässigkeitskriterien),
- zur Zahl der untersuchten Personen und
- zum Auswerteverfahren.

Große praktische Schwierigkeiten bereitet die Auswahl der richtigen Stichprobe. Medizinstudenten, MTLAs und Blutspender allein genommen sind sicherlich ungeeignete Probanden.

Eine praktische, in den letzten Jahren allgemein übliche Festlegung besagt, dass 95 % der möglichen Werte gesunder Probanden innerhalb des definierten Bereiches liegen sollen. Im Regelfall befinden sich dabei jeweils 2,5 % unterhalb und oberhalb der Bereichsgrenzen. Ein Sonderfall liegt vor, wenn eine Grenze nahe Null oder nahe der Nachweisgrenze liegt oder wenn Werte unter dieser Grenze nicht mit dem Leben vereinbar sind. In diesen Fällen liegen definitionsgemäß 5 % der Werte gesunder Probanden oberhalb des definierten Bereiches.

Referenzwerte-Konzept. Anstelle der Normalwerte sollten die besser definierten Referenzwerte verwendet werden, wozu ein Referenzwerte-Konzept erarbeitet wurde:

> *Referenzindividuen* bilden eine *Referenzpopulation*, die repräsentiert wird von der *Referenzstichprobe*, bei der die *Referenzwerte* bestimmt werden, deren graphische Darstellung eine *Referenzverteilung* ergibt und aus der *Referenzgrenzen* ermittelt werden, zwischen denen sich das *Referenzintervall* befindet (Abb. 27.4).

Der beobachtete Messwert eines Patienten (Messgröße) kann dann mit den Referenzwerten (Referenzverteilung, Referenzgrenzen, Referenzintervall) verglichen werden.

Geeignete Referenzindividuen müssen so ausgewählt werden, dass bestimmte definierte Kriterien erfüllt sind.

Ausschlusskriterien sind Erkrankungen von Niere, Herz, Lunge und Leber sowie die dauernde Einnahme von Arzneimitteln. Auch Probanden mit physiologischen Besonderheiten und solche, die mit genetischen u. a. Risikofaktoren behaftet sind, sollen nicht einbezogen werden.

Ferner sind unveränderliche Einflussgrößen, wie Alter und Geschlecht und veränderliche Einflussgrößen, wie das Körpergewicht, zu erfassen.

Präanalytische Faktoren sind ebenfalls zu beachten und die Referenzindividuen entsprechend vorzubereiten. Die analytische Methode muss so ausgewählt werden, dass die Messstreuung im Vergleich zur biologischen Streuung vernachlässigbar ist und die Zuverlässigkeit der Analysenmethode muss genau beschrieben werden. Das statistische Vorgehen muss angegeben werden.

Die Referenzintervalle müssen schließlich mit der untersuchten Population konform sein: So ist der Vergleich der Leukozytenzahl eines Kleinkindes mit einem Referenzintervall, das mit erwachsenen Probanden ermittelt wurde, sinnlos. Andere Beispiele sind der Referenzbereich für Glucose, wo Kleinkinder niedrigere Referenzwerte zeigen, und schließlich der Tumormarker PSA, dessen Entscheidungsgrenze (für Verdacht auf Prostatatumor) mit dem Lebensalter ansteigt.

Die Referenzgrenzen müssen von anderen medizinischen Entscheidungsgrenzen unterschieden werden. Für die Ermittlung der diagnostischen Prüfkriterien (Empfindlichkeit = diagnostische Sensitivität und diagnostische Spezifität) werden auch Stichproben von Patienten mit bestimmten Erkrankungen benötigt (Effizienz = Trennung von Patienten mit verschiedenen Erkrankungen).

27.4.2 Technische (analytische) Validierung

Ein Messergebnis allein ist noch kein Befund. Das Messergebnis bedarf vor seiner Verwendung als Entscheidungsgrundlage für eine ärztliche Handhabung der Beurteilung unter analytischen und medizinischen Gesichtspunkten. Erst durch diese Beurteilung wird aus einem Messergebnis ein Befund.

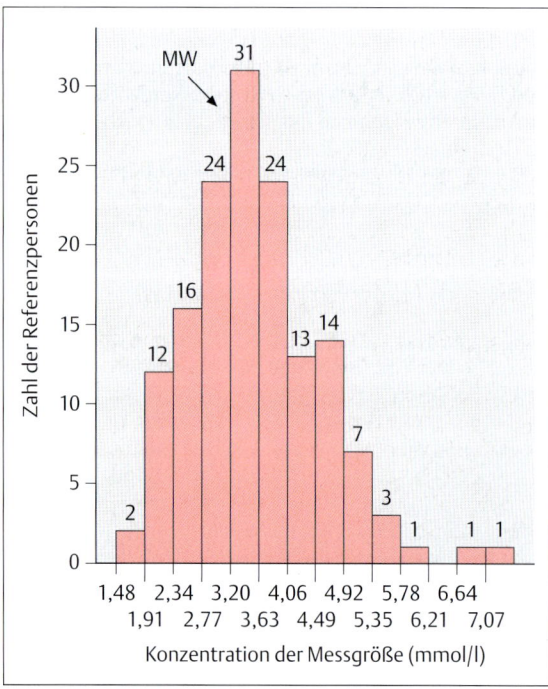

Abb. 27.4 Darstellung des Referenzbereiches.

Tab. 27.1 Beispiele für Alarmbereiche.

Kalium (mmol/l)	> 6 bzw. < 2,8
Natrium (mmol/l)	> 160 bzw. < 110
Glucose (mg/dl)	< 40 bzw. > 1000
CKMB-Masse (μg/l)	> 20
Blut pH	< 7,2 bzw. > 7,6

Die analytische Beurteilung ist die Bewertung von Analysenresultaten aufgrund von Daten, etwa aus der statistischen Qualitätskontrolle. Durch diese Beurteilung wird der Analysengang kontrolliert und der Wert der ermittelten Messgröße innerhalb definierter Vertrauensbereiche garantiert. In diese analytische Beurteilung geht die Berücksichtigung von Störfaktoren ein, ebenso die Zuverlässigkeit der Methode und des Gerätes. Ferner müssen Linearitätsbereich und Nachweisgrenze der Methode berücksichtigt werden. Auch die Prüfung der Protokollierung und ggf. die Anordnung von Kontrolluntersuchungen, Wiederholungsanalysen usw. erfolgt im Zusammenhang mit der analytischen Beurteilung.

Extremwertüberprüfung. Diese hat eine herausragende Bedeutung bei der technischen Validierung. Es werden durch den Laborleiter Grenzen für extrem pathologische Werte festgelegt. Beispiele finden sich in (Tab. 27.**1**). Patientenwerte, die außerhalb dieser Grenzen liegen, gelten als vorerst auffällig und können von einer Labor-EDV als Sofortmeldung bei der Messwertfreigabe und Validierung dargestellt werden.

Die Grenzen können dort festgelegt werden, wo die Über- oder Unterschreitung eines definierten Grenzwertes Gefahr für den Patienten bedeuten kann oder der Wert mit dem Leben nicht vereinbar ist (z.B. Kalium > 9 mmol/l) oder dort, wo ein Wert statistisch sehr unwahrscheinlich wird (außerhalb des 99%-Bereiches aller Patienten).

Allerdings müssen wir auch damit rechnen, dass durch Fehler bei der Analyse bei extrem pathologischen Konzentrationen scheinbar unauffällige Resultate vorkommen können.

 Extremwerte müssen sofort nach der technischen Validation weitergegeben werden!

27.4.3 Medizinische Validierung

Die Beurteilung unter allgemeinen medizinischen Gesichtspunkten ist im Wesentlichen eine Plausibilitätskontrolle mit anschließender Gültigkeitserklärung (Validation) und besteht zumindest aus vier Hauptabschnitten:

1. **Überprüfung der Zuordnung des Analysenresultates zu Probe und Patient anhand der Protokollierung.**

2. **Extremwertkontrolle: Überprüfung eines Analysenresultates, ob es mit dem Leben (aufgrund statistischer Erwartungsbereiche) oder einer besonderen Situation des Patienten vereinbar ist.**

3. **Longitudinale und transversale Beurteilung:** Vergleich eines Analysenergebnisses mit Vorwerten desselben Patienten, um biologisch unwahrscheinliche Änderungen zu erkennen. Ferner wird das vom betrachteten Patienten gewonnene, analytisch beurteilte und insofern plausible Analysenergebnis mit Analysenergebnissen von genau definierten Referenzgruppen verglichen.

4. **Konstellationsbeurteilung.**

Die Aufgabe der Plausibilitätskontrolle ist es, Diskrepanzen aufzudecken, die auf eine Unvereinbarkeit von Einzelbestimmungen der Messgröße untereinander oder mit anderen Messgrößen zurückzuführen sind. Damit wird sichergestellt, dass möglichst eine Überprüfung erfolgt, bevor das Ergebnis Grundlage eines Befundes wird.

Die Plausibilitätskontrolle ergänzt die statistische Qualitätskontrolle. Der einzelne Befund wird überprüft. Nur die Plausibilitätskontrolle erfasst
- die präanalytische Phase, z.B. charakteristische Befundkonstellation bei hämolytischer Probe K↑, LD↑,
- insbesondere die richtige Zuordnung des Analysenbefundes zu Probe und Patient, z.B. sind typische Marker für eine Probenverwechslung das MCV und die CHE, da diese Größen individuell sehr konstant sind,
- die Probennahmefehler und die Einflüsse von Arzneimitteln.

Die Plausibilitätskontrolle dient mithin als Alarmsystem, um zu verhindern, dass Befunde übermittelt werden, die analytisch akzeptabel sein mögen, aber mit der klinischen Fragestellung unvereinbar sind oder in eine falsche Richtung führen.

Aufgabenverteilung. Zur Validation (Befundprüfung) werden verschiedene Maßnahmen ergriffen. Die Validation erfolgt arbeitsplatzbezogen durch die MTLA, insbesondere in Form der technischen Validierung und stärker patientenbezogen durch den Laborarzt bzw. Klinischen Chemiker.

zu 1. Protokollierung und **zu 2. Extremwertkontrolle** s. unter technische Validierung, S. 378. Diese wird üblicherweise bei der medizinischen Validierung nicht nochmals überprüft, außer wenn besondere Umstände dies als nötig erscheinen lassen.

zu 3. Longitudinale Beurteilung (Trendkontrolle, Delta-Check): Es wird die Änderung der Messgröße im zeitlichen Ablauf (einer Erkrankung) betrachtet. Die Differenz vom Vorwert und das Ausmaß von Anstieg oder Abfall werden berücksichtigt. Für die Meldung einer Messwertänderung legen wir eine notwendige Minimaldifferenz fest, damit kleine (in der Regel plausible) Veränderungen toleriert werden. Die Veränderungen von Anstieg und Abfall können linear (prozentuale tägliche Änderung) oder exponentiell (Faktor) sein, ferner kann das Ausmaß noch plausibler Änderungen von Tag zu Tag für den Anstieg (oberes Delta) oder für den Abfall (unteres Delta) verschieden sein (Abb. 27.**5**). Wichtig bei der Betrachtung von Veränderungen ist die Festlegung auf einen Standort. Als primärer Standort wird der jetzige Wert definiert und

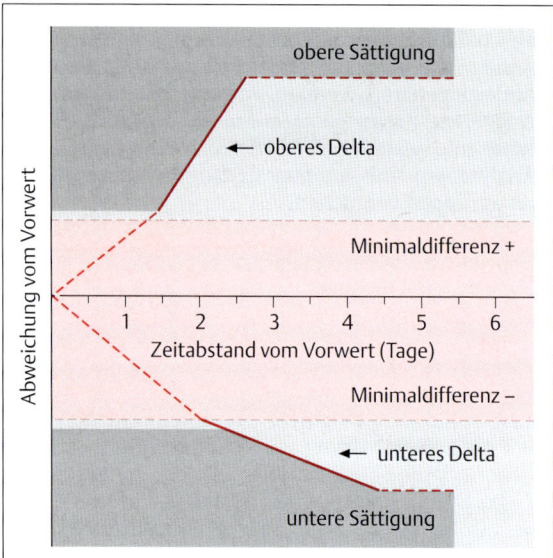

Abb. 27.5 Delta-Check.
Die grau hinterlegten Bereiche führen zu einer Delta-Check-positiven Meldung in der Labor-EDV bei der Validierung.

wir sehen bei der Validation rückwärts zum Vorwert, umgekehrt kann auch der Vorwert Ausgangspunkt der Betrachtungen sein. Dann haben wir einen sekundären Standort und führen die Plausibilitätsbetrachtung nach vorwärts gerichtet durch.

Kombination von Extremwert- und Trendkontrolle. In Verknüpfung zur Extremwertkontrolle kann festgelegt werden, dass Werte oberhalb einer bestimmten Grenze (obere Sättigung) bzw. unterhalb einer bestimmten Grenze (untere Sättigung) immer einen Alarm auslösen.

Beispielsweise kann die Aktivität der Creatinkinase (CK) von einem Tag auf den anderen um mehrere hundert Prozent ansteigen (z. B. beim Myokardinfarkt), aber nur um maximal 80 % abfallen. Ein anderes Beispiel ist das CRP, das sehr rasch ansteigen und abfallen kann. Während das Creatinin selbst beim vollkommenen Nierenversagen täglich um kaum mehr als 2 mg/dl ansteigen kann.

Die Trendkontrolle ist auch sehr gut geeignet, um Patienten- oder Probenverwechslungen zu erfassen. Die Bedeutung von MCV und CHE hierfür wurde schon angesprochen. Ergänzend muss aber gesagt werden, dass die Aussagen von Trendkontrollen durch therapeutische Maßnahmen häufig eingeschränkt werden. Dies trifft z. B. in der Intensivmedizin vor allem für die Elektrolyte zu, die durch Infusionstherapie sehr rasche Änderungen erfahren können.

Transversale Beurteilung. Hierbei wird im eigentlichen die klinische Erwartung kontrolliert. Die primäre Aufgabe der transversalen Beurteilung ist der Vergleich mit dem Referenzbereich. Günstig ist, wenn die Patientenwerte gegenüber den Referenzbereichsgrenzen von der Labor-EDV graphisch dargestellt werden können, da dies die Erfassung der Abweichung für den Betrachter erleichtert.

Die Bedeutung der klinischen Erwartung wird bei Funktionstests besonders deutlich: Nach Glucosebelastung eines Patienten kann man ein charakteristisches Messwerteprofil erwarten. Der erste Wert (vor Testbeginn) kann nicht höher sein als der zweite.

Andere Beispiele finden sich in der Hormonanalytik: Beim TRH-Test wird nach Verabreichung dieses Hypothalamushormons ein Anstieg des TSH erwartet. Lässt sich kaum ein Anstieg feststellen, liegt eine Hyperthyreose (Schilddrüsenüberfunktion) vor.

Die Plausibilität einer klinisch-chemischen Messgröße anhand der klinischen Erwartung zu prüfen, setzt voraus, dass dem Labor diagnostische Hinweise in irgendeiner Form mitgeteilt wurden. Z.B. Angabe des Verdachts auf Herzinfarkt bei Anforderung der kardialen Marker (TnI und CKMB), die dann als erhöht erwartet werden.

zu 4. Konstellationsbeurteilung: Die Mustererkennung entspricht der typischen ärztlichen Auswertung. Z. B. ist eine deutlich erhöhte Creatininkonzentration im Plasma beim unbehandelten Patienten fast immer mit einer Erhöhung der Harnstoffkonzentration und häufig auch mit einem Anstieg von Phosphat und Kalium verknüpft.

Es lassen sich daher häufig Rechenregeln zur Konstellationskontrolle aufstellen (z.B. Quotientenbildung). Solche Beispiele finden sich bei der Beurteilung der Transaminasen, der Cholesterinfraktionen im Blut und der Schilddrüsenhormone.

Im Allgemeinen sind es die typischen Krankheiten, die zu den typischen Messwert-Konstellationen führen. Die atypischen Konstellationen sind selten und eine Nachprüfung ist im Zweifelsfall stets angezeigt.

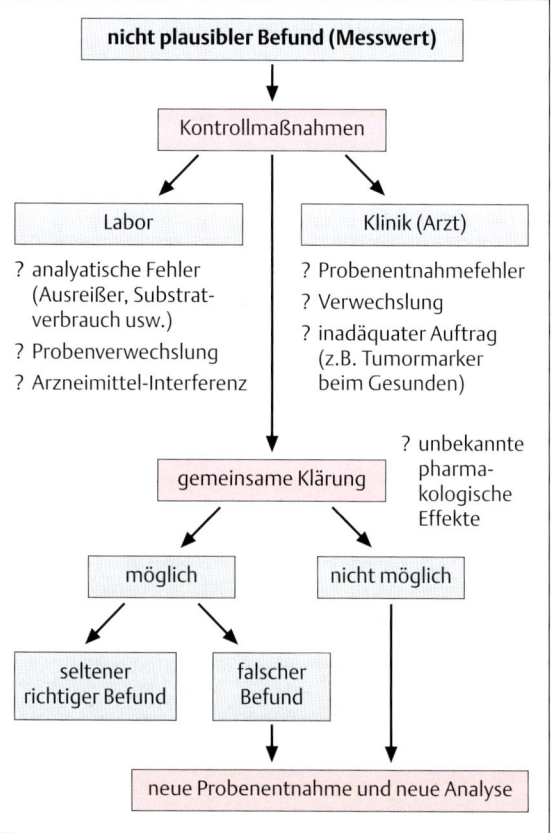

Abb. 27.6 Maßnahmen bei Feststellung eines nicht plausiblen Befundes.

Ärztliche Interpretation. Nach den gleichen Kriterien, wie sie hier dargestellt wurden, wird der behandelnde Arzt die Ergebnisse unserer Laboruntersuchungen erneut prüfen. In einem weiteren Schritt nimmt er dann Verknüpfungen mit anderen Befunden z. B. Röntgenbefunden vor und leitet daraus seine ärztliche Interpretation ab.

Maßnahmen bei nicht validen Befunden

Wird bei der Validation ein nicht plausibler Befund/Ergebnis festgestellt, dann müssen wir zur weiteren Abklärung bestimmte Maßnahmen ergreifen:
- Überprüfung der Qualitätskontrolle,
- Überprüfung der Probenzuordnung,
- Wiederholungsmessung möglichst mit einer anderen Methode,
- Nachfrage, ob die Probennahme und sonstige Präanalytik sachgerecht erfolgte,
- Nachfrage, welche Medikamente gegeben werden (Interferenzen?).

Schematisch ist dieses Vorgehen in (Abb. 27.**6**) gezeigt. Zuerst einmal sollten selbstverständlich die laborinternen Maßnahmen ergriffen werden, also die Überprüfung des fraglichen Messergebnisses anhand der Qualitätskontrolle, Prüfung des Reaktionsverlaufs am Analysensystem z. B. mithilfe der Arbsorptions-Zeit-Kurve und Prüfung der Probenzuordnung und möglicher Teststörungen. Führt dies nicht bereits zur Klärung, sollte Kontakt mit dem behandelnden Arzt aufgenommen werden, um nochmals die präanalytische Seite und die Fragestellung abzuklären. Lässt sich auf dieser Stufe immer noch keine Klärung herbeiführen, dann wird es im Allgemeinen schwirig und erst die Untersuchung einer weiteren, neu abgenommenen Probe hat größere Aussicht, Klärung herbeizuführen.

28 Methoden- und Geräteevaluierung

Notwendige Voraussetzung für den zuverlässigen Einsatz von Analysenmethoden ist, dass die entsprechenden Methoden und die Geräte, auf denen die Methoden durchgeführt werden, zuvor für diesen Zweck geprüft wurden. Wir bezeichnen diese Prüfungen als
– Methodenevaluierung bzw.
– Geräteevaluierung.

Solche Prüfungen müssen bei Einführung neuer Methoden (Reagenzien, Kits) und Geräte entweder vom jeweiligen Labor selbst vorgenommen werden oder es muss auf publizierte Evaluierungsberichte zurückgegriffen werden, die nach festgelegten Standards erstellt wurden. Zumindest stichprobenweise Überprüfungen der „Leistungsdaten" sollten jedoch bei jeder Neueinführung vom jeweiligen Labor selbst vorgenommen werden.

Die Prüfung einer neuen Messgröße auf ihre diagnostische Eignung, ihre Zweckmäßigkeit und ihre diagnostischen Aussagen (28.1) erfordert heute nahezu ähnlich komplexe und aufwendige Prüfungen wie die Neueinführung eines Pharmakons und soll in dieser Einführung in die Klinische Chemie nicht besprochen werden.

28.1
Wichtige Prüfpunkte bei der Neuentwicklung einer Messgröße

Außer der eher technischen Evaluierung wie sie auf den folgenden Seiten beschrieben wird, müssen eine Reihe von medizinischen Kriterien evaluiert werden, die hier nur stichpunktartig und ohne Anspruch auf Vollständigkeit aufgezählt werden sollen:
– Präanalytik; z.B. Probenmaterial, Probenstabilität, Einfluss von Antikoagulantien, Ernährung usw.,
– Referenzbereich,
– Einflussgrößen,
– Veränderungen bei pathologischen Zuständen und deren diagnostische Spezifität und Sensitivität,
– Ermittlung von negativen und positiven prädiktiven Vorhersagewerten,
– Vergleich zu anderen Messgrößen, die ähnliche Krankheitszustände oder Organfehlfunktionen erfassen,
– Verhalten unter dem Einfluss verschiedener Behandlungsmaßnahmen usw..

28.1 Evaluierung einer Analysenmethode (Reagenz, Testkit)

Bei der Evaluierung eines Messverfahrens (Analysenmethode, Reagenz, Testkit) für eine bereits etablierte Messgröße müssen mindestens folgende Prüfpunkte untersucht werden: Präzision, Richtigkeit, Spezifität, Messbereich.

Hier wird die Analysenevaluierung anhand von allgemeinen Kriterien für die Adaptierung und Validierung erläutert. Zur Vertiefung wird anschließend ein Praxisbeispiel (Ethanolbestimmung an einem klinisch-chemischen Analyser) beschrieben.

Häufige Aufgabenstellung im Labor sind die Adaptierung
– einer Analysenmethode, meistens unter Verwendung eines Testkits (Testbestecks), das alle notwendigen Reagenzien enthält,
– an ein bestimmtes Analysengerät oder
– die Neueinführung eines Analysenverfahrens an einem bestimmten Gerät, für das es bereits eine geprüfte Analysenvorschrift (Adaptierung) gibt. Hier gilt es vor allem sich von der Einhaltung der Zuverlässigkeitskriterien zu überzeugen (Validierung der Methode).

 Unter Adaptierung verstehen wir die Einrichtung einer Analysenmethode an einem bestimmten Gerät unter Ausarbeitung der entsprechenden Methodenvorschrift, die Validierung (Überprüfung der Zuverlässigkeitskriterien) schließt sich der Adaptierung an.

28.1.1 Adaptierung einer Analysenmethode

Adaptierungen sind nur an offenen Analysensystemen (s. Kap. 6) möglich, wohingegen der Anwender bei geschlossenen Systemen die methodischen Einstellungen des Herstellers von Gerät und Testkit in der Regel nicht verändern kann.

Bei der Adaptierung einer Methode an ein Analysensystem gehen wir in den meisten Fällen von einer Arbeitsvorschrift für die manuelle Testdurchführung oder von einer Testvorschrift für ein anderes Analysensystem aus und passen die Vorschrift entsprechend den Besonderheiten und Erfordernissen des jeweiligen Gerätes an.

Wichtige Gesichtspunkte für die Erstellung des sog. Methodenprogramms einer mechanisierten Analysenmethode sind

– Reaktionstyp (Endpunkt, Kinetik),
– Proben- und Reagenzvolumina,
– Messwellenlänge(n),
– Inkubationszeiten (diese sind oft nicht frei programmierbar),

Im Folgenden wird exemplarisch die Ausarbeitung von Methodenvorschriften für zwei mechanisierte Geräte zur Ethanolbestimmung, ausgehend von einer manuellen Methodenvorschrift, skizziert. Auf S. 385 wird die Validierung dieser einen Vorschrift genau beschrieben.

Ausgangspunkt: Manuelle Arbeitsvorschrift. Die Methodik verwendet ein kommerzielles Testkit und beruht auf der Oxidation von Ethanol zu Acetaldehyd. Diese Reaktion wird durch Alkoholdehydrogenase (ADH) aus Hefe katalysiert und gleichzeitig wird das Cosubstrat NAD zu NADH reduziert. Die Reaktion wird in Glycinpuffer durchgeführt, der zum Abfangen des gebildeten Acetaldehyds zusätzlich Hydrazin enthält. Die notwendigen Reagenzkomponenten sind alle in Einzeltestabfüllungen im Testkit enthalten. Die Haltbarkeit beträgt bei -20 °C mindestens 12 Monate.

Messansatz: 10 µl Probe (Plasma, Serum oder Urin) bzw. Standardlösung oder Kontrollprobe werden zu 3,0 ml Arbeitsreagenz pipettiert. Der verschlossene Testansatz wird sofort durch mehrmaliges Kippen gemischt und 10 bis 15 Minuten bei Raumtemperatur stehen gelassen. Anschließend wird die Absorption bei 340 nm gegen einen Reagenzienleerwert, der anstelle Probe Wasser enthält, photometrisch gemessen.

Auswertung: In jeder Analysenserie wird eine Standardlösung (3,0 g/l Ethanol) mitgeführt und aus der gemessenen Absorption bei 340 nm der Faktor berechnet, mit dem die gefundenen Absorptionen der Probenansätze zur Berechnung der Ethanolkonzentration zu multiplizieren sind.

Faktor = Konzentration Standardlösung (3,0 g/l) / A_{340} (Standardlösung)

Geräteadaptierung. Unterschiede zwischen verschiedenen Analysensystemen ergeben sich vor allem bezüglich

– Messwellenlängen,
– Taktzeit der Pipettierzyklen,
– des Linearitätsbereiches in Abhängigkeit von der Relation Probenvolumen zu Gesamtvolumen des Testansatzes,
– Reagenzienverbrauch und
– Analysenzahl/Stunde.

Im gewählten Beispiel sind keine großen Anforderungen an die Möglichkeiten des Analysensystems gestellt und die Adaptierung ist relativ leicht möglich. Wie bei der manuellen Methode wird eine Endpunktmessung nach vollständigem Umsatz des vorhandenen Ethanols durchgeführt und die Relation Probenvolumen zu Reagenzvolumen möglichst groß gewählt, damit der Messbereich ausreichend weit linear wird. Die Umsetzung wird beispielhaft für zwei Analysensystem (A und B) beschrieben.

Beim *Analysensystem A* werden 2 µl Probe mit 375 µl Arbeitsreagenz 300 Sekunden inkubiert und dann die Absorption bei 340 nm gemessen. Am Ende der Inkubationszeit erfolgen zur Prüfung des vollständigen Reaktionsablaufs zwei Absorptionsmessungen im Abstand von 15 Sekunden (sog. Endpunkt-Limit). Nur wenn der Unterschied dieser beiden Absorptionsmessungen kleiner 0,05 Absorptionseinheiten ist, berechnet das Analysensystem aufgrund einer gespeicherten Kalibration (Kalibrator 3,0 g/l Ethanol) die Ethanolkonzentration in der Probe.

Beim *Analysensystem B* wird 1 µl Probe zu 350 µl Arbeitsreagenz pipettiert und nach 600 Sekunden die Absorption bichromatisch bei 340 nm und 405 nm als Referenzwellenlänge gemessen. Die Berechnung beruht wiederum auf der Kalibration mit einer Standardlösung (3,0 g/l Ethanol).

Der Messbereich der beiden Adaptierungen ist abhängig vom Verhältnis Probenvolumen/Reagenzvolumen, was für Analyser A einen Linearitätsbereich bis 4,0 g/l und für Analyser B bis 7,0 g/l zur Folge hat. Außerdem ist bei Analyser A die Inkubationszeit gegenüber Analyser B und der manuellen Methode deutlich kürzer.

In seltenen Fällen könnte es durch Interferenz störender Substanzen zur Ermittlung falsch niedriger Ethanolkonzentrationen bei noch nicht vollständigem Umsatz in der Messreaktion kommen. Deshalb ist die Prüfung des sog. Endpunkt-Limits unbedingt notwendig. Bei Überschreitung erfolgt eine Fehlermeldung und wir müssen die Messung wiederholen ggf. in Verdünnung oder andere Maßnahmen ergreifen. Störungen der Messung sind auch durch Lipämie usw. möglich, hier ist die mit Analyser B verwirklichte bichromatische Messtechnik von Vorteil (s. Kap. 4).

In eine Methodenadaptierung sollten demnach nicht nur die rein technische Übertragung der Arbeitsschritte von z. B. der manuellen Arbeitstechnik auf die mechanisierte Arbeitstechnik eingehen, sondern auch Aspekte der Fehlervermeidung und der ökonomischen Nutzung der Reagenzien berücksichtigt werden.

Die Validierungsdaten einer Methode (s. S. 384) können endgültig erst dann erstellt werden, wenn die Endversion des Methodenprogramms erstellt worden ist. Bei komplexeren Methoden mit z. B. Verwendung mehrerer Reagenzpipettierschritte, Mehrpunktkalibration usw. ist es sehr sinnvoll, während der schrittweisen Ausarbeitung der optimalen Methodenadaptierung immer wieder die Absorptionszeitkurven auszuwerten und die optimale mathematische Kurvenanpassung der Kalibrationskurve (z. B. linear, logit/log, kubisch-spline) anhand vorläufiger Validierungsdaten festzulegen. Bei immunturbidimetrischen Methoden (z. B. CRP-Messung) ist es zudem sehr wichtig, methodische Vorkehrungen zur Erkennung eines Antigenüberschusses (Hook-Effekt) zu treffen. Dies kann z. B. durch Absorptionsquotienten über einzelne Teilintervalle des Messzyklus erfolgen.

28.1.2 Validierung einer Analysenmethode

Bei der Überprüfung einer Analysenmethode müssen die sog. Zuverlässigkeitskriterien evaluiert (untersucht) werden (Tab. 28.1).

Multicenter-Evaluierung. Erfolgt die Validierung nach gleichen Kriterien und mit der gleichen Verfahrensweise in mehreren Labors, so wird dieses als Multicenter-Evaluierung bezeichnet. Folgt diese bestimmten anerkannten Kriterien (guidelines), z. B. denen der ECCLS (European Committee for Clinical Labratory Standards), so können wir uns auf solche publizierten Erprobungsdaten in aller Regel gut verlassen und brauchen keine eigene groß angelegte Validierung mehr vorzunehmen. Von der Erfüllung der Zuverlässigkeitskriterien müssen wir uns allerdings im eigenen Labor überzeugen.

Präzision. Wir unterscheiden die Unpräzision in Serie (within-run) und von Tag zu Tag bzw. zwischen den Serien (between-run). Als Untersuchungsmaterial dienen gleichartige Aliquots von Poolproben und/oder Kontrollmaterialien, die optimal bei −80 °C aufbewahrt und erst kurz vor der Messung aufgetaut und sorgfältig gemischt werden. Die Unpräzision wird bei unterschiedlichen Analytkonzentrationen ermittelt. Für beide Arten der Präzisionsermittlung werden jeweils aus 20 aufeinanderfolgenden Bestimmungen der Mittelwert, die Standardabweichung und der Variationskoeffizient berechnet.

$$VK(\%) = \frac{\text{Standardabweichung}}{\text{Mittelwert}} \times 100$$

Üblicherweise werden in Tabellenform Mittelwert, Minimalwert, Maximalwert, Standardabweichung und Variationskoeffizient angegeben. Die graphische Auftragung des Variationskoeffizienten gegen den Mittelwert ergibt so genannte Variationsprofile.

Richtigkeit. Die Unrichtigkeit wird ermittelt, indem Kontrollproben untersucht werden, für die ein Referenzmethodenwert oder Sollwert bekannt ist. Es sollen möglichst viele unterschiedliche Kontrollproben mit verschiedener Matrix und verschiedenem Gehalt des Analyten analysiert werden. Die Unrichtigkeit wird als prozentuale Abweichung vom „wahren Wert" beschrieben.

Wichtige Voraussetzung für die Prüfung der Richtigkeit ist, dass die Methode möglichst mit zertifizierten internationalen Standards oder davon abgeleiteten Standardproben kalibriert wird.

Wiederfindung. Sofern möglich wird ein analytfreies Material mit verschiedenen Mengen des Analyten auf definierte Konzentrationen aufgestockt und anschließend das Messergebnis mit der „Einwaage" verglichen. Als Wiederfindung definieren wir das Messergebnis in Prozent der „Einwaage". Berücksichtigt werden muss, dass in die Wiederfindung auch eine inkorrekte „Einwaage" eingeht.

Spezität. Es wird untersucht, wieweit die Analysenmethode tatsächlich nur jene Komponente erfasst, die tatsächlich gemessen werden soll. Die Ergebnisse werden meist als Prozent Kreuzreaktivität angegeben, indem Untersuchungsproben bekannten Gehaltes anderer Analyten, die nach theoretischen Überlegungen für eine Kreuzreaktivität infrage kommen, gemessen werden.

Tab. 28.1 Zuverlässigkeitskriterien.

	Definition
Präzision	Übereinstimmung zwischen wiederholten Messungen; hat keinen numerischen Wert
Unpräzision	Standardabweichung oder Variationskoeffizient der Ergebnisse einer Serie von Wiederholungsmessungen (Angabe von Mittelwert, Anzahl der Messwerte und Versuchsanordnung)
Richtigkeit	Maß der Übereinstimmung zwischen der besten Schätzung der Messgröße mithilfe der zu prüfenden Methode und ihrem „wahren Wert"; hat keinen numerischen Wert
Unrichtigkeit	Numerische Differenz zwischen dem Mittelwert einer Serie von Wiederholungsmessungen und dem „wahren Wert". Die Unrichtigkeit als positive oder negative Abweichung vom wahren Wert kann entweder in jenen Einheiten ausgedrückt werden, in denen die Messgröße bestimmt wird oder als Prozentsatz des wahren Wertes
Spezität	Fähigkeit einer analytischen Methode, nur diejenige(n) Komponente(n) zu bestimmen, die sie vorgibt zu messen
Nachweisgrenze	Sicher vom Untergrund verschiedenes Messergebnis; drei Standardabweichungen oberhalb des entsprechenden Leerwertes

Messbereich (Nachweis- und Messbereichsobergrenze). Die *Nachweisgrenze* ist definiert als:

> Nachweisgrenze =
> Mittelwert (Leerwertmessungen) + 3 SD

Hierbei sollte möglichst eine größere Zahl von analytfreien Proben untersucht werden, damit die Variabilität der Matrix genügend berücksichtigt wird. Bei Verfahren, die auf einer Mehrpunktkalibration beruhen, können Nachweis- und Bestimmungsgrenze auch nach DIN aus den Daten der Standardkurve, die in Mehrfachbestimmung gemessen werden muss, ermittelt werden.

Bei vielen Messgrößen sind Bestimmungen bis in die Nähe der Nachweisgrenze überhaupt nicht erforderlich und wesentlich bedeutsamer ist die *Validierung der Linearität* im erforderlichen Messbereich. Ein dafür übliches Protokoll sieht folgendermaßen aus:

Ein Probenpool mit hoher Analytkonzentration und ein zweiter Probenpool mit niedriger Analytkonzentration werden so gemischt, dass man mindestens fünf äquidistante Konzentrationsstufen erhält. Diese werden an mehreren Tagen jeweils in Vierfachbestimmung untersucht und das Ergebnis graphisch dargestellt und die Korrelationsgrade berechnet (s. Abb. 28.**1**, S. 387).

Interferenzen. Wichtige zu prüfende Interferenzen betreffen Trübungen, z. B. Lipämie, Bilirubinämie und Hämolyse. Proben werden dazu mit Lipiden, Bilirubin oder Hämoglobin in steigender Konzentration versetzt und anschließend in Dreifachbestimmung untersucht. Anschließend werden die Messergebnisse mit und ohne Zusatz der interferierenden Substanz graphisch ausgewertet. Veränderungen von mehr als 10 % werden in der Regel als bedeutsam angesehen.

Störungen. Es wird untersucht, inwieweit die zu evaluierende Messmethode durch die Gegenwart anderer Analyte in der Untersuchungsprobe beeinflusst wird.

Bei mechanisierten Analysensystemen gehören hierzu auch die Untersuchung auf Proben- und Reagenzverschleppung. Wird zum Beispiel die Messgröße Phosphat an einem Analysensystem bestimmt, so reicht schon die Verschleppung von Spuren aus Phosphatpuffer-haltigen Reagenzien aus, um die Messergebnisse stark zu verfälschen (s. auch S. 389).

Stabilität. Weiterhin ist es wichtig, die Stabilität der Reagenzien und gegebenenfalls der Kalibration unter Routinebedingungen zu testen. Hierzu werden Kontrollproben und Kalibratoren täglich als Proben gemessen und ihre Abweichung vom ursprünglichen Wert ausgewertet.

Methodenvergleich. Dieser Punkt wird von vielen Methodenerprobern als der wichtigste angesehen. Allerdings sagen primär sowohl eine sehr gute als auch eine schlechte Übereinstimmung der beiden Untersuchungsmethoden noch nichts über deren Zuverlässigkeit aus. Die Frage, welche von beiden oder ob beide oder keine richtig misst, lässt sich alleine mit dem Methodenvergleich nicht klären.

Wird mit einer Referenzmethode, deren Zuverlässigkeitskriterien genau bekannt sind, verglichen, so hat der Methodenvergleich unter Verwendung einer großen Zahl von Patientenproben große Bedeutung, da bei diesem Ansatz dann die allgemeine Übereinstimmung mit der Referenzmethode und bei genügend großer Probenzahl das Vorkommen von meist matrixbedingten Ausreißern überprüft werden können. Wichtig ist eine genaue Auswahl und Beschreibung der hierbei untersuchten Patientenkollektive.

Zur Auswertung solcher Methodenvergleiche werden die Messwerte graphisch einander gegenübergestellt (Abb. 28.**2**, S. 387) und eine Korrelationsgerade berechnet:

$$Y = A + B \times X$$

Der Koeffizient A (Achsenabschnitt) sollte möglichst den Wert Null und die Steigung B möglichst den Wert 1 annehmen. Zur weiteren Charakterisierung wird aufgrund der linearen Regressionsberechnung der sog. Korrelationskoeffizient angegeben, dessen bester Wert 1 ist. Wenn die Messpunkte nicht gleichmäßig über den Messbereich verteilt sind, vermittelt insbesondere ein scheinbar guter Korrelationskoeffizient einen falschen Eindruck von der Übereinstimmung der Messverfahren. In solchen Fällen müssen Verfahren eingesetzt werden, bei denen die einzelnen Messwertpaare entsprechend ihrer Verteilung im Messwertkollektiv gewichtet werden. Ein Verfahren (z. B. von *Passing* und *Bablock*), das statistisch auf einen linearen Zusammenhang der paarweise verglichenen Messwerte untersucht und deren Verteilung berücksichtigt, liefert in solchen Fällen deutlich realistischere Ergebnisse.

Weitere Prüfpunkte. Zu einer Methodenerprobung gehören auch die Beurteilung der Praktikabilität und die Ermittlung der Kosten wie z. B. Reagenzien, Personalzeit, Gerätebenutzung usw..

28.1.3 Beispiel einer Methodenvalidierung: Mechanisierte Ethanolbestimmung

Eine solche Validierung bezieht sich immer auf ein ganz bestimmtes Testkit (Reagenz) und die Adaptierung an ein ganz bestimmtes Gerät. Hier wurde die ADH-Methode (s. Kap. 22 und Kap. 23) an einem üblichen klinisch-chemischen Analyser adaptiert und validiert.

Präzision. Die Präzisionsdaten sind in (Tab 28.**2**) zusammengestellt. Als Kontrollmaterialien wurden alkoholfreies Poolserum, dem definierte Mengen Ethanol zugesetzt wurden (nur für die Präzision in Serie), und kommerzielle Kontrollproben verwendet.

Diese Präzisionsdaten erfüllen die Anforderungen für klinische Ethanolbestimmungen. Für die forensische Ethanolbestimmung müssen allerdings durch methodische Verbesserungen (geschlossene Probengefäße usw.) noch bessere Präzisionsdaten erreicht werden.

Linearitätsbereich. *Nachweisgrenze:* Die Ermittlung der Nachweisgrenze erfolgte durch Mehrfachbestimmung eines lyophilisierten und rekonstituierten Kontrollserums,

Tab. 28.2 Unpräzision der mechanisierten Ethanolbestimmungsmethode.

n	Mittelwert (g/l)	Minimalwert (g/l)	Maximalwert (g/l)	Standardabweichung (g/l)	Variationskoeffizient (%)
Präzision in der Serie					
20	0,38	0,36	0,40	0,013	3,5
20	0,65	0,57	0,67	0,03	4,6
20	1,08	1,05	1,08	0,019	1,8
20	2,75	2,68	2,80	0,034	1,2
Präzision von Tag zu Tag					
20	1,0	0,98	1,09	0,029	2,8
20	2,03	1,96	2,09	0,045	2,2

das aufgrund des Gefriertrocknungsvorganges auf jeden Fall ethanolfrei ist. Die trotzdem scheinbar gemessenen Mengen Ethanol ergaben die in Tab. 28.**3** angegebenen Werte. Die hier bei gleicher Matrix gezeigte Konstanz der Werte lässt sich nicht unbedingt auf Proben mit unterschiedlicher Matrix übertragen, deshalb wird im klinischen Bereich empfohlen, quantitative Ergebnisse erst ab 0,15 g/l Ethanol anzugeben.

Die Prüfung des linearen Messbereiches erfolgte mithilfe von Verdünnungen eines Serumpools, der zuvor mit Ethanol aufgestockt wurde. Bei 2 μl Probenvolumen und 375 μl Reagenzvolumen ergab sich eine lineare Beziehung zwischen Absorption und Konzentration bis 4 g/l (Abb. 28.**1**).

Wiederfindung. Die Wiederfindung wurde durch Zusatz steigender Ethanolmengen zu einem alkoholfreien Poolserum geprüft. Die Wiederfindung lag im Konzentrationsbereich von 0,8 bis 3,0 g/l zwischen 93 und 112 % und entspricht den Erfordernissen der klinischen Ethanolbestimmung.

Richtigkeit. Aus einer größeren Zahl von Richtigkeitskontrollen bekannter Konzentration wurden ungezielt jeweils 5 Werte ausgesucht. Die Ergebnisse sind in (Tab. 28.**4**) gezeigt.

Tendenzmäßig zeigt sich, dass die Richtigkeitskontrollen beim geprüften Testkit am verwendeten Analysengerät geringfügig zu hoch gefunden werden. Auch im Methodenvergleich mit der Headspace-Gaschromatographie ist diese Tendenz erkennbar, die sich vor allem bei niedrigen Ethanolkonzentrationen auswirkt (Abb. 28.**2**):
$Y = 0{,}97 \times X + 0{,}09$;
Y = Messwerte ADH-Methode mechanisiert;
X = Messwerte Headspace-Gaschromatographie.

Eine mögliche Erklärung für die Abweichung könnte sich aus dem unterschiedlichen Kalibrationsverfahren ergeben. Durch Abzug eines Reagenzienleerwertes vom Messwert des Analysers konnte die gefundene Abweichung deutlich verringert werden.

Störfaktoren. Alkoholdehydrogenasen sind nicht streng spezifisch für Ethanol als Substrat. Die Kreuzreaktivität verschiedener anderer Alkohole und möglicherweise in hoher Konzentration vorkommender Substanzen, z. B. Salicylsäure und Aceton, müssen deshalb geprüft werden. Gemessen wurden diese Substanzen jeweils in einer Konzentration von 1 g/l in Dreifachbestimmung (Tab. 28.**5**). Es zeigte sich eine deutliche Kreuzreaktivität gegenüber geradkettigen Alkoholen mit 3 oder 4 C-Atomen.

Tab. 28.3 Nachweisgrenze.

	N = 12
Mittelwert (g/l)	0,04
Minimalwert	0,03
Maximalwert	0,06
Standardabweichung SD (g/l)	0,01
Nachweisgrenze = Mittelwert + 3 SD (g/l)	0,07

Tab. 28.4 Richtigkeit der mechanisierten Ethanolbestimmung.

Einzelwert (g/l)	Sollwert (g/l)	absolute Abweichung (g/l)	Abweichung (%)
0,68	0,65	+ 0,03	+ 4,6
0,67	0,65	+ 0,02	+ 3,1
0,63	0,65	− 0,02	− 3,1
0,69	0,65	+ 0,04	+ 6,2
0,64	0,65	+ 0,01	+ 1,6
1,55	1,50	+ 0,05	+ 3,3
1,61	1,50	+ 0,11	+ 7,3
1,60	1,50	+ 0,10	+ 6,7
1,54	1,50	+ 0,04	+ 2,7
1,53	1,50	+ 0,03	+ 2,0

Tab. 28.5 Prüfung von Störungen (Kreuzreaktivitäten).

Kreuzreaktivität gegenüber Ethanol	g/l	%
Methanol	< 0,02	< 2
Ethandiol (Ethylenglykol)	< 0,02	< 2
1-Propanol	0,7	70
2-Propanol	0,09	9
1-Butanol	0,34	34
2-Butanol	0,03	3
Aceton	< 0,02	< 2

Interferenzen. Serum bzw. Plasma mit sichtbarer Hämolyse oder Lipämie zeigte Abweichungen der Messwerte von zum Teil mehr als 10 % und muss daher vor der Messung deproteinisiert werden.

Vergleich mit der Referenzmethode. 58 Patientenproben wurden mit der zu evaluierenden Methode und der Headspace-Gaschromatographie als Referenzmethode untersucht. 16 Proben gaben übereinstimmend mit beiden Methoden Messwerte < 0,15 g/l.
Der Vergleich der Messwerte der übrigen 42 Proben (Abb. 28.2) ergab:

> Lineare Regression (ohne Wichtung):
> $Y = 0,09 + 0,97 \times X$; Korrelation $r = 0,993$
> Passing-Bablock-Methode (mit Wichtung):
> $Y = 0,06 + 0,98 \times X$

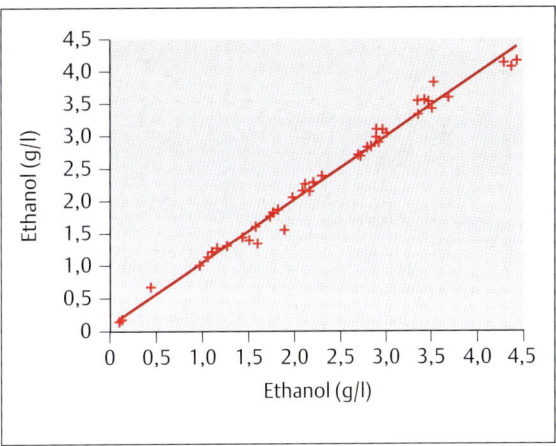

Abb. 28.2 Methodenvergleich bei der Ethanolbestimmung.
x-Achse: Headspace-Gaschromatographie (Referenzmethode),
y-Achse: mechanisierte ADH-Methode.

Insgesamt lässt sich eine sehr gute Übereinstimmung beider Methoden erkennen, wobei sich mit dem Auswerteverfahren nach Passing-Bablock sogar eine noch bessere Annäherung an die ideale Ausgleichsgerade $Y = X$ ergab.

Weiterer Prüfpunkt: Zeitbedarf. Das Gerät kann ständig mit Reagenz bestückt bleiben. Die Zeitdauer für die Bestückung mit einer Patientenprobe und Kontrollprobe beträgt höchstens 1 Minute, diese Zeit entspricht der direkten Personalzeit.

Die Analyse selbst dauert 6,25 Minuten. 10 Bestimmungen in Serie plus eine Kontrolle benötigen 2 bis 3 Minuten direkte Personalzeit für die Probenbestückung und 8,5 Minuten Analysenzeit.

Solche Daten vermitteln uns einen Eindruck hinsichtlich der Praktikabilität einer Analysenmethode und der zugrunde liegenden Adaptierung an das gewählte Analysensystem.

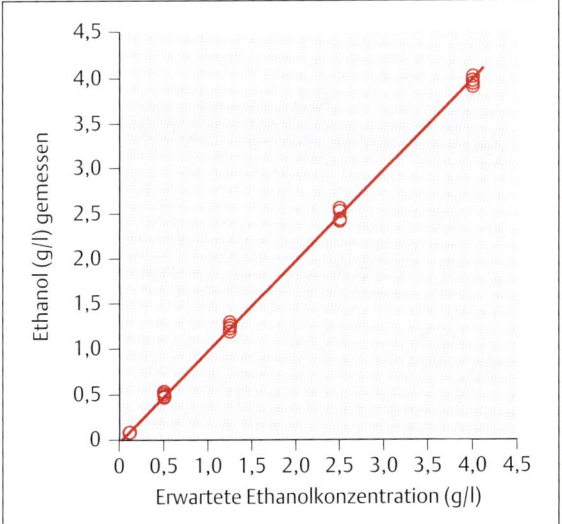

Abb. 28.1 Linearitätsprüfung.
5 Konzentrationsstufen wurden jeweils in vierfacher Bestimmung gemessen und folgende Regressionsgrade erhalten: $Y = 0,992 \times X + 0,003$ mit einem Korrelationskoeffizient $r = 0,9996$. Konzentrationen über 4 g/l können nicht gemessen werden, da dann der Messbereich der Photometereinheit des Analysensystems nicht mehr ausreicht.

28.2 Geräteevaluierung

Die Vorteile mechanisierter Bestimmungsverfahren in der Klinischen Chemie liegen
– in ihrer Praktikabilität,
– in mit der Geräteentwicklung zunehmend geringerem Reagenzien- und Probenbedarf und
– in der i.a. großen Zuverlässigkeit der Ergebnisse aufgrund der bei mechanisierten Analysengeräten meist sehr guten Präzision von Pipettierschritten und Messvorgängen.

Unter geschlossenen analytischen Systemen verstehen wir Analysensysteme, die nur mit den vom Hersteller des Analysengerätes speziell für dieses gefertigten Reagenzien betrieben werden können. Geschlossene analytische Systeme sind der Regelfall bei Messaufgaben mittels Tracertechnologie, während in der klassischen Klinischen Chemie (Substrat- und Enzymbestimmungen) sowie bei der Immunturbidimetrie meist offene Gerätesystem verwendet werden.

28.2.1 Evaluierung insbesondere offener Analysensysteme (Photometerprinzip)

Geräte diesen Typs erlauben die Durchführung von photometrischen Messungen, turbidimetrischen Messungen und photometrisch messbaren homogenen Immunoassays (z. B. EMIT, CEDIA, s. Kap. 5). Die allgemeinen Prüfkriterien sind gleich unabhängig davon, ob ein offenes oder ein geschlossenes Analysensystem geprüft wird. Beide Geräteflächen können zusätzlich mit einer ISE-Einheit (s. Kap. 6, 28.2) für die Messung von Natrium, Kalium und Chlorid sowie ggf. weiterer Elektrolyte ausgestattet werden.

28.2
Evaluierung der ISE-Einheit

Die ISE-Einheit offener Analysensysteme ist jeweils ein geschlossenes Teilsystem, denn Elektroden und notwendige Arbeitslösungen werden nur vom jeweiligen Hersteller angeboten. Bei der Testung der ISE-Einheit kommen die gleichen Prüfpunkte wie für den restlichen Analyser, insbesondere Präzision und Richtigkeit, infrage (s. u.), zudem sind an speziellen Gesichtspunkten von Bedeutung:
– Analysenzahl/Stunde,
– Kalibrationsstabilität,
– Umfang von Wartungsarbeiten,
– Eignung für verschiedene Probenmaterialien (Serum, Plasma, Urin, Punktate).

Allgemeine Kriterien der Geräteprüfung. In Analogie zur Methodenprüfung sollte auch eine Geräteprüfung allgemein anerkannten guidelines folgen, z. B. des European Committee for Clinical Laboratory Standards (Guidelines for evaluation of analyzers in clinical chemistry). Eine Geräteprüfung umfasst immer die Prüfung möglichst vieler Methoden, die auf dem entsprechenden Gerät durchführbar sind.

Multicenterstudien, bei denen gleichzeitig mehrere Geräte des gleichen Typs geprüft werden, sind zu bevorzugen, da hierbei auch mögliche Streuungen zwischen den einzelnen Geräten einer Baureihe erfasst werden können. Bei einer solchen Geräteprüfung werden Präzisionsdaten, Methodenvergleiche (28.3) und mögliche Interferenzen für die ausgewählten Methoden geprüft, wie es zuvor bereits im Abschnitt Methodenevaluierung ausgeführt wurde.

Wesentliche zusätzliche Prüfpunkte sind die Testung auf Proben- bzw. Reagenzienverschleppung.

28.3
Vergleichsmessungen im Rahmen der Geräteevaluierung

Ähnlich wie bei der Autotestung sollten in der Regel Geräte ähnlicher Größenordnung und ähnlicher technischer Ausstattung miteinander verglichen werden. Eine Ausnahme besteht dort, wo verschieden dimensionierte Geräte aus einer Gerätefamilie parallel betrieben werden sollen (zur Ausfallsicherheit oder z. B. im Zentral- und Satellitenlabor), hier müssen wir uns überzeugen, dass die Systeme möglichst gut aufeinander abgestimmt sind. Bei offenen Analysensystemen sollten wir für die Vergleichsmessung möglichst auch die Reagenzien von jeweils nur einem Hersteller verwenden.

Probenverschleppung. Häufig werden für diese Untersuchung zwei Kontrollmaterialien mit unterschiedlichem Glucosegehalt verwendet (28.4). In insgesamt 20facher Abfolge messen wir dreimal die hohe Kontrollprobe (H1 H2 H3) und dann dreimal die niedrige Kontrollprobe (N1 N2 N3). Für jede der 20 Abfolgen wird anschließend die Verschleppungskonstante K ausgerechnet:

$$K = (N1 - N2)/(H3 - N3) \times 100$$

Das aus den 20 Wiederholungen gemittelte K wird dann mit der Präzision in der Serie verglichen, wobei K < 2 × VK(%) sein sollte (28.4).

28.4
Rechenbeispiel für die Beurteilung der Probenverschleppung

Wir betrachten nur einen Messzyklus: Für das hohe Kontrollmaterial sollen die Messwerte 305, 317, 321 mg/dl betragen und für das niedrige 56, 51 und 49 mg/dl Glucose.
Damit berechnet sich
$K = (56-51)/(321-49) \times 100 = 1{,}8$.
Der maximal erlaubte VK bei der Glucosebestimmung beträgt 5% und $2 \times$ VK entsprechend 10%. Das hier erhaltene K liegt deutlich unter 10% und bestimmt auch unter $2 \times$ VK einer Routinemethode, sodass eine signifikante Probenverschleppung ausgeschlossen werden kann.
Eine noch sensitivere Methode zur Erkennung von Probenverschleppungen können wir mit der Creatinkinase vornehmen, wenn wir wiederholt eine Patientenprobe mit einer CK im Bereich von über 50000 U/l (der Wert ist unverdünnt nicht mehr messbar) und dann eine Probe im Referenzbereich pipettieren lassen und prüfen, ob die CK-Messung der Probe im Referenzbereich beeinflusst wird.

Reagenzverschleppung. Hierzu wird z. B. die LD zuerst 30fach in Serie und dann 30 mal abwechselnd mit der ALT bestimmt. Die ALT wird hier gewählt, da das ALT-Reagenz mehr als 1800 U/l LD enthält. Mittelwerte und Streuung der zwei Versuchsreihen sollten sich nicht unterscheiden.

Zusätzliche (anwenderspezifische) Kriterien der Geräteprüfung. Weitere wichtige Kriterien der Geräteprüfung sind

- Reagenzstabilität im Gerät (abhängig von Kühlung und Verdunstung).
- Kalibrationsstabilität (u. a. Maß für die Stabilität des Photometers).
- Komfort der Gerätebedienung (Touchscreen, Mausbedienung, Menüführung, Benutzeroberfläche usw.).
- Minimales Probenvolumen (das sog. Totvolumen ist besonders wichtig bei pädiatrischen Proben).
- Gerinnselerkennung bei der Probenpipettierung (clot detection).
- Verfügbare Messwellenlängen und Anzahl der Messpunkte je Analyse.
- Reagenzienoffenheit (verfügbare Reagenzbehälter, Pipettiervolumina, Pipettierzeitpunkte usw.).
- Tauglichkeit für einzelne Eilproben (insbesondere Zeit vom Gerätestart bis Inkubationsbeginn des ersten Probenansatzes).
- Schnittstelle und Kommunikationsmöglichkeiten zur Labor-EDV.

- Unterstützung bei Wartung und Fehlerbeseitigung (z. B. Handbuch in der software integriert).
- Güte der Küvetten und des Küvettenwaschsystems (besonders wichtig, wenn latexverstärkte turbidimetrische Bestimmungen durchgeführt werden sollen).
- Möglichkeit der Trennung von interferierenden Methoden in der Sequenz der Methodenabarbeitung (z. B. sollte im Routinebetrieb die LD-Messung nicht unbedingt direkt nach der ALT-Messung folgen).
- Besonders bei geschlossenen Analysensystemen ist ferner die vom Hersteller angebotene Testpalette ebenfalls ein entscheidendes Kriterium.

28.2.2 Evaluierung geschlossener Analysensysteme für heterogene immunchemische Messverfahren

Prinzipiell folgt die Evaluierung von Analysensystemen für die Messung heterogener Immunoassays (z. B. für Hormone, Tumormarker und andere niedrig konzentrierte Messgrößen) dem zuvor dargestellten Vorgehen. Besonders bedeutsam sind hier die Prüfung
- der Probenverschleppung, z. B. bei Tumormarkern, cardialen Markern usw. und
- die Prüfung der Messbereiche. TSH z. B. sollte möglichst sensitiv im unteren Messbereich erfasst werden können, Tumormarker sollten in einem möglichst weiten Messbereich unter Vermeidung von Probenverdünnungen untersucht werden können.

Ganz besonders wichtig ist natürlich auch die Spezifität der angebotenen Methoden für die jeweilige Messgröße, also die Testung auf mögliche Kreuzreaktivitäten und der Einfluss von Antikoagulantien auf die Testergebnisse.
Weitere Prüfpunkte umfassen
- die verfügbare Methodenpalette, da nicht auf Reagenzien anderer Hersteller ausgewichen werden kann, ohne dass zusätzliche Geräte aufgestellt werden müssen,
- die Testdurchsatzzahl, die oft auch von der Art und Häufigkeit der durchgeführten Tests abhängig ist und
- den Verbrauch von Reagenzien und Einmalartikeln.

Auf besondere Evaluierungskriterien für spezielle Gerätesysteme (z. B. ELISA-Prozessoren, Chromatographiegeräte usw.) soll hier nicht eingegangen werden. Die grundsätzlichen Evaluierungskriterien (s. oben) sind selbstverständlich auch bei derartigen Geräten anwendbar.

29 Hinter den Kulissen von Laborwerten

Die im Folgenden dargestellten zufällig aus der Routine ausgewählten Laborwerte von authentischen Fällen sollen dazu anregen, Laborwerte nicht nur als reine Zahlen bzw. abstrakte Messgrößen zu sehen, sondern sich über die Messwerte bzw. ihre zeitlichen Verläufe Gedanken zu machen.
In Klammern sind die zugehörigen Referenzbereiche bzw. therapeutischen Bereiche angegeben.
Im Anschluss finden Sie kurze Erläuterungen bzw. klinische Angaben, mit denen Sie Ihre eigene Interpretation und Spekulationen vergleichen können. Viel Erfolg!

Patient 55 Jahre präfinal:

ALAT (bis 22 U/l) 454 U/l um 7:17 Uhr, 692 U/l um 16:07 Uhr, 1460 U/l um 20 Uhr, 1845 U/l um 0:18 Uhr, 10 U/l Folgetag um 7:28 Uhr.

Patientin 55 Jahre Normalstation:

TSH basal (0,3–3,5 mE/l) 0,59 mE/l um 22:35 Uhr, 0,37 mE/ml um 12:23 Uhr.

Patientin 68 Jahre Intensivstation:

Glucose im Plasma (50–126 mg/dl) 23 mg/dl.

Patient 72 Jahre Normalstation:

Natrium (135–145 mmol/l) 129 mmol/l mit Vorwert 125 mmol/l, TSH basal (0,3–4,0 mE/l) < 0,01 mE/l.

Patient 77 Jahre Normalstation:

Creatinin (0,7–1,1 mg/dl) Tag 1: 2,59 mg/dl, Tag 2: 2,16 mg/dl, Tag 5: 3,3 mg/dl, Tag 6: 4,92 mg/dl, Tag 7: 6,43 mg/dl und 3 Stunden später: 6,38 mg/dl, Tag 10: 8,18 mg/dl.

Patient 81 Jahre Normalstation:

Phenytoin (10–20 mg/l) Tag 1: 5,4 mg/l und 6,6 mg/l 5 ½ Stunden später, Tag 4: 6,4 mg/l, Tag 9: 4,0 mg/l, Tag 11: 11,4 mg/l, Tag 17: 31,5 mg/l.

Patient 54 Jahre Intensivstation:

Natrium (135–145 mmol/l) 171 mmol/l, Albumin (3,5–5,2 mg/dl) 2,2 mg/dl, CRP (bis 5 mg/l) 272 mg/l.

Patient 61 Jahre Aufnahmestation:

CK-MB (bis 5 µg/l) um 21:18 Uhr: 2,5 µg/l und Troponin I (bis 0,6 µg/l) 0,4 µg/l, um 6:18 Uhr dann: CK-MB 137,2 µg/l und Troponin I 36,6 µg/l.

Patient 20 Jahre Normalstation:

P-Amylase (bis 65 U/l) 26 U/l, 1 Tag später: 1341 U/l.

Patientin 81 Jahre Aufnahmestation:

Kalium (3,5–5,0 mmol/l) 8,35 mmol/l, LD (80–240 U/l) 379 U/l, Creatinin (0,7–1,1 mg/dl) 1,77 mg/dl, CK (bis 60 U/l) 36 U/l, CK-MB (bis 5,0 µg/l) 7,8 µg/l, Troponin I (bis 0,6 µg/l) 7,8 µg/l.

Patient 40 Jahre Intensivstation:

Osmolalität (275–300 mosmol/kg) 231 mosmol/kg, Phosphat (0,8–1,6 mmol/l) 0,22 mmol/l, Glucose/Plasma (50–126 mg/dl) 108 mg/dl, Kalium (3,5–5,0 mmol/l) 2,6 mmol/l, Natrium (135–145 mmol/l) 108 mmol/l, Chlorid (97–108 mmol/l) 76 mmol/l.

Patient 66 Jahre Aufnahmestation:

Glucose/Plasma (50–126 mg/dl) 362 mg/dl.

Patient 80 Jahre Intensivstation:

Lactat (bis 2,2 mmol/l) um 11:49 Uhr 7,4 mmol/l und Kalium (3,5–5,0 mmol/l) 5,63 mmol/l, am nächsten Morgen: Lactat 3,7 mmol/l und Kalium 4,16 mmol/l.

Patientin 79 Jahre Normalstation:

AFP (bis 12 µg/l) 160370 µg/l, CA 19–9 (bis 37 E/ml) 2511 E/ml.

Patient 71 Jahre Aufnahmestation:

CK-MB (bis 5,0 µg/l) 14,7 µg/l und Troponin I (bis 0,6 µg/l) 106,7 µg/l.

Patient 66 Jahre Wachstation:

ALAT (bis 22 U/l) 28 U/l, γ-GT (bis 28 U/l) 9 U/l, GD (bis 4 U/l) 3,3 U/l und nach 4 Tagen: ALAT 26 U/l, γ-GT 26 U/l, GD 20.5 U/l.

Patientin 64 Jahre Normalstation:

Kalium (3,5–5,0 mmol/l) 2,74 mmol/l, 4 Tage später: 3,65 mmol/l, weitere 3 Tage später: 2,53 mmol/l.

Patientin 62 Jahre Normalstation:

TSH basal (0,3–3,5 mE/l) 0,49 mE/l, 2 Tage später: 0,25 mE/l.

Patientin 74 Jahre Normalstation:

Eisen (40–150 µg/dl) 12 µg/dl und 2 Tage später: 10 µg/dl. Transferrin (200–360 mg/dl) 140 mg/dl in der 2. Probe.

Patientin 67 Jahre Normalstation:

Creatininverlauf (0,7–1,1 mg/dl) Tag 1: 0,60 mg/dl, Tag 4: 0,7 mg/dl, Tag 7: 0,67 mg/dl, Tag 14: 3,08 mg/dl, Tag 17: 0,8 mg/dl.

Patientin 41 Jahre Normalstation:

TSH basal (0,3 – 4,0 mE/l) 40,79 mE/l, fT_4 (9,0 – 26,0 pmol/l) 5,7 pmol/l, T3 (0,75 – 2,43 nmol/l) 0,97 nmol/l.

Patient 82 Jahre Chirurgische Nothilfe:

Creatinin (0,7 – 1,1 mg/dl) vor 8 Monaten: 1,22 mg/dl, PSA (bis 4 µg/l) 77 µg/l und aktuell Creatinin 2,24 mg/dl, PSA 305 µg/l.

Patientin 56 Jahre Intensivstation:

Cortisol (9 Uhr 6 – 26 µg/dl) 9 : 30 Uhr: 5,4 µg/dl, 2 Tage später 16 : 30 Uhr: 136,8 µg/dl, weitere 2 Tage später 7 : 53 Uhr: <2,5 µg/dl.

Wir betrachten 2 Patienten gemeinsam:

Patient 1: CRP (bis 5 mg/l) 228 mg/l, 12 Stunden später: 7 mg/l.

Patient 2: CRP 20 mg/l, 1 Tag später: 793 mg/l, 5 Stunden später: 41 mg/l.

Bewusstlose Patientin Aufnahmestation:

Toxikologische Untersuchungen, Blutglucose, CRP usw. unauffällig, Prolactin (4 – 20 µg/l) 72,4 µg/l.

Patient 74 Jahre Wachstation:

CK (bis 70 U/l) 27 U/l, CK-MB (bis 5 µg/l) 2,6 µg/l, Troponin I (bis 0,6 µg/l) <0,3 µg/l, Creatinin (0,7 – 1,1 mg/dl) 1,68 mg/dl, CRP (bis 5 mg/l) <3 mg/l; 4 Tage später: CK 300 U/l, CK-MB 26,9 µg/l, Troponin I 12,3 µg/l, Creatinin 1,88 mg/dl und CRP 13 mg/l, weitere 36 Stunden später: CK 395 U/l, CK-MB 5,3 µg/l, Creatinin 3,69 mg/dl und CRP 278 mg/l.

Lösungen

Patient 55 Jahre präfinal:

ALAT (bis 22 U/l) 454 U/l um 7 : 17 Uhr, 692 U/l um 16 : 07 Uhr, 1460 U/l um 20 Uhr, 1845 U/l um 0 : 18 Uhr, 10 U/l Folgetag um 7 : 28 Uhr.
Interpretation: Der ALAT-Anstieg ist durch den Patientenzustand mit zunehmender Kreislaufinsuffizienz und sekundärer Leberminderdurchblutung erklärbar, nicht aber der scheinbar rasche Abfall zum letzten Laborwert.
Erklärung: Die Identität des bereits verstorbenen Patienten wurde benutzt, um eine Blutprobe des Stationspersonals zu untersuchen. Dies ist eine leider immer wieder vorkommende unentschuldbare Täuschung.

Patientin 55 Jahre Normalstation:

TSH basal (0,3 – 3,5 mE/l) 0,59 mE/l um 22 : 35 Uhr, 0,37 mE/ml um 12 : 23 Uhr.
Interpretation: Zu berücksichtigen ist eine circadiane Abhängigkeit des TSH und intervallweise Hormonfreisetzung. Die entsprechenden fT_4-Werte (9,0 – 26 pmol/l) waren 14,2 und 12,4 pmol/l und somit unauffällig.
Die Befundkonstellation ist plausibel.

Patientin 68 Jahre Intensivstation:

Glucose im Plasma (50 – 126 mg/dl) 23 mg/dl.
Maßnahmen: Sofortige Wertedurchsage und Überprüfung der Messung einschließlich Qualitätskontrolle.

Patient 72 Jahre Normalstation:

Natrium (135 – 145 mmol/l) 129 mmol/l mit Vorwert 125 mmol/l, TSH basal (0,3 – 4,0 mE/l) < 0,01 mE/l.
Erklärung: Die Hyponatriämie hat sich bestätigt und korrespondiert auch mit einem erniedrigten Chloridmesswert (97 – 108 mmol/l) von 82 mmol/l. Der TSH-Messwert spricht für eine hyperthyreote Stoffwechsellage und es zeigt sich in Übereinstimmung damit ein erhöhter fT_4-Messwert (9,0 – 26 pmol/l) von 50,3 pmol/l.

Patient 77 Jahre Normalstation:

Creatinin (0,7 – 1,1 mg/dl) Tag 1: 2,59 mg/dl, Tag 2: 2,16 mg/dl, Tag 5: 3,3 mg/dl, Tag 6: 4,92 mg/dl, Tag 7: 6,43 mg/dl und 3 Stunden später: 6,38 mg/dl, Tag 10: 8,18 mg/dl.
Interpretation: Es zeigt sich spätestens ab Tag 5 ein Creatininanstieg, wie er für einen kompletten Nierenausfall typisch ist. Klinisch lag eine Autoimmunerkrankung in Form eines Goodpasturesyndroms vor.
Therapeutische Maßnahmen sind hierbei Dialyse und Immunadsorption der Basalmembranantikörper.

Patient 81 Jahre Normalstation:

Phenytoin (10 – 20 mg/l) Tag 1: 5,4 mg/l und 6,6 mg/l 5 ½ Stunden später, Tag 4: 6,4 mg/l, Tag 9: 4,0 mg/l, Tag 11: 11,4 mg/l, Tag 17: 31,5 mg/l.
Erklärung: Complianceprobleme und eine zu geringe Dosierung führten anfangs zu einer Unterdosierung, Dossteigerung und verbesserte Compliance dann aber zu einer korrekturbedürftigen Überdosierung.

Patient 54 Jahre Intensivstation:

Natrium (135 – 145 mmol/l) 171 mmol/l, Albumin (3,5 – 5,2 mg/dl) 2,2 mg/dl, CRP (bis 5 mg/l) 272 mg/l.
Erklärung: Elektrolytentgleisung mit gleichzeitigem Chloridanstieg (97 – 108 mmol/l) auf 128 mmol/l und Kaliumanstieg (3,5 – 5,0 mmol/l) auf 6,2 mmol/l. Hohe CRP-Konzentrationen sind charakteristisch für entzündliche Prozesse und erniedrigte Albuminmesswerte finden sich sehr häufig bei Intensivpatienten.

Patient 61 Jahre Aufnahmestation:

Um 21 : 18 Uhr: CK-MB (bis 5 µg/l) 2,5 µg/l und Troponin I (bis 0,6 µg/l) 0,4 µg/l, um 6 : 18 Uhr dann: CK-MB 137,2 µg/l und Troponin I 36,6 µg/l.
Erklärung: Der Patient wurde mit uncharakteristischen Herzbeschwerden vom Rettungsdienst eingeliefert und war anfangs nicht nur bei den cardialen Markern, sondern auch im EKG unauffällig. Die weitere Überwachung stellte sich als äußerst notwendig heraus, da sich ein großer Infarkt entwickelte.

Patient 20 Jahre Normalstation:

P-Amylase (bis 65 U/l) 26 U/l, 1 Tag später: 1341 U/l.
Interpretation: Akute Pankreatitis.

Patientin 81 Jahre Aufnahmestation:

Kalium (3,5–5,0 mmol/l) 8,35 mmol/l, LD (80–240 U/l) 379 U/l, Creatinin (0,7–1,1 mg/dl) 1,77 mg/dl, CK (bis 60 U/l) 36 U/l, CK-MB (bis 5,0 µg/l) 7,8 µg/l, Troponin I (bis 0,6 µg/l) 7,8 µg/l.
Erklärung: Die Patientin hatte am Vortag außerhalb der Klinik Blutkonserven unter Komplikationen erhalten, wodurch die Kalium- und LD-Erhöhungen erklärt werden können. Das EKG war durch die Kaliumerhöhung nicht verwertbar. In Übereinstimmung mit der Erhöhung der cardialen Marker bei anfangs noch unauffälliger Gesamt-CK fand sich klinisch ein Vorderwandinfarkt.

Patient 40 Jahre Intensivstation:

Osmolalität (275–300 mosmol/kg) 231 mosmol/kg, Phosphat (0,8–1,6 mmol/l) 0,22 mmol/l, Glucose/Plasma (50–126 mg/dl) 108 mg/dl, Kalium (3,5–5,0 mmol/l) 2,6 mmol/l, Natrium (135–145 mmol/l) 108 mmol/l, Chlorid (97–108 mmol/l) 76 mmol/l.
Interpretation: Der Patient hat eine massive Störung des Wasserhaushaltes. Die erniedrigten Elektrolytkonzentrationen korrelieren mit der verminderten Osmolalität.

Patient 66 Jahre Aufnahmestation:

Glucose/Plasma (50–126 mg/dl) 362 mg/dl.
Interpretation: Es liegt eine deutlich hohe Blutglucose vor, die unmittelbar nach Überprüfung des Messwertes an den behandelnden Arzt übermittelt werden sollte.

Patient 80 Jahre Intensivstation:

Lactat (bis 2,2 mmol/l) um 11:49 Uhr 7,4 mmol/l und Kalium (3,5–5,0 mmol/l) 5,63 mmol/l, am nächsten Morgen: Lactat 3,7 mmol/l und Kalium 4,16 mmol/l.
Interpretation: Lactatacidose aufgrund Gewebshypoxie, aufgrund des Protonen-Kaliumionenaustauschs erhöhtes Kalium im Plasma, das sich mit Verringerung der Lactatkonzentration wieder normalisiert.

Patientin 79 Jahre Normalstation:

AFP (bis 12 µg/l) 160370 µg/l, CA 19–9 (bis 37 E/ml) 2511 E/ml.
Interpretation: In der Kombination weisen beide Tumormarker auf ein Leberzellcarcinom hin. Insbesondere der AFP-Messwert erscheint sehr hoch (160370 µg/l = 0,16 mg/l). Allerdings liegt bei der Erstdiagnose bei 20 % der Patienten der AFP-Messwert sogar über 10 mg/l, wobei die AFP-Konzentration im Blut wenig über die Tumorgröße aussagt.

Patient 71 Jahre Aufnahmestation:

CK-MB (bis 5,0 µg/l) 14,7 µg/l und Troponin I (bis 0,6 µg/l) 106,7 µg/l.
Interpretation: Beide Messwerte sprechen für einen Herzinfarkt. Nach klinischer Anamnese lag der Infarkt bereits 48 Stunden zurück, sodass die CK-MB bereits wieder am Abfallen sein dürfte, während das Troponin I deutlich länger erhöht bleibt und daher auch gut zur Diagnose eines zurückliegenden Infarktes geeignet ist.

Patient 66 Jahre Wachstation:

ALAT (bis 22 U/l) 28 U/l, γ-GT (bis 28 U/l) 9 U/l, GD (bis 4 U/l) 3,3 U/l und nach 4 Tagen: ALAT 26 U/l, γ-GT 26 U/l, GD 20,5 U/l.
Erklärung: Primär lebergesunder Patient nach Herzoperation mit anschließender Herzinsuffizienz und Leberminderdurchblutung. Die GD-reichen Leberareale reagieren besonders empfindlich auf eine Hypoxie.

Patientin 64 Jahre Normalstation:

Kalium (3,5–5,0 mmol/l) 2,74 mmol/l, 4 Tage später: 3,65 mmol/l, weitere 3 Tage später: 2,53 mmol/l.
Interpretation: Die beiden jeweils deutlich niedrigen Kaliummesswerte müssen unmittelbar nach Überprüfung weitergegeben werden.

Patientin 62 Jahre Normalstation:

TSH basal (0,3–3,5 mE/l) 0,49 mE/l, 2 Tage später: 0,25 mE/l.
Interpretation: Der spätere Messwert ist grenzwertig erniedrigt.
Maßnahme: Zum Ausschluss einer hyperthyreoten Stoffwechsellage wurde zusätzlich fT$_4$ (9,0–26,0 pmol/l) mit einem Messwert von 17,8 pmol/l gemessen.

Patientin 74 Jahre Normalstation:

Eisen (40–150 µg/dl) 12 µg/dl und 2 Tage später: 10 µg/dl. Transferrin (200–360 mg/dl) 140 mg/dl in der 2. Probe.
Interpretation: Der behandelnde Arzt ließ zur Absicherung die Eisenbestimmung wiederholen und forderte ergänzend Transferrin an. Die daraus berechnete Transferrinsättigung (16–45 %) zeigte mit einem Ergebnis von 5 % einen ausgeprägten Eisenmangel.

Patientin 67 Jahre Normalstation:

Creatininverlauf (0,7–1,1 mg/dl) Tag 1: 0,60 mg/dl, Tag 4: 0,7 mg/dl, Tag 7: 0,67 mg/dl, Tag 14: 3,08 mg/dl, Tag 17: 0,8 mg/dl.
Interpretation: Der Messwert am Tag 14 könnte an eine Patientenverwechslung z. B. bei der Blutentnahme denken lassen. Zur Prüfung der Patientenidentität wurde in den Proben von Tag 7, 14 und 17 jeweils die CHE gemessen. Diese Werte zeigten keine auffälligen Abweichungen. In diesem Fall war der passagere Creatininanstieg nicht durch eine Patientenverwechslung, sondern durch einen Nierensteinabgang bedingt. Der Creatininabfall von Tag 14 auf Tag 17 steht dabei im Einklang mit der biologischen Halbwertszeit des Creatinins.

Patientin 41 Jahre Normalstation:

TSH basal (0,3–4,0 mE/l) 40,79 mE/l, fT$_4$ (9,0–26,0 pmol/l) 5,7 pmol/l, T3 (0,75–2,43 nmol/l) 0,97 nmol/l.
Interpretation: TSH und fT$_4$ zeigen eine ausgeprägt hypothyreote Stoffwechsellage, T$_3$ bleibt wegen der peripheren Umwandlung von T$_4$ in T$_3$ noch normal und trägt deshalb in der Regel für die Labordiagnostik der Hypothyreose nichts bei.

Patient 82 Jahre Chirurgische Nothilfe:

Creatinin (0,7–1,1 mg/dl) vor 8 Monaten 1,22 mg/dl, PSA (bis 4 µg/l) 77 µg/l und aktuell: Creatinin 2,24 mg/dl, PSA 305 µg/l.
Erklärung: Nicht operables Prostatacarcinom. Als akute Komplikation ist jetzt Harnverhalten mit einem Creatininanstieg aufgetreten.

Patientin 56 Jahre Intensivstation:

Cortisol (9 Uhr 6–26 µg/dl) um 9:30 Uhr 5,4 µg/dl, 2 Tage später 16:30 Uhr: 136,8 µg/dl, weitere 2 Tage später 7:53 Uhr: <2,5 µg/dl.
Erklärung: Der hohe Cortisolmesswert ergab sich durch die vorausgehende hochdosierte Applikation eines kreuzreagierenden künstlichen Corticoids. Der letzte Messwert zeigt die tatsächliche Suppression der körpereigenen Cortisolproduktion, während der grenzwertig normale Messwert am ersten Tag noch durch eine mehrere Stunden vorausgehende Corticoidgabe bedingt sein könnte.

Wir betrachten 2 Patienten gemeinsam:

Patient 1: CRP (bis 5 mg/l) 228 mg/l, 12 Stunden später: 7 mg/l.
Patient 2: CRP 20 mg/l, 1 Tag später: 793 mg/l, 5 Stunden später: 41 mg/l.
Interpretation: CRP kann zwar sehr rasch ansteigen und bei Therapieerfolg auch wieder schnell abfallen, allerdings ist zumindest der Abfall bei Patient 2 biologisch unmöglich. Bei einer Kontrollmessung bestätigten sich alle Messergebnisse, es fiel jedoch auf, dass jeweils bei den hohen Messwerten stark hämolytische Proben vorlagen. In der Tat zeigte sich, dass das verwendete Messverfahren Hämolyse-störanfällig war und modifiziert werden musste.

Auffällige Patientenergebnisse können durchaus auf Schwachstellen bei der Analytik hinweisen und müssen sorgfältig abgeklärt werden.

Bewusstlose Patientin Aufnahmestation:

Toxikologische Untersuchungen, Blutglucose, CRP usw. unauffällig, Prolactin (4–20 µg/l) 72,4 µg/l.
Erklärung: Die Prolactinerhöhung weist auf einen vorausgegangenen cerebralen Krampfanfall hin.

Patient 74 Jahre Wachstation:

CK (bis 70 U/l) 27 U/l, CK-MB (bis 5 µg/l) 2,6 µg/l, Troponin I (bis 0,6 µg/l) <0,3 µg/l, Creatinin (0,7–1,1 mg/dl) 1,68 mg/dl, CRP (bis 5 mg/l) <3 mg/l; 4 Tage später: CK 300 U/l, CK-MB 26,9 µg/l, Troponin I 12,3 µg/l, Creatinin 1,88 mg/dl und CRP 13 mg/l, weitere 36 Stunden später: CK 395 U/l, CK-MB 5,3 µg/l, Creatinin 3,69 mg/dl und CRP 278 mg/l.
Erklärung: Die cardialen Marker zeigen den zu erwartenden Verlauf bei einer Herzoperation mit schnellerer Normalisierung der CK-MB als der Gesamt-CK. Der Creatinin- und CRP-Anstieg weisen auf das Auftreten von Komplikationen hin.

Literaturempfehlungen

Das vorliegende Buch zum Einstieg soll mit ausgewogener fachlicher Tiefe alle Kapitel, die unter einer modernen Definition der Klinischen Chemie zu verstehen sind, behandeln. Es ist aus der Unterrichtserfahrung und dem Dialog mit den Lernenden entstanden. Leitlinien waren insbesondere didaktische Klarheit und Verständlichkeit. Da es sich um eine Einführung handelt, wurde auf spezielle Literaturangaben zu den einzelnen Kapiteln bewusst verzichtet. Selbstverständlich sollen aber gezielte Empfehlungen für die vertiefende Weiterlektüre gegeben werden, mit der auch der Autor selbst gern arbeitet:

● **Präanalytik:**

Guder, W.G., Narayanan, S., Zawta, B. (2000),
Proben zwischen Patient und Labor, 2. Auflage,
GIT, Darmstadt.

Überblick zur gesamten Präanalytik; herausnehmbare Tabelle zu Probenstabilität etc. für zahlreiche Messgrößen.

● **Pathobiochemie und Pathophysiologie:**

Greiling, A., Gressner, A.M. (1995),
Lehrbuch der Klinischen Chemie und der Pathobiochemie, 3. Auflage,
Schattauer Verlag, Stuttgart.

In diesem Lehrbuch werden die pathobiochemischen Grundlagen der klinisch-chemischen Diagnostik und ausgewählte Messgrößen von Experten auf dem jeweiligen Gebiet kompetent dargestellt. Besonders für Fortgeschrittene zu empfehlen.

Siegenthaler, W. (2001),
Klinische Pathophysiologie, 8. Auflage,
Thieme Verlag, Stuttgart.

Gelungene Verknüpfung von Physiologie, Pathophysiologie und den Verbindungen zur Labordiagnostik. Auch als grundlegendes Nachschlagewerk sehr gut geeignet.

● **Labordiagnostik (insbesondere zum Nachschlagen):**

Thomas, L. (1998),
Labor und Diagnose: Indikation und Bewertung von Laborbefunden für die medizinische Diagnostik,
TH-Books Verlagsgesellschaft, Frankfurt.

Das bedeutendste Nachschlagewerk für Indikation, Interpretation und Pathobiochemie von Laboratoriumsuntersuchungen.

● **Hämatologie:**

Begemann, M. (1999),
Praktische Hämatologie, 11. Auflage, Thieme Verlag, Stuttgart.

● **Hämostaseologie:**

Barthels, M., Poliwoda, H. (1998),
Gerinnungsanalysen, 6. Auflage, Thieme Verlag, Stuttgart.

● **Englischsprachige Standardwerke:**

Tietz Textbook of Clinical Chemistry
von C.A. Burtis & E.R. Ashwood (1999)
WB Saunders Co.

Auf nahezu 2000 Seiten werden Klinische Chemie, Pathophysiologie und der Zusammenhang zwischen Analysenergebnissen und medizinischen Schlussfolgerungen in diesem Standardwerk dargestellt.

Tietz Fundamentals of Clinical Chemistry
von C.A. Burtis & E.R. Ashwood (2001, 5.ed.)
WB Saunders Co.

Hervorragendes Unterrichtswerk für Klinische Chemie.

Effects of preanalytical variables on clinical laboratory tests (1997, 2.ed.)
D.S. Young, AACC Press.

Umfangreiches Nachschlagewerk.

Effects of disease on clinical laboratory tests (1997, 3.ed.)
R. B. Friedman, D.S. Young, AACC Press.

Umfangreiches Nachschlagewerk.

● **Speziell berücksichtigte Richtlinien (guidelines) und Standards:**

European Committee for Clinical laboratory Standards. Guidelines for evaluation of analyzers in clinical chemistry,
Beuth Verlag Berlin, Köln, ECCLS 1986.

Richtlinien der Bundesärztekammer zur Qualitätssicherung in medizinischen Laboratorien (RILIBÄK). Dtsch. Ärzteblatt 85, C451-464; 1988.

Passing, H., Bablock, W. A new biometrical procedure for testing the equality of measurements from two different analytical methods.
J Clin Chem Clin Biochem, 1983; 21:709-20.

Effects of drugs on clinical laboratory tests (1991),
D.S. Young, AACC Press.

Ferner sollen vergleichbare und relativ aktuelle Werke anderer Autoren mit einem Erscheinungsdatum ab 1995 im Folgenden alphabetisch aufgeführt werden. Diesen ist gemeinsam, dass oft in relativ knapper Form die Klinische Chemie gemeinsam mit anderen wichtigen Teilgebieten der Labordiagnostik, z.B. Hämatologie und Hämostaseologie, behandelt wird. Wichtige Aspekte der aktuellen Klinischen Chemie sind daher oft nur sehr knapp behandelt:

Bruhn, H.D., Fölsch, U.R. (1999),
Lehrbuch der Labormedizin.
Grundlagen, Diagnostik, Klinik, Pathobiochemie,
Schattauer Verlag, Stuttgart.

Dörner, K. (1999),
Klinische Chemie und Hämatologie, 3. Auflage,
Thieme Verlag, Stuttgart.

Keil, E., Fiedler, H. (2000),
Klinische Chemie systematisch,
UNI-MED Verlag, Bremen.

Külpmann, W.R. (1997),
Elektrolyte. Klinik und Labor, 2. Auflage,
Springer Verlag, Wien.

Mothes, Th., Rotzsch, W., Seim, S. (1997),
Praktikum Klinische Chemie und Hämatologie,
Verlag Wissenschaftliche Scripten.

Neumeister, B., Besenthal, J., Liebisch, H. (2000),
Klinikleitfaden Labordiagnostik, 2. Auflage,
Urban und Fischer, München.

Oehl, W. (2000),
Laborparameter. Ein Kurzlehrbuch für Pflegeberufe,
Wissenschaftliche Verlagsgesellschaft, Stuttgart.

Remke, H., Richter, V., Rotzsch, W. (1999),
Pathobiochemie und Klinische Chemie,
Verlag Wissenschaftliche Scripten.

Wirth, St., Kloeppel-Wirth, S. (1996),
Klinische Laborkunde für Krankenpflegeberufe,
2. Auflage, Urban und Fischer, München.

Abbildungsnachweise

Bücher, aus denen Abbildungen als Vorlage verwendet wurden:

Guder, W.G., Narayanan, S., Zawta, B. (1999), Präanalytik, Proben zwischen Patient und Labor, GIT, Darmstadt

Karlson, P., Doenecke, D., Koolman, J. (1994), Kurzes Lehrbuch der Biochemie, 14. Auflage, Thieme, Stuttgart

Koolman, J., Röhm, R.-H. (1998), Taschenatlas der Biochemie, 2. Auflage, Thieme, Stuttgart

Schwedt, G. (1996), Taschenatlas der Analytik, 2. Auflage, Thieme, Stuttgart

Siegenthaler, W. (2001), Klinische Pathophysiologie, 8. Auflage, Thieme, Stuttgart

Thomas, L. (1998), Labor und Diagnose, 5. Auflage, TH-Books Verlagsgesellschaft mbH, Frankfurt

Übernommene Abbildungen aus folgenden Büchern:

Abb. 10.2, S. 125 = S. 89, Tafelteil B aus:
Koolman, J., Röhm, R.-H. (1998), Taschenatlas der Biochemie, 2. Auflage, Thieme, Stuttgart

Abb. 3.7, S. 37 = S. 167, Tafelteil F; Abb. 3.8, S. 38 = S. 129, Tafelteil N; Abb. 5.13, S. 68 = S. 49, Tafelteil A; Abb. 6.2, S. 75 = S. 113, Tafelteil C; Abb. 6.3, S. 75 = S. 113, Tafelteil D; Abb. 6.5, S. 76 = S. 95, Tafelteil A; Abb. 6.6, S. 77 = S. 95, Tafelteil C; Abb. 6.7, S. 77 = S. 83, Tafelteil A; Abb. 6.8, S. 77 = S. 83, Tafelteil C; Abb. 6.9, S. 78 = S. 97, Tafelteil A aus:
Schwedt, G. (1996), Taschenatlas der Analytik, 2. Auflage, Thieme, Stuttgart

Abb. 7.10, S. 102 = Abb. 20.2, S. 494; Abb. 11.31, S. 159 = Abb. 12.9, S. 303; Abb. 13.5, S. 187 = Abb. 5.1, S. 141; Abb. 13.6, S. 187 = Abb. 5.3, S. 142; Abb. 13.7, S. 188 = Abb. 5.6, S. 144; Abb. 15.4, S. 215 = Abb. 1.2, S. 8; Abb. 15.6, S. 217 = Abb. 1.9, S. 16; Abb. 15.7, S. 219 = Abb. 1.7, S. 13; Abb. 18.2, S. 250 = Abb. 27.20, S. 760; Abb. 19.2, S. 264 = Abb. 20.30, S. 554; Abb. 20.15, S. 281 = Abb. 11.3b, S. 280; Abb. 20.17, S. 282 = Abb. 11.8, S. 286; Abb. 20.26, S. 293 = Abb. 16.1, S. 293 aus:
Siegenthaler, W. (2001), Klinische Pathophysiologie, 8. Auflage, Thieme, Stuttgart

Sachverzeichnis

A

Abortus 297
Absorption
- und Konzentration 44 f
- Pharmakokinetik 304
- theoretische 45
Absorptionskoeffizient, molarer 45
Absorptionsmessung 49
- bei zwei Wellenlängen 51
Absorptionsphotometrie 44
- direkte 49
- - Bilirubin 202
- - indirekte 50
Absorptionsspektroskopie 54 ff
Absorptionstest, Vitamine 243
Absorptions-Zeit-Kurve 130
Acetylcholinesterasen (ACHE) 143 f
ACTH-Bestimmung 278
ACTH-Stimulationstest 277 f
Adaptierung, Methode 383
ADH s. antidiuretisches Hormon
Adrenalin
- Bedeutung 299 ff
- Kipptischversuch 301
- Referenzbereich 299
Adrenogenitales Syndrom 291
AFP s. Alpha-Fetoprotein (AFP)
Akkreditierung 368 f
Aktivierungsenergie, Enzymwirkung 124
L-Alanin 91
Alanin-Aminotransferase (ALAT) 140
- Bestimmungsreaktion 133, 140
- Referenzintervall 139
Alarmbereich, Beispiele 379
ALAT s. Alanin-Aminotransferase
Albumin 95 f
- Analbuminämie 98
- Bestimmungsindikation 97
- Bestimmungsverfahren 96
- - Bromcresolgrün 96 f
- - im Urin 113 f
- Dysproteinämie 97
- Referenzbereich 97
- - im Urin 114
Albumin-Immunglobulin G-Liquor/Serum-Quotient 358 f
Albuminsynthese, Verminderung 98
Albuminverlust 98
Aldosteron 298
Alkalose
- Definition 252
- Ursachen 253
Alkoholismusmarker 345 f
Alkoholkonsum, Nachweis 345 f
Allergene
- Gewinnung 265
- Nomenklatur 265
Allergen-Gruppentest 265
Allergie 263 ff
- Nachweis, labordiagnostischer 265 f
- Umweltexposition 263
- Veranlagung 263
Allergische Erkrankung
- Komplementsystem 102 f

Allergische Reaktion
- Einteilung 263 f
- Grundlagen 263 f
ALP s. alkalische Phosphatase
Aluminium 241
Amikacin 308
δ-Aminolävulinsäure 164 f
Aminopeptidasen 92
Aminosäuren 90 ff
- Dissoziation 90
- essentielle 90
- glucoplastische 92
- ketoplastische 92
- Stoffwechselwege 92
- Strukturformel, allgemeine 90
Amitriptylin, Arzneimittelprofil 316
Ammoniak 204 f
- Referenzwerte 205
Ammoniogenese, renale 249
Amperometrie, Sauerstoffpartialdruck 80
Amphetamine
- Drogenscreening 342
- Drogensuchtest, immunchemischer 342
Amplifikation 217
Analysatorbetrieb
- bidirektionaler 87
- unidirektionaler 87
Analyse
- enzymatische Methoden 124 ff
- Qualitätssicherung 366 ff
- SOP-Inhalte 368
Analysenablauf, Teilschritte 15
Analysenfrequenz, Analysensystemkapazität 84
Analysenmethode
- Adaptierung 383 f
- Evaluierung 382 ff
- Validierung 384 f
- Zuverlässigkeitskriterien 384
Analysenresultat, Dokumentation 22 f
Analysenserie, Qualitätskontrolle 371
Analysensystem
- Funktionsprinzip 82 f
- geschlossenes 85
- - Evaluierung 389
- offenes, Evaluierung 388 f
Analyte
- anorganische 4 f
- mit definierter relativer Molekülmasse 5
- organische 5
Analytik 14 ff
- Mechanisierung 82 ff
- Qualitätssicherung 366 ff
- toxikologische 320 ff
Anämie
- hämolytische, Eisenerhöhung 238
- perniziöse, Parietalzell-Antikörper 262
ANA s. Antikörper, antinukleäre
ANCA 262
ANCA-Differenzierung 262
Androgene
- Biosynthese 295
- Plasmakonzentrationen 291
- Regulation 295
Anforderung 3 f

- beleglose 87
Angina pectoris, instabile, Enzymdiagnostik 162
Anionen 233 ff
Anionenaustauscher, Beispiele 41
Anionenlücke 233
Anorexie, Hypoproteinämie 98
Antidepressiva, trizyklische 328
Antidiuretisches Hormon (ADH) 227
Antigen
- carcinoembryonales (CEA) 119
- - Organspezifität 117
- - Verlaufskontrolle maligner Erkrankung 121 f
- gewebeständiges, Nachweis 60
- Prostata-spezifisches (PSA) 119
- - Bestimmung, ELISA (IRMA-Typ) 68
- - Organspezifität 117
- zellständiges, Nachweis 60
Antigen-Antikörper-Komplex 57
Antigen-Antikörper-Reaktion 56 f
Antigene, tumorassoziierte 117
Antigenüberschuss 57
Antikoagulanzien, Bedeutung 8
Antikörper
- antinukleäre (ANA)
- - Bedeutung 260 f
- - Subspezies 260
- Gewinnung 57 ff
- - monoklonaler 58 f
- - polyklonaler 58
- heterophiler, Störung 73, 118
- heterophiler, Immunoassay 73
- Kreuzreaktivität 62
Antikörperauftrennung 35
Antikörpermangel-Syndrom
- Hypoproteinämie 98
- Immunglobuline 100
- Serumelektrophorese 104
Antikörpermolekül, Aufbau 56
Antikörper-Solid-Phase-Technik 66
Antikörpertiterbestimmung, ELISA 68 f
Antikörperüberschuss 57
a_1-Antitrypsin 95
Anurie 350
Apo-E-Polymorphismus 197
Apolipoproteine 186
- Lipidanalytik 197
Archivierung, EDV-Unterstützung 88
L-Arginin 91
Arteriosklerose 189
Arthritis, rheumatoide (RA), Autoantikörper 262
Arzneimittelkonzentration, Einheiten 5
ASAT s. Aspartat-Aminotransferase
Ascites, Gewinnung 9 f
- bei Leberzirrhose, biliäre 362
Ascorbinsäure 243
- Urinteststreifen 351
L-Asparagin 91
L-Asparaginsäure 91
Aspartat-Aminotransferase (ASAT) 138 f
- Bestimmungsindikation 139
- Bestimmungsreaktion 138 f
- Referenzintervall 139

Sachverzeichnis

Aspartat-Aminotransferase (ASAT)
- Spezifität, Herzmuskelerkrankung 161
Atemluftanalyse, chromometrische 325
Atherombildung 189
Atomabsorptionsphotometrie (AAS) 77 f
Auflösung, spektrale 47
Ausschwingrotor 27
Autoantikörper 258 ff
- Anämie, perniziöse 262
- Arthritis, rheumatoide 262
- Aufbau 94
- Autoimmunerkrankung
-- organspezifische 258
-- systemische 258 f
- Definition 60, 258
- Gefäßentzündung 262
- Gelenkprozess 262
- Goodpasture-Syndrom 262
- Lebererkrankung 261
- Myasthenia gravis 263
- Myositis, idiopathische 263
- Nachweis 60, 258 f
-- Bedeutung 260 ff
- Schilddrüse 261, 286
- Sjögren-Syndrom 261
- Sklerose, systemische 263
Autoimmunerkrankung
- Komplementsystem 102
- Prozessaktivität 260
Autoimmunität, Entwicklung 258
Autoimmunvaskulitis 262
Autoregulation, Schilddrüsenhormone 280
Azathioprintherapie 310
Azidose
- Definition 252
- diabetische 99
- metabolische 253
- respiratorische 253

B

BAP (knochenspezifische alkalische Phosphatase) 159
Barbiturate
- Drogenscreening 342
- Testverfahren, immunochemisches 327
Barcode, Probenidentifikation 4
Basalmembran-Antikörper, Goodpasture-Syndrom 262
Basenabweichung (BA)
- Berechnung 251
- Interpretation 254
- Referenzbereich 252
Basendefizit 254
Basenexzess (BE) = Basenüberschuss 254
Befund
- nicht plausibler 380
- nicht valider 381
- Beispiele 21 f
- Validierung 377 ff
Befunderstellung 20 ff
- EDV-Unterstützung 87 f
Befundinterpretation, Expertensysteme 88
Befundmitteilung, Dokumentation 23
Bence-Jones-Proteinurie 115 f
- Immunfixationselektrophorese 106 f
Benzodiazepine
- Drogensuchtest 342
- Kreuzreaktivität 342
- Testverfahren, immunochemische 327 f
Bequerel 82
Bestätigungsanalyse, Drogensuchtest 343 f
Beurteilung
- longitudinale 379 f
- transversale 379 f
Bewusstlosigkeit, unklare
- Prolactin 338
- Prolactinmessung 295
Bicarbonatreabsorption 249
Bilirubin 198 ff
- Absorptionsphotometrie, direkte 202

- Albuminbindung 198 f
- Bestimmungsmethode 201 f
-- nach Jendrassik und Grof 201
- direktes 199 f
-- Bestimmung 201
- Beurteilung 202 ff
- Bildung 198
- indirektes 198
- Konjugation 199
- Kreislauf, enterohepatischer 200 f
- Referenzwerte 202
- unkonjugiertes, Bildung 198
- Uринteststreifen 351
Bilirubindiglucuronid 200
Bilirubinproduktion, überschießende 203
Bilirubinstoffwechsel 198 ff
Bindung, glykosidische 168
Biolumineszenz 79
Biolumineszenztest, Gesamt-Creatin-kinase 151
Biorhythmus 11
- Cortisol 274
Biotin 244
Bioverfügbarkeit 304 f
Biuretreaktion 96
- Gesamtproteinbestimmung im Urin 112
- Proteinbestimmung im Liquor 357
Blasenmole 297
Blei, Spurenelement, toxisches 241
Bleierhöhung 241
Bleivergiftung 164 f, 241
Blut
- arterielles s. Blutgase
- Lipoproteinstoffwechsel 187 ff
- Methämoglobin-Gehalt 325 f
- okkultes, im Stuhl 360 f
- Urинteststreifen 351
- venöses, Gewinnung 5 f
- Verteilung gelöster Teilchen 6
Blutabnahmesystem, geschlossenes 7
Blutentnahme 5 ff
- Störfaktoren 12 f
Blutgase 247 ff
- Ablauf der Analyse 251 f
- Grundgrößen 248
- Störungen 252 f
Blutgerinnung, und Proteine 94
Blutglucose 169 ff
- Bedeutung, diagnostische 176 f
- bei Hypoglykämieverdacht 179
- Stoffwechsel 169
Blutglucosebestimmung 174 ff
Blut-pH-Wert 247 ff
- und Kalium 229
- Referenzbereich 252
Blutprobe, Drogenscreening 340
Blutspiegel, Therapeutic Drug Monitoring 308 ff
Blutverlust, Pseudohypoproteinämie 99
Blutzuckerbestimmung 174 ff
B-Lymphozyten, Trennung von T-Lymphozyten 267
Bor 241
Branching-Enzym 169
Brandgasvergiftung 336
Bromcresolgrün 96 f
Bronchoalveoläre Lavage 268
Bundesärztekammer, Richtlinie (RILIBÄK) 18, 367, 370

C

C1-Esterase-Inhibitor 103
C3-Komplementfaktor 101 ff
C4-Komplementfaktor 101 ff
CA 15-3 121
- Organspezifität 117
CA 19-9 120
- Organspezifität 117
CA 125 120
- Organspezifität 117

Cadmium 241
Calciferol 245
Calcitriol 231
Calcium 230 ff
- Bedeutung, diagnostische 232
- Bestimmungsindikation 231
- ionisiertes 231
- und Parathormon 231
- Referenzbereich 231
Calciumphosphatstein 354
Cannabinoide 342
Captopriltest 298 f
Carbamazepin
- Arzneimittelprofil 316
- Missbrauch 347
- Therapeutischer Bereich 308
Carboxypeptidasen 92
Carcinoembryonales Antigen s. Antigen, carcinoembryonales
β-Carotin 244
Catecholamine s. Katecholamine
CD 14 109
CD-Marker, Immunstatus 267
CEA s. Antigen, carcinoembryonales
CEDIA-Verfahren 70 f
CE-Kennzeichnung 370
Celluloseacetat, Elektrophorese 31 f
CHE s. Cholinesterasen
Chemilumineszenz 78
Chemilumineszenz-Immunoassay 69 f
Chinidin
- Arzneimittelprofil 317
- Therapeutischer Bereich 308
Chlorid 234
Chloriderhöhung 234
Chloridverminderung 234
Chloridverschiebung 234
Cholangitis, primär sklerosierende 261
Cholecalciferol 245
Cholestase 158
Cholesterin 185 ff
- Biosynthese Sexualhormone 292
- Bestimmung, enzymatische 192
Cholesterinester 185
Cholesterinrücktransport 188
Cholinesterasen 143 f
- bei Vergiftungen 337
Chorioncarcinom 298
Choriongonadotropin (HCG) 120, 296 ff
- Formen, molekulare 296
- Organspezifität 117
- Schwangerschaftsnachweis 296 f
- Struktur 296
Chrom 240 f
Chromatographie 34 ff
Chromosomenaberration 221
Chromosomenanalyse 220
Chromphor 43 f
Chylomikronen 186
- Vermehrung, pathologische 190
Chymotrypsin, fäkales 361
Clark-Elektrode 80
- Glucoseoxidase-Methode 175
Clearance
- Definition 208
- endogene 209
- exogene 209 f
- renale, Messung 209 f
-- Referenzwerte 210
Clearanceuntersuchung 208 ff
Clomethiazol 347
CO_2-Partialdruck s. Kohlendioxid-Partialdruck
CO-Hämoglobin, s. Kohlenmonoxid-Hb
Cobalamin 245 f
Cocain 342
Code, genetischer 214 f
Coeruloplasmin 239
Colitis, Hypoproteinämie 98
Conn-Syndrom 298 f
Continuous-Flow-System 85 f
Coomassie-Brillant-Blue 96

Cortisol 276 f
- Referenzbereich 277
- Rhythmus, circadianer 275
- Bestimmung 277 f
- Regulation 277
Coulometrie, Cloridbestimmung 80 f
C-Peptid 287 f
- Struktur 288
C-reaktives Protein s. Protein, C-reaktives
Creatinin 206 ff
- Ausscheidung 206 f
- Bildung 206 f
- Biosynthese 207
- Interpretation 207 f
- Isoformen 137
- Referenzwerte 207
Creatininclearance 209 f
Creatinkinase, gesamt 150 f
- Bestimmungsreaktion 133, 150
- Biolumineszenzmessung 79
- Isoenzym MB 152 f
- Isoenzymformen 136 f
- Methodenfortentwicklung 17
- Spezifität, Herzmuskelerkrankung 160 f
Creatinkinase-BB-Aktivitätsmessung 152 ff
Creatinkinase-MB-Masse
- Bestimmung, immunologische 152
- Herzinfarkt 160
- Verlauf, postoperativer Infarkt 162
Crigler-Najjar-Syndrom 203
Cross-links 159
CRP s. Protein, C-reaktives
Cushing-Syndrom 277 f
Cyclosporin 310
Cystatin C 208
L-Cystein 91
Cytochrom c, Absorptionsspektren 54

D

Dampfraumanalyse s. Headspace-GC
Darmerkrankung, Enzymdiagnostik im Stuhl 160
Dehydroepiandrosteronsulfat (DHEAS) 293
Deletion, Mutation 216
Delta-Check 379 f
Densitometrie 74
Derivatisierung, für GC/MS-Analytik 332
Desoxyribonukleotide 214 f
Dexamethasonhemmtest 278
D-Hormon
- Funktion 245
- Synthese 245
D-Hormonmangel, und Vitamin D 231
Diabetes
- insipidus, Krankheitsbild 273
- mellitus 171 ff
-- Einfluss auf andere Messgrößen 12
-- Einteilung 172
-- Insulinbestimmung, Bedeutung 289 f
-- Komplikationen, klinische 173
-- Proinsulinbestimmung, Bedeutung 289 f
-- Sorbitol 181
-- Vorgang, autoimmunologischer 172
Diabetesformen
- besondere 173
- sekundäre 173
Diabetiker, Blutglucose, Selbstkontrolle 176
Diagnostik, endokrine 274 ff
Dialyse 28
Differenz, kritische 16
Digitalisintoxikation, Blutgasanalyse 255
Digitoxin 308
Digoxin
- Arzneimittelprofil 317
- Therapeutischer Bereich 308
Digoxinbestimmung, ELISA (RIA-Typ) 68
Dihydrocodein, Absorptionsspektrum 55
Disopyramid 308

DNA
- Aufbau 214
- Doppelhelix-Struktur 215
- Isolierung 216
- Mutation 216
- Replikation 215
DNA-Polymorphismus 218
Dokumentation 22 f
- Qualitätsmanagement 367
Doppelantikörpertechnik, Radioimmunoassay, kompetitiver 66
Doppelhelix, DNA 215
Dosisanpassung 312 ff
Dosisvorausberechnung 313 ff
Doxepin 347
Drogen 339 ff
- akute Drogenintoxikation 339
- Befundermittlung 344
- Bestätigungsanalyse 343 f
- ELISA-Testverfahren 341
- Quantifizierung 345
- Schnelltest 341
- Screening 339 ff
Drogensuchtest
- Anforderungen 340 f
- cut-off-Werte 341
- immunchemische Messgrößen 342 f
Druck, kolloidosmotischer 95
Dünnschichtchromatographie (DC) 35 f
- Screeninguntersuchung bei Vergiftung 331
Durchfall, Pseudohyperproteinämie 98
Durchflusszytometrie 266 ff
Dursten, Pseudohyperproteinämie 98
Dys-Lipoproteinämie, genetisch bedingte 196 f
Dysproteinämie 97

E

Ecstasynachweis, mit GC/MS 345
Einflussgrößen 210 ff
- pharmakokinetische 313
Einheiten 4 f
Einkanal-Analysator, diskreter 83
Einkanal-Analysensystem 82 f
Ein-Kompartiment-Modell 306 f
Einpunktmethode, nach Öllerich 313 f
Einstab-Glaselektrode 80
Eisen 236 ff
- bei Vergiftung 337
- Resorptionstest 237
Elastase 109
Elektrode, ionenselektive (ISE) 81
Elektrolyte 224 ff
Elektronenanregung 43
Elektrophorese 30 ff
- auf Celluloseacetat 31 f
Elimination, Pharmaka 305 f
ELISA (enzyme linked immuno-absorbent assay) 67 ff
- Testverfahren, Autoantikörpernachweis 259
-- Drogennachweis 341 f
EMIT-Verfahren (enzyme multiplied immunoassay technique) 70
Empfindlichkeit, maximale/praktische 327
Endopeptidasen 93
Endpunktbestimmung 135
Enolase, neuronenspezifische (NSE) 117, 338
Entkopplung, oxidative 281
Entzündung
- akute, Serumelektrophorese 103 f
- chronische Serumelektrophorese 103 f, 108
- C-reaktives Protein 108
Entzündungsgeschehen 107 f
Entzündungsmarker, Autoimmunerkrankung 260

Enzymaktivität 130 ff
- Berechnung 134 f
- Messung 130 ff
- Test, einfacher optischer 132 f
-- gekoppelter optischer 133 f
Enzymdefekt 163 ff
Enzymdiagnostik
- Grundlagen 155 ff
- organspezifische 157 ff
- Zielsetzung 155 ff
Enzyme
- Absorptionsänderungsmessung 130 f
- Benennung, schematische 125
- Definition 124
- Einheiten 5, 126
- Freisetzung
-- bei Herzmuskelschädigung 160
-- zelluläre 155 f
- Funktion 124 f
- Halbwertszeit, Heilungsphase 157
- Klassifikation 125
- plasmaspezifische, Freisetzung 156
- Spezifität 125
- Wirkungsweise 124
Enzyminhibitoren 127
Enzymkatalase 124 f
- Hemmung
-- kompetitive 127
-- nicht kompetitive 127
- Substratabhängigkeit 126 f
- Substrathemmung 128
Enzymkinetik 126 ff
- Reaktionsbedingungen 126 ff
Enzymlokalisation, intrazelluläre 156 f
Enzymmasse 5
Enzymmessreaktion, Reaktionsrichtung 133
Epitop, antigenes 56
Erdalkalimetalle 230 ff
Ergebnismitteilung 19 f
- Dokumentation 23
- zeitkritische 20
Ernährungseinfluss auf Messgrößen 11
Erythropoese, ineffektive 203
Erythropoetin 11
Erythrozyten
- Enzymdefekte 157 ff
- Harnsediment 352 f
- Intrazellulärflüssigkeit 13
- Urin 351 f
Erythrozytenzylinder 352 f
Estrogene, Plasmakonzentrationen 291
Ethanol 345 f
- Bestimmung, enzymatische 326
- mechanisierte 385 ff
- Osmolalität 228
- Urin 345
Ethanolabbau, Enzymvarianten 136
Ethosuximid 308
Ethylglucuronid 345 f
Evaluierung, Analysenmethode 382 ff
- Analysensysteme 388 f
Exopeptidasen 93
Expertensystem 88
- bei Proteinurie 115
Exsudat, versus Transsudat 362
Extinktion 45
Extinktionskoeffizient 45
Extraktionsverfahren 28 f
Extremwertüberprüfung 379 f

F

Fab-Fragmente 56
Fällung 28
Fast Protein Liquid Chromatography (FPLC) 42
Fastentest = Hungerversuch 289 f
Fc-Fragment 56
Fehler
- systematischer 18
- zufälliger 18

Ferritin 237 f
Ferrochelatase 164
Festphasenextraktion 29
Festwinkelrotor 27
α-Fetoprotein (AFP) 119
– Organspezifität 117
Fettkörperchenzylinder 352 f
Fettsäuren 184
– freie 184
– Srukturformeln 184
Fettverdauung 187
Fibrinogen 95
Fibrosemarker, Autoimmunerkrankung 260
Filterphotometer 47
Filtration 27
Filtrationsrate
– glomeruläre (GFR) 209 f
– renaler Plasmafluss 210
Fistelsekret, Verdachtsdiagnose 362
Flammenanregung 76
Flammenphotometrie 76 f
Flow-System, kontinuierliches 86
Fluoreszenzpolarisationsimmunoassay (FPIA-Verfahren) 71 f
Fluoreszenzvorgang 75
Fluorid 240
Fluorimetrie 75 f
Flüssigchromatographie 34
Flüssigchromatographie-Massenspektrometrie (LC-MS) 40 f
Flüssig/flüssig-Extraktion 28 f
Fokussierung, isoelektrische 33
– Liquoruntersuchung 359
Folsäure 246
FPIA-Verfahren s. Fluoreszenzpolarisationsimmunoassay
Fragmentgelanalyse, PCR-Produkt 218
Freisetzungs-(Releasing)hormone 271
Friedewald-Formel 194
Fruchtwasser, Unterschied Urin 362
Fructosamin 177
Funktionstest, Hypoglykämie 179 f

G

Galactokinase, Defekt 181
Galactose-Bestimmung, enzymatische 182
Galactose-1-Phosphat-Uridyltransferase, genet. Defekt 181
Galactosestoffwechsel, genetischer Defekt 181 f
GALP (Gute Analytische Labor Praxis) 19
Gamma-Enolase (NSE) 117, 338
Gamma-Glutamyltransferase (γ-GT) 142 f
Gammahydroxybuttersäure, Nachweis 347
GAP-ML (Gute Analytische Praxis im medizinischen Labor) 367
Gasaustausch, als Störfaktor 13
Gaschromatographie-Massenspektrometrie (GC/MS) 37 f
– Analyse, Durchführung 332
– – Full SCAN Mode (FSM) 38
– – Multi Ion Monitoring (MIM) 38
– – Single Ion Monitoring (SIM) 38
– Ecstasynachweis 345 f
– General-unknown-Screening 331 f
Gaschromatographie (GC) 36 ff
– Chromatogramm, Beispiel 37
– mit unspezifischer Detektion 332
Gastrinom 287
Gastritis, und Hypoproteinämie 98
Gastrointestinale hormonelle Störung 287
GD s. Glutamat-Dehydrogenase
Gefäßentzündung, Autoantikörper 262
Gefrierpunktsosmometer 227
Gelenkprozess, autoimmunologisches 262
Gel(permeations)chromatographie 41 f
Genanalytik, Technik 216 f

General-unknown-Screening 322 ff
– Beispiel 323
Gentamycin 308
Geräteadaptierung 383
Geräteevaluierung 388 f
Geräteprüfung, Kriterien
– – allgemeine 388
– – anwendungsspezifische 389
Gerätesystem, SOP-Inhalte 368
Gesamtamylase 148
Gesamtbilirubin, Bestimmung 201 f
Gesamtcalcium 230 f
Gesamt-Cholesterin 192
Gesamt-Creatinkinase (Gesamt-CK) 150 f
Gesamt-Immunglobulin E 101, 265
Gesamt-Lactatdehydrogenase 153 f
Gesamtprotein 95 ff
– Bestimmungsindikation 97 ff
– Bestimmungsverfahren 96
– – Biuretmethode 96
– – quantitative, Farbstoffbindungsmethode 96
– – turbidimetrische, im Urin 112
– glykosiliertes 177
– Messung im Urin 112
– Referenzbereich 97
– – im Urin 114
Gestagentest 294
Gewebshormone 271
Gewebshypoxie 250 f
Gilbert-Syndrom 203
Glaselektrode, pH-Wert-Bestimmung 79 f
Glomerulonephritis 98, 115
Glomerulus 110
GLP-ML 19
Glucagon 290
– und Blutglucose 170
Glucagonom 290
Glucagontest 290
Glucocorticoide und Blutglucose 170
Glucose
– Isomere 168
– Osmolalität 228
– Urinteststreifen 350
– versus Saccharose 168
Glucosebestimmung
– Blut 174 ff
– Liquor 357
– Referenzmethoden 175
– Urin 176
– Verfahren 174 ff
Glucose-Dehydrogenase (Gluc-DH) 174
– Spezifität 175
Glucose-Dehydrogenase-Methode 174 f
Glucoseoxidase-Methode 175
Glucoseoxidase/Peroxidase-Methode 175 f
Glucosestoffwechsel 169 f
Glucosetagesprofil 176
Glucosetoleranz, verminderte 173
Glucosetoleranztest, oraler (oGTT) 176 f
Glutamat-Dehydrogenase (GD) 141 f
L-Glutamin 91
L-Glutaminsäure 91
γ-Glutamyltransferase (γ-GT) 142 f
Glycin 91
Glykogenabbau 170, 182
Glykogenaufbau 169
Glykogenose 182
Glykogenspeicherkrankheit 182
Glykogensynthase 169
Glykoproteine 94
Gonadenfunktion, weibliche 293
Gonadenhormone 290 ff
Gonadotropine, Zyklusabhängigkeit 294
Goodpasture-Syndrom 262
Graphitrohr, Atomabsorptionsspektrometrie 77
Gruppentest, immunchemischer 327 f
Gute Analytische Praxis im medizinischen Labor (GAP-ML) 367
Guthrie-Test 163, 181

H

Haarprobe
– Drogenscreening 340
– Gewinnung 10
Halbwertszeit
– Berechnung aus Ein-Kompartiment-Modell 307
– Enzyme 157
Halluzinogene, Nachweis 347
Hämochromatose 238
Hämoglobin, glykosiliertes (HbA_{1c}) 177 ff
Hämoglobin im Stuhl 360 f
Hämoglobinurie, paroxysmale nächtliche 103
Hämolysierlösung, Zusammensetzung 174
Hämosiderose 238
Hapten
– Antikörpergewinnung 57 f
– ELISA 68
Harnbeurteilung, makroskopische 350
Harngeruch 350
Harnkristalle 353
Harnsäure 210 ff
– Absorptionsphotometrie, direkte 49
– Analytik 212
– Ausscheidung 210 ff
– Bildung 210 f
– Referenzwerte 213
Harnsediment 352 f
Harnstatus 350 ff
Harnsteinanalyse 354 f
Harnstoff 205 f
– Referenzwerte 206
Harnstoffzyklusdefekt, angeborener 205
Hashimoto-Thyreoiditis 261
– – Krankheitsbild 283
Hauptwellenlänge 51 f
Hauttest, versus Immunglobulin E-Nachweis 266
HCG s. Choriongonadotropin (HCG)
HDL (High density lipoproteins) 186
HDL-Cholesterin
– Differenzierung 193 f
– Bestimmung, direkte enzymatische 193
– – Fällungsmethode 193
– Bewertung 193 f
– Stoffwechsel 188
Headspace-Gaschromatographie, bei Vergiftung 322
Heidelberger-Kurve 57
Hemmung
– kompetitive, Enzymkatalase 127
– nicht kompetitive, Enzymkatalase 127
Hemmtest, mikrobiologischer 181
HEp-2-Zellen 259
Heparinplasma, Gewinnung 7
Hepatitis
– akute, Enzymdiagnostik 158
– chronisch aktive 261
– reaktive, Hyperproteinämie 97
Hepatopathie
– und Ammoniak 205
– Aspartat-Aminotransferase-Störung 138
Heroin
– Absorptionsspektrum 55
– Drogenscreening 343
Heroinsubsitution, Überwachung 343
Herzinfarkt
– Diagnosekriterien 161
– kardiale Marker 160 f
– Verlaufskontrolle 161 f
Herzmuskelschädigung 160 ff
– Enzymfreisetzung 161
– Troponinfreisetzung 161
Heterozygoten Screening 220
Hexokinase/Glucose-6-Phosphat-Dehydrogenase-Methode 175
High density lipoproteins (HDL; s. auch HDL-Cholesterin) 186
Hippel-Lindau-Syndrom 220

L-Histidin 91
Hirntoddiagnostik 321
Hochdruckflüssigkeitschromatographie (HPLC) 39
– reversed phase (RP-HPLC) 39
– Diodenarraydetektion (HPLC/DAD)
– – General-unknown-Screening 335 f
Hochdruckflüssigkeits-Gelchromatographie 42
Hochfrequenzplasma (ICP) 78
Hochleistungsflüssigkeitschromatographie s. Hochdruckflüssigkeitschromatographie
Hodentumor 298
Hohlkathodenlampe 78
Homocystein 90 ff
– und Arteriosklerose 189
Hook-Effekt 73
Hormon
– antidiuretisches (ADH) 227
– freies, Bestimmung, indirekte 275
Hormonbegriff, Definition 269 f
Hormonbestimmung, Blut 274 f
– Urin 275 f
Hormonbindungsproteine, Einflüsse 275
Hormone 269 ff
– Aminosäure-ähnliche 271
– Aufbau 271
– Einteilung 271
– Funktionsdiagnostik 276
– glandotrope 271
– glanduläre 271
– gonadotrope, Hypogonadismus 295
– Halbwertzeit 273
– neurosekretorische 271
– Regulation 272 ff
Hormonkonzentration, freie 275
Hormonproduktion, Tageszeitabhängigkeit 274 f
Hormonresistenz 272
Hormonrezeptordefekt 273
Hormonsynthese, ektope 269
HPLC s. Hochdruckflüssigkeitschromatographie
HPTLC 36
hR$_f$-Wert 36
Hungerversuch 179 f, 289 f
Hybridisierung
– Antikörper, monoklonaler 59
– Restriktionsanalyse 219
Hybridzellklon, Kultur 59
Hyperaldosteronismus 298 f
Hyperbilirubinämie 203 f
Hypercalciämie 232
Hyperchlorämie 234
Hypercholesterinämie 192 f
Hypercortisolismus 276 f
Hyperhomocysteinämie 92
Hyperkaliämie 230
Hyperlipidämie = Hyperlipoproteinämie 189
Hypermagnesiämie 233
Hypernatriämie 225
Hyperphosphatämie 235
Hyperproteinämie 97 f
Hyperthyreose 282
– immunogene 286
Hypertriglyceridämie 192
Hypervitaminose 242 f
Hypocalciämie 232
Hypochlorämie 234
Hypocholesterinämie 192
Hypocortisolismus 276 f
Hypoglykämia factitia 289 f
Hypoglykämie 179 ff
Hypogonadismus 295
Hypokaliämie 230
Hypolipoproteinämie 197
Hypomagnesiämie 233
Hyponatriämie 225
Hypophosphatämie 235
Hypophyseninsuffizienz, Abklärung 278
Hypophysen-Schilddrüsen-System 279 ff

Hypoproteinämie 97 f
Hypothalamus-Hypophysen-Nebennierenrinde-System 276 ff
Hypotriglyceridämie 192
Hypovitaminose 242 f
Hypoxanthin 210 f

I

ICP-Emissionsspektrometrie 78
IDL (Intermediary density lipoproteins) 186
– Vermehrung, pathologische 189
Ig s. Immunglobulin
Ikterus
– intrahepatischer 203
– posthepatischer 204
– prähepatischer 203
Immunabwehr 94 f, 99 f
Immundiffusion, radiale 62
Immunelektrophorese 63
Immunfixation = Immunfixationselektrophorese 62 f, 104 ff
– mit Blotting 63
– Sonderfälle 106
Immunfluoreszenzverfahren 60 ff
– Autoantikörpernachweis 259
– Prinzip 60
Immunglobulin A (IgA)
– – Glomerulonephritis 115
– – Plasmozytom, Immunfixationselektrophorese 105 f
– – Referenzbereich 100
Immunglobulin E (IgE) 101
– – allergenspezifisches 265
– – Erkrankung, allergische 264
Immunglobulin G (IgG)
– – Plasmozytom 105 f
– – Referenzbereich 100
– – Serum/Liquor-Quotient 358 f
– – im Urin 114
Immunglobulin M
– – Plasmazellerkrankung 106
– – Referenzbereich 100
Immunglobuline 94, 99 ff
– Analytik 100
– Bedeutung, diagnostische 100 f
– Bestimmungsindikation 100
– Dysproteinämie 97
– Erkrankungen, subakut entzündliche 100
– Neugeboreneninfektion 100
– Referenzbereiche 100
– Struktur, molekulare 56, 99
Immunglobulin-Leichtketten 100, 106 f
Immunglobulinsubklassen 101
Immunglobulinsynthese, fetale 100
Immunglobulinvermehrung, polyklonale 105
Immuninhibition, Isoenzymuntersuchung 136 f
Immuninhibitionstest, Creatinkinase-MB-Aktivitätsmessung 152
Immunisierung, Antikörpergewinnung 57 ff
Immunkomplex 101
– zirkulierender, Autoimmunerkrankung 260
Immunnephelometrie 60 f
Immunoassay 60 ff
– Störfaktoren 72 f
Immunreaktion, normale 105
Immunstatus
– CD-Marker 267
– Messung, Durchflusszytometrie 266 ff
Immunsystem, Diagnostik, spezielle 258 ff
Immunturbidimetrie 60
– Urinproteinzusammensetzung 113 f
Inaktivierung, thermische 136
Inaktivierungsreagenz 136
Indikatorreaktion
– Bestimmung, enzymatische 130
– Substrate 133

Infektion, septische 108
Insektizidvergiftung 144, 334
Insertion 216
Insulin 287 f
– und Blutglucose 170 f
– Messung, Bedeutung bei Diabetes mellitus 289
– Struktur 288
Insulinom 289
Insulinsuppressionstest 289
Interferenz s. auch Störfaktor
– Analysenmethodenvalidierung 385
Interleukin-6-Nachweis 109
Intermediary density lipoproteins (IDL) 186
Interpretation, ärztliche 22, 381
Intrathekale Entzündung, chronische 357 ff
Intrazellulärraum, pH-Wert 247
Intrinsic-Factor-Bindungstest, Vitamin B$_{12}$-Bestimmung 246
In-vitro-Diagnostika, Richtlinie 369 f
In-vitro-Provokationstest 266
– Ablauf 265
Ionenaustauschchromatographie 41
ISE-Chipmodul 81
ISE-Einheiten 81
Isoelektrischer Punkt
– Aminosäuren 90
– Proteine 30
Isoenzyme
– Enzymdiagnostik 156
– Creatinkinase (CK) 151
– Quantifizierung 136 f
– Trennung, elektrophoretische 151
L-Isoleucin 91
Isopropanol, Osmolalität 228
IVD-Richtlinie s. in-vitro-Diagnostika, Richtlinie

J

Jaffé-Reaktion 207
Jod 240
Jodmangelkropf 281

K

Kalibration, Enzymaktivität 134
Kalibrationskurve
– Fluorimetrie 75
– Radioimmunoassay, kompetitiver (RIA) 65
Kalibrator 371 f
Kalium 228 ff
– Referenzbereich 229
Kapillarblut, Gewinnung 7 f
Kapillarelektrophorese 34
Katecholamine
– Ausscheidungsmengen 299
– Biosynthese 300
– und Blutglucose 170
– Plasmakonzentrationen 299
Kationenaustauscher 41
Ketamin 347
Ketonkörper, Urinteststreifen 351
Kipptischversuch, und Adrenalin 301
Klinisch-chemische Untersuchung 2 f
Klinische Chemie, Definition 2
Klonierung 219
Klonselektionierung 59
Klonvermehrung 59
Knochenerkrankung, Enzymdiagnostik 158 f
Knotenkropf, euthyreoter 281
Kobalt 240
Kohlendioxid, Ausscheidung 249
Kohlendioxid-Partialdruck
– Interpretation 254
– Messung 80, 248
– Referenzbereich, Blut 252

Kohlenhydrate 168 ff
Kohlenhydratstoffwechsel, genetische Defekte 181 ff
Kohlenmonoxid-Hämoglobin 326
Kolloidosmotischer Druck 95
K.o.-Mittel, Bedeutung 347
Kompensation
– renale 254
– respiratorische 254
Komplementaktivierung 101, 260
Komplementdefekt 102 f
Komplementfaktoren 101 f
Komplementsystem 101 f
– Aktivierungswege 101 f
– Bedeutung, diagnostische 102 f
– Funktion 101
Konstellationsbeurteilung 380 f
Kontrollprobe 371
Konzentration
– und Absorption 44 f
– Bestimmung, photometrische 49
Körperflüssigkeit, Herkunft, unbekannte 362 f
Kostenträger, Untersuchungsanforderung 4
Krankheit, subakut entzündliche 100
Krebserkrankung
– Serumelektrophorese 104
– Tumormarker 117
Kreislaufdysregulation, Abklärung 300
Kretinismus, Krankheitsbild 283
Kreuzreaktivität
– Benzodiazepinassay FPIA 342
– Bestimmung mit Immundiffusion 62
– Ethanolbestimmung 387
– Immunoassay 72 f
Kryoglobulinämie 106
Kryoglobuline 260
Kühlschranktest 191
Kühlzentrifuge, hochtourige 27
Kumulation, Pharmakon 306
Kumulativbefund, Beispiel 22
Kupfer 238 f

L

Labor, Qualitätsmanagement 366 f
Labor-EDV-System 87 f
Laborprobe
– Angaben bei Ergebnismitteilung 19 f
– Aufbewahrung 14
– auffällige, Maßnahmen 14
– Störfaktoren 12 ff
– Zuordnung zum Patienten 19
Laborstrategie, EDV-Unterstützung 88
Laborstruktur, Qualität 367
Laborwerte, Beispiele mit Lösungen 390 ff
Lactasemangel 182
Lactat 180
Lactatazidose 180
Lactatbestimmung 180
– Liquor 357
Lactatdehydrogenase (LD) 153 ff
– Isoenzyme 154
– Messreaktion 133, 153
– Spezifität, Herzmuskelerkrankung 161
Lactoseintoleranz 182
Lambert-Beer-Bouguer-Gesetz 44 f
L-Arginin 91
L-Asparagin 91
L-Asparaginsäure 91
Latexagglutinationstest 61
Lavage, bronchoalveoläre, Lymphozytendifferenzierung 268
LBP 109
L-Cystein 91
LD s. Lactatdehydrogenase
LDH s. Lactatdehydrogenase
LDL (Low density lipoproteins) 186
– Vermehrung, pathologische 189
LDL-Cholesterin
– Bestimmung, direkte enzymatische 194

– Bewertung 195
– Differenzierung 194 f
Leber, Leitenzyme 158
Lebererkrankung
– Autoantikörper 261
– Enzymdiagnostik 158
– Hyperbilirubinämie, konjugierte 203
Leberkoma
– und Ammoniak 205
– Blutgasanalyse 255
Leberparenchymschädigung, schwere 205
Leberstauung, kardiale Marker 162
Leberstörung, sekundäre 158
Leberumgehungskreislauf und Ammoniak 205
Leberzirrhose
– biliäre, Ascites 362
– Hyperproteinämie 97
– Serumelektrophorese 104
Leichtketten, freie, Nachweis 106 f
Leichtkettenkrankheit
– Immunfixationselektrophorese 106 f
– Proteinurie, prärenale 115 f
Leitenzyme 156
Lesch-Nyhan-Syndrom 213
Leucinarylamidase 132
Leukozyten
– Harnsediment 352 f
– Urinteststreifen 351
LHRH-Stimulationstest 294
LIA-Verfahren (Lumineszenzimmunoassay) 69 f
Licht, monochromatisches 43
Lichtabsorption 43
Lidocain
– Absorptionsspektrum 55
– Therapeutischer Bereich 308
Lidocain-Metabolit-Bestimmung (MEGX-Test) 312
Linearitätsgrenze 16
Lipase 148 f
Lipidanalytik, spezielle 195 ff
Lipidbasisdiagnostik 190 f
Lipidbausteine, einfache 184 f
Lipide 184 ff
– zusammengesetzte, komplexe 185 f
Lipidelektrophorese 195 f
Lipidversorgung 188
Lipopolysaccharid-Rezeptor 109
Lipoprotein
– (a) 186
– – Analytik 197
– Lp-X 196
Lipoproteinämie, sekundäre 197
Lipoproteine 94, 185 f
Lipoproteinlipase 149
Lipoproteinstoffwechsel
– Basisdiagnostik 190 ff
– im Blut 187 f
– – physiologischer 187 f
– – Störung 189 f
Liquidchromatographie-Massenspektrometrie (LC/MS) 40, 335 f
Liquor cerebrospinalis
– Fokussierung, isoelektrische 359
– Gewinnung 9
Liquorbildung 356
Liquormessgrößen
– Bewertung 357 f
– Normalbereich 358
Liquorproteinverminderung 357
Liquorrhoe, Sekret, blutiges 363
Liquor/Serum-Quotient 358 f
Liquorstatus 356 f
Liquoruntersuchung 356 ff
Longitudinalbeurteilung, Befunderstellung 20, 379
Low density lipoproteins (LDL) 186
LSD 343
Lumbalpunktion 9
Lumineszenzimmunoassay 69 f
Lumineszenzmessung 78 f

Lunge, Globalinsuffizienz 254
Lupus erythematodes, systemischer (SLE) 261
Luziferin, Biolumineszenz 79
Lymphozytendifferenzierung 267 f
Lyophilisation 26
L-Lysin 91

M

Magen-Darmerkrankung, Enzymdiagnostik 159 f
Magengeschwür, und Hypoproteinämie 98
Magnesium 232 f
α_2-Makroglobulin 95
Makroglobulinämie 106
Malabsorptions-Syndrom, Hypoproteinämie 98
Malignom, und Hypoproteinämie 98
Mangan 239 f
Marker, kardiale
– Diabetes mellitus 161 f
– Herzinfarkt 161
– Reperfusion 162
Markerenzym, ELISA 67
Massenspektrum 38
Matrixeinfluss, Immunoassay 72
Medikamente
– Kombinationswirkung 310
– Kumulation 306
– als Störfaktor 13 f
– Therapeutische Bereiche, Beispiele 308
Medikamentendosierung, und Verteilungsvolumen 305
Medikamenten-Plasmakonzentration, Zeitverlauf 306
Mehrkanal-Analysensystem 84 f
Mehr-Kompartiment-Modell 307
MEIA-Verfahren (Mikropartikel-Enzymimmunoassay) 69
Membranfiltration 27 f
Membranpotential 229
Menadion, Überdosierung 244
Meningitis
– bakterielle 357
– tuberkulöse 357
– virale 357
Messbereich, Analysenmethodenvalidierung 385
Messergebnis
– Angaben bei Ergebnismitteilung 19 f
– Validierung 377 ff
Messgröße
– Definition 4
– Einfluss, altersabhängiger 11
– – endogener 10 f
– – exogener 11
– – genetischer 11
– – geschlechtsabhängiger 10
– – Grunderkrankung 12
– – iatrogener 12
– – klimatischer 11
– – psychischer 12
– – stressbedingter 12
Messtechnik, bichromatische 51 ff
Messverfahren
– elektrochemische 79 ff
– immunchemische 56 ff, 67 ff
– – Antigen-Antikörper-Reaktion, direkte 60 ff
– – Grundlagen 56 ff
– – Tracertechnik
– – – nicht radioaktive 67 ff
– – – radioaktive 64 ff
– – potentiometrische 79 f
– qualitatives
– – Nachweisgrenze 16 f
– – Qualitätskontrolle, laborinterne 375
– – Sensitivität, analytische 16 f
– quantitatives
– – Nachweisgrenze 15

– – Sensitivität, analytische 16
– radioaktive 81 f
– spektroskopische 55, 74 ff
Metachromasie 96
Methadon 342
Methämoglobin 325 f
Methanol
– Nachweis 346
– Osmolalität 228
L-Methionin 91
Methodenvergleich
– Analysenmethodenvalidierung 385
– Ethanolbestimmung 387
Methodenevaluierung 382 ff
Methotrexat
– Arzneimittelprofil 318
– Therapeutischer Bereich 308 f
Michaeliskonstante 128
– Ableitung 129
Michaelis-Menten-Gleichung 128 f
Mikroalbuminurie 113
α_1-Mikroglobulin, Referenzbereich 114
Mikrometastase, Erfassung, molekularbiologische 121, 222
Mikropartikel-Enzymimmunoassay 69, 152 f
Mikro-Satelliten-DNA-Analyse 218
Milchzuckerunverträglichkeit 182
Missense-Mutation 216
Mittelstrahlurin 112
Molybdän 240
6-Monoacetylmorphin, Absorptionsspektrum 55
Monochromator 47
Morbus
– Addison 276 f
– Basedow 261, 282
– Waldenstroem (Makroglobulinämie) 106
– Wegener 262
– Wilson 239
Morphin, Absorptionsspektrum 55
Multicenter-Evaluierung 384
Münchhausen-Syndrom 337
Muskelmasse 12
Mutarotase 168, 174
Mutationen 216
Myasthenia gravis 263, 273
Myelom, multiples s. Plasmozytom
Myoglobin, Herzmuskelerkrankung 160 f
– Urin 88
Myokardschädigung
– Enzymdiagnostik 160 ff
– bei Vergiftung 338
Myositis, idiopathische, Autoantikörper 263
Myxödem 282 f

N

N-Acetyl-beta-D-glucosaminidase (NAG) 113 f
Nachweisgrenze 15 ff
– Analysenmethodenvalidierung 385
– Ethanolbestimmung 385 f
– matrixbereinigte 327
NAD⁺, Absorptionsspektrum 54
NADH, Absorptionsspektrum 54
Natrium 224 f
Natriumdodecylsulfat, SDS-Gradientengelelektrophorese 32
Natriumgradient 224
Nebenwellenlänge 51
Nephelometrie 74 f
Nephropathie, diabetische 115, 173
Nephrotisches Syndrom = Nephrotische Proteinurie 104, 115
Nervensystem zentrales s. Zentralnervensystem
Neugeborene
– Entkopplung, oxidative 281

– Infektionen 100
– Phototherapie 198
– TSH-Screening 284
Niacin 245
Nickel 241
Nierenerkrankungen 114 ff
– Verlaufskontrolle 116
Niereninsuffizienz 207 ff
– Ammoniakbildung 205
p-Nitranilin 132
Nitrit, Urinteststreifen 351
p-Nitrophenol, Strukturformel 132
Nonsense-Mutation 216
Noradrenalin 299 ff
Normalbereich 378
Normen 366
Nukleinsäuren 214 ff

O

Oligourie 350
Opiate
– Drogenscreening 339
– Drogensuchtest, immunchemischer 343
Organspezifität
– Enzyme 156
– Tumormarker 117
Osmolalität 226 ff
Osmotische Lücke 227 f
Ovarialfunktion
– Insuffizienz 294
– Störung 294
Oxigenierung 250 f

P

PAH-Clearance 210
Palmitinsäure, Strukturformel 184
P-Amylase s. Pankreas-α-Amylase
Pankreasaffektion, Pleurapunktion 362
Pankreas-α-Amylase (P-Amylase) 146 ff
Pankreaserkrankung 147 ff, 159 f
Pankreashormone 287 f
Pankreasinsuffizienz 148
Pankreas-Lipase, Fettverdauung 187
Pankreatitis
– akute, Enzymdiagnostik 159 f
– chronische 148
– – Enzymdiagnostik 160
Pantothensäure 245
Papierelektrophorese 31
Paracetamol 329 ff
– EMIT-Verfahren 70
– Therapeutischer Bereich 308, 330
– Vergiftung 329 ff
Paraquat, Nachweis 325
Parathormon (PTH) s. auch Calcium
– Hyperparathyreoidismus 231
– Hypoparathyreoidismus 231
Parietalzell-Antikörper 262
PCR-Produkt, Nachweis 217 ff
Peptidbindung 92 f
Peptide 92 f
Peptidhormone
– Beispiele 271
– Wirkungsweise 272 f
Peptidspaltung, hydrolytische 93
Pericardflüssigkeit, Gewinnung 9
Phäochromozytom 300 f
Pharmakodynamik 309 f
– Monitoring 310
Pharmakogenetik 313
Pharmakokinetik 304 ff
– Berechnungsmodelle 306 ff
Phase
– mobile, chromatographische Trennverfahren 34
– stationäre, chromatographische Trennverfahren 34

Phenobarbital
– Arzneimittelprofil 318
– Therapeutischer Bereich 308 f
Phenothiazine
– Nachweis nach Forrest 324
– Ovarialinsuffizienz 294
L-Phenylalanin 91
– Hydroxylasedefekt 163
– Umwandlung in Tyrosin 163
Phenylketonurie 163
Phenytoin 308 f
Phosphat 234 f
Phosphatase
– alkalische (ALP) 132, 145 f
– knochenspezifische (BAP) 159
– saure 145
– – tartratresistente 159
Phosphatclearance 235
Phosphatidylcholin, Strukturformel 185
Phosphatpufferung 249
Phospholipid-Antikörper 262
Phospholipide 185
Phosphorsäureester-Vergiftung 144, 337
Phosphorylase 169
Photometerkontrolle 48
Photometrie 43 ff
– Anwendung 44
– Fehlervermeidung 47 f
– Gerätefehler 48
– indirekte 49 f
– Küvettenfehler 48
– Leerwert 48
– Messtechnik 45 ff
– Messung, Analysenautomat 85
– Problemfälle 51
– Strahlungsarten 47
Photonen 75
Phototherapie, Neugeborene 198
pH-Wert 79 f
– Blutgasanalytik 248
– Elektrodenvorgänge 80
– enzymkatalysierter Reaktionen 126 f
– Elektrophorese 30
– Glaselektrode 79 f
– Interpretation 254
– Referenzbereich 252
– Urin 350
Phyllomenadion 244
Pigmentzylinder, Harnsediment 352
Pilze, halluzinogene 347
Plasmabicarbonat, Berechnung 251
Plasmafluss, renaler (RPF) 210
Plasmaprobe, Auffälligkeiten 12
Plasmaproteinbindung 95
– Hormone 275
– Medikamente 305
Plasmaproteine 90 ff
– Zusammensetzung 94
Plasma/Serum-Konzentrationsunterschiede 8
Plasmazelle
– Entartung, monoklonale 105 f
– Sekretionsmöglichkeiten 105
Plasmazellerkrankung 104 f
Plasmazellklon, pathologischer 105
Plasmozytom
– Krankheitsbild 105
– nicht sezernierendes 106
– Serumelektrophorese 104
Plausibilitätskontrolle, Befunderstellung 20
Pleuraflüssigkeit, Gewinnung 9
Pleurapunktat 362
pO₂ s. Sauerstoffpartialdruck
Polymerase-Kettenreaktion (PCR) 216 ff
– Durchführung 216 f
– Lipidanalytik 197
– Nachweis der PCR-Produkte 217 ff
Polyurie 350
Porphyrie 164 f
– chronische 165
– erythropoetische 164 f
– hepatische 164 f

Präanalytik 10 ff
Präzision 18
- Analysenmethodenvalidierung 384
- Ethanolbestimmung 385 f
Präzisionskontrolle 18, 371 f
Primärstrahlung, Fluoreszenz 75
Primer, Polymerase-Kettenreaktion 216
Primidon
- Arzneimittelprofil 318
- Therapeutischer Bereich 308 f
Probenfrequenz, Analysensystemkapazität 84
Probengewinnung 2
Probenidentifikation, Barcode 4
Probenkonservierung 13
Probennahme, bei Vergiftung 321 f
Probentransport 13
Probenversand 10
Probenverschleppung 388 f
Probenverteilung 13
Probenvorbereitung 13
Procalcitonin 109
Proinsulin 170, 287 f
- Bedeutung bei Diabetes mellitus 289
- IRMA-Bestimmung 66
- Struktur 288
Prolactin 295
- Bewusstlosigkeit 338
- Messung 295
Prolactinom 295
L-Prolin 91
Proportionalitätsfaktor, mikromolarer 45
Prostata-spezifisches Antigen s. Antigen, Prostata-spezifisches (PSA)
Proteaseinhibitoren 95
Proteasen 92
Proteide 94
Protein, C-reaktives (CRP) 108 f
- Nachweisgrenze 15
- bei Vergiftung 338
- Verlauf bei chronischer Entzündung 108 f
Protein S-100 338
Proteinbindung
- Hormone 275
- Medikamente 305
Proteinbiosynthese 93, 214 f
Proteine 93 ff
- Aufgaben 94 f
- Bestimmungsmethoden 112 ff
- Funktion 94
- globuläre 93
- Liquor 357 f
- Referenzbereiche, im Urin 114
- Signalvermittlung 95
- Struktur 93 f
- Trennung, elektrophoretische 103 ff
- im Urin 113
- Urinteststreifen 350 f
- zusammengesetzte 94
Protein-Lipase, Fettverdauung 187
Proteintrennungsverfahren
- chromatographisches 41 f
- elektrophoretisches 103
Proteinurie 110 ff
- asymptomatische 116
- Ausschluss 114
- Differenzierung 114
- Expertensysteme 115
- gemischte 115
- glomeruläre 111, 115
- kombiniert glomerulär/tubulär 111
- nicht renale 111
- postrenale 115
- prärenale 115
- renale 111, 115
- tubuläre 115
Proteohormone
- Beispiele 271
- Signalwirkung, Vermittlung, intrazelluläre 273
- Wirkungsweise 273

Protonenausscheidung 249
Protoporphyrie, erythropoetische 165
PSA s. Antigen, Prostata-spezifisches (PSA)
Pseudodysproteinämie
- Pseudohyperproteinämie 98
- Pseudohypoproteinämie 99
Pseudohyponatriämie 225
Puffer
- Blutgase 247 f
- enzymkatalysierte Reaktion 127
Pufferregeneration 249
Punktionsflüssigkeit 361 ff
- Gewinnung 9 f
Punktmutation 216
Purinbasen, DNA 214 f
Pyridoxal 245
Pyridoxamin 245
Pyridoxin 245
Pyridoxol 245
Pyrimidinbasen, DNA 214 f

Q

Qualität, Definition 366
Qualitätshandbuch (QS) 23, 367
Qualitätskontrolle 18 ff
- Basisprogramm 370
- Dokumentation 23
- EDV-Unterstützung 87
- Erfordernisse, medizinische 372
- statistische 370 f
- - laborinterne 372 ff
- - - Dokumentation 374
Qualitätsmanagement 366 ff
Qualitätsmanagementsystem, Anforderungen 366 f
Qualitätssicherung 366 ff
- interne 369 ff
- laborexterne 376 ff
- qualitative Verfahren 375
Quecksilber 241 f
Quencheffekt, Fluorimetrie 75
Quickwert, bei Vergiftung 337

R

Radioaktivität 65 f, 81 f
Radioaktivitätsmessung 81 f
Radioimmunoassay
- kompetitiver (RIA) 65 f
- nicht kompetitiver (IRMA) 66
Reagenzverschleppung 389
Reaktion, enzymkatalysierte
- Effektorabhängigkeit 127 f
- Modell 124 f
- pH-Abhängigkeit 126
- Pufferabhängigkeit 127
- Reaktionsgeschwindigkeit 130 f
- Substratabhängigkeit 128 f
- Temperaturabhängigkeit 126
- Theorie 125 f
Reaktionsprodukte, tumorbedingte 117
Referenzbereich (s. auch Referenzwert) 377
- Adrenalin 299
- Alanin-Aminotransferase 139
- Alkalische Phosphatase 146
- Ammoniak 205
- Aspartat-Aminotransferase 139
- Basenexzess 252
- Bilirubin 202
- Blutgase 252
- Blutglucose 176
- Calcium 231
- Cholinesterasen 144
- Clearance, renale 210
- Cortisol 277
- Creatinkinase-MB 152
- Creatinin 207
- Cystatin C 208

- Eisen 237
- Ferritin 237
- Gamma-Glutamyltransferase 142
- Gesamt-Cholesterin 192
- Gesamt-Creatinkinase 151
- Glutamatdehydrogenase 141
- Hämoglobin, glykosiliertes (HbA_{1c}) 179
- Harnsäure 213
- Harnstoff 206
- Kalium 229
- Kohlendioxid-Partialdruck, Blut 252
- Kupfer 238
- Lactatdehydrogenase 154
- Lipase 149
- Liquormessgrößen 358
- Lymphozyten(-differenzierung) 268
- Magnesium 233
- Natrium 225
- Noradrenalin 299
- Osmolalität 227
- Pankreas-α-Amylase 147
- Phosphat 235
- pH-Wert, Blut 252
- Sauerstoffpartialdruck 252
- Sauerstoffsättigung 252
- Transferrinsättigung 237
- Triglyceride 192
- TSH 284
- Zink 239
Referenzwellenlänge 51
Referenzwert s. Referenzbereich
Referenzwerte-Konzept 378
Reflektometrie = Reflometrie 74
- Triglyceridbestimmung 191
Regelkreise, hormonelle 273 f, 276
Regulation, Schilddrüsenhormone 279 f
Reinfarkt, kardiale Marker 162
Releasinghormontest 278
REMEDi-hs-HPLC-System 345
Renin 298
Renin-Angiotensin-Aldosteron-System 298 f
Reperfusion, kardiale Marker 162
Replikation, DNA 215
Reserveeisenmangel 238
Restriktionsanalyse nach Southern 219
Restriktionsenzym-Verdau 217 f
Retinol 244
Reversed-Phase-Chromatographie
- Dünnschicht 35 f
- HPLC 39
Reyes-Syndrom 205
RFLP-Analyse 217 f
R_f-Wert 36
Rheumafaktor
- Immunoassaystörung 73
- rheumatoide Arthritis 262
Rheumatoide Arthritis 262
Rhythmus, circadianer 274 f
Riboflavin 244
Richtigkeit
- Analysenmethodenvalidierung 384
- Begriff 18
- Ethanolbestimmung, mechanisierte 386
Richtigkeitskontrolle
- laborexterne 376 f
- laborinterne 373 f
Richtlinie
- Bundesärztekammer 18, 370
- In-vitro-Diagnostika 369 f
Ringversuch 376 f
- Mängel, allgemeine 377
- nicht bestandener 376 f
- - zertifikatpflichtiger 377
Ringversuchsergebnis, Bewertung 376
Ringversuchsproben, Verwendung 376
Risikoabschätzung
- Gesamt-Cholesterinkonzentration 192
- HDL-Cholesterinkonzentration 193
- LDL-Cholesterin 195
- Triglyceride 192
Risikofaktoren, koronare 191

Risikoschwangerschaft 297
Röntgendiffraktometrie 354 f
Rotationsanalysator 85 f
Routinebefund 21 f

S

Saccharose 168
Salicylate 325
- Therapeutischer Bereich 308
Sammelgel, SDS-Gradientengelelektrophorese 32
Sammelurin 9
Sauerstoffaufnahme 250
Sauerstoffbindung, Störung 250
Sauerstoffbindungskurve 250
Sauerstoff-Diffusionskapazität 250
Sauerstoffpartialdruck (pO_2)
- amperometrische Bestimmung 80, 248
- Interpretation 254
- Referenzbereich, Blut 252
Sauerstoffsättigung
- Berechnung 251
- Interpretation 254
- Referenzbereich 252
Sauerstofftransport 250 f
Säulen-Flüssigchromatographie 38
Säure-Basen-Status 247 ff
Säuren
- Ausscheidung 249
- Transport 249
Schaumzelle 189
Schilddrüse, Blockierung 280
Schilddrüsen-Autoantikörper 261
Schilddrüsencarcinom 281
- medulläres 287
- Operation, Substitutionstherapie 286
Schilddrüsenerkrankung 281 ff
- Therapiekontrolle 286 f
Schilddrüsen-Erstuntersuchung 283 f
Schilddrüsenfunktion
- Regulation 279 f
- Veränderung, pathologische 281
Schilddrüsenhormone
- Bestimmung 284
- Biosynthese 279
- freie, Bestimmung 275, 284
- Inaktivierung 281
- Wirkung 280 f
Schilddrüsen-Regelkreis 280
Schilddrüsen-Rezeptorantikörper 282
Schilddrüsen-stimulierendes Hormon (TSH) 70, 283 ff
Schilddrüsenüberfunktion 282
Schilddrüsenunterfunktion 282 f
Schleichreaktion 135
Schnelltest
- Drogennachweis 341
- bei Vergiftung 322
Schnüffelstoffe, Nachweis 347
Schwangerschaft
- Pseudohypoproteinämie 99
- Veränderung von Messgrößen 11
- Diabetes 173
- Testverfahren 296 f
Schweißuntersuchung, Drogen 340
Schwerkettenkrankheit 107
Scl-Antikörper, systemische Sklerose 263
Screening
- Galactokinase-Defekt 181 f
- Galactose-1-Phosphat-Uridyltransferase-Defekt 181 f
- Heterozygoten 220
- präoperatives, Cholinesterase-Messung 144
- Vergiftungen 331 ff
SDS-Gradientengelelektrophorese (SDS-PAGE) 32 f
- Urin 113
Sedimentationsdauer 26
Sekretflüssigkeiten 363

Sekundärstrahlung, Fluoreszenz 75
Selen 240
Sensibilisierung, Immunglobulin E-vermittelte 264
Sensitivität
- analytische 16 f
- diagnostische 15
- Messgrößen im Urin 112
- Tumormarker 118
Sequenzierung, PCR-Produkt 218
L-Serin 91
Serumelektrophorese 31 f, 103 f
- Veränderung, krankheitsbedingte 104
Serumgewinnung 6
Serum/Plasma-Konzentrationsunterschiede 8
Serumprobe, Auffälligkeiten 12
Serumproteinelektrophore (s. Serumelektrophorese)
Sexualhormone 291 ff
- Biosynthese 292
- der Frau 293 ff
- - Änderung, zyklusabhängige 294
- Kontrolle, glandotrope 293
- des Mannes 295
Silicium 241
Sjögren-Syndrom, Autoantikörper 261
Skleroproteine 93
Sklerose, systemische 263
Sorbitol, bei Diabetikern 181
Speichel-Amylase, Immuninhibition 136 f
Speichelprobe
- Drogenscreening 340
- Gewinnung 10
Spektralfluorimeter, Aufbau 75
Spektrallinienphotometer 46
Spektralphotometer 47
Spezifität
- Analysenmethodenvalidierung 384
- analytische 17
- diagnostische 15
- Enzyme 125
- Myoglobin 160 f
- Troponine 161
- Tumormarker 118
Sphäroproteine 93
Splice-Mutation 216
Spurenelemente 236 ff
- Bedeutung, lebensmitteltechnologische 236
- lebenswichtige/nützliche 236 ff
- toxische 241 f
Stabilität, Reagenzien 385
Standard
- interner 28 f
- primärer 371
Standardabweichung, relative 372 f
Standardarbeitsanweisungen (SOP) 368
Standardkurve, Immunturbidimetrie 61
Steine, Untersuchung 354 f
Steinmetaphylaxe 355
Steranringsystem 271
Steroide 185, 271 f
Steroidhormone 271 f
- Wirkungsweise 272
Stimulationstest, Hormone 276
Stoffausscheidung, Einheiten 5
Stoffwechselendprodukte 198 ff
Stoppliquor 357
Störfaktoren 2, 10 ff
- Analysenmethodenvalidierung 385
- Ethanolbestimmung, mechanisierte 386 f
Strahlengang
- Fluorimetrie 75
- Nephelometrie 74
- Turbidimetrie 74
Strahlenschutzverordnung 64
Streuung, analytische 372
Struma
- endemisches 281
- Suppressionstherapie, Schilddrüse 286
Stuhl, okkultes Blut 360 f

Stuhlanalytik, klinisch-chemische 360 f
Stuhlfett 361
Stuhlgewicht 361
Stuhlmenge 361
Stuhlprobe, Gewinnung 10
24-Stunden-Urin 9
Stutter-Banden, Mikro-Satelliten-DNA-Analyse 218
Substanzidentifikation
- massenspektrometrisch 37 f
- photospektrometrische 54 ff
Substrat, synthetisches (chromogenes) 132
Substratbestimmung
- enzymatische 135 f
- kinetische 135 f
Substraterschöpfung 131
Substrathemmung 128
Substratspezifität 125
Subtraktionskapillarelektrophorese 63
Sulfidoleukotrien-Bildung, Stimulation 265
Suppressionstest, Hormone 276
Synkope, Abklärung 301
Systemische Sklerose, Autoantikörper 263
Systemischer lupus erythematodes (SLE) 261

T

T_3 s. Trijodthyronin
T_4 s. Thyroxin
Teilchen, korpuskuläre, Einheiten 5
Test, latexverstärkter 61
Testbriefchen, Stuhl 360
Testosteron
- freies 295
- Hypogonadismus 295
Teststreifen
- Harnstoff 205 f
- Salicylate 325
- Urin 350 ff
Tetrabromphenolphthalein-Ethylester (TBPE) 324 f
Thallium 242
Theophyllin
- Arzneimittelprofil 319
- Dosisfindung, Nomogramm 314
- Einpunktmethode nach Öllerich 313 f
- Therapeutischer Bereich 308 f
Therapeutic Drug Monitoring (TDM) 304 ff
- Bestimmungsmethoden 312
- Blutspiegel 312 ff
- Funktionstests 312
- Grundlagen 310 f
- Indikationen 311
- Plasmakonzentration 312 ff
- Probennahme 311
Thiamin 245
Thiopental 50, 327
L-Threonin 91
Thyreoglobulinbestimmung 287
Thyreoidea-stimulierendes Hormon (TSH) s. Thyreotropin
Thyreotoxikose 282
Thyreotropin (TSH) 279 ff
- Bestimmung 283 f
- Chemilumineszenz-Immunoassay 70
- Referenzbereich 284
- Screening, Neugeborene 284
- Wert, basaler 284
Thyreotropin-Releasing-Hormon (TRH) 279 ff
- Stimulationstest 285 f
L-Thyrosin 91
Thyroxin (T_4)
- Biosynthese 279
- freies, Bestimmung 284
T-Lymphozyten, Trennung von B-Lymphozyten 267
Tobramycin
- Arzneimittelprofil 319
- Therapeutischer Bereich 308

Tocopherol s. Vitamin E
Tolbutamid-Test 180, 289
Total Quality management (TQM) 367
Totalprotein 95 ff
Tracer
- ELISA 67 ff
- Radioimmunoassay, kompetitiver (RIA) 65
Tracertechnik
- nicht radioaktive 67 ff
- radioaktive 64 ff
- Radioaktivitätsmessung 81 f
Trägergas 36
Tramadol, Nachweis 347
Transferrin 237
- Kohlenhydrat-defizientes (CDT) 346
Transferrinrezeptor, löslicher 237
Transferrinsättigung 237
Transkription, DNA 93, 214 f
Translation 93, 215
Transmission 45
Transsudat, versus Exsudat 362
Transversalbeurteilung 20 f, 379 f
Trendkontrolle 380
Trenngel, SDS-Gradientengelelektrophorese 32
Trennverfahren
- chromatographische 34 ff
- einfache 26 ff
TRH s. Thyreotropin-Releasing-Hormon
Triglyceride 184 f
- Bestimmung 191 f
-- enzymatische 191
-- reflometrische 191 f
- Risikoangaben 192
- Strukturformel 185
Trijodthyronin (T_3)
- Biosynthese 279
- gesamtes, Bestimmung 284
Trinder-Reaktion 325
Troponine 160 ff
- Freisetzung bei Herzmuskelschädigung 160
- Spezifität, Herzmuskelerkrankung 161
L-Tryptophan 91
TSH s. Thyreotropin
Tuberkulose 97
Tumor, gonadaler 297 f
Tumormarker 95, 117 ff
- Messung 118
- Organspezifität 117
- Verlaufskontrolle maligner Erkrankung 121 f
Tumornekrosefaktor α 109
Turbidimetrie 74
- Gesamtproteinbestimmung im Urin 112
- Lipasebestimmung 149
Tyhreoiditis, Substitutionstherapie 286
Typ-I (II, III, IV)-Allergie 264
Typ-I-Diabetes 172 f
Typ-II-Diabetes 173

U

Ultrafiltration 27 f
Ultrazentrifugation (Lipide) 197
Ultrazentrifuge 27
Untersuchungsablauf 2 ff
Untersuchungsanforderungen 3 ff
Untersuchungsantrag 4
Untersuchungsmaterialien 5 ff
Untersuchungsprobe s. Laborprobe
Untersuchungsverfahren s. Messverfahren
Urämie 206
Uratstein 354
Uricase 212
Urin
- Ethanolnachweis 345
- Gewinnung 9
-- 24-Stundenurin 9
- Glucosebestimmung 176
- Hormonbestimmung 275 f
- pH-Wert 350
- Proteine 110 ff
- Schwangerschaftsnachweis 296 f
- Trübung 350
- Unterschied Fruchtwasser 362
- Untersuchung, Immunfixation 63
Urincreatinin 208 f
Urinelektrophorese 32 f
Urinmenge 350
Urinproteindifferenzierung 112 ff
Urinsedimentuntersuchung, mikroskopische 352 f
Urinteststreifen 350 ff
Urobilinogen
- Nachweis 200
- Urinteststreifen 351
UV-/vis-Spektren, Aufnahmetechnik 54

V

Validierung
- Analysenmethode 384 f
- Befund 377 ff
- medizinische 379 ff
- Messergebnis 377 ff
- technische 378 f
L-Valin 91
Valpro(in)at 308 f
Vanadium 240
Vancomycin 308 f
Verdauungssaft, Gewinnung 10
Vergiftung 320 ff
- Leitsymptome 321
- Messgrößen, klinisch-chemische 336 ff
- späte Phase 337 f
Vergiftungsanalytik
- Methoden, einfache 324 ff
- Strategie 320 ff
- Verfahren, chromatographische 331 ff
Vergiftungsursachen 320
Verteilung, Pharmakokinetik 305
Verteilungsvolumen und Medikamentendosierung 305
Very low density lipoproteins (VLDL) 186 ff
Vielkanal-Analysatoren 83 f
Vitamin A 244
Vitamin B_1 244
Vitamin B_2 244
Vitamin B_5 245
Vitamin B_6 245
Vitamin B_{12} 245 f
- Intrinsic-Factor-Bindungstest 246
Vitamin C 243
Vitamin D 245
- D-Hormonmangel 231
Vitamin E 244
- HPLC-Bestimmung 243
Vitamin H 244
Vitamin K 244
Vitamin M 246
Vitamine 242 ff
- Messverfahren 242 f
VLDL s. auch Very low density lipoproteins
VLDL-Cholesterin
- Bewertung 195
- Differenzierung 194 f
- Konzentration, Berechnung 194 f
Vorfeldanalytik, Toxikologie 324
Vorperiode, Qualitätskontrolle 372 f

W

Wachstumhormon und Blutglucose 170
Wachszylinder 352 f
Wasserhaushalt, Störung 98
-- Serumelektrophorese 103 f
Wechselwirkung, chromatographische Trennverfahren 35
Wellenlängenquotient 55
Western-Blotting 63 f
- Autoantikörpernachweis 259 f
Wiederfindung
- Analysenmethodenvalidierung 384
- Ethanolbestimmung 386
Wirkungsprinzip, Medikament 309
Wirkungsspezifität, Enzyme 125
Wirkungsstärke, Medikamente 309
Wissensbasierte Systeme 88

X

X-ANCA 262
Xanthin 210 f
X-Syndrom, fragiles 220
Xyloseblastung 175

Y

Younden-Diagramm 377

Z

Zelle
- Enzyme, Freisetzung 155 f
- Größenveränderung, osmotisch bedingt 228
- Lipidversorgung 188
- vermehrter Untergang, und Harnsäure 213
Zentralnervensystem (ZNS) Erkrankungen
- Enzymdiagnostik 160
- Schädigungsmarker 338
- virale 357 f
Zentrifugalbeschleunigung, relative 26 f
Zentrifugation 26 ff
Zentrifugationsdauer 26
Zentromer-Antikörper, systemische Sklerose 263
Zertifizierung 368
Zink 239
Zinn 241
Zirrhose, primär biliäre 261
ZNS s. Zentralnervensystem
Zollinger-Ellison-Syndrom 287
Zuckerkranker, Symptome, klassische 172
Zweistrahlphotometer, Strahlengang 46
Zyklus, menstrueller 293 f
Zylinder
- granulierte 352 f
- hyaline 352 f
Zytokine 109